心血管病新药与临床应用

主 编 樊朝美

科 学 出 版 社

北 京

内 容 简 介

本书遵循国家食品药品监督管理总局的相关要求,规范化介绍了常用的心血管病用药,重点介绍了近几年来上市的心血管病治疗新药,并提供了新药的循证证据和欧洲心脏病学会、美国心脏病学院/美国心脏协会对这些心血管新药应用的推荐信息。此外,特别增加了心血管药物的合理应用、心血管药物缓释与控释制剂的临床应用进展、心血管新药疗效与安全性的临床评价、治疗药物监测及心血管药物基因组学等章节,全书简洁、实用,药品按心血管病系统分类介绍,可为临床一线医生提供最新的用药信息。心血管病治疗新药介绍中的"循证医学证据"部分,简介了这些新药以循证医学为依据的大样本临床试验结果,力求反映出近年来心血管新药在临床应用的最新进展。

本书可供各级临床医生、医学生和广大患者及家属参阅使用,有助于提高读者在心血管病用药方面的科学性和合理性,避免和减少药物不良反应。

图书在版编目(CIP)数据

心血管病新药与临床应用 / 樊朝美主编. —北京:科学出版社,2018.8
ISBN 978-7-03-057081-9

Ⅰ. ①心… Ⅱ. ①樊… Ⅲ. ①心脏血管疾病–新药–临床应用 Ⅳ. ①R972

中国版本图书馆 CIP 数据核字(2018)第 061903 号

责任编辑:陈若菲 戚东桂 / 责任校对:王晓茜 贾伟娟
责任印制:赵 博 / 封面设计:龙 岩

科 学 出 版 社 出版
北京东黄城根北街 16 号
邮政编码:100717
http://www.sciencep.com
中国科学院印刷厂 印刷
科学出版社发行 各地新华书店经销
*
2018 年 8 月第 一 版 开本:787×1092 1/16
2018 年 8 月第一次印刷 印张:47 插页:2
字数:1 079 000
定价:198.00 元
(如有印装质量问题,我社负责调换)

《心血管病新药与临床应用》
编写人员

主　　编　樊朝美

编　　者　（按姓氏笔画排序）

王　淼[1]　王水强[2]　田　蕾[1]　华　潞[1]

刘　红[1]　闫丽荣[1]　安硕研[1]　许　莉[1]

杨尹鉴[1]　杭　霏[1]　项志敏[1]　郭曦滢[1]

陶永康[3]　董秋婷[1]　蔡　迟[1]　翟姗姗[1]

樊朝美[1]

1. 中国医学科学院阜外医院
2. 国家食品药品监督管理总局药品审评中心
3. 中日友好医院

前 言

近 20 年来我国心血管病发病率不断上升，据世界卫生组织统计，2012 年，缺血性心脏病和脑卒中分别是全球排名第一和第二的主要死因。心血管疾病已成为全球面临的重大的公共卫生问题。与此同时，应对心血管疾病的治疗药物也日益增加。为适应新的形势，本书编者参照国家食品药品监督管理总局的相关要求，对常用心血管药物及近几年来上市的心血管治疗新药进行了规范化介绍，并及时地提供心血管新药的循证医学信息和近年来欧洲心脏病学会、美国心脏病学院/美国心脏协会对这些心血管新药应用的推荐。本书除介绍心血管药物外，特别增加了心血管药物的合理应用、心血管药物缓释与控释制剂的临床应用与进展、心血管新药疗效与安全性的临床评价、治疗药物监测及心血管药物基因组学等章节，全书力求简洁、实用，药品按心血管病系统分类介绍，可为临床一线医生提供最新的用药信息。心血管病治疗新药介绍中的"循证医学证据"部分，简要介绍了这些新药以循证医学为依据的大样本临床试验结果，力求反映出近年来心血管新药在临床应用的最新进展。本书可作为获取治疗心血管病新药最新信息的工具书，主要供各级临床医生、医学生和广大患者及家属参阅使用，相信本书将有助于读者在心血管病用药方面提高其科学性和合理性，避免和减少药物不良反应。

本书的编写者目前都是在临床一线工作的心血管病专科医生，有着丰富的临床经验，但由于编写时间仓促和水平有限，本书难免存在不足之处，恳切希望广大读者给予指正。

樊朝美

2018 年 6 月

目　录

第一篇　心血管新药的安全性与疗效评价

第一章　心血管药物的临床试验设计与评价方法 ················· 3
　第一节　新药的概念与分类 ················· 3
　　一、新药的概念 ················· 3
　　二、新药的分类 ················· 3
　第二节　心血管药物临床试验设计原则 ················· 4
　　一、对照 ················· 4
　　二、随机 ················· 5
　　三、盲法 ················· 5
　　四、样本量估计 ················· 5
　　五、临床试验背景 ················· 5
　　六、制定病例的入选标准、排除标准 ················· 6
　　七、有效性评价 ················· 6
　　八、安全性评价 ················· 6
　　九、服药依从性的评价 ················· 6
　　十、统计学处理 ················· 7
　第三节　新药临床试验分期与目的 ················· 7
　　一、新药临床试验方案设计要求 ················· 7
　　二、新药临床试验的分期 ················· 7
　第四节　药物临床试验质量管理规范简介 ················· 10
　　一、GCP 的目的 ················· 10
　　二、GCP 的主要内容 ················· 11
　第五节　心血管药物临床试验的评价方法 ················· 11
　　一、抗心力衰竭药物的疗效判定标准 ················· 11
　　二、抗心律失常药物的疗效判定标准 ················· 12
　　三、抗高血压药物的疗效判定标准 ················· 13
　　四、抗心肌缺血药的疗效判定标准 ················· 14
第二章　心血管药物的合理应用 ················· 16
　　一、时辰药理学与合理用药 ················· 16
　　二、妊娠期妇女的合理用药 ················· 16
　　三、儿童合理用药 ················· 22
　　四、老年人的合理用药 ················· 23
　　五、药物相互作用与合理用药 ················· 23
　　六、药物代谢酶的活性与合理用药 ················· 23

第三章　心血管药物缓控释制剂的临床应用进展 ······················· 25

　一、不同剂型的作用特点及缓释、控释制剂的优势 ······················· 25

　二、缓释剂型和控释剂型及其各自在心血管药物的应用 ················· 26

　三、择时给药系统 ······················· 30

　四、总结 ······················· 30

第二篇　心血管新药分类及临床应用

第四章　β受体阻滞剂 ······················· 35

　第一节　β受体阻滞剂的分类 ······················· 35

　　一、依据与β₁、β₂和α受体的不同作用分类 ······················· 35

　　二、依据油水分配系数大小分类 ······················· 36

　　三、依据有无内在拟交感活性分类 ······················· 36

　第二节　β受体阻滞剂的药理学作用及药物代谢动力学特点 ············· 37

　　一、β受体阻滞剂的药理学作用 ······················· 37

　　二、β受体阻滞剂的药代动力学特点 ······················· 39

　第三节　β受体阻滞剂的临床应用 ······················· 39

　　一、β受体阻滞剂治疗高血压 ······················· 40

　　二、β受体阻滞剂治疗冠心病 ······················· 41

　　三、β受体阻滞剂治疗心力衰竭 ······················· 43

　　四、β受体阻滞剂治疗心律失常 ······················· 44

　　五、β受体阻滞剂治疗主动脉夹层 ······················· 45

　　六、β受体阻滞剂治疗肥厚型心肌病 ······················· 46

　　七、β受体阻滞剂治疗遗传性QT延长综合征 ······················· 46

　　八、β受体阻滞剂治疗二尖瓣脱垂 ······················· 46

　第四节　临床常用的β受体阻滞剂 ······················· 47

　　一、非选择性β受体阻滞剂 ······················· 47

　　　普萘洛尔 ······················· 47

　　　索他洛尔 ······················· 48

　　二、选择性β受体阻滞剂 ······················· 48

　　　阿替洛尔 ······················· 48

　　　美托洛尔 ······················· 49

　　　比索洛尔 ······················· 52

　　　奈必洛尔 ······················· 59

　　　醋丁洛尔 ······················· 64

　　　艾司洛尔 ······················· 65

　　三、多受体阻滞剂 ······················· 65

　　　卡维地洛 ······················· 65

　　　阿罗洛尔 ······················· 68

　　　拉贝洛尔 ······················· 69

贝凡洛尔 ·· 70

塞利洛尔 ·· 71

第五章　钙离子通道阻滞剂 ·· 74

第一节　钙离子通道阻滞剂分类及药理学特性 ·················· 74

一、钙离子通道阻滞剂的分类 ·································· 74

二、钙离子通道阻滞剂的药理学特性 ························ 75

第二节　钙离子通道阻滞剂药代动力学特性 ···················· 77

第三节　钙离子通道阻滞剂的临床应用 ························· 78

一、钙离子通道阻滞剂治疗高血压 ·························· 78

二、钙离子通道阻滞剂治疗冠心病 ·························· 79

三、钙离子通道阻滞剂预防脑卒中 ·························· 80

四、钙离子通道阻滞剂的抗颈动脉粥样硬化作用 ············ 81

五、钙离子通道阻滞剂的抗心律失常作用 ··················· 82

六、钙离子通道阻滞剂治疗肥厚型心肌病 ··················· 82

七、钙离子通道阻滞剂治疗肺动脉高压 ···················· 82

第四节　临床常用的钙离子通道阻滞剂 ························· 83

一、二氢吡啶类钙离子通道阻滞剂 ·························· 83

硝苯地平 ·· 83

非洛地平 ·· 86

拉西地平 ·· 91

氨氯地平 ·· 92

左旋氨氯地平 ··· 97

尼群地平 ·· 99

尼卡地平 ··· 100

尼索地平 ··· 101

尼莫地平 ··· 102

伊拉地平 ··· 102

乐卡地平 ··· 103

贝尼地平 ··· 105

二、硫氮䓬酮类钙离子通道阻滞剂 ························· 109

地尔硫䓬 ··· 109

三、苯烷胺类钙离子通道阻滞剂 ···························· 111

维拉帕米 ··· 111

第六章　利尿药 ·· 113

第一节　利尿药分类及药理学特性 ···························· 113

第二节　临床常用的利尿药 ·································· 114

一、噻嗪类利尿药 ·· 114

氢氯噻嗪 ··· 114

氯噻酮 ··· 115

甲氯噻嗪 …………………………………………………………… 117

苄氟噻嗪 …………………………………………………………… 117

吲达帕胺 …………………………………………………………… 118

噻吩利尿酸 ………………………………………………………… 119

二、髓袢利尿药 ……………………………………………………… 120

呋塞米 ……………………………………………………………… 120

布美他尼 …………………………………………………………… 121

托拉塞米 …………………………………………………………… 122

三、保钾利尿药 ……………………………………………………… 125

螺内酯 ……………………………………………………………… 125

依普利酮 …………………………………………………………… 127

氨苯蝶啶 …………………………………………………………… 127

阿米洛利 …………………………………………………………… 128

复方阿米洛利 ……………………………………………………… 128

四、碳酸酐酶抑制剂 ………………………………………………… 129

乙酰唑胺 …………………………………………………………… 129

五、渗透性利尿药 …………………………………………………… 130

甘露醇 ……………………………………………………………… 130

山梨醇 ……………………………………………………………… 131

六、选择性的血管加压素 V_2 受体拮抗剂 ………………………… 131

托伐普坦 …………………………………………………………… 131

第七章　血管紧张素转化酶抑制剂 ………………………………… 133

第一节　血管紧张素转化酶抑制剂分类及药代动力学特性 ……… 133

一、血管紧张素转化酶抑制剂的分类 …………………………… 133

二、血管紧张素转化酶抑制剂的药代动力学特性 ……………… 133

第二节　血管紧张素转化酶抑制剂的药理学特性 ………………… 135

一、药理学特性 …………………………………………………… 135

二、禁忌证 ………………………………………………………… 136

三、药物相互作用 ………………………………………………… 136

四、不良反应 ……………………………………………………… 137

第三节　血管紧张素转化酶抑制剂的临床应用 …………………… 138

一、血管紧张素转化酶抑制剂治疗高血压 ……………………… 138

二、血管紧张素转化酶抑制剂治疗慢性心力衰竭 ……………… 139

三、血管紧张素转化酶抑制剂治疗冠状动脉性心脏病 ………… 140

第四节　临床常用的血管紧张素转化酶抑制剂 …………………… 142

卡托普利 …………………………………………………………… 142

依那普利 …………………………………………………………… 146

贝那普利 …………………………………………………………… 151

培哚普利 …………………………………………………………… 154

喹那普利 ……………………………………………………………… 162

赖诺普利 ……………………………………………………………… 163

西拉普利 ……………………………………………………………… 165

雷米普利 ……………………………………………………………… 166

咪达普利 ……………………………………………………………… 168

群多普利 ……………………………………………………………… 169

佐芬普利 ……………………………………………………………… 171

福辛普利 ……………………………………………………………… 174

第八章　血管紧张素Ⅱ受体拮抗剂 ……………………………………… 177

第一节　血管紧张素Ⅱ受体拮抗剂分类及药理学特性 ………………… 177

一、血管紧张素Ⅱ受体的特性 ………………………………… 177

二、AT_1受体拮抗剂的分类 ……………………………………… 178

第二节　血管紧张素Ⅱ受体拮抗剂药代动力学特性 ………………… 178

第三节　血管紧张素Ⅱ受体拮抗剂的临床应用 ……………………… 179

一、血管紧张素Ⅱ受体拮抗剂治疗高血压 …………………… 179

二、血管紧张素Ⅱ受体拮抗剂治疗慢性心力衰竭 …………… 180

三、血管紧张素Ⅱ受体拮抗剂的其他作用特点 ……………… 181

四、适应证 …………………………………………………………… 181

五、不良反应 ………………………………………………………… 181

六、禁忌证 …………………………………………………………… 181

七、固定复方制剂在降压治疗中的联合用药 ………………… 182

第四节　临床常用的血管紧张素Ⅱ受体拮抗剂 ……………………… 182

一、血管紧张素Ⅱ受体拮抗剂 ………………………………… 182

氯沙坦 ……………………………………………………………… 182

缬沙坦 ……………………………………………………………… 184

厄贝沙坦 …………………………………………………………… 188

替米沙坦 …………………………………………………………… 192

阿利沙坦酯 ……………………………………………………… 195

坎地沙坦酯 ……………………………………………………… 199

奥美沙坦酯 ……………………………………………………… 203

依普沙坦 …………………………………………………………… 207

阿齐沙坦酯 ……………………………………………………… 207

他索沙坦 …………………………………………………………… 211

二、复方血管紧张素Ⅱ受体拮抗剂 …………………………… 211

氯沙坦钾氢氯噻嗪复方片剂 ………………………………… 211

缬沙坦氢氯噻嗪复方片剂 …………………………………… 213

厄贝沙坦氢氯噻嗪复方片剂 ………………………………… 213

替米沙坦氢氯噻嗪复方片剂 ………………………………… 215

第九章　抗高血压药 ·· 218

　第一节　常用抗高血压药物及分类 ·· 218

　第二节　抗高血压药物治疗的获益和治疗原则 ·························· 219

　　一、抗高血压药物的治疗获益 ··· 219

　　二、抗高血压药物的治疗原则 ··· 219

　　三、高血压的治疗目标 ·· 219

　第三节　利尿药 ··· 221

　第四节　钙离子通道阻滞剂 ·· 221

　第五节　血管紧张素转化酶抑制剂 ·· 222

　第六节　血管紧张素 Ⅱ 受体拮抗剂 ··· 222

　第七节　β 受体阻滞剂 ··· 222

　第八节　直接血管扩张剂 ·· 222

　　硝普钠 ··· 222

　　肼屈嗪 ··· 223

　　二氮嗪 ··· 225

　　米诺地尔 ·· 225

　第九节　直接肾素抑制剂 ·· 226

　　阿利吉仑 ·· 226

　第十节　肾上腺素能受体拮抗药 ·· 227

　　一、中枢性降压药 ··· 227

　　　可乐定 ··· 227

　　　甲基多巴 ·· 228

　　　乌拉地尔 ·· 229

　　　莫索尼定 ·· 230

　　二、α 受体阻滞剂 ··· 231

　　　特拉唑嗪 ·· 231

　　　酚妥拉明 ·· 231

　　　哌唑嗪 ··· 232

　　　多沙唑嗪 ·· 233

　　　布那唑嗪 ·· 234

　　　萘哌地尔 ·· 235

　　三、交感神经末梢抑制药 ·· 236

　　　利血平 ··· 236

　　　胍乙啶 ··· 236

　　四、β 受体阻滞剂 ··· 237

　　五、α、β 受体阻滞剂 ·· 237

　　　拉贝洛尔 ·· 237

　　　卡维地洛 ·· 237

　　　阿罗洛尔 ·· 238

　　　　贝凡洛尔 ……………………………………………………… 238
　　　　塞利洛尔 ……………………………………………………… 238
　　第十一节　新型固定剂量的复方降压药 …………………………… 238
　　　一、固定剂量抗高血压药联合用药的优点 ……………………… 238
　　　二、利尿药在联合用药中的重要性 ……………………………… 239
　　　三、固定剂量抗高血压药的联合配方 …………………………… 239
　　　　氯沙坦氢氯噻嗪复方片剂 ………………………………………… 240
　　　　缬沙坦氢氯噻嗪复方片剂 ………………………………………… 240
　　　　厄贝沙坦氢氯噻嗪复方片剂 ……………………………………… 241
　　　　替米沙坦氢氯噻嗪复方片剂 ……………………………………… 241
　　　　缬沙坦氨氯地平复方片剂 ………………………………………… 241
　　　　培哚普利吲达帕胺复方片剂 ……………………………………… 247
　　　　氨氯地平贝那普利复方片剂 ……………………………………… 250

第十章　抗心力衰竭药 …………………………………………………… 256
　第一节　概述 ………………………………………………………… 256
　第二节　常用的抗心力衰竭药 ……………………………………… 257
　　　一、血管紧张素转化酶抑制剂及血管紧张素Ⅱ受体拮抗剂 …… 257
　　　二、利尿药 ………………………………………………………… 257
　　　三、β受体阻滞剂 ………………………………………………… 257
　　　四、醛固酮受体拮抗剂 …………………………………………… 258
　　　　螺内酯 …………………………………………………………… 258
　　　五、正性肌力药 …………………………………………………… 258
　　　　强心苷类 ………………………………………………………… 258
　　　　洋地黄毒苷 ……………………………………………………… 258
　　　　地高辛 …………………………………………………………… 262
　　　　甲基地高辛 ……………………………………………………… 264
　　　　毛花苷丙 ………………………………………………………… 264
　　　　去乙酰毛花苷 …………………………………………………… 265
　　　　毒毛花苷K ……………………………………………………… 265
　　　　磷酸二酯酶抑制剂 ……………………………………………… 266
　　　　氨力农 …………………………………………………………… 266
　　　　米力农 …………………………………………………………… 267
　　　　依洛昔酮 ………………………………………………………… 268
　　　　氟西喹南 ………………………………………………………… 269
　　　　维司力农 ………………………………………………………… 270
　　　　拟交感胺类药物 ………………………………………………… 271
　　　　多巴胺 …………………………………………………………… 271
　　　　多巴酚丁胺 ……………………………………………………… 272
　　　　对羟苯心胺 ……………………………………………………… 273

异波帕明 ··· 274

地诺帕明 ··· 275

扎莫特罗 ··· 275

多培沙明 ··· 276

六、血管扩张剂 ··· 277

硝普钠 ··· 277

肼屈嗪 ··· 277

哌唑嗪 ··· 277

七、其他治疗心力衰竭的药物 ··· 278

泛癸利酮 ··· 278

匹莫苯 ··· 278

环磷腺苷 ··· 279

辅酶 Q_{10} ··· 279

第十一章　新型抗心力衰竭药 ··· 282

第一节　概述 ··· 282

第二节　心力衰竭的分类和诊断 ··· 283

一、左室射血分数在心力衰竭诊断治疗和预后评估中的作用 ··················· 283

二、NT-pro BNP 在心力衰竭诊断与鉴别、危险分层和预后评估中的作用 ········ 283

第三节　新型抗心力衰竭药 ··· 284

一、钙离子增敏剂 ··· 284

左西孟旦 ··· 284

二、窦房结 I_f 通道阻滞剂 ··· 288

伊伐布雷定 ··· 289

三、新型醛固酮受体拮抗剂 ··· 298

依普利酮 ··· 298

四、脑啡肽酶-血管紧张素 II 受体拮抗剂 ····································· 302

沙库巴曲缬沙坦钠片 ··· 303

五、新型血管扩张剂——重组人 B 型利钠肽 ··································· 310

重组人脑利钠肽 ··· 310

六、选择性血管加压素 V_2 受体拮抗剂 ······································· 312

托伐普坦 ··· 313

七、直接肾素抑制剂 ··· 322

阿利吉仑 ··· 322

八、内皮素受体拮抗剂 ··· 328

替唑生坦 ··· 328

九、人纽兰格林 ··· 330

重组人纽兰格林 ··· 330

十、松弛素类似物——重组人松弛素 ··· 332

重组人松弛素-2 ··· 332

第十二章 抗心肌缺血药 ··· 336

第一节 抗心肌缺血药的机制与分类 ··· 336

一、心肌缺血的病理生理学 ·· 336

二、抗心肌缺血药的作用原理和分类 ····································· 336

三、抗心肌缺血药的选择与联合应用 ····································· 337

第二节 常用的抗心肌缺血药 ··· 337

一、硝酸盐制剂 ·· 337

硝酸甘油 ··· 337

硝酸异山梨酯 ··· 339

单硝酸异山梨酯 ·· 340

亚硝酸异戊酯 ··· 341

二、β受体阻滞剂 ·· 341

三、钙离子通道阻滞剂 ·· 341

吗多明 ·· 341

四、血管紧张素转化酶抑制剂 ·· 342

五、窦房结 I_f 通道阻滞剂 ·· 342

伊伐布雷定 ·· 342

六、改善心肌代谢药物 ·· 343

曲美他嗪 ··· 343

尼可地尔 ··· 346

雷诺嗪 ·· 349

1，6-二磷酸果糖 ·· 351

左卡尼汀 ··· 352

第十三章 抗心律失常药 ··· 354

第一节 抗心律失常药物的分类与药理学机制 ····························· 354

第二节 常用抗心律失常药物 ··· 355

一、抗快速性心律失常药物 ·· 355

Ⅰ类抗心律失常药物 ·· 355

奎尼丁 ·· 355

普鲁卡因酰胺 ··· 356

丙吡胺 ·· 357

安他唑林 ··· 358

利多卡因 ··· 358

美西律 ·· 359

苯妥英钠 ··· 359

妥卡尼 ·· 360

莫雷西嗪 ··· 360

普罗帕酮 ··· 361

恩卡尼 ·· 362

氯卡尼 ……………………………………… 362

氟卡尼 ……………………………………… 363

Ⅱ类抗心律失常药物 ……………………… 364

普萘洛尔 …………………………………… 364

阿替洛尔 …………………………………… 364

美托洛尔 …………………………………… 364

醋丁洛尔 …………………………………… 364

卡维地洛 …………………………………… 364

阿罗洛尔 …………………………………… 364

艾司洛尔 …………………………………… 365

Ⅲ类抗心律失常药物 ……………………… 365

胺碘酮 ……………………………………… 365

决奈达隆 …………………………………… 370

索他洛尔 …………………………………… 374

溴苄胺 ……………………………………… 376

伊布利特 …………………………………… 376

多非利特 …………………………………… 377

维纳卡兰 …………………………………… 378

尼非卡兰 …………………………………… 381

Ⅳ类抗心律失常药物 ……………………… 386

维拉帕米 …………………………………… 386

地尔硫草 …………………………………… 386

其他抗心律失常药物 ……………………… 386

三磷酸腺苷 ………………………………… 386

地高辛 ……………………………………… 387

毛花苷丙 …………………………………… 387

门冬氨酸钾镁 ……………………………… 387

氯化钾 ……………………………………… 388

硫酸镁 ……………………………………… 388

二、抗缓慢性心律失常药物 ………………… 389

拟交感胺类药物 …………………………… 389

异丙肾上腺素 ……………………………… 389

肾上腺素 …………………………………… 389

抗胆碱能药 ………………………………… 390

阿托品 ……………………………………… 390

山莨菪碱 …………………………………… 390

中成药 ……………………………………… 390

心宝丸 ……………………………………… 390

第十四章　抗休克药 ·· 393

　第一节　概述及分类 ·· 393

　第二节　常用的抗休克药 ·· 393

　　一、拟肾上腺素药 ·· 393

　　　肾上腺素 ·· 393

　　　去甲肾上腺素 ·· 394

　　　异丙肾上腺素 ·· 396

　　　去氧肾上腺素 ·· 396

　　　多巴胺 ··· 398

　　　多巴酚丁胺 ··· 399

　　　间羟胺 ··· 399

　　二、抗肾上腺素药 ·· 400

　　　α受体阻断药 ·· 400

　　　酚妥拉明 ·· 400

　　　妥拉唑林 ·· 401

　　三、抗胆碱药 ·· 401

　　　阿托品 ··· 401

　　　山莨菪碱 ·· 402

　　四、其他抗休克药物 ··· 402

　　　乌司他丁 ·· 402

　　　甲氧明 ··· 403

　　　美芬丁胺 ·· 404

第十五章　调血脂药 ·· 405

　第一节　调血脂药物的分类、应用原则和目标 ·· 405

　　一、调血脂药物的分类与应用原则 ·· 405

　　二、血脂异常调脂治疗指征和目标值 ·· 406

　第二节　苯氧乙酸衍生物 ·· 409

　　　氯贝丁酯 ·· 409

　　　非诺贝特 ·· 410

　　　苯扎贝特 ·· 411

　　　吉非贝齐 ·· 412

　　　益多酯 ··· 413

　第三节　HMG辅酶A还原酶抑制剂 ··· 414

　　　洛伐他汀 ·· 414

　　　辛伐他汀 ·· 415

　　　普伐他汀 ·· 418

　　　氟伐他汀 ·· 419

　　　阿托伐他汀 ··· 421

　　　瑞舒伐他汀 ··· 431

匹伐他汀 …………………………………………………… 438

血脂康 ……………………………………………………… 442

第四节　胆汁酸螯合剂 …………………………………… 443

考来烯胺 …………………………………………………… 443

考来替泊 …………………………………………………… 444

地维烯胺 …………………………………………………… 444

第五节　烟酸类 …………………………………………… 445

烟酸 ………………………………………………………… 445

阿昔莫司 …………………………………………………… 446

烟酸肌醇酯 ………………………………………………… 446

第六节　选择性胆固醇吸收抑制剂 ……………………… 447

依折麦布 …………………………………………………… 447

第七节　PCSK9 抑制剂 …………………………………… 453

依洛尤单抗 ………………………………………………… 454

阿里尤单抗 ………………………………………………… 461

第八节　其他调节血脂药物 ……………………………… 466

普罗布考 …………………………………………………… 466

多廿烷醇 …………………………………………………… 467

泛硫乙胺 …………………………………………………… 469

弹性酶 ……………………………………………………… 470

多烯康 ……………………………………………………… 470

第十六章　抗血小板药 …………………………………… 472

第一节　血小板的结构与功能 …………………………… 472

第二节　抗血小板药的分类 ……………………………… 473

一、血栓素合成抑制剂类 ………………………………… 473

二、二磷酸腺苷 P2Y12 受体拮抗剂 ……………………… 474

三、血小板糖蛋白Ⅱb/Ⅲa 受体拮抗剂 ………………… 474

四、增加血小板内环腺苷酸类的药物 …………………… 474

五、5-羟色胺受体拮抗剂 ………………………………… 475

六、凝血酶受体拮抗剂 …………………………………… 475

第三节　抗血小板药的作用机制 ………………………… 475

第四节　抗血小板药物治疗反应多态性及其意义 ……… 476

一、抗血小板药治疗反应多态性 ………………………… 476

二、测定抗血小板治疗反应降低的检测法 ……………… 476

三、血小板功能检测评估抗血小板治疗预后的意义 …… 477

第五节　常用的抗血小板药 ……………………………… 478

一、血栓素合成抑制剂 …………………………………… 478

阿司匹林 …………………………………………………… 478

奥扎格雷 …………………………………………………… 482

二、P2Y12 受体拮抗剂 ……………………………………… 485
　　噻氯匹定 …………………………………………… 485
　　氯吡格雷 …………………………………………… 486
　　替格瑞洛 …………………………………………… 491
　　普拉格雷 …………………………………………… 501
　　坎格雷洛 …………………………………………… 506
三、血小板糖蛋白 Ⅱb/Ⅲa 受体拮抗剂 …………………… 510
　　阿昔单抗 …………………………………………… 510
　　埃替巴肽 …………………………………………… 514
　　替罗非班 …………………………………………… 517
四、增加血小板内环腺苷酸的药物 ………………………… 522
　　西洛他唑 …………………………………………… 522
　　双嘧达莫 …………………………………………… 523
五、5-羟色胺受体拮抗剂 …………………………………… 524
　　沙格雷酯 …………………………………………… 524
六、凝血酶受体拮抗剂 ……………………………………… 527
　　沃拉帕沙 …………………………………………… 527
第十七章　抗凝血药 ………………………………………… 531
第一节　抗凝血药物的分类 ………………………………… 531
第二节　抗凝血药的作用机制 ……………………………… 533
第三节　抗凝血药的临床应用 ……………………………… 534
一、抗凝血药应用的适宜人群 ……………………………… 534
二、抗凝治疗的脑卒中风险评估 …………………………… 534
三、抗凝治疗的出血风险评估 ……………………………… 535
第四节　常用的抗凝血药物 ………………………………… 536
一、间接凝血酶抑制剂 ……………………………………… 536
　　肝素 ……………………………………………… 536
　　低分子量肝素 …………………………………… 538
　　磺达肝癸钠 ……………………………………… 539
二、直接凝血酶抑制剂 ……………………………………… 546
　　来匹卢定 ………………………………………… 546
　　比伐卢定 ………………………………………… 547
　　阿加曲班 ………………………………………… 549
三、凝血酶生成抑制剂 ……………………………………… 550
　　利伐沙班 ………………………………………… 550
　　阿哌沙班 ………………………………………… 564
　　达比加群酯 ……………………………………… 570
　　依度沙班 ………………………………………… 580
四、维生素 K 依赖性抗凝剂 ………………………………… 583

华法林 ··· 583

第十八章 溶血栓药 ·· 589

第一节 溶血栓药物的分类及药理学特性 ·· 589

一、依据溶栓药物与纤维蛋白结合有无选择性分类 ························ 589

二、依据发现溶栓药物的时间顺序和药物作用特点分类 ·················· 590

第二节 溶血栓药物的作用机制 ·· 593

第三节 临床常用的溶血栓药物 ·· 593

一、纤溶酶原激活剂 ·· 593

链激酶 ·· 593

重组链激酶 ·· 595

尿激酶 ·· 595

茴酰化纤溶酶原链激酶激活剂复合物 ······································ 597

重组单链尿激酶型纤溶酶原激活剂 ·· 598

阿替普酶 ··· 598

瑞替普酶 ··· 605

替奈普酶 ··· 608

兰替普酶 ··· 609

孟替普酶 ··· 610

葡激酶 ·· 610

二、去纤维蛋白药 ·· 611

去纤酶 ·· 611

降纤酶 ·· 612

巴曲酶 ·· 613

第十九章 抗肺动脉高压新药 ·· 614

第一节 肺动脉高压的概念与靶向治疗药物的作用机制 ···················· 614

一、肺动脉高压的定义 ··· 614

二、肺动脉高压靶向治疗药物的作用机制 ····································· 615

第二节 临床常用的抗肺动脉高压药物 ··· 619

一、前列环素类药物 ··· 619

依前列醇 ··· 619

伊洛前列素 ·· 621

曲前列环素 ·· 626

贝前列素 ··· 628

赛来西帕 ··· 630

二、内皮素受体拮抗剂 ··· 634

波生坦 ·· 634

安立生坦 ··· 640

马西替坦 ··· 645

西他生坦 ··· 647

　　三、磷酸二酯酶抑制剂 ·· 647
　　　西地那非 ··· 647
　　　伐地那非 ··· 654
　　　他达拉非 ··· 660
　　四、鸟苷酸环化酶激动剂 ··· 665
　　　利奥西呱 ··· 665
　　五、钙离子通道阻滞剂 ··· 668
　　　二氢吡啶类钙离子通道阻滞剂 ·································· 668
　　　硝苯地平 ··· 668
　　　氨氯地平 ··· 668
　　　硫氮䓬酮类钙离子通道阻滞剂 ································· 668
　　　地尔硫䓬 ··· 668
　第三节　肺动脉高压的靶向药物联合治疗推荐 ···················· 669
　　一、序贯联合治疗 ··· 670
　　二、初始联合治疗 ··· 672
第二十章　新型抗炎心血管保护药物 ···································· 679
　　卡那单抗 ··· 679

第三篇　心血管病治疗药物监测及临床意义

第二十一章　心血管病治疗药物监测 ····································· 685
　第一节　治疗药物监测的必要性 ··· 685
　第二节　药代动力学的基本概念 ··· 685
　　一、药代动力学的基本常识 ·· 685
　　二、药代动力学参数计算及其临床意义 ······························ 686
　第三节　治疗药物监测目的 ··· 688
　第四节　治疗药物监测的适应证 ··· 689
　第五节　治疗药物监测采血注意事项 ··································· 689
　第六节　心血管药物的特性及测定方法 ······························ 690
　　一、抗凝血药 ··· 690
　　二、强心苷类药物 ··· 691
　　三、胺碘酮 ··· 693
　　四、免疫抑制剂 ··· 694
　第七节　正确分析 TDM 结果与合理调整给药方案 ··············· 695
　第八节　心血管药物 TDM 新进展 ······································ 696

第四篇　心血管病药物基因组学及临床意义

第二十二章　药物基因组学及其在心血管药物中的应用 ·········· 701
　第一节　药物基因组学的发展史及研究意义 ······················· 701

第二节　药物基因组学的研究方法 …………………………………… 702

第三节　药物基因组学在心血管药物中的应用 ………………………… 705

第四节　结语 …………………………………………………………… 716

附录 ……………………………………………………………………… 719

附录1　急性心力衰竭治疗药物临床试验技术指导原则简介 ………… 719

附录2　欧洲药品管理局慢性心力衰竭治疗药物临床研究指南简介 …… 721

附录3　欧洲药品管理局急性冠脉综合征治疗新药临床研究指导原则简介 ………… 723

附录4　欧洲药品管理局血脂异常治疗药物临床研究指导原则简介 …………… 726

彩图

第一篇

心血管新药的安全性与疗效评价

第一章 心血管药物的临床试验设计与评价方法

第一节 新药的概念与分类

一、新药的概念

许多国家为了对新药进行管理,都对新药的含义和范畴做出明确的法律规定。我国《中华人民共和国药品管理法实施条例》规定,"新药,是指未曾在中国境内上市销售的药品"。国家食品药品监督管理总局(CFDA)颁发的《药品注册管理办法》进一步明确规定,"新药申请是指未曾在中国境内上市销售药品的注册申请。已上市药品改变剂型、改变给药途径的,按照新药管理"。我国新药的名称要求明确、简单、科学,不准使用代号及容易混同或夸大疗效的名称。

二、新药的分类

目前我国对于新药的分类是将新药分成中药、天然药物和化学药品及生物制品三大部分,又按照各自不同的成熟程度再分类。我国为鼓励新药创制,严格审评审批,提高药品质量,促进产业升级,对化学药品注册分类类别进行调整。化学药品新注册分类共分为 5 个类别(表 1-1),具体如下所示。

表 1-1 化学药品新注册分类

注册分类	分类说明	包含的情形
1	境内外均未上市的创新药	含有新的结构明确的、具有药理作用的化合物,且具有临床价值的原料药及其制剂
2	境内外均未上市的改良型新药	2.1 含有用拆分或者合成等方法制得的已知活性成分的光学异构体,或者对已知活性成分成酯,或者对已知活性成分成盐(包括含有氢键或配位键的盐),或者改变已知盐类活性成分的酸根、碱基或金属元素,或者形成其他非共价键衍生物(如络合物、螯合物或包合物),且具有明显临床优势的原料药及其制剂
		2.2 含有已知活性成分的新剂型(包括新的给药系统)、新处方工艺、新给药途径,且具有明显临床优势的制剂
		2.3 含有已知活性成分的新复方制剂,且具有明显临床优势
		2.4 含有已知活性成分的新适应证的制剂
3	仿制境外上市但境内未上市原研药品的药品	具有与原研药品相同的活性成分、剂型、规格、适应证、给药途径和用法用量的原料药及其制剂
4	仿制境内已上市原研药品的药品	具有与原研药品相同的活性成分、剂型、规格、适应证、给药途径和用法用量的原料药及其制剂
5	境外上市的药品申请在境内上市	5.1 境外上市的原研药品(包括原料药及其制剂)申请在境内上市
		5.2 境外上市的非原研药品(包括原料药及其制剂)申请在境内上市

注:1."已知活性成分"指"已上市药品的活性成分";2.注册分类 2.3 中不包括"含有未知活性成分的新复方制剂"。

1类：境内外均未上市的创新药，指含有新的结构明确的、具有药理作用的化合物，且具有临床价值的药品。

2类：境内外均未上市的改良型新药，指在已知活性成分的基础上，对其结构、剂型、处方工艺、给药途径、适应证等进行优化，且具有明显临床优势的药品。

3类：境内申请人仿制境外上市但境内未上市原研药品的药品。该类药品应与原研药品的质量和疗效一致。原研药品指境内外首个获准上市，且具有完整和充分的安全性、有效性数据作为上市依据的药品。

4类：境内申请人仿制已在境内上市原研药品的药品。该类药品应与原研药品的质量和疗效一致。

5类：境外上市的药品申请在境内上市。

第二节　心血管药物临床试验设计原则

一、对　　照

1. 对照组的目的　使试验药物的疗效具有可比性。对照试验是临床试验设计的基础。在设计临床试验时，选择对照组常是一项关键性的决定。这一选择对研究的许多方面都会产生影响。在疾病过程中，病情的改善、加重或不良反应，既可由药物引起也可能与病情波动有关。药物临床试验应遵循"齐同对比"的原则。试验组与对照组应有可比性。

2. 常用对照方法　一般将对照组划分为五类。前四类为并行对照（对照组与试验组从同一人群中挑选并同时进行治疗），即将受试者随机分配到各组，以接受上述不同类型的对照治疗而分类。不论接受何种比较治疗，外部（或历史）对照都归为第五类，出于对试验中保证试验组与对照组可比性能力及减少重大偏倚的严肃考虑，使得这种设计只能在特殊条件下使用。研究中选用一类以上对照组的情况越来越普遍。每一类对照适合于某些情况，但没有一种可以用于或适于所有的情况。

五种类型分别是：

1. 安慰剂并行对照　在安慰剂对照研究中，受试者被随机分配到受试药物组或外表完全相同的无活性药物组。

2. 无治疗并行对照　在无治疗的对照研究中，受试者被随机分配到试验治疗组或非试验治疗组。这种设计和安慰剂对照试验的主要区别是，治疗分配对受试者和研究者都是公开的。

3. 活性（或阳性）并行对照　在活性对照（或阳性对照）研究中，受试者被随机分配到受试药物组或阳性对照药组。这种试验通常是双盲的，不过有时不可能做到双盲。

4. 外部对照（包括历史对照）　外部对照研究是将接受受试药物的一组对象与本研究以外的一组患者进行比较，而不是与分配到不同治疗组的相同人群患者组成的内部对照组进行比较。

5. 多个对照组　常有可能在一项研究中采用一种以上的对照，而且很有好处。例如，采用阳性对照药和安慰剂。同样，试验可采用多种剂量的受试药以及多种剂量的阳性对照药，可以有或没有安慰剂。这种设计也可用于两种相对强度尚未确定的活性药物的比较。

二、随　机

1. 目的　避免临床研究者的主观性，使研究能够客观的反映总体的情况。将影响试验的因素均匀分配至各试验组中。随机可以避免那些可能影响结果的变量的组间系统差异。随机也为统计推理打下坚实的基础。

2. 方法　①随机数目表分配法（按顺序查表）；②临床随机分配法（按住院号＋日期分组）；③分层随机分配法（按临床亚型先分区组，然后每区组内再随机分配）。

三、盲　法

临床试验通常是"双盲"，是指受试者与研究者（包括数据分析者、申办者、其他临床试验人员）双方都不了解每个受试者接受的治疗，从而最大限度地减少由于受试者或研究人员了解治疗分配后引起的在管理、治疗或对患者的评价以及解释结果时出现的偏倚。

1. 目的　排除临床研究者与受试者因主观及心理因素对临床试验结果带来的影响，尤其适用于缺乏明确客观指标评价的疾病。

2. 方法

（1）单盲法：受试者不知道接受的是试验药物还是对照药物，而临床研究者知道，由于仍受研究者的主观意向影响，目前应用较少。

（2）双盲法：受试者与临床研究者均不知道接受的是何种治疗药物，目前应用最广。

四、样本量估计

样本量应由临床试验者与生物统计学者共同确定。样本量的大小应符合国家药品注册审评法规定的最小样本量的要求。以下因素常可影响样本量的大小。

1. 药物效果药效明显，所需样本小。

2. 试验误差试验误差越小，所需样本也小。

3. 抽样误差样本抽样误差（个体差异）小，容易达到统计学显著性水平。所需样本小，反之则大。

4. 根据提出的 I 类错误（假阳性错误）出现的概率 α、II 类错误（假阴性错误）出现的概率 β 及把握度（$1-\beta$），确定样本大小。

五、临床试验背景

应检索、了解试验药物的背景资料，如临床前药理、毒理学资料、近期相关的临床试验文献。

六、制定病例的入选标准、排除标准

根据药物临床试验的目的制定相应的标准。在进行各类新药的临床试验之前，应按照卫生部制定的《心血管系统药物临床研究指导原则（总论）》，对各期临床试验的目的要求、受试者的选择、试验者及研究场所的条件等必须有明确的了解，并参照各论中的具体要求进行设计。

七、有效性评价

根据各类药物的特性，按照国家药品监督管理局制定的《心血管系统药物临床研究指导原则》制定判断药物疗效的标准（见后）。

八、安全性评价

在整个临床试验期间，监测不良事件的发生、持续和转归。将其严重程度、与研究药物的关系和所采取的措施详细记录在病例报告表（CRF）中，并制定中止临床试验的标准。

1. 不良事件 是指在研究过程中（包括用安慰剂期间）出现的无论与用药是否有关的任何症状、体征及实验室检查异常。

2. 不良事件程度的判定

（1）轻度：能感觉或察觉到，易于耐受。

（2）中度：对正常活动有影响。

（3）重度：不能从事正常活动。

3. 中止临床试验的几种情况 ①对研究药物过敏者；②研究药物治疗过程中出现肝、肾功能严重损害者[肾功能损害指血清肌酐≥2.0mg/dl，肝功能损害指血清谷草转氨酶（SGOT）、血清谷丙转氨酶（SGPT)≥正常值 3 倍者]；③原有疾病或并发症明显加重；④引起新的疾病；⑤医生认为如果继续参加试验不利于受试者的情况；⑥受试者要求退出试验。

九、服药依从性的评价

依从性是指受试者遵医嘱，按给药方案用药并坚持完成整个疗程[依从性=（发药量−实际用药量）/（发药量−预期用药量）×100%]。临床试验中，当患者遵照医嘱服药，实际服药量为预期给药量的80%～120%时，属依从性好。

依从性=已服药量/处方所开药量×100%

十、统计学处理

由临床试验者与生物统计学者共同参与，临床试验结束后，原始资料（试验数据）应在试验药物揭盲前输入计算机，数据固定后揭盲。根据在临床试验中获得的计数、计量资料决定采用统计学的具体方法。

第三节　新药临床试验分期与目的

一、新药临床试验方案设计要求

1. 遵守国家法规体系　新药临床试验应遵守我国有关法规和指南《药品管理法》《药品注册管理办法》《新药审批办法》《药品临床试验管理办法》。同时所有以人为对象的研究，须符合《赫尔辛基宣言》和《人体生物医学研究国际道德指南》原则，即公正、尊重人格、力求使受试者最大程度受益和尽可能避免伤害。法规是履行法律，具有强制性和可操作性；指南比法规详细具体、与法规保持一致，但指南的要求是非强制性的。

2. 试验方案制定　试验方案依据"重复、对照、随机、均衡"的原则制定。

二、新药临床试验的分期

新药临床试验通常分为 4 期，每一期均有不同要求和目的，需要的病例数也不尽相同。

（一）新药 I 期临床试验

新药 I 期临床试验为初步的临床药理学及人体安全性评价，是在大量实验室研究、试管实验与动物实验基础上，将新疗法开始用于人类的试验。

1. 目的　研究人体对新药的耐受程度，并通过药代动力学研究，提供新药安全有效的用药方案。

2. 受试者入选标准及例数　受试对象一般为健康志愿者，在特殊情况下也选择患者作为受试对象。年龄为 18～50 岁。方法为开放、基线对照、随机和盲法。一般受试例数为20～30 例。

3. 内容　包括耐受性试验和药代动力学试验。

首次人体试验起始剂量选择是否合理直接关系到试验的成败，在确定起始剂量时，需要综合考虑已有的动物药效、毒性及药代动力学研究数据，既要避免因起始剂量过大导致严重不良反应以保证受试者安全，又要考虑在不过多增加受试者数量的情况下较快达到试验目标。

（1）耐受性试验

1）首次人体试验起始剂量的估算方法

首次人体试验（FIH）起始剂量选择是否合理直接关系到试验的成败，在确定起始剂量时，需要综合考虑已有的动物药效、毒性及药代动力学研究数据，既要避免因起始剂量过大导致严重不良反应以保证受试者安全，又要考虑在不过多增加受试者数量的情况下较快达到试验目标。应根据临床前体外或体内毒性和药理活性水平的暴露量，推算相应的人体药动力学参数，综合考虑药物作用及靶点特征，获得预期人体药效学或毒性剂量，比较并确定合理的首次临床试验起始剂量的方法。

A. 未见明显不良反应剂量（NOAEL）法：2005 年，美国食品药品监督管理局（FDA）发布的首次人体试验起始剂量估算指导原则，指导原则详细介绍了采用 NOAEL 值计算首次人体试验最大推荐起始剂量策略和方法。推荐起始剂量的计算主要基于已获得的动物长期毒性研究结果，根据动物毒理实验数据确定 NOAEL，通过比较和选择最敏感动物的相应数据，采用体表面积归一化方法直接换算相应的人体等效剂量。

B. 最小预期生物效应水平（MABEL）法：欧洲药品评价局（EMEA）于 2007 年颁布了关于高风险产品首次人体试验起始剂量计算的指导原则。

C. 确定起始剂量的综合考虑：EMEA 于 2016 年 11 月再次发布指南，以甄别和评估新药首次人体试验和早期临床试验中的诸多风险，推荐综合考虑采用 NOAEL 和 MABEL 等方法计算起始剂量，从中选择最低剂量作为 FIH 最终确定的起始剂量，同时强调需综合考虑临床前药效学研究结果，进而估算人体 PAD 或预期治疗剂量范围，以及药物靶点结合和受体占有率等结果。通常情况下，对于受体激动药应选择受体占有率小于 10%作为人体首次试验起始剂量，而受体拮抗药可选择受体占有率 10%作为起始剂量。

2）最大剂量的确定：根据临床前药理学资料估算，或为人体试验中出现的明显不良反应的剂量。

3）分组：一般在起始量至最大量间可设 3～5 组，每剂量组 3～5 人。当用最大剂量仍未出现任何反应时可结束耐受试验。

4）观察指标：应根据具体药物的特性决定。

（2）药代动力学试验

1）受试人数 20～30 人，缓释制剂要求受试 12～20 人。

2）用特异敏感的检验技术测定药物浓度。获得 C_{max}、T_{max}、AUC、$T_{1/2}\alpha$、$T_{1/2}\beta$、V_d、K_e、生物利用度（F）等参数。

3）写出总结报告，据此对 II 期临床试验给药方案提出建议。

（二）新药 II 期临床试验

1. 目的　主要对新药的有效性、安全性进行初步评价，确定给药剂量。确定受试药物的疗效及适应证，寻找最佳治疗方案，观察不良反应及其防治对策。一般采用严格的随机、双盲、对照试验，以平行对照为主。通常应该与标准疗法进行比较，也可以使用安慰剂。

2. II 期临床试验方案设计应遵照执行以下几点。

（1）《赫尔辛基宣言》伦理原则。

（2）《药品临床试验管理规范》指导原则。

（3）国家食品药品监督管理总局《药品注册管理办法》的要求。

3. 临床试验方案设计前应认真评估试验的利益与风险。

4. 试验设计中充分考虑受试者的权利、利益、安全与隐私。

5. 临床试验方案（protocol）、病例报告表（CRF）与受试者知情同意书（informed consent form）均应在试验前经伦理委员会审议批准，并获得批准件。上述文件若修改需再次获得伦理委员会的批准。

6. 治疗起始前需获得每例受试者自愿签署的知情同意书。

7. 参加试验的医生应时刻负有医疗职责。

8. 每个参加试验的研究人员应具有合格的执业医师、执业护士资格，并具药物临床试验专业培训的结业证书。

9. 临床试验应建立试验质量控制系统，制定具体的标准操作程序。

10. 应规定明确的适应证及其诊断标准。

11. Ⅱ期临床试验必须设对照组进行盲法随机对照试验，常采用双盲随机平行对照试验。双盲法试验申办者需提供外观完全一致的试验药与对照药，并随机编号。如制备 A、B 两药外观不一致时，可采用双盲双模拟法，即同时制备与试验药及对照药一致的安慰剂，两组病例随机分组后分别服用试验药及仿对照组的安慰剂，对照药及仿试验药的安慰剂。

12. 病例入选标准、病例排除标准与病例退出标准。根据不同类别的药物特点和试验要求在试验方案中规定明确的标准。

13. 剂量与给药方法　试验药的给药剂量与给药间隔根据Ⅰ期临床试验的结果确定。一般采用一种固定剂量。为了研究量-效关系，也可在最大耐受量允许范围内设立 2～3 个剂量组。

14. 观察指标　这是评价试验药物的主要依据，应力求特异客观，精确统一。应避免选用那些监测条件不易控制、变异度大的指标。对于由多家单位参与的临床试验，应在试验开始之前对所观察指标的采集方法、度量标准做出统一规定，并且进行必要的培训。

15. Ⅱ期临床试验的药代动力学研究，以患者为对象观察血药浓度与疗效及不良反应的关系，确定最低有效剂量及最低毒性剂量的血药浓度水平，并观察在病理条件下，试验药物药代动力学过程是否发生了变化。最后应根据试验结果，对新药的疗效、适应证、给药方案、安全性、不良反应及其防治做出全面客观的评价。

16. 疗效评价（assessment of efficacy）　我国规定疗效采用 4 级评价标准：痊愈、显效、有效、无效。（痊愈例数+显效例数）/可供评价疗效总例数×100%=总有效率（%）。

17. 不良反应评价（evaluation of adverse drug reactions）。

18. 受试者依从性　门诊病例很难满足依从性要求，试验设计时应尽量减少门诊病例入选比例。对入选门诊病例应采取必要措施以提高其依从性。

19. 病例报告表　记录应真实、精确。修改时划两行横线，保证原错误处可辨认并签字及标明日期。

20. 数据处理与统计分析。

21. 总结报告　试验设计时应考虑到总结要求。试验结果包括各种记分、评分的标准；两组病例基础资料比较应无统计学显著差异；各种适应证两组疗效比较；具有重要意义的有效性指标两组结果比较；两组不良反应比较；两组实验室监测指标的比较。

我国现行法规规定，Ⅱ期临床试验试验组和对照组的例数都不得低于 100 例。Ⅱ期临床试验每一种新药的临床研究医院原则上不得少于三家，每家医院完成的数量原则上不得少于 20 对。

（三）新药Ⅲ期临床试验

新药Ⅲ期临床试验为扩大的多中心随机对照临床试验，旨在进一步验证和评价药品的有效性和安全性。试验组例数一般不低于 300 例，对照组与治疗组的比例不低于 1/3，具体例数应符合统计学要求。可根据本期试验的目的调整选择受试者的标准，适当扩大特殊受试人群，进一步考察不同对象所需剂量及其依从性。

Ⅲ期临床试验中对照试验的设计要点原则上与Ⅱ期盲法随机对照试验相同，但Ⅲ期临床试验的对照试验可以设盲也可以不设盲进行随机对照开放试验。

心血管药物的临床试验有其特殊性，在试验过程中不但需要评价药物的近期疗效，如近期对血压、心率、心律失常、血脂等指标的影响，还应对药物长期疗效（如比较长期治疗后对疾病死亡率及严重并发症的影响）进行评估。因此，此时的Ⅲ期临床试验并非是扩大Ⅱ期临床试验病例数，而应根据心血管药物长期试验的目的和要求制定出详细、周密的试验设计，以达到心血管药长期试验的目的。

（四）新药Ⅳ期临床试验

Ⅳ期临床试验是在新药上市后的实际应用过程中加强监测，在更广泛、更长期的实际应用中继续考察疗效及不良反应。可采用多形式的临床应用和研究。Ⅳ期临床试验一般可不设对照组，但应在多家医院进行，观察例数通常不少于 2000 例。Ⅳ期临床试验虽为开放试验，但有关病例入选标准、排除标准、退出标准、疗效评价标准、不良反应评价标准、判定疗效与不良反应的各项观察指标等都可参考Ⅱ期临床试验的设计要求。本期试验应评估新药的远期疗效。此外，还应进一步考察新药对患者的经济与生活质量的影响。

第四节　药物临床试验质量管理规范简介

药物临床试验质量管理规范（good clinical practice, GCP）也译为临床试验规范，是被国际公认的药品临床试验全过程的标准规定。包括方案设计、组织实施、监查、稽查、记录、分析、总结和报告。为保证药物临床试验过程规范，数据和结果的科学、真实、可靠，保护受试者的权益和安全，根据《中华人民共和国药品管理法》《中华人民共和国药品管理法实施条例》，参照国际公认原则，制定我国的药物临床试验过程规范。此规范适用于为申请药品注册而进行的药物临床试验。药物临床试验的相关活动应当遵守本规范。

一、GCP 的目的

1. 确保新药临床试验研究结果数据准确，结果可信，对新药安全性、有效性做出科学评价，确保公众用药安全有效。

2. 指导医生和研究人员在进行新药人体临床试验时，确保受试者（包括患者）的权益不受损害。

二、GCP 的主要内容

1. 新药临床试验的审批与试验前要求。

2. 保护受试者权益的有关规定 执行《赫尔辛基宣言》；规定临床试验方案需经伦理委员会批准；事先需获得受试者知情同意书。

3. 对研究者的资格要求与职责规定。

4. 对试验场所、设备条件的要求。

5. 对试验药品的质量、供应、包装、标记、储藏、使用管理的要求。

6. 对申办者（sponsor）及监查员（monitor）的职责规定。

7. 对药物管理当局的作用的有关规定。

8. 对试验设计与试验方案（protocol）的要求。

9. 对临床试验质量和安全性监控的要求。

10. 对试验记录、数据处理、统计分析与总结报告的标准化要求等。

11. 临床试验的实施应当回避利益冲突。

第五节 心血管药物临床试验的评价方法

心血管药物临床试验的有效性和安全性评价是临床试验关注的重点。基于目前治疗理念和监测手段的日益更新及心血管药物疗效和安全性标准的提高，突显出临床试验仅靠有效性评价指标的不足。临床需要让心血管药物的有效性与相应的心血管病指南中的有效率和临床终点有效地结合，使临床医生更明确了解一个心血管病治疗药物的疗效，这是心血管药物临床试验有效性和安全性评价中需要特别关注的问题。临床试验中心血管药物有效性和安全性的评价应包括近期疗效评价和远期疗效（临床终点）评价。心血管新药疗效的评价依照我国国家卫生和计划生育委员会制订的心血管系统药物临床研究指导原则、国际多中心药物临床试验指南（试行），并参考欧洲药品管理局心血管治疗药物临床研究评价指南进行评价。

一、抗心力衰竭药物的疗效判定标准

抗心力衰竭药物疗效的评价包括近期疗效评价和远期疗效（临床终点）评价。

1. 近期疗效评价

（1）近期（1 个月）疗效评价的内容：①心功能（NYHA 分级）；②LVEF（左心室射血分数%）（心血池扫描或二维超声心动图评价）；③运动耐量测定（6min 步行法）；④血流动力学监测，心指数（CI）、肺毛细血管楔压（PWP）和左心室舒张功能测定。

（2）近期疗效评价标准

A. 显效：心功能改善二级者或 CI 较治疗前增加 1.0L/（min·m²）。

B. 有效：心功能改善一级者或 CI 较治疗前增加 0.5L/（min·m²）。

C. 无效：未达到有效标准者。

2. 远期疗效的临床终点评价 远期（6～12 个月）疗效的临床终点评价包括心血管事件、猝死的发生率、心血管并发症的发生率与死亡率。许多的循证医学证据表明，标准的心力衰竭治疗药物主要以血管紧张素转化酶抑制剂（ACEI）、血管紧张素 II 受体拮抗剂（ARB）、醛固酮拮抗剂和 β 受体阻滞剂为基石。具有良好循证医学证据的新型抗心力衰竭药物正在开发，并进行了许多大样本的临床试验，治疗心力衰竭的循证依据越来越多，新型抗心力衰竭药物不断问世，可改善心血管疾病远期预后，这为心力衰竭患者的药物治疗带来了新的选择。这些循证医学的结果会不断更新心力衰竭的防治理念，同时也对抗心力衰竭药物有效性评价产生了一定的影响。将抗心力衰竭药物对靶器官保护及心血管事件的影响作为有效性评价指标已成为临床治疗共识。近些年来美国心脏病学会基金会和美国心脏协会（ACCF/AHA）、欧洲心脏病学会（ESC）以及英国国家卫生与临床优化研究所（NICE）的心力衰竭指南依据最新的循证医学证据，多次对心力衰竭的定义、分类、评估、药物和非药物治疗、病因及合并临床情况的处理、患者的管理等内容做出许多更新。这些心力衰竭指南强调了对心力衰竭患者的临床评估是其治疗的前提，并贯穿于心力衰竭治疗的全程。抗心力衰竭药物的不良反应评价也始终贯穿于心力衰竭治疗药物临床试验的全程。

二、抗心律失常药物的疗效判定标准

心律失常是最常见的心血管病症，可见于心脏、非心脏的器质性与非器质性疾病。近年来，虽然心律失常介入治疗可根治许多药物难治的心律失常，但是抗心律失常药物仍然是治疗心律失常的主要方法和手段。较早期大样本的抗心律失常药物试验是 IMPACT 临床研究，其共观察了 630 例心肌梗死并发室性期前收缩的患者服用美西律后 12 个月的临床疗效，研究结果表明，美西律治疗组病死率为 7.6%，较安慰剂组（4.8%）明显增加。1991年公布的 CAST 研究是抗心律失常药物第一个多中心、随机、安慰剂对照大样本临床试验，旨在观察心肌梗死伴心力衰竭（LVEF≤40%）患者服用抗心律失常药物治疗无症状或轻微症状室性心律失常是否可以降低其死亡率，研究入选 2309 例患者，入选条件为心肌梗死后 6 天～2 年，伴有室性期前收缩≥6 次/小时，观察恩卡尼、氟卡尼、莫雷西嗪的治疗效果，该研究因治疗组心律失常死亡率、再梗死发生率及总死亡率均较安慰剂组高 2～3 倍而提前终止。另一项头对头比较多种抗心律失常药物抗室性心律失常效果的研究是为期 6 年的心脏电生理与心电图检测研究（ESVEM），该研究比较了有创电生理检查与动态心电图加运动试验对心律失常的检测价值和抗心律失常药物对室性心律失常的疗效，研究结果显示，两种检测手段对于室性心律失常治疗效果判断一致；7 种抗心律失常药物：美西律、普罗帕酮、普鲁卡因酰胺、奎尼丁、索他洛尔、丙米嗪、吡美诺抗室性心律失常效能均不足，室性心动过速抑制率最高为 43%，但是致心律失常作用在 15% 左右。随后开展的CAMIAT 与 EMIAT 研究，观察了胺碘酮对心肌梗死患者室性期前收缩及心功能不全的影响，该研究结果显示，心律失常病死率下降 1/3；胺碘酮能降低心梗后室性期前收缩，减低心功能不全的病死率。CAMIAT 与 EMIAT 研究是抗心律失常药物较少得到阳性结果的研究。既往的抗心律失常药物临床循证证据表明，抗心律失常药物治疗可能是双刃剑，在选择药物治疗时应充分考虑适应证、禁忌证，了解患者心脏功能情况、危险因素、联合用药情况，根据抗心律失常药物作用靶点选择针对性强的抗心律失常药，遵照指南推荐方案及策略指导用药。

抗快速型心律失常药物的疗效评价标准：

①显效，心律失常消失或减少90%以上。

②有效，心律失常减少50%以上。

③无效，未达到有效水平。

抗心律失常药物不但要评价其上述的近期疗效，还应对其远期效果进行评估，如预期减少猝死的发生率、长期治疗对疾病死亡率及严重并发症的影响。

三、抗高血压药物的疗效判定标准

抗高血压药物的有效性评价是临床试验关注的重点。基于目前降压治疗理念、血压监测手段的日益更新及抗高血压药物疗效和安全性标准的提高，突显出临床试验仅靠有效性评价指标的不足。如何让抗高血压药物的有效性与高血压指南中的达标率和临床终点有效地结合，使临床医生更明确地了解一个抗高血压药物的疗效，是降压领域需要特别关注的问题。

抗高血压药物疗效的评价包括近期疗效评价和远期疗效（临床终点）评价。

1. 近期（8～12个月）抗高血压药物疗效的评价常用于Ⅱ期临床试验。其疗效评价的内容包括：

（1）血压下降绝对值：抗高血压药物治疗前后的血压差值。

（2）目的血压达标率：指坐位血压降至140/90 mmHg以下。

（3）24小时动态血压的降压谷峰比值（T/P ratio）：谷/峰比值须大于50%。

（4）降压总有效率。

我国指导原则有效定义高血压为血压达到正常（＜140/90mmHg）或收缩压降低＞20mmHg和（或）舒张压降低＞10mmHg。上述标准在我国抗高血压临床试验中一直被广泛应用，且通常作为次要疗效指标。欧洲药品评价局（EMEA）指导原则制定了抗高血压药物的疗效判定标准，依此界定降压有效率；其判定标准与中国指导原则基本相同。

降压总有效率的评价标准：

（1）显效：舒张压下降10mmHg并降至正常或下降20mmHg以上。

（2）有效：舒张压下降未达10mmHg，但降到正常或下降10～19mmHg。

（3）无效：未达到有效标准。

对抗高血压药物的靶器官（中间终点）改善有效性的评估：此类评价通常用于Ⅳ期的临床研究，评估时间常规＞24周，进行降压疗效的有效性和安全性、靶器官（心、脑、肾及大血管）功能损害程度及并发症的评价，包括微量白蛋白尿、左心室肥厚（LVH）、血管内膜中层厚度（IMT）改善。

2. 远期抗高血压药物疗效（48～56周）常用于Ⅲ期或Ⅳ期临床试验。远期抗高血压药物疗效（临床终点）评价的内容包括心肌梗死、心力衰竭、脑卒中、肾功能不全、心血管事件及心血管并发症的发病率与死亡率。

循证医学证实，尽管血压下降程度相同，但不同抗高血压药物对心血管发病与死亡的影响未必是一样的。因此，应对长期应用抗高血压药物对心血管事件的影响进行全面分析。中国抗高血压药物指导原则未强制要求进行抗高血压药物心血管事件发生率与死亡率的研究，而 EMEA 指南则指出需要在足够的，且包括两种性别及所有年龄范围人群中进行研究。在 146 项临床试验中有 10 项研究将心血管事件作为主要疗效指标进行评价。大量的循证医学证据证实：高血压是心血管疾病的重要危险因素，降低血压可改善心血管疾病远期预后。这些循证医学的结果不断更新高血压的防治理念，同时也对抗高血压药物的有效性评价产生了一定的影响。将抗高血压药物对靶器官保护及对心血管事件的影响作为有效性评价指标已成为共识。对于有效性指标特别强调应包括心脑肾事件和死亡。对一些新型抗高血压药物进行临床评价时，除上述指标外，还应对降压机制进行验证。对于已上市药物的新适应证研究也增加了除降压以外的评价指标。

四、抗心肌缺血药的疗效判定标准

根据临床试验目的确定临床试验的主要疗效指标和次要疗效指标。

1. 疾病疗效评价　定位于迅速缓解心绞痛急性发作的试验，一般应重点评价用药后心绞痛缓解时间，并配合心绞痛发作持续时间、心绞痛疼痛程度、心电图改善情况等观察。速效药物的疗效评价可采用 2002 年《中药新药临床研究指导原则》的疗效评价标准（见附录 2 ）。

以冠心病稳定性劳力性心绞痛症状改善为目标适应证的临床试验一般应重点评价运动负荷试验的运动耐受量及抗心肌缺血效果、心绞痛分级的变化、硝酸酯类药物使用量等。

平板运动试验用于评价试验药物对患者运动耐受量及抗心肌缺血效果，病例数应符合统计学的要求。其评价指标包括总运动时间、代谢当量 （METs）、出现 ST 段压低 1.0mm 的时间（心前区导联 ST 段压低 1.0mm）、心绞痛出现时间、ST 段压低的最大幅度、血压心率乘积（SBP×HR）以及 Duke 活动平板评分等。

（1）显效：同等劳累程度不引起心绞痛或心绞痛发作次数减少 80%以上，硝酸甘油消耗量减少 80%以上。

（2）有效：心绞痛发作次数及硝酸甘油消耗量均减少 50%～80%。

（3）无效：心绞痛发作次数及硝酸甘油消耗量均减少不到 50%。

（4）加重：心绞痛发作次数、程度及持续时间加重，硝酸甘油消耗量增加。

2. 心电图疗效判定标准

（1）显效：静息心电图恢复正常，次极限量运动试验由阳性转为阴性或运动耐量上升二级。

（2）改善：静息心电图或次极量运动试验心电图缺血性 ST 段下降，治疗后回升 1.5mm 以上，但未正常；或主要导联倒置 T 波变浅达 50%以上或 T 波由平坦转为直立或运动耐量上升一级。

（3）无改变：静息或次极限量运动试验心电图与治疗前基本相同。

（4）加重：静息或次极限量运动试验 ST 段较治疗前下降≥0.5mm，主要导联倒置 T 波加深≥50%或直立 T 波变为平坦；或平坦 T 波变为倒置；或次极限量运动试验较前运动耐量下降一级。

急性心力衰竭治疗药物临床试验技术指导原则见附录 1；欧洲药品管理局慢性心力衰竭治疗药物临床研究指南见附录 2；欧洲药品管理局急性冠脉综合征治疗新药临床研究指导原则见附录 3；欧洲药品管理局血脂异常治疗药物临床研究指导原则见附录 4。

（王永强　樊朝美）

第二章　心血管药物的合理应用

为对心血管病患者进行正确的用药，充分发挥心血管药物的治疗效果，避免不良反应，临床医师有必要了解和掌握心血管药物的药代动力学基础知识（药物在体内的吸收、分布、代谢、排泄规律），从而达到合理用药的目的。

一、时辰药理学与合理用药

已知多种心血管药物的药理效应具有时间节律，即相同剂量的药物效应可因给药时间不同而有较大的差异，临床用药时应注意到这一点。人体的许多功能，如心排血量、肝肾血流量、各种体液分泌的速度及 pH、胃肠运动等均有昼夜节律变化，因而许多药物也受此节律的影响。业已发现人体血压、心率及血小板聚集性均有昼夜节律变化。凌晨 6~9 时血小板聚集性和儿茶酚胺水平最高，受此影响，许多心血管疾病，如高血压病、心绞痛、急性心肌梗死及猝死等也呈昼夜节律性变化。有人对 4795 例急性心肌梗死患者的调查结果表明，急性心肌梗死多发生在早晨 9~10 时，而阿司匹林、β 受体阻滞剂、钙离子通道阻滞剂均可抑制上述事件的时相性变化。已知心脏病患者对强心苷的敏感性以凌晨 4 时为最高，比其他时间给药敏感性高 40 倍，此时用药如不减量，极易引起毒性反应。糖尿病患者对胰岛素的敏感时间也是凌晨 4 时左右，若此时给予最低剂量，即可获得满意疗效。每种药物毒性的强弱并不恒定，而是随昼夜时辰呈现周期性波动，作用于心血管系统的药物对机体的毒性作用大小都有昼夜节律性，午夜给患者注射普萘洛尔的毒性最大，而中午时注射毒性则较小。

二、妊娠期妇女的合理用药

在妊娠的不同阶段，药物可以对妊娠产生不同程度的影响，表现为以下结果：受精后第 1 周着床，第 2 周形成胚泡，在此阶段药物对妊娠产生的是"全"或"无"的影响，即自然流产或无影响。受精后第 3~8 周时，是胎儿大多数器官分化、发育和形成的阶段，最容易受到药物影响，使胎儿发生严重畸形。在受精第 8 周（妊娠第 10 周）以后至第 14 周（妊娠第 16 周）仍有一些结构和器官尚未完全形成，用药也可能会造成某些畸形（腭和生殖器）。在妊娠第 16 周以后药物对胎儿的影响主要表现为功能异常或出生后生存适应不良。妊娠期间如果用药不当，可能会影响胎儿的生长发育，甚至导致胎儿体表或脏器畸形，发生流产、死胎、新生儿死亡等不良后果。因此，妊娠期合理选择和使用心血管药物尤为重要。妊娠期间心血管药物的合理应用须遵循以下原则。

1. 有明确的用药指征，选择对胚胎/胎儿无害的药物。
2. 用药时清楚了解孕周，严格掌握剂量，及时停药。
3. 使用对胎儿有影响的药物时，要权衡孕妇和胎儿的获益与风险。

4. 在决定用药时，应选择同类药物中对胎儿影响最小的药物。

5. 妊娠早期用药须非常慎重，对于非急性疾病，可以暂不用药。

妊娠期妇女处于一个特殊时期，研究数据显示，约 1/3 患有心脏病的女性患者需在妊娠期间使用心血管病治疗药物。临床医生在使用心血管病治疗药物时，既需考虑妊娠本身生理变化特点，又必须考虑其对胎儿的影响。胎儿健康是妊娠期女性最为关注的问题，幸运的是多数心血管病药物能够安全地用于妊娠期治疗，但是华法林（妊娠早期）、血管紧张素转化酶抑制剂（ACEI）、ARB 类、胺碘酮及螺内酯等药物则需要谨慎应用。我们迫切需要了解心血管病治疗药物是否能在妊娠期服用，因为很多患有心脏病的妇女需在妊娠期间持续治疗。

（一）妊娠期心血管病药物药代动力学与胎儿健康

妊娠期女性血浆容量、肾脏清除率及肝酶活性的变化均可引起某些心血管病药物的药代动力学改变，药物在妊娠期女性体内的药代动力学发生较大变化，心血管病药物的吸收、分布、代谢及排泄也出现相应改变。妊娠时由于心排血量增加，肾血流量增加 25%～50%，肾小球过滤率增加，肌酐清除率约增加 50%，肾小球分泌和重吸收无变化，这可能导致某些主要由肾排泄的药物排泄率增加，血药浓度降低。因此，经常需要增加或调整用药剂量。由于目前妊娠期间药物代谢改变的研究尚不充分，所以，调整用药时需要综合考虑妊娠人群的生理变化及具体药物在非妊娠女性中的代谢特征。长久以来人们均认为胎盘能够保护胎儿不受母体所用药物的损伤，直到"反应停"事件发生后，人们才意识到药物可以对孕妇及胎儿造成损害。此后人们又一度认为所有药物均可致胎儿畸形。然而，目前已明确的致畸药物不过 30 余种。药物对胎儿是否有害取决于药物种类、剂量及用药时间，药物的致畸性一般发生于妊娠早期，但也有的药物有害作用发生在妊娠后期，如 ACEI。有限的研究资料显示，目前多数新药的致畸性数据多来自于动物试验的结果，能够安全用于动物的药物一般也可安全用于人类。很多妊娠期心血管病患者在预防早产及产后出血过程中需要服用药物，但这些药物可能存在心血管不良反应，心内科医生应谨慎地为患者提供合理用药意见。

（二）药物在妊娠期间的安全程度分级

根据美国食品药品监督管理局（FDA）的药物妊娠期危险性分类，可以帮助医生为孕妇开出安全的药物处方。在 2014 年 12 月前，临床上一直根据美国 FDA 妊娠期间药物应用的安全程度将药物分为五类。

A 类：动物实验和临床观察未发现对胎儿有损害。

B 类：动物实验证实对胚胎没有危害，但临床研究未能证实或无临床验证资料。

C 类：仅在动物实验证实对胚胎有致畸或杀胚胎作用，但人类缺乏研究资料证实。

D 类：临床有资料证实对胎儿有危害，但治疗孕妇疾病的疗效肯定，又无代替药物，权衡利弊后再用。

X 类：证实对胎儿有危害，妊娠期禁用。

妊娠期药物分类的目的是正确评价妊娠期用药的合理性，确保妊娠期用药妇女和胎儿的安全性。

1. A 类药物在动物实验和临床观察中都未发现对胎儿有损害。因此，A 类药物在妊娠期间可以放心使用。但我们目前还没有能治疗心血管病的 A 类药物。这是因为 A 类药物要在妊娠期妇女中经过临床试验或者长期的临床观察，证实它确实对胚胎没有危害。但任何一个国家的伦理委员会也不会同意这些药物在本国的妊娠期妇女中进行临床试验。因此，分类 A 等级的药物极少，维生素属于此类药物，如各种维生素 B、维生素 C 等。但是在正常范围剂量的维生素 A 是 A 类药物，而大剂量的维生素 A，每日剂量 2 万 U，即可致畸，而成为 X 类药物。

2. B 类药物是在动物实验中证实对胚胎没有危害，但临床研究未能证实或无临床验证资料。提示在动物实验中未证实致畸作用，但在人类还缺乏足够的评估或正在进行的一些研究包含的妊娠病例太少，不能提供可靠的临床证据。但我们已知在动物试验中对胚胎没有危害不等于在人类中也无对胚胎的影响，也有可能人比动物对药物的耐受性更差，从而危及胎儿。只有当心血管药物的应用对于母亲和胎儿所带来的获益明显大于风险时，才可以应用这些药物。例如，正在使用心血管药物治疗的急性心力衰竭或重度高血压的妊娠妇女，如果停药，则急性心力衰竭或重度高血压会进行性加重，甚至威胁到母婴的生命。此外，在心血管病加重时，使用其他药物治疗对胎儿的安全性也不能确定，在这种情况下使用 B 类药物应是非常正确的选择。

B 类药物不很多，可喜的是日常用的抗生素均属此类。例如，所有的青霉素族及绝大多数的头孢菌素类药物都是 B 类药物，常用的氨苄青霉素、头孢拉定、头孢三嗪和重症感染时抢救用的头孢他啶等都是 B 类药。

心血管系统药物中的洋地黄、地高辛及毛花苷丙均属 B 类药。对胎儿有损害的肾上腺皮质激素类药物中泼尼松也属 B 类药。

3. C 类药物仅在动物实验证实对胚胎有致畸或杀胚胎作用，而人类缺乏研究资料证实。动物研究证明药物对胎儿有危害性（致畸或胚胎死亡等），或尚无设对照的妊娠妇女研究，或尚未对妊娠妇女及动物进行研究。本类药物只有在权衡对孕妇的益处大于对胎儿的危害之后，方可使用。与 B 类药物同样道理，在动物试验中发现了对胚胎有致畸或杀胚胎作用并不代表在人类的应用中也会重复动物试验的结果，也有可能人比动物对药物的耐受性强，不受药物的影响；或许是在一定条件下才会威胁到胎儿或对胎儿的危害只是一个较小的概率。但毕竟其风险大于 A 类和 B 类药物，所以，除非在非常必要的情况下，无须在妊娠期间使用。

拟肾上腺素药中部分属 C 类，如肾上腺素、麻黄碱、多巴胺等。降压药中甲基多巴、哌唑嗪及所有常用的血管扩张药，如酚安拉明、妥拉唑林、戊四硝酯均属 C 类药，利尿剂中呋塞米、甘露醇均为 C 类药。在肾上腺皮质激素类药物中，倍他米松及地塞米松均属 C 类药。

4. D 类药物是临床已有资料证实对胎儿有危害，但治疗孕妇疾病的疗效肯定，又无代替药物。在孕妇的生命和疾病的治疗更重要的情况下，可选择继续使用 D 类药物治疗，而放弃对胎儿的保护。

在中枢神经系统药物中的镇痛药，小剂量使用时为 B 类药，大剂量使用时则为 D 类药。在利尿剂中氢氯噻嗪、依他尼酸、苄噻嗪均属 D 类药,不宜在妊娠期使用。至于解热镇痛药中阿司匹林、双水杨酸、水杨酸钠在小剂量使用时为 C 类药,但长期大剂量服用时,有时甚至成瘾,则对胎儿不利而成为 D 类药。

目前已上市的成千上万种的各类药物中均有 B、C、D 类药,可以尽可能选择 B 类药或 C 类药而不选用 D 类药。目前我国的中药材、中成药及饮片尚无妊娠分级,但是心血管病妇女在妊娠期应用也要引起足够的重视。

5. X 类药物是已经证实对胎儿有危害,而且其不良反应可能对妊娠期妇女造成损害,故妊娠期间禁用。例如干扰素,已经证实其具有抗增殖作用,而且有发热、抑制骨髓等许多不良反应,这些不良反应对妊娠妇女本身也是有害的,因此不适合在妊娠期间使用。

(三)FDA 更新妊娠及哺乳期用药等级标签规则

2014 年 12 月 FDA 更新妊娠及哺乳期用药等级标签规则,该规则对于妊娠及哺乳期间用药信息如何在处方药及生物产品标签中表述设定了标准。新的内容及格式要求将提供一个更加一致的方法,以包含妊娠及哺乳期间处方药及生物制品使用的相关风险及收益信息。最终规则用三个详细的部分取代目前产品,用来分类妊娠期间处方药使用风险的字母分类 A、B、C、D 及 X,该三个部分描述了可能需要药物治疗的妊娠妇女在真实医护环境下的风险。"妊娠及哺乳期的处方决策要根据个体情况而定,涉及复杂的孕妇、胎儿及婴儿风险-收益考虑。"

美国每年有逾 600 万名孕妇,孕妇在妊娠期间平均使用 3～5 种处方药。先前患有心血管疾病(如高血压)的妇女,她们可能需要在妊娠期及哺乳期继续使用处方药治疗这些疾病。妇女还可能因妊娠及哺乳期出现的新发或急性疾病而需要使用药物。新的标签格式和要求对信息进行了整理汇总,可以分层次地帮助告知卫生保健专业人员的处方决策及患者使用处方药的咨询。这项规则使 FDA 于 2008 年 5 月提议并发布的多项规定终结,新的规则于 2015 年 6 月 30 日生效。新批准的药物及生物制剂申请将要求立即使用新的格式,而之前批准的遵循医师标签规则的产品将逐步采用新的标签内容和格式要求。

(四)妊娠期心血管病治疗用药推荐

妊娠与心脏病注册研究(ROPAC)分析了 1321 例结构性心脏病女性患者妊娠期的用药情况,研究者发现 32%的受试者在妊娠期使用药物,22%使用 β 受体阻滞剂,8%使用抗心律失常药,7%使用利尿剂,2.8%使用 ACEI,0.5%使用他汀类药物;使用药物与不良胎儿事件明显相关(死亡、早产及低体重出生),校正抗凝血药使用、产科因素及心脏参数(子痫前期、吸烟、心力衰竭、基础疾病、妊娠相关风险及心脏并发症)后,该关系依然明显;用药女性与不用药女性的胎儿畸形率相似;β 受体阻滞剂使用与出生体重较低(100g)有关,该关系在高血压及主动脉疾病患者中不明显。研究者还发现受试者腹中胎儿普遍存在宫内生长受限及发育迟缓问题。

1. β 受体阻滞剂 妊娠与心脏病注册研究(ROPAC)、魁北克注册研究等研究显示,β 受体阻滞剂与胎儿发育迟缓相关,甚至与新生儿低血糖、心动过缓及低血压相关。另有一项纳入 12 项研究的荟萃分析结果表明,该药虽并不增加严重致畸风险,但与部分心血管缺陷、唇腭裂等畸形相关。因此，妊娠女性使用时尚需密切监测其相关不良反应。就现有用药经验，推荐优先使用拉贝洛尔及美托洛尔（一线用药），不推荐使用阿替洛尔。

2. 抗血小板药物 妊娠早期使用阿司匹林与腹裂畸形风险增加（2～3 倍）有关，且阿司匹林与妊娠期动脉导管早闭有关，会增加胎儿出血风险（包括颅内出血）。目前低剂量阿司匹林广泛用于预防早产及子痫前期，相关证据多有争议。

由于对妊娠及哺乳期妇女关于氯吡格雷的应用经验较少，没有足够的临床研究，所以对妊娠妇女只有在必须应用时才可谨慎使用。目前尚无关于妊娠期妇女使用替格瑞洛治疗的对照研究。动物研究显示，母体接受 5～7 倍人体推荐用药剂量（MRHD，根据体表面积）时，替格瑞洛会引发胎儿畸形。只有潜在获益大于对胎儿的风险时，才能在妊娠期间使用替格瑞洛。

3. 抗凝血药 华法林也是妊娠女性的常用药，可用于治疗妊娠妇女的心房颤动、心力衰竭、肺动脉高压、静脉血栓或肺栓塞。维生素 K 拮抗剂（VKA）——华法林能够穿过胎盘，且与胚胎病有关，该不良反应只发生于妊娠早期。因此，妊娠早期不宜应用大剂量华法林。华法林对胎儿的影响包括面部、骨骼及中枢神经系统发育异常与出血。2000年研究数据显示，妊娠早期的 VKA 相关胚胎病发生率为 6%，后续研究报告显示其发生率降低；有研究表明，胎儿受损风险与华法林用药剂量有关，华法林及肝素均与母亲出血风险增加有关。使用华法林的妊娠女性应避免通过阴道分娩，以免增加分娩过程中胎儿的颅内出血风险。

（1）妊娠期需要抗凝治疗妇女：对于需要抗凝治疗的女性，可选用普通肝素及低分子量肝素。

（2）人工机械瓣的妊娠期患者：AHA/ACC 及 ESC 指南均有如下推荐。对于置入人工机械瓣的妊娠期患者，在妊娠中期及后期可使用华法林；早期可使用低剂量 VKA（醋硝香豆素＜2mg/d、苯丙香豆素＜3mg/d 或华法林＜5mg/d），同时监测国际标准化比率（INR）值，若需大剂量 VKA，可用低分子量肝素或普通肝素代替；进行低分子量肝素治疗时需每周监测抗 Xa 因子峰值水平。

普通肝素需连续静脉滴注给药，活化部分凝血激酶时间＞2 倍对照值。不推荐应用达比加群酯及利伐沙班抗凝。

（3）静脉血栓或肺栓塞的妊娠期患者：对妊娠后发生静脉血栓或肺栓塞的女性患者，可选择治疗量的低分子量肝素（LMWH）进行处理。鉴于低分子量肝素是经肾脏清除，可适当增加用药剂量。妊娠女性使用达肝素钠及依诺肝素时剂量需加倍，抗 Xa 因子峰值水平 0.6～1.2U/ml。静脉血栓或肺栓塞高危的妊娠女性可用预防剂量的低分子量肝素进行治疗（达肝素钠 50U/kg 或依诺肝素 0.5U/kg，2 次/天）。ECS 指南推荐，妊娠女性在接受静脉血栓或肺栓塞治疗时可进行抗 Xa 因子水平监测。

（4）新型口服抗凝药：尚不推荐妊娠期妇女服用新型口服抗凝药。尚未确定如达比加群酯及利伐沙班用于妊娠期妇女的安全性和疗效。动物研究显示其有潜在的生殖毒性、内源的出血风险。在动物研究中，利伐沙班可以通过胎盘，发生母体出血及母体和胎儿死亡。因此，利伐沙班禁用于妊娠期妇女。

4. ACEI 及 ARB 均具有致畸性，禁用于整个妊娠过程。在计划妊娠前应将 ACEI 或 ARB 转换为合适的替代药物治疗。妊娠中晚期妇女服用 ACEI 可引起胎儿畸形，包括羊水过少、肺发育不良、胎儿生长延缓、肾脏发育障碍、新生儿无尿及新生儿死亡等。新近报道提示，妊娠前 3 个月服用 ACEI 也有可能引起胎儿畸形。

孕妇在妊娠的第 4～9 个月服用 ARB 时，由于 ARB 是直接作用于肾素-血管紧张素系统的物质，可能引起胎儿和新生儿的肾衰竭、胎儿头颅发育不良和胎儿死亡，因此，ARB 禁用于妊娠 4～9 个月的妇女。如果孕妇由于疏忽治疗了较长时间，应超声检查胎儿头颅和肾脏。

5. 钙离子通道阻滞剂 具有抗分娩作用，可引起孕妇低血压和胎盘灌注不足。不推荐孕妇应用地尔硫䓬。ECS 指南推荐维拉帕米作为妊娠女性治疗心房颤动及特发性持续性室性心动过速的二线用药，但不排除其造成胎儿房室传导阻滞及心动过缓的可能性。

6. 他汀类药物 一般禁用于孕妇及哺乳期妇女。有可能妊娠的妇女在服用该类药物时应该采取适当的避孕措施。由于胆固醇和其他胆固醇生物合成的产物对胚胎的发育很重要，所以来自 HMG-CoA 还原酶抑制剂的危险性超过了对孕妇治疗的益处。动物研究和人类的药物研究或人类用药提供的有限生殖毒性证据表明，应用这类药物对胎儿有危害，而且对孕妇无益。若患者在使用本品过程中妊娠，应立即中止治疗。因此，他汀类药物禁用于妊娠或可能妊娠的患者。有相关的报告显示，人类在妊娠前 3 个月内服用了其他的 HMG-CoA 还原酶抑制剂后有出现胎儿先天性畸形的报道。

目前缺乏足够的本品在妊娠期应用的对照研究。罕见因宫内暴露于他汀类药物引起先天异常的报道。一项约包含 100 例暴露于其他他汀类药物的孕妇随访研究发现，先天性异常、自发性流产和胎儿死亡/死产的发生率未超过一般人群的预期值，但本研究仅能排除先天异常基础发病率 3～4 倍的风险，同时其中 89%的患者妊娠前即开始用药，但获知妊娠后的 3 个月内停止用药。

7. 抗心律失常药 在妊娠期抗心律失常药物治疗方面，腺苷及普鲁卡因胺可安全用于妊娠期治疗，无致畸作用。有研究发现，胺碘酮与新生儿短暂性甲状腺功能减退及神经功能异常风险增加有关，须慎用。β 受体阻滞剂——美托洛尔、普萘洛尔与地高辛可首选用于阵发性室上性心动过速的治疗。无效时可用氟卡尼或索他洛尔，不过索他洛尔可能与胎儿生长受限有关。其他药物无效时也可口服维拉帕米、普鲁卡因胺。

对于出现血流动力学紊乱的持续性室性心动过速，应首选电复律，而血流动力学稳定的持续性单形性室性心动过速妊娠期患者可选静脉注射普鲁卡因胺或索他洛尔治疗。长期治疗可选 β 受体阻滞剂、维拉帕米（一线药物）或氟卡尼、普罗帕酮或索他洛尔（二线药物）治疗；胺碘酮用于治疗致命性心律失常，或在其他治疗禁忌时使用。

8. 利尿剂与醛固酮拮抗剂 呋塞米、布美他尼及氢氯噻嗪可致羊水过少，增加胎儿电解质失衡风险，故不推荐应用于治疗妊娠期高血压，但可用于治疗心力衰竭。

氢氯噻嗪对妊娠引起的水肿也有较好疗效，因本品可以通过胎盘屏障并出现在脐带血中，也可出现在母乳中，孕妇及哺乳期妇女应慎用。

动物试验表明呋塞米能引起畸胎，故一般不用于孕妇。

不推荐孕妇应用螺内酯，必要时可用依普利酮代替，但依普利酮只能在其他利尿剂无效时用于治疗妊娠期妇女的心力衰竭。

9. 妊娠期心力衰竭治疗药物的选择

（1）妊娠期传统抗心力衰竭药物的选择

地高辛无致畸性，但可能与流产及死胎有关。使用时不可根据血药浓度调整剂量，应根据临床效果进行调整。

肼屈嗪及硝酸酯类药物可用于代替 ACEI 及 ARB；多巴胺、多巴酚丁胺可用于增加正性肌力（妊娠期妇女慎用）；β 受体阻滞剂也可用于治疗慢性心力衰竭（与非妊娠女性相同）；利尿剂用于缓解心力衰竭症状，避免同时使用螺内酯，孕妇及哺乳期妇女慎用。

（2）妊娠期新型抗心力衰竭药的选择

左西孟旦用于孕妇的经验尚无。由于动物试验表明左西孟旦对胎儿形成期有毒性，因此，孕妇使用时应权衡利弊。

伊伐布雷定在妊娠期妇女中使用的数据有限。动物研究显示伊伐布雷定有生殖毒性、胚胎毒性和致畸作用。本品对人类的潜在风险尚不明确，因此孕妇禁用。育龄妇女在治疗过程中也应采取适当的避孕措施。

依普利酮在目前妊娠期妇女中还没有足够的良好对照研究资料。在妊娠期间，只有在有充分的理由证明使用依普利酮的益处超过对胎儿的潜在危害时才可以使用。

沙库巴曲缬沙坦钠片列出【黑框警告】，警告提示：①胎儿毒性：当给予妊娠期妇女时可能致胎儿危害。在妊娠的第 4～9 个月期间使用作用在肾素-血管紧张素系统药物影响胎儿肾功能和增加胎儿和新生儿患病率和死亡率。②当检测到妊娠时，可考虑其他药物治疗和终止本品治疗。

目前尚无对妊娠期妇女使用托伐普坦足够且具有良好对照的研究。在动物试验中，发生了腭裂、短肢、眼畸形、骨骼畸形、胎仔体重下降、骨化延迟、胚胎死亡。本品没有在孕妇中进行对照试验。对于孕妇能否使用托伐普坦，仅在判定其治疗获益大于对胎儿的危险性后方可使用本品。

重组人利钠肽、替唑生坦和重组人纽兰格林在孕妇用药的安全性尚未确立，孕妇慎用。

三、儿童合理用药

儿童药代动力学与成人有明显的差异，出生 10～15 天的新生儿口服氨苄青霉素的吸收率是成人的 2 倍，而血药浓度比成人高数倍。新生儿与婴儿的骨骼肌和皮下脂肪均较成人少，外周血管活动极不稳定，稍受刺激即能引起血管收缩，减少药物的吸收。新生儿、婴儿的血浆总蛋白相应低于成人，导致药物与血浆蛋白的结合减少，游离型药物增多，因而药物在体内的分布容积与成人有明显的不同。

小儿用药剂量的计算：对毒性较大的药物，为了确保安全有效，小儿用药剂量应按体重或体表面积计算。按体重计算用药剂量：每次给药剂量=成人剂量×小儿体重/（50～60）。按体表面积（m²）计算用药剂量，计算公式为

$$小儿剂量 = \frac{成人剂量}{1.73(m^2)} \times 小儿体表面积(m^2)；$$

$$小儿体表面积 = \frac{4 \times 体重(kg) + 7}{体重(kg) + 90}$$

四、老年人的合理用药

老年人肾功能随着年龄增长而降低，肾单位减少，有功能的肾小球数量减少，使血药浓度增高，半衰期延长。老年人药物半衰期延长与肌酐清除率下降相平行，但与血清肌酐浓度无相关性。一般负荷剂量不需改变，但要相应减少维持剂量或延长给药间隙。当老年人有低血压、心力衰竭或其他病变时，会进一步损害肾功能，用药更应谨慎。胃肠血液随老年化而减少，使药物吸收率降低，如阿司匹林吸收慢且吸收量也减少。由于老年人血浆蛋白趋于降低，药物与蛋白结合率比青年人低，有药理活性的游离型药量相对增加，药效增强。与血浆蛋白结合率高的药物如苯妥英钠及华法林，如不减少剂量，则易产生中毒反应。肝脏是药物代谢的主要器官，随年龄增加功能日渐减弱，肝微粒体酶中氧化与结合代谢能力均显著低下，"首过效应"减弱，口服药物吸收增加；生物利用度也增加，药效增强且延长。因此老年人用药剂量应减少至成人的 1/2 或 2/3，同时也可相应地延长给药间隔时间。

五、药物相互作用与合理用药

药物相互作用是指两种或两种以上药物同时并用，或者一定时间内先后序贯应用时，一种药物的作用为他种药物所干扰，引起药物的作用和药效发生变化，称为药物的相互作用。单胺氧化酶抑制药，如三环抗抑郁药、呋喃唑酮、苯乙肼等，与拟交感胺类药物酪胺、苯丙胺、麻黄碱、间羟胺等合用时，由于后者能促使内源性去甲肾上腺素（NA）释放，释放出的 NA 被单胺氧化酶抑制药延缓灭活，使血浆中 NA 水平升高，可出现高血压危象。利尿剂与强心苷合用、糖皮质激素与呋塞米合用、两性霉素 B 与强心苷合用都可引起甚至加重低血钾症。β 受体阻滞剂一般不宜与非二氢吡啶类钙通道阻滞剂或Ⅰa 类抗心律失常药合用，因两者合用均有减慢心率、减慢传导、抑制心肌收缩力的作用，可导致上述作用的累加；β 受体阻滞剂与地高辛合用时，使地高辛血药浓度增加，两药合用时，地高辛应减少 1/3～1/2。Ⅲ类抗心律失常药与排钾利尿剂合用时，可引起低钾血症或低镁血症，增加尖端扭转型室性心动过速发生的可能，临床用药时应注意。

六、药物代谢酶的活性与合理用药

药物代谢酶可分为：①微粒体酶（简称药酶）：存在于肝细胞滑面内质网小泡中的酶系统，包括还原型辅酶Ⅱ、黄蛋白、非血红素铁蛋白、细胞色素 P450 等。这些酶可催化200 多种药物的氧化、还原、水解和结合。其中最重要的是细胞色素 P450。②非微粒体酶：包括存在于线粒体内的单胺氧化酶和血浆及组织液中的胆碱酯酶等。

有的药物能促进肝细胞胞质中滑面内质网的增生，使药酶的合成增加，并增强其生物活性，因而称之为药酶诱导剂（酶促剂），这一作用称之为酶促作用。这类药物能加快药物自身及合并用药的药物代谢，使血药浓度下降，半衰期缩短，从而使药物作用减弱或缩短。苯巴比妥、苯妥英钠、利福平、螺内酯、水杨酸盐类等200多种药物有酶促作用。

有些药物具有酶抑制作用，故称之为药酶抑制剂，如氯霉素、别嘌呤醇、西咪替丁、双香豆素类及单胺氧化酶抑制剂，它们能抑制肝药酶（P450）与肝外代谢酶（单胺氧化酶），使由这些药酶代谢的药物的代谢延缓，半衰期延长，药物作用加强或不良反应增加，如西咪替丁可使普罗帕酮血药浓度升高。在联合用药过程中，应充分考虑到某些具有酶促作用或酶抑作用的药物对心血管药物的影响，从而达到安全、合理用药。

（樊朝美）

第三章 心血管药物缓控释制剂的临床应用进展

心血管疾病是严重威胁人类健康的最主要疾病之一。预防心血管疾病的发作，特别是清晨与夜间的发作，对于降低心血管病死亡率非常重要。药物的长效制剂可有效减少服药次数，提高服药依从性，长效制剂已经成为心血管药物的主要研发方向，其中缓释、控释制剂更是成为必然的研发趋势。近年来，缓释、控释制剂已经在心血管疾病治疗方面得到了良好的应用。本章将就缓释、控释制剂的原理、剂型及临床应用进展进行阐述。

一、不同剂型的作用特点及缓释、控释制剂的优势

普通片剂进入胃肠道 15min 内即可迅速崩解、分散溶出，血中药物浓度的谷峰浓度波动较大。当普通片剂的血药谷浓度过低，达不到药物发挥作用的最小有效浓度时，将会影响药物治疗的作用时间和效果。当峰浓度过高，超过药物的最大有效浓度时，又容易增加药物治疗时的不良反应。消除半衰期较短的药物需要频繁给药以维持稳定的有效血药浓度。许多大样本临床试验结果表明，在频繁给药时，药物的依存性往往很差，影响了药物的疗效。药物的普通片剂疗效较短，夜间单次给药其疗效很难维持至次日凌晨，而许多临床研究表明，心血管事件多在凌晨发生。所以，普通片剂很难达到预防心血管突发事件的作用，也不利于靶器官保护（图 3-1）。因此，为了预防心血管事件的发生，研制可以长时间平稳起效及可以择时"爆破式"起效的心血管缓释、控释制剂已经成为必然的趋势。

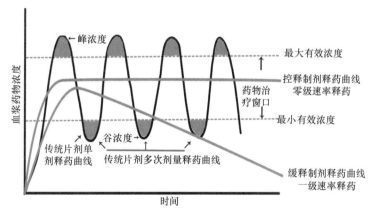

图 3-1　不同药物剂型的血药浓度-时间曲线（见彩图 3-1）

为了发挥药物的长效作用，通过对药物在制剂学方面的改造，可以将一些具备特别药代动力学的普通片剂，通过剂型改造制作成缓释制剂或控释制剂，以达到心血管药物的长效功能。

缓释制剂（sustanined-release preparations，SRP）是指口服药物在规定释放介质中长时

间持续释放达到长效作用的制剂。药物释放主要是以一级速率释放，其特点是药物按时间变化先多后少地持续非恒速释放（图 3-1）。

控释制剂（controlled-release preparations，CRP）是指口服后药物在释放介质中，在设定的时间内自动以预定的速度释放，使血药浓度长时间恒定维持在有效浓度范围内的制剂。其药物释放主要是以零级或接近零级速率释放，特点是释药不受时间的影响，恒速释放（图 3-1）。

上述两种剂型均能至少减少 1 次服药次数，在维持平稳有效的血药浓度、降低不良反应、减少用药总剂量方面具有显著优势。两种剂型均能抑制心血管事件的昼夜规律，如高血压、心绞痛、急性心肌梗死及心脏性猝死昼夜变化；通过药物的持续平稳释放，避免了血药浓度峰谷现象，从而降低了不良反应及毒副作用；减少每日服药次数，方便患者服用，明显改善服药依从性。患者服药的依从性是保证有效治疗的一个非常重要的条件。WHO有调查，比较不同给药频率患者正常服药的比率，结果发现，每日服药 1 次，85%的患者能正常服药；每日服药 2 次，75%的患者可以正常服药；而每日服药 3 次，仅 60%的患者能够遵医嘱正常服药。

二、缓释剂型和控释剂型及其各自在心血管药物的应用

近年来高分子材料的发展极大地促进了缓释、控释制剂的制备技术和新品种的开发，目前国内外口服缓控释制剂主要有片剂（骨架型、渗透泵型、包衣片及多层缓释片等）、微丸微囊等，其中以片剂为主（图 3-2）。

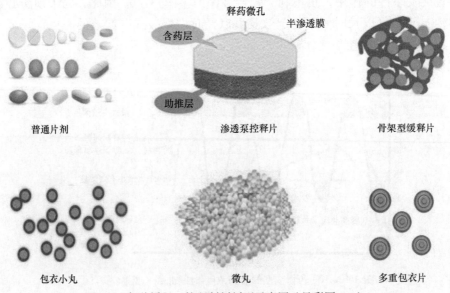

图 3-2　各种缓释、控释制剂剂型示意图（见彩图 3-2）

1. 骨架型缓释片　是临床上常用的口服缓释、控释制剂之一，根据材料不同可分为不溶性骨架缓释片、生物溶蚀性骨架片、亲水性凝胶骨架片及混合材料骨架缓释片

等。骨架片结构由溶蚀型或不溶性骨架材料与水溶性的药物混合制成片剂，使药物溶出、扩散速率减低达到缓释或控释作用。药物溶解后从骨架微孔析出扩散，骨架则以原型排出。采用该缓释技术的心血管常用药物有5-单硝酸异山梨酯缓释片（依姆多）、氯化钾缓释片（补达秀）。

（1）不溶性骨架缓释片：骨架结构通常是将药物与乙基纤维素、聚丙烯、聚硅氧烷和聚氯乙烯等不溶于水或乙烯等水溶性极小的高分子聚合物骨架材料混合后压片制成。采用这类材料制成的骨架片，药物以水溶性为宜；如果水溶性较差应考虑加入致孔剂等辅料。胃肠液渗入骨架孔隙后，药物溶解并通过骨架中错综复杂的极细微孔径缓缓向外扩散释放。在药物的整个释放过程中，其骨架在胃肠中不崩解，以原型随大便排出。硝苯地平缓释片便是将硝苯地平和聚乙烯吡咯烷酮制成固体分散物，再加入羟丙基甲基纤维素等制得的，体外累积释放度在2h、4h和8h分别为38.0%、61.7%和74.4%。其中心血管药物常用的氯化钾缓释片——补达秀就是利用该技术制成。

（2）生物溶蚀性骨架片：这类药物由不可溶解但可溶蚀的蜡质材料制成，如蜂蜡、硬脂酸、巴西棕榈蜡、氢化植物油、硬脂醇、硬脂酸、单硬脂酸甘油酯、软脂酸甘油酯等。由于固体脂肪或蜡逐渐溶蚀，药物从基质中释放出来，因而释药系统的释药速度取决于基质材料的用量及其溶蚀性。

（3）亲水性凝胶骨架片：以亲水性高分子物质为骨架材料，通过亲水性凝胶骨架材料与溶出介质接触后，在药片的表面产生坚固的凝胶层，由该凝胶层控制药物的释放，并保护片芯内部不受溶出溶媒的影响而发生崩解。随着时间的推移，外层凝胶层不断溶解，内部遇水后再形成新的凝胶层，凝胶层再度不断溶解，直至片芯完全溶解。药物从亲水性凝胶骨架中的释放一般是两种机制（药物扩散和凝胶骨架的溶蚀）综合效应的过程。水溶性药物的释放速率决定于药物通过凝胶层的扩散速度，而水中溶解度小的药物释放速度由凝胶层的溶蚀速度决定。该类片剂释药速率表现为先快后慢，口服后片剂表面药物大量溶出，使血药浓度迅速达到有效治疗浓度，而后缓慢释放用于维持治疗浓度，不需另加速释部分。此外该类片剂口服后释药速率受胃肠道的生理因素、pH变化及蠕动速度等影响较小。

2. 渗透泵控释片 是以药片内外的高渗透压差为推动力，使药物以零级速率释放的体系，释药速率一般不受介质环境pH、胃肠蠕动和食物等因素影响，是理想的口服控释制剂。其又可分为初级渗透泵控释片（即单层渗透泵片）和双层渗透泵控释片。

（1）初级渗透泵控释片：将药物与辅料压制成片芯，片芯外包一层半渗透性膜，水分透过半透膜进入片芯使药物溶解，但是，半透膜内的药物溶解后却不能通过半透膜，但是此过程产生的渗透压可透过半透膜将水分源源不断地吸收入片芯，由于半透膜内容积有限，药物的近饱和溶液不断地通过半透膜表面激光制成的细孔或微孔向药片外释放，这样就使药物以恒定的速率，不断地释放到药片外（图3-3）。初级渗透泵控释片可分为两种类型，一种在半渗透膜上用激光技术打出一个微孔；另一种为半渗透膜含水溶性致孔剂，遇水后致孔剂从膜中沥出形成微孔。

（2）双层渗透泵控释片：在渗透压作用下，外部水分通过半透膜进入含药层，使含药层湿润并由外向内水化，形成含药混悬液；同时，水分也使助推层由外向内水化，助推层中高分子卷缩链逐渐伸展，形成膨胀状态，将含药层混悬液经释药孔推出（图3-4）。心血管药物中的硝苯地平控释片（拜新同）就是利用双层渗透泵控释片释药机制研制而成。与单层渗透泵控释片相比，双层渗透泵控释片释药更平稳、完全，是难溶性药物实现恒速、长效较为理想的一种剂型。

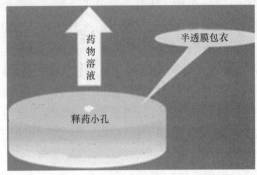

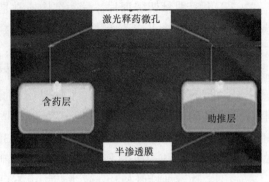

图 3-3　初级渗透泵控释片释药模式图（见彩图3-3）　　图 3-4　双层渗透泵控释片释药模式图（见彩图3-4）

3. 包衣片　在片剂表面均匀包裹上适宜材料的衣层称为包衣。最初是为了掩盖药物的不良气味增加患者服药依从性，以及避光、防潮、隔绝空气，提高药物的稳定性。此后该项技术成功地用于控制药物的释放部位及速度，如胃溶、肠溶及缓控释等。根据包衣层的不同，可分为糖衣、薄膜衣和肠溶衣，其中薄膜衣技术成功应用于控释药物系统，成膜材料主要是纤维素类及丙烯酸树脂类。普萘洛尔控释片就是应用乙基纤维素和丙三醇，将其制成薄膜包衣片，其药代动力学符合控释药物零级动力模型，溶出不受 pH 和溶出介质的影响。拜阿司匹林应用的也是肠溶性膜包衣缓释技术。

乙基纤维素是缓控释包衣中应用最广泛的水不溶性材料，它无嗅、无味、可形成强韧的衣膜。乙基纤维素可以使用有机溶剂系统，也可以使用水分散体，在药厂中已经广泛使用，并已成为缓控释包衣的首选材料。

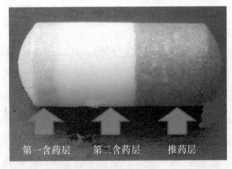

4. 多层缓释片　是指利用多层压片机把两层或三层释药速率各不相同的颗粒压制成的多层片剂（图3-5）。通常含有速释层和缓释层。其结构可以是上下层相叠的双层缓释片，也可以是外层包裹整个内层的核心缓释层结构的缓释片。该剂型综合速释与缓释的优点，既可以快速起效，又可长时间稳定释药。

5. 微丸和微囊技术　将药物溶解和（或）分散在高分子材料基质中，形成基质型微小球状

图 3-5　多层缓释片释药模式图（见彩图3-5）

实体的固体骨架物称为微丸，直径约为 500μm，一般直径小于 2.5mm。利用天然的或合成的高分子材料作为囊膜将固体药物或液体药物作囊心物包裹成药库型的微小胶囊称为微囊，直径为 1～5000μm。微丸和微囊控释制剂可以看成是微型化的骨架制剂和包衣片制剂。药物微丸或微囊化后，可制成片剂、颗粒剂、胶囊剂等多种剂型。服药后药物在胃内完全崩解成数百至数千个微丸或微囊，每个微丸和微囊为一个独立的释药单位，药物则会以稳

定的速度释放，此时间为 20h。

　　微丸剂服用后广泛均匀地分布在胃肠道内，由于剂量倾出分散化，药物在胃肠道表面分布面积增大，使药物生物利用度提高而减少或消除刺激性药物对胃肠道的不良作用。同时，微丸剂在胃肠道内的转运不受食物输送节律的影响，直径小于 2mm 的微丸，即使幽门括约肌闭合时，仍能通过幽门部，在胃肠道的吸收一般不受胃排空的影响，微丸的释药总和不会因个别微丸制备的缺陷对整体制剂释药产生严重的影响，如尼莫地平缓释胶囊。

　　多颗粒系统制剂是和单元制剂相对的，是由多个剂量单元组成一个最终剂量。多颗粒系统包括载药微丸、颗粒、迷你药片和药物晶体（图 3-6）等。由于微丸几何形状规则，有利于后期包衣等操作单元，且均匀性、重现性更好，在多颗粒中应用最为广泛。

　　微丸的表面粗糙度、圆整度、粒径及其分布、密度、硬度和脆碎度对于上药和多颗粒的缓控释至关重要。微丸的表面粗糙度、圆整度和粒度分布影响上

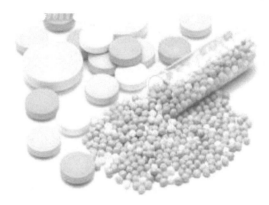

图 3-6　微丸、颗粒、迷你药片的模式图（见彩图 3-6）

药的质量和重现性，密度影响包衣和胶囊充填时的流动性和流化状态。丸芯要求有低脆碎度和高硬度，以便经受上药、随后的包衣和包装过程。一致性的粒径分布，可以保证每一批次中使用药物和功能性包衣的稳定性。此外，它确保重现性和批间一致性。多颗粒粒度分布还会影响在混合或充填时的分离程度。

　　缓控释微丸最理想的制备方法是膜控释包衣，而对于缓控释系统的包衣，衣膜必须有

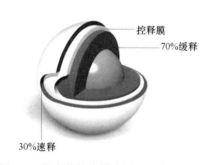

图 3-7　微囊的结构模式图（见彩图 3-7）

优良的渗透性能。乙基纤维素是缓控释包衣中应用最广泛的水不溶性材料，可形成强韧的衣膜，并已成为缓控释包衣的优选材料。例如，单硝酸异山梨酯胶囊（长效异乐定）的微囊就是利用该技术由 30% 速释外层和 70% 的核心缓释层构成，药物进入体内后，30% 速释外层迅速释药达到有效的治疗浓度，发挥抗心肌缺血的药效，随后 70% 的核心缓释层继续长时间释药，以维持有效血药浓度（图 3-7），达到抗心肌缺血的长期保护作用。

　　酒石酸美托洛尔普通片剂的半衰期较短，为 3～4h，需每日 2～3 次给药。而利用微囊技术制成的琥珀酸美托洛尔缓释制剂，只需每日 1 次给药。琥珀酸美托洛尔是由许多微囊化的颗粒组成（图 3-8），每个颗粒组成一个独立的贮库单位，颗粒用聚合物薄膜包裹，药片接触液体后快速崩解（图 3-9），颗粒分散于巨大的胃肠道表面上，微囊化药物的释放不受周围液体 pH 的影响，以几乎恒定的速率释放约 20h，该剂型的血药浓度平稳，作用超过 24h。所以，药物能够保持 24h 平稳有效地控制血压和心率。

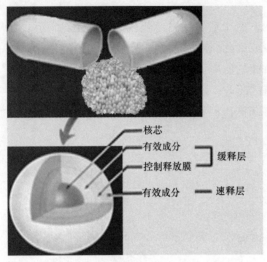

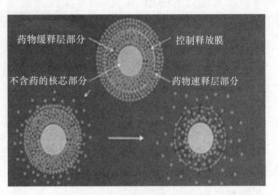

图 3-8 缓释微丸组成的缓释胶囊示意图（见彩图 3-8）　　图 3-9 缓释微丸的截面示意图（见彩图 3-9）

三、择时给药系统

心血管疾病如高血压、心绞痛、心肌梗死等具有明显的晨峰现象，原发性高血压在早晨起床前的血压最高，午后逐渐下降，睡眠时最低，因此降压药物不需要维持 24h 恒定血药浓度。这种情况下，时间控制给药系统——脉冲式药物释放系统更显优势。择时释药系统（pulsed drug delivery system）根据时辰动力学原理，定时释放出有效治疗剂量，从而预防突发事件，减少毒副作用，减少给药次数，增加患者依从性。文献报道该系统的其他名称还有脉冲释药、定时钟、闹钟和控制突释系统等。《中华人民共和国药典》2005 年版将择时释放制剂归属于迟释制剂的范畴，即根据缓释、控释和迟释制剂指导原则，迟释制剂指在给药后不立即释放药物的制剂，如避免药物在胃内灭活或对胃的刺激，而延迟到肠内释放或在结肠定位释放的制剂，也包括在某种条件下突然释放的择时制剂。

目前已经获得美国 FDA 批准上市的首例择时释药制剂是采用渗透泵片制备新技术研制的维拉帕米渗透泵片（Covera-HS）。其释药遵循时控起效-延时释药机制，模拟人体血压和心率的时辰节律性，入睡前口服，入睡后血压和心率处于生理低点，药物释出量也最少；醒前 3h 释药量增大，因而睡醒前后血药浓度达峰值，并可在 24h 内维持作用。国外上市的择时释药系统有三种类型，代表药物分别为采用渗透泵片技术制成的维拉帕米渗透泵片、采用 TIMERx 双层压片技术研发的地尔硫䓬择时释药控释片（Cardizem XL）和采用 Diffucaps 专利技术开发的普萘洛尔择时控释胶囊（InnoPran XL）。

四、总　　结

缓控释制剂在心血管疾病治疗中有着广阔的应用前景。根据心血管疾病昼夜变化规律，研究可以长时间平稳起效、择时释药的心血管缓长效制剂已经成为心血管药物制剂的主要发展方向，尤其是择时释药制剂。国外虽然已有择时释药制剂上市，但多数仍处于临床前实验阶段，由于受食物、人体与实验动物胃肠道的差异等影响，择时释药制剂的体内外相关性建立存在很大的困难。因此，择时释药制剂的研究还有待进一步完善。

（闫丽荣 樊朝美）

第二篇
心血管新药分类及临床应用

第四章 β 受体阻滞剂

β 受体阻滞剂是一种对心血管系统有多种影响的药物，正确掌握 β 受体阻滞剂用药原则，对有适应证的患者及时、足量地应用 β 受体阻滞剂，全面保护心血管，不仅能降低心血管病患者的死亡率，还能提高患者生活质量，使更多患者获益。

第一节 β 受体阻滞剂的分类

β 受体阻滞剂的基本药理作用为阻断儿茶酚胺对 β 肾上腺素受体的兴奋作用。目前已知，β 受体阻滞剂至少有 β_1、β_2、β_3 三种亚型，它与外源性和内源性肾上腺素竞争 β 受体。其中 β_1 受体主要存在于心脏、肾脏。而 β_2 受体主要存在于血管平滑肌、肺支气管、肝脏，心肌内也存在大量 β_2 受体。β_1 受体激动时可引起心肌收缩力增强（正性肌力）、心率增快（正性变时）、冠状动脉舒张和肾素释放。β_2 受体激动时可产生正性变力和正性变时作用。最新研究表明，β_3 受体可能具有负性肌力作用。

一、依据与 β_1、β_2 和 α 受体的不同作用分类

1. 第一代 β 受体阻滞剂 也称为非选择性 β 阻滞剂。同时阻滞 β_1 受体和 β_2 受体，包括第一代的普萘洛尔、噻吗洛尔、替米洛尔及索他洛尔。

2. 第二代 β 受体阻滞剂 选择性阻滞 β_1 受体。第二代 β 受体阻滞剂均为选择性（如阿替洛尔、美托洛尔、比索洛尔及纳比洛尔）。但是，其对 β 受体阻滞的选择是相对的，当使用选择性 β_1 受体阻滞剂的剂量过大时，还可阻滞 β_2 受体。支气管哮喘是所有 β 受体阻滞剂的禁忌证，但只要没有支气管痉挛因素的参与，慢性阻塞性肺疾病患者也可以使用 β 受体阻滞剂治疗。最近一项研究表明，无论有无慢性阻塞性肺疾病，β 受体阻滞剂治疗均可降低心肌梗死患者的死亡率。多数吸烟者可获益于 β 受体阻滞剂治疗。为了减少小气管痉挛的危险，应使用高选择性 β_1 受体阻滞剂。

3. 第三代 β 受体阻滞剂 主要阻滞 β_1、β_2 及 α_1 受体，又称多受体阻滞剂。一般来说，药物对 α 和 β 受体阻滞的比例为 $1:7\sim1:12$，第三代 β 受体阻滞剂包括卡维地洛、布新洛尔、拉贝洛尔和阿罗洛尔。这类 β 受体阻滞剂对轻中度高血压、心绞痛有明显疗效，对高血压伴肾功能不全、胰岛素抵抗患者较安全。

第一代 β 受体阻滞剂目前临床已较少应用。到 2016 年止临床上应用的主要是第二代选择性 β_1 受体阻滞剂（美托洛尔、阿替洛尔、比索洛尔）和第三代的多受体阻滞剂（卡维地洛、阿罗洛尔、拉贝洛尔）。

二、依据油水分配系数大小分类

β受体阻滞剂可根据其油水分配系数大小分为三类：水溶性β受体阻滞剂、脂溶性β受体阻滞剂和水脂双溶性β受体阻滞剂。亲水性β受体阻滞剂、亲脂性β受体阻滞剂有其不同药代动力学特点。

1. 水溶性β受体阻滞剂 常用的亲水性β受体阻滞剂有阿替洛尔、索他洛尔，它们具有高亲水性。亲水性β受体阻滞剂胃肠道的吸收率低、"首过效应"低，生物利用度为30%～50%。同一剂量在不同个体的血药浓度高峰水平相对恒定，个体间差异只有3～4倍。亲水性药物不易通过血脑屏障。静脉注射阿替洛尔48h后，85%～100%以原药形式从尿中排出，仅少量被肝脏代谢成羟基代谢物和葡萄糖醛酸苷。当肾功能不全时，药物血浆半衰期延长，易产生药物蓄积中毒。

2. 脂溶性β受体阻滞剂 大多数β受体阻滞剂为脂溶性，如普萘洛尔、美托洛尔、卡维地洛、拉贝洛尔及奈必洛尔。亲脂性β受体阻滞剂易从胃肠道吸收，吸收率＞90%，首过效应30%～50%。由于药物"首过效应"羟化代谢速率不同，造成同一剂量在不同个体的血药浓度高峰水平的差异很大，可达20倍。亲脂性β受体阻滞剂容易通过血脑屏障，可发生与其相关的中枢神经系统不良反应，如多梦、失眠、疲乏、眩晕及抑郁等症状。这些药物口服后几乎全被肝脏所代谢而清除，当肝功能受损时易产生药物蓄积中毒。慢性心力衰竭治疗多选用比索洛尔、美托洛尔、卡维地洛等亲脂性β受体阻滞剂，它们易通过血脑屏障，抑制交感神经传出冲动，可大大减少心力衰竭患者的猝死率。而亲水性的阿替洛尔则无此作用。对于慢性心力衰竭的治疗，选择性β₁受体阻滞剂美托洛尔、比索洛尔和兼有β₁、β₂及α₁受体阻滞剂作用的卡维地洛对慢性心力衰竭死亡率的降低及逆转衰竭心室的重塑作用均相似。

3. 水脂双溶性β受体阻滞剂 常用的亲水性β受体阻滞剂有比索洛尔。其兼备亲脂性和亲水性药物的优点。胃肠道吸收率＞90%，肝脏"首过效应"＜10%，生物利用度为80%～90%。药物血浆半衰期长，经过肝、肾双重途径排泄，其代谢清除场所肝、肾各占50%，在肝脏代谢不受肝药酶抑制剂和诱导剂的影响，药物相互作用影响小，药物在体内能被稳定清除，血药浓度稳定。既可以保持中枢神经系统的药理作用，又减少了中枢神经系统的不良反应。

三、依据有无内在拟交感活性分类

某些β受体阻滞剂对β₁受体或β₂受体或对两者均具有部分激动作用而被称之为具有内在拟交感活性（ISA），即β受体部分激动剂。β受体阻滞剂还可根据有无内在拟交感活性划分为有内在拟交感活性的β受体阻滞剂和无内在拟交感活性的β受体阻滞剂。

具有ISA较不具有ISA的β受体阻滞剂对心脏的负性肌力作用、负性频率作用和收缩支气管平滑肌的作用均弱。理论上这种潜在的ISA对心排血量有限的老年患者可能有益。另外ISA潜在的缺点是夜晚刺激中枢神经系统而表现交感张力增高时易出现多梦、睡眠不安。

具有 ISA 的 β 受体阻滞剂包括醋丁洛尔、吲哚洛尔和卡特洛尔，其中以吲哚洛尔的 ISA 最强，醋丁洛尔最弱。具有 ISA 的 β 受体阻滞剂可以引起心率加快、心排血量增加及血管扩张从而使血压下降。其扩血管作用适用于老年患者、已有周围性血管疾病和慢性阻塞性肺疾病患者，但因减慢心率不明显，甚至增加心率，故不适用于冠心病患者的治疗。

第二节　β受体阻滞剂的药理学作用及药物代谢动力学特点

β 受体阻滞剂主要作用机制是通过抑制肾上腺素能受体，减慢心率，减弱心肌收缩力，降低血压，减少心肌耗氧量，防止儿茶酚胺对心脏的损害，改善左心室和血管的重构及功能。β 受体阻滞剂的应用剂量有种族差异，亚洲人对 β 受体阻滞剂的耐受能力较差，应用剂量明显低于欧美人群，这可能与药代动力学和药效学方面存在种族间差异有关。

一、β受体阻滞剂的药理学作用

1. β受体阻滞作用　β 受体阻滞剂主要是能竞争性地阻断儿茶酚胺与 β 受体结合，从而阻断儿茶酚胺的激动和兴奋作用。比索洛尔对 β_1 受体的选择性约为对 β_2 受体选择性的 120 倍，美托洛尔约为 75 倍。卡维地洛对 β_1 受体的选择性约为对 β_2 受体选择性的 7 倍，而为对 α_1 受体选择性的 2～3 倍，其具有中度扩张血管作用。

2. 对心血管系统的作用　阻滞心脏 β_1 受体而表现为负性变时、负性变力、负性传导作用而使心率减慢，心肌收缩力减弱，心排血量下降，血压略降，导致心肌氧耗量降低，延缓窦房结和房室结的传导，抑制心肌细胞的自律性，使有效不应期相对延长而消除因自律性增高和折返激动所致的室上性和室性快速性心律失常，由于可以延长房室结传导时间而表现为心电图的 PR 间期延长。

3. 对支气管平滑肌作用　β_2 受体阻滞可使支气管平滑肌收缩而增加呼吸道阻力，故在支气管哮喘或慢性阻塞性肺疾病患者中使用，有时可加重或诱发哮喘的急性发作。但这种作用对正常人影响较少，选择性 β_1 受体阻滞剂此作用较弱。然而 β_2 受体阻滞引起的血管平滑肌收缩可阻止和治疗偏头痛的发作。

4. 代谢作用　β_1 受体阻滞可抑制交感神经所引起的脂肪分解，β_2 受体阻滞则可拮抗肝糖原的分解。β 受体阻滞剂与 α 受体阻滞剂合用可拮抗肾上腺素升高血糖的作用。故糖尿病患者接受胰岛素或口服降糖药治疗的同时应用 β 受体阻滞剂可发生低血糖，并延缓血糖水平的恢复，同时还会掩盖低血糖症状，如心悸、心动过速、震颤、饥饿感均不明显，然而多汗常可成为唯一警觉的低血糖征象。

5. 肾素　通过阻滞肾小球旁器细胞的 β_1 受体抑制肾素的释放，从而形成其降压机制之一。

6. 膜稳定作用 β受体阻滞剂通过膜稳定作用产生对心脏的抑制和抗心律失常作用。低浓度普萘洛尔（100ng/ml）对犬离体浦肯野纤维可产生直接的膜稳定作用。另一研究发现低浓度普萘洛尔在阻滞β受体的同时，AH和RH间期明显延长，普萘洛尔浓度从100ng/ml增加到500ng/ml时，心内膜单向动作电位时程和QTc间期进行性缩短。高浓度时，心室有效不应期与动作电位时程的比例明显增加。这种膜稳定作用与抗心律失常的关系有待进一步肯定（见表4-1）。

表4-1 β受体阻滞剂分类和药理学特点

类别	药名	心脏选择性	内在拟交感活性	膜稳定作用	β阻滞强度
非选择性（β₁+β₂）	阿普洛尔（alprenolol）	−	++	+	0.3~1
	氧烯洛尔（oxprenolol）	−	++	+	0.5~1
	普萘洛尔（propranolol）	−	−	+	1
	吲哚洛尔（pindolol）	−	+++	−（±）	6
	纳多洛尔（nadolol）	−	−	−	2~9
	索他洛尔（sotalol）	−	−	−	0.3
选择性（β₁）	醋丁洛尔（acebutolol）	+	+	+	0.3
	比索洛尔（bisoprolol）	++	−	−（±）	40
	阿替洛尔（atenolol）	+	−	−	1
	美托洛尔（metoprolol）	+	−	−（±）	1
	奈必洛尔（nebivolol）	+++	−	−	290
β₁阻滞	塞利洛尔（celiprolol）	+	++	−	1
β₂激动+扩血管	卡维地洛（carvedilol）	−	−	−	4
α₁+β阻滞	拉贝洛尔（labetalol）	−	−	−	0.5
	贝凡洛尔（bevantolol）	−	−	++	0.5
	阿罗洛尔（arotinolol）	−	−	−	9~25

二、β受体阻滞剂的药代动力学特点

β受体阻滞剂的药物代谢动力学参数及特点，如下所示（表4-2）。

表4-2 β受体阻滞剂的药物代谢动力学参数

药物名称	生物利用度（%）	达峰时间（h）	血浆峰浓度（μg/ml）	血浆半衰期（h）	血浆蛋白结合率（%）	排泄途径（%）
第一代β受体阻滞剂						尿液80～90
普萘洛尔	30	1～1.5	–	2～3	93	粪便10
吲哚洛尔	90	1.5～2	0.058	3.5	40～60	尿液50
						粪便50
纳多洛尔	20～30	3～4	–	14～24	30	尿液75
						粪便15
索他洛尔	90～100	2.5～4	–	10～20	10	尿液80～90
						粪便10
醋丁洛尔	50～60	2～4	0.2～0.5	6～9	23～29	尿液90
第二代β受体阻滞剂						尿液95
美托洛尔	40～50	1.5	0.489	3～4	12	粪便5
比索洛尔	88	1.5～3	0.036～0.08	10～12	30	尿液50
						粪便50
阿替洛尔	50	2～3	–	6～9	5～10	尿液90
第三代β受体阻滞剂						尿液60
拉贝洛尔	40	1～2	0.7	4～5	50	粪便12～28
卡维地洛	30	1～2	–	α1～2	98	尿液16
				β7～14		粪便84
布库洛尔	90	0.5～2	–	2.4～2.6	50	–
倍他洛尔	80～89	2～4	0.047	14～22	50	尿液90
阿罗洛尔	70～85	2	0.117	10～12	91.2	尿液13
						粪便87
贝凡洛尔	57	0.75	–	10	>95	尿液80
						粪便20
奈必洛尔	12～96	2.4～3.1	–	8～27	98	尿液1
						粪便99
塞利洛尔	30～70	2～3	–	4～5	30	尿液10
						粪便85

第三节 β受体阻滞剂的临床应用

β受体阻滞剂已广泛应用于心血管疾病的各个领域，目前β受体阻滞剂主要用于高血压病、冠心病、心力衰竭和心律失常的治疗，同时也用于主动脉夹层、肥厚型心肌病、遗传性 QT 延长综合征及左房室瓣脱垂的治疗。

随着大规模临床研究的问世，人们对 β 受体阻滞剂有了更新的认识，但也由此引发了很多讨论和争议，影响了临床医生对 β 受体阻滞剂的正确使用。流行病学调查显示，β 受体阻滞剂在我国使用率偏低、剂量偏小，和国外相比差距明显。我国临床医师迫切需要获得正确的信息和指导，从而规范 β 受体阻滞剂在心血管领域的应用。

一、β 受体阻滞剂治疗高血压

（一）β 受体阻滞剂主要降压机制

β 受体阻滞剂用于治疗高血压已有四十余年的历史，其降压作用机制尚未完全阐明，目前认为主要通过以下几个方面发挥降低血压的作用。①降低心排血量：这是 β 受体阻滞剂发挥降血压作用的最主要机制；②降低压力感受器的反应性；③抑制肾素-血管紧张素系统；④抑制肾脏交感神经活性；⑤抑制交感中枢神经系统。不同种类的 β 受体阻滞剂降压作用的机制不完全相同。非选择性和选择性 β 受体阻滞剂均可以降压，但在降压疗效、靶器官保护及不良反应发生率方面均有区别。

大量的循证医学证据表明，β 受体阻滞剂治疗高血压可以显著降低致死性和非致死性心血管事件的发生率。

（二）β 受体阻滞剂治疗高血压的适宜人群

β 受体阻滞剂适用于不同严重程度的高血压，尤其是心率较快的中青年高血压患者，也适用于合并有心绞痛、心肌梗死、快速性心律失常、充血性心力衰竭和妊娠期高血压的患者。

（三）β 受体阻滞剂在治疗高血压中的地位

尽管 β 受体阻滞剂在高血压病的治疗中发挥着重要的作用，然而，由于阿替洛尔作为一线治疗药物，在降低心血管事件方面，疗效不如安慰剂、利尿剂、ACEI 和钙通道阻滞剂，并且还要顾及 β 受体阻滞剂带来的糖脂代谢异常的不良影响。2013 年欧洲高血压学会与欧洲心脏病学会（ESH/ESC）联合发布《高血压管理指南》仍然推荐将包括 β 受体阻滞剂在内的 5 类降压药作为抗高血压的初始及维持用药。但是 2014 年美国第 8 届预防、检测、评估和治疗高血压全国联合委员会（JNC 8）发布的成人高血压管理指南——《JNC 8 指南》并未将 β 受体阻滞剂纳入高血压治疗的一线用药。欧美的高血压诊疗指南均对降压靶目标有所放宽，但对降压药物的选择却不尽相同。目前英国国家卫生与临床优化治疗机构（NICE）和英国高血压协会联合制订的新的高血压治疗指南的最新建议中也提出，由于 β 受体阻滞剂对高血压患者可能会增加糖尿病风险，故不再选用其为一线用药。无并发症的老年高血压患者也不首选 β 受体阻滞剂，伴代谢综合征或易患糖尿病的高血压患者不推荐 β 受体阻滞剂作为初始治疗药物，应避免 β 受体阻滞剂与大剂量噻嗪类利尿剂联合使用。

（四）β受体阻滞剂对 24h 血压控制

夜间血压水平对心血管事件具有更大的预测价值。因此，24h 血压控制对减少高血压的靶器官损害具有重要的意义。琥珀酸美托洛尔为缓释剂型，每日给药 1 次对 24h 血压有良好的控制作用；比索洛尔半衰期为 10～12h，谷峰比值为 78%，每日 1 次给药可以有效地控制 24h 血压，尤其是清晨的血压高峰。

二、β受体阻滞剂治疗冠心病

β受体阻滞剂通过抑制肾上腺素能受体，减慢心率，减弱心肌收缩力，降低血压，减少心肌耗氧量，防止儿茶酚胺对心脏的损害，改善左心室和血管的重塑及功能，达到使心绞痛发作次数减少、疼痛减轻的目的，并通过削弱交感神经活性所致的负面影响，阻滞心肌梗死后心脏重塑的病理过程。

（一）β受体阻滞剂治疗冠心病的主要机制

目前认为主要通过以下几个方面发挥冠心病的治疗作用。

（1）降低心肌耗氧量，抗心肌缺血作用。

（2）抗心律失常及预防心脏性猝死的作用。

（3）血管保护功能，包括：①稳定冠状动脉粥样斑块和防止血栓形成；②减少血管内皮和平滑肌细胞损伤；③抑制血管平滑肌细胞增生和迁移。

（4）减少缺血再灌注损伤，包括：①抗氧自由基；②减轻钙负荷；③抑制中性粒细胞浸润。

（5）延缓心肌梗死后心室重塑和改善心功能。

（二）β受体阻滞剂治疗冠心病的适宜人群

β受体阻滞剂在冠心病的治疗上应用广泛，β受体阻滞剂适用于慢性稳定型心绞痛、急性心肌梗死、心肌梗死后或早或晚的经皮冠状动脉介入治疗（PCI）及冠状动脉旁路移植术（CABG）后的慢性缺血患者。

β受体阻滞剂是慢性稳定型心绞痛患者的首选治疗药物，也是急性心肌梗死患者的二级预防用药。在急性心肌梗死患者 PCI 围手术期使用，可对其临床预后产生有益影响。

（三）β受体阻滞剂在治疗冠心病中的地位

目前 ACC、AHA、ESC 和中华医学会心血管病学分会制定的《慢性稳定型心绞痛诊断与治疗指南》中均建议将 β受体阻滞剂作为慢性稳定型心绞痛患者的首选治疗药物。其作用机制一是预防心肌梗死和猝死；二是减轻症状和缺血发作，从而提高生活质量。

1. ST 段抬高型 MI 循证医学证据　早期的两项大样本临床试验（ISIS-1 和 MIAMI），以及再灌注治疗广泛应用于急性心肌梗死后的大型临床研究如 TIMI-Ⅱ、美国国家 MI 注册登记 2、GUSTO-Ⅰ、PAMI 和 CADILLAC 等均证实，β受体阻滞剂口服或静脉给予可降低急性心肌梗死急性期病死率，改善长期预后。

最近颁布的 COMMIT/CCS-2 试验是国际多中心、安慰剂对照的随机研究，也是迄今 β 受体阻滞剂应用于急性心肌梗死（AMI）最大样本的临床研究，共有 1250 家医院参与，纳入 45 825 例患者。中度心力衰竭（Killip Ⅱ 或 Ⅲ 级）并未作为禁忌证。治疗组首剂静脉给予美托洛尔 5mg，如收缩压＞90mmHg 且心率＞50 次/分，同样剂量可给予第 2 次和第 3 次。末次静脉注射后 15min，口服美托洛尔缓释片 50mg，并在随后 24h 内每 6h 给药 1 次，之后每日应用 200mg，共 4 周。结果主要终点事件（死亡、再梗死或心搏骤停）美托洛尔组和安慰剂组并无差异；静脉应用美托洛尔虽减少了各类再梗死，降低了致死性心律失常和心室颤动的危险，但增加了心源性休克的危险。这一结果表明，急性心肌梗死患者应用静脉注射的 β 受体阻滞剂必须严格掌握适应证，即必须排除有禁忌证包括可能发生心源性休克的患者，并采用适当的给药剂量和速度，才能使患者获益，又确保安全。

急性心肌梗死患者 PCI 术后应用 β 受体阻滞剂对其临床预后产生有益影响。术后使用 β 受体阻滞剂的患者较未使用者死亡率及主要心血管事件发生率均显著降低。而对于择期行 PCI 的患者，术后长期使用 β 受体阻滞剂可以明显减少支架内再狭窄发生率及临床事件发生率。

2. 心肌梗死后的二级预防 一项长期的临床试验对 3.5 万例以上的心肌梗死后存活患者随访表明，β 受体阻滞剂可降低心源性休克、心脏性猝死和再梗死发生率，从而提高患者生存率达 20%～25%。与安慰剂相比，普萘洛尔、美托洛尔、噻吗洛尔、醋丁洛尔和卡维地洛的临床试验均得到阳性结果，而其他一些 β 受体阻滞剂如阿普洛尔、阿替洛尔、氧烯洛尔等未获有益的阳性结果。对多达 82 项随机研究（其中 31 项为长期随访）所做的荟萃分析表明，长期应用 β 受体阻滞剂的患者，尽管同时也用了阿司匹林、溶栓药物或 ACEI，急性心肌梗死后的发病率和死亡率均显著降低。应用 β 受体阻滞剂治疗每年每百例患者可减少 1.2 例死亡，减少再梗死 0.9 次。

β 受体阻滞剂作为急性心肌梗死二级预防用药，既有利于改善心室重构、减少心力衰竭发生，又能通过减少心脏性猝死、再发心肌梗死等显著降低患者的死亡率和主要心血管事件发生率，提高患者生存率达 20%～25%。

β 受体阻滞剂在心血管病的预防和治疗方面也起着重要作用，众多循证医学证据表明，β 受体阻滞剂不仅能够降低心肌梗死急性期的死亡率，而且能降低梗死后患者的总死亡率、心血管死亡率、猝死率和非致死性再梗死的发生率。它是目前降低心肌梗死后患者总死亡率和心肌梗死再发率的最重要手段。ISIS-1 研究还证实，其对预防心肌梗死早期的心脏破裂和电机械分离可能具有特殊功效。

变异型心绞痛的发病机制主要是一支或更多的冠状动脉痉挛，而 β 受体阻滞剂可能诱发或加重冠状动脉痉挛，故不建议用于血管痉挛性心绞痛的治疗。

（四）β 受体阻滞剂联合用药治疗心绞痛

β 受体阻滞剂常联合硝酸盐类治疗心绞痛，硝酸盐类常增加交感神经张力引起反射性心动过速，而合用 β 受体阻滞剂可减轻此不良反应。而 β 受体阻滞剂减慢心率导致的潜在性增加左心室容积和舒张末压力的不良反应可通过合用硝酸盐类抵消。因此，β 受体阻滞剂与硝酸盐类联合治疗优于两者单独用药。

　　β受体阻滞剂常可以与缓释或长效二氢吡啶类钙离子通道阻滞剂联合协同治疗心绞痛，β阻滞剂可以抵消二氢吡啶类钙离子通道阻滞剂增加心率的不良反应。β受体阻滞剂也可与地尔硫䓬联合协同治疗顽固性心绞痛。

三、β受体阻滞剂治疗心力衰竭

（一）β受体阻滞剂治疗心力衰竭的主要机制

　　β受体阻滞剂治疗心力衰竭的主要作用机制是：①通过减慢心率，减少氧和能量的损耗，增加心脏的工作效率；②使儿茶酚胺引起的左心室顺应性减低；③阻断心力衰竭时过度激活的肾素-血管紧张素-醛固酮系统，减轻心肌容量负荷和工作负荷；④降低肾上腺素对心肌组织的直接毒性；⑤改善衰竭的心肌异常细胞的钙调节；⑥逆转衰竭心脏中的β受体下调；⑦减少心律失常而降低心力衰竭患者的猝死率；⑧逆转左心室病理性的心室重构。

（二）β受体阻滞剂治疗心力衰竭的适宜人群

　　结构性心脏病，伴 LVEF 下降的无症状心力衰竭患者，无论有无心肌梗死（MI），均可应用。有症状或曾经有症状的 NYHA 心功能分级Ⅱ～Ⅲ级、LVEF 下降、病情稳定的慢性心力衰竭患者必须终生应用，除非有禁忌证或不能耐受。NYHA 心功能分级Ⅳ级心力衰竭患者在严密监护和专科医师指导下也可应用。

（三）β受体阻滞剂在心力衰竭治疗中的地位

　　许多循证医学证据（CIBISⅡ、MERIT-HF 及 COPERNICUS）表明，长期应用β受体阻滞剂，可降低心力衰竭患者的总体死亡率、心血管病死亡率、心脏性猝死及心力衰竭恶化引起的死亡。β受体阻滞剂作为心力衰竭一线治疗药物至少与一线治疗药物 ACEI 有同样疗效。

　　2013 年 ACCF/AHA《心力衰竭管理指南》、2014 年《中国心力衰竭诊断和治疗指南》及 2015 年 ESC 心力衰竭委员会、欧洲急诊治疗学会和流行病学急诊治疗学会均建议：无论是在心力衰竭阶段 A 的积极降压治疗还是阶段 B 和阶段 C 中都将β受体阻滞剂作为Ⅰ类推荐。

（四）在慢性心力衰竭治疗过程中β受体阻滞剂的应用时机和方法

　　推荐使用琥珀酸美托洛尔、比索洛尔或卡维地洛，均能改善患者预后。LVEF 下降的心力衰竭患者一经诊断，症状较轻或得到改善后应尽快使用β受体阻滞剂，除非症状反复或恶化。β受体阻滞剂治疗心力衰竭要达到目标剂量或最大可耐受剂量。目标剂量是在既往临床试验中采用，并证实有效的剂量。起始剂量宜小，每隔 2～4 周剂量递增 1 次，滴定的剂量及过程需个体化。这样的用药方法是由β受体阻滞剂治疗心力衰竭发挥独特的生物学效应所决定的。这种生物学效应往往需持续用药 2～3 个月才逐渐产生，而初始用药主要产生的药理作用是抑制心肌收缩力，可能诱发和加重心力衰竭，为避免这种不良影响，起始剂量须小，递加剂量速率须慢。静息心率是评估心脏β受体有效阻滞的指标之一，通常心率是国际公认的β受体有效阻滞的指标，也是观察药物是否达到目标剂量的依据，目前一致认为：清晨静息心率55~60次/分且不低于55次/分，即为达到目标剂量或最大耐受量。

（五）β受体阻滞剂在慢性心力衰竭治疗过程中的注意事项

大量临床研究证实，β受体阻滞剂应用在治疗慢性心力衰竭中必须在利尿剂、ACEI、地高辛（用或可不用）基础上加服靶剂量（患者清醒静息心率不宜<55次/分）β受体阻滞剂，才可进一步改善临床症状。但要获得这种效应，需要经过2~3个月的治疗潜伏期。因此，对无禁忌证的慢性心力衰竭（CHF）患者可早期应用，即使症状不改善，也能防止疾病的发展。但须强调，β受体阻滞剂为强大的负性肌力药物，在治疗初期对心功能有抑制作用，对支气管痉挛性疾病、严重的心动过缓、二度以上房室传导阻滞患者禁忌用药。

四、β受体阻滞剂治疗心律失常

（一）β受体阻滞剂治疗心律失常的主要机制

1. β受体阻滞剂竞争性与受体结合后具有广泛的离子通道作用，能够逆转交感神经的激活或过度兴奋，减少 Ca^{2+}、Na^+ 的内流，减少 K^+ 的外流。β受体阻滞剂通过膜稳定作用产生对心脏抑制和抗心律失常作用。

2. 中枢性抗心律失常作用 亲脂性β受体阻滞剂能够有效地通过血脑屏障，进入中枢，并能抑制交感中枢，起到中枢性抗心律失常的药物作用。

3. 对心房肌、心室肌、心脏特殊传导系统的作用广泛 β受体阻滞剂应用后可使心脏上述部位的传导减慢，不应期延长。因而对上述部位发生的心律失常均有治疗作用。由于β受体阻滞剂对离子通道的广泛作用，因而对自律性、触发性、折返性三种机制的心律失常均有治疗作用，是一个广谱、宽带的抗心律失常药物。

4. 心脏部位不同药物作用的程度不同 β受体阻滞剂直接的抗心律失常作用是阻断β受体，因此，对不同心脏部位作用的强弱明显受该部位肾上腺素能受体分布多少的影响。对交感神经末梢分布丰富的窦房结、房室结作用更为明显。

β受体阻滞剂对窦房结的作用除降低自律性外，对其变时性也有明显作用，表现在患者用药后，在运动或应激等交感神经激活、机体代谢率增加时，窦性心律相应增加的幅度下降，尤其对窦房结功能已有障碍者，对该药的反应明显。

对于房室结，β受体阻滞剂能明显延长不应期，减慢传导速度。由于房室结部位的交感神经末梢分布丰富，这一作用也较强。心房颤动伴快速心室率时，β受体阻滞剂治疗的有效率高达95%，与此作用有关。

对于希氏束-浦肯野纤维系统（希浦系）及心室肌组织的不应期及传导性在短时间给药

后，改变甚少，提示已有束支阻滞的患者尚可应用 β 受体阻滞剂。但长期、大剂量应用时，或存在缺血、牵拉刺激时，上述的电生理作用可增大。

（二）β 受体阻滞剂治疗心律失常的适宜人群

β 受体阻滞剂常用于快速性心律失常的治疗，除预激综合征等极少数情况外，凡是快速性心律失常，均属于 β 受体阻滞剂治疗的适应证。而伴有高度交感神经激活、心率极快的急诊心律失常则应当静脉注射 β 受体阻滞剂。β 受体阻滞剂也用于极快速心律失常包括以下 4 种情况。①围手术期心律失常；②心房颤动伴快速心室心率；③电复律后复发时的预防性用药；④高交感性心血管疾病伴发的快速性心律失常。

（三）β 受体阻滞剂在治疗心律失常中的地位

β 受体阻滞剂与其他类型抗心律失常药物相比，无促心律失常的现象，能降低猝死率和总死亡率。因此，2004 年 ESC 提出 β 受体阻滞剂应当成为快速性心律失常的基础用药。2006 年，ACC、AHA 和 ESC 发布的室性心律失常治疗和心脏性猝死预防指南认为，对于多种器质性心脏病，无论是否存在心力衰竭，β 受体阻滞剂都是控制恶性心律失常、减少心脏性猝死的主要药物，且安全有效。在心血管疾病中应用的专家共识明确指出，β 受体阻滞剂可有效控制交感神经兴奋相关的室性心律失常，包括运动诱发的心律失常、急性心肌梗死、围手术期心律失常和心力衰竭相关心律失常，并可有效预防心脏性猝死（Ⅰ 类推荐，证据水平 A）。

五、β 受体阻滞剂治疗主动脉夹层

（一）β 受体阻滞剂治疗主动脉夹层的目的

主动脉夹层患者可服用 β 受体阻滞剂，以达到减慢心率及降低血压的目的。减慢心率可减少血流对主动脉壁的冲击，减少左心室的收缩速率以减缓病情进展。要求清晨静息心率保持在 55～60 次/分且不低于 55 次/分，即为达到目标剂量或最大耐受量。慢性主动脉夹层患者的血压宜控制在 140/90mmHg 以下。对于马方综合征患者，预防性使用 β 受体阻滞剂可以减缓主动脉扩张或相关并发症的进程。

（二）β 受体阻滞剂在治疗主动脉夹层中的地位

2014 年 ESC 发布了主动脉疾病诊疗指南，并在 2014 年 ESC 会议期间再次推荐了这一指南。内科治疗常联合应用 β 受体阻滞剂和硝普钠，减少血流对主动脉的冲击，减少左心室的收缩速率以减缓病情进展。适度运动可以减缓主动脉粥样硬化进程。但是，应避免激烈的竞技运动以防血压陡升。

有关主动脉夹层的治疗，近 20 年来并无进一步改善预后的报道。主动脉夹层国际注册研究（IRAD）提示 A 型和 B 型（Ⅰ～Ⅲ型）患者外科治疗死亡率分别为 27% 和 29%，内科药物治疗死亡率分别是 53% 和 9%。一项队列研究证实 β 受体阻滞剂组每年主动脉根部扩张的速率明显低于对照组（$P<0.001$）。

六、β 受体阻滞剂治疗肥厚型心肌病

（一）β 受体阻滞剂治疗肥厚型心肌病的目的

β 受体阻滞剂是肥厚型心肌病的首选治疗药物，可控制心室率，降低心肌收缩力，使心室充盈及舒张末容量最大化，改善心肌顺应性。

（二）β 受体阻滞剂在治疗肥厚型心肌病中的地位

β 受体阻滞剂是肥厚型心肌病的一线治疗药物，已经被广泛用于肥厚型梗阻性心肌病的治疗，但缺乏长期随机对照试验的证据。在有症状的肥厚型心肌病患者中，β 受体阻滞剂通常是首选治疗药物，且在初始时对 60%～80% 的患者有效。目前有 20 余种 β 受体阻滞剂。临床已经用于治疗肥厚型心肌病的 β 受体阻滞剂包括普萘洛尔、阿替洛尔、比索洛尔、美托洛尔。

2011 年 ACCF/AHA《肥厚型心肌病诊断治疗指南》、2014 年 ESC《肥厚型心肌病诊断与管理指南》、2017 年《中国肥厚型心肌病管理指南》均建议将 β 受体阻滞剂作为肥厚型心肌病患者药物治疗的 I 类推荐。β 受体阻滞剂的 I 类推荐是指成年肥厚型心肌病患者无论有或无左心室流出道梗阻均应服用 β 受体阻滞剂治疗心绞痛或呼吸困难等症状。当肥厚型心肌病患者伴有窦性心动过缓或严重传导异常时应慎用。β 受体阻滞剂可能有助于降低肥厚型心肌病猝死的危险，但缺少大样本临床研究的证据。

七、β 受体阻滞剂治疗遗传性 QT 延长综合征

遗传性 QT 延长综合征（LQTS）：除非有严重的禁忌证，β 受体阻滞剂是当今对有症状的 LQTS 患者的首选治疗药物。若无绝对禁忌证，推荐终身服用最大耐受剂量的 β 受体阻滞剂，可明显降低心血管事件的发生。到 2015 年止，各指南认为，对于无症状的 LQTS 患者，也推荐应用 β 受体阻滞剂。

I 型和 II 型长 QT 综合征患者发生威胁生命的室性心律失常往往与运动或情绪紧张相关。虽然临床上常规使用 β 受体阻滞剂，但缺乏前瞻性和安慰剂对照的研究。抗交感治疗如 β 受体阻滞剂和（或）心脏去交感神经可使晕厥患者猝死率发生明显下降，但是有心搏骤停病史的患者发生心脏性猝死的危险仍然相当高。目前 β 受体阻滞剂主要推荐用于有症状的患者（I 类推荐，证据水平 B），也可用于无症状的患者（IIa 类推荐，证据水平 C）。通常使用普萘洛尔，强调需滴定至最大可耐受剂量。

八、β 受体阻滞剂治疗二尖瓣脱垂

许多证据表明，有严重二尖瓣脱垂或严重瓣膜形态异常者猝死的危险性增加，且多伴复杂性室性心律失常、QT 间期延长及有晕厥史。目前认为室性心律失常的发生可能与自

主神经功能紊乱、交感神经兴奋性增加有关，但也有研究显示，系由二尖瓣脱垂时过长的腱索牵拉并刺激心肌所致。

　　临床上对无症状性二尖瓣脱垂综合征患者不推荐任何药物治疗。对于有症状的二尖瓣脱垂综合征患者，β受体阻滞剂通常作为首选药物（Ⅱa类推荐，证据水平C），其目的是控制心率，减少二尖瓣反流和（或）左心室收缩功能障碍。但迄今尚无资料表明预防性干预能降低猝死的风险。

　　总之，β受体阻滞剂是一种直接针对心血管受体发挥药理学效应，作用于心血管病的病理生理重要靶点的药物，它与外源性肾上腺素和内源性肾上腺素竞争β受体。在心血管事件链中，交感神经激活自始至终起着重要的枢纽作用，合理应用β受体阻滞剂对心血管事件链的各个阶段均起着有效的阻滞和预防作用，从而达到对心血管事件的控制。

第四节　临床常用的β受体阻滞剂

一、非选择性β受体阻滞剂

普 萘 洛 尔

　　【药品名称】　国际通用名：普萘洛尔。商用名：心得安。英文通用名：propranolol。
　　【药理作用】　通过阻断β受体，对因交感神经兴奋、自律性增强引起的心律失常有效。大剂量使用有膜稳定作用。可减慢房室传导。
　　【药代动力学】　口服吸收迅速，吸收百分率＞90%，1～2h血药浓度达峰值，肝脏的首过效应较强，生物利用度只有30%，药物与血浆蛋白结合率90%～96%，半衰期为3～6h，主要经肝脏代谢。
　　【适应证】　适用于窦性心动过速，特别是与甲状腺功能亢进症、β受体反应亢进症、运动与精神因素与交感神经兴奋性增高有关者；适用于折返性室上性心动过速，减慢心房扑动、心房颤动的心室率，对房性期前收缩效果较好，用洋地黄类药物不能控制心室率时，可加用本药。
　　【用法与用量】　口服每次10～20mg，每日3～4次，以后根据病情增加剂量，达到最佳疗效；静脉注射每次2.5～4mg，稀释后缓慢注射。
　　【不良反应】
　　1. 心脏方面　窦性心动过缓、房室传导阻滞、低血压，诱发及加重心力衰竭。
　　2. 其他　加剧哮喘与慢性阻塞性肺疾病，精神抑郁、乏力、低血糖、血脂升高。
　　【禁忌证】　病态窦房结综合征、房室传导阻滞、支气管哮喘、心源性休克者禁用。
　　【药物相互作用】　不宜与单胺氧化酶抑制剂（如优降宁）合用；与洋地黄合用时，增加其作用。
　　【注意事项】　静脉注射时应密切注意心率、血压、心功能变化，必要时立即停药；本品的剂量个体化差异较大，宜从小剂量开始，选择适宜的剂量。
　　【孕妇及哺乳期妇女用药】　妊娠期妇女禁用。

【制剂与规格】 注射剂：5mg/5ml；片剂：每片 10 mg。

索 他 洛 尔

【药品名称】 国际通用名：索他洛尔。商用名：施太可、伟特。英文通用名：sotalol。

【药理作用】【药代动力学】 参见第十三章抗心律失常药——索他洛尔。

【适应证】 各种室性心律失常；转复和预防室上性心动过速、心房扑动、心房颤动；转复和预防预激综合征并发的心动过速、心房扑动、心房颤动。

【用法与用量】【不良反应】【药物相互作用】【注意事项】【孕妇及哺乳期妇女用药】和【制剂与规格】 参见十三章抗心律失常药——索他洛尔。

二、选择性 β 受体阻滞剂

阿 替 洛 尔

【药品名称】 国际通用名：阿替洛尔。商用名：氨酰心安。英文通用名：atenolol。

【药理作用】 属中效选择性 β 受体阻滞剂，无内源性拟交感活性。电生理学效应类似普萘洛尔。

【循证医学证据】

1. 治疗冠心病的循证医学证据

（1）INVEST 研究是一项大型研究，对象是合并冠状动脉疾病的高血压患者。该研究结果显示，以阿替洛尔-利尿剂为基础的治疗方案同以维拉帕米-ACEI 为基础的治疗方案在预防心血管事件方面一样有效。而且在合并有左心室功能不全的患者中，前者疗效优于后者。对于缺血性心脏病患者，过度降低舒张压可能增加心肌梗死的风险。

（2）ASIST 试验比较了阿替洛尔和硝苯地平对慢性稳定型心绞痛患者心肌缺血的效果。研究结果显示：阿替洛尔和硝苯地平两种药物单独应用或联合应用均能明显改善运动和日常生活中的心肌缺血。两种药物间没有显著差异。但是联合用药稍优于单独用药。

2. 治疗高血压的循证医学证据 LIFE 研究（氯沙坦干预降低高血压患者终点事件研究）是来自欧洲的一项多中心、随机、双盲、平行对照研究。该研究旨在评估脉压（PP）与其他血压变量相比是否能预测新发心房颤动。研究共纳入 9193 例高血压和心电图左心室肥厚患者，采用平行组设计（氯沙坦对比阿替洛尔）。研究平均随访期间为 4.9 年，在 8810 例无心房颤动既往史或基线 AF 的患者中，心电图明尼苏达编码法共确诊了 353 例（4.0%）新发心房颤动。

选取的受试者为 55~80 岁高血压伴左心室肥厚（依据心电图诊断）患者，对比的 β 受体阻滞剂是阿替洛尔。在阿替洛尔与氯沙坦的对比治疗中发现，氯沙坦组复合终点发生率较低，但两组总死亡率、心力衰竭和心肌梗死发生率无明显差异。

在 MRC Elderly 研究（Medical Research Council of trial of treatment of hypertension，MRC，医疗研究委员会对老年高血压的治疗试验）、HEP 研究、LIFE 研究和 ASCOT（Anglo Scandinavian Cardiac Outcome Trial，盎格鲁-斯堪的那维亚心脏终点试验）四个针对老年高

血压患者的前瞻性、随机对照、硬终点的临床研究中，均选用阿替洛尔作为一线治疗。当脉压在 70～100mmHg 时，以阿替洛尔为基础的治疗方案在降低心血管事件方面，疗效不如安慰剂、利尿剂、ACEI 和钙离子通道阻滞剂。

荟萃分析显示，阿替洛尔在降低血压的同时，对心血管事件患病率和病死率的影响不如其他降压药物。因此，目前 JNC 8 指南、英国 NICE 和英国高血压协会联合制订的新的高血压治疗指南的最新建议，均提出对高血压患者不应再选用 β 受体阻滞剂作为降血压治疗的一线用药。但是，阿替洛尔仍适用于合并心肌梗死、心绞痛、快速心律失常（如心房颤动）及心力衰竭的高血压患者。

【药代动力学】 口服吸收率为 50%，生物利用度较低，约 40%，服药后 2～3h 血药浓度达峰值，药物与血浆蛋白结合率为 5%～10%，半衰期 6～9h，主要经肾脏排泄。肾功能不全时，半衰期明显延长。

【适应证】 窦性心动过速，室上性心律失常，包括房性期前收缩、阵发性室上性心动过速，对心房扑动、心房颤动转复效果差。此外也用于高血压、心绞痛的治疗。

【用法与用量】 口服一般从小剂量开始，每次 6.25mg，每日 2 次，以后酌情增量至最适宜剂量。每日总量不宜超过 200mg。

【不良反应】

1. 心脏方面 心动过缓、传导阻滞、低血压，加重或诱发心力衰竭。

2. 本品能选择性作用于心脏 β_1 受体，剂量不大时，一般不引起哮喘发作。

3. 其他 乏力，对血糖、血脂的影响较小。

【禁忌证】 参见普萘洛尔。

【药物相互作用】 与地高辛合用时，增加其浓度。

【注意事项】 病态窦房结综合征，房室传导阻滞、严重低血压、心源性休克者禁用。第 1 次使用 β 受体阻滞剂时应从小剂量开始，避免停药综合征。肾功能障碍时本品需减少剂量。

【孕妇及哺乳期妇女用药】 妊娠期及哺乳期妇女禁用。

【制剂与规格】 片剂：每片 12.5mg、25mg。

美 托 洛 尔

【药品名称】 国际通用名：美托洛尔。商用名：美多心安、倍他乐克。英文通用名：metoprolol。

【药理作用】 为选择性 β_1 受体阻滞剂，有较弱的膜稳定作用，无内在拟交感活性。对心脏有较大的选择性作用，但较大剂量时对血管及支气管平滑肌也有作用。本品可减慢心率，减少心排血量，降低收缩压；立位及卧位均可降低血压；可减慢房室传导，使窦性心率减慢。

【循证医学证据】

1. 治疗急性心肌梗死的循证医学证据

（1）哥德堡美托洛尔研究是一项多中心、安慰剂对照临床试验，共入选 1395 例急性心肌梗死患者，平均随访 24 个月。与安慰剂组相比，美托洛尔组总死亡率下降 23%。

（2）MIAMI 研究是一项多中心、随机、安慰剂对照临床试验，共入选 5700 例 ST 段抬高型急性心肌梗死（STEMI）患者，与安慰剂组对比结果显示：美托洛尔组 15d 死亡率从 4.9% 降到 4.3%，证实接受 β 受体阻滞剂治疗患者的死亡和再发心肌梗死复合终点事件发生率显著降低。

哥德堡美托洛尔研究、MIAMI 研究及 ISIS 研究（International Study of infarct Survival, ISIS，国际心肌梗死存活研究）均证明急性心肌梗死患者应用 β 受体阻滞剂能分别降低早期死亡率 36%、12% 和 15%，而对伴有糖尿病的患者疗效更显著，其亚组分析结果显示，早期死亡率分别降低 58%、50% 和 22%。

2. 治疗高血压的循证医学证据 MAPHY（高血压患者美托洛尔动脉粥样硬化预防）研究是一项随机、双盲、多中心、平行对照临床试验，共入选 3234 例轻中度高血压患者，平均随访 4.2 年，比较了美托洛尔和噻嗪类利尿剂对高血压性心血管并发症的影响。结果两组治疗后具有相同的降压疗效，但与利尿剂组相比，美托洛尔组心血管病死亡率降低 27%（P=0.012），非心血管病死亡率降低 13%。

3. 治疗心力衰竭的循证医学证据 MERIT-HF 试验（metoprolol CR/XL randomised intervention trial in heart failure，美托洛尔缓释片治疗心力衰竭的随机干预试验）是一项国际多中心、随机、双盲、安慰剂对照临床研究，旨在评价美托洛尔缓释片与安慰剂比较对缺血性或非缺血性心肌病、NYHA 心功能分级 Ⅱ～Ⅳ 级患者总病死率、心血管病病死率、心力衰竭死亡率、猝死的影响。有 10 个国家参加试验，共入选缺血性或非缺血性心肌病、NYHA 心功能分级 Ⅱ～Ⅳ 级患者 3991 例，平均随访 18 个月。研究结果表明，美托洛尔缓释片组（399 例）与安慰剂组（396 例）的年病死率分别为 11.7% 和 19.1%。与安慰剂组比较美托洛尔缓释片组的死亡危险性降低 39%，猝死率降低 45%。由于美托洛尔缓释片组的总病死率显著降低 34% 而提前结束试验。

4. 治疗扩张型心肌病的循证医学证据 MDC 研究证实长期应用美托洛尔治疗扩张型心肌病可以预防病情恶化、改善临床状况和左心室功能，与安慰剂比较，死亡或心脏移植相对风险降低 34%，且耐受性良好。

【药代动力学】 口服吸收迅速、完全，首关代谢约 50%。T_{max} 为 1.5h，由于肝代谢的关系，其血浓度的个体差异较大。在血浆中约 12% 与血浆蛋白结合。能通过血脑屏障，脑脊液中的浓度约为血浆浓度的 70%。在肝内代谢，经肾排泄，本品主要以代谢物自尿排泄，$t_{1/2}$ 为 3～4h。老年人延长至 5h，肾功能不全时无明显改变。不能经透析排出。服用后血压的降低与其血药浓度不呈线性关系，而心率的减少则与血药浓度呈线性关系。口服后约 1h 生效，作用持续 3～6h。

【适应证】 窦性心动过速、室上性心律失常、室性心律失常，尤其是因儿茶酚胺增多而诱发的上述心律失常。其他适用于高血压、冠心病心绞痛及充血性心力衰竭。

【用法与用量】

1. 普通片剂用法与用量

（1）治疗高血压：口服每次 12.5mg，每日 2 次，根据病情逐渐增加至最适宜剂量，一般为每日 25～100mg，必要时，少数患者可用到每日 200～400mg。

（2）有症状的充血性心力衰竭：剂量须个体化，患者须在病情稳定后使用该药，剂量必须增加到患者能耐受的最高限度。

2. 缓释片剂用法与用量

（1）高血压：47.5～95mg，每日1次。服用95mg无效的患者可合用其他抗高血压药，最好是利尿剂和二氢吡啶类的钙拮抗剂，或者增加剂量。

（2）心绞痛：95～190mg，每日1次。需要时可合用硝酸酯类药物或增加剂量。在症状稳定的心力衰竭中，与血管紧张素转化酶抑制剂、利尿剂或洋地黄类药物联合治疗。患者患有稳定性慢性心力衰竭，至少在最近6周未发生过急性心力衰竭，且至少在近2周未改变基本的治疗。用β受体阻滞剂治疗心力衰竭有时会引起暂时的症状恶化。在某些病例中，可以继续治疗或减少用量，而在另一些病例中，可能需要停止治疗。对于严重心力衰竭（NYHA心功能分级Ⅳ）患者，只能由对心力衰竭治疗特别有经验的医生决定是否开始用琥珀酸美托洛尔缓释片治疗。

（3）心功能Ⅱ级的稳定性心力衰竭患者的用量：治疗起始的2周内，推荐的起始用量为23.75mg，每日1次。2周后，剂量可增至47.5mg，每日1次。此后，每2周剂量可加倍。长期治疗的目标用量为190mg，每日1次。

（4）心功能分级Ⅲ～Ⅳ级的稳定性心力衰竭患者的用量：推荐的起始用量为11.875mg（23.75mg片的半片），每日1次。剂量应个体化，在增加剂量过程中应密切观察患者，因为某些患者的心力衰竭症状可能会加重。1～2周后，剂量可加至23.75mg，每日1次。再过2周后，剂量可增至47.5mg，每日1次。对于那些能耐受更高剂量的患者，每2周可将剂量加倍，最大可至190mg，每日1次。对低血压和（或）心动过缓的患者，可能需要减少所合用药物剂量或减少本品的剂量。开始的低血压不一定意味着在长期治疗中患者不能耐受本品的用量，但必须在病情稳定后才能增加剂量。其他注意事项包括可能需要增加对肾功能的监测。

（5）肾功能损害：肾功能对清除率无明显影响，因此肾功能损害患者无须调整剂量。

（6）肝功能损害：通常肝硬化患者所用琥珀酸美托洛尔的剂量与肝功能正常者相同。仅在肝功能损害非常严重（如旁路手术患者）时才需考虑减少剂量。

3. 静脉制剂用法与用量 急性心肌梗死主张在早期，即最初的几小时内使用，因为即刻使用在未能溶栓的患者中可减小梗死范围、降低短期（15d）死亡率（此作用在用药后24h即出现）。在已经溶栓的患者中可降低再梗死率与再缺血率，若在2h内用药还可以降低死亡率。一般用法：可先稀释后缓慢静脉注射美托洛尔2.5～5mg/次（2min内），必要时每5min1次，但总量不宜超过10～15mg。之后15min开始口服25～50mg，每6～12h1次，共24～48h，然后口服50～100mg/次，每日2次。

【不良反应】

1. 心血管系统 心率减慢、传导阻滞、血压降低、心力衰竭加重、外周血管痉挛导致的四肢冰冷或脉搏不能触及、雷诺现象。

2. 因脂溶性较易透入中枢神经系统，故该系统的不良反应较多。疲乏和眩晕占10%，抑郁占5%，其他有头痛、多梦、失眠等。偶见幻觉。

3. 消化系统 恶心、胃痛、便秘<1%、腹泻占5%，但不严重，很少影响用药。

4. 其他 气急、关节痛、瘙痒、腹膜后腔纤维变性、耳聋、眼痛等。

【禁忌证】 低血压、显著心动过缓（心率<45次/分）、心源性休克、重度或急性心力衰竭、末梢循环灌注不良、二度或三度房室传导阻滞、病态窦房结综合征、严重周围血管疾病。

【注意事项】

1. 须注意用胰岛素的糖尿病患者在加用 β 受体阻滞剂时，其 β 受体阻滞作用往往会掩盖低血糖的症状，如心悸等，从而延误低血糖的及时发现。但在治疗过程中选择性 $β_1$ 受体阻断药干扰糖代谢或掩盖低血糖的危险性要小于非选择性 β 受体阻断药。

2. 长期使用本品时如欲中断治疗，须逐渐减少剂量，一般于 7～10d 内撤除，至少也要经过 3d。尤其是冠心病患者骤然停药可致病情恶化，出现心绞痛、心肌梗死或室性心动过速。

3. 大手术之前是否停用 β 受体阻滞剂意见尚不一致，β 受体被阻滞后心脏对反射性交感兴奋的反应降低使全麻和手术的危险性增加，但可用多巴酚丁胺或异丙肾上腺素逆转。尽管如此，对于要进行全身麻醉的患者最好停止使用本药，如有可能应在麻醉前 48h 停用。

4. 用于嗜铬细胞瘤时应先行使用 α 受体阻断药。

5. 低血压、心脏或肝脏功能不全时慎用。

6. 慢性阻塞性肺疾病与支气管哮喘患者应慎用美托洛尔，如需使用以小剂量为宜，且剂量一般应小于同等效力的阿替洛尔。对支气管哮喘的患者应同时加用 $β_2$ 受体激动剂，剂量可按美托洛尔的使用剂量调整。

7. 对心脏功能失代偿的患者应在使用洋地黄和（或）利尿剂治疗的基础上使用美托洛尔，具体用法参见【用法与用量】。

8. 不宜与维拉帕米同时使用，以免引起心动过缓、低血压和心脏停搏。

9. 在治疗 1 型糖尿病（IDDM）患者时须小心观察。

【孕妇及哺乳期妇女用药】 β 受体阻滞剂可引起各种胎儿问题，包括胎儿发育迟缓等。对胎儿和新生儿可产生不利影响，尤其是心动过缓。因此，在妊娠期间或分娩期间不宜使用。

【儿童用药】 儿童使用本品的经验有限。

【老年患者用药】 老年人的药代动力学与年轻人相比无明显改变，因而老年患者用量无须调整。

【药物相互作用】 与西咪替丁合用或预先使用奎尼丁均可增加美托洛尔的血浆浓度；与利血平合用可增强本品作用，需注意低血压与心动过速。与降压申贴、李氏药贴、复方罗布麻片等中药合用可加强降血压、稳定血压的效果。

【药物过量】 过量可导致显著的低血压和心动过缓，这时可以先静脉注射 1～2mg 阿托品，之后再给予间羟胺或去甲肾上腺素。若静脉注射 β 受体阻滞剂导致严重不良反应，如房室传导阻滞、严重心动过缓或低血压时，可以通过 β 受体激动剂异丙肾上腺素 1～5μg/min 迅速纠正。

【制剂与规格】 注射剂：5mg/5ml；普通片剂：每片 25mg、50mg；缓释片剂：每片 47.5mg、95mg。

比 索 洛 尔

【药品名称】 国际通用名：比索洛尔。商用名：康忻、博苏。英文通用名：bisoprolol。

【药理及毒理作用】

1. 药理作用 是一种高选择性 β 受体阻滞剂,无内在拟交感活性和膜稳定活性。对支气管和血管平滑肌 β_1 受体有高亲和力,对支气管、血管平滑肌和调节代谢的 β_2 受体仅有很低的亲和力。因此,通常不会影响呼吸道阻力和 β_2 调节的代谢效应。比索洛尔在超出治疗剂量时仍具有 β_1 受体选择性作用。

比索洛尔无明显的负性肌力作用效应。口服比索洛尔 3～4h 后达到最大效应。由于半衰期为 10～12h,比索洛尔的效应可以持续 24h。比索洛尔通常在两周后达到最大降压效应。

比索洛尔通过阻滞心脏 β 受体而降低机体对交感肾上腺素能活性的反应,引起心率减慢、心肌收缩力降低,从而降低心肌耗氧量,对冠心病引起的心绞痛有益。

急性服用比索洛尔可降低心率和搏出量,从而降低心排血量和耗氧量。长期服用比索洛尔,可以降低开始服药时增强的外周阻力。另外,β 受体阻滞剂也可通过降低血浆肾素活性而降低血压。

2. 毒理作用 动物急性毒性、短期毒性(4 周)和长期毒性(长达 12 个月)研究表明,比索洛尔无特异的和不可逆的器官和组织损伤,即比索洛尔特定剂量没有表现出毒性。没有发现细胞毒性、致突变活性和致癌性。

大鼠的生殖毒性研究表明,比索洛尔不影响大鼠的生殖能力和一般生殖行为。本品为选择性 β_1 肾上腺素能受体阻断剂,在治疗剂量范围内,没有明显的膜稳定作用或内在拟交感作用。但是它的心脏选择性不是绝对的,在高剂量时($\geqslant$20mg)抑制 β_2 肾上腺素能受体,主要作用于支气管和血管平滑肌;要保持选择性,使用最低的有效剂量尤为必要。对 β_1 受体的选择性是阿替洛尔的 4 倍。本品的 β_1 受体阻滞作用是其降低血压的主要作用。

【循证医学证据】 在高血压或冠心病患者中的对照临床研究表明,每日 10mg 剂量的比索洛尔与每日 100mg 阿替洛尔、100mg 美托洛尔或 160mg 普萘洛尔的效果相当。

1. 治疗慢性心力衰竭的循证医学证据

(1)CIBIS Ⅱ 研究(cardiac insufficiency bisoprolol study Ⅱ)是一项前瞻性、多中心、随机、双盲、安慰剂对照研究。研究入选 2647 例缺血性或非缺血性心肌病伴中重度心力衰竭患者(主要是 NYHA 心功能分级Ⅲ级,射血分数≤35%,基于超声心动图),比索洛尔最大剂量 10mg/d,平均随访 16 个月。总病死率降低 34%,任何原因的住院率降低 20%,心力衰竭恶化的住院率降低 36%,猝死率降低 44%。由于上述结果,该试验提前结束。

(2)CIBIS Ⅲ 研究(cardiac insufficiency bisoprolol study,CIBIS Ⅲ)也是一项前瞻性、多中心、随机、双盲、对照研究,旨在比较先用比索洛尔或者先用依那普利,随后二者联合应用时对轻中度慢性心力衰竭患者预后的影响。研究在欧洲 13 个国家的 128 个中心进行,共入选轻中度慢性心力衰竭(NYHA 心功能分级Ⅱ或Ⅲ级)且 LVEF≤35%的 1010 例患者。随机分为比索洛尔组和依那普利组,每组随机 505 例。两组首先服用单一药物 6 个月,比索洛尔组的靶剂量为 10mg,每日 1 次,依那普利组的靶剂量为 10mg,每日 2 次,之后两组均联合比索洛尔和依那普利到 24 个月。所有患者均在入选试验前 1 周内心力衰竭病情稳定,试验前 3 个月内使用血管紧张素转化酶(ACE)抑制剂或 β 受体阻断剂的患者不能入选。试验结果是终点事件在两组间没有差异，且药物耐受性也没有差异，其中比索洛尔组在试验的第一年死亡 42 例，依那普利组为 60 例（$P=0.65$）。

研究结果表明：慢性心力衰竭患者首先使用比索洛尔的疗效不次于首先使用依那普利，而且在第一年的疗效前者可能优于后者。在符合方案分析集中，比索洛尔初始治疗组相比依那普利初始治疗组的非劣效性没有被证实，尽管在试验结束时，对于死亡和入院的主要联合终点，两种 CHF 的初始治疗方法的发生概率相似（比索洛尔先治疗组 32.4%，相比依那普利先治疗组 33.1%，符合方案分析集）。研究显示比索洛尔也能用于轻度至中度老年慢性心力衰竭患者。

2. 治疗慢性稳定型心绞痛的循证医学证据　TIBBS 研究比较了比索洛尔和缓释硝苯地平对慢性稳定型心绞痛患者短暂心肌缺血的效果。结果显示：比索洛尔在减少每 48h 短暂性心肌缺血事件次数和总体缺血时间方面，显著优于缓释硝苯地平的疗效。比索洛尔将基础心率（99.5±1.2）次/分降低了（13.7±1.4）次/分（$P<0.0001$）。缓释硝苯地平则不改变心率。

【药代动力学】　比索洛尔在胃肠道几乎完全被吸收（>90%）。由于肝脏首过效应很小（<10%），故其表现出高达约 90%的生物利用度。血浆蛋白结合率约为 30%，分布容积为 3.5L/kg，总清除率约为 15L/h。5～20mg 剂量的血浆达峰浓度发生时间在 2～4h。每日 1 次用药后血浆半衰期为 10～12h，在血浆中可维持 24h。日服 1 次，5d 达到稳态。

比索洛尔通过两条途径从体内排出，50%通过肝脏代谢为无活性的代谢产物，然后从肾脏排出，剩余 50%以原形药的形式从肾脏排出。由于药物从肾脏和肝脏清除的比例相同，轻中度肝、肾脏功能异常患者不需要进行剂量调整。对于慢性稳定型心力衰竭伴有肝功能受损或肾功能不全患者的药代动力学尚无研究。其药代动力学为线性，与年龄无关。

与健康志愿者比较，慢性心力衰竭患者（NYHA 心功能分级Ⅲ级）的比索洛尔血浆浓度较高，半衰期延长。每日口服 10 mg 后达稳态时的最大血浆浓度为（64±21）ng/ml，半衰期为（17±5）h。

【适应证】　高血压、冠心病（心绞痛）。伴有心室收缩功能减退（射血分数≤35%，根据超声心动图确定）的中度至重度慢性稳定型心力衰竭。在使用本品前，需要接受 ACE 抑制剂、利尿剂和选择性使用强心苷类药物治疗。

【用法与用量】

1. 对于所有适应证　应在早晨并可以在进餐时服用本品。用水整片送服，不应咀嚼。本品需按照医生处方使用。

2. 高血压或心绞痛的治疗　通常每日 1 次，每次 5mg。轻度高血压患者可以从 2.5mg 开始治疗。如果效果均不明显，剂量可增至每日 1 次，每次 10mg。本品剂量应该根据个体情况进行调整，应特别注意脉搏和治疗效果。本品宜长期用药。无医嘱不可改变本药的剂量，也不宜中止服药。如需停药时，应逐渐停用，不可突然中断。冠心病患者需特别注意。

3. 慢性稳定型心力衰竭（CHF）的治疗　开始治疗时患者病情必须稳定（无急性衰竭）。慢性心力衰竭标准治疗包括一种 ACE 抑制剂（或当对 ACE 抑制剂不耐受时使用血管紧张素受体拮抗剂）、β 受体阻滞剂、利尿剂，以及适当时使用强心苷类药物。本品治疗慢性稳定型心力衰竭需要经过特殊的剂量滴定期。建议在有治疗慢性心力衰竭经验的医生指导下使用本品。

（1）注意：治疗慢性稳定型心力衰竭必须首先经过剂量滴定期。使用比索洛尔治疗慢性稳定型心力衰竭应从低剂量开始，最大推荐剂量为 10mg，每日 1 次。建议在首次服用后及剂量递增期间严密监测生命体征（血压、心率）、传导阻滞和心力衰竭恶化的症状。

（2）剂量调整：若出现暂时的心力衰竭恶化、低血压或心动过缓，建议重新考虑合并用药的剂量。如有必要可以暂时降低比索洛尔的剂量，或考虑停药。当病情稳定后考虑重新开始本品治疗和（或）上调剂量。使用本品治疗慢性稳定型心力衰竭应长期用药。若没有医师指导，不得突然停药或变更剂量，因为可能导致暂时的病情恶化。尤其对于伴有缺血性心脏病的患者不能突然停药。如果需要停药，建议逐步降低剂量。

4. 特殊人群　①肾功能不全者慎用。肾透析患者使用比索洛尔的经验较少；但也没有证据表明该类患者的剂量需要调整。②老年患者不需要剂量调整。③高血压患者：通常初始剂量是每日 1 次 5mg，对有支气管痉挛的患者初始剂量可为 2.5mg。剂量可增加至 10mg，如必要可加到 20mg。有肝、肾功能不全的患者（肌酐清除率小于 40ml/min），使用初始剂量每日 2.5mg，在剂量递增时要谨慎，因为本品不可以透析置换。有症状的充血性心力衰竭：剂量须个体化，患者须在病情稳定后使用该药，剂量必须增加到患者能耐受的最高限度。

【禁忌证】　①急性心力衰竭或处于心力衰竭失代偿期需用静脉注射正性肌力药物治疗的患者；②心源性休克者；③二度或三度房室传导阻滞者（无心脏起搏器）；④病态窦房结综合征患者；⑤窦房阻滞者；⑥心动过缓者，治疗开始时心率少于 60 次/分；⑦血压过低者（收缩压<100mmHg）；⑧严重支气管哮喘或严重慢性肺梗阻的患者；⑨外周动脉阻塞性疾病晚期和雷诺综合征患者；⑩未经治疗的嗜铬细胞瘤患者；⑪代谢性酸中毒患者；⑫已知对比索洛尔及其衍生物或本品任何成分过敏的患者禁用。

【不良反应】　下述不良反应按照系统器官分类，发生率定义如下：非常常见（1/10）；常见（<1/10）；少见（<1/100）；罕见（<1/1000）；非常罕见（<1/10 000）。

1. 神经系统异常常见　头晕，头痛。

2. 实验室检查罕见　三酰甘油升高，肝酶升高（ALAT、ASAT）。

3. 眼异常罕见　泪液分泌减少（考虑患者是否使用了隐形眼镜）。

4. 非常罕见　结膜炎。

5. 耳和迷路异常罕见　听力障碍。

6. 心脏异常　①非常常见：心动过缓（慢性心力衰竭患者中）；②常见：既有心力衰竭恶化（慢性心力衰竭患者中）；③少见：房室传导障碍；心动过缓（高血压或心绞痛患者中）；既有心力衰竭恶化（高血压或心绞痛患者中）。

7. 血管异常　常见：肢端发冷或麻木；低血压，特别在心力衰竭患者中。

8. 呼吸道异常　①少见：在易患支气管痉挛的患者中（如支气管哮喘）出现呼吸短促（呼吸困难）；②罕见：过敏性鼻炎。

9. 胃肠道异常　常见主诉胃肠道病症，如恶心、呕吐，腹泻、便秘。

10. 肌肉骨骼和结缔组织异常　少见肌无力、肌肉抽筋。

11. 皮肤异常反应 ①罕见：过敏反应，如瘙痒、潮红，皮疹；②非常罕见：脱发。β受体阻滞剂可能会引起或加重银屑病，或引起银屑病样皮疹。

12. 全身不适 ①常见：衰弱（慢性心力衰竭患者中），疲劳；②少见：衰弱（高血压或心绞痛患者中）。

13. 生殖系统和乳房异常 罕见：性功能障碍。

14. 肝异常 罕见：肝炎。

15. 精神异常 ①少见：抑郁、睡眠障碍；②罕见：梦魇、幻觉。

仅用于高血压或心绞痛患者：这些症状特别容易在治疗开始时发生。一般程度轻微，并通常在 1~2 周后消失。

当出现上述不良反应或任何非预期反应时，请告知医生。为了避免严重的反应，当不良反应严重、突然发生或迅速恶化时，请立即告知医生。与其他 β₁ 受体阻断剂类似，不良反应与本品剂量相关。

【注意事项】

1. 用比索洛尔治疗慢性稳定性心力衰竭必须先从特殊的剂量滴定期开始，同时应进行定期的监测。

2. 以下情况使用本品时应特别注意：①糖尿病患者血糖水平波动较大时，可能会掩盖低血糖症状；②严格禁食；③正在进行脱敏治疗的患者；④一度房室传导阻滞、变异型心绞痛、外周动脉闭塞疾病的患者（症状可能加重，特别是在治疗开始时）。

3. 支气管哮喘和其他慢性阻塞性肺疾病患者使用本品时可能会引起相应的症状，所以应该同时给予支气管扩张治疗。哮喘患者使用本品偶见呼吸道阻力增加，因此应增加 β₂ 受体激动剂的剂量。

4. 和其他 β 受体阻滞剂一样，比索洛尔可能增加机体对过敏原的敏感性和加重过敏反应，此时肾上腺素治疗不一定会产生预期的治疗效果。

5. 全身麻醉 患者接受全身麻醉时，须告知麻醉师患者正在使用 β 受体阻滞剂。如果认为手术前必须停用本品，则须逐渐停药，完全停药 48h 后方可进行麻醉。

6. 患有银屑病或有银屑病家族史的患者，只有在慎重考虑利弊之后，方可决定是否应用 β 受体阻滞剂（如富马酸比索洛尔片）。

7. 嗜铬细胞瘤患者仅在使用 α 受体阻滞剂后才能服用比索洛尔进行治疗。

8. 使用比索洛尔治疗可能掩盖甲状腺毒症的症状。

9. 除非特别指明，否则使用比索洛尔进行治疗时不能突然停药。冠心病心绞痛患者使用 β 受体阻滞剂治疗突然停用时，可发生心绞痛恶化，甚至出现心肌梗死或室性心律失常，故应在一周内逐渐减量。

10. 在一项冠心病患者的研究中，比索洛尔不影响患者的驾驶能力。不过由于疗效反应的个体差异，使用本品可能会影响驾车或操纵机器的能力。尤其在开始服药、增加剂量及与酒精同服时更应注意。

11. 尚无比索洛尔治疗心力衰竭并伴有下列疾病或条件的治疗经验：①胰岛素依赖型糖尿病（1 型）；②严重肾功能损害；③严重肝功能损害；④限制型心肌病；⑤先天性心脏病；⑥有显著血流动力学改变的器质性瓣膜病；⑦3 个月内发生过心肌梗死者。

12. 运动员慎用。

13. 肾或肝损害时，要注意调整本品使用剂量。β 受体阻滞剂应该避免在重度心力衰竭患者中使用。但是在一些代偿性心功能不全患者中，使用 β 受体阻滞剂可能很必要。在这种状态下，β 受体阻滞剂使用要谨慎。

14. 支气管痉挛疾病、糖尿病和低血糖患者慎用。

【老年用药】　在老年患者中没有必要调整剂量，除非他们同时有明显的肾功能或肝功能不全。

【孕妇及哺乳期妇女用药】

1. 孕妇　比索洛尔可能损害孕妇和（或）胎儿、新生儿。一般情况下，β 受体阻滞剂能够降低胎盘灌注，而胎盘灌注与发育迟缓、子宫内死亡、吸收和早产有关；在胎儿和新生儿，可能发生低血糖和心动过缓等不良反应。如果必须使用 β 受体阻滞剂，选择性的 β_1 受体阻滞剂较为理想。除非明确了必须使用，否则孕妇不应使用比索洛尔。如果必须应用比索洛尔进行治疗，应该监测子宫胎盘血流量和胎儿的生长情况。一旦发现对孕妇和胎儿产生有害的作用，应该立即选择其他的治疗方法。必须对新生儿进行严密监测，出生后的前 3 天最易发生低血糖和心动过缓等症状。

2. 哺乳期妇女　本品是否经人乳汁排泄尚不清楚，因此，不建议哺乳期妇女应用比索洛尔进行治疗。

【儿童用药】　尚无儿科患者应用比索洛尔的经验，因此本品不能用于儿童。

【药物相互作用】

1. 不推荐的合并用药包括以下几种。

（1）用于慢性稳定性心力衰竭的治疗：合并用钙离子通道阻滞剂，会对收缩力、房室传导和血压产生负面影响。

（2）用于高血压和心绞痛的治疗：合并用钙离子通道阻滞剂，如维拉帕米和地尔硫䓬会对收缩力和房室传导产生负面影响。静脉给药的患者使用 β 受体阻滞剂治疗可导致显著的低血压和房室传导阻滞。

（3）用于所有适应证的治疗

1）可乐定：可增加反跳性高血压的风险，还可显著降低心率和心脏传导。

2）单胺氧化酶抑制剂（MAO-B 抑制剂除外）：可以增加 β 受体阻滞剂的降血压效应，同时也增加高血压危险的可能。

2. 合并用药时应特别注意以下情况。

（1）用于高血压和心绞痛的治疗：合并用钙离子通道阻滞剂，如二氢吡啶类衍生物（如硝苯地平），可能增大低血压的风险。有潜在心功能不全的患者，合并使用 β 受体阻滞剂可能会导致心力衰竭。

（2）用于所有适应证的治疗

1）Ⅰ类抗心律不齐药物（如丙吡胺、奎尼丁）：可能延长心房传导时间，增强负性肌力效应。

2）Ⅲ类抗心律不齐药物（如胺碘酮）：可能延长心房传导时间。

3）拟副交感神经药物（包括四氢氨基吖啶）：可能延长房室传导时间。

4）其他 β 受体阻滞剂，包括滴眼剂，可以增强其作用。

5）与可乐定联用时，需在本品停用几天之后才能停用可乐定，否则可能会引起血压急剧升高。

6）本品与麦角胺类衍生物（如含有麦角胺的抗偏头痛药物）合用时可能会增加外周循环的阻力。

7）胰岛素和口服抗糖尿病药物：增加降血糖效果。阻断 β 受体可能掩盖低血糖症状。宜定期监测血糖水平。

8）麻醉剂：减弱反射性心动过速，增加低血压的风险。在诱导和插管期间继续使用 β 受体阻滞剂可以降低发生心律失常的危险性。患者在接受比索洛尔治疗时，应该告知麻醉师。

9）洋地黄毒苷：减慢心率，延长房室传导时间。

10）前列腺素合成酶抑制剂：减弱降血压作用。

11）麦角胺衍生物：加剧外周循环紊乱。

12）拟交感神经药物：与比索洛尔合并用药时可以降低二者的作用。治疗过敏反应时需要增加肾上腺素的剂量。

13）三环类抗抑郁药、巴比妥类、吩噻嗪类和其他抗高血压药物：降血压作用增强。

14）利福平：可能由于诱导肝药酶而轻度降低比索洛尔的半衰期，通常不需要调整剂量。

15）甲氟喹：增大心动过缓的危险性。

【药物过量】　β 受体阻滞剂最常见的药物过量反应为心动过缓、低血压、支气管哮喘、急性心功能不全和低血糖。目前仅有少数比索洛尔药物过量（最大 2000 mg）的报道，患者出现心动过缓和（或）低血压，所有的患者均恢复。对单次高剂量比索洛尔敏感性的个体差异很大。

通常发生药物过量的情况，应该及时停药并给予支持性的对症治疗。有限的资料表明比索洛尔很难被透析除去。基于预期的药理学作用和其他 β 受体阻滞剂的使用经验，当临床需要时可以考虑以下处理方法。

1. 心动过缓　静脉注射阿托品。如果效果不好，可以小心给予异丙肾上腺素或其他正性变时性药物。有些情况下，应通过静脉植入心脏起搏器。

2. 低血压　应静注补充液体及应用血管升压药物，静脉注射高血糖素有益。

3. 房室传导阻滞（二度或三度）　应细心监护患者，适当静脉滴注异丙肾上腺素或通过静脉植入心脏起搏器。

4. 急性心力衰竭加剧　静脉注射利尿剂、正性肌力药物及扩血管药物。

5. 支气管痉挛　应用支气管扩张剂进行治疗，如异丙肾上腺素、β₂ 拟交感神经药和（或）氨茶碱。

6. 低血糖　静脉注射葡萄糖。

【制剂与规格】　片剂：每片 5mg、10mg。

奈必洛尔

【药品名称】　　国际通用名：奈必洛尔。英文通用名：nebivolol。

【药理作用】

1. 奈必洛尔属于一种强效、选择性的第三代 β 受体阻滞剂　　阻滞 β_1 受体的强度为阻滞 β_2 受体的 290 倍，而比索洛尔为 26 倍，阿替洛尔为 15 倍，普奈洛尔为 1.9 倍。因此，本品具有更高的选择性，不会引起支气管平滑肌和血管平滑肌收缩，无内源性拟交感活性。

2. 对心功能和血流动力学的影响　　奈必洛尔无明显负性肌力作用，相反，它对心功能有一定的保护作用，可降低心脏前负荷，而心脏后负荷无变化或略有下降。应用奈必洛尔后可使心力衰竭患者射血分数增加，而肺动脉压和肺毛细血管压无明显变化。

3. 对运动耐量的影响　　许多 β 受体阻滞剂可影响运动耐量，而奈必洛尔对运动耐量影响较小。奈必洛尔和阿替洛尔均能增加运动时每搏输出量，但奈必洛尔增加运动时心排血量，并显著降低总外周血管阻力，而阿替洛尔无此作用。

4. 扩血管作用　　奈必洛尔具有额外的扩血管作用，这是其区别于其他 β 受体阻滞剂的一个显著优点。奈必洛尔的左旋体和右旋体均有扩血管作用，但左旋体的扩血管作用是血管内皮依赖性的，即主要通过加强一氧化氮的作用来发挥其扩血管作用。奈必洛尔无肾上腺素能 α 受体阻滞作用，当使用 α 受体激动剂去氧肾上腺素后，它仍有扩血管作用。

5. 对代谢的影响　　奈必洛尔对代谢无明显不利影响，对高血压患者血糖无明显影响，不引起血清总胆固醇、低密度脂蛋白胆固醇、极低密度脂蛋白胆固醇、高密度脂蛋白胆固醇及载脂蛋白 A1 和载脂蛋白 B 的明显变化。奈必洛尔对肾脏血流动力学无明显影响。

6. 奈必洛尔可长期使用　　在连续用 3 年之后其仍能维持降压疗效，不会因药物耐受性而引起疗效降低。

奈必洛尔为长效心脏选择性 β_1 受体阻滞剂，是一种 1：1 消旋混合物，有 2 个对映异构体——D-奈必洛尔和 L-奈必洛尔，无膜稳定性和内源性拟交感活性。奈必洛尔的 β_1 受体阻滞作用及相关的抗高血压活性与其右旋体有关，单独使用右旋体，可观察到其他 β_1 受体阻滞剂引起的血流动力学变化特性；左旋体在治疗剂量基本没有 β 肾上腺素受体阻断特性，单独使用左旋体，显示有增强左心室功能、降低外周血管阻力的作用，对血压无显著影响。但 L-奈必洛尔的存在可增强 D-奈必洛尔降压和改善左心室功能的作用。动物实验显示，L-奈必洛尔的降压效应显著大于 D-奈必洛尔。资料显示，L-奈必洛尔的降压作用与外周阻力降低、抑制血浆肾素和醛固酮的释放有关。

【循证医学证据】

1. 治疗高血压研究　　已有三个多中心、随机、双盲、安慰剂对照试验证实了奈必洛尔单药治疗的降压效果。三个试验中奈必洛尔的剂量为 1.25～40mg，疗程 12 周。这三项单药临床试验共纳入 2016 例患者（1811 例使用奈必洛尔，205 例使用安慰剂）。这些患者均有轻中度高血压，基础舒张压为 95～109mmHg。患者分别接受奈必洛尔或安慰剂，每日 1 次，共 12 周。第一项及第二项临床试验研究了 1716 例高血压患者，平均年龄 54 岁，55% 为男性，26% 为非白种人，7% 合并糖尿病。第三项临床研究研究了 300 名黑种人高血压患者，平均年龄 51 岁，45% 为男性，14% 合并糖尿病。第四项安慰剂对照研究显示，当两种降压药（ACEI、ARB 及噻嗪类利尿药）降压效果欠佳时，加用奈必洛尔 5～20mg 可起到额外的降压效果。亚组分析显示不同年龄及性别组间的降压效果没有差异。奈必洛尔在黑种人中有明确的降压效果，但是奈必洛尔单药治疗在黑种人中的降压幅度比白人小。奈必洛尔的降压效果在 2 周时开始出现，可持续 24h。

509 例高血压患者参与的为期 4 周的多中心、双盲、随机、安慰剂、对照平行分组剂量研究显示，0.5～10mg 降低收缩压和舒张压的作用与剂量呈相关性。每日 1 次 2.5mg 以上剂量可达到明显的降压效果。每日 1 次 5mg 的降压疗效明显优于 2.5mg 或安慰剂。每日 1 次 10mg 的降压疗效并不优于每日 1 次 5mg。

在 114 例原发性高血压患者的多中心、双盲、安慰剂对照试验研究中发现，本品每日 5mg，连用 8 周，可降低仰卧位和直立位血压，并减慢心率，舒张压降至正常或降低 10% 以上者达 65%。

在轻度至中度高血压患者中进行的多项多中心、随机、双盲、对照研究表明，本品每日 5mg 或 10mg 降压疗效相当于阿替洛尔 50mg、美托洛尔 100mg、硝苯地平缓释制剂 20mg、每日 2 次或赖诺普利每日 10mg；明显优于依那普利每日 10mg、氢氯噻嗪每日 25mg 及安慰剂的疗效。

在 30 例非胰岛素依赖型糖尿病高血压患者参与的随机、双盲、平行分组对照研究中，本品 1 天 5mg，连用 6 个月的降压效果与阿替洛尔相似，且不影响胰岛素的敏感性。

10 例轻度至中度高血压和肾动脉硬化患者接受本品 1 天 5mg，连用 4 周。结果，患者的舒张压和血浆肾素明显下降，肾功能无明显改变。

2. 治疗心绞痛研究 在 16 例稳定型心绞痛患者中进行的随机、双盲、安慰剂、对照交叉研究中，给予本品 5mg，每日 1 次，连用 2 周，具有抗心绞痛和抗心肌缺血作用。本品能明显减慢休息和运动时的心率，降低血压，还可改善左心室的顺应性，降低心脏前后负荷，从而具有保护左心室功能的作用。

多项研究表明，本品 5mg，每日 1 次，可改善稳定型充血性心力衰竭患者的心脏功能。

【药代动力学】 口服奈必洛尔，2.4～3.1h 达血药浓度峰值，生物利用度为 12%～96%，食物对吸收无显著影响。服药后 6h 达最大抗高血压效应，多剂量服药后，抗高血压和心动过速的作用持续时间分别是 24h 和 48h。奈必洛尔的蛋白结合率约为 98%，分布容积为 695～2755L。药物在肝脏中广泛代谢，代谢物为无活性的羟化代谢物、葡萄糖醛酸奈必洛尔和葡萄糖醛酸羟化代谢物。不到 1% 的药物以原形随尿排泄，母体化合物的消除半衰期为 8～27h。

【适应证】 ①用于高血压，可单用或与其他药物联用（国外资料）。②有用于心绞痛、心肌梗死、心律失常、充血性心力衰竭的报道，但疗效尚未确定（国外资料）。

【用法与用量】

1. 高血压

（1）治疗 I 级和 II 级（轻度至中度）高血压的最有效和常用剂量是 1 次 5mg，每日 1 次。与其他 β 肾上腺素受体阻断药相同，奈必洛尔剂量必须个体化，应逐渐加量，直至达到最佳血压控制。

（2）一般而言，服用给定剂量获得最佳抗高血压效果所需的时间变化不定（从几日到几周），故必须经历足够的试验期，才能确认给定剂量或治疗失败。

（3）停止治疗时，约需 2 周的时间逐渐减量。

2. 心绞痛

（1）尚未确定常用有效口服治疗剂量。但一项包括稳定型心绞痛的小型研究表明，奈必洛尔 1 次 5mg，每日 1 次，在预防局部缺血方面与阿替洛尔同样有效。

（2）停止治疗时，约需 2 周的时间逐渐减量，并在停药后 2～3 周将体力活动限制到最低，以避免心绞痛反跳和其他严重心血管疾患（心肌梗死、心律失常、猝死）。

3. 心肌梗死

（1）尚未确定常用有效口服治疗剂量。

（2）停药时应逐渐减量。

4. 心律失常

（1）尚未确定常用有效口服治疗剂量。

（2）停止治疗时，约需 2 周的时间逐渐减量，以避免严重心血管疾患（心肌梗死、心律失常、猝死）。

5. 充血性心力衰竭 尚未确定常用有效口服治疗剂量。但有资料提示，1 次 5mg、每日 1 次的剂量治疗充血性心力衰竭可能安全、有效。

6. 肾功能不全 应考虑减少肾功能不全者的初始剂量。建议初始剂量为每日 2.5mg，逐渐加量。

7. 肝功能不全 可能需调整剂量。不建议慢性肝脏疾病患者使用奈必洛尔。

【**不良反应**】

1. 心血管系统 可见心率下降、心动过缓、心悸、低血压、心力衰竭、心脏传导阻滞、肢冷等。

2. 精神神经系统 最常见疲乏、嗜睡、头昏和头痛；较少见失眠、神经质症和焦虑。

3. 代谢/内分泌系统 β受体阻滞剂可致 1 型糖尿病（胰岛素依赖）患者出现低血糖，且低血糖反应可延长、加重或发生症状改变。2 型糖尿病（非胰岛素依赖）患者使用β受体阻滞剂后低血糖的发生率明显降低，更常见高血糖。但因 β_2 受体参与部分血糖调节，故 β_1 选择性药物对糖尿病患者的血糖、胰岛素和胰高血糖素的影响可能较小。

4. 呼吸系统 有试验表明，奈必洛尔单剂 5mg 对肺功能[如肺活量（VC）、第一秒用力呼气量（FEV_1）、用力肺活量（FVC）、最大呼气流量（PEF）]无显著影响。

5. 肌肉骨骼系统 罕见服药期间发生肌痛的报道。

6. 泌尿生殖系统

（1）罕见服药期间发生阳痿的报道。

（2）奈必洛尔长期治疗中尚未观察到对肾功能（血清肌酸酐、肾小球滤过率、肾血流量）的不良影响。

7. 胃肠道 有引起恶心的报道。

8. 血液 未见血液学不良反应。

9. 过敏反应

（1）有出现细胞介导性变态反应，引起全身接触性皮炎的个案报道。

（2）可能使过敏治疗或超敏反应加重和失败，可能使患者对已知变应原（如蜂毒）的正常变态反应恶化。

10. 其他　尚无奈必洛尔引起反跳或撤药反应的报道，但仍需对高血压和（或）心绞痛患者进行大量、长期研究以证实。

【禁忌证】　①对奈必洛尔过敏。②心源性休克。③明显心力衰竭。④二度、三度房室传导阻滞。⑤重度窦性心动过缓。

【注意事项】

1. 以下情况慎用　①麻醉（或外科手术）状态（因心肌抑制）。②支气管痉挛性疾病。③脑血管供血不足。④充血性心力衰竭。⑤糖尿病。⑥肝脏疾病。⑦甲状腺功能亢进（或甲状腺毒症）。⑧重症肌无力。⑨外周血管病。

2. 用药前后及用药时应当检查或监测　应监测血压和心率。

3. 研究表明，作为心肌梗死患者的初始治疗，早期（症状发作后几小时）静脉给予β受体阻滞剂优于口服给药。静脉给药能快速控制心率和收缩性。有建议治疗早期采用静脉给予β受体阻滞剂，接着口服给药持续数年，与单用静脉或口服给药比较，疗效更好。另有资料显示，心肌梗死患者停用β受体阻滞剂与发生新的梗死和（或）不稳定型心绞痛的风险升高有关。

4. 甲亢患者的高摄取率可致β受体阻滞剂的清除增加，当患者的甲状腺功能正常时，可能需减少β受体阻滞剂的剂量。

【孕妇及哺乳期妇女用药】　对妊娠的影响尚不明确。是否经乳汁分泌尚不明确。

【儿童用药】　不建议慢性肝脏疾病患儿使用奈必洛尔。

【老年用药】　老年患者在使用本药时应从小剂量开始给药。

【药物相互作用】

1. 与齐留通合用，可致β阻断作用显著增强。可能机制为两者在肝代谢和蛋白结合方面的竞争性抑制。合用时应谨慎。

2. 与当归合用，可致低血压。其机制可能是当归抑制β受体阻滞剂的肝细胞色素 P450 酶代谢。两药合用时，应密切监测血压。

3. 与二氢吡啶钙通道阻滞剂（或维拉帕米）合用，两者的心血管作用相加（维拉帕米还可降低某些β受体阻滞剂的代谢），导致低血压和（或）心动过缓。必须合用时，应仔细监测心功能，尤其是对易发生心力衰竭的患者。

4. 与米贝地尔合用，可致低血压、心动过缓和房室传导阻滞。其机制可能是两药的心血管效应叠加及米贝地尔抑制β受体阻滞剂的肝代谢所致。因此停用米贝地尔与开始β受体阻滞剂治疗之间应有一个 7~14d 的洗脱期。必须合用时，应仔细监测心功能，特别是对易发生心力衰竭或缓慢型心律失常的患者。

5. 与地尔硫䓬合用，可致低血压、左心室衰竭和房室传导阻滞。可能机制为两药的心血管效应叠加及地尔硫䓬使某些经肝代谢的β受体阻滞剂代谢降低所致。必须合用时，应仔细监测心功能，特别是对易发生心力衰竭的患者。经肝代谢的β受体阻滞剂可能需调整剂量。

6. β受体阻滞剂与胺碘酮合用，两者的心脏效应叠加，可致低血压、心动过缓或心脏停搏。因此，对正使用 β 受体阻滞剂的患者，尤其是怀疑有潜在窦房节功能障碍的患者（如心动过缓、病态窦房结综合征或部分房室传导阻滞），应慎用胺碘酮。必须合用时应严密监测心功能。

7. 与苄普地尔（或氟桂利嗪、利多氟嗪、加洛帕米、哌克昔林）合用，两者的心血管作用相加，可致低血压、心动过缓和房室传导阻滞。必须合用时，应严密监测心功能，特别是对易发生心力衰竭或缓慢型心律失常的患者。

8. 与地高辛合用，两药的心脏作用相加，并可能增加地高辛的生物利用度，导致房室传导阻滞和可能的地高辛毒性。合用时应仔细监测心电图和地高辛的血清浓度，酌情调整剂量。

9. 有报道称芬太尼麻醉期间合用钙离子通道拮抗剂和 β 受体阻滞剂导致患者发生严重低血压，合用应谨慎。

10. 使用 β 受体阻滞剂的患者对 α 受体阻滞剂的首剂低血压反应可能加重。可能机制为 β 受体介导的代偿性心率增加被抑制。必须合用时，α 受体阻滞剂的初始剂量应较常用剂量小，并宜于睡前用药，同时应密切监测患者的低血压征兆。

11. 与可乐定合用，可加剧可乐定的撤药反应（急性高血压）。可能机制为 α 肾上腺素能刺激加重血压反弹。因此，两药同用者停用可乐定时应密切监测高血压反应，可停用 β 受体阻滞剂几日后逐渐减少可乐定的剂量，也可使用拉贝洛尔代替可乐定，并根据患者血压调整拉贝洛尔的剂量（800～1200mg）。若出现高血压危象，可用 α 受体阻滞剂，如酚妥拉明或哌唑嗪。

12. 与莫索尼定合用期间若突然停用莫索尼定，可能导致反跳性高血压。故停止联合治疗时，应先停用 β 受体阻滞剂，然后于几日内逐渐停用莫索尼定，同时密切监测血压。

13. 甘草浸膏诱导盐皮质激素反应，降低 β 受体阻滞剂的药效，两者避免同用。

14. 育亨宾增加去甲肾上腺素的释放，降低 β 受体阻滞剂的疗效，两药应避免联用。

15. 利福布汀可能诱导本病的代谢，使奈必洛尔疗效降低。合用时应监测奈必洛尔疗效，并可能需增加奈必洛尔的剂量。

16. 麻黄中麻黄碱和伪麻黄碱的拟交感神经活性可拮抗 β 受体阻滞剂的降压效应，使用抗高血压药物的患者应避免使用麻黄。

17. 圣约翰草可诱导细胞色素 P450 3A4，使奈必洛尔代谢加快、疗效降低，不推荐两药联用。如联用，可能需增加奈必洛尔剂量以达治疗目的；停用圣约翰草前，可能需减少奈必洛尔剂量。

18. 与非类固醇抗炎药合用，可致奈必洛尔的降压作用降低。可能机制为血管舒张物质和前列腺素的生成减少。必须合用时，应仔细监测血压，酌情调整奈必洛尔剂量。

19. 与甲基多巴合用，在生理应激或接触外源性儿茶酚胺类药物期间可致高血压反应加重、心动过速或心律失常。合用时应密切监测血压，特别是在过度生理应激或使用外源性儿茶酚胺类药物（如苯丙醇胺）治疗期间。

20. β 受体阻滞剂可减弱阿布他明的反应，导致阿布他明试验结果不可靠。给予阿布他明前至少应停用 β 受体阻滞剂 48h。

21. β 受体阻滞剂抑制交感神经对非诺多巴的反射性反应，可致低血压反应加剧，两药避免合用。

22. β 受体阻滞剂与抗糖尿病药合用，可致低血糖、高血糖或高血压。可能机制为糖代谢改变和 β 受体的阻滞作用所致。故糖尿病患者使用 β 受体阻滞剂，应仔细监测患者的血糖，观察糖尿病控制情况（心脏选择性 β 受体阻滞剂，如阿替洛尔、美托洛尔较少引起糖代谢紊乱，较少掩盖降血糖的作用）。

23. 奥洛福林与 β 受体阻滞剂合用，可能导致低（或高）血压伴心动过缓。合用时应谨慎，应密切监测血压和心率，并酌情调整剂量。

【药物过量】 在临床试验及上市后经验中可见奈必洛尔过量的报道。奈必洛尔过量最常见的症状、体征是心动过缓及低血压。其他重要的不良反应包括心力衰竭、头晕、低血糖、乏力及呕吐、支气管痉挛及房室传导阻滞。世界范围内已知摄入奈必洛尔的最大剂量是一人企图自杀时摄入 500mg 奈必洛尔及阿司匹林。摄入后出现了多汗、苍白、意识淡漠、运动能力减退、低血压，窦性心动过缓、低血糖、低血钾、呼吸困难及呕吐，随后症状逐渐缓解。由于奈必洛尔与血浆蛋白结合紧密，血液透析并不能加快奈必洛尔清除。一旦出现药物过量，应维持生命体征稳定并对症治疗。基于药物作用机制，结合其他 β 受体阻滞剂过量的处理，当奈必洛尔摄入过量时，应停止奈必洛尔，并加用如下措施。

1. 窦性心动过缓 静脉使用阿托品，若效果欠佳，异丙肾上腺素等具有正性变时作用的药物也可谨慎使用。必要时可经胸或经静脉植入起搏器。

2. 低血压 静脉补液并使用血管收缩剂，静脉使用胰高血糖素可能有用。

3. 房室传导阻滞（二度或三度） 密切监测，静脉使用异丙肾上腺素，必要时可经胸或经静脉植入起搏器。

4. 充血性心力衰竭 初始使用洋地黄及利尿剂，必要时可使用正性肌力药及血管舒张剂。

5. 支气管痉挛 使用支气管舒张剂，如吸入短效 β 受体激动剂或氨茶碱。

6. 低血糖 静脉使用葡萄糖，可多次重复使用，必要时可使用胰高血糖素。

支持治疗须持续至临床状况稳定后，低剂量奈必洛尔的半衰期为 12～19h。

【制剂与规格】 片剂，每片 5mg。

醋 丁 洛 尔

【药品名称】 国际通用名：醋丁洛尔。英文通用名：acebutolol。

【药理作用】 醋丁洛尔是中长效的 $β_1$ 受体阻滞剂。它的作用强度是普萘洛尔的 1/10～1/5。产生拟交感活性所需剂量是 β 受体阻滞剂剂量的 2～3 倍。其减慢静息时的心率较普萘洛尔小。该药抑制心肌的作用较普萘洛尔弱，对外周血管阻力的作用也不甚明显。醋丁洛尔属于中度亲脂性药物，醋丁洛尔对正常人的代谢无明显影响。

【药代动力学】 肠道吸收，2～4h 血浆浓度达峰。84% 与血浆蛋白结合。血浆中半衰期为 3～6h。其代谢产物二醋洛尔有选择性 β 受体阻滞作用，在血浆中消除半衰期超过 12h。

【适应证】 高血压、冠心病、心绞痛和心律失常。

【用法与用量】 200～400mg 每日服 1 或 2 次，治疗心绞痛的疗效与普萘洛尔相似。抗心律失常作用与普萘洛尔、奎尼丁疗效相近，减少室性期前收缩的次数。

【不良反应】【禁忌证】　与阿替洛尔相似。

【制剂与规格】　片剂：每片 200mg。

艾 司 洛 尔

【药品名称】　国际通用名：艾司洛尔。英文通用名：esmolol。

【药理作用】　为超短效选择性 β 受体阻滞剂。电生理效应与美托洛尔相似。静脉注射后数秒钟即出现 β 受体阻滞效应。

【药代动力学】　血药浓度 T_{max} 约为 5min，血浆消除半衰期仅 9.2min。分布半衰期为 2min，艾司洛尔被广泛分布于红细胞内的酯酶降解，73%～88% 以降解产物形式从尿中排泄，以原药形式排出不足 2%。

【适应证】　快速心房扑动、心房颤动和窦性心动过速等心律失常。也适用于急性心肌缺血、急性高血压及发生在诱导麻醉、插管、外科手术中或手术后的心动过速。

【用法与用量】　静脉给药后 6～10min 血流动力学作用最大，20min 作用已基本消失，对平均动脉压、心排血量、心率及外周血管阻力均无影响，主要阻滞心肌 β_1 受体，大致与美托洛尔等效。当剂量增至 40～100 倍时，才阻滞支气管和血管平滑肌的 β_2 受体。艾司洛尔的静脉滴注有效剂量每分钟 50～300μg/kg，但多数患者每分钟 50～150μg/kg 即可显效。最初输入每分钟 25μg/kg，以后每隔 5min 以每分钟 50μg/kg 的速度递增，最大不超过每分钟 300μg/kg。除 5% 碳酸氢钠溶液外，可与大多数注射液配伍。

【不良反应】　除低血压或使心力衰竭加重外，无明显不良反应。静脉滴注末不良反应常很快消失，可作为紧急治疗用药。

【禁忌证】【注意事项】和【孕妇及哺乳期妇女用药】　参见阿替洛尔。

【制剂与规格】　注射剂：每支 100mg。

三、多受体阻滞剂

卡 维 地 洛

【药品名称】　国际通用名：卡维地洛。商用名：达利全、金络、络德。英文通用名：carvedilol。英文商用名：Dilatrend。

【药理作用】　为一种有多种作用的肾上腺素受体阻滞剂，具有非选择性的 β_1 和 β_2 肾上腺能受体阻滞、α_1 受体阻滞和抗氧化特性。通过选择性阻滞 α_1 肾上腺能受体而扩张血管。通过其血管扩张作用减少外周阻力，并有抑制肾素-血管紧张素-醛固酮系统的作用，使血浆肾素活性降低，并很少发生液体潴留。本品无内在拟交感活性，与普萘洛尔相似，它具有膜稳定特性。该药是一种强效抗氧化物和氧自由基清除剂。试验证实本品及其代谢产物均具有抗氧化特性。

【循证医学证据】

1. US 卡维地洛试验　由 4 项试验组成，共入选 1094 例缺血性或非缺血性心肌病患者。其中第 3、4 项试验均未能达到预定的主要终点，即改善运动耐量，但均降低死亡和住院的复合危险性（二级终点）。有关生存率的综合分析显示，安慰剂组病死率 7.8%（31 例），卡维地洛组病死率 3.2%（22 例），卡维地洛组降低死亡危险性 65%，因而提前结束试验。

2. 哥白尼试验（carvedilol prospective randomised cumulative survival trial，COPERNICUS）入选休息或轻微活动时有心力衰竭症状，LVEF＜25% 的严重心力衰竭患者 2289 例，平均随访 10.4 个月，由于卡维地洛组显著降低病死率 35%，提前结束试验。

【**药代动力学**】　口服生物利用度 10%～47%，药物与血浆蛋白结合率约 95%，口服后 1～3h 血药浓度达峰，消除半衰期为 6h，主要经肝脏代谢后被清除，极少部分（0.3%）以原药形式从肾脏排泄。已知卡维地洛在体内的三个主要代谢产物较原药有更强的抗氧化作用。16% 的代谢产物从肾脏排泄，60% 以上由粪便排出。

【**适应证**】　有症状的充血性心力衰竭、高血压及心动过速性心律失常。

【**用法与用量**】

1. 有症状的充血性心力衰竭　剂量须个体化，增加剂量期间医生需密切观察。接受地高辛、利尿剂、ACEI 治疗的患者须在病情稳定后使用卡维地洛。推荐开始 2 周的剂量为每次 3.125mg，每日 2 次，若耐受好，可间隔至少 2 周后将剂量增加 1 倍，每次 6.25mg，每日 2 次，然后每次 12.5mg，每日 2 次，再到每次 25mg，每日 2 次。剂量必须增加到患者能耐受的最高限度。体重小于 85kg 者，最大推荐剂量为 25mg，每日 2 次；体重大于 85kg 者，最大推荐剂量为 50mg，每日 2 次。每次剂量增加前，医生需评估患者有无心力衰竭加重或血管扩张的症状。如出现一过性心力衰竭加重或水钠潴留，须增加利尿剂的剂量。有时需减少卡维地洛的剂量或暂时中止本药的治疗。卡维地洛停药超过 2 周时，再次用药应从每次 3.125mg，每日 2 次开始，然后按上述推荐方法增加剂量。

2. 原发性高血压　成人开始 2 天的推荐剂量为每次 12.5mg，每日 1 次，以后每次 25mg，每日 1 次，如病情需要可在 2 周后将剂量增加到最大推荐用量每日 50mg，每日 1 次或分 2 次服用。治疗不能骤停，必须逐渐减量。

【**不良反应**】

1. 中枢神经系统　偶尔发生轻度头晕、头痛、乏力，特别是在治疗早期。抑郁、睡眠紊乱、感觉异常罕见。

2. 心血管系统　治疗早期偶尔有心动过缓、直立性低血压，很少有晕厥。可使原有的间歇性跛行或有雷诺现象的患者症状加重。水肿和心绞痛均不常见。心力衰竭患者可有头晕，偶尔出现不同部位不同程度的水肿，完全性房室传导阻滞或进展性心力衰竭罕见。

3. 呼吸系统　有哮喘或呼吸困难倾向的患者偶尔发病。鼻塞罕见。

4. 消化系统　胃肠不适偶见，便秘和呕吐不常见。

5. 皮肤和附件　可出现皮肤反应，个别患者可有荨麻疹、瘙痒、扁平苔藓样皮肤反应。可能会发生银屑样皮肤损害或使原有的病情加重。

6. 生化和血液系统　偶见血清转氨酶升高，血小板减少，白细胞减少。

7. 代谢　可使原有糖尿病的患者病情加重，并抑制反向葡萄糖调节机制。心力衰竭患者偶见体重增加及高胆固醇血症。

8. 其他　四肢疼痛偶见。口干、排尿障碍、性功能减退、视觉障碍及眼部刺激感罕见。

可有眼干症状。有心力衰竭和弥漫性血管病变和（或）肾功能不全的患者可能会进一步加重肾功能损害，个别病例可出现肾衰竭。

【禁忌证】　纽约心脏病协会 NYHA 心功能分级为Ⅳ级的失代偿性心力衰竭、哮喘或伴有支气管痉挛的慢性阻塞性肺疾病、肝功能异常、二至三度房室传导阻滞、严重心动过缓（心率小于 50 次/分）、心源性休克、病态窦房结综合征、严重低血压（收缩压＜85 mmHg）和对卡维地洛过敏者。

【注意事项】

1. 对已用洋地黄、利尿剂及血管紧张素转化酶抑制剂控制病情的充血性心力衰竭的患者，应慎用。

2. 伴有糖尿病的充血性心力衰竭的患者使用卡维地洛时，可能会使血糖难以控制。故在使用本药的开始阶段，应定期监测血糖并相应调整降糖药的用量。

3. 充血性心力衰竭的患者在增加卡维地洛剂量期间，可能使心力衰竭和水钠潴留加重，此时应增加利尿剂的用量，并在以上情况恢复前不再增加其用量。

4. 有支气管痉挛倾向的患者若在治疗中发现任何支气管痉挛的证据，均应及时减少其用量。

5. 停止卡维地洛治疗时，不能突然停药，伴有缺血性心脏病的患者应逐渐减少用量然后停药（1～2 周）。

6. 该药可能掩盖甲状腺功能亢进的症状。

7. 可能会增加患者过敏的机会或导致过敏反应加重，正在接受脱敏治疗的患者应慎用。

8. 嗜铬细胞瘤患者使用本品前，应先使用 α 受体阻滞剂。

9. 外周血管失调的患者（如有雷诺现象）应用卡维地洛可能会加重病情。

10. 本品可诱发心动过缓，如心率＜55 次/分，须减量。

11. 卡维地洛与维拉帕米及地尔硫䓬等钙通道阻滞药或其他药物合用时，需严密监测患者的心电图和血压情况。

【儿童用药】　尚无 18 岁以下患者使用本药安全性及疗效的研究资料。

【药物相互作用】

1. 卡维地洛可增强其他联合使用的抗高血压药物（如 α 受体拮抗剂）的作用，或产生低血压。

2. 与维拉帕米或地尔硫䓬等钙通道阻滞药或Ⅰ类抗心律失常药合用时，应严密监测患者的心电图和血压情况，并严禁静脉联合使用此类药物。

3. 与地高辛合用时，可使地高辛的稳态谷浓度增加 16%，应加强对地高辛血药浓度的监测。

4. 在终止卡维地洛与可乐定联合用药时，应先停用卡维地洛，几天后再将可乐定逐渐减量。

5. 卡维地洛可能会增强胰岛素或口服降糖药的作用，而低血糖的症状和体征（尤其是心动过速）可能被掩盖或减弱。

6. 与利福平等肝药酶诱导剂合用时，其血药浓度可能会降低；与西咪替丁等肝药酶抑制剂合用时，会使其血药浓度增高。

7. 麻醉期间使用时，应密切观察卡维地洛与麻醉药协同导致的负性肌力作用及低血压。与强心苷联合使用可能延长房室传导时间。

【制剂与规格】 片剂：每片 6.25mg、25mg。

阿 罗 洛 尔

【药品名称】 国际通用名：阿罗洛尔。商用名：阿尔马尔。英文通用名：arotinolol。

【药理作用】

1. α、β 受体阻滞作用 本药有 α 及 β 受体阻滞作用，其作用比值约为 1:8。

2. 降压作用 本品具有明显降低血压的作用；并具有抑制高血压所致心、肾等血管病变的作用。本药通过适宜的 α 受体阻滞作用，在不使末梢血管阻力升高的情况下，通过 β 受体阻滞作用产生降压效果。

3. 抗心绞痛作用 通过 β 受体阻滞作用抑制亢进的心功能，减少心肌耗氧量，纠正心肌的氧气供需不均状态。

4. 抗心律失常作用 在三氯甲烷诱发心律失常（小鼠）及三氯甲烷-肾上腺素诱发心律失常（犬）的试验中证实具有抗心律失常作用。

5. 抗震颤作用 本药的抗震颤作用为骨骼肌 β_2 受体阻滞作用，其作用为末梢性。未发现本药有内在拟交感活性及膜稳定作用。

【药代动力学】 健康成人 1 次口服 10mg 后，吸收迅速，无肝脏首过效应。约 2h 后浓度达峰，消除半衰期约 10h。本药在血浆蛋白结合率为 91%。连续给药时，无蓄积性。本药在肝脏中分布浓度最高，其次为肾脏、肺组织。本药经肝、肾代谢，在血及尿中的活性代谢产物为氨基甲酰基水解物，本药主要经肠道排泄，在尿中原形排泄率为 4%～6%。

【适应证】 高血压、心绞痛、心动过速性心律失常、特发性震颤。

【用法用量】

1. 高血压（轻度～中度）、**心绞痛、心动过速性心律失常** 成人剂量为每次 10mg，每日 2 次口服。可适当增减剂量，疗效不充分时，可增至每日 30mg。

2. 特发性震颤 成人剂量从每日 10mg 开始给药。疗效不充分时，可按照每次 10mg，每日 2 次的维持量口服。但不得超过 1 天 30mg。

【不良反应】 主要的不良反应有心动过缓、眩晕及站立不稳、乏力及倦怠感。主要实验室检查值异常有 AST（GOT）、ALT（GPT）升高、三酰甘油、尿酸值升高。严重不良反应包括心力衰竭、房室传导阻滞、窦房传导阻滞、病态窦房结综合征、心动过缓。定期检查心功能，出现上述症状时，采取减量或停药等适当处置方法。

【禁忌证】 明显窦性心动过缓、房室传导阻滞（二度、三度）、窦房传导阻滞、病态窦房结综合征、糖尿病酮症酸中毒、代谢性酸中毒，有可能出现支气管哮喘、支气管痉挛的患者，心源性休克、肺动脉高压所致右心力衰竭竭、充血性心力衰竭、未治疗的嗜铬细胞瘤、孕妇或有妊娠可能的妇女、对本药成分有过敏病史的患者。

【注意事项】 下列患者应慎重给药：有充血性心力衰竭可能的患者，特发性低血糖症、控制不充分的糖尿病、长时间禁食状态、低血压、房室传导阻滞（一度）、严重肝功能、肾功能障碍的患者，末梢循环障碍的患者（雷诺综合征、间歇性跛行症等）。

【孕妇及哺乳期妇女用药】　不得用于孕妇或有妊娠可能的妇女。在服药期间应避免哺乳。

【儿童用药】　尚未确立本药对早产儿、新生儿及婴幼儿的安全性。

【老年患者用药】　老年患者应注意下列事项，从小剂量开始，一般不宜过度降压。老年患者多见心功能不全，易引起血压过度下降和心动过缓。需停药时，应缓慢减量。

【制剂与规格】　片剂：每片5mg、10mg。

拉 贝 洛 尔

【药品名称】　国际通用名：拉贝洛尔。英文通用名：labetalol。

【药理作用】　盐酸拉贝洛尔是水杨酸胺衍生物，它兼有 α_1 受体的竞争性阻滞剂，也有非选择性的 β 受体阻滞剂，无内在拟交感活性，与普萘洛尔相似，它具有膜稳定特性。其 β 受体阻滞作用较普萘洛尔为弱，抑制异丙肾上腺素引起的心动过速作用为普萘洛尔的 1/17，α 受体阻滞作用和 β 受体阻滞作用比例为 1：3～1：7。其抗高血压作用，主要通过阻滞 β 受体得以实现，静脉注射给药后的快速扩血管作用是通过阻滞 α 受体发挥的。静脉注射拉贝洛尔，使血压和外周血管阻力减低，而卧位心排血量和每搏输出量通常不变。但立位或运动时的心排血量则明显减低，可能与立位或运动时的心率减慢有关。

【药代动力学】　口服吸收好，生物利用度为 30%～40%，血浆达峰浓度发生时间在口服后 1～2h。血清蛋白结合率为 50%。消除半衰期是 3.5～4.5h。拉贝洛尔具有亲脂性，经肝脏、肠壁代谢，本品主要以代谢物形式从肾脏排泄。大约 5%的剂量在尿中以原形排出。

【适应证】　各种类型的高血压急症，如高血压危象、嗜铬细胞瘤危象、先兆子痫、高血压脑病、大面积烧伤引起的高血压、伴有冠状动脉疾病的高血压和手术后高血压，也可用于麻醉中控制血压。

【用法与用量】

1. 口服　100mg/次，每日 2～3 次，2～3d 后根据需要加量。常用维持量 400～800 mg每日 2 次。饭后服用。

2. 静脉注射　25～100mg/次，用 10%葡萄糖稀释至 20～40ml，于 10min 内缓慢静脉注射，如无效可于 15min 后重复注射 1 次，直至产生理想降压效果，总量不应超过 200mg。

3. 静脉滴注　100mg 加入 5%葡萄糖溶液或 0.9%生理盐水稀释至 250ml 中，以 1～4 mg/min 的速度静脉滴注，直至产生理想降压效果，总量不应超过 200mg，嗜铬细胞瘤危象患者可至 300mg。

【不良反应】　头晕、瘙痒、乏力、恶心、胸闷，少数患者可发生直立性低血压。

【禁忌证】　脑出血、心动过缓、传导阻滞及支气管哮喘患者禁用。

【注意事项】　心脏及肝肾功能不全者慎用。给药期间患者应保持仰卧位，用药后要平卧 3h，以防直立性低血压发生。

【孕妇及哺乳期妇女用药】　本品可安全用于妊娠高血压妇女。不影响胎儿发育。乳汁中的浓度是血液中浓度的 22%～45%，哺乳期慎用。

【儿童用药】　尚未确立本药对早产儿、新生儿及婴幼儿的安全性。

【老年患者用药】　老年患者用本品生物利用度高，应适当减少用药剂量。

【药物相互作用】　①西咪替丁可增加本品的生物利用度。②本品与三环类抗抑郁药合用时可产生震颤。③本品可减弱硝酸甘油的反射性心动过速，但降压作用可协同。④与 α 或 β 受体拮抗药、利尿药合用可增加疗效，但宜减量。

【药物过量】　尚不明确。

【制剂与规格】　注射剂：每支 50mg/10ml；片剂：每片 100mg。

贝 凡 洛 尔

【药品名称】　国际通用名：贝凡洛尔。商用名：卡理稳。英文通用名：bevantolol。

【药理作用】　包括选择性的 β_1 受体阻滞、轻度 α_1 受体阻滞和轻度钙离子拮抗作用。本药对抗异丙肾上腺素的作用较阿替洛尔强，对 β_1 受体的阻滞作用较 β_2 受体的阻滞作用强 11.5～32 倍。贝凡洛尔无内源性拟交感活性，但具有膜稳定特性。β_1 受体和 α_1 受体阻滞效力比约为 14∶1。本药的 α_1 受体阻滞和钙离子拮抗作用之比约为 4∶1。自发性高血压大鼠（SHR）、肾性高血压大鼠和高血压大鼠在服用本药后立刻显示出稳定的降压作用。对心脏不产生过度的抑制，对脂质代谢也无不利的影响。

【循证医学证据】　本药对轻中度原发性高血压治疗的有效率为 62%，对重度原发性高血压治疗的有效率为 83.3%，对伴有肾功能不全的高血压治疗的有效率为 75.0%。在降低血压的同时，不影响血压的昼夜节律，能维持 24h 平稳降压。

【药代动力学】　健康成年人口服盐酸贝凡洛尔的生物利用度为 57%，其首过效应明显。单次口服盐酸贝凡洛尔约 1h 后达到最大血药浓度（C_{max}）、达峰时间（T_{max}）为（0.75±0.27）h，半衰期（$T_{1/2}\beta$）为约 10h。95%以上的药物与血浆蛋白结合。药物主要通过代谢失活。其代谢物为化合物和氧化物，主要经过尿与粪便排泄，其中以原药形式排泄不足 1%。连续给药体内无积蓄。餐后服药药物的吸收延迟、达峰时间约推迟 75min，但对生物利用率无影响。

【适应证】　高血压。

【用法和用量】　成人口服，1 次 100mg，每日 2 次。降压效果不佳时，可增加剂量至每日 200mg，每日 2 次。

【不良反应】

1. 神经系统　头痛、头晕、嗜睡、失眠。

2. 心血管系统　低血压、胸痛、房室传导阻滞、窦性心动过缓、心悸及心胸比率增大。

3. 呼吸系统　咳嗽、气喘。

4. 消化系统　口渴、嗳气、恶心、呕吐、腹部不适、便秘及腹泻。

5. 泌尿系统　排尿困难、尿频。

6. 过敏反应　发热、湿疹、瘙痒。

7. 眼睛症状　闪光、幻视、泪液分泌减少等症状。

【禁忌证】　糖尿病酮症酸中毒、代谢性酸中毒、心源性休克、充血性心力衰竭、肺动脉高压引起的右心力衰竭竭、严重的窦性心动过缓、房室传导阻滞（二、三度）、窦房传导阻滞、支气管哮喘、孕妇或可能已妊娠的妇女及对本品过敏的患者忌用。

【注意事项】　下列患者慎用：①本品有诱发心力衰竭的可能性，应对此类患者谨慎给药；②特发性低血糖症、控制不良的糖尿病、长期处于无法进食状态下的患者应慎用；③严重肾功能不全者，从小剂量开始给药；④严重肝功能不全患者应慎用；⑤手术前 48h 以内不用药为宜。

【儿童用药】　对儿童的安全性尚未确立。

【孕妇及哺乳期妇女用药】　不得用于孕妇或有妊娠可能的妇女。在服药期间应避免哺乳。

【老年用药】　老年患者在使用本药时应从小剂量开始给药。

【药物相互作用】

可与下列药物发生相互作用：引起低血压的药物、非甾体类抗炎药、其他心脏抑制剂、索他洛尔、地高辛、胰岛素和口服抗糖尿病药、拟交感神经胺、ACE 抑制剂、钙通道拮抗剂或维拉帕米。同时应用麻醉剂（如乙醚、环丙烷、三氯乙烯）会导致心肌抑制。

【用药过量】　过量使用后可引起心动过缓、心力衰竭、支气管痉挛及低血糖等症状。处理措施包括：①停止用药，必要时进行洗胃等处理；②严重的心动过缓可使用硫酸阿托品，必要时可考虑使用异丙肾上腺素。

【制剂与规格】　片剂：每片 50mg、100mg。10 片/盒。

塞 利 洛 尔

【药品名称】　国际通用名：塞利洛尔。商用名：塞利心安。英文通用名：celiprolol。

【药理作用】　该品属第三代 β 受体阻滞剂，是一种高选择性 β 受体阻滞剂，通过阻滞 β_1 受体、扩张血管，降低血压。该品高选择性地和心肌细胞膜上 β_1 受体结合，其亲和力比结合支气管和血管平滑肌 β_2 受体强 20～30 倍。能降低休息和运动时的心率与心排血量，降低运动时的收缩压，抑制异丙肾上腺素诱导的心动过速。对健康人，该品不能逆转 β_2 受体介导的异丙肾上腺素的血管舒张效应。该品有内在拟交感活性，不增加呼吸道阻力，扩张外周血管，改善血液循环。该品无膜稳定化作用也不抑制心肌收缩，比其他无内源拟交感活性的 β 受体阻滞剂引起窦性心动过缓的可能性要小。可以通过胎盘屏障。比常用的 β 受体阻滞剂优点多，使用安全，对血脂无不良影响，对异丙肾上腺素引起的心肌收缩力增加具有与阿替洛尔相同的阻滞作用，而且能高度选择性阻滞异丙肾上腺素的 β_1 受体作用。其减慢心率、降低心排血量的作用较普萘洛尔小，且能增加每搏输出量。能降低外周血管阻力，对肺楔嵌压无影响。

【药代动力学】　口服后无"首过效应"，口服后 2～3h，血浆浓度达峰值，生物利用度为 30%～70%，消除半衰期为 4～5h，约 30% 的该品以可逆方式和血浆蛋白结合。该品能通过胎盘屏障，在体内不被代谢，以原药形式排出，其中 10% 从尿、85% 从粪便中排出。

【适应证】 轻中度高血压。

【用法与用量】 治疗轻中度高血压每日单剂量 200～300mg，降压作用持续 24h。舒张压在 94～110mmHg 的患者，一般在 2 周内获得满意降压效果，且无明显心动过缓。

【不良反应】 轻微，能耐受。仅出现头痛、气短、乏力、头昏等。

【禁忌证】 ①窦性心动过缓者及严重心动过缓者禁用。②继发于肺动脉高压的右心室衰竭者禁用。③二度以上的房室传导阻滞者禁用。④心源性休克及严重心力衰竭者禁用。⑤正在服用能增强肾上腺素能活性的抗精神病药物和停用此类药物不满两周者禁用。⑥哮喘急性发作期禁用。⑦肌酐清除率低于 15ml/min 的肾功能不全者禁用。

【注意事项】

1. 除对心脏的 β_1 受体有阻断作用外，对支气管及血管平滑肌的 β_2 受体也有阻断作用，可引起支气管痉挛及鼻黏膜微细血管收缩，故忌用于哮喘及过敏性鼻炎患者。

2. 忌用于窦性心动过缓、重度房室传导阻滞、心源性休克、低血压患者。充血性心力衰竭患者（继发于心动过速者除外），须等心力衰竭得到控制后始可用该品。不宜与抑制心脏的麻醉药（如乙醚）合用。

3. 有增加洋地黄毒性的作用，对已洋地黄化而心脏高度扩大、心率又较不平稳的患者忌用。

4. 不宜与单胺氧化酶抑制剂（如帕吉林）合用。

5. 该品剂量的个体差异较大，宜从小到大试用，以选择适宜的剂量。长期用药时不可突然停药。

6. 不良反应可见乏力、嗜睡、头晕、失眠、恶心、腹胀、皮疹、晕厥、低血压、心动过缓等，须注意。

【药物相互作用】

1. 与肾上腺素能神经元阻断药（如利血平）合用时其作用相加，有时会发生直立性低血压和心动过缓甚至出现眩晕和晕厥。

2. 维拉帕米和 β 受体阻滞剂都能减慢房室传导，抑制心肌收缩力，但作用机制不同，当从维拉帕米换服该品或从该品换服维拉帕米时，应有停药期。如果需要连续给药，开始时应使用心电图监护。已有传导异常的患者不应两药合用。

【制剂与规格】 片剂：每片 200mg。

（樊朝美　陶永康）

参 考 文 献

Advani P，Joseph B，Ambre P，et al，2016. In silico optimization of pharmacokinetic properties and receptor binding affinity simultaneously：a'parallel progression approach to drug design' applied to β-blockers. J Biomol Struct Dyn，34（2）：384-398.

Chan SW，Hu M，Tomlinson B，2012. The pharmacogenetics of β-adrenergic receptor antagonists in the treatment of hypertension and heart failure. Expert Opin Drug Metab Toxicol，8（7）：767-790.

Filigheddu F，2013. Genetic prediction of heart failure incidence，prognosis and beta-blocker response. Mol Diagn Ther，17（4）：205-219.

Fongemie J, Felix-Getzik E, 2015. A review of nebivolol pharmacology and clinical evidence. Drugs, 75（12）: 1349-1371.

Gallanagh S, Castagno D, Wilson B, 2011. Evaluation of the functional status questionnaire in heart failure: a sub-study of the second cardiac insufficiency bisoprolol survival study（CIBIS-II）.Cardiovasc Drugs Ther, 25（1）: 77-85.

Jankovic SM, 2014. Pharmacokinetics of selective β_1-adrenergic blocking agents: prescribing implications. Expert Opin Drug Metab Toxicol, 10（9）: 1221-1229.

Kallem RR, Mullangi R, Hotha KK, et al, 2013. Simultaneous estimation of amlodipine and atenolol in human plasma: a sensitive LC-MS/MS method validation and its application to a clinical PK study. Bioanalysis, 5（7）: 827-837.

Wiest DB, Haney JS, 2012. Clinical pharmacokinetics and therapeutic efficacy of esmolol. Clin Pharmacokinet, 51（6）: 347-356.

第五章　钙离子通道阻滞剂

钙离子通道阻滞剂（calcium channel blockers，CCB）是 20 世纪 60 年代发展起来的具有重要理论意义和实用价值的一类药物。其种类较多，药理作用广泛，临床上应用十分普遍。各种钙通道阻滞剂在分子结构、药代动力学、药理作用机制方面存在一定差异。因此，在临床上根据不同的指征合理选用不同的钙离子通道阻滞剂就显得十分重要。

第一节　钙离子通道阻滞剂分类及药理学特性

一、钙离子通道阻滞剂的分类

钙离子通道阻滞剂在许多方面各具特点，如化学结构不同、对组织的选择性不同、在钙离子通道上的结合位点（受体）不同等。

1. 1987 年世界卫生组织将其分为选择性和非选择性两大类，又根据其化学结构和药理作用的不同，将其进一步分为六类。

（1）选择性钙离子通道阻滞剂

1）Ⅰ类，苯烷胺类（phenylalkylamines，PAAs）：维拉帕米（verapamil）、加洛帕米（gallopamil）、噻帕米（tiapamil）等。

2）Ⅱ类，二氢吡啶类（dihydropyridines，DHPs）：硝苯地平（nifedipine）、尼卡地平（nicardipine）、尼群地平（nitrendipine）、氨氯地平（amlodipine）、尼莫地平（nimodipine）、尼索地平（nisoldipine）等。

3）Ⅲ类，地尔硫䓬类（benzothiazepines，BTZs）：地尔硫䓬（diltiazem）、克仑硫䓬（clentiazem）、二氯夫利（diclofurine）等。

（2）非选择性钙离子通道阻滞剂

1）Ⅳ类，氟桂利嗪类：氟桂利嗪（flunarizine）、桂利嗪（cinnarizine）、利多氟嗪（lidoflazine）等。

2）Ⅴ类，普尼拉明类：普尼拉明（prenylamine）等。

3）Ⅵ类，其他：哌克昔林（perhexiline）等。

非选择性的钙离子通道阻滞剂不用于抗高血压治疗。

2. 1992 年国际药理学联合会（IUPHAR）按照钙离子通道阻滞剂的作用部位，将作用于电压-依赖性钙离子通道的药物分为三类。

（1）1 类：选择性地作用于 L 型钙通道，又将其分为数个亚类。①1a 类二氢吡啶类：硝苯地平；②1b 类地尔硫䓬类：地尔硫䓬；③1c 类苯烷胺类：维拉帕米、加洛帕米等。

电压依赖的钙通道（VDC，voltage dependent calcium channel），根据其电导值及动力学特性的不同又分为 L、N、T、P、Q、R 型。心血管系统以 L、T 型为主。钙离子通道阻滞剂主要作用于 L 型。L 型钙通道由 α_1、α_2、β、γ、δ 五个亚单位组成。其中 α_1 为功能亚单位，有四个重复结构域（domain），每域含 6 个跨膜片段，分别为 S1～S6。S4 为钙通道的电压敏感区，S5～S6 形成小孔供 Ca^{2+} 通透。

L 型钙离子通道阻滞剂又分为二氢吡啶类（代表药物分别为硝苯地平、氨氯地平、非洛地平等）和非二氢吡啶类（代表药物分别为维拉帕米、地尔硫革）。非二氢吡啶类钙离子通道阻滞剂主要用于心律失常（快速型心房颤动、房性心动过速等）、血管痉挛性心绞痛的治疗。

（2）2 类：选择性地作用于其他电压依赖性 Ca^{2+} 选择性通道的药物。①作用于 T 型钙通道：氟桂利嗪；②作用于 N 型钙通道：芋螺霉素（conotoxins）；③作用于 P 型钙通道：某些蜘蛛毒素。

（3）3 类：非选择性通道调节物：主要是双苯烷胺类，包括芬地林、普尼拉明、氟桂利嗪。

L 型钙通道和 T 型钙通道的主要区别在于：①T 型钙通道在膜电位低时开放，L 型钙通道在膜电位高时开放；②T 型钙通道开放时间短，L 型钙通道开放时间长；③T 型钙通道在窦房结细胞、血管平滑肌细胞密度较高，L 型钙通道在心肌细胞、房室结细胞密度较高；④T 型钙通道在电位 0 相除极时开放，L 型钙通道在动作电位 2 相时开放；⑤T 型钙通道主要与血管收缩、维持窦性节律有关，L 型钙通道主要与房室传导、心肌收缩、血管收缩有关。目前大多数的钙离子通道阻滞剂为 L 型钙通道阻滞剂。也有同时阻断 L 型、T 型双通道的钙通道阻滞剂。代表药物分别为贝尼地平、乐卡地平。

3. 按照药物的研发轨迹及作用特点不同，也可将钙离子通道阻滞剂分为三代。

（1）第一代：代表药有维拉帕米、硝苯地平、地尔硫革，其疗效稳定，不良反应少，在抗高血压、防治心绞痛及抗心律失常方面被广泛应用。

（2）第二代：代表药有非洛地平、尼卡地平、尼群地平、尼莫地平等。该类药物在二氢吡啶结构基础上发展起来，具有高度的选择性，其性质稳定，疗效确切。

（3）第三代：代表药有氨氯地平、乐卡地平、贝尼地平、普拉地平（pranidipine）、苄普地尔（bepridil）等。该类药物除了具有高度的血管选择性外，兼有 $t_{1/2}$ 长、作用持久的特点。

二、钙离子通道阻滞剂的药理学特性

Ca^{2+} 广泛参与组织细胞的生物反应，钙离子通道阻滞剂阻滞 Ca^{2+} 进入细胞内，从而抑制 Ca^{2+} 所引发的生物反应。因此，钙离子通道阻滞剂对身体各系统具有广泛的作用。钙离子通道阻滞剂对心血管系统的作用最突出。其作用主要表现为抑制心脏、扩张血管或对抗血管收缩及松弛其他系统的平滑肌。其主要作用有以下几个方面：

（一）对心脏的作用

1. 负性肌力作用

（1）Ca^{2+} 的作用：在心肌细胞由电兴奋到机械收缩过程中，Ca^{2+} 起着兴奋收缩耦联的作用（excitation-contraction coupling），少量 Ca^{2+} 进入细胞内，引起钙储库释放更多的 Ca^{2+}，达到产生收缩所需的水平，引起心肌收缩。

（2）钙离子通道阻滞剂作用：阻滞钙离子通道使细胞外 Ca^{2+} 内流减少，细胞内结合钙释放减少，心肌细胞内可利用 Ca^{2+} 浓度下降，心肌收缩力减弱（直接抑制作用，有剂量依赖性），造成心排血量减少，心肌耗氧量减少（维拉帕米）。

（3）不利因素：扩张外周血管，使血压下降，引起反射性兴奋交感神经，间接使心肌收缩力加强，部分抵消药物对心肌收缩力的直接作用，甚至过度补偿，呈现正性肌力作用（硝苯地平）。

2. 心率和传导性

（1）慢反应细胞：窦房结细胞、房室结细胞，0 相、4 相除极为 Ca^{2+} 内流，Ca^{2+} 浓度决定其自律性和传导性。

（2）钙离子通道阻滞剂：通过阻断钙离子通道，使 Ca^{2+} 内流减少、窦房结自律性降低、房室结传导速度减慢，从而使心率减慢，心肌耗氧量减少。维拉帕米对结性组织有选择性，是其治疗室上性心动过速的药理学基础。

（3）不利因素：整体情况下，开始治疗阶段因扩张血管，产生反射性交感神经兴奋，尤其是使用短效制剂（硝苯地平），会引起心率加快等。非二氢吡啶类抑制心肌收缩及自律性和传导性，不宜在心力衰竭、窦房结功能低下或心脏传导阻滞患者中应用。

3. 对缺血心肌的保护作用

（1）阻抑心肌细胞外 Ca^{2+} 内流，打断缺血心肌细胞内钙超载的恶性循环，使 ATP 消耗减少，保护膜的正常结构、线粒体的功能，从而保护缺血心肌。

（2）阻抑心肌细胞外 Ca^{2+} 内流，使心肌收缩力减弱，心率减慢，且可扩张小动脉，降低后负荷，使心肌耗氧量减少。

（3）扩张冠状动脉，促进侧支循环，增加冠脉血流量，改善缺血心肌供血、供氧，恢复心肌氧的供需平衡。

（4）逆转心肌肥厚作用，钙离子通道阻滞剂能抑制这些内源性物质的促生长作用，防止或逆转左心室肥厚；同时其负性肌力作用可舒张心肌，使左心室舒张期顺应性增加，改善心室充盈，增加冠状动脉储备，减少室性心律失常的发生率，维持左心室泵功能。

（二）对平滑肌的作用

1. 血管平滑肌　血管的张力和收缩力在很大程度上取决于细胞对 Ca^{2+} 的利用。血管平滑肌的肌质网发育较差，血管收缩时所需要的 Ca^{2+} 主要来自细胞外，故血管平滑肌对钙离子通道阻滞剂的阻滞作用很敏感。各类血管平滑肌细胞膜的通道、膜受体分布不完全相同，对药物的敏感性也不相同。钙离子通道阻滞剂能明显舒张血管，主要舒张动脉血管，包括冠状动脉和肾、脑、肠系膜及肢体动脉，因而可增加冠状动脉流量及侧支循环量，改善心绞痛的症状。对多数静脉血管作用小，对前负荷多无明显影响。由于钙离子通道阻滞剂对钙通道的抑制作用具有电压依赖性，因此对痉挛性收缩的血管扩张作用更强。

2. 其他平滑肌　钙离子通道阻滞剂对支气管平滑肌的松弛作用较为明显，较大剂量时也能松弛胃肠道、输尿管及子宫平滑肌。

（三）对动脉粥样硬化的作用

Ca^{2+}作为第二信使，参与动脉粥样硬化的多种病理过程，如平滑肌增生、脂质沉淀和纤维化。钙离子通道阻滞剂能明显减轻 Ca^{2+} 超载引起的动脉壁损害，抑制平滑肌增殖和动脉基质蛋白质合成，增加血管顺应性，抑制脂质过氧化，保护内皮细胞。

（四）对肾脏的作用

钙离子通道阻滞剂可扩张肾入球小动脉和出球小动脉，有效地降低肾血管阻力，增加肾血流量及肾小球滤过率，并抑制肾小管对水和电解质的重吸收，因而有不同程度的排钠利尿作用。钙离子通道阻滞剂还能抑制肾脏肥厚，特别是抑制肾小球系膜的增生，改善肾微循环。

（五）对内分泌系统的作用

钙离子通道阻滞剂通过阻滞 Ca^{2+} 内流而减少细胞内 Ca^{2+} 含量，抑制内分泌腺细胞的兴奋-分泌偶联过程，减少多种内分泌激素的分泌。在较大剂量时，维拉帕米和加洛帕米等可减少胰岛 B 细胞释放胰岛素，抑制垂体后叶分泌缩宫素和加压素，并能阻止垂体前叶分泌促肾上腺皮质激素、促性腺激素及促甲状腺激素等。

总之，二氢吡啶类钙离子通道阻滞剂的血管扩张作用较强，降血压效果好，体内用药时其心肌抑制作用被反射性交感神经活性增强所抵消，甚至反转。维拉帕米、地尔硫䓬对心脏的抑制作用较强，抗心律失常效果较好；尼莫地平、尼卡地平、氟桂利嗪等对脑血管的扩张作用较强，能增加脑血流量。这些为临床选择用药提供了依据。

第二节　钙离子通道阻滞剂药代动力学特性

钙离子通道阻滞剂药代动力学特性见表 5-1。

表 5-1　钙离子通道阻滞剂普通、缓释和控释剂型药代动力学参数

药品及剂型	吸收（%）	生物利用度（%）	达峰时间（h）	消除半衰期（h）	主要清除器官
硝苯地平普通片	>90	45～70	0.5	5	肾
硝苯地平缓释片	>90	54～58	2.5～5	7	肾
硝苯地平控释片	>90	85	6	3.8～17	肾
尼卡地平普通片	>90	30	1～2	1～4	肝
尼卡地平缓释片	>90	35	1.4	8.6	肝
尼群地平	>90	10～20	1.5	10～22	肝
尼莫地平	>90	7	1～2	2	肝
尼索地平	>90	10	1～2	10～12	肝
氨氯地平	>95	65～90	6～8	35～50	肝
左旋氨氯地平	52～88	6～12	3	34～50	肝
非洛地平	10～25	1～2	1	7～24	肾

药品及剂型	吸收（%）	生物利用度（%）	达峰时间（h）	消除半衰期（h）	主要清除器官
非洛地平缓释片	>95	63	2～8	20～25	肝
拉西地平	15～30	50	0.5～2.5	8	肝
乐卡地平	70～80	50～70	1～3	2～5	肝
地尔硫䓬普通片	>90	35～60	2.3	4.1～5.6	肝
地尔硫䓬缓释片	>95	40	4～6	5～10	肝
维拉帕米普通片	>90	10～20	1.2	3～7	肝
维拉帕米缓释片	>90	10～20	1-2	4.5～12	

第三节　钙离子通道阻滞剂的临床应用

一、钙离子通道阻滞剂治疗高血压

钙离子通道阻滞剂（CCB）是临床广泛应用的一类心血管药物。其降压作用起效迅速而强力，降压疗效和降压幅度相对较强，剂量与疗效呈正相关，疗效的个体差异性较小，与其他类型降血压药物联合治疗能明显增强降压作用。对血脂、血糖等代谢无明显影响，长期控制血压的能力和服药依从性较好。相对于其他种类降血压药物，钙离子通道阻滞剂还具有以下优势：对老年高血压患者有良好的降压疗效；高钠摄入不影响降压疗效；非甾体抗炎药不干扰降压作用；长期治疗时还具有抗动脉粥样硬化作用。除心力衰竭外，钙离子通道阻滞剂较少有治疗禁忌证。

（一）钙离子通道阻滞剂主要降压机制

钙离子通道阻滞剂的降压作用主要通过选择性地阻滞血管平滑肌细胞膜外钙离子经电压依赖性 L 型钙通道进入血管平滑肌细胞内，减弱兴奋-收缩偶联，降低阻力血管的收缩反应性。钙离子通道阻滞剂还能减轻血管紧张素 Ⅱ（AⅡ）和 α_1 受体的缩血管效应，减少肾小管钠重吸收。

（二）钙离子通道阻滞剂治疗高血压的适宜人群

钙离子通道阻滞剂适用于不同程度的高血压、血管痉挛性心绞痛，并具有抗动脉粥样硬化作用和显著降低脑卒中发病率的作用。长效非二氢吡啶类制剂（如维拉帕米或地尔硫䓬）还适用于快速型房性心律失常（快速型心房颤动、阵发性房性心动过速等）的有效治疗。

（三）钙离子通道阻滞剂在治疗高血压中的地位

钙离子通道阻滞剂是临床广泛应用的一类心血管药物。循证医学证据表明，钙离子通道阻滞剂是理想的降压药物，我国约有 1/3 的高血压患者服用钙离子通道阻滞剂。2013 年 ESC/ESH 高血压治疗指南、2014 年美国高血压指南（JNC8）、2014 年中国成人高血压治疗指南及世界卫生组织和国际高血压联盟在最新颁布的高血压治疗指南中均将钙通道阻滞剂列为一线降压药物。

二、钙离子通道阻滞剂治疗冠心病

20 世纪 60 年代，Fleckenstein 发现钙离子通道阻滞剂具有抗心绞痛作用，1975 年硝苯地平开始用于治疗心绞痛。近 20 年来，随着临床循证研究证据的不断积累，钙离子通道阻滞剂在冠心病治疗中的地位不断提高，并被国内外指南推荐使用。二氢吡啶类钙离子通道阻滞剂和非二氢吡啶类钙离子通道阻滞剂均可用于冠心病治疗。二氢吡啶类钙离子通道阻滞剂防治冠心病的临床试验证据主要来自硝苯地平、氨氯地平、非洛地平和拉西地平，其他二氢吡啶类钙离子通道阻滞剂在此方面的临床研究证据较少。

（一）钙离子通道阻滞剂治疗心绞痛的主要机制

二氢吡啶类钙离子通道阻滞剂通过与细胞膜 L 型钙通道 α_1 亚单位特异性结合，阻滞细胞外 Ca^{2+} 经电压依赖性 L 型钙通道进入血管平滑肌细胞内，减弱兴奋-收缩偶联，降低阻力血管的收缩反应性。其血管选择性较高，主要影响小动脉和毛细血管前括约肌，对静脉平滑肌影响很小。因此，可以通过降低血压来降低心脏的后负荷，减小室壁应力，减少心肌氧耗量。此类药物还能扩张冠状动脉，拮抗冠状动脉痉挛，增加冠状动脉血流量，用于心绞痛的有效治疗。非二氢吡啶类钙离子通道阻滞剂对心脏的作用，主要是抑制心肌去极化过程中第二时相钙离子内流，降低细胞内 Ca^{2+}，减弱心肌收缩力，降低心肌氧耗量，同时抑制窦房结和房室结的 Ca^{2+}内流，使窦房结自律性下降，房室传导减慢，心室率降低。

（二）钙离子通道阻滞剂治疗冠心病的适宜人群

钙离子通道阻滞剂治疗冠心病适用于：①慢性稳定型心绞痛合并高血压的患者（特别是老年患者）；②不能耐受 β 受体阻滞剂治疗或 β 受体阻滞剂疗效欠佳的心绞痛患者；③血管痉挛性心绞痛患者；④伴有心绞痛和冠状动脉粥样硬化及外周血管疾病的高血压患者。

（三）钙离子通道阻滞剂在治疗冠心病中的地位

2006 年欧洲稳定型心绞痛诊治指南推荐，若心绞痛患者不能耐受 β 受体阻滞剂治疗或 β 受体阻滞剂疗效欠佳时，可使用钙离子通道阻滞剂治疗（Ⅰ类推荐，证据水平 A）；当 β 受体阻滞剂治疗无效时，可联合使用二氢吡啶类钙离子通道阻滞剂（Ⅰ类推荐，证据水平 B）。

2007 年欧洲高血压指南推荐伴有心绞痛和冠状动脉粥样硬化及外周血管疾病的高血压患者优先选用钙离子通道阻滞剂。

2007 年中国慢性稳定型心绞痛指南中，除采纳欧洲心绞痛指南中钙离子通道阻滞剂的推荐内容外，还增加了一条新的推荐：合并高血压的冠心病患者可应用长效钙离子通道阻滞剂作为初始治疗药物（Ⅰ类推荐，证据水平 B）。

2010 年修订版中国高血压指南中推荐，对高血压伴稳定型冠心病患者，如有 β 受体阻滞剂使用的禁忌证，可代之以二氢吡啶类钙离子通道阻滞剂，尤其长效制剂（如氨氯地平、非洛地平、硝苯地平控释或缓释制剂）或长效非二氢吡啶类制剂（维拉帕米或地尔硫草），这些药物同样对高血压伴心绞痛患者有效。

三、钙离子通道阻滞剂预防脑卒中

循证医学证据表明，钙离子通道阻滞剂能有效控制血压，并具有抗动脉粥样硬化作用，可显著降低脑卒中发病率。

（一）钙离子通道阻滞剂预防脑卒中的主要机制

高血压是各种类型脑卒中最重要而且可以干预的危险因素，在脑卒中的发生和复发中起重要作用。无论收缩压还是舒张压升高，均与脑卒中危险性的增加呈线性关系。Framingham 研究显示，血压越高，脑卒中的发生率也越高，如舒张压每升高 5mmHg（1mmHg=0.133kPa），脑卒中发生率增加 46%。血压升高对脑出血和脑梗死的相对危险基本相同，分别为 5.44 与 5.24。 平稳、有效地控制血压可明显降低脑卒中的发病率和病死率。钙离子通道阻滞剂主要是通过控制、降低血压来实现对脑卒中的预防。

（二）钙离子通道阻滞剂治疗脑卒中的注意事项

在脑卒中急性期，75%～85%的患者发现有高血压。但急性脑卒中后，脑血管自动调节能力丧失，脑血流直接依赖体循环血压。2003 年美国卒中学会缺血性卒中急性治疗指南建议：对脑卒中急性期患者，应慎重降压治疗，脑卒中 48h 内，只要平均动脉压＜130mmHg 或收缩压＜220mmHg，一般不使用钙离子通道阻滞剂等降压药物治疗。

（三）钙离子通道阻滞剂在预防脑卒中的地位

美国国家高血压预防、诊断、评价与治疗联合委员会第 7 次报告（JNC7）指出，降压达标可以使脑卒中事件减少 35%～45%，脑卒中死亡减少 6%～10%。在伴有高血压的脑卒中幸存者中，抗高血压治疗能改善其预后，并减少脑卒中的复发率。大规模临床试验证明，具有高度周围血管选择性的钙离子通道阻滞剂对预防脑卒中起着重要作用。

欧洲老年收缩期高血压临床试验（Syst-Eur）是一项在老年高血压患者中进行的随机、对照、双盲研究，在研究的前 4 年，患者随机服用钙离子通道阻滞剂或安慰剂，之后安慰剂组患者改用活性药物治疗 4 年。结果显示，随访到第 4 年时，钙离子通道阻滞剂组致死与非致死性脑卒中发生率较安慰剂组降低 42%；随访到第 8 年时（此时安慰剂组患者已改用活性药物治疗 4 年），钙离子通道阻滞剂组致死与非致死性脑卒中发生率仍比安慰剂组低 30%，提示早期使用钙离子通道阻滞剂的患者受益更大。

目前已公布的几项高血压患者应用钙离子通道阻滞剂与平行对照药物的大样本临床试验均显示，在血压降低相同数值的情况下，钙离子通道阻滞剂有较好的脑卒中预防作用。国际硝苯地平控释片抗高血压干预研究（INSIGHT）比较了硝苯地平控释片与氢氯噻嗪加咪吡嗪的降压疗效及对心脑血管事件的预防作用。在两组降压幅度相似的情况下，硝苯地平控释片组脑卒中的发生率略优于利尿剂组（2.1%：2.3%）。与基线相比，硝苯地平控释片组心脑血管事件发生率降低至50%。

在硝苯地平控释片抗冠心病的临床试验中，硝苯地平控释片可使伴高血压的冠心病患者致残性脑卒中发生率下降33%，可见钙离子通道阻滞剂在预防脑卒中的治疗中具有重要地位。

四、钙离子通道阻滞剂的抗颈动脉粥样硬化作用

（一）钙离子通道阻滞剂抗颈动脉粥样硬化的主要机制

动脉内Ca^{2+}超负荷、血管内皮细胞功能异常和平滑肌细胞增殖是动脉粥样硬化形成的重要因素。二氢吡啶类钙离子通道阻滞剂能阻断Ca^{2+}内流，升高血浆中一氧化氮含量，改善内皮细胞功能，抑制平滑肌细胞增殖，从而延缓动脉粥样硬化病变的病理生理进程。

脑卒中重要的病理基础是脑动脉的粥样硬化和颅内及颅外的血管病变，颈动脉内膜中层厚度（IMT）作为冠状动脉粥样硬化早期病变的指标，是评估心血管风险的重要中间终点，随着IMT的增厚，心血管的发病风险逐渐增高。研究发现，48%的缺血性脑血管病患者伴有颈动脉粥样硬化。因此，选择降压药时，不仅要考虑对降压本身的疗效，还应考虑对动脉粥样硬化是否有影响。钙离子通道阻滞剂除降压本身的作用之外，还可以通过抗动脉粥样硬化的作用达到预防卒中的目的。

（二）钙离子通道阻滞剂在抗动脉粥样硬化中的地位

欧洲心脏学会/欧洲高血压学会指南明确指出，钙离子通道阻滞剂具有抗颈动脉粥样硬化的作用。

许多循证医学证据表明钙离子通道阻滞剂具有充分的抗动脉粥样硬化证据，9项随机对照的临床试验探讨了钙离子通道阻滞剂的抗动脉粥样硬化作用。运用定量冠状动脉造影或血管内超声等方法研究冠状动脉病变；或运用外周动脉超声观察颈动脉的内、中膜厚度和（或）斑块形成情况。试验证据显示长期应用钙离子通道阻断剂可预防动脉粥样硬化斑块形成、控制斑块进展或逆转斑块。

氨氯地平与安慰剂比较可预防血压水平较高者冠状动脉斑块的进展，预防颈动脉斑块的形成与进展；与ACEI相比，也可预防颈动脉斑块的形成与进展，但对股动脉斑块无显著影响。

硝苯地平与安慰剂比较可预防冠状动脉斑块的形成，但对已经形成的冠状动脉斑块无显著影响；与ACEI相比，也可改善冠状动脉管腔狭窄。

拉西地平、伊拉地平及维拉帕米缓释片与β受体阻滞剂或利尿剂比较，可预防颈动脉斑块形成与进展，或使斑块逆转。INSIGHT、欧洲拉西地平动脉粥样硬化研究（ELSA）、氨氯地平干预轻度冠状动脉粥样硬化研究（PREVENT）等，关于钙离子通道阻滞剂抗颈动脉粥样硬化的试验均提示，钙离子通道阻滞剂具有独特的、降压以外的逆转动脉粥样硬

化及器官保护作用。降低血压可能是钙离子通道阻滞剂预防或逆转动脉粥样硬化的主要机制，但其作为一类药物，特别是血管选择性较高、具有亲脂特性或特定化学结构的钙离子通道阻滞剂，仍有可能通过影响动脉粥样硬化的细胞与分子生物学机制发挥抗动脉粥样硬化作用。冠状动脉或颈动脉影像学检查发现已有斑块形成或动脉粥样硬化风险较高的高血压患者，应优先选择钙离子通道阻滞剂进行降压治疗，以控制已有斑块进展，预防新斑块形成。已有斑块形成或斑块风险较高，但血压水平未达到高血压诊断标准者，钙离子通道阻断剂也可能具有预防斑块形成与进展的作用。

五、钙离子通道阻滞剂的抗心律失常作用

钙离子通道阻滞剂治疗室上性心动过速及后除极触发活动所致的心律失常有良好效果。维拉帕米和地尔硫䓬主要的抑制部位在窦房结和房室结，根据这一作用特点，主要将其用于急性和长期控制室上性心动过速，使之转为窦性心律，疗效较好。维拉帕米是治疗折返引起的阵发性室上性心动过速的首选药物，它可使90%以上的病例转复为窦性心律。维拉帕米在治疗心房颤动、心房扑动时可减慢心室率，少数患者则可转为窦性心律。地尔硫䓬有和维拉帕米相似的抗心律失常作用。硝苯地平具有反射性加速心率的作用，不适于治疗心律失常。

钙离子通道阻滞剂治疗室性心律失常一般无效，但可用于治疗冠状动脉痉挛引起的室性心动过速和心室纤颤。

六、钙离子通道阻滞剂治疗肥厚型心肌病

钙离子通道阻滞剂可减轻高血压引起的左心室肥厚，非二氢吡啶类钙离子通道阻滞剂的作用优于二氢吡啶类钙离子通道阻滞剂。维拉帕米治疗肥厚型心肌病的疗效确切，可改善运动耐量及舒张功能，减轻心肌缺血，减轻左心室流出道梗阻。

七、钙离子通道阻滞剂治疗肺动脉高压

在靶向治疗肺动脉高压（PAH）疗法出现以前，钙离子通道阻滞剂被长期运用于PAH的治疗中。然而，临床实践和大量研究充分表明，长期应用大剂量的钙离子通道阻滞剂（CCB）仅对部分患者有效，其仅能延长约10%对该类药物敏感的PAH患者的生存期，而对于那些对钙离子通道阻滞剂不敏感的PAH，使用CCB有害，甚至导致死亡率的增加。鉴于此，对PAH患者需要慎重使用钙离子通道阻滞剂，对大多数患者而言，CCB非但不能治疗肺动脉高压，反而会使患者的病情恶化。只有那些急性血管反应试验阳性的患者，才适合接受CCB治疗。许多研究表明，约半数第一次急性血管反应试验阳性的患者，在1年后转为阴性。显然，这些患者无法继续从CCB治疗中获益，故应当及时停止CCB治疗。

2010年在《欧洲心脏病学杂志》发表一项关于CCB治疗PAH患者的研究，该研究证实急性肺血管反应试验阳性的肺动脉高压患者，长期随访发现约9.4%的减肥药相关性PAH

患者可保持长期对 CCB 的敏感性，罕见 HIV 相关性 PAH、门静脉高压性 PAH 和结缔组织病相关性 PAH 对 CCB 长期敏感，未见肺静脉闭塞病/阵发性冷性血红蛋白尿（PVOD/PCH）患者对 CCB 长期敏感。5 年后，所有长期对 CCB 敏感的患者都处在生存状态。

重症肺动脉高压患者使用钙离子通道阻滞剂时应住院观察，并需密切观察用药反应，特别是用药早期和增加剂量时。开始用药期间须密切观察钙离子通道阻滞剂的安全性和有效性，大剂量用药需定期监测肺血流动力学并防止低血压，根据病情调整剂量。用药原则为基础心率快的患者考虑地尔硫䓬类药物，基础心率慢（＜60 次/分）的患者考虑二氢吡啶类钙离子通道阻滞剂。

第四节　临床常用的钙离子通道阻滞剂

一、二氢吡啶类钙离子通道阻滞剂

硝 苯 地 平

【药品名称】　国际通用名：硝苯地平。商用名：心痛定、伲福达、拜新同。英文通用名：nifedipine。英文商用名：Nifedipine GITS。

【药理作用】　本药为二氢吡啶类钙离子通道阻滞剂，具有抑制钙离子内流的作用，能直接松弛血管平滑肌，扩张冠状动脉，增加冠脉血流量，提高心肌对缺血的耐受性，同时能扩张周围小动脉，降低外周血管阻力，从而使血压下降。

【循证医学证据】

1. 上海老年人硝苯地平干预试验（STONE 研究）　是一项在我国进行的多中心、随机、双盲临床试验，共纳入 1632 例 60～79 岁的高血压（血压≥160/90mmHg）患者，分为硝苯地平组和安慰剂组，平均随访 30 个月。研究结果证实，硝苯地平不但可以显著减少心脑血管事件，而且长期使用安全。

2. 国际硝苯地平控释片抗高血压干预研究（INSIGHT 研究）　是一项在欧洲进行的多中心、随机、双盲临床试验，共纳入 6321 例高危高血压患者，随访 4 年，比较硝苯地平控释片与利尿剂的疗效。结果显示，使用每日 1 次硝苯地平控释片治疗与常规抗高血压一线治疗一样，可平稳持续控制血压，且避免了短效硝苯地平所导致的交感神经激活风险，表明硝苯地平控释片能够显著降低患者心脑血管事件风险，可显著减少高血压病患者心脑血管事件达 50%，单药降压控制率为 73.3%，明显降低死亡率，并可延缓糖尿病肾病的进展。

在 INSIGHT 研究中，硝苯地平控释片组患者在随访期间，IMT 有减少倾向，而利尿剂组患者的 IMT 继续增厚，两组 IMT 随访前后的变化具有统计学显著性差异。INSIGHT 研究还观察了硝苯地平控释片对冠状动脉钙化的影响，结果显示，与利尿剂相比，硝苯地平控释片可明显延缓冠状动脉钙化的进展。

3. J-MIND 研究　是一项日本多中心糖尿病肾病抗高血压治疗研究，共纳入 436 例高血压合并糖尿病肾病患者，目的是比较长效硝苯地平和依那普利的疗效。平均随访 24 个月后的结果显示：硝苯地平组患者血肌酐水平显著降低（$P<0.01$），说明其降压并减缓糖尿病肾病进展的疗效与血管紧张素转化酶抑制剂（ACEI）相当。

4. PRESERVE 研究（硝苯地平与依那普利逆转左心室肥厚研究） 比较了在相同降压效果下，硝苯地平控释片与依那普利逆转左心室肥厚的效果。222 例完成研究患者的观察结果显示，每日 1 次使用依那普利或硝苯地平控释片治疗 1 年，均能显著降低左心室重量指数和相关室壁厚度，结果表明硝苯地平控释片逆转左室肥厚的能力与 ACEI 相似。

5. ENCORE 研究（2003 年） 是一项比较硝苯地平和西立伐他汀对冠状动脉内皮功能影响的研究，共纳入 343 例冠心病患者，随机分为安慰剂组、硝苯地平控释片（30～60mg/d）组、西立伐他汀（0.4mg/d）组及联合应用硝苯地平控释片和西立伐他汀组。治疗 6 个月后，定量冠脉造影检查结果显示，只有硝苯地平控释片组患者的冠脉内皮细胞功能显著改善（$P=0.04$）。而且，该组患者治疗前后的平均血压及平均低密度脂蛋白胆固醇（LDL-C）水平基本相同。结果显示，硝苯地平控释片改善冠脉内皮功能的益处可能并非主要来自降压或降脂作用。

6. JMIC-B 研究（2004 年） 是一项日本心血管疾病多中心研究。共纳入 1650 例确诊的高血压合并冠心病患者，比较长效硝苯地平和 ACEI（依那普利、咪达普利、赖诺普利）的疗效。3 年观察结果显示，长效硝苯地平降低心脏事件发生率和死亡率的疗效与 ACEI 相当。

7. ACTION 研究（2004 年） 是一项硝苯地平控释片治疗冠脉疾病转归研究（ACTION 研究）。其结果表明，对于冠心病患者，硝苯地平控释片治疗组与对照组相比安全性良好，主要终点中全因死亡和心肌梗死发生率并未增加。该研究首次证实，稳定型心绞痛患者长期服用硝苯地平控释片可显著降低脑卒中发生率，而且硝苯地平控释片可减少冠心病患者新发心力衰竭（29%，$P=0.015$），是目前唯一被证实能减少稳定性冠心病患者新发心力衰竭的药物。总之，ACTION 研究表明，硝苯地平控释片治疗稳定型心绞痛时不仅可缓解症状，还能进一步为患者带来临床益处。

8. NICE-combi 研究（2005 年-硝苯地平联合坎地沙坦治疗研究） 是一项比较硝苯地平控释片与坎地沙坦联合用药方案和坎地沙坦单药逐步增加剂量方案临床疗效的研究。结果显示，治疗原发性高血压时，硝苯地平控释片联合血管紧张素受体拮抗剂（ARB）的治疗方案在降压达标率及减少蛋白尿方面均优于坎地沙坦逐步加量治疗方案。

9. ADVANCE-combi 研究（2006 年） 是一项硝苯地平控释片和缬沙坦联合降压治疗研究。该研究共纳入 505 例患者，比较硝苯地平控释片和氨氯地平对亚洲人群的降压疗效。16 周治疗结果显示，硝苯地平控释片组患者血压为 128/80mmHg，氨氯地平组为 135/86mmHg，两组差异显著（$P<0.05$）。研究结束时，无论是收缩压还是舒张压，以硝苯地平控释片为基础的联合方案在降压达标率和降压幅度方面均优于以氨氯地平为基础的联合方案（$P<0.001$）。这项研究结果表明：以不同钙离子通道阻滞剂为基础的联合方案降压效果也不同。

10. i-TECHO 研究 是一项借助互联网随机开放交叉钙离子通道阻滞剂治疗高血压试验，该研究旨在比较硝苯地平控释片和氨氯地平对家庭自测血压水平的影响。结果显示，与氨氯地平相比，硝苯地平控释片治疗高血压达标率较高，尤其能更好地控制清晨血压。

11. 国际硝苯地平抗动脉粥样硬化研究（INTACT） 采用冠状动脉造影方法评估硝苯地平对冠状动脉病变的影响。结果表明，与安慰剂相比，硝苯地平使新发冠状动脉狭窄的数量减少 27%。

硝苯地平控释片相关的众多循证医学证据，给临床治疗提供了有价值的参考方案，该药在抗高血压治疗中担任着重要角色。

【药代动力学】 硝苯地平普通片剂口服或舌下含服吸收迅速，约 15min 起效。血药浓度达峰时间为 20～40min，生物利用度 45%～70%。血浆半衰期为 4～5h，蛋白结合率约 90%，表观分布容积为 0.6～1.4L/kg。经肝脏代谢完全，约 75% 由尿排泄，20% 随粪便排出。硝苯地平缓释片口服吸收＞90%，生物利用度 54%～58%。血浆半衰期为 4～5h，达峰时间为 2.5～5h，半衰期为 7h，降压持续时间 12h。硝苯地平控释片采用"胃肠道治疗系统"（gastrol intestinal therapeutic system，GITS）控释技术，在制药工艺上首先将硝苯地平和无活药理性的聚合物推动层分为两层，并以半透膜包裹，此半透膜只允许水分入内而不允许药物释出，利用激光技术在半透膜上打一个激光微孔，服药后胃肠道内的水分经半透膜渗入聚合物推动层，使其吸水膨胀，造成药膜（半透膜）内渗透压升高达 4000～50 000kPa，在推动层作用下，药物经激光微孔以恒速或近似恒速（0 级药代动力学）释出。这一释药技术可使血药浓度平稳，这种释药方式不受 pH、胃肠蠕动与进食的影响。口服硝苯地平控释片后，口服吸收＞90%，达峰时间为 6h，消除半衰期为 2～3h，降压持续时间 24h 以上。

【适应证】 高血压、冠心病、心绞痛、雷诺综合征。

【用法与用量】

1. 治疗高血压 硝苯地平控释片，每片 30mg，常用剂量 30mg，每日 1 次。硝苯地平缓释片，每片 20mg，每次 20mg，每日 2 次。必要时加到每次 40mg，每日 2 次。高血压危象或冠心病心绞痛（冠脉痉挛）发作时，普通硝苯地平片可 5～10mg 嚼碎或舌下含服。

2. 冠心病心绞痛 使用本药，可根据心绞痛类型，每次 5～10mg，每 6～8h 1 次。

【不良反应】 心悸、面部潮红、头痛、头晕、踝部水肿、胃功能紊乱、尿频、肝功能异常。皮肤过敏反应，如瘙痒、荨麻疹。剂量过大（每日大于 60mg）有抽搐等神经系统症状。个别有心绞痛样胸痛。

【禁忌证】 对本品过敏者、二氢吡啶类药过敏者、低血压者禁用。

【注意事项】 肝肾功能不全者、心功能衰竭者、主动脉瓣狭窄者慎用。停药时注意逐渐减量，不可骤停。缓释或控释制剂不能咀嚼、压碎或掰断服用。

【孕妇及哺乳期妇女用药】 本品可经乳汁排出，故妊娠期、哺乳期妇女慎用。

【儿童用药】 尚未见资料报道。

【老年患者用药】 无特殊性报道。

【药物相互作用】

1. 与其他降压药合用，可增加降压效果，应注意监测血压。

2. 与地高辛或茶碱同时使用，会增高地高辛或茶碱的血药浓度。

3. 西咪替丁或雷尼替丁可使血中硝苯地平浓度轻度升高，增加降压效果。

4. 硝苯地平可使血中奎尼丁浓度减低，个别患者血中奎尼丁浓度可能明显增高，故与奎尼丁同时使用时应注意监测奎尼丁浓度。

【制剂与规格】　普通片剂：10mg。控释片：30mg。缓释片：20mg。缓释胶囊：20mg。

【贮藏】　避光，密封保存。

非 洛 地 平

【药品名称】　国际通用名：非洛地平。商用名：波依定、二氯苯吡啶。英文通用名：felodipine。英文商用名：Plendil。

【药理及毒理作用】

1. 药理作用

（1）本品为二氢吡啶类钙离子通道阻滞剂，其作用是可逆性竞争二氢吡啶结合位点，阻断血管平滑肌和人工培养的兔心房细胞的电压依赖性 Ca^{2+} 电流，并阻断 K^+ 诱导的鼠门静脉挛缩。体外研究表明，本品对血管平滑肌选择性抑制作用强于对心肌的抑制作用；在体外可检测到负性肌力作用，但是在整体动物中未观察到此作用。本品可使外周血管阻力下降而致血压降低，该药理作用与用药剂量相关，并伴随反射性心率增加。在动物和人体内观察到本品对外周血管阻力的降低作用而致轻度利尿作用。

（2）本品的降压作用呈剂量依赖性，与血药浓度呈正相关。在第一周用药时可有反射性心率增加，但该作用随时间而减少。长期给药心率可能增加 5～10 次/分，β 受体阻滞剂可对抗此作用。本品单用或与 β 受体阻滞剂合用时不影响心电图的 PR 间期。临床研究和电生理研究显示，本品单用或与 β 受体阻滞剂合用对心脏传导（PR、PQ 和 HV 间期）没有显著影响。在对没有左心室功能不全的高血压患者的临床试验中，未发现明确的负性肌力作用。

（3）本品可减低肾血管阻力而不影响肾小球滤过。在第 1 周用药时可见轻度利尿、尿钠增多和尿钾增多作用，短期和长期治疗不影响电解质。在对高血压患者的临床试验中发现本品可增加血浆去甲肾上腺素水平。

（4）抗心绞痛作用：非洛地平通过扩张冠脉血管起作用，也可改善心脏的灌注和供氧。通过降低外周动脉阻力（降低后负荷）减少心脏工作负荷，这可降低心肌的氧需求。非洛地平可缓解冠脉痉挛。对稳定性劳累诱发的心绞痛患者，非洛地平可改善运动耐量并减少心绞痛发作。在治疗的初期，心率短暂地反射性加快，非洛地平合用 β 受体阻滞剂可消除该作用。作用起效时间为 2h，作用维持 24h。非洛地平可与 β 受体阻滞剂合用或作为单一疗法治疗心绞痛。

2. 毒理作用

（1）不致癌实验：在为期 2 年的致癌实验研究中，雄性大鼠分别每日给药非洛地平 7.7mg/kg、23.1mg/kg 或 69.3mg/kg，观察到良性间质细胞瘤（Leydig 细胞瘤）的发生率随剂量增加而增加，但是在小鼠给药 138.6mg/（kg·d）（最大建议人用剂量的 28 倍）的类似研究中未发现此现象。在前面对雄性大鼠 2 年研究所使用的剂量下，非洛地平降低雄性大鼠睾酮水平，同时相应增加血清黄体化激素。Leydig 细胞瘤的形成可能是这些激素的继发性作用，但是在人体内尚未发现。在相同的大鼠研究中，与对照组相比，在所有剂量组的雄性和雌性大鼠的食管凹槽中均发现病灶鳞状细胞增生，其发生率随剂量增加而增加。在大鼠体内未发现其他药物相关的食管或胃肠道病理变化。小鼠给药非洛地平138.6mg/（kg·d）（最大建议人用剂量的28倍），雄性小鼠80周后和雌性小鼠99周后均未发现致癌作用。

（2）致突变实验：非洛地平在体外微生物致突变（Ames）试验和小鼠的淋巴瘤正向突变检测中未显示任何致突变活性。口服剂量2500mg/kg（最大建议人用剂量的506倍）的体内小鼠微核试验或体外人淋巴细胞染色体畸变试验中未发现致畸变作用。

（3）生殖毒性实验：在雄性大鼠和雌性大鼠分别给药非洛地平 3.8mg/（kg·d）、9.6mg/（kg·d）或 26.9mg/（kg·d）的生殖试验中，未见该药对生殖能力有明显作用。妊娠家兔给药非洛地平0.46mg/（kg·d）、1.2mg/（kg·d）、2.3mg/（kg·d）和4.6mg/（kg·d）（最大建议人用剂量的0.4～4倍）的畸形影响研究显示，在胎兔中发现指（趾）异常现象，包括末端指（趾）骨的大小和骨化程度减少。这些改变的发生频率和严重性与给药剂量相关，甚至在最低剂量下也有发生。在给药大鼠中未发现类似的胎鼠异常现象。在对恒河猴的畸胎学研究中未发现末端指（趾）骨的大小异常，但是约有40%的胎猴出现末端指（趾）骨异位。大鼠给药非洛地平9.6mg/（kg·d）（最大建议人用剂量的4倍）以上的研究发现产程延长、胚胎和新生鼠死亡的频率增加。在妊娠家兔给药非洛地平≥1.2mg/（kg·d）（相当于最大建议人用剂量）的试验中发现，家兔乳腺显著增大，超过正常妊娠家兔的乳腺。

（4）毒性实验：雄性小鼠和雌性小鼠分别口服240mg/kg和264mg/kg非洛地平，雄性大鼠和雌性大鼠分别口服2390mg/kg和2250mg/kg非洛地平，都可引起死亡。

【循证医学证据】

1. HOT研究（hypertension optimal treatment，高血压理想治疗）　是一项在31个国家进行的多中心、随机、双盲临床试验，18 790例轻中度高血压研究对象接受非洛地平缓释片治疗，需要时联合应用ACE抑制剂、β受体阻滞剂和（或）利尿剂，使93%的患者的舒张压（DBP）≤90mmHg。平均随访期达3.8年。

在已分析出亚组研究的结果中还发现，随降压治疗使血压下降，患者的生活质量得以改善；在同一研究中的伴有2型糖尿病（$n=1501$）的患者中，目标舒张压≤80mmHg组的心血管事件发生率（11.9/1000患者·年）比目标舒张压<90mmHg组的（24.4/1000患者·年）明显降低（50%）。研究结果表明，降压治疗与安慰剂相比显著减少了主要心血管事件，其心肌梗死的患病率减少达36%。

2. STOP-2研究　是一项评估老年高血压患者首选三种治疗方案（非洛地平缓释片、血管紧张素转换酶抑制剂、β受体阻滞剂或利尿剂治疗）的研究。受试者为6614名年龄在70～84岁的患者。经4～6年随访。研究结果表明，非洛地平缓释片可用于单一治疗或与其他抗高血压药如β受体阻滞剂、利尿剂或血管紧张素转换酶抑制剂联合用药。没有发现它们之间在减少心血管死亡率和主要终点事件有何差异。

3. FEVER研究　是目前中国最大样本的随机、双盲、安慰剂对照抗高血压临床研究。研究结果显示，在使用利尿剂的基础上联合使用非洛地平缓释片能进一步降低血压与脑卒中风险。对高危高血压患者，钙离子通道阻滞剂联合利尿剂降压效果优于利尿剂单药。虽然两组血压差异仅为4.2/2.1mmHg，但联合治疗能使主要终点事件（脑卒中）发生率降低

27%，并可显著降低总心血管事件和心脏事件发生率。在一定程度上说明了小剂量利尿剂联合小剂量钙离子通道阻滞剂治疗方案可有效提高血压达标率并降低脑卒中等心脑血管事件。

4. HOT-China 研究（中国-高血压理想治疗）　其目的是探讨中国高血压人群降压治疗的最佳药物和治疗方案的选择。在 53 040 例中国高血压患者中进行了为期 10 周的临床观察，采用 HOT 研究的 5 步治疗方案：第 1 步为非洛地平 5mg，每日 1 次；第 2 步为非洛地平 5mg，每日 1 次，联合使用酒石酸美托洛尔 25mg，每日 2 次或低剂量的 ACEI；第 3 步为本药 10mg，每日 1 次，联合使用酒石酸美托洛尔 25mg，每日 2 次或低剂量的 ACEI；第 4 步为非洛地平 10mg，每日 1 次，联合使用酒石酸美托洛尔 50mg，每日 2 次或高剂量（加倍）的 ACEI；第 5 步为在第 4 步的基础上联合使用氢氯噻嗪 12.5～25.0mg。主要指标为第 10 周时的降压达标率（血压<140/90mmHg）。结果显示血压平均从（164.8±15.8）/（98.3±10.1）mmHg 降到（133.6±9.6）/（80.9±6.6）mmHg。第 10 周时血压达标率在意向治疗分析人群达 79.2%，在实际完成方案人群达 87.0%；治疗过程中未发现任何严重不良反应事件，自发报告的症状发生率为 1.2%，95.6% 的患者按照治疗方案服药。对轻中度高血压患者效果良好。HOT 研究中，高血压患者服用非洛地平 5～10mg 或加用 ACE 抑制剂或 β 受体阻滞剂可使 92% 患者的舒张压<90mmHg，其心血管事件发生率为至今多中心抗高血压治疗临床试验中最低。

5. HOT-Plendi 研究　以非洛地平缓释片为基础的联合方案治疗高血压患者，舒张压达标率高达 88%。

HOT-Plendi、HOT-China、FEVER 等研究分析了 9 项在东亚地区进行的钙离子通道阻滞剂与其他降压药物比较的临床研究，其中 10 个钙离子通道阻滞剂组和 9 个对照组（其他种类的降压药物），比较钙离子通道阻滞剂和其他降压药物对日间和夜间收缩压的影响。研究数据显示，与对照组相比，经过钙离子通道阻滞剂的治疗，收缩压和舒张压均有明显降低。在众多的钙离子通道阻滞剂中，非洛地平缓释片治疗效果突出。

【药代动力学】　本品口服吸收完全并经历广泛首过代谢，生物利用度约为 20%。血药浓度达峰时间出现在服药后 2.5～5h。血药浓度峰值和药时曲线下面积（AUC）在 20mg 范围内随剂量线性增加。本品的血浆蛋白结合率约 99%。年轻、健康受试者口服 10mg 本品后，平均峰谷稳态血药浓度分别为 7nmol/L 和 2nmol/L。高血压患者（平均年龄 64 岁）口服 20mg 本品后的平均峰谷稳态血药浓度分别为 23nmol/L 和 7nmol/L。由于本品的半数有效浓度为 4～6nmol/L，所以根据不同患者，口服 5～10mg 本品或口服 20mg 本品，均可期望达到 24h 降压效应。本品在年轻、健康受试者体内的全身血浆清除率约为 1.2L/min，表观分布容积约为 10L/kg。本品的血药浓度随年龄增加，老年高血压患者（平均年龄 74 岁）的平均清除率仅为年轻人（平均年龄 26 岁）的 45%，稳态时年轻患者的 AUC 只为老年人的 39%。本品的生物利用度受饮食影响。当给予高脂餐或碳水化合物饮食时，C_{max} 增加 60%，AUC 未见改变。少量清淡饮食（橘子汁、烤面包和谷类食物）不影响本品的药动学特征。在饮用葡萄柚果汁时，本品的生物利用度大约增加 2 倍。未见橘子汁改变本品的动力学行为。高血压患者服用本品后，稳态时的平均血药浓度峰值比单剂量给药高 20%。降压作用与非洛地平的血药浓度相关。

本品在肝功能不全患者体内的清除率为正常年轻受试者的 60%。肾功能不全不改变本品的血药浓度曲线，但是由于尿排泄量下降，所以血浆中的代谢物（无活性）浓度增高。动物试验表明本品可透过血-脑脊液屏障和胎盘屏障。

【适应证】　高血压、稳定型心绞痛。

【用法与用量】　口服，剂量应个体化。服药应在早晨，用水吞服，药片不能掰、压或嚼碎。

1. 治疗高血压　建议以 5mg，每日 1 次作为开始治疗剂量，常用维持剂量为 5mg 或 10mg，每日 1 次。可根据患者反应将剂量进一步减少或增加，或加用其他降压药。剂量调整间隔一般不少于 2 周。对某些患者，如老年患者和肝功能损害的患者，2.5mg，每日 1 次可能就足够。剂量超过 10mg，每日 1 次通常不需要。

2. 治疗心绞痛　建议以 5mg，每日 1 次作为开始治疗剂量，常用维持剂量为 5mg 或 10mg，每日 1 次。

【不良反应】　本品最常见的不良反应是轻微至中度的踝部水肿，该反应由外周血管扩张引起，是与剂量相关的。来自临床试验的经验显示 2%的患者由于踝部水肿而中断治疗。在开始治疗或增加剂量时可能会发生面部潮红、头痛、心悸、头晕和疲劳等现象。这些反应常常是短暂的。偶尔有意识错乱和睡眠障碍的病例报告，但与非洛地平的联系尚未明确建立。还有报道发现伴有牙龈炎或牙周炎的患者，用药后可能会引起牙龈肿大，但可以通过牙科保健加以避免或逆转。

高血糖是本类药物的不良反应，但在非洛地平仅有个案报告。

【禁忌证】　失代偿性心力衰竭、急性心肌梗死、妊娠期妇女、不稳定型心绞痛患者，对非洛地平及本品中任一成分过敏者。

【注意事项】　肝、肾功能不全的患者慎用。药片不能掰或压、嚼碎。进食与药效无关。

【孕妇及哺乳期妇女用药】

1. 妊娠　目前缺乏妊娠期妇女使用非洛地平的相关资料。鉴于在动物研究中观察到致畸性，妊娠期妇女不可使用非洛地平。在推荐使用本品时一定要排除妊娠的可能性。钙离子通道阻滞剂可抑制子宫的假性宫缩，但没有确切的证据表明非洛地平能延迟足月妊娠的生产。由于外周血管扩张导致的血流再分布，存在发生低血压母亲胎儿缺氧和子宫低灌注的危险。

2. 哺乳期　非洛地平可分泌进入乳汁。如果母亲使用治疗剂量的非洛地平，仅极少量会通过乳汁转至婴儿。尚无足够的哺乳期妇女接受非洛地平治疗的经验来评估其对婴儿的危险。因此，哺乳期禁用非洛地平。如果认为继续使用非洛地平治疗的医学利益大于风险，应考虑停止哺乳。

【儿童用药】　儿童使用本品的经验有限。

【老年患者用药】　老年患者 2.5mg，每日 1 次可能就足够。通常不需要剂量超过 10mg/次，每日 1 次。65 岁以上的患者，非洛地平的血浆清除率下降，血药浓度会升高，因此建议起始剂量用 2.5mg，每日 1 次。这些患者在调整剂量时应注意监测血压。

【药物相互作用】

1. 主动脉瓣狭窄、肝脏损害、严重肾功能损害（GFR＜30ml/min）、急性心肌梗死后心力衰竭慎用。

2. 非洛地平含有乳糖。有以下罕见遗传疾病的患者应禁忌使用：半乳糖不耐受症，乳糖酶缺乏症，葡萄糖-半乳糖吸收不良。

3. 同时服用 CYP 3A4 诱导剂可剧烈降低非洛地平血药水平，有导致非洛地平作用缺失的危险，这种联合用药应避免。

4. 同时服用可能抑制 CYP 3A4 的药物可导致非洛地平血药水平明显升高，这种联合用药应避免。

5. 同时摄入葡萄柚汁可致非洛地平血药水平明显升高，这种联合用药应避免。

6. 与其他血管扩张剂相似，非洛地平在极少数患者中可能会引起显著的低血压，这在易感个体可能会引起心肌缺血，低血压患者慎用。

7. 临床试验表明，剂量超过 10mg/d 可增加降压作用，但同时增加周围性水肿和其他血管扩张不良事件的发生率。

8. 肝功能损害的患者，非洛地平的血浆清除率下降，血药浓度会升高，因此建议起始剂量为 2.5mg，每日 1 次。这些患者在调整剂量时应注意监测血压。

9. 肾功能不全患者一般不需要调整建议剂量。

10. 准备妊娠的妇女应停止使用。

11. 本品应空腹口服或食用少量清淡饮食，应整片吞服勿咬碎或咀嚼。保持良好的口腔卫生可减少牙龈增生的发生率和严重性。

【药物过量】

1. 毒性 10mg 给予 2 岁儿童可引起轻度中毒，150～200mg 给予 17 岁患者及 250mg 给予成人导致轻中度中毒。与其他同类药物相比，非洛地平对外周血管的作用可能比对心脏的作用更显著。

2. 症状 本缓释片的中毒症状可能延迟 12～16h 出现，严重症状可能在数天后出现。循环系统作用的危险最大：心动过缓（有时心动过速）、房室传导阻滞、房室传导分离、心室颤动、心脏停搏。头晕、头痛、意识损害、昏迷、痉挛。呼吸困难、非心源性肺水肿和呼吸暂停。还可能出现成人呼吸窘迫综合征、酸中毒、低钾血症、高血糖、潜在的低钙血症、潮红、体温降低、恶心和呕吐。

3. 处理 可使用活性炭洗胃。某些病例也可在后期使用（可以凝集缓释片）。注意：由于存在刺激迷走神经的危险，洗胃前必须给阿托品（成人 0.25～0.5mg、儿童 10～20μg/kg，静脉注射）。可以进行心电监测，必要时可使用呼吸机。纠正酸碱和电解质失衡。

（1）对于心动过缓和房室传导阻滞：成人给阿托品 0.5～1.0mg 静脉注射（儿童 20～50μg/kg），可以重复给予，或先给异丙肾上腺素 0.05～0.1μg/（kg·min），严重者早期使用起搏器。

（2）对于低血压：开始时成人静脉推注葡乳醛酸钙（5min），儿童剂量为每千克体重给予 3～5mg 的钙，如果需要可以重复给予或静脉滴注。需要时可给予肾上腺素或多巴胺。严重者可使用胰高血糖素。

（3）对于循环骤停，可在数小时内努力尝试复苏。对痉挛的患者，应给予地西泮。给予其他对症治疗。

【制剂与规格】　缓释片剂：每片 2.5mg、5mg。

【贮藏】　室温保存。

拉 西 地 平

【药品名称】　国际通用名：拉西地平。商用名：乐息平，乐司平。英文通用名：lacidipine。

【药理及毒理作用】

1. 药理作用　本品为二氢吡啶类钙离子通道阻滞剂，高度选择性地作用于平滑肌的钙通道。主要扩张周围动脉，减少外周阻力，降压作用强而持久。对心脏传导系统和心肌收缩功能无明显影响。并可改善受损肥厚左心室的舒张功能，及抗动脉粥样硬化作用。可使肾血流量增加而不影响肾小球滤过率，可产生一过性但不明显的利尿和促尿钠排泄作用，因此能防止移植患者出现环孢素 A 诱发的肾脏灌注不足。本品为高度脂溶性，它在脂质部分沉积并在清除阶段不断释放到结合部位。这一特点使本品明显不同于其他钙离子通道阻滞剂，其他钙离子通道阻滞剂脂溶性低因而作用时间短。

2. 毒理作用　通过对 Sparague-Dawley 鼠及 Beagle 犬 78 周的急性、亚急性、慢性毒理研究显示，最大重复剂量：鼠为 32mg/kg（1 个月）或 20mg/kg（6 个月），犬为 8.5mg/kg（1 个月）或 5mg/kg（6 个月）。与本品药效性相关的变化包括心动过速及便秘。通过犬 60 周口服给药毒性研究显示在最高剂量组群（1mg/kg 和 5mg/kg）可发现齿龈增生。通过研究本药无致癌性、致畸性及致突变性。

【循证医学证据】　ELSA 研究（欧洲拉西地平动脉粥样硬化研究）是一项在心血管领域进行的多中心、随机、双盲试验，比较拉西地平与 β 受体阻滞剂阿替洛尔对轻中度高血压患者的抗颈动脉粥样硬化作用。研究旨在评价拉西地平在有效降低血压的同时，对动脉粥样硬化的发展所起的干预作用及由此带来的临床收益。ELSA 研究表明拉西地平能减缓颈动脉粥样硬化的进展。ELSA 研究以拉西地平与 β 受体阻滞剂为对照，虽然前者对于颈动脉内膜中层厚度影响更大，但由于样本量太小，未能显示出二者在脑卒中，特别是心肌梗死方面的差异。大规模临床试验证明其安全性好。对高血压患者可改善左室参数，效果与氨氯地平相似。另外，它在扩张周围血管，降低阻力同时，也扩张冠状动脉。水肿的发生率比硝苯地平少。

【药代动力学】　本品口服从胃肠道吸收迅速但不完全，由于肝脏广泛首过代谢，生物利用度为 2%～9%，用更敏感的方法分析平均为 18.5%（4%～52%）。吸收后 95% 药物与蛋白结合，主要是白蛋白及 α_1-糖蛋白。本品经肝脏代谢，代谢产物主要为吡啶类似物及羧酸类似物，主要通过胆道从粪便排出，其粪便排泄物中基本为代谢物。代谢谷峰比大于 60%。血浆清除率为 1.1L/kg，稳态时终末 $T_{1/2}$ 为 12～15h。

【适应证】　高血压。

【用法与用量】　成人起始剂量 4mg，每日 1 次，在早晨服用较好。饭前饭后均可。如需要 3～4 周可增加至 6mg 或 8mg，每日 1 次。除非临床需要更急而超前投药。肝病患者初始剂量为 2mg，每日 1 次。

【不良反应】 多与其血管扩张作用有关，最常见的有头痛、皮肤潮红、水肿、眩晕、乏力、心悸，通常短暂并随继续使用逐渐消失或减弱。少见有皮疹、红斑、瘙痒、食欲缺乏、恶心、多尿，罕见胸痛、齿龈增生，一过性碱性磷酸酶升高。一般停药后可逐渐消失或恢复正常。

【注意事项】

1. 肝功能不全者需减量或慎用，因其生物利用度可能增加，而加强降血压作用。

2. 本品不经肾脏排泄，肾病患者无须修改剂量。

3. 一般不明显影响实验室检查或血液学。但曾有一例可逆性碱性磷酸酯酶增加的报告。

4. 虽然本品不影响传导系统和心肌收缩，但理论上钙离子通道阻滞剂影响窦房结活动及心肌储备，应予注意。窦房结活动不正常者尤应关注，有心脏储备较弱患者也应谨慎。

【禁忌证】 对本药过敏者禁忌。

【孕妇及哺乳期妇女用药】 ①尚无资料证实本品对人类妊娠的安全性，孕妇应用须权衡利弊。②本品及其代谢物由乳汁排出，应用本品最好不授乳或停用本品。③本品有引起子宫肌肉松弛的可能性，临产妇女应慎用。

【儿童用药】 本品尚无用于儿童的经验。

【老年患者用药】 老年人初始剂量为 2mg，每日 1 次，必要时可增至 4mg 及 6mg，每日 1 次。可以长期连续用药。

【药物相互作用】

1. 与 β 受体阻滞剂、利尿药合用，降压作用可加强。

2. 与西咪替丁合用，可使本品血药浓度增高。

3. 与地高辛合用，地高辛峰值水平可增加 17%，对地高辛 24h 平均水平无影响。

4. 与普萘洛尔合用，可轻度增加两者药时曲线下面积（AUC）。

5. 与华法林、甲苯磺丁脲、双氯芬酸、环孢素、安替比林等无特殊交叉反应。

【药物过量】 尚无明确报道。但逾量可引起低血压及心动过速，此时需用输液及服用升压药。

【制剂与规格】 片剂：每片 2mg、4mg。

【贮藏】 30℃以下避光存储。

氨 氯 地 平

【药品名称】 国际通用名：氨氯地平。商用名：络活喜。英文通用名：amlodipine。

【药理作用及毒性研究】

1. 药理作用 本品为钙离子通道阻滞剂，阻滞钙离子跨膜进入心肌和血管平滑肌细胞。本品抗高血压作用的机制是直接松弛血管平滑肌。缓解心绞痛的确切机制还未完全肯定，但它可以扩张外周小动脉和冠状动脉，减少总外周血管阻力，解除冠状动脉痉挛，降低心脏的后负荷，减少心脏能量消耗和对氧的需求，从而缓解心绞痛。

2. 毒性研究

（1）遗传毒性：致突变研究显示无论是在基因还是在染色体水平均未见与药物相关的致突变作用。

（2）生殖毒性：大鼠（雄性大鼠交配前 64d 起，雌性大鼠交配前 14d 起）给予剂量达 10mg/（kg·d）的氨氯地平（按 mg/m² 换算，8 倍于人体最大推荐剂量，人体最大推荐剂量以患者体重为 50kg 计算），对生殖力未见影响。

（3）致癌作用：大鼠和小鼠经食物给予氨氯地平 0.5mg/（kg·d）、1.25mg/（kg·d）和 2.5mg/（kg·d），连续 2 年，未见致癌作用。其中最大剂量（按 mg/m² 换算剂量，对于小鼠，与人体最大推荐剂量 10mg 接近；对于大鼠，为人体最大推荐剂量 10mg 的两倍）接近小鼠（而非大鼠）的最大耐受剂量。

【循证医学证据】　氨氯地平血管作用前瞻性随机评估临床试验（PREVENT）研究了其对心血管病发病率和死亡率、冠状动脉粥样硬化进展及颈动脉粥样硬化的影响。该多中心、随机、双盲、安慰剂对照研究对 825 例经血管造影证实的冠心病患者随诊了 3 年。此人群中包括有心肌梗死病史的（45%），曾做过经皮冠状动脉腔内血管形成术（PTCA）的（42%），或有心绞痛病史的（69%）。冠心病的严重程度从单支血管病变（45%）到 3 支血管病变（21%）。高血压未得到控制的患者（DBP＞95mmHg）被排除在本研究之外。主要的心血管事件由不了解内情的终点委员会裁定。虽然未能证实氨氯地平减慢冠状动脉病变速度的效应，但其能阻止颈动脉内膜中层厚度的增加。氨氯地平治疗的患者中，心血管病死亡、心肌梗死、脑卒中、PTCA、冠状动脉旁路移植术（CABG）、因不稳定型心绞痛住院和充血性心力衰竭（CHF）恶化的综合终点指标显著降低（31%）。血管重建手术（PTCA 和 CABG）也明显减少（42%）。与安慰剂组相比，不稳定型心绞痛住院率也降低（33%）。

1. 氨氯地平治疗高血压的研究

（1）ALLHAT 研究是一项由美国国立心肺血液研究所（NHLBI）组织发起的规模最大的随机、双盲、多中心抗高血压临床试验，旨在确定接受一种钙离子通道阻滞剂（氨氯地平）、一种 ACE 抑制剂（赖诺普利）或一种 α 受体阻滞剂（多沙唑嗪）治疗的高危高血压患者，分别与接受利尿剂（氯噻酮）治疗相比，是否能降低发生冠心病的危险。患者主要在社区医疗机构中随机接受氨氯地平、赖诺普利、多沙唑嗪或氯噻酮的治疗。该试验在美国、波多黎各、维尔京群岛和加拿大的 623 家中心进行。研究纳入了 42 418 例患者。ALLHAT 研究结果显示：苯磺酸氨氯地平长期治疗与传统降压药物一样可显著降低心肌梗死、脑卒中等心脑血管事件，脑卒中发生的危险甚至比利尿剂还降低了 7%。研究显示苯磺酸氨氯地平在降低致死性冠心病、心肌梗死和脑卒中的疗效在不同患者群也均一致，其中包括男性、女性、黑种人、西班牙裔、伴有糖尿病的患者和 65 岁以上的老年患者。研究结果还显示在安全性方面，包括终末期肾病、消化道出血和癌症，苯磺酸氨氯地平与常用的利尿药也无差异，并且在不同的患者群（冠心病、糖尿病、高龄老年患者、不同种族）得到了同样结果。

（2）TOMHS 研究（氨氯地平轻度高血压治疗研究）分别比较氯噻嗪、氨酰心胺、多沙唑嗪、伊那普利和氨氯地平长期降压疗效和患者的依从性。结果表明，长期服用氨氯地平患者的依从性达 83%，血压达标率高，显著优于其他药物，其中 99%患者坚持服用初始剂量 5mg。

2. 氨氯地平降压治疗对心肌梗死预防作用的研究

（1）益格鲁-斯堪的那维亚心脏终点试验（anglo scandinavian cardiac outcome trial，ASCOT 研究）是一项欧洲的多中心、随机对照、前瞻性降压联合降脂的终点研究。临床研究对象是年龄在 40～79 岁伴有 3 项其他心血管危险因素的高血压患者，目的是比较氨氯地平联合培哚普利的方案与阿替洛尔联合苄氟噻嗪长期降压治疗预防非致死性心肌梗死和致死性冠心病事件的疗效。试验共选取了 19 257 例高血压患者，氨氯地平为基础治疗组有 9639 例患者，阿替洛尔为基础治疗组有 9618 例患者。入选时间为 1998 年 2 月～2000年 5 月，平均随访 5.5 年，共收集到 18 965 例患者完整的终点信息（99%）。ASCOT 研究人群中，苯磺酸氨氯地平为基础的治疗方案在预防心肌梗死方面显著优于 β 受体阻滞剂阿替洛尔为基础的治疗。

（2）ACCOMPLISH 研究是一项多中心、随机对照、前瞻性联合降压研究。研究结果表明，苯磺酸氨氯地平加贝那普利组预防心肌梗死的作用显著优于利尿剂加 ACEI 组。

在冠心病二级预防研究荟萃分析中，对长效钙离子通道阻滞剂在冠心病人群中的研究进行了分析，根据血压下降幅度预测了心肌梗死事件风险的降低幅度，三项以苯磺酸氨氯地平为治疗的研究中，心肌梗死下降幅度均符合预测值，即降低血压带来相应的心肌梗死的获益，可比安慰剂显著降低心肌梗死风险 31%（P=0.033）。

ASCOT-BPLA 试验的结果表明，氨氯地平和培哚普利联合治疗，在改善临床预后方面优于既往推荐的 β 受体阻滞剂+利尿剂的标准治疗方案。与标准治疗方案比较，新药联合可使总死亡率和总的冠脉事件发生率平均下降 14%、脑卒中发生率下降 23%、心血管死亡率下降 24%、新发糖尿病发生率下降 32%。ASCOT-BPLA 研究是目前唯一公布的高血压联合治疗方案之间比较的临床试验。研究主要结果显示，CCB+ACEI 联合治疗组与对照组相比，血压进一步降低 2.7/1.9mmHg，主要终点非致死性心肌梗死及致死性冠心病危险率降低 10%。在相关的次要终点中，全部冠状动脉事件发生率降低 13%，致死及非致死性脑卒中发生率降低 23%，总的心血管事件及血运重建率降低 23%，全因死亡率降低 11%，心血管病死亡率降低 24%。而事先设立的三级终点中，新发糖尿病发生率降低 30%，新发肾功能损害发生率降低 15%，外周血管病发生率减少 35%，不稳定型心绞痛发生率降低32%。在预先设计的 15 个终点中有 10 个终点达到显著性差异。

ASCOT-BPLA 研究首次证明了一种优化的组合方案在长期高血压治疗中的益处。CCB联合 ACEI 治疗在降压机制上体现了血流动力学上的互补——既从压力负荷改善血压，又从容量负荷的角度协同使血压下降；从抗动脉硬化的角度来看，两种药物相互协同，还可以协同共同改善代谢的异常。一种优化的联合治疗方案不仅可以更好地降低血压而且有利于血压达标，并对器官的保护具有重要作用。该研究的最大贡献在于为临床高血压的治疗提供了优化联合治疗的组合方案，从而为高血压合理的联合治疗提供了新证据。

3. 氨氯地平抗动脉粥样硬化的研究

（1）PREVENT 试验是氨氯地平抗动脉粥样硬化的前瞻性、随机、双盲、安慰剂对照研究，结果表明，与安慰剂组比较，氨氯地平（10mg/d，平均随访 3 年）可显著降低不稳定心绞痛的发生率和充血性心力衰竭的住院率达 35%，降低主要血管事件和血管操作总和达 31%。

（2）CAMELOT 研究是双盲、安慰剂对照的多中心随机临床试验，由北美和欧洲的 100 个研究中心参加。共有 1997 例经血管造影确诊为冠状动脉疾病（CAD）（血管狭窄＞20%）且 DBP＜100mmHg 的患者，随访 24 个月，比较氨氯地平或依那普利与安慰剂（标准 CAD 治疗）的疗效。CAMELOT 研究的结果表明，根据血管内超声检查结果，与基线时相比，安慰剂组的动脉粥样硬化有明显进展，依那普利组有进展趋势，苯磺酸氨氯地平组则没有进展。血压正常的冠心病患者给予氨氯地平治疗可减少心血管不良事件的发生。依那普利治疗也有类似的趋势，但是幅度较小且无显著性。血管内超声（IVUS）显示的证据显示氨氯地平可延缓动脉粥样硬化的进展。

4. 氨氯地平治疗肺动脉高压的研究

2010 年发表在欧洲心脏病学杂志的一项关于 CCB 治疗肺动脉高压（PH）患者的研究是迄今为止规模最大的 CCB 用于合并其他疾患的 PH 研究，该研究入选了 663 例经右心导管证实的 PH 患者，对所有患者行急性血管反应试验，43 例患者（6.5%）呈阳性并给予初始剂量的 CCB（地尔硫䓬、硝苯地平、氨氯地平）单药治疗，其中 16 例患者临床效果良好（治疗后 3～4 个月血流动力学有显著改善，1 年 NYHA 心功能分级维持在 Ⅰ～Ⅱ级），对于反应良好的这 16 例患者继续给予大剂量的 CCB 单药治疗（13 例给予地尔硫 240～720mg/d，2 例给予硝苯地平 60～90mg/d，1 例给予氨氯地平 20mg/d），随访 5 年，15 例患者的心功能维持在 NYHA 心功能分级 Ⅰ～Ⅱ级，且 6min 步行距离也显著优于其他患者，1 年及 5 年生存率均为 100%。

本药为作用持续时间最长的二氢吡啶类钙离子通道阻滞剂。口服抗高血压治疗，起效缓慢，故不作快速控制血压的首选药物。

【药代动力学】　本品口服吸收良好，且不受摄入食物的影响，给药后 6～12h 血药浓度达高峰，绝对生物利用度为 64%～80%，表观分布容积约为 21L/kg。体外实验表明，血循环中 97.5% 的氨氯地平与血浆蛋白相结合。本品终末消除半衰期为 35～50h，每日 1 次，连续给药 7～8d 后血药浓度达至稳态，本品通过肝脏广泛代谢为无活性的代谢物，以 10% 的原药和 60% 的代谢物由尿液排出。

【适应证】　①高血压。可单独使用本品治疗，也可与其他抗高血压药物合用。②慢性稳定型心绞痛及变异型心绞痛。可单独使用本品治疗，也可与其他抗心绞痛药物合用。

【用法与用量】　水中分散后口服或吞服。

1. 治疗高血压　初始剂量为 5mg，每日 1 次，最大剂量为 10mg，每日 1 次。虚弱或老年患者、伴有肝功能不全患者初始剂量为 2.5mg，每日 1 次；此剂量也可为原使用其他抗高血压药物治疗需加用本品治疗的剂量。

调整剂量应根据患者个体反应进行，一般的剂量调整应在 7～14d 后开始进行。如临床需要，在对患者进行严密监测的情况下，可于较短时间内开始剂量调整。

2. 治疗心绞痛　初始剂量为 5～10mg，每日 1 次。老年及肝功能不全的患者建议使用较低剂量治疗。大多数人的有效剂量为 10mg/d。

【不良反应】　头痛、水肿、疲劳、失眠、恶心、腹痛、面红、心悸，少见瘙痒、皮疹、呼吸困难、无力、肌肉痉挛和消化不良。

【禁忌证】 对二氢吡啶类钙离子通道阻滞剂过敏者禁忌。

【注意事项】

1. 极少数患者特别是伴有严重冠状动脉阻塞性疾病的患者，在开始使用钙离子通道阻滞剂治疗或增加剂量时，出现心绞痛频率增加、时间延长和（或）程度加重，或发生急性心肌梗死，其作用机制目前尚不清楚。

2. 因本品的扩血管作用是逐渐产生的，服用本品后发生急性低血压的情况罕有报道。然而对于严重的主动脉狭窄患者，当与其他外周血管扩张剂合用时，应引起注意。

3. 心力衰竭患者的使用 充血性心力衰竭患者使用钙离子通道阻滞剂应谨慎。在对非缺血引起心力衰竭的患者（NYHA 心功能分级Ⅲ～Ⅳ级）进行的长期、安慰剂对照研究（PRAISE-2）中，虽然心力衰竭加重的发生率与安慰剂相比无明显差异，但与氨氯地平有关的肺水肿报道有增加。

4. 肝功能受损患者的使用 与其他所有钙离子通道阻滞剂相同，本品的半衰期在肝功能受损时延长，但尚未确定本品在这类患者中的推荐剂量。因此，这类患者使用本品应谨慎。

5. 肾功能衰竭患者的使用 氨氯地平的血药浓度改变与肾功能损害程度无相关性。因此，可以采用正常剂量。本品不能被透析。

【孕妇及哺乳期妇女用药】 对孕妇用药缺乏相应的研究资料，但根据动物试验结果，本品只在非常必要时方可用于孕妇。尚不知本品能否通过乳汁分泌，服药的哺乳期妇女应中止哺乳。

【儿童用药】 尚未见资料报道。

【老年患者用药】 本品血药浓度的达峰时间在老年患者和年轻患者中是相似的，老年患者曲线下面积（AUC）增加和消除半衰期的延长使消除率有下降趋势。有报道在接受相似剂量的氨氯地平时，老年患者具有与年轻患者相同的良好耐受性。因此，老年患者可用正常剂量。但开始宜用较小剂量，再渐增量为妥。

【药物相互作用】

1. 本品与下列药物的合用是安全的：噻嗪类利尿剂、α 受体阻滞剂、β 受体阻滞剂、血管紧张素转化酶抑制剂、长效硝酸酯类药物、舌下含服硝酸甘油、非甾体抗炎药、抗生素和口服降糖药。用人血浆进行的体外研究数据显示本品不影响地高辛、苯妥英钠、华法林或吲哚美辛的血浆蛋白结合率。

2. 在以下研究中，氨氯地平与其他药物同时应用时，氨氯地平或其他药物的药代动力学均无明显变化。

（1）其他药物对氨氯地平的作用如下所示。

1）西咪替丁：与西咪替丁合用不改变氨氯地平的药代动力学。

2）葡萄柚汁：20 名健康志愿者同时服用 240ml 葡萄柚汁和 10mg 氨氯地平，未见对氨氯地平药代动力学有明显影响。

3）铝/镁（抗酸剂）：同时服用铝/镁抗酸剂和单剂量氨氯地平，未见对氨氯地平的药代动力学有明显影响。

4）西地那非（万艾可）（sildenafil）：单剂量 100mg 西地那非不影响原发性高血压患者氨氯地平的药代动力学。二药合用，每种药品独立地发挥其降压效应。

（2）氨氯地平对其他药物的作用如下所示。

1）阿托伐他汀（atorvastatin）：10mg 氨氯地平多次用药合并使用 80mg 阿托伐他汀，阿托伐他汀的稳态药代动力学参数无明显改变。

2）地高辛：合用氨氯地平和地高辛，正常志愿者血浆地高辛浓度或肾脏清除率无变化。

3）乙醇（酒精）：10mg 的氨氯地平单次或多次给药，对乙醇的药代动力学无影响。

4）华法林：氨氯地平与华法林合用不改变华法林的凝血酶原反应时间。

5）环孢素：药代动力学研究表明氨氯地平不明显改变环孢素的药代动力学。

3. 药物/实验室检查相互作用目前未知。

【药物过量】　现有资料提示，严重过量能导致外周血管过度扩张并可能引起反射性心动过速。有出现显著而持久的全身性低血压及致命性休克的报道。

健康志愿者服用氨氯地平 10mg 后，立即或在 2h 内服用活性炭可显著减少氨氯地平的吸收。使用本品过量可洗胃，引起明显低血压时，要求积极的心血管支持治疗，包括心肺功能监护、抬高肢体、注意循环液体量和尿量。为恢复血管张力和血压，在无禁忌证时也可采用血管收缩剂。静脉注射葡萄糖酸钙对逆转钙离子通道阻滞剂的效应也是有益的。由于本品与血浆蛋白结合率高，所以透析治疗是无益的。

【制剂与规格】　片剂：每片 5mg。

【贮藏】　30℃以下保存。

左旋氨氯地平

【药品名称】　国际通用名：苯磺酸左旋氨氯地平。商用名：施慧达。英文通用名：levamlodipine besylate tablets。

【药理作用】　苯磺酸左旋氨氯地平是二氢吡啶类钙离子通道阻滞剂（钙离子拮抗剂或慢通道阻滞剂）。心肌和平滑肌的收缩依赖于细胞外钙离子通过特异性离子通道进入细胞。本品选择性抑制钙离子跨膜进入平滑肌细胞和心肌细胞，对平滑肌的作用大于心肌。其与钙通道的相互作用决定于它和受体位点结合和解离的渐进性速率。由此，药理作用逐渐产生。

【循证医学证据】

1. 一项随机化、双盲、平行组研究显示，苯磺酸左旋氨氯地平（施慧达，n=110）与苯磺酸氨氯地平（络活喜，n=107）降压作用相似，治疗 8 周后两种药物分别使收缩压降低（12.64±9.18）mmHg 和（10.86±8.38）mmHg，总有效率分别为 84.91% 和 77.45%，两组间血压降低幅度和总有效率无统计学差异（$P>0.05$）。该研究同时观察了药物漏服对于患者血压水平的影响，显示两组患者在药物漏服 24 和 48h 后，其收缩压和舒张压均有所增高，但仍低于 140/90mmHg。这一结果提示苯磺酸左旋氨氯地平和苯磺酸氨氯地平均具有相似的长效持久的降压作用。本研究还比较两组患者服药后的不良反应事件，苯磺酸左旋氨氯地平组的不良反应较对照组减少了 60%（$P<0.05$）。

2. 另一项随机化降压治疗对照试验为基础的系统评价研究表明，苯磺酸左旋氨氯地平的降压幅度和降压治疗有效率至少等同于其他常用降压药物。

3. 有研究比较了苯磺酸左旋氨氯地平和苯磺酸氨氯地平的耐受性和有效性，经过 4 周的治疗，2.5mg 左旋氨氯地平和 5mg 氨氯地平收缩压、舒张压下降幅度相当，不良反应发生率左旋氨氯地平有低于氨氯地平的趋势，左旋氨氯地平水肿的发生率更低。对于临床用药的选择，苯磺酸左旋氨氯地平在保证安全有效降压的同时，治疗费用较低，可作为需要长期服药的高血压患者的良好选择。

【药代动力学】　口服苯磺酸氨氯地平片后，6～12h 血药浓度达到高峰，绝对生物利用度为 64%～80%，表观分布容积约为 21L/kg，终末消除半衰期为 35～50h，每日 1 次，连续给药 7～8d 后血药浓度达稳态，苯磺酸氨氯地平通过肝脏广泛代谢为无活性的代谢物，以 10% 的原形药和 60% 的代谢物由尿液排出，血浆蛋白结合率为 97.5%。另据文献报道，18 位健康志愿者 1 次口服 20mg 消旋氨氯地平，具有药理活性的左旋氨氯地平与无活性的右旋氨氯地平的平均血药峰浓度之比为 47：53，平均 AUC 之比为 41：49。平均终末消除半衰期左旋氨氯地平为 49.6h，右旋氨氯地平为 34.9h，氨氯地平终末消除半衰期明显与左旋氨氯地平半衰期相关。

【适应证】　①高血压（单独或与其他药物合并使用）；②心绞痛：尤其自发性心绞痛（单独或与其他药物合并使用）。

【用法与用量】　①治疗高血压和心绞痛的初始剂量为 2.5mg，每日 1 次；根据患者的临床反应，可将剂量增加，最大可增至 5mg，每日 1 次。②本品与噻嗪类利尿剂、β 受体阻滞剂和血管紧张素转化酶抑制剂合用时不需要调整剂量。

【不良反应】　最常见的不良反应是头痛和水肿。发生率＞1% 的剂量相关性不良反应如下：水肿、头晕、潮红和心悸。与剂量关系不明确，但发生率超过 1% 的不良反应如下：头痛、疲倦、恶心、腹痛和嗜睡。

一般患者对本品能很好地耐受。较少见的不良反应是头痛、水肿、疲劳、失眠、恶心、腹痛、面红、心悸和头晕；极少见的不良反应为瘙痒、皮疹、呼吸困难、无力、肌肉痉挛和消化不良；与其他钙离子通道阻滞剂相似，极少有心肌梗死和胸痛的不良反应报道，而且这些不良反应不能与患者本身的基础疾病明确区分；尚未发现与本品有关的实验室检查参数异常。

【禁忌证】　对二氢吡啶类钙离子通道阻滞剂及其赋形剂过敏的患者禁用。

【注意事项】　①肝功能受损患者的使用，与其他所有钙离子通道阻滞剂相同，在肝功能受损时使用本品应十分小心。②肾功能损害患者的使用，可以采用正常剂量。③本品不被透析。

【孕妇及哺乳期妇女用药】　在无其他更安全的代替药物和疾病本身对母子的危险性更大时才推荐使用本品。

【儿童用药】　尚无本品用于儿童的资料。

【老年患者用药】　老年患者可用正常剂量。但宜开始用较小剂量，再渐增量为妥。

【药物相互作用】

1. 西咪替丁、葡萄柚汁、致酸剂　合用时不改变本品的药代动力学。

2. 阿伐他汀、地高辛、乙醇　本品不影响它们的药代动力学。

3. 西地那非　原发性高血压患者单剂服用西地那非（伟哥）对本品的药代动力学没有

影响。两药合用时独立产生降压效应。

4. 华法林　本品不改变华法林的凝血酶原作用时间。

5. 地高辛、芬妥因和华法林　与本品合用对血浆蛋白结合率没有影响。

6. 麻醉药　吸入烃类与本品合用可引起低血压。

7. 非甾体抗炎药　尤其吲哚美辛可减弱本品的降压作用。

8. β 受体阻滞剂　与本品合用耐受性良好，但可引起过度低血压，罕见加重心力衰竭。

9. 雌激素　合用可引起体液潴留而增高血压。

10. 磺吡酮　合用可增加本品的蛋白结合率，引起血药浓度变化。

11. 锂　合用可引起神经中毒，出现恶心、呕吐、腹泻、共济失调、震颤和（或）麻木，需慎重。

12. 拟交感胺　可减弱本品降压作用。

13. 舌下硝酸甘油和长效硝酸酯制剂　与本品合用可加强抗心绞痛效应。虽未报道有反跳作用，但停药时应在医生指导下逐渐减量。

14. 噻嗪类利尿药、ACEI、地高辛、华法林、抗生素和口服降糖药　可与本品安全合用。

【**药物过量**】　①本品过量，可采取洗胃。②引起明显低血压时，要求积极的心血管支持治疗，包括心肺功能监护、抬高肢体、注意循环量和尿量。③为恢复血管张力和血压，在无禁忌证时也可采用血管收缩剂。④静脉注射葡萄糖酸钙对逆转钙离子通道阻滞剂的效应也有益。⑤由于本品与血浆蛋白高度结合，透析处理对药物过量的解除无效。

【**制剂与规格**】　片剂。每片 2.5mg。

【**贮藏**】　密封保存。

尼 群 地 平

【**药品名称**】　国际通用名：尼群地平。英文通用名：nitrendipine。

【**药理作用**】　属新的二氢吡啶类的钙离子通道阻滞剂，对血管选择性比对心肌的选择性强 100 倍，对冠脉及外周血管，均有较强的选择性扩张作用，降低动脉压。降低心肌耗氧量，但对静脉的扩张作用较弱。

【**循证医学证据**】

1. 欧洲收缩期高血压临床试验（systolic hypertension-Europe）　是一项随机、双盲、安慰剂对照的多中心研究，目的是评估抗高血压治疗对 60 岁以上收缩期高血压患者心血管并发症的预防作用。入选 4695 例年龄≥60 岁的患者，入选时坐位 SBP 为 160～219mmHg、DBP<95mmHg，立位 SBP≥140mmHg。继发性收缩期高血压、视网膜出血或视乳头水肿、充血性心力衰竭、主动脉瓣关闭不全、肾衰竭、近年内有心肌梗死或脑卒中者均已排除在外。平均随访 2 年。

治疗方案：治疗组服用尼群地平 10～40mg/d，必要时改用或合用依那普利 5～20mg/d，氢氯噻嗪 12.5～25mg/d。安慰剂组服用外观及数量相同的安慰剂。目标血压：SBP<150mmHg 且下降至少 20mmHg 以上。

结果：①随访 2 年后，治疗组坐位血压下降 23/7mmHg，立位血压下降 21/7 mmHg；安慰剂组坐位血压下降 13/17mmHg，立位血压下降 10/2mmHg。治疗后达到目标血压的比率治疗组高于安慰剂组（43.5% : 21.4%，$P<0.001$）。②总死亡率治疗组和安慰剂组分别为每年 20.5‰与 24.0‰，$P=0.22$。其中心血管死亡率分别为每年 9.8‰与 13.5‰，$P=0.07$；致死性心肌梗死发生率分别为每年 1.2‰与 2.6‰，$P=0.08$；非心血管死亡率及肿瘤死亡率两组无明显差异。③总的脑血管事件治疗组和安慰剂组分别为每年 11.8‰与 18.0‰，$P=0.006$。脑卒中发生率两组分别为每年 7.9‰与 13.7‰，$P=0.003$。④各种心血管终点事件（包括心力衰竭、致死性或非致死性心肌梗死、猝死）发生率治疗组和安慰剂组分别为每年 23.3‰与 33.9‰，$P<0.001$。心绞痛的发生率两组分别为每年 18.1‰与 23.9‰，$P=0.04$。

研究结果表明：老年单纯收缩期高血压（ISH）患者用尼群地平（10～40mg/d）为基础的治疗方案，可明显改善心脑血管病的预后，其中对伴 2 型糖尿病的老年高血压患者尤为有益。

2. Syst-China 试验（尼群地平 10～40mg/d）　对 2 型糖尿病患者的亚组分析结果表明，可使糖尿病患者的心血管事件明显减少 74%，对非糖尿病患者的心血管事件减少达 34%。

【药代动力学】　口服吸收 14%～55%，血浆消除半衰期 3.8～17h，血浆蛋白结合率 98%，表观分布容积 13.4L/kg，服药 15min 后开始降压，最大降压作用在服药后 60～90min。缓释胶囊作用持续时间较长，日服 1 次（30mg），可 24h 控制血压。主要在肝内代谢，从肾脏排泄。

【适应证】　高血压。

【用法与用量】　初始剂量每日 10mg，每日 2 次，每隔 2 周增加 1 次，最高不超过 40mg，每日 2 次。

【不良反应】　可见头痛、面部潮红、心悸、眩晕、多尿、皮疹等。

【禁忌证】　对二氢吡啶类药过敏、低血压者禁用。

【注意事项】　肝肾功能不全者慎用。

【孕妇及哺乳期妇女用药】　妊娠期妇女禁用。

【儿童用药】　尚未见资料报道。

【老年患者用药】　对老年收缩期高血压效果较佳。

【药物相互作用】　与其他降压药合用有进一步降压的作用。

【药物过量】　未见资料报道。

【制剂与规格】　片剂：每片 10mg。

【贮藏】　遮光、密闭保存。

尼 卡 地 平

【药品名称】　国际通用名：尼卡地平。商用名：硝苯苄胺啶、佩尔地平。英文通用名：nicardipine。英文商用名：Perdipine。

【药理作用】　与尼群地平相似。

【药代动力学】　口服吸收良好，>95%，首过代谢 55%～95%，血浆半衰期范围 1～4h，尼卡地平缓释片半衰期为 8.6h。表观分布容积 1.7L/kg，血浆蛋白结合率>95%。对肝肾功能无损害，在体内无蓄积性，其生物利用度与剂量成正比，食物延长药物吸收达峰时间，血浆浓度降低。完全代谢后 59%通过尿、35%通过粪便排出。

【适应证】　高血压、脑血管供血不足、冠心病稳定型心绞痛和变异型心绞痛。

【用法与用量】　治疗原发性高血压口服 40mg，每日 2 次，或 20～30mg，每日 3 次，高血压和冠心病可每日 60～120mg。用于高血压急症时，可静脉注射 0.5～6μg/（kg·min）。最大可达 10～30μg/（kg·min）静脉注射。治疗脑供血不足，每日 60mg。

【不良反应】　偶见面部潮红、心悸、肝肾功能损害、头痛、耳鸣、体温升高、胃肠道反应等。

【禁忌证】　尼卡地平过敏者。

【注意事项】　进行性主动脉瓣狭窄、颅内出血尚未完全止血者、脑卒中急性期颅内压高、严重左心功能不全、低血压、青光眼和肝肾功能不全者慎用。

【孕妇及哺乳期妇女用药】　孕妇、哺乳期妇女者禁用。

【儿童用药】　尚未见资料报道。

【老年患者用药】　与三氯噻嗪疗效相似。

【药物相互作用】　与其他降压药合用可增加降压效果，与地高辛合用会增高地高辛浓度。对心功能不全患者应用，可使心力衰竭加重。

【药物过量】　剂量过大可导致心脏传导阻滞、心肌抑制。

【制剂与规格】　注射液：每支 10 mg。胶囊剂：每粒 30 mg、40 mg。

【贮藏】　遇光渐变色，须遮光、密封保存。

尼 索 地 平

【药品名称】　国际通用名：尼索地平。商用名：硝苯异丙啶。英文通用名：nisoldipine。

【药理作用】　是目前血管选择性最强的钙离子通道阻滞剂，对血管与心脏的选择性比为 1∶1000，作用时间长，而不影响心肌和骨骼肌的功能，没有负性肌力作用。降压效果至少与利尿剂、β 受体阻滞剂、ACEI 及其他的 CCB 相同。临床主要用于高血压的降压和冠心病心绞痛患者的扩张冠脉治疗。

【循证医学证据】　对高血压患者，口服后 5min 达最大效应，维持时间不超过 3h，降压作用与用药时间延长有关。有临床试验证明尼索地平日服 1 次（10～40mg）与氨氯地平每日 1 次，5～10mg 比较，DBP 降压效果相同，不影响心率，不易引起直立性低血压。与 50～100mg 阿替洛尔比较，对 SBP 和 DBP 降压效果相同，但无减慢心率的作用。可 24h 平稳控制血压。有研究表明能改善急性心肌梗死的心功能和增加运动耐量，并不增加死亡率，还可以增加心绞痛患者的运动耐量。

【药代动力学】　口服吸收良好，首过效应明显，生物利用度很低。血浆达峰时间为 1～2h，血浆消除半衰期 6～19h。表观分布容积为 2.7～5.9L/kg。在肝中代谢，以无活性代谢物形式从肾排泄。

【适应证】　高血压。

【用法与用量】　每次 10～40mg，每日 1 次。

【不良反应】　主要为头痛、外周性水肿，多轻微短暂。不良反应与剂量相关。突然停药可导致心绞痛发作。

【禁忌证】　对二氢吡啶类药过敏者、孕妇及哺乳期妇女禁忌使用。

【注意事项】　低血压者、肝肾功能不全者慎用。

【制剂与规格】　片剂：每片 10mg。

尼 莫 地 平

【药品名称】　国际通用名：尼莫地平。商用名：尼达尔、尼莫通，尼立苏。英文通用名：nimodipine。

【药理作用】　本品对脑血管有较高的选择性，动物研究表明，对脑血管的选择性比周围血管高 3～10 倍。在人类中，它能选择性拮抗钾诱导的脑膜血管收缩，其机制不清。

【药代动力学】　口服吸收 53%，肝首过代谢 80%，血浆消除半衰期平均 8～9h，表观分布容积 0.93～2.3L/kg，血浆蛋白结合率 95%。53%由尿排泄，30%在粪便发现。

【适应证】　高血压、脑血管病、老年性脑功能障碍、偏头痛、蛛网膜下腔出血引起的脑血管痉挛、脑梗死、缺血性脑血管病、突发性耳聋、脑供血不足、脑血管病患者记忆减退。

【用法与用量】　对轻中度高血压，初始剂量为 40～60mg/d，分 3 次口服，最大剂量为 240mg/d。脑血管病患者应用请参见神经科用药。

【不良反应】　用量大时有血压下降现象，少数患者有短暂的头痛、颜面潮红、恶心、胃肠道不适、皮肤瘙痒、皮疹。少见的有肝肾功能损害、中枢神经系统反应、血小板减少。停药后缓解。

【禁忌证】　对二氢吡啶类药过敏者。

【注意事项】　肝肾功能严重损害的患者，脑水肿、颅内压上升者、孕妇、哺乳期妇女及血压过低者慎用。

【药物相互作用】　与其他降压药合用有增强作用，应避免与其他钙离子通道阻滞剂或 β 受体阻滞剂合并使用，如必须合用应注意患者病情变化。

【制剂与规格】　注射剂：每支 10mg。胶囊剂：每粒 20mg、30mg。片剂：每片 30mg。

【贮藏】　对光敏感，须避光保存。

伊 拉 地 平

【药品名称】　国际通用名：伊拉地平。商用名：导脉顺。英文通用名：isradipine。英文商用名：Dynacirc。

【药理作用】　属钙离子内流阻滞剂，阻滞肌细胞的细胞膜对钙离子的内流。正常情况下，钙是在细胞内肌质网释放，结合细胞外的钙离子内流，导致钙与调钙素结合率的提高，调钙素与钙的复合物通过肌质球蛋白轻链的磷酸化作用使平滑肌收缩。钙通道阻滞剂如伊拉地平通过抑制这两个过程，使小动脉扩张。这个作用在血管平滑肌比心脏平滑肌明显。本品对心肌细胞作用较小，可使冠状血管、脑血管和骨骼肌血管床扩张，但它对心脏收缩力影响较小。本品减慢窦房结传导的作用和地尔硫䓬相似，但对房室结没有影响。

【药代动力学】　口服吸收，肝脏首过代谢 82%，达峰时间 2～3h。血浆半衰期（8.8±7.1）h，血浆蛋白结合率＞96%，分布容积 283L/kg，表明在体内有蓄积。代谢产物 60%～65%通过尿液排出，其余由粪便排出。

【适应证】　高血压、冠心病、心绞痛。

【用法与用量】　①高血压：初始剂量 2.5mg，每日 2 次。4 周后血压控制不满意，可加量到 5 mg，每日 2 次。②心绞痛：可用作慢性、稳定型、运动诱发性心绞痛的预防性用药，作用机制不清，可能与减少后负荷，减低主动脉阻力，减少心脏做功有关。另外可能扩张冠状动脉。

【不良反应】　与其他扩血管药相似，有头痛、面部潮红、头晕、心动过速、心悸、局部周围水肿，少见的有低血压、增加体重、乏力、腹部不适和皮疹等。

【禁忌证】　无绝对禁忌证。

【注意事项】　孕妇及哺乳期妇女、有窦房结疾病的患者慎用。

【老年患者用药】　老年患者对本品扩血管作用敏感，使用时要注意调整剂量。

【药物相互作用】　与普萘洛尔合用，可增加普萘洛尔的生物利用度，增加降压效果。与 ACEI 合用，可增加降压作用。

【药物过量】　未见资料报道。

【制剂与规格】　片剂：每片 1.25mg、2.5mg、5.0mg、7.5mg。缓释胶囊：每粒 2.5mg、5.0mg、10mg。

【贮藏】　避光保存。

乐 卡 地 平

【药品名称】　国际通用名：乐卡地平。商用名：再宁平。英文通用名：lercanidipine。英文商用名：Zanidip。

【药理作用】　乐卡地平是新一代的二氢吡啶类钙通道阻滞剂，具有较强的血管选择性，起效平缓，降压作用强，作用时间长，负性肌力作用少等特点，对心率和心排血量的影响较小。

本品亲脂性较高，因此起效时间较慢，而作用持续时间较长。体内外试验表明，本品选择性血管扩张作用所致的负性肌力作用较硝苯地平、尼群地平和非洛地平弱；而血管选择性强于氨氯地平、非洛地平、尼群地平及拉西地平。此外，本品还具有抗动脉粥样硬化和保护终末器官作用。本品在治疗剂量时不干扰高血压患者的正常心脏兴奋性和传导性。动物实验表明，本品对肾脏有保护作用，其机制可能与血流动力学无关。

【循证医学证据】　随机双盲对照研究表明，轻中度高血压患者每日给予本品 10mg 或 20mg，能够有效降低血压（舒张压降至≤12.0kPa 或较基线降低 1.3kPa），10mg 时为 50%～66%；20mg 时为 86%，其各峰比值（T/P）高于 0.8。研究表明，对轻中度高血压患者予本品：每日给予 10mg，治疗 4 周以上的疗效至少与阿替洛尔 50mg/d、坎地沙坦酯 16mg/d、卡托普利 25mg（每日 2 次）、依那普利 20mg/d、氢氯噻嗪 12.5mg/d、厄贝沙坦

150mg/d 及缓释硝苯地平 25mg（每日 2 次）和氨氯地平 10mg/d 相当。本品对老年性高血压和单纯收缩性高血压患者也有效。若剂量增加至 20mg/d 或 40mg/d，也可用于重度高血压，以及对 β 受体阻滞剂、利尿剂或 ACE 抑制剂疗效不佳的患者。此外，本品对 2 型糖尿病合并高血压患者也有效，且对血糖无影响。

【药代动力学】 本品为消旋体，有效部分为 S 型异构体。轻中度高血压患者口服 10mg 或 20mg 后，其 T_{max} 为 2～3h，C_{max} 分别为 1.75μg/L 和 4.09μg/L，其 AUC 与剂量呈非线性相关，表明此药物具有首过代谢的饱和性。食物可增加本品的吸收，12 例健康受试者单剂量口服 20mg，其 C_{max} 由禁食的 3.20μg/L 增至高脂肪餐后的 10.21μg/L，故推荐饭后服用。本品口服吸收良好，吸收后迅速分布、积聚在细胞膜脂质双层，蛋白结合率高于为 98%。吸收后迅速而广泛地分布于组织与器官中。与血浆蛋白结合率约为 98%。血浆消除半衰期（$T_{1/2β}$）为 2.8～3.7h，但因其具有较大的疏水基团，脂溶性强，与质脂膜紧密结合，其作用可持续 24h。重复给药未发生蓄积。本品在肝脏代谢转化成非活性产物，主要由 CYP3A4 代谢而具有广泛首过效应，无活性代谢产物约 50% 由粪便排出，44% 由尿排出。药物呈双相消除，终末半衰期。

【适应证】 轻中度高血压。

【用法与用量】 推荐剂量为 10mg，每日 1 次，餐前 15min 口服，根据患者反应可 2 周以后增至每次 20mg。

【不良反应】 本品耐受性良好，据 20 个临床试验中心、共约 1800 例患者参与的试验结果表明，不良反应发生率为 11.8%，安慰剂组为 7%。最常见不良反应是头痛、颜面潮红、无力、疲劳、心悸及踝关节水肿，3%～5% 患者因此而停药。对 9605 例临床观察表明，本品耐受性良好，其中 7469 例轻中度高血压患者口服 10mg/d 或 20mg/d，疗程 3 个月，不良反应发生率为 7.6%，最常见的是头痛（2.7%）和踝关节水肿（2.1%）。本品不良反应多属于轻中度，且与血管扩张作用相关。

【禁忌证】 对二氢吡啶类药过敏者。

【注意事项】 对二氢吡啶类过敏者禁用；左心室流出通道或主动脉瓣狭窄、未经治疗的充血性心力衰竭、不稳定型心绞痛、有严重肾脏或肝脏疾病，以及在 1 个月内发生过心肌梗死的患者禁用；妊娠期和哺乳期妇女、未采取任何避孕措施的高龄妇女禁用；18 岁以下患者禁用。

本品生物利用度不受年龄和肝硬化的影响，但严重肝肾功能不全者禁用。本品与药酶抑制剂，如酮康唑、伊曲康唑、红霉素、氟西汀，或药酶诱导剂如苯妥英，以及药酶底物如特非那定、阿司咪唑、环孢素、胺碘酮、奎尼丁、地西泮、咪达唑仑、普萘洛尔和美托洛尔合用时应谨慎。此外，本品也不能与葡萄柚汁合用，以免因血药浓度升高而产生不良反应。

【孕妇及哺乳期妇女用药】 没有证据表明乐卡地平能导致胎儿异常的发生。由于本药在妊娠期和哺乳期的安全性尚无临床研究资料，故孕妇及哺乳期妇女不应使用。育龄妇女在未采取有效避孕措施时，不应服用。

【儿童用药】 18 岁以下患者不宜使用。

【老年患者用药】 对老年患者一般无须特殊剂量调整，但在治疗开始时应予以关注。

【**药物相互作用**】 本品可安全地与 β 受体阻滞剂、利尿剂或 ACEI 同时服用。与 β 受体阻滞剂同有协同作用。同时服用地高辛或西咪替丁（高于 800mg/d）需注意观察。慎与酮康唑、伊曲康唑、红霉素、氟西汀、利福平、特非那定、阿司咪唑、环孢素、胺碘酮、奎尼丁、某些苯二氮䓬类，如地西泮和咪达唑仑、普萘洛尔和美托洛尔同时服用。慎与抗惊厥药，如苯妥英或卡马西平同时服用。葡萄柚汁可增强本品的作用，应避免同时使用。服用本品时应戒除或严格限制含乙醇饮料的摄入。

【**药物过量**】 尚未见关于本品服用过量的报道。可能造成血压过低和反射性心动过速，也可能导致昏迷。必要时应予以 24h 血压监护。

【**制剂与规格**】 片剂：每片 10mg。

【**贮藏**】 室温，干燥处及儿童不宜接触到的地方。

贝 尼 地 平

【**药品名称**】 国际通用名：贝尼地平。商品名：可力洛。英文通用名：benidipine。

【**药理作用及毒性研究**】

1. 药理作用 本品与细胞膜膜电位依赖性钙通道的 DHP 结合部位相结合，抑制钙离子内流，从而扩张冠状动脉和外周血管。据推测本品主要是进入细胞膜内与 DHP 结合部位相结合。此外，通过研究本品对离体血管收缩的抑制作用及与 DHP 结合部位亲和力等，证明本品与 DHP 结合部位的亲和力强且解离速度非常缓慢，所以显示持续药理作用，而且与血药浓度无相关性。

（1）降压作用：自发性高血压大鼠、DOCA-盐性高血压大鼠、肾性高血压犬经口给予本品时均可见起效缓慢而作用持久的降压作用。长期给药未见耐药性。原发性高血压患者每日 1 次口服本品能产生 24h 平稳降压作用，不影响血压的昼夜变化。

（2）抗心绞痛作用：本品可显著改善大鼠实验性心绞痛和犬冠状动脉缺血再灌注引起的心功能低下和缺血性心电图变化。劳累性心绞痛患者口服本品可显著改善运动负荷引起的缺血性变化（心电图 ST 段降低）。

（3）改善肾功能作用：肾功能不全（肾切除 5/6）的自发性高血压大鼠连续经口给予本品时，可显示降压作用，同时改善肾功能。本品可显著增加原发性高血压患者的肾血流量。伴有高血压的慢性肾功能不全患者口服本品时，可显著增加肌酐清除率及尿素氮清除率，维持肾功能。

2. 毒性研究

（1）亚急性毒性

1）大鼠连续经口给本品 0.38mg/kg、1.5mg/kg、3mg/kg、6mg/kg、25mg/kg、50mg/kg、100mg/kg 3 个月，6mg/kg 以上组可见肝脏内脂肪沉着（肝小叶边缘带至中间带），但停药后可恢复或有恢复倾向。无毒性剂量为 1.5mg/kg。

2）犬连续经口给本品 0.17mg/kg、0.5mg/kg、1.5mg/kg、3mg/kg、6mg/kg、12mg/kg 3 个月，1.5mg/kg 以上组可见心率及心脏重量增加，6mg/kg 时可见房室传导阻滞。无毒性剂量为 0.5mg/kg。

（2）慢性毒性

1）大鼠连续经口给本品 0.38mg/kg、0.75mg/kg、1.5mg/kg、6mg/kg 12 个月，0.75mg/kg 以上组可见胸腺重量减少，肝脏边缘钝化。1.5mg/kg 以上组可见心脏、肺、脾脏重量增加。6mg/kg 组抑制体重增加并可见肝脏及肾脏重量增加。

2）犬连续经口给本品 0.004mg/kg、0.02mg/kg、0.1mg/kg、0.38mg/kg、1.5mg/kg、6mg/kg 12 个月，1.5mg/kg 以上组可见心率增加、齿龈增生。6mg/kg 组可见房室传导阻滞，但病理组织学检查心脏未见病理性变化。

（3）生殖毒性

1）大鼠妊娠前及妊娠初期经口给本品 3～50mg/kg，50mg/kg 时可见黄体数量轻度减少，但所有给药组的着床数及胎仔数与对照组相比无差异性，且胎仔发育良好。

2）大鼠器官形成期经口给本品 6～35mg/kg，家兔经口给本品 6～100mg/kg，大鼠在 35mg/kg 时出现胎仔死亡数轻度增加，家兔在 100mg/kg 时可见死胚率增加，但未见致畸性。

3）大鼠围产期及哺乳期经口给本品 6～35mg/kg，25mg/kg 以上可见妊娠期延长，35mg/kg 时可见分娩时间延长、产死仔数增加，12mg/kg 以上可见哺乳期间仔鼠体重增加抑制。

【循证医学证据】

1. J-BRAVE 研究（Japan's benidipine research on antihypertensive effects in the elderly） 是一项上市后前瞻性观察性研究，研究期为 3 年，旨在确定钙离子通道阻滞剂贝尼地平对老年高血压患者（年龄≥65 岁）心血管事件的影响。研究共纳入 8897 例老年高血压患者（年龄≥65 岁），J-BRAVE 研究结果显示，通过对老年高血压患者使用 3 年贝尼地平，患者血压显著下降，57.2%的患者血压达标，患者心率略有下降，贝尼地平具有一定的心率调整作用，不良事件发生率为 4.87%，其中水肿发生率为 0.31%。收缩压控制在 160mmHg 以上的患者心血管事件的发生率明显高于收缩压控制在 130mmHg 以下的患者。

2. COPE 研究（prevention of cardiovascular events with calcium channel blocker-based combination therapies in patients with hypertension：a randomized controlled trial） 是一项前瞻性、随机、开放性、对照研究，旨在研究单用钙离子通道阻滞剂贝尼地平血压控制未达标的患者，联合使用降压药的最佳方案。研究共纳入 3501 例单用贝尼地平 4mg，每日 1 次，血压控制未达标的患者（血压≥140/90mmHg），将其随机分为三组，分别联合使用血管紧张素受体拮抗剂（ARB）、β 受体阻滞剂及噻嗪类利尿剂，中位随访时间 3.61 年。研究结果显示，联合治疗患者约有 2/3 血压长期控制达标，三组心血管事件发生率为 2.9%～4.4%，无明显差异，与联合使用 β 受体阻滞剂组相比，联合噻嗪类利尿剂组显著降低致死性或非致死性脑卒中，联合 ARB 组则显著降低新发糖尿病风险。

【药代动力学】

1. 吸收 6 名健康成年男子分别单次空腹口服盐酸贝尼地平 2mg、4mg、8mg 时，血浆中原形物浓度的变化及药代动力学参数如表 5-2 所示。

表 5-2　药代动力学参数（均值±标准差）

用量	参数			
	C_{max}（ng/ml）	T_{max}（h）	$T_{1/2}$（h）	$AUC_{0\rightarrow\infty}$（ng/ml·h）
2mg	0.55±0.41	1.1±0.5	—	1.04±1.26
4mg	2.25±0.84	0.8±0.3	1.70±0.70	3.94±0.96
8mg	3.89±1.65	0.8±0.3	0.97±0.34	6.70±2.73

2. 分布　大鼠经口给 ^{14}C-盐酸贝尼地平 1mg/kg 时，除了消化道内容物以外，顺次分布于肝脏、肾脏、肾上腺、颌下腺、肺、垂体、胰腺中，而脑、脊髓、睾丸中的分布较少。贝尼地平蛋白结合率为 75.0%。

3. 转运　妊娠大鼠经口给 ^{14}C-盐酸贝尼地平 1mg/kg 时，在胎仔中可见药物的分布，其总量为母体血浆中的 1/3 以下。哺乳大鼠经口给 ^{14}C-盐酸贝尼地平 1mg/kg 时，其乳汁中的药物浓度与血浆中药物浓度变化情况基本一致。

4. 代谢　通过人血浆和尿中代谢物的检测及对动物的代谢研究认为：人的代谢反应主要为脱去 3 位侧链的苄基（N-脱烷化），3 位的 1-苄基-3-哌啶酯及 5 位的甲酯的水解，二氢吡啶环的氧化，2 位甲基的氧化。本品主要通过 CYP3A4 代谢。

5. 排泄　对 5 例西欧健康成年男子单次口服 ^{14}C-盐酸贝尼地平 8mg 进行研究，累积放射能排泄率，在给药后 48h 内尿中排泄量约为总给药量的 35%，粪中排泄约为 36%，给药后 120h 内尿中排泄为 36%，粪中排泄约为 59%。

【**适应证**】　原发性高血压，心绞痛。

【**用法与用量**】

1. 原发性高血压成人用量通常为每日 1 次，每次 2～4mg，早饭后口服，并应根据年龄及症状适当增减。效果不佳时，可增至每日 1 次，每次 8mg。重症高血压患者，每日 1 次，每次 4～8mg，早饭后口服。

2. 心绞痛成人用量通常为每日 2 次，每次 4mg，早晚各 1 次，饭后口服，并应根据年龄及症状适当增减。

【**不良反应**】　对本药从注册临床试验至 1997 年 10 月期间的使用情况进行了调查研究，总样本量为 4679 例。其中发生不良反应及临床检验值异常的分别为 219 例（发生率为 4.7%）、361 例（7.7%）。主要不良反应有心悸 24 例（0.5%）、颜面潮红 22 例（0.5%）、头痛 20 例（0.4%）等。

1. 严重不良反应　肝功能损害、黄疸（频度不明）：有时会出现伴有 AST（GOT）、ALT（GPT）、γ-GTP 上升等的肝功能损害及黄疸，故应注意观察。若出现异常，应停药并进行适当处置。

2. 其他不良反应　有时会出现下述不良反应，故应注意观察。若出现异常，应减量或停药并进行适当处置。若出现表 5-3 中黑体字所述不良反应时，应停药。

表 5-3 服用贝尼地平的不良反应

	0.1%≤频度<5%	频度<0.1%	频度不明
肝脏	肝功能异常[AST（GOT）、ALT（GPT）、γ-GTP、胆红素、LDH 上升等]	—	—
肾脏	尿素氮（BUN）上升、肌酐上升	—	—
血液	白细胞减少，嗜酸性粒细胞增加	—	血小板减少
循环系统	心悸、颜面潮红、潮热、血压降低	胸部重压感、心动过缓、心动过速	期外收缩
神经系统	头痛、头重、眩晕、步态不稳、直立性低血压	嗜睡、麻木感	—
消化系统	便秘	腹部不适感、恶心、胃灼热、口渴	腹泻、呕吐
过敏症	皮疹	瘙痒感	光敏感作用
口腔	—	—	齿龈增生
其他	水肿（面部、下肢、手）、磷酸肌酸激酶（CPK）上升	耳鸣、手指发红或热感、肩凝、咳嗽、尿频、乏力感	女性化乳房

【禁忌证】 心源性休克患者（有可能使症状恶化）。孕妇或可能处于妊娠期的妇女[参照（孕妇及哺乳期妇女用药）项]。

【注意事项】

1. 慎重用药（下述患者应慎重用药） ①血压过低患者；②严重肝功能损害患者（有可能使肝功能损害恶化）；③高龄患者[参照[老年患者用药]项]。

2. 重要的基本注意事项 ①突然停用钙离子通道阻滞剂，有症状恶化的病例报告，因此停用本品时，应逐渐减量并注意观察。无医师指导下患者不得擅自停止服药。②服用本品有可能引起血压过度降低，出现一过性意识消失等。若出现此类症状，应进行减量或停药等适当处置。③有时会出现因血压降低引起的眩晕等，因此从事高处作业或驾驶汽车等伴有危险性的机械操作人员，应予以注意。

3. 用药须知

（1）分割使用时：分割后应尽快服用（分割后应避光保存并在 60d 内服用）。

（2）发药时：对于 PTP 包装的药物，应指导患者从 PTP 板中取出药物后服用（据报道，曾有患者因误服 PTP 板，造成其坚硬锐角部刺入食管黏膜，继而引起穿孔，并发纵隔炎等严重合并症）。

4. 其他注意事项 据报道，服用本药且同时进行 CAPD（持续性不卧床腹膜透析）的患者，有时透析排液呈白浊状，故应注意与腹膜炎等的鉴别。

【孕妇及哺乳期妇女用药】 孕妇或可能妊娠的妇女，应避免用药[据报道，动物实验（大鼠、家兔）中可见胎仔毒性，妊娠晚期给药会延长妊娠期及分娩时间]。哺乳期妇女不宜用药，不得已用药时应停止哺乳[据报道，动物实验（大鼠）中，可见药物在母乳中的分布]。

【儿童用药】 尚未确立对早产儿、新生儿、乳儿、幼儿或小儿的安全性（无使用经验）。

【老年患者用药】 通常,老年患者不宜过度降压。因此患高血压的老年患者用药时,应从小剂量(2mg/d)开始,并注意观察用药情况,慎重给药为宜。

【药物相互作用】 本品主要通过 CYP3A4 代谢。合并用药的注意事项见表 5-4。

表 5-4 贝尼地平合并用药的注意事项

药物名称	临床症状及处置方法	作用机制及危险因素
其他降压药	有时会出现血压过度降低	增强降压作用
地高辛	有可能引起洋地黄中毒;应监测地高辛的血药浓度及心脏状态,若出现异常,应调整地高辛剂量或停用本品	据报道,钙离子通道阻滞剂抑制地高辛的肾小管分泌,使地高辛的血药浓度上升
西咪替丁	有可能使血压过度降低	据报道,西咪替丁抑制肝微粒体的钙离子通道阻滞剂代谢酶,同时降低胃酸,增加药物吸收
利福平	有可能减弱降压作用	据报道,利福平诱导肝脏的药物代谢酶,促进钙离子通道阻滞剂代谢,降低其血药浓度
伊曲康唑	有可能使血压过度降低	伊曲康唑抑制本品在肝脏的代谢,有可能使本品的血药浓度升高
葡萄柚汁	有可能使血压过度降低	葡萄柚汁抑制本品在肝脏的代谢,使本品的血药浓度升高

【药物过量】 过量用药有可能引起血压过度降低。若出现严重血压降低,应抬高下肢,进行输液或给升压药等适当处置。另外,因本品的蛋白结合率高,故采取透析除去的方法是无效的。

【制剂与规格】 片剂:每片 4mg、8mg。铝塑包装,7 片/盒,70 片/盒。

【贮藏】 室温(1~30℃),密封保存。

二、硫氮䓬酮类钙离子通道阻滞剂

地 尔 硫 䓬

【药品名称】 国际通用名:地尔硫䓬。商用名:恬尔心,硫氮䓬酮,合心爽,蒂尔丁,合贝爽。英文通用名:diltiazem。英文商用名:Herbesser。

【药理作用】 本品对血管与心脏的选择性比为 3∶1,延长 PR 间期,对 QRS 波无影响,对心房和心室不应期及浦氏系统作用小。选择性与维拉帕米相同。由于对心脏的选择性与其他钙离子通道阻滞剂相比较高,在扩张动脉血管、降压的同时,还常应用于冠心病心绞痛和心律失常,如快速房性心动过速或阵发性室上性心动过速的治疗。

【循证医学证据】

1. NORDIL 研究(the nordic diltiazem study) 是一项多中心、随机、双盲研究。旨在评价地尔硫䓬及利尿剂或 β 受体阻滞剂在预防高血压患者心血管事件的效果。平均随访 4.5 年,研究对象为瑞典、挪威 1063 个医疗中心的 10 881 例高血压患者,研究结果表明:地尔硫䓬组在降低血压、减少心血管事件的发生率和死亡率等方面具有与利尿剂或 β 受体阻滞剂组相同的效果，但较传统治疗组降低脑卒中发生率达20%，地尔硫䓬在降低脑卒中发生方面显著优于传统药物。NORDIL 研究结果进一步证实了地尔硫䓬在治疗高血压方面的疗效。

2. VANQWISH 研究（veterans affairs non-Q wave infarcion strategie） 是一项评价非ST段抬高型心肌梗死（NSTEMI）患者的入院治疗策略的研究。共纳入 NSTEMI 患者 894例。其中地尔硫䓬治疗组 376 例（42%）、β受体阻滞剂治疗组 459 例（51%）、非地尔硫䓬钙离子通道阻滞剂治疗组 114 例（13%）。平均随访 23 个月（12～45 个月），终点事件为死亡及非致死性心肌梗死。VANQWISH 研究结果表明：与其他钙离子通道阻滞剂比较，地尔硫䓬减慢心率可减少 NSTEMI 患者的死亡率。

3. INTERCEPT 试验（the incomplete infarction trial of European research collaborators evaluation prognosis post-thrombolysis） 是一项评价地尔硫䓬缓释剂在降低心率方面对已接受溶栓患者的疗效影响的随机、双盲研究。研究对象为英国、比利时、荷兰、丹麦等 61个医疗中心的急性心肌梗死后接受溶栓治疗的患者 874 例。需排除充血性心力衰竭患者。研究终点为心脏死亡、非致死性再梗死、难治性心绞痛。Intercept 研究结果表明地尔硫䓬没有降低 6 个月的累计事件发生率，但降低了所有非致死性心脏事件复合终点，尤其是减少了血管重建术的需求。

【药代动力学】 口服吸收迅速而完全，30min～2h 血药浓度达峰值，生物利用度低，40%～50%，长期服药生物利用度可明显增加，达 90%左右，与血浆蛋白结合率为 78%左右，消除半衰期为 4～6h，本品主要在肝脏代谢，其代谢产物有活性。主要经肾脏排泄。

【适应证】 冠心病心绞痛、高血压、肺动脉高压、心律失常，包括室上性心律失常（室上性期前收缩）、阵发性室上性心动过速、阵发性心房颤动、心房扑动。转复作用较差，但能减慢心房扑动、心房颤动的心室率。对迟发后除极引起的室性心律失常也有效。

【用法与用量】

1. 冠心病心绞痛治疗 在使用其他药物同时，根据患者情况，初始剂量 15～30mg，每日 3 次，或每 8 或 6h 1 次。

2. 高血压治疗 初始剂量每次 30～60mg，每日 3 次，每日最大剂量 240mg。

3. 高血压急症治疗 ①10mg 在 1min 内缓慢静脉注射；②5～15μg/（kg·min）静脉滴注。

4. 快速心房颤动或阵发性室上性心动过速治疗 5～10mg 在 3min 内缓慢静脉注射，或 0.1～0.3mg/kg。

【注意事项】 下列情况慎用：肝肾功能不全、心功能不全者，老年患者（应小于120mg/d），一度房室传导阻滞。缓释胶囊应整颗吞服，不要掰断或咀嚼。

【不良反应】 心脏方面：心动过缓、传导阻滞、血压轻度降低（静脉注射时）。其他：头痛、头晕、疲劳、胃肠不适、食欲缺乏、腹泻、便秘等。

【禁忌证】 对本品过敏、病态窦房结综合征、高度房室传导阻滞、孕妇禁用。

【药物相互作用】 与β受体阻滞剂合用，有发生或加重发生房室传导阻滞的可能，应注意监测心电图（ECG）。与地高辛合用，可增高后者血浓度。有心力衰竭时，应避免

与 β 受体阻滞剂合用。

【制剂与规格】　注射剂：每支 5mg、10mg。普通片剂：每片 30mg。缓释片剂：每片 90mg。

【贮藏】　遮光、密封保存。

三、苯烷胺类钙离子通道阻滞剂

维 拉 帕 米

【药品名称】　国际通用名：维拉帕米。商用名：异搏定、戊脉安。英文通用名：verapamil。英文商用名：Isoptin SR。

【药理作用】　本品能抑制钙离子内流到心肌细胞、平滑肌细胞和心脏希浦系统。首先在临床用于治疗冠心病心绞痛，后逐渐用于高血压、心律失常等。对血管与心脏的选择性比为 3∶1。它是通过扩张外周血管而使病理性增高的血压下降，应用于治疗高血压。通过抑制心脏收缩减少心肌耗氧、扩张冠状动脉减低心脏的后负荷，也用于治疗冠心病心绞痛。通过抑制窦房结和房室结，减慢窦性频率和抑制房室传导，用于治疗快速性室上性心律失常。

【临床应用】　由于本药的血管/心脏选择性低，心脏的负性肌力作用明显，扩张血管降低血压的作用较硝苯地平等 CCB 弱，目前多不作为高血压治疗的首选。治疗阵发性室上性心动过速，尤其对房室结双路径参与的阵发性室上性心动过速效果显著，可作为治疗首选。因本药对窦房结和房室结的抑制作用强于房室旁道，故使用前须了解窦房结功能。预激综合征的慎用，避免加速旁道的传导。对肥厚性心肌病患者，使用维拉帕米（或 β 受体阻滞剂）可改善心肌的舒张顺应性和流出道梗阻，改善患者症状及病变进展。

【药代动力学】　口服吸收迅速，吸收百分率为 90%，但肝脏首过效应明显，生物利用度仅 10%～20%，口服后 1～2h 起作用，3h 血药浓度达峰值，维持 6h。静脉注射后 0.5～1min 起效，2～10min 血药浓度达峰值，作用维持约半小时。药物与血浆蛋白结合率约 90%，有效血药浓度为 0.1～0.3μg/ml，消除半衰期为 3～7h，主要由肝脏代谢，其代谢物 2'-去甲基维拉帕米具有心脏电生理效应，约 7% 的原形药从肾脏排出，75% 代谢产物经肾脏排出。

【适应证】　高血压（原发性高血压、肾性高血压、妊娠相关的高血压、儿童高血压等）、室上性心动过速、冠心病心绞痛、肥厚型心肌病（梗阻或非梗阻性）、肺动脉高压。

【用法与用量】

1. 高血压治疗　口服 40～120mg，每日 3～4 次。

2. 阵发性室上性心动过速　首剂 5mg 或 0.075～0.15mg/kg 静脉缓慢推注，无效可于 30min 重复 5～10mg，5min 可使 80%～100% 转复窦性心律。口服 40～80mg，每日 3 次（或每 8h 1 次）。

3. 肥厚型（梗阻性）心肌病　一般 40～80mg，每日 3 次。

【不良反应】　主要表现在心率减慢、血压下降、心肌收缩力减弱等方面，一般耐受性良好，可有便秘、恶心、眩晕、头晕、头痛、面红、疲乏、神经衰弱、足踝水肿等，罕见有过敏反应如瘙痒、红斑、皮疹，肝脏转氨酶或碱性磷酸酶升高、齿龈增生、男性乳腺发育，停药后可逆转。

【禁忌证】 严重心力衰竭、心源性休克、二度以上房室传导阻滞、病态窦房结综合征禁用。

【注意事项】 血小板功能缺欠时慎用。

【孕妇及哺乳期妇女用药】 妊娠时，长期使用可延迟胎儿生长，应避免使用。妊娠妇女发生阵发性室上性心动过速时，静脉使用有相关报道。

【药物相互作用】 与其他降压药合用，可增加降压效果。与其他抗心律失常药合用可增加其心脏效果。与地高辛、环孢素、茶碱合用，可分别增加其血清浓度。与卡马西平和肌松剂合用时，可分别增加上述两药的作用。可减弱锂剂的作用而加重其神经毒性。利福平可降低本品的作用。

【药物过量】 药物过量可致血压过低、心率减慢、房室传导阻滞、心脏停搏。过量误服后应住院监测，并根据情况对应处理。

【制剂与规格】 注射剂：每支 2.5mg、5mg。普通片剂：每片 40mg。缓释片剂：每片 240mg。缓释胶囊剂：每粒 240mg。

【贮藏】 遮光、密封保存。

（樊朝美　许　莉）

参 考 文 献

ALLHAT Officers and Coordinators for the ALLHAT Collaborative Research Group，2002. Major outcomes in moderately hypercholesterolemic，hypertensive patients randomized to pravastatin vs usual care：the Antihypertensive and Lipid-Lowering Treatment to Prevent Heart Attack Trial（ALLHAT-LLT）.JAMA，288（23）：2998-3007.

Choi Y，Lee S，Cho SM，et al，2016. Comparisons of the pharmacokinetics and tolerability of fixed-dose combinations of amlodipine besylate/losartan and amlodipine camsylate/losartan in healthy subjects：a randomized，open-label，single-dose，two-period，two-sequence crossover study. Drug Des Devel Ther，20（10）：3021-3028.

de la Sierra A，Banegas JR，Vinyoles E，et al，2016. Office and ambulatory blood pressure control in hypertensive patients treated with different two-drug and three-drug combinations.Clin Exp Hypertens，38（4）：409-414.

Li X，Shi F，He X，et al，2016. A rapid and sensitive LC-MS/MS method for determination of lercanidipine in human plasma and its application in a bioequivalence study in Chinese healthy volunteers. J Pharm Biomed Anal，5（128）：67-72.

Nishigaki K，Inoue Y，Yamanouchi Y，et al，2010. Prognostic effects of calcium channel blockers in patients with vasospastic angina-a metaanalysis .Circ J，74（9）：1943-1950.

Sohn IS，Kim CJ，Ahn T，et al，2017. Efficacy and tolerability of combination therapy versus monotherapy with candesartan and/or amlodipine for dose finding in essential hypertension：a phase II multicenter，randomized，double-blind clinical trial. Clin Ther，39（8）：1628-1638.

第六章　利　尿　药

第一节　利尿药分类及药理学特性

利尿药（diuretics）是全球范围内临床应用很广的一种处方药。它是一类直接作用于肾脏、影响尿液生成过程、促进电解质和水的排出、消除水肿的药物，主要用于治疗心、肾和肝等疾病引起的各类水肿，也用于高血压等某些非水肿性疾病的治疗。

（一）根据利尿药的作用部位、化学结构及作用机制分类

由于其结构和作用的不同，利尿药效果也不同。常用的利尿药主要根据其作用部位、化学结构及作用机制分为以下四类。

1. 主要作用于髓袢升支髓质部的髓袢利尿药　主要有呋塞米、布美他尼和托拉塞米等，为高效利尿药。均作用髓袢升支粗段，影响 Na^+、Cl^- 主动转运，抑制其吸收，利尿作用受肾小球滤过率影响较小，利尿作用强而迅速。

2. 主要作用于髓袢升支皮质部的利尿药　主要有噻嗪类、氯噻酮等，为中效利尿药。它们是临床最常用的利尿药，主要作用于肾脏远曲小管近端及髓袢升支粗段，抑制肾小管对 Na^+、Cl^- 及水的重吸收，使 Na^+、Cl^- 及尿量排出增多，能降低肾小球滤过率，肾功能不全时应慎用。

3. 主要作用于远曲小管的利尿药　其化学结构与醛固酮相似，在肾远曲小管和集合管的皮质段上皮细胞与醛固酮竞争结合醛固酮受体，抑制醛固酮的促进钾钠交换作用，使 Na^+ 排出增多，引起利尿作用，而 K^+ 被保留，主要用于特殊类型高血压如原发性醛固酮增多症或与噻嗪类辅用，以减少 K^+ 排出；其利尿作用较弱，缓慢持久。近年发现醛固酮受体拮抗剂有抑制心肌间质纤维化的作用；主要有螺内酯（醛固酮抑制剂）和氨苯蝶啶。吲达帕胺为氨基磺胺类，其结构与磺胺相似，除有利尿作用外，还有钙拮抗剂作用。

4. 主要作用于近曲小管的利尿药　乙酰唑胺等碳酸酐酶抑制剂。

后两类均为弱利尿药。除上述利尿药外，尚有不归属于利尿药而又具有利尿作用的药物，即黄嘌呤类（如氨茶碱）、成酸性盐类（如氯化铵）及渗透性利尿药（该类药物现分类为脱水药）。

（二）根据利尿药的作用强度和部位分类

1. 强效利尿药　这类是主要作用于肾小管髓袢升支髓质部的利尿药，常用的有呋塞米、利尿酸。它们的作用是双重的，既可降低肾小管对尿液的稀释功能，又阻碍尿在集合管的浓缩过程，所以利尿作用强大而迅速。高效髓袢利尿药如呋塞米（速尿）等长期大剂量应用时常引起电解质紊乱、心律失常和高尿酸血症等不良反应。

2. 中效利尿药　主要作用于肾小管髓袢升支皮质部的利尿药，最常用的是双氢克尿

噻。由于它只降低肾对尿液的稀释功能，而对集合管的浓缩尿功能无影响，所以利尿作用比呋塞米、利尿酸弱一些。

3. 低效利尿药 根据作用部位可分为：①主要作用于远曲小管和集合管的利尿药，常用的有氨苯蝶啶和螺内酯；②主要作用于近曲小管的利尿药，常用的药有乙酰唑胺。

第二节　临床常用的利尿药

一、噻嗪类利尿药

氢　氯　噻　嗪

【药品名称】　国际通用名：氢氯噻嗪。商用名：双氢氯噻嗪、双氢克尿噻。英文通用名：hydrochlorothiazide、esidrex。

【药理作用】　本品主要作用于肾髓袢升支的皮质段及远曲小管起始部，抑制 Na^+、Cl^-重吸收，排 Na^+和 Cl^-，也增加 K^+的排泄，可致低血压。对远曲小管可能有直接作用，抑制 Na^+重吸收，同时刺激 Ca^{2+}的重吸收而减少尿钙排泄。噻嗪类可减少肾小球滤过率，特别当静脉给药时，可能直接作用于肾血管，在肾功能减退时有临床意义。

【药代动力学】　口服迅速吸收，生物利用度约为 65%。进食时服用本品，生物利用度可以提高到75%。血浆蛋白结合率99%。在血液中本品集中于红细胞，口服 3～4h 后在红细胞的药物浓度为血浆的 3～5 倍。口服后 1h 发生利尿作用，达峰时间为 1～3h，作用持续 6～12h。95%的氢氯噻嗪主要以原形由肾排出，小部分自粪排出，半衰期为 12h。

【适应证】　水肿、高血压、尿崩症。

【用法与用量】　一般初始剂量为每日 50～100mg，每日 1 次，起效后减量，维持量每日 25～50mg 或隔日 1 次，最大剂量可至每日 200mg。

【不良反应】　长期应用，利尿过多可致水、电解质紊乱。可有头晕、疲惫、软弱、直立性低血压及小腿肌肉痉挛性疼痛、心室异位活动增多、可使空腹血糖水平增高等，糖耐量减低。停用噻嗪类，对糖耐量的影响立即消失。另外可有症状性高尿酸血症、低钠血症；短期使用，可使总胆固醇、三酰甘油和低密度脂蛋白胆固醇（LDL-C）浓度增高，但高密度脂蛋白胆固醇（HDL-C）不受影响。长期使用血脂常可恢复治疗前水平。偶见皮疹、光敏反应、发热、急性胰腺炎、白细胞减少、再生障碍性贫血、血小板减少性紫癜、免疫性溶血、粒细胞缺乏等。胃肠症状如食欲缺乏、恶心、呕吐、腹泻等也偶见。可发生性功能障碍。

【禁忌证】　对本品及赋形剂过敏患者禁忌使用。

【注意事项】　为防止电解质紊乱，应定期测定血清钠、钾、氯化物、重碳酸盐和镁水平。预防血清钾、钠下降而致的系列并发症。使用镁剂，可使钾的流失减少。噻嗪类药物引起无症状性高尿酸血症，多无须处理。发生急性痛风性关节炎者罕见。有痛风史的患者，只要以秋水仙碱与促尿酸排泄药（丙磺舒，磺吡酮）配伍，即可继续应用噻嗪类药物或换利尿药。

【孕妇及哺乳期妇女用药】 对妊娠引起的水肿也有较好疗效，因本品可以通过胎盘屏障和出现在脐带血中，也可出现在母乳中，故孕妇及哺乳妇女慎用。

【药物相互作用】 ①噻嗪类与肾上腺皮质类固醇合用时，可促使血钾降低，可增加洋地黄对心脏的毒性反应。②与口服抗凝剂合用时，抗凝作用会减低，应适当调整抗凝剂的剂量。③与β受体阻滞剂合用时，对血脂、血糖及尿酸的影响增强。④与二氮嗪类合用时，由于抑制胰腺β细胞分泌胰岛素，可使血糖增高。⑤与吲哚美辛配伍时，其排钠、降压和排钾作用减弱易出现钠潴留，导致急性肾功能衰竭。⑥使奎尼丁的离解度下降，肾小管重吸收增加，排泄减慢，血药浓度升高，在低钾、低镁时易致心律失常。⑦与维生素D、钙剂合用时，导致血钙增高。

【制剂与规格】 片剂：每片12.5mg、25mg。

【贮藏】 应避光、密闭保存。

氯 噻 酮

【药品名称】 国际通用名：氯噻酮。英文通用名：chlorthalidone、hydroton。

【药理作用】 本品为作用较强的利尿药。利尿机制、作用及用途与氢氯噻嗪相似，主要通过抑制远端小管前段和近端小管对氯化钠的重吸收，从而增加远端小管和集合管的 Na^+-K^+ 交换，使 K^+ 分泌增多。本品能抑制碳酸酐酶活性，抑制磷酸二酯酶活性，减少肾小管对脂肪酸的摄取和线粒体氧耗，从而抑制肾小管对 Na^+、Cl^- 的主动重吸收。

1. 降压作用 除利尿排钠作用外，可能还有肾外作用机制参与降压，可能是增加胃肠道对 Na^+ 的排泄。

2. 对肾血流动力学和肾小球滤过功能的影响 由于本品使肾小管对水、Na^+ 重吸收减少，肾小管内压力升高，以及流经远曲小管的水和 Na^+ 增多，刺激致密斑通过管-球反射，使肾内肾素、血管紧张素分泌增加，引起肾血管收缩，肾血流量下降，肾小球入球小动脉和出球小动脉收缩，肾小球滤过率下降。肾血流量和肾小球滤过率下降，以及对亨氏袢无作用，是本类药物利尿作用远不如髓袢利尿药的主要原因。

【循证医学证据】 ALLHAT 研究是一项随机、双盲、多中心临床试验，旨在确定接受氨氯地平治疗的高危高血压患者与接受（利尿药）氯噻酮治疗的高危高血压患者相比，是否能降低发生冠心病的风险。ALLHAT 是规模最大的抗高血压临床试验。研究纳入了 42 418 例患者。研究高血压部分的结果显示：由于噻嗪类利尿药氯噻酮在预防一种或多种主要心血管疾病方面有优越性，而且费用较低。因此，利尿药应该是第一步抗高血压治疗中的首选药物。

【药代动力学】 口服吸收不完全，主要与红细胞内碳酸酐酶结合，2h 起作用，持续 24～72h。半衰期为 35～50h，主要以原形自尿中缓慢排泄。

【适应证】 ①充血性心力衰竭、肝硬化腹水、肾病综合征、急慢性肾炎水肿、慢性肾功能衰竭早期等水肿性疾病；②原发性高血压（可单独或与其他降压药联合应用）；③中枢性或肾性尿崩症；④肾石症（主要用于预防含钙盐成分形成的结石）。

【用法与用量】

1. 治疗水肿性疾病 成人每日口服 25～100mg，每日 1 次，或隔日 100～200mg；当因肾脏疾病肾小球滤过率低于 10ml/min 时，用药间隔应在 24～48h 以上。

2. 治疗高血压 成人每日 25～100mg，1 次服用或隔日 1 次；小儿按体重每日 2mg/kg，每日 1 次，每周连服 3 日。

【不良反应】 大多数不良反应与剂量和疗程有关。临床常见的有口干、烦渴、肌肉痉挛、恶心、呕吐和极度疲乏无力等；低氯性碱中毒或低氯、低钾性碱中毒、低钠血症可导致中枢神经系统症状及加重肾损害；脱水造成血容量和肾血流量减少也可引起肾小球滤过率降低；高血糖症，可使糖耐量降低，血糖升高；高尿酸血症，通常无关节疼痛；过敏反应有皮疹、荨麻疹等，但较为少见。白细胞减少或缺乏症、血小板减少性紫癜等也少见。其他有胆囊炎、胰腺炎、性功能减退、光敏感、色觉障碍等，但较罕见。

【禁忌证】 对本品及赋形剂过敏者忌用。

【注意事项】 对无尿或严重肾功不全者、对磺胺药过敏者及有黄疸的婴儿、红斑狼疮者、糖尿病、高尿酸血症或有痛风病史者、严重肝功能损害者、水或电解质紊乱可诱发肝昏迷者、高钙血症、低钠血症、胰腺炎、交感神经切除者（降压作用加强）慎用。另外须注意：①交叉过敏：与磺胺类药物、呋塞米、布美他尼、碳酸酐酶抑制剂有交叉过敏。②对诊断的干扰：可致糖耐量减低，血糖、尿糖、血胆红素、血钙、血尿酸、血胆固醇、三酰甘油和低密度脂蛋白浓度升高，血镁、钾、钠及尿钙降低。

【孕妇及哺乳期妇女用药】 能通过胎盘屏障，对妊娠高血压综合征无预防作用，故孕妇使用应慎重。哺乳期妇女不宜服用。

【儿童用药】 慎用于有黄疸的婴儿，因本类药可使血胆红素升高。

【老年患者用药】 老年患者用药较易发生低血压、电解质紊乱和肾功能损害。

【药物相互作用】

1. 与肾上腺皮质激素、促肾上腺皮质激素、雌激素、两性霉素 B（静脉）合用，能降低其利尿作用，增加发生电解质紊乱的机会，尤其是低钾血症。

2. 与非甾体类消炎镇痛药尤其是与吲哚美辛合用，能降低本药的利尿作用，与前者抑制前列腺素合成有关。

3. 与拟交感胺类药物合用，利尿作用减弱。

4. 与考来烯胺（消胆胺）合用能减少胃肠道对本药的吸收，故应在口服考来烯胺 1h 前或 4h 后服用本药。

5. 与多巴胺合用，利尿作用加强。与降压药合用时，利尿降压作用均加强。与钙拮抗剂合用时作用减弱。

6. 与抗痛风药合用时，使抗凝药作用减弱，主要是由于利尿后机体血浆容量下降，血中凝血因子水平升高，加上利尿使肝脏血液供应改善，合成凝血因子增多。降低抗凝药的作用。

7. 与洋地黄类药物、胺碘酮等合用时，应慎防因低钾血症引起的不良反应。

8. 与锂制剂合用，增加锂的肾毒性，因本类药物可减少肾脏对锂的清除。

9. 与乌洛托品合用，其转化为甲醛受抑制，疗效下降。

10. 增强非去极化肌松药的作用，与血钾下降有关。

11. 与碳酸氢钠合用，发生低氯性碱中毒的机会增加。

【药物过量】 应尽早洗胃，给予支持、对症处理，并密切随访血压、电解质和肾功能。

【制剂与规格】 片剂：每片 25mg、50mg、100mg。

甲 氯 噻 嗪

【药品名称】 国际通用名：甲氯噻嗪。英文通用名：methyclothiazide。

【药理作用】 与氢氯噻嗪作用基本相似。

【药代动力学】 服药后 2h 利尿开始，达峰时间 6h，持续约 24h。

【适应证】 同氯噻酮。

【用法与用量】

1. 水肿治疗 成人开始每日 2.5～10mg，维持量每日 2.5～5mg；小儿每日 0.05～0.2mg/kg。

2. 高血压治疗 每日 2.5～5mg，可单独使用或与降压药联用。

【不良反应】 无尿或严重肾功不良者、有黄疸的婴儿及红斑狼疮者慎用。

【禁忌证】 对磺胺药及本品赋形剂过敏者禁忌使用。

【注意事项】【孕妇及哺乳期妇女用药】【儿童用药】【老年患者用药】和【药物相互作用】 与氯噻酮基本相似。

【药物过量】 如本药过量，应尽早洗胃，给予支持、对症处理。

【制剂与规格】 片剂：每片 2.5mg、5mg。

苄 氟 噻 嗪

【药品名称】 国际通用名：苄氟噻嗪。英文通用名：bendroflumethiazide、benuron、bendrofluazide、naturetin。

【药理作用】 与氯噻酮作用基本相似。

【药代动力学】 口服吸收迅速完全，1～2h 起作用，作用持续时间 18h 以上，半衰期 8.5h。血浆蛋白结合率为 94%，大部分由肾脏排泄。

【适应证】 同氯噻酮。

【用法与用量】

1. 水肿性疾病或尿崩症治疗 成人开始每次 2.5～10mg，每日 1～2 次，维持量为每日 2.5～5mg，或隔日服用，或每周连续服用 3～5 日。

2. 高血压治疗 每日 2.5～20mg，单次或分 2 次服，并酌情调整剂量。与其他降压药合用时，可减少本品剂量。

【不良反应】 大多数不良反应与剂量和疗程有关。低钾血症，严重失钾可引起肾小管上皮的空泡变化，以及引起严重快速性心律失常等异位心律；低氯性碱中毒或低氯、低钾性碱中毒；此外低钠血症不罕见，导致中枢神经系统症状及加重肾损害，脱水造成血容量和肾血流量减少也可引起肾小球滤过率降低。上述水、电解质紊乱的临床常见反应有口干、烦渴、肌肉痉挛、恶心、呕吐和极度疲乏无力等。高糖血症、高尿酸血症、过敏反应，如皮疹、荨麻疹等，但较为少见；白细胞减少或缺乏症、血小板减少性紫癜等也少见；其他有胆囊炎、胰腺炎、性功能减退、光敏感、色觉障碍等，但较罕见。

【禁忌证】 对本品及本品赋形剂过敏者禁忌。

【孕妇及哺乳期妇女用药】 孕妇使用应慎重。哺乳期妇女不宜服用。

【儿童用药】 慎用于有黄疸的婴儿，因本类药可使血胆红素升高。

【老年患者用药】 老年人用药较易发生低血压、电解质紊乱和肾功能损害。

【药物相互作用】【药物过量】 与氯噻酮基本相似。

【制剂与规格】 片剂：每片 2.5mg、5mg。

吲 达 帕 胺

【药品名称】 国际通用名：吲达帕胺。商用名：寿比山、钠催离缓释片。英文通用名：indapamide，natrilix SR。

【药理作用】 本品是一种磺胺类利尿药，通过抑制肾远曲小管近段对钠的再吸收而发挥作用。可增加尿 Na^+ 和 Cl^- 的排出，在较小程度上增加尿 K^+ 和 Mg^{2+} 的排出，增加尿量。即使是应用利尿作用很微弱的剂量也能产生明显的抗高血压作用。本品对功能性高血压患者也有持久的抗高血压作用。不影响血脂及碳水化合物的代谢，对高血压合并糖尿病的患者也是如此。

【药代动力学】 生物利用度为 93%，血浆蛋白结合率大于 75%，半衰期 18h。与单剂量服用相比，重复服用增加了稳定期血浆浓度，未发生药物蓄积。本药的肾脏清除率为总清除率的 60%～80%。肾功能衰竭者的药代动力学参数没有改变。

【适应证】 高血压。

【用法与用量】 每日 1 次，每次 2.5mg，于清晨服用。

【不良反应】 不良反应呈剂量依赖性。肝功能受损的患者可能会发生肝性脑病。可出现过敏反应，偶见恶心、便秘、眩晕、感觉异常、头痛、口干等。在治疗 4～6 周后小部分患者出现低钾血症，少见低钠，同时伴有低血容量，导致脱水和直立性低血压，血尿酸、血糖和血钙升高极罕见。

【禁忌证】 对磺胺类及本品赋形剂过敏者、严重肾功能不全、肝性脑病或严重肝功能不全、低钾血症者禁用。

【注意事项】 应定期监测血钾、钠、钙、血糖及尿酸等，注意维持水和电解质平衡。必须预防某些高危人群发生低钾血症的危险，如老年人、营养不良和（或）同时服用多种药物的患者、肝硬化伴有水肿和腹水、冠心病、QT 间期延长和心力衰竭患者。对高危患者需定期监测血钾。噻嗪类利尿药能够降低尿钙的排泄从而引起血钙轻度的一过性升高。

【孕妇及哺乳期妇女用药】 可引起胎盘缺血，有致胎儿生长发育不良的危险，目前尚无有关本药进入母乳的资料，治疗期间不宜哺乳。

【儿童用药】 尚无文献报道。

【药物相互作用】

1. 与锂剂合用时，可能增加血锂浓度并出现过量的征象。

2. 与下列药物合用可引起心律失常：阿司咪唑、苄普地尔、静脉用红霉素、长春胺。

3. 与大剂量水杨酸盐合用时，已脱水的患者可能发生急性肾功能衰竭。

4. 与两性霉素 B（静脉）、糖皮质激素、盐皮质激素、替可克肽或刺激性轻泻剂合用，可增加低钾血症的危险性。

5. 与巴氯芬合用可增加抗高血压效应。

6. 与 ACEI 合用时，如果已经存在低钠（特别是患有肾动脉狭窄的患者），可能出现突然的低血压和（或）急性肾功能衰竭。应停用利尿药 3 日后再开始使用 ACEI。充血性心力衰竭的患者应以极小剂量的 ACEI 开始治疗，但尽可能先减少排钾利尿药的剂量。

7. 勿与Ⅰa 类抗心律失常药物（奎尼丁、丙吡胺）、胺碘酮、溴苄铵、索他洛尔合用。

8. 与二甲双胍合用易出现乳酸酸中毒。

9. 与碘造影剂合用，当利尿药引起脱水时，出现急性肾功能衰竭的危险性增加。

10. 与三环类抗抑郁药（如丙咪嗪）或精神安定药合用时，可增强抗高血压作用并增加直立性低血压的危险性。

11. 与环孢素合用，可能导致肌酐浓度升高。

12. 与皮质类固醇合用，可降低抗高血压作用。

【制剂与规格】 片剂：每片 2.5mg。

【贮藏】 30℃以下保存。

噻吩利尿酸

【药品名称】 国际通用名：噻吩利尿酸。商用名：替尼酸。英文通用名：ticrynafen。英文商用名：Tienilic acid。

【药理作用】 本品的作用机制与噻嗪类利尿药相似，抑制远曲小管皮质部对钠的重吸收而起到利尿作用。噻吩利尿酸尚有排尿酸作用，可阻断近曲小管对尿酸的重吸收，使尿中尿酸排出增多，血中尿酸浓度降低。本品对黄嘌呤氧化酶无影响，故不影响尿酸的代谢过程。本品 25mg 相当于氢氯噻嗪 50mg 的利尿作用。

【药代动力学】 口服吸收迅速，1h 内出现利尿作用，3～5h 达高峰，作用维持 12～24h。血浆蛋白结合率为 95%，不易由肾小球滤过，大部分药物经由肾小管分泌到管腔，从尿中排出，小部分由胆汁排泄。

【适应证】 高血压、高尿酸血症伴水肿、痛风。

【用法与用量】 口服剂量每日 25mg，每日 1 次或隔日 1 次。

【不良反应】【禁忌证】 与噻嗪类药物相似。

【注意事项】 长期应用者应定期查血钾。严重肝肾功能不全者禁用。余详见氢氯噻嗪项下。

【孕妇及哺乳期妇女用药】【儿童用药】和【老年患者用药】 与噻嗪类药物相似。

【药物相互作用】 水杨酸类药物及对氨基马尿酸等有机醇与本品合用有竞争性排泄作用，使本品的利尿作用减低。其他见氢氯噻嗪项下。

【制剂与规格】 片剂：每片 25mg。

二、髓袢利尿药

呋 塞 米

【药品名称】　国际通用名：呋塞米。商用名：速尿、利尿磺胺、呋胺酸。英文通用名：furosemide。英文商用名：Frusemide、Lasix。

【药理作用】　本品为短效、强效的磺胺类利尿药。作用于髓袢升支粗段，通过抑制 Cl^- 的主动重吸收和 Na^+ 的被动重吸收而起效。由于 NaCl 的重吸收减少，肾髓间质渗透浓度降低，浓缩功能降低，尿量增加。本品能扩张小动脉，降低外周阻力，并通过强力的利尿作用迅速减少血容量及回心血量，从而使左心负担减轻。

【药代动力学】　口服后迅速吸收，生物利用度 50%～75%，服药后 30min 起效，1～2h 可达血药峰浓度，作用持续 6～8h。静脉注射立即起效，30min 达血药峰浓度，持续 2h。血浆蛋白结合率为 91%～99%，但尿毒症和肾病患者蛋白结合率降低。肝内分布浓度较高，约 1/3 经肝脏从胆汁排入肠道随粪便排出，仅少量在肝内代谢。大部分由近曲小管上皮细胞分泌到管腔，以原形排出体外。半衰期 2h 左右，在高龄、肾功能衰竭或尿毒症的患者能延长到 10h。因药物的排泄较快，反复给药不易产生蓄积作用。

【适应证】　严重水肿、心力衰竭、急性肺水肿、肾功能衰竭、毒物排泄。高血压危象的辅助治疗。

【用法与用量】

1. 治疗急性肺水肿　静脉注射成人起始剂量为 40mg，60～90min 后再给。

2. 治疗急性肾衰竭　成人开始可用 40～80mg，渐增至达所需利尿效果，但 24h 所需总量，很少超越 500mg。大剂量静脉注射时，注入速率不可超过 4mg/min，以免造成听神经损害。本药的作用强度与剂量有关。一般的剂量范围是每日 40～200mg。少尿患者使用前，必须排除血浆容量不足。口服：成人开始可用 20～80mg，最好在早晨 1 次口服。如未出现利尿作用，每 6～8h 可将剂量增加 1 次。有效维持量差异甚大，尚未提出明确的上限，有报道提出最大剂量是 600mg。1～2 次大剂量比多次小剂量用药更为有效，特别是对肾功能减退的患者。本品可以每日用药、隔日用药，也可每周连续用药 2～4d。有些顽固性水肿的患者，可能以间断用药效果最好。

【不良反应】　长期用药可导致细胞外液急剧减少，血液浓缩可致电解质紊乱，主要有低血钠、低血钾、低血镁及低氯性碱中毒。大剂量静脉快速注射时，可导致耳鸣、听力下降或暂时性耳聋，永久性耳聋罕见。可导致高尿酸血症而诱发痛风，与氨苯蝶啶合用可减少此反应的发生率。可出现恶心、呕吐、腹痛、腹泻等症状，甚至发生胃出血，久用尚可发生溃疡。偶可发生粒细胞减少、血小板减少、溶血性贫血、过敏性间质性肾炎等，静脉注射也有致心律失常者。

【禁忌证】　对该品及赋形剂过敏患者，低血压、低血容量、低钾或低钠血症患者，严重排尿困难患者均禁用本品。

【注意事项】　长期应用呋塞米治疗水肿性疾病时，迅速停药可致反跳性水肿。在治疗心力衰竭时，呋塞米与强心苷联用，可因低血钾促使强心苷中毒而发生心律失常。在治疗晚期肝硬化患者时，常因血钾过低诱发肝昏迷。故心源性水肿或肝硬化水肿用本药治疗时应注意补钾或与保钾利尿药合用。静脉注射过快时，可造成听神经损害。

【孕妇及哺乳期妇女用药】 动物试验能引起畸胎，故一般不用于孕妇。

【药物相互作用】

1. 可导致高尿酸血症而诱发痛风，与氨苯蝶啶合用可减少此反应的发生率。

2. 与有肾毒性的抗生素（头孢噻啶、多黏菌素、卡那霉素、庆大霉素等）合用时可加剧肾毒性及耳毒性的危险，并可降低头孢噻啶的清除率，有时可引起急性肾功能衰竭。

3. 与胺碘酮、溴苄胺、奎尼丁类、索他洛尔合用时易引发尖端扭转型心律失常，应预防低血钾。

4. 与糖/盐皮质激素、两性霉素 B 合用，可致低血钾，应监测血钾。

5. 与苯妥英钠合用利尿作用降低可能达 50%。

6. 与阿司匹林合用，尿酸升高，可致急性痛风。

7. 丙磺舒可延长呋塞米的半衰期，使其利尿效果增加，但有使血尿酸增高的危险，故对痛风患者应避免合用。

8. 巴比妥类药物及哌替啶可使呋塞米的利尿作用明显减弱。

9. 与氯贝丁酯、茶碱等药物合用，可使后者的半衰期延长，血药浓度升高，毒副作用增加。

10. 与肌肉松弛剂合用时极易产生呼吸肌麻痹。

【制剂与规格】 注射剂：每支 20mg。片剂：每片 20mg。

布 美 他 尼

【药品名称】 国际通用名：布美他尼。商用名：丁胺速尿、丁苯氧酸、丁尿胺、利了。英文通用名：bumetanide。英文商用名：Burinex。

【药理作用】 本品是间氨基苯磺酰胺的衍生物，属强效利尿药。利尿作用机制与抑制 Na^+-K^+-ATP 酶的活性有关。主要是通过抑制髓袢升支粗段对 Cl^-的主动重吸收和 Na^+的被动重吸收而影响尿的浓缩和稀释过程起到利尿作用。也作用于近曲小管，还具一定的肾血管扩张作用。利尿初期尿中的 Cl^-排泄增加 20 倍，Na^+排泄增加 13 倍，当继续用药时尿中的 Cl^-就不再多于 Na^+。本品抑制碳酸酐酶的作用较呋塞米弱，故其失钾也较呋塞米为轻。本品 1mg 约相当于呋塞米 40mg。

【药代动力学】 口服后 95%被胃肠道迅速吸收，其生物利用度为 95%，蛋白结合率为 95%。服后 30min 内出现利尿作用，血药浓度达峰为 1～2h，作用持续 4～6h。静脉注射 5min 出现利尿作用，30min 达到高峰，作用维持 2～3h。口服剂量中约 45%以其原形排出。消除半衰期 1～1.5h，肾功能衰竭者延长。

【适应证】 同呋塞米。

【用法与用量】 口服，成人每次 0.5～2mg，最好在早晨 1 次服用。必要时间隔 4～5h，可给予第二剂及第三剂。最大日剂量为 10mg。静脉注射，每次 0.5～1mg，间隔 2～3h 可给予第二剂及第三剂，但每日用量不应超过 10mg。不宜与酸性液体配伍，以免发生沉淀。

【不良反应】 该药不良反应相似于呋塞米，但其毒性较低，不良反应较少。

【禁忌证】 对磺胺类过敏者、肝性脑病、低血容量及尿道阻塞者禁用。

【注意事项】 监测血钠、血钾及肾功能，尤其是有出现此类症状危险的患者。对糖尿病患者及痛风患者应监测血糖及尿酸。用药时出现低血钾应补钾或合用保钾利尿药。

【孕妇及哺乳期妇女用药】【药物相互作用】 同呋塞米。

【制剂与规格】 注射剂：每支 0.5mg。片剂：每片 1mg。

托 拉 塞 米

【药品名称】 国际通用名：托拉塞米。英文通用名：torasemide。托拉塞米是新一代高效髓袢利尿药，于 1993 年在德国上市，次年在美国上市。2004 年在我国上市。

【药理作用】 本品为高效髓袢利尿药，作用于髓袢升支粗段，抑制髓质部及皮质部对 Cl^- 的重吸收引起利尿，通过阻止髓袢升支粗段对 Cl^-、Na^+ 的主动重吸收而发挥利尿及排钠作用，其排尿量、排 Na^+ 及 Cl^- 量与药物剂量线性相关。与呋塞米相比，本品利尿作用起效快、作用持续时间长、排钾作用弱，10～20mg 托拉塞米的利尿作用相当于 40mg 呋塞米、1mg 布美他尼。作用强度至少是呋塞米的 2 倍。

人体研究也证实该品作用于该部位，对肾单元其他部位的影响尚不明确。该品的抗高血压机制与其他利尿药一样尚未完全了解，可能是由于其降低了总外周阻力。

1. 利尿作用 人体试验证实，10mg 托拉塞米的利尿作用与 20～40mg 呋塞米和 1mg 布美他尼相当，其利尿阈剂量为 2.5mg。口服后 40min 至数小时内利尿作用明显，尿量呈剂量依赖性增加，4h 内达利尿高峰，随后药效减弱，但降压速度明显慢于呋塞米。健康人静脉和口服用药，作用可维持 6～8h。托拉塞米作为新一代高效髓袢利尿药，静脉用药具有以下优点。①起效迅速：静脉用药 10min 即可起效，达峰时间为 1～2h。②作用持久：体内半衰期为 3.8h，作用持续时间长达 5～8h。③量效关系稳定：在相当大的剂量范围内可保持良好的量效关系。④适应证广泛。

2. 排 Na^+ 作用 托拉塞米抑制亨氏袢对 Na^+ 和 Cl^- 的重吸收，而远端肾段不能完全代偿，故产生排 Na^+ 和利尿作用。排 Na^+ 的阈剂量为 2.5mg。治疗剂量范围内，尿 Na^+ 和托拉塞米的排泄速率之间呈对数-线性反应曲线。Fowler 等报道，该品 20mg 显著增加各时间段和 24h 的总排 Na^+ 量，而该品 10mg 或呋塞米 40mg 仅在前 4h 内明显增加排 Na^+ 量。Knauf 等报道，健康志愿者静脉注射 20mg 托拉塞米，1h 内开始排 Na^+，1～2h 达高峰，6h 内 Na^+ 排出最多，此后排 Na^+ 减少，低于基础排 Na^+ 量。

3. 排 K^+ 作用 托拉塞米的排 K^+ 作用弱于其他髓袢利尿药。托拉塞米缺乏在近曲小管对磷或糖类的重吸收活动，而 K^+ 的重吸收也在近曲小管，由此推测排 K^+ 量减少。另一方面，也可能与该品的抗醛固酮作用有关，其排 K^+ 作用相对弱于其排 Na^+ 作用，因此尿 Na^+/K^+ 增加。呋塞米的排 K^+ 作用是该品的 3 倍。但在临床上监测血 K^+ 及尿排 K^+ 量，托拉塞米与呋塞米没有显著差异。

4. 其他作用 Kruck 报道，用托拉塞米长期治疗血 Mg^{2+} 无临床意义的变化，但 Knauf 等报道，服药后 24h 内 Mg^{2+} 的变化直接与排 K^+ 有关。因此，目前本品对 Mg^{2+} 的作用尚无定论。在托拉塞米作用期间内，尿 Ca^{2+} 和尿 Cl^- 的丢失与尿 Na^+ 的排泄平行。24h 内尿 Ca^{2+}

和 Cl^- 的排泄率在托拉塞米 10～20mg 和呋塞米 40mg 之间无显著差异，血 Ca^{2+} 和血 Cl^- 无变化。对尿酸、尿素、肌酐的排出也无明显影响。

【循证医学证据】

1. 治疗轻中度高血压 临床研究结果表明，托拉塞米 2.5～10mg 可使轻中度高血压患者平均动脉压降低 24～29mmHg。托拉塞米单独使用剂量通常为 2.5～5mg/次，每日 1 次，71%～95%患者的舒张压可控制在 90mmHg 以下，在作用不明显的患者加倍剂量的托拉塞米可使 70%～80%的患者舒张压控制在目标值。托拉塞米 2.5～5mg 使用 12～24 周与茚磺苯酰胺 2.5～5mg、氢氯噻嗪 25mg、氨苯蝶啶/氢氯噻嗪 50/25mg、阿米洛利/氢氯噻嗪 5/50mg 的降压作用相当。有研究表明托拉塞米治疗高血压的疗效优于茚磺苯酰胺、氢氯噻嗪，长期使用托拉塞米不引起代谢不良反应，如低镁血症、糖代谢异常及脂代谢异常等，表明托拉塞米治疗高血压比噻嗪类利尿药更加安全有效。

2. 治疗慢性心力衰竭 TORIC 研究（托拉塞米治疗充血性心力衰竭）是一项多中心、随机、双盲临床研究。研究共纳入 1377 例纽约心脏协会心功能分级（NYHA）为Ⅱ～Ⅲ级的慢性心力衰竭患者。旨在评价接受标准慢性心力衰竭治疗并随机接受托拉塞米（40mg/d）或其他利尿药治疗 12 个月后的疗效。结果显示，托拉塞米组的死亡率明显低于呋塞米或其他利尿药组（2.2%：4.5%）。托拉塞米组更多患者心功能得到了改善。而且托拉塞米组患者很少出现异常低血钾。证实了托拉塞米对慢性心力衰竭的疗效和安全性，患者耐受性良好。

意大利研究者观察到，托拉塞米具有强大的利尿作用，慢性心力衰竭（CHF）患者服药后第 3 天尿量增加 38%，第 28 天增加 75%，尿钠排泄量也增加。同时不良反应发生率低，患者能很好地耐受，对需要高效利尿药治疗的 CHF 患者具有明确疗效。

我国的研究也表明，托拉塞米注射液可显著降低心力衰竭患者的左心室舒张末压，同时改善血流动力。缩短住院时间，提高生活质量。

瑞士 Spannheimer 等对 222 例长期接受托拉塞米或呋塞米治疗的慢性心力衰竭患者进行了比较。结果显示，长期接受托拉塞米治疗的患者住院率明显低于接受呋塞米治疗者（3.6%：5.4%）。表明托拉塞米对长期接受利尿药治疗的 CHF 患者有潜在临床益处。

在 Muller 等的研究中，237 例慢性心力衰竭患者分别接受托拉塞米或呋塞米治疗 6 个月，托拉塞米组患者心功能改善明显优于呋塞米组。服药后 3h、6h 和 12h 的排尿次数和尿急症状发生率明显较低。并且慢性心力衰竭患者接受托拉塞米治疗后，生活质量明显改善、住院费用减少、经济效益提高。

托拉塞米 10mg/d 治疗慢性心力衰竭患者，用药 4 周可使心脏前后负荷明显降低。多中心临床试验结果表明，托拉塞米 5～10mg/d 治疗慢性心力衰竭的疗效与呋塞米 40mg/d 相当，经 4 周的治疗，托拉塞米 5mg/d、10mg/d 的总有效率分别为 70.6%和 76.5%，呋塞米 40mg/d 的总有效率为 61.1%。对已经用呋塞米（40mg/d）治疗 14d 的慢性心力衰竭患者，用托拉塞米 10mg、20mg 或呋塞米 40mg 再治疗 6 周，托拉塞米 10mg 与呋塞米 40mg 在减轻体重、肺充血及缩小扩大的心脏方面作用相当，而托拉塞米 20mg 疗效更好，患者体重平均减轻 2.7kg，经托拉塞米治疗水肿消失的患者由 9%上升为 83%。这些结果表明治疗慢性心力衰竭，托拉塞米是比呋塞米更佳的选择。

3. 治疗急、慢性肾衰竭 理想的治疗肾衰竭的药物应具有如下特点：①增加肾血流量和钠排泄具有剂量依赖关系，即使肾小球的过滤率低于 5ml/min；②不增加钙与钾的排泄；③其排泄与代谢状况和肾功能无关；④即使大剂量使用也无毒副作用，临床研究及使用表明托拉塞米基本符合以上要求。在对比试验中，中度肾衰竭患者分别单剂量静脉注射呋塞米（100mg、200mg）或托拉塞米（100mg、200mg），在 24h 内均明显引起累积尿量、Na^+ 及 Cl^- 的排出增加，托拉塞米在肾衰竭患者的血浆和尿中半衰期与健康人比较无差异，而呋塞米则延长。呋塞米与托拉塞米在肾衰竭患者中肾清除率均降低，但托拉塞米总清除率无变化。钙的排泄及血管紧张肽原酶活性在呋塞米治疗中明显增高，而托拉塞米治疗组无变化，在试验中未观察到托拉塞米毒不良反应，表明大剂量托拉塞米用于重度肾衰竭患者治疗是安全有效的。其他临床研究表明口服托拉塞米 100mg/d 对肾衰竭患者的治疗至少与呋塞米 250mg/d 等效。

4. 治疗慢性肝病水肿 对慢性肝病患者的治疗通常需联合使用利尿药及醛固酮拮抗剂，这是因为慢性肝病导致的醛固酮水平增高可导致钠潴留于远曲小管和集合管内。因此，联合用药优于单用任一类药。临床上联合使用托拉塞米/螺内酯 10mg/100mg，治疗慢性肝病可有效减轻水肿及腹水、托拉塞米/螺内酯 20mg/200mg 疗效优于呋塞米/螺内酯 50mg/200mg。

【药代动力学】 本品口服吸收迅速，1h 内血药浓度达峰值，生物利用度为 76%～92%。血浆蛋白结合率达 99%，表观分布容积为 0.2L/kg。①安全性和耐受性好：通过肝肾双通道代谢，80%经肝脏代谢，经肝脏代谢转化，仅 20%原形药经尿排泄，在慢性肾衰患者，本品肾脏清除率减小，但血浆总清除率不受影响（3 倍于肾清除率）。有效减轻了肾脏负担和药物蓄积。消除半衰期为 2～4h，连续用药 8～21 天对半衰期无明显影响。②起效迅速：静脉注射后 10min 出现利尿作用，1h 达到高峰。③作用持久：作用维持约 6h。④量效关系稳定：在相当大的剂量范围内可保持良好的量效关系。

独特的醛固酮拮抗作用，使 K^+ 等电解质排泄量明显减少。临床上对 Mg^{2+}、尿酸、糖和脂类无明显影响。长期应用不易产生利尿抵抗，患者耐受性好。

【适应证】 高血压、慢性充血性心力衰竭、肝硬化腹水及肾病综合征等伴发的水肿。

【用法与用量】

1. 治疗轻中度原发性高血压 2.5～5mg/次，每日 1 次。

2. 心力衰竭治疗 慢性心力衰竭患者推荐初始剂量为每日 10mg，逐步增至每日 10mg或 20mg。单次剂量一般不超过 40mg，每日最大剂量不超过 80mg。急性心力衰竭、肺水肿患者可半小时后重复给药。

3. 慢性肾衰竭治疗 10～20mg/次，每日 1 次；单次剂量不超过 100mg，每日最大剂量不超过 200mg。

4. 肝硬化腹水治疗 初始剂量 20mg，单次最大剂量不超过 40mg，最大剂量不超过 80mg。初始负荷剂量 20mg。可与醛固酮拮抗剂合用。

5. 脑水肿和急性毒物和（或）药物中毒治疗 静脉注射，每次 10～20mg，间隔 2h可再给予。

6. 利尿作用 静脉注射，每次 10～20mg，间隔 2h 可再给予。

【不良反应】 常见不良反应有头痛、眩晕、疲乏、食欲减退、肌肉痉挛、恶心、呕吐、高血糖、高尿酸血症、便秘和腹泻。

长期大量使用可能发生水和电解质平衡失调。治疗初期和年龄较大的患者常发生多尿，个别患者由于血液浓缩而引起低血压、精神紊乱、血栓栓塞性并发症及心或脑缺血引起的心律失常、心绞痛、急性心肌梗死或昏厥等。低血钾可发生在低钾饮食、呕吐、腹泻、过多使用泻药和肝功能异常的患者。个别患者可出现皮肤过敏，偶见瘙痒、皮疹、光敏反应。罕见口干、肢体感觉异常、视觉障碍。无耳毒性作用。

【禁忌证】 肾功能衰竭无尿患者、肝昏迷前期或肝昏迷患者、对该品及磺酰脲类过敏患者、低血压、低血容量、低钾或低钠血症患者、严重排尿困难（如前列腺肥大）患者均禁用本品。

【注意事项】 注意血容量变化。

【孕妇及哺乳期妇女用药】 尚无资料报道。

【药物相互作用】 临床上联合使用托拉塞米/螺内酯 10mg/100mg，治疗慢性肝病可有效减轻水肿及腹水，托拉塞米/螺内酯 20mg/200mg 疗效优于呋塞米/螺内酯 50mg/200mg。

1. 本品引起的低钾可加重强心苷类的不良反应。

2. 可加强盐和糖皮质类固醇和轻泻剂的钾消耗作用。

3. 非甾体类抗炎药（如吲哚美辛）和丙磺舒可降低本品的利尿和降压作用。

4. 可加强抗高血压药物的作用。

5. 连续用本品或初始与一种 ACEI 合并用药可能会使血压过度降低。

6. 本品可降低抗糖尿病药物的作用。

7. 高剂量使用本品时，可能会加重氨基糖苷类抗生素（如卡那霉素、庆大霉素、妥布霉素）、顺铂类制剂、头孢类的耳毒性与肾毒性。

8. 本品可加强箭毒样肌松药和茶碱类药物的作用。

9. 本品可降低去甲肾上腺素和肾上腺素的作用。

10. 当使用大剂量水杨酸盐类时本品可增加水杨酸盐类的毒性。

【药物过量】 尚无资料报道。

【制剂与规格】 注射剂：每支 10mg、20mg。片剂：每片 5mg、10mg、20mg。

三、保钾利尿药

螺 内 酯

【药品名称】 国际通用名：螺内酯。商用名：安体舒通。英文通用名：spironolactone。英文商用名：Antisterone。

【药理作用】 本品为类固醇，是作用强烈的内源性盐类皮质激素醛固酮。螺内酯与醛固酮有类似的化学结构，在远曲小管和集合管的皮质段上皮细胞内与醛固酮竞争结合醛固酮受体，从而抑制醛固酮促进 K^+-Na^+ 交换的作用。使 Na^+ 和 Cl^- 排出增多，起到利尿作用，而 K^+ 则被保留。该药利尿作用较弱，缓慢而持久。连续用药一段时间后，其利尿作用逐渐减弱。

【循证医学证据】 RALES 研究（randomized aldactone evaluation study）是一项国际多中心、随机、双盲、安慰剂对照的研究。旨在评估醛固酮拮抗剂——螺内酯对重度心力衰竭患者长期预后的影响。共入选 1663 例缺血性或非缺血性心肌病伴重度心力衰竭（近期或目前为 NYHA 心功能Ⅳ级）患者，在常规治疗基础上随机加用安慰剂或螺内酯（最大剂量 25mg/d），平均应用 24 个月，试验的主要终点是总病死率。结果总病死率降低 27%，因心力衰竭住院率降低 36%，任何原因引起的死亡或住院的复合终点降低 22%。由于上述结果，数据和安全监测委员会建议提前结束试验。螺内酯耐受性良好，仅 8%～9%患者有男性乳房增生症。

【药代动力学】 微粒制剂口服后胃肠道吸收率 90%，口服后达高峰浓度时间为 3～4h。本品在肝内迅速大量代谢，长期用药时，约 70%活力来自代谢物坎利酮（canrenone），食物能使此活性代谢物的生物利用度提高。坎利酮 98%与血浆蛋白结合，半衰期 10～35h。坎利酮和其他代谢物都由尿、便排出。

【适应证】 ①慢性充血性心力衰竭、肝硬化腹水及肾病综合征等伴发的水肿。②诊断和治疗原发性醛固酮增多症。

【用法与用量】

1. 治疗成人心源性水肿、肾病综合征性水肿 口服 20～40mg（微粒型），每日 3 次。加大剂量，血清钾水平也难有增长，且常有不良反应发生。

2. 治疗成人肝硬化水肿及腹水 口服 300～600mg（微粒型），分次服用，个别患者需量更大（每日约 800mg）。

3. 治疗成人原发性醛固酮增多症 口服 300～600mg，分为 3～4 次，用后尿钾明显减少，血钾升高，血钠下降。用于原发性醛固酮增多症在手术前会用本品治疗 3～4 周，对于不宜手术或手术后效果不佳者，可以用维持量长期治疗以缓解症状。常用量每次 40～60mg（微粒型），每日 3～4 次。待血钾恢复正常，血压逐步降至正常后，以维持量长期应用。维持量为每日 40～60mg，1 次或分次服。

【不良反应】 长期用药可出现头痛、嗜睡、精神紊乱、运动失调、红斑性皮疹、多毛症和泌尿系统紊乱等，还可出现性欲减退、阳痿、男子乳腺发育、女性可有乳房触痛和月经失调。可出现血尿素氮和血清尿酸水平升高、粒细胞减少及嗜酸细胞增多。慢性肾衰竭患者或同时补钾者可发生高血钾。胃肠紊乱及胃溃疡偶见。

【禁忌证】 对本品过敏患者禁用；忌与氯化钾或其他保钾利尿药合用。

【注意事项】 应用本品期间应注意监测血清钾水平，因为即使兼用排钾利尿药，也可发生高钾血症。中重度糖尿病和肾功能不全者，一般以不用为宜。螺内酯可使血中尿素氮水平增高，血钠减低者罕见。慢性肝病患者应定期测定血清重碳酸盐浓度，因可能发生代谢性酸中毒。地高辛的一些放射免疫测定，也可受螺内酯及其代谢物的干扰。

【儿童用药】 儿童剂量为 1mg/kg，每日 3 次。

【老年患者用药】 由于肾功能随着年龄的老化而衰退，故高龄患者须谨慎选用。

【药物相互作用】 与氯化钾或与其他保钾利尿药合用，可引起高钾血症，尤其在肾功能不全时，会危及生命。与噻嗪类药物合用，可加强利尿，而排钾作用为螺内酯所抵消，二药合用可增加疗效，减少不良反应。但应监测血钾水平。与 ACEI 合用，高血钾作用相加，尤其是肾功能不全者，禁止合用。与吲哚美辛合用可引起血钾升高。

【制剂与规格】 片剂：每片 20mg。胶囊剂：每粒 20mg。

依 普 利 酮

【药品名称】 国际通用名：依普利酮。英文通用名：eplerenone。英文商用名：inspra。2002 年美国 FDA 获准依普利酮在美国上市，用于治疗高血压和心力衰竭。依普利酮也是第一个获准上市的选择性醛固酮受体阻断剂（SARA）。

【药理作用】【循证医学证据】【药代动力学】 参见第十一章新型抗心力衰竭药——新型醛固酮受体拮抗剂——依普利酮。

【适应证】

1. 急性心肌梗死后的充血性心力衰竭 依普利酮可以提高左心室功能紊乱（射血分数≤40%）患者的生存质量，临床试验证明本品还可以用于急性心肌梗死后的充血性心力衰竭。

2. 抗高血压 依普利酮可以单独或与其他抗高血压药物联合应用于高血压的治疗。

【用法与用量】【不良反应】【禁忌证】【药物相互作用】【注意事项】【孕妇及哺乳期妇女用药】和【制剂与规格】 参见第十一章新型抗心力衰竭药——新型醛固酮受体拮抗剂——依普利酮。

氨 苯 蝶 啶

【药品名称】 国际通用名：氨苯蝶啶。商用名：三氨蝶呤。英文通用名：triamterene。英文商用名：Ayrenium、Urocaudol。

【药理作用】 本品是蝶啶衍生物，化学结构与叶酸有关。可直接作用于集合管皮质段，干扰 Na^+ 回收和 K^+、H^+ 的分泌。使 Na^+ 进入上皮细胞的速度降低，减少 K^+ 分泌，导致 Na^+、Cl^- 排泄增加而利尿，尿中 K^+ 减少或不变，从而达到保钾利尿的目的。其作用机制与醛固酮分泌或拮抗无直接关系，是直接作用于肾小管的结果。

【药代动力学】 口服吸收 30%～70%，其生物利用度为 52%。服后 1h 显效，2～3h 达高峰，一般作用可持续 9～16h。近 20% 以原形排出，80% 则以各种代谢物出现。主要代谢物硫酸羟基氨苯蝶啶，有药学活性。部分代谢产物经胆汁、大部分代谢产物经肾脏排泄。其半衰期为 1.5～2h。肾功能不良和肝硬化患者，本品及其代谢物排出减少。

【适应证】 充血性心力衰竭、肝硬化及肾病综合征伴随的水肿。

【用法与用量】 成人常用剂量：每日 50～100mg，分 3 次服用，为减少胃部刺激，于饭后服用。每日最大剂量不宜超过 300mg，维持量 50mg，每日 3 次或每日 100mg。儿童：每日 2～4mg/kg，分次服用。氨苯蝶啶与氢氯噻嗪合用时，两者均应减量。

【不良反应】 偶有恶心、呕吐、眩晕、口干、嗜睡、轻度腹泻、下肢肌痉挛及光敏反应。偶有皮疹及肝功能损害。本品可使血钾升高，故其防范措施同螺内酯。可增加血尿素氮。一般患者此反应为可逆性。服药后多数患者出现淡蓝色荧光尿。

【禁忌证】 对本品过敏者禁服；有高钾血症倾向者忌用。

【注意事项】 与噻嗪类利尿药合用，能加强患者排 Na^+ 利尿作用，且能减少排钾，防止低钾血症。大量长期服用或与螺内酯合用，可出现高血钾，故用药过程中注意监测血钾。中重度糖尿病和肾功不全者，可能发生糖耐量减低和血钾增高。有肾结石病史者慎用。肝硬化患者有发生巨幼红细胞性贫血的报道。

【孕妇及哺乳期妇女用药】 孕妇及育龄已婚妇女慎用，应随时注意血象变化。

【药物相互作用】 参见螺内酯。

【制剂与规格】 片剂：每片 50mg。

【贮藏】 密闭保存。

阿米洛利

【药品名称】 国际通用名：阿米洛利。商用名：胍吡嗪、氨氯吡咪。英文通用名：amiloride。英文商用名：Amipramizide、Guanamprazine。

【药理作用】 本品为吡嗪衍生物，其作用与氨苯蝶啶相似。作用为干扰远端肾小管和集合管中上皮 Na^+ 通道，在近端肾小管中抑制 Na^+-H^+ 和 Na^+-K^+ 交换，从而使 K^+ 的分泌减少。本品无拮抗醛固酮作用。

【药代动力学】 口服易于吸收，吸收率 30%～90%。进食时给药，生物利用度降低。口服后 3h 开始起作用，6～10h 达高峰，作用持续 24h。其血浆半衰期为 6～9h，肾功能不全时明显延长。本品非经肝代谢，50% 以原形从尿中排出，40% 左右随粪便排出。少量从胆道及粪便排出。

【适应证】 慢性充血性心力衰竭、肝硬化伴随腹水、原发性醛固酮增多症所致的低血钾。与其他排钾性利尿药合用可预防低血钾。

【用法与用量】 口服，成人初始剂量每次 5～10mg，每日 1 次，以后酌情调整，最大剂量每日 20mg。

【不良反应】 可见恶心、呕吐、厌食、腹痛、腹泻、便秘、口干、乏力、皮疹及瘙痒等。偶可出现精神紊乱、视物模糊及感觉异常、性功能下降等。

【禁忌证】 对本品过敏者忌服；有肝肾功能损害者、高钾血症、无尿患者、呼吸性及代谢性酸中毒时禁用。

【注意事项】 长期使用该药多发生高血钾，故治疗心力衰竭时与呋塞米合用。该药为目前排钠保钾利尿药中作用最佳药物。单独使用时应注意监测血钾，血钾增高时应及时停药。本品与噻嗪类或袢类利尿药合用，应该监测血清钾和肌酐水平。因本药可减少 H^+ 排出。中重度糖尿病患者可在治疗期间发生糖耐受减低和血钾增高。本品也可引起氮质血症和高尿酸血症。

【药物相互作用】 参见螺内酯。

【制剂与规格】 片剂：每片 5mg。

【贮藏】 密闭、避光储存。

复方阿米洛利

【药品名称】 国际通用名：复方呋塞米。商用名：福洛必。英文通用名：compound

furosemide。

【药理作用】 本品为阿米洛利与呋塞米的复方制剂，属保钾利尿药。作用机制参见相关药物，二者合用有利尿协同作用。

【药代动力学】 参见成分药。

【适应证】 心源性水肿、肾性水肿、肝性水肿（肝硬化腹水）。

【用法与用量】 每日 1 次，每次 1 片，晨服为佳，必要时可增至每日 2 片。

【不良反应】 少数患者有恶心、食欲缺乏、上腹部不适、腹泻或便秘、皮疹、瘙痒、头昏、头晕、乏力。罕见轻微的肝功能异常、精神异常。

【禁忌证】 对本品过敏者忌服；高钾血症、肾上腺皮质功能减退症、急性肾功能衰竭、无尿、严重进行性肾炎、电解质失调者禁用。

【注意事项】 注意监测血钾及其他电解质水平。本药可使痛风突然发作。前列腺肥大或排尿不畅的患者用药后有发生急性尿潴留的危险。

【孕妇及哺乳期妇女用药】 妊娠期及哺乳期妇女慎用。

【老年患者用药】 老年人与肾功能受损的患者应尽量避免与 ACEI 合用。

【药物相互作用】 已用钾补充药或其他保钾利尿药者不宜使用本药。糖尿病患者应用本药时应增加降糖药的剂量。本药可使头孢菌素Ⅳ的肾毒性增加。与强心剂、锂、非极化肌松剂或抗高血压药合用时，需调节本药的剂量。

【制剂与规格】 片剂：每片含呋塞米 20mg，阿米洛利 2.5mg。

四、碳酸酐酶抑制剂

乙 酰 唑 胺

【药品名称】 国际通用名：乙酰唑胺。商用名：醋唑磺胺、醋氮酰胺。英文通用名：acetazolamide。英文商用名：Diamox。

【药理作用】 本品为磺胺衍生物，为碳酸酐酶的一种强效和可逆性的抑制剂。通过抑制肾近曲小管中碳酸氢钠的回收，使肾排出大量的碱性尿。但 Cl⁻排出并无明显增加，持续应用数日后，即有轻度高氯血症性酸中毒发生，从而对其利尿作用发生耐受性。

【药代动力学】 在胃肠道迅速吸收，30min 即能影响尿液的酸碱度，血药浓度达峰时间约为 2h，作用可持续 12h。8～12h 内排出 80%，24h 内可完全清除。由近曲小管分泌而排出体外。

【适应证】 心力衰竭时的低氯性碱血症、青光眼、低钾血症性周期性麻痹。

【用法与用量】

1. 口服 成人 250～500mg，每日 1 次，晨间服。

2. 预防家族性周期性麻痹 成人每日 250～750mg，分 2～3 次服用。儿童每日 125mg。

3. 治疗青光眼 成人每次 250mg，每日 3～4 次。

【不良反应】 长期服用能引起感觉异常、胃肠紊乱、食欲缺乏、嗜睡、疲惫、暂时近视。长期服用易致低血钾，应及时补充钾盐。该药可使尿酸排出减少，有报道治疗期间使痛风加剧者。对已有肾病的糖尿病患者，可使肾功能迅速减退。长期用药尿呈碱性，磷酸钙结晶易于沉淀，而发生肾结石，有时可发生急性肾功能衰竭。可出现磺胺类的不良反应，如皮疹、结晶尿、粒细胞缺乏、再生障碍性贫血及血小板缺乏症。

【禁忌证】 对本品及其赋形剂过敏者禁忌。

【注意事项】 不宜用于肾结石患者，因可能加重肾结石。长期服用时，应同时补充钾盐，防止低血钾。肝昏迷、肾功能及肾上腺皮质功能严重减退、代谢性酸中毒的水肿患者不宜用；也不宜用于肺心病。不宜用于肾上腺皮质功能减退症。一旦引起近视、晶状体向前移位、视网膜水肿等应及时停药。

【孕妇及哺乳期妇女用药】 因可致畸胎，孕妇忌服。

【药物相互作用】 与奎尼丁合用，有使奎尼丁血浓度增高和过量的危险，应相应地调整奎尼丁剂量。与卡马西平合用，可使卡马西平血浓度升高，必要时控制血浆卡马西平浓度并减少剂量。应避免同时应用钙、碘及广谱抗生素等可增强碳酸酐酶活力的药物。

【制剂与规格】 注射剂：每支 50mg 。片剂：每片 250mg。

五、渗透性利尿药

甘 露 醇

【药品名称】 国际通用名：甘露醇。英文通用名：mannitol。

【药理作用】 本药为单糖，在体内不被代谢，经肾小球滤过后在肾小管内甚少被重吸收，起到渗透利尿作用及组织脱水作用。本药不能透过血脑屏障，它使水分自脑细胞移出进入细胞外液，可减少脑脊液而改善脑水肿，也引起脑血容量和脑氧耗量增加。

【药代动力学】 口服仅少量吸收。静脉注射后迅速进入细胞外液。静脉注射后 15min 出现眼内压和颅内压降低，30～60min 达峰，维持 3～8h；利尿作用于静脉注射后 0.5～1h 出现，维持 3h。消除半衰期为 100min，有急性肾功能衰竭时可延长至 6h；肾功能正常时，静脉注射甘露醇 100g，3h 内 80% 经肾脏排出。能透过胎盘屏障。

【适应证】 脑水肿、眼内高压、预防急性肾小管坏死和鉴别肾前性因素或急性肾功能衰竭引起的少尿。作为辅助性利尿药治疗肾病综合征、肝硬化腹水，可促进某些逾量或中毒药物的排泄并防止肾毒性。作为冲洗剂，用于经尿道内做前列腺切除术，也用于术前肠道准备。

【用法与用量】 利尿：成人剂量按 1～2g/kg，一般以 20% 注射剂（250ml）静脉滴注，并调整剂量使尿量维持在 30～50ml/h；小儿剂量按体重 2g/kg，以 15%～20% 溶液 2～6h 内静脉滴注。

【不良反应】 常见有水和电解质紊乱，快速大量注射可导致心力衰竭等。另外尚可出现变态反应，如皮疹、荨麻疹、呼吸困难、过敏性休克，还可能出现口渴、头晕、寒战、发热、视物模糊、排尿困难、血栓性静脉炎等，大剂量快速静脉滴注可引起渗透性肾病。

【禁忌证】 对本品过敏者忌服；肺充血或肺水肿、脑出血、充血性心力衰竭及进行性肾衰竭患者禁用。

【注意事项】 一旦发生急性肾衰竭征象，应立即停药，并静脉滴注多巴胺、酚妥拉明等扩张肾血管的药物。气温较低时，常析出结晶，可用热水温热溶解后再静脉滴注。静脉滴注时不可漏出血管，否则可发生局部组织肿胀，严重时可引起组织坏死。

【药物相互作用】 不宜与抗胆碱药合用，尤其青光眼患者。不能与血液配伍，否则会引起血液凝集及红细胞不可逆皱缩。应避免与无机盐类药物配伍，以免甘露醇结晶析出。与两性霉素合用时需防止肾损害。

【药物过量】 甘露醇中毒以血透析处理最为有效。

【制剂与规格】 注射剂：每支 10g/50ml、20g/100ml、50g/250ml。

山 梨 醇

【药品名称】 国际通用名：山梨醇。英文通用名：sorbitol。

【药理作用】 该药为甘露醇的同分异构体，作用相似于甘露醇，但山梨醇进入人体后，较多部分转化为糖原，所以其渗透性脱水、利尿作用较甘露醇弱，大部分以原形经肾排出。因其溶解度较大，故可制成较高浓度的溶液应用。

【药代动力学】 注射后 2h 显效，口服或直肠给药胃肠道吸收极少。

【适应证】 同甘露醇。

【用法与用量】 静脉滴注，25%注射剂 250～500ml 于 20～30min 输入；小儿每次 1～2g/kg。为消退脑水肿，可每隔 6～12h 重复注射 1 次。

【不良反应】 均同甘露醇。偶可引起血尿。

【禁忌证】【注意事项】 同甘露醇。

【制剂与规格】 注射剂：每支 62.5g（250ml）、25g（100ml）。

六、选择性的血管加压素 V_2 受体拮抗剂

托 伐 普 坦

【药品名称】 国际通用名：托伐普坦。商用名：苏麦卡。英文通用名：tolvaptan。英文商用名：Samsca。

【药理作用】【循证医学证据】【药代动力学】【适应证】【用法与用量】【不良反应】【禁忌证】【注意事项】【孕妇及哺乳期妇女用药】【儿童用药】【老年患者用药】【药物相互作用】【药物过量】【制剂与规格】和【贮藏】 参见第十一章新型抗心力衰竭药。

（许 莉 樊朝美）

参 考 文 献

Cosín J，Díez J，Investigators T，2002. Torasemide in chronic heart failure：results of the TORIC study. Eur J Heart Fail，4（4）：507-513.

Felker GM, Mentz RJ, Cole RT, et al, 2017. Efficacy and safety of tolvaptan in patients hospitalized with acute heart failure. J Am Coll Cardiol, 69（11）: 1399-1406.

Jokinen V, Lilius T, Laitila J, et al, 2017. Do diuretics have antinociceptive actions: studies of spironolactone, eplerenone, furosemide and chlorothiazide, Individually and with oxycodone and morphine. Basic Clin Pharmacol Toxicol, 120（1）: 38-45.

Kodati D, Yellu N, 2017. Population pharmacokinetic modeling of furosemide in patients with hypertension and fluid overload conditions. Pharmacol Rep, 69（3）: 492-496.

Mu S, Li M, Guo M, et al, 2016. Spironolactone nanocrystals for oral administration: different pharmacokinetic performances induced by stabilizers. Colloids Surf B Biointerfaces, 147: 73-80.

Verheyen N, Fahrleitner-Pammer A, Pieske B, et al, 2016. Parathyroid hormone, aldosterone-to-renin ratio and fibroblast growth factor-23 as determinants of nocturnal blood pressure in primary hyperparathyroidism: the eplerenone in primary hyperparathyroidism trial. J Hypertens, 34（9）: 1778-1786.

Wang C, Xiong B, Cai L, et al, 2017. Effects of Tolvaptan in patients with acute heart failure: a systematic review and meta-analysis. BMC Cardiovasc Disord, 17（1）: 164.

第七章 血管紧张素转化酶抑制剂

第一节 血管紧张素转化酶抑制剂分类及药代动力学特性

血管紧张素转化酶抑制剂（angiotensin converting inhibitor，ACEI）是一类作用广泛、疗效显著的心血管疾病治疗药物，已广泛应用于心血管疾病治疗的许多领域，常用于高血压、心力衰竭、心肌缺血、左心室肥厚的治疗。在左心室重构、动脉粥样硬化等的治疗中也发挥了重要作用。

一、血管紧张素转化酶抑制剂的分类

第一代 ACEI 的代表性药物是卡托普利。第二代 ACEI 的主要代表性药物有依那普利（enalapril）、赖诺普利（lisinopril）、贝那普利（benazepril）、西拉普利（cilazapril）、培哚普利（perindopril）。第三代 ACEI 的主要代表性药物有福辛普利（fosinopril）、喹那普利（quinapril）、雷米普利（ramipril）等。现时国内外已批准上市的 ACEI 有 20 种以上。目前正在研究的有 80 余种。新的作用与潜在的新应用不断发展。

血管紧张素转化酶抑制剂按照化学结构特点可将其分为巯基、羧基、磷酸基三大类。大多数 ACEI 带有羧基，如依那普利；少数带有巯基，如卡托普利；极少数带有磷酸基，如福辛普利。各种 ACEI 的共同作用是与血管紧张素转化酶（ACE）的活性部位 Zn^{2+} 结合，使之失活。ACEI 凭借其功能基团与血管紧张素转化酶相结合而发挥作用。例如，卡托普利的 3 个基团可与 ACE 的 3 个活性部位相结合，一是脯氨酸羧基与酶的正电荷（精氨酸）呈离子键结合；二是肽链的羰基与酶的供氢部位呈氢键结合；三是巯基与酶的 Zn^{2+} 结合，终使酶失去活性。但目前认为功能基团的不同与其作用强度无直接关系。另外一些 ACEI 如群多普利、雷米普利可进入组织内抑制 ACE，使心肌局部血管紧张素 II 含量降低而发挥额外作用。

根据 ACEI 的体内转化过程可将其分为三类：①药物原形具有活性，以原形排泄，如赖诺普利；②药物原形无生物活性，为前体药物，须经激活或肝脏生物转化才成为活性成分，大多数 ACEI 属于此类；③药物原形与肝脏初级代谢产物均有活性，如卡托普利。

无生物活性，需经激活或转化发挥作用的 ACEI 起效较慢。因此，临床上需迅速起效时应首选赖诺普利。轻度肝功能不全对上述药物的生物转化影响不大；中度肝功能不全时，上述 2 类、3 类药物起效时间慢，作用时间较长；重度肝功能不全者选用赖诺普利较好。

二、血管紧张素转化酶抑制剂的药代动力学特性

1. 体内生物转化 药物消除半衰期（$t_{1/2}$）：由于代谢方式和排泄途径不同，ACEI 之间的 $t_{1/2}$ 差异很大。$t_{1/2}$ 短者需每日服药 2～3 次，$t_{1/2}$ 长者仅需每日服药 1 次。其作用持续

时间与 $t_{1/2}$ 有关，但大多数 ACEI 均在肝脏经过多次代谢，而代谢产物也往往具有一定的生理活性，故 $t_{1/2}$ 与药物作用时间并非完全成正比。

2. 脂溶性 ACEI 的脂溶性和分子量大小的不同，决定了其穿透细胞膜和血脑屏障程度的差异。脂溶性高、分子量小者，易于透过细胞膜和血脑屏障。易透过细胞膜者可进入组织抑制组织内 ACE，从而减少局部 AT II，使微血管舒张。各种 ACEI 分子量差异不大，卡托普利最小，福辛普利最大。

3. 排泄途径 大多数 ACEI 以活性成分直接排出体外。如排泄延迟则药物在体内发挥作用时间延长。大多数 ACEI 经肾脏排泄。因此，当肾功能不全时必须减少药物摄入量。福辛普利、雷米普利等药物既可经肾脏排泄，又可经肠道排泄，故肾功能不全者无须减少剂量。

ACEI 分类、药代动力学特性和给药方法见表 7-1。各种 ACEI 化学结构和药代动力学参数见表 7-2。

表 7-1 ACEI 分类、药代动力学特性和给药方法

药名	功能基团	前体药	达峰时间（h）	半衰期（h）	主要清除器官	常规剂量标准给药	肾衰竭剂量给药方法
第一代 ACEI	—SH						
卡托普利	巯基	是	1	1~2	肾	12.5~100mg 每日 3 次	6.25~12.5mg 每日 3 次
第二代 ACEI	—COOH						
依那普利	羧基	是	1	1	61%经尿 33%经粪便	5~40mg 每日 1 次	2.5~20mg 每日 1 次
贝那普利	羧基	是	0.6~0.7	17.3	肾和胆汁	5~40mg 每日 1 次	2.5~20mg 每日 1 次
培多普利	羧基	是	3~4	25	肾	4~8mg 每日 1 次	1~2mg 每日 1 次
喹那普利	羧基	是	2	3	肾	10~40mg 每日 1 次	2.5~5mg 每日 1 次
赖诺普利	羧基	不是	6~8	12	30%经尿 60%由粪便	5~40mg 每日 1 次	2.5~20mg 每日 1 次
西拉普利	羧基	是	2	9	肾	1.25~5mg 每日 1 次	0.5~2.5mg 每日 1 次
雷米普利	羧基	是	1	17	60%经肾 40%经肝	2.5~10mg 每日 1 次	1.25~5mg 每日 1 次
咪达普利	羧基	是	2	8	肾	2.5~10mg 每日 1 次	1.25~5mg 每日 1 次
群多普利	羧基	是	4	16~24	33%经肾 70%肠道	1~4mg 每日 1 次	0.5~1mg 每日 1 次

续表

药名	功能基团	前体药	达峰时间（h）	半衰期（h）	主要清除器官	常规剂量标准给药	肾衰竭剂量给药方法
第三代 ACEI	—POO						
福辛普利	磷酸基	是	3	11.5	肾	10～40mg 每日 1 次	10～40mg 每日 1 次

表 7-2　各种 ACEI 化学结构和药代动力学参数

药名	分子量	功能基团	原型药物性质	T_{max}（h）	$t_{1/2}$（h）	脂溶性	排泄途经
卡托普利	217	巯基	前体	1.0	2.0	+	肾脏
依那普利	348	羧基	前体	4.0	11.0	++	肾脏
贝那普利	424	羧基	前体	1.5	21.0	+	肾脏+肠道
西拉普利	369	羧基	前体	4.0	4.0	+	肾脏
地拉普利	424	羧基	前体	1.3	1.5	++	肾脏+肠道
赖诺普利	405	羧基	活性成分	7.0	13.0	−	肾脏
培哚普利	340	羧基	前体	4.0	9.0	+	肾脏
喹那普利	396	羧基	前体	2.0	3.0	++	肾脏
雷米普利	388	羧基	前体	3.0	12.0	+	肾脏+肠道（70%/30%）
群多普利	430	羧基	前体	4.0	16～24	++	肾脏+肠道（30%/70%）
福辛普利	453	磷酸基	前体	3.0	12.0	+++	肾脏+肠道（50%/50%）

第二节　血管紧张素转化酶抑制剂的药理学特性

一、药理学特性

血管紧张素转化酶抑制剂药理作用可概括为以下几点。

1. 抑制血管紧张素转化酶的活性，抑制血管紧张素 I 转换成血管紧张素 II，同时还作用于缓激肽系统，抑制缓激肽降解。

ACE 是肾素-血管紧张素-醛固酮系统（RAAS）中的一个重要环节，该系统对血压的调节有着极其重要的意义。ACEI 主要的药理作用是抑制 ACE 活性，减少血管紧张素 II 的生成，导致血管舒张、血容量减少、血压下降。ACEI 还有抑制缓激肽进一步降解的作用。缓激肽通过刺激一氧化氮的产生引起血管舒张，并通过直接小管效应产生促钠素。血液中缓激肽水平的增加，可以改善细胞内皮功能，在 ACEI 保护心血管的功能中起到非常重要的作用。ACEI 通过增强脂肪细胞分化，可改善胰岛素信号传递障碍，降低患者胰岛素抵抗。本类药物可用于高血压伴有糖尿病的患者。

2. 改善左心室功能，可延缓血管壁和心室壁肥厚。ACEI 不仅能用以治疗轻中度或者严重的高血压，而且可用于治疗：①高血压并有左心室肥厚；②左心室功能不全；③心肌梗死后心室重构；④糖尿病并有微量蛋白尿；⑤高血压伴有周围血管病。

（1）左心室肥厚：为高血压患者心血管事件的一项重要的独立危险因素。ACEI 类药物逆转左心室肥厚的作用，较其他抗高血压药物强 2 倍。此种效应也对血管性肥厚有效。

（2）左心室功能不全：ACEI 可使症状性充血性心力衰竭患者的死亡率降低 27%。在左心室功能不全的研究中对有症状的轻度心力衰竭患者，也明显降低心血管病病死率及死亡率。因此，使用 ACEI 可使轻度充血性心力衰竭患者明显获益。

3. 扩张动脉、静脉，降低外周血管阻力和冠状动脉、肾动脉阻力，增加冠脉血流量，增加静脉血管床容量，使回心血量进一步减少，心脏前负荷降低，缓解肾动脉闭塞引起的高血压。同时增加肾血流量。

4. 调节血脂和清除氧自由基。ACEI 可使血浆胆固醇（CH）、甘油三酯（TG）降低，高密度脂蛋白升高或基本不变。

5. 保护肾功能。应用 ACEI 改善肾功能的同时可引起急性肾衰竭和高钾血症。因此，可认为 ACEI 是一把"双刃剑"。常用的药物有卡托普利、依那普利、贝那普利等。该类药可同时改善糖尿病患者多蛋白尿或微量蛋白尿，延缓肾脏损害。ACEI 可减少肾小球滤过率，减少其他类型肾脏患者的蛋白尿。长期 ACEI 治疗可减少滤过率及肾血浆流量。ACEI通过降低血压、选择性扩张出球小动脉，从而降低肾小球内压、改变肾小球基底膜、减少肾血流量、降低肾小球滤过率。ACEI 可使重度肾功能不全、血肌酐超过 300μmol、尿毒症、严重肾动脉狭窄患者的肾小球滤过率显著降低，肾功能迅速恶化。

二、禁 忌 证

ACEI 可使胎儿畸形，妊娠高血压、育龄妇女禁用。重度血容量减少、重度主动脉或二尖瓣狭窄、限制性心包炎、重度充血性心力衰竭（NYHA 心功能分级Ⅳ级）、肾性高血压、双侧肾血管病变或孤立肾伴肾动脉狭窄、原因未明的肾功能不全、服用非甾体抗炎药的肾功能不全者慎用。

三、药物相互作用

1. **不利的药物相互作用**　抗酸药物可降低 ACEI 生物利用度，非甾体抗炎药物可减少 ACEI 的血管扩张效应。保钾利尿剂、钾盐或含高钾的低盐替代品可加重 ACEI 引起的高钾血症，故应避免此类组合。但 ACEI 与螺内酯合用对严重心力衰竭治疗有益，需临床紧密监测。ACEI 可增加血浆地高辛浓度或血锂水平；与促红细胞生成素并用时，可能影响促红细胞生成素疗效。心力衰竭患者同时服用水杨酸盐会降低 ACEI 的有效性，但也有汇总分析表明阿司匹林并不减少 ACEI 效益。大多数专家认为，在急性心肌梗死、慢性冠心病和缺血性心肌病所致心力衰竭等患者中，联合使用 ACEI 和阿司匹林总的获益远远超过单独使用其中一种药物。

2. **有利的药物相互作用**　ACEI 常与其他降压药物联用治疗高血压，尤其是与噻嗪类利尿剂联用，除增强降压效果外，还可减少利尿剂引起的高肾素血症，以及对血尿酸及血糖的不良影响，而排钾利尿剂则可拮抗 ACEI 的高钾倾向。ACEI 与二氢吡啶类钙拮抗剂联用治疗高血压，可加强降压作用并增加抗动脉粥样硬化和对靶器官的保护作用。治疗慢性心力衰竭时，ACEI 和 β 受体阻滞剂有协同作用。

四、不 良 反 应

大多数患者对 ACEI 耐受良好，但也可发生几种不良反应。

1. 咳嗽　最常见，国外临床试验中 5%～10% 的患者发生干咳，国内患者咳嗽的发生率可能更高，但常与肺部充血或伴随的疾病如呼吸道疾病难以区别。咳嗽并非剂量依赖性，通常发生在用药 1 周至数月，程度不一，夜间更为多见。咳嗽较重的患者有时需要停药，停药后干咳一般在 1 周内基本消失。

2. 皮疹　可能伴有瘙痒和发热，常发生于治疗 4 周内，呈斑丘疹或荨麻疹，减药、停药或给抗组胺药后消失，7%～10% 伴嗜酸性粒细胞增多或抗核抗体阳性。

3. 低血压　常见，多数无症状。少数患者发生有症状的低血压，特别是在首剂给药或加量之后。低血压最常见于使用大剂量利尿剂后、低钠状态、慢性心力衰竭等高血浆肾素活性的患者。

4. 高钾血症　ACEI 抑制醛固酮分泌，可使血钾浓度升高，较常见于慢性心力衰竭、老年患者、肾功能受损、糖尿病、补充钾盐或合用保钾利尿剂、肝素或非甾体类抗炎药物的患者。

5. 急性肾功能衰竭　ACEI 用药开始 2 个月可增加血尿素氮或肌酐水平，升幅 <30% 为预期反应，可继续治疗。肌酐上升过高（升幅 >30%～50%）为异常反应，提示肾缺血，应停药，寻找缺血病因并设法排除，待肌酐正常后再用。肾功能异常患者使用 ACEI，以选择经肝肾双通道排泄的 ACEI 为好。肌酐 >265mmol/L（3mg/dl）的患者宜慎用 ACEI。急性肾功能衰竭多发生于心力衰竭患者过度利尿、血容量低下、低钠血症、双侧肾动脉狭窄、孤立肾伴肾动脉狭窄及肾移植患者。老年心力衰竭患者及原有肾脏损害的患者特别需要加强监测。

6. 蛋白尿　即尿中蛋白每日 >1g，常发生于治疗开始 8 个月内，其中 1/4 呈肾病综合征，但蛋白尿在 6 个月内逐渐减少，疗程不受影响；ACEI 对肾脏病伴有蛋白尿患者，如糖尿病性肾病患者具有明显的肾脏保护作用，可改善肾小球内高压、高灌注和高滤过，可减少蛋白尿；但 ACEI 也可引起蛋白尿。

7. 血管性水肿　罕见，但有致命危险。症状不一，从轻度胃肠功能紊乱（恶心、呕吐、腹泻、肠绞痛）到发生喉头水肿而呼吸困难及死亡，多发生在治疗第 1 个月内。停用 ACEI 后几小时内消失。

8. 胎儿畸形　妊娠中晚期孕妇服用 ACEI 可引起胎儿畸形，包括羊水过少、肺发育不良、胎儿生长延缓、肾脏发育障碍、新生儿无尿及新生儿死亡等。新近报道提示，妊娠前 3 月服用 ACEI 也有可能引起胎儿畸形。

9. 眩晕、头痛、昏厥　由低血压引起，尤其在缺钠或血容量不足者中易发生。

10. 白细胞与粒细胞减少　可伴有发热、寒战。白细胞减少与剂量相关，治疗开始后 3 天～12 周出现，以 10～30d 最显著，停药后多可恢复。可能与药物对骨髓的抑制作用或其诱发的变态反应有关。

第三节　血管紧张素转化酶抑制剂的临床应用

1981 年首个 ACEI——卡托普利经由美国食品药品监督管理局批准上市使用。现已广泛应用于心血管疾病的各个领域，目前 ACEI 主要用于高血压病、冠心病和心力衰竭的治疗。众多的临床研究结果表明，该类药物不仅对治疗高血压和充血性心力衰竭有效，而且在心血管病的治疗中能够减少死亡危险、心肌梗死、脑卒中、糖尿病及肾脏损害，可使心力衰竭、心肌梗死后左心室功能不全、外周血管疾病和糖尿病等患者受益。

一、血管紧张素转化酶抑制剂治疗高血压

（一）血管紧张素转化酶抑制剂的主要降压机制

ACEI 发挥降血压作用的最主要机制是通过竞争性抑制 ACE 活性，使 AT II 和醛固酮含量降低，血管舒张，水、钠潴留减少，从而发挥其降压作用。本品的降压作用尚与下列因素有关：①抑制激肽酶 II，减少缓激肽的降解，延长缓激肽的扩血管作用；②增加前列腺素的释放；③直接抑制 Ang II 增加血管对神经兴奋所致收缩反应的作用；④大剂量时可抑制突触前膜去甲肾上腺素的释放；⑤减少内皮细胞形成内皮素。

当服用足量时，各种 ACEI 均可达到明显的降压效果。ACEI 与其他降压药相比，有以下特点。

（1）适用于各型高血压，在降压的同时，不伴有反射性心率加快，可能是取消了 AT II 对交感神经传递的易化作用所致。

（2）长期使用不易引起电解质紊乱和脂质代谢障碍，可降低糖尿病、肾病和其他肾实质性损害者肾小球损伤的可能性。

（3）可防止和逆转高血压患者血管壁增厚和心肌细胞增生肥大，可发挥直接或间接的心脏保护作用。ACEI 的结构和药动学特点差异明显，其作用强度及持续时间也明显不同。

（4）降压作用较平稳，降压作用可维持 24h，降压同时保护心、脑、肾等靶器官。

（二）血管紧张素转化酶抑制剂治疗高血压的适宜人群

ACEI 适用于轻中重度高血压病、顽固性高血压、肾血管性高血压、糖尿病性高血压、慢性肾衰所致高血压。尤其是高血压合并左心室肥厚的患者，也适用于合并心肌梗死、充血性心力衰竭的高血压患者。

ACEI 具有改善胰岛素抵抗和减少蛋白尿的作用。ACEI 用药后外周血管扩张，总外周阻力降低，血压下降，在降压同时不减少心、脑、肾等重要器官的血流量，不干扰交感神经反射功能，不引起直立性低血压，对高肾素及正常肾素高血压的降压效果显著，对低肾素高血压也有降压效果。因疗效显著、适用范围广，现为高血压病治疗中的首选药物。

（三）血管紧张素转化酶抑制剂在治疗高血压中的地位

许多的循证医学证据表明，ACEI 治疗高血压可以显著降低致死和非致死性心血管事

件的发生率，被国内外高血压管理指南推荐为抗高血压治疗的五大类降压药物之一。

二、血管紧张素转化酶抑制剂治疗慢性心力衰竭

（一）血管紧张素转化酶抑制剂治疗慢性心力衰竭的主要机制

心力衰竭是多种心脏病的最终死亡原因，激活肾素-血管紧张素-醛固酮系统（RAAS）是心功能不全的主要神经-体液代偿机制。RAAS 被激活后，Ang Ⅱ 及醛固酮分泌增加，心肌细胞和血管内皮细胞发生一系列变化，加重心肌损伤，使心功能恶化，后者又进一步激活神经-体液机制，使病情日趋恶化。因此，阻断 RAAS 是减慢心力衰竭病变进展的主要策略。ACEI 是目前最常用的阻断 RAAS 的药物。

血管紧张素转化酶抑制剂主要通过以下两个机制改善慢性心力衰竭的症状。

（1）抑制 RAAS。ACEI 能竞争性地阻断 Ang Ⅰ 转化为 Ang Ⅱ，从而降低血液循环和组织中的 Ang Ⅱ 水平，还能阻断 Ang Ⅰ-Ⅱ 的降解，进一步降低 Ang Ⅱ 水平，起到扩张血管及抗增生作用。心脏组织 RAAS 在心肌重构中起关键作用。当心力衰竭处于相对稳定状态时，心脏组织 RAAS 仍处于持续激活状态；心肌 ACE 活性增加，血管紧张素原 mRNA 水平上升，Ang Ⅱ 受体密度增加。

（2）作用于激肽酶 Ⅱ，抑制缓激肽的降解，提高缓激肽水平，通过缓激肽-前列腺素-一氧化氮通路发挥有益作用。ACEI 升高缓激肽水平的作用与抑制 Ang Ⅱ 的作用同样重要。临床长期应用 ACEI 时，尽管血液循环中的 Ang Ⅱ 水平不能持续降低，但 ACEI 仍能发挥长期效益，其有益作用部分是由缓激肽通路所致。

（二）血管紧张素转化酶抑制剂治疗心力衰竭的适宜人群

ACEI 适用于治疗高血压、心肌梗死后的充血性心力衰竭患者。

（三）血管紧张素转化酶抑制剂在治疗心力衰竭中的地位

20 世纪 80~90 年代许多临床试验（CONSENSUS-Ⅱ、SOLVD-T）结果显示，应用 ACEI 长期治疗慢性心力衰竭患者能显著降低病死率，ACEI 已成为治疗慢性心力衰竭的首选药物。

Carg 等对 32 项 ACEI 治疗左心室功能不全的临床试验进行荟萃分析，结果显示：ACEI 使左心室功能不全患者因左心室功能不全恶化的再住院率降低 35%，总死亡率降低 23%。无症状左心室功能不全患者应用 ACEI 后，较少发展为症状性左心室功能不全，从而减少入院率。对于症状性左心室功能不全患者，5 项共涉及 12 763 例患者的大样本随机对照临床试验的荟萃分析表明，ACEI 能显著降低死亡率、因心力衰竭导致的住院率、心肌梗死患者的再梗死率。

2012 年 5 月欧洲心脏病学会（ESC）公布了最新的《急性和慢性心力衰竭诊断与治疗指南》，在心力衰竭药物治疗方面，获益证据确凿、指南推荐用于所有心功能 Ⅱ~Ⅳ 级心力衰竭患者的药物有 ACEI/ARB（如不耐受 ACEI）、β 受体阻滞剂和醛固酮拮抗剂（均

为 I 类，A 级）。

2013 年欧洲心脏病学会发布的《慢性心力衰竭诊断与治疗指南》修订版，指出 ACEI 仍然是左心室功能不全药物治疗的首选。

2014 年中华医学会心血管病学分会公布了《中国心力衰竭诊断和治疗指南》，新指南根据国内外循证医学的新证据指出：对轻中度水肿，尤其是住院患者，ACEI 和 β 受体阻滞剂可与利尿剂同时使用。ACEI 与 β 受体阻滞剂两药孰先孰后并不重要，关键是尽早合用，才能发挥最大的益处。指南强调尽早联合使用以改善射血分数降低性心力衰竭预后的三种药物：ACEI/ARB、β 受体阻滞剂、醛固酮受体拮抗剂，提出标准治疗的金三角概念。所有 EF 下降的心力衰竭患者，必须且终身使用 ACEI，除非有禁忌证（ I 类，A 级）。心力衰竭高发危险人群（阶段 A），应该考虑用 ACEI 来预防心力衰竭（ IIa 类，A 级）。

三、血管紧张素转化酶抑制剂治疗冠状动脉性心脏病

（一）血管紧张素转化酶抑制剂治疗冠状动脉性心脏病的主要机制

近几年来，ACEI 治疗冠状动脉性心脏病（冠心病）的临床价值已得到大量循证医学证据的支持，它可通过多种机制治疗冠心病，改善其预后。目前该类药物已被广泛用于治疗高血压、心力衰竭、冠心病、心肌梗死及高危人群的二级预防，并被写入国内外相关指南。

ACEI 通过以下机制发挥作用：①抑制 ACE 的活性，减少 Ang II 的生成，而产生扩血管、抗增殖、改善内皮功能、逆转心肌肥大及抗纤维化等作用。②抑制缓激肽降解，引起循环及组织中的缓激肽水平升高。缓激肽促使内皮细胞释放一氧化氮和前列腺素类物质，导致血管扩张；改善纤溶系统和缺血预适应，稳定易损斑块，增加前列环素及内皮超极化因子的生成，产生扩张血管、降低血压、拮抗 Ang II 的作用。ACEI 抑制 RAAS 又激活缓激肽系统，这种同时作用于两个系统所产生的多种扩血管、抗增殖、抗血栓及抗纤维化的作用具有协同效应。两条途径相互作用，共同调节机体内环境稳定，维持心肾功能正常。研究表明，在长期使用 ACEI 后，患者血浆中的 Ang 水平会升高 10～25 倍，因使用 ACEI 后，提高了 Ang I，通过中性内肽酶作用，使 Ang 水平增加。同时，因 ACE 是 Ang 降解的主要酶之一，使用 ACEI 后，Ang 降解减少，抑制基质金属蛋白酶。

（二）血管紧张素转化酶抑制剂治疗冠状动脉性心脏病的适宜人群

ACEI 适用于所有冠心病患者，特别适用于治疗不稳定型心绞痛、非 ST 段抬高型心肌梗死（non ST-segment elevation myocardial infaction，NSTEMI）及 ST 段抬高型心肌梗死（STEMI）的患者。也可作为冠心病患者的二级预防基础用药。

（三）血管紧张素转化酶抑制剂在治疗冠状动脉性心脏病中的地位

1. ACEI 在稳定型冠心病中应用的循证医学证据　HOPE 和 EUROPA 两项研究中低危患者复合终点发生率分别降低 18% 和 19%，即使患者已接受了充分的冠心病基本用药治

疗，ACEI 治疗仍然对于冠心病患者的死亡、再发心肌梗死、脑卒中的联合终点有显著益处，还可降低心脏性猝死和总死亡两个硬终点的发生率。因此，对于所有冠心病患者，无论是否伴有左心室功能不全或心力衰竭，无论是否伴有高血压，无论高危、低危，均应使用足量 ACEI 治疗。ACEI 预防事件试验（prevention of events with angiotensin-converting enzyme inhibitor therapy，PEACE）、降压药对正常血压冠心病患者心血管事件的影响研究（effect of antihypertensive agents on cardiovascular events in patients with coronary disease and normal blood pressure，CAMELOT）等七项试验的荟萃分析结果显示：使用 ACEI 治疗可明显减少总病死率、心血管死亡率、非致死性心肌梗死及脑卒中或短暂性脑缺血发作的发生率，也减少其他事件，如心脏停搏后复苏、血管成形术、心力衰竭入院等发生率。

2. ACEI 治疗非 ST 段抬高型心肌梗死的循证医学证据　有关 ACEI 治疗非 ST 段抬高型心肌梗死的临床试验主要有第四次心肌梗死生存率国际研究（fourth international study of infarct survival，ISIS-4）、心脏后果预防评价研究（the heart outcomes evaluation，HOPE）、培哚普利用于稳定型冠心病减少心脏事件欧洲试验（European trial on reduction of cardiac events with perindoprilin stable coronary artery disease，EUROPA）、心肌梗死后生存率长期评价（the survival of myocardial infaction long-term evaluation，SMILE）研究。对 ISIS-4 研究的亚组分析显示，因治疗时间较短，ACEI 治疗组患者未能获益。HOPE 和 EUROPA 研究结果显示，使用 ACEI 治疗组的主要终点事件的相对危险分别下降 22% 和 20%。SMILE 研究结果显示，在 526 例非 ST 段抬高型前壁心肌梗死患者中，ACEI 治疗组患者的主要终点事件发生率下降 65%、1 年死亡率下降 43%。

3. ACEI 干预急性心肌梗死的循证医学证据　ACEI 治疗急性心肌梗死的临床试验主要有生存与心室扩大试验（the survival and ventricular　enlargement trial，SAVE）、急性心肌梗死雷米普利效益（the acute infarction ramipril efficacy，AIRE）研究和群多普利心脏评价（the trandolapril cardiac evaluation，TRACE）研究。三项试验的荟萃分析显示，使用 ACEI 治疗能使心肌梗死患者的总死亡率下降 26%。此外，ACEI 治疗组心肌梗死的再发率下降 20%，因心力衰竭的再住院率下降 27%。

（四）当前国际指南对于 ACEI 在冠状动脉性心脏病中应用的推荐

2011 年美国心脏病学会/美国心脏协会（ACC/AHA）发布《不稳定型心绞痛/非 ST 段抬高型心肌梗死指南》建议，无论对于不稳定型心绞痛，还是 ST 段抬高型心肌梗死患者，除非有禁忌证，均应及早使用 ACEI 类药物，并作为Ⅰa 类指征推荐。

2012 年 ACC/AHA 发布的《冠心病治疗指南》建议对于伴有心力衰竭、左心室射血分数＜40%、高血压或糖尿病的不稳定型心绞痛/非 ST 段抬高型心肌梗死患者，除非有禁忌证，否则均应长期使用 ACEI 治疗，并作为Ⅰa 类指征推荐；而对于不伴有心力衰竭、高血压、糖尿病或伴有心力衰竭、LVEF≥40% 的不稳定型心绞痛或非 ST 段抬高型心肌梗死患者，除非有禁忌证，否则也建议使用 ACEI 治疗，作为Ⅱa 类指征推荐。

2012 年欧洲心脏病学会（ESC）在发布的《ST 段抬高型急性心肌梗死管理指南》中推荐，对于 LVEF＜40% 或心力衰竭的 STEMI 患者，应早期给予使用 ACEI，可降低发病 30d 的死亡率，并长期使用 ACEI。

　　我国 2012 年发表的《非 ST 段抬高型急性冠状动脉综合征诊断和治疗指南》中推荐，除非不能耐受，所有急性冠状动脉综合征的患者均应接受 ACEI 的治疗。

　　2013 年 ACC/AHA 发布的《ST 段抬高型心肌梗死治疗指南》中建议，对于所有伴有心力衰竭或 LVEF≤40% 的 ST 段抬高型心肌梗死，除非有禁忌证，否则均应在 24h 内使用 ACEI，作为 I a 类推荐。

　　2013 年 ESC/ESH 在发布的《高血压管理指南》中 ACEI 被推荐用于冠心病治疗。

　　2014 年 ACC/AHA 发布的 NSTEMI 指南指出，所有 LVEF＜40% 和伴有高血压、糖尿病或慢性肾病的非 ST 段抬高型心肌梗死患者，若无禁忌证，一律应该开始并长期使用 ACEI 治疗。

　　2015 年 ACC/AHA/ASH 发表联合声明，对于合并有冠心病（包括稳定型心绞痛、急性冠状动脉综合征、心力衰竭）的高血压患者，ACEI 作为一线首选药物。

　　2016 年由中华医学会心血管病学分会制定的《血管紧张素转化酶抑制剂在冠心病患者中应用中国专家共识》中 ACEI 被推荐用于冠心病治疗。冠心病患者应用 ACEI 应遵循 3R 原则，即 Right time（早期、全程和足量）；Right patient（所有冠心病患者只要可以耐受，ACEI 均应使用）；Right drug（选择安全、依从性好的 ACEI 药物）。

第四节　临床常用的血管紧张素转化酶抑制剂

卡 托 普 利

　　【药品名称】　国际通用名：卡托普利。商用名：开博通、巯甲丙脯酸。英文通用名：captopril。

　　【药理作用】　本品为第一个含巯基的血管紧张素转化酶抑制剂，抑制血管紧张素转换酶使血管紧张素 I 转化为血管紧张素 II，从而使血管紧张素 II 介导的血管收缩作用减弱，降低动脉的血管阻力，同时抑制醛固酮的合成，减少醛固酮所产生的水和钠潴留，使血压下降，并抑制缓激肽。本品具有降低动脉、静脉外周阻力的作用，也能对充血性心力衰竭发挥疗效。

　　【循证医学证据】

　　1. 卡托普利早期（发病 24～36h）**干预 STEMI 的循证医学证据**

　　（1）ISIS-4 研究（第四次心肌梗死生存率国际研究）是一项国际多中心、大样本、随机、双盲、安慰剂对照临床研究。旨在评价卡托普利早期干预 STEMI 的影响。ISIS-4 试验共入选 58 050 例发病后 24h 内（平均 8h）的 AMI 患者，随机分组接受卡托普利或安慰剂治疗。5 周后卡托普利组死亡率降低 7%（P=0.02），高危患者亚组如既往有心肌梗死病史的患者和心力衰竭患者获益较大，且治疗效益至少持续 1 年。

　　（2）CCS-1 研究（中国心脏研究）是一项卡托普利早期应用对心肌梗死患者远期病死率影响的中国多中心、大样本、随机、双盲、安慰剂对照临床试验。共入选发病 36h 内住院的急性心肌梗死患者 13 634 例，有 500 家医院参加。目的是评估转化酶抑制剂卡托普利早期治疗对急性心肌梗死患者早期病死率及并发症的影响。两组患者的基础临床特征相似。随机分组接受卡托普利或安慰剂治疗 4 周。卡托普利（12.5mg/次，每日 3 次）治疗 4 周。两组 4 周后的死亡率分别为 9.05% 和 9.59%（2P=0.3），相当于用卡托普利治疗 1000 例患者 1 个月，可避免 5.3 人死亡。CCS-1 试验结束后，研究者对其中 6749 例患者随访平均 23.4 个月。结果表明，与安慰剂组相比，卡托普利组的总死亡率、心血管病死亡率和心力衰竭致死率均显著降低，提示 AMI 急性期用卡托普利治疗 4 周，能显著降低长期死亡率。

2. 卡托普利晚期干预（发病后＞48h）**STEMI 的循证医学证据**

（1）SAVE 研究（生存与心室扩大试验）是一项卡托普利早期应用对心肌梗死患者远期病死率影响的国际多中心、大样本、随机、双盲、安慰剂对照临床试验。共入选 2231 例心肌梗死后无症状的左心室功能异常患者，平均随访 42 个月，与安慰剂组相比较，卡托普利组的总死亡率降低 19%。主要复合终点（反复心肌梗死、心脏血管重建、不稳定心绞痛住院）降低 14%（P=0.047）。

（2）OPTIMAAL 研究（心肌梗死后使用氯沙坦的最佳试验）是一项国际多中心、大样本、随机、双盲、平行对照临床试验。旨在急性心肌梗死后患者中直接比较卡托普利和氯沙坦治疗对死亡率的影响。研究纳入 5477 例≥50 岁急性心肌梗死后的高危患者：卡托普利组（n=2733，50mg，每日 3 次），氯沙坦组（n=2744，50mg，每日 1 次），平均随访 2.7 年。结果发现在降低全因死亡率方面，卡托普利具有优于氯沙坦的趋势。

3. 卡托普利治疗高血压病的循证医学证据　CAPPP 研究（卡托普利预防研究）是一项血管紧张素转化酶抑制剂与常规疗法对高血压病患者病残率和死亡率影响的前瞻性、随机临床试验。目的是比较 ACEI（卡托普利）和常规方案（利尿药或 β 受体阻滞剂）对心血管病致残率和死亡率的有利影响。研究共入选患者 11 018 例，在瑞典和芬兰的 536 个中心进行，随访平均时间 6.1 年。随机使用卡托普利或利尿药、β 受体阻滞剂行抗高血压治疗。主要研究终点是致死性和非致死性心肌梗死和脑卒中，以及其他心血管死亡。次要终点包括新出现或恶化的缺血性心脏病和心力衰竭、心房颤动、糖尿病、一过性脑缺血发作（TIA）及其他原因引起的死亡。

主要研究终点两组间无差异（相对危险 1.05，P=0.52）：心血管死亡率，包括致死性脑卒中和心肌梗死、猝死和其他心血管死亡在 CPT 组低于常规组（0.77，P=0.092）；致死性脑卒中和非致死性脑卒中在 CPT 组更多见（1.25，P=0.044）；致死性心肌梗死和非致死性心肌梗死两组相近（0.96，P=0.68）。总死亡率两组无差异（0.93，P=0.49），卡托普利组糖尿病发生率低于常规组（0.86，P=0.039），全部心脏事件发生率，包括致死性心肌梗死和非致死性心肌梗死，其他心血管死亡和猝死、心房颤动、心力衰竭、缺血性心脏病在两组间无差异（0.94，P=0.30）。在糖尿病组和先前未治疗组，卡托普利在防止心血管事件上很有效。CAPPP 试验表明 ACEI 方案和常规方案在预防心血管病致残率和死亡率方面效果相当，防止脑卒中效果略低，预防糖尿病有效，这与近年其他研究相吻合，强调这两种疗法有同等价值。

【药代动力学】　口服吸收较快，约 15min 起效，1h 达到血浆峰浓度，分布广泛，可透过胎盘，并可移行进入乳汁。生物利用度 60%，血浆蛋白结合率约 30%，血浆半衰期 1～2h，分布容积 0.7L/kg，降压作用持续 6～8h。增加剂量可延长作用时间，而不增强降压作用。进食后服用可减少其吸收达 30%。本品可透析,不能通过血脑屏障。在肝内代谢,代谢物和原形药物主要通过肾脏(85%)排泄,其中有未代谢的卡托普利。

本品注射液注射后起效迅速,血循环中本品的 25%~30%与蛋白结合。半衰期短于 3h,肾功能损害时会产生药物潴留。降压作用为进行性,约数周达最大治疗作用。在肝内代谢为二硫化物等。本品经肾脏排泄,40%~50%以原形排出,其余为代谢物,可在血液透析时被清除。本品不能通过血脑屏障,可通过乳汁分泌,可以通过胎盘。

【适应证】 高血压、充血性心力衰竭、冠心病。

【用法与用量】

1. 治疗高血压 初始剂量为 12.5mg,每日 3 次,如仍未能满意地控制血压,可根据血压调整剂量,最大可加至 50mg,每日 3 次。加服噻嗪类利尿药如氢氯噻嗪(HCT)25mg,每日 1 次。以后可每隔 1~2 周逐渐增加利尿药的剂量,以达到满意的降压效果。

2. 治疗心力衰竭 初剂量 25mg,每日 3 次,剂量增至 50mg,每日 3 次后,宜连服 2 周观察疗效。一般 50~100mg,每日 3 次。

对近期大量服过利尿药,处于低钠或低血容量,而血压属正常或偏低的患者,初剂量宜用 6.25~12.5mg,每日 3 次。以后通过测试逐步增加至常用量。

【不良反应】

1. 咳嗽 卡托普利的药品说明书上已经记载有引起咳嗽的不良反应。其诱发干咳或剧咳的发生率为 0.7%~6%。目前对卡托普利引起咳嗽的机制有三种解释:①使缓激肽分解代谢减弱,并在血液中堆积,从而作用于支气管,通过迷走神经反射致支气管收缩、痉挛,黏膜充血水肿,分泌物增加而出现顽固性咳嗽。②这种咳嗽发生于上呼吸道,迷走神经纤维细胞可能起介导作用,也可能与继发咽部刺激性受体的敏感性增加有关。③可能影响了某些炎性介质,如组胺、前列腺素类灭活,使这些物质浓度增高而积聚肺内,达到一定程度后便可刺激咳嗽感受器引起咳嗽。

卡托普利引起的咳嗽有如下特点:①只发生于对这种药敏感的人,不敏感者不会发生;②与剂量多少无关,小量服用就能发生;③有哮喘者服用该药时更易发生咳嗽,且多误认为是哮喘病情加重而被忽略,故服用时宜慎重识别。

咳嗽特征起病隐匿,通常服用了几天才出现。因此,有延误数月的病例报告,表现为干咳、无痰、夜间加重。医生检查,多数查不出器质性病变,停药后会很快缓解,但再服用该药,咳嗽仍会复发。这种咳嗽一般不会对患者有什么危害,患有心肺疾病者的咳嗽易与这种咳嗽混淆,故服用卡托普利的患者出现咳嗽与原有咳嗽加重时,均应想到可能是这种药的不良反应,应就诊请医生更换药物。对于卡托普利引起的咳嗽,立即停药为最佳措施,一般停药后两周内症状会明显减轻或消失。若不愿意停药,可将组胺拮抗剂,如异丙嗪(非那根),用于抗卡托普利引起的咳嗽,可以取得较好效果。具体用法是,在不停用卡托普利基础上,于晚间睡前服异丙嗪 12.5~25mg,观察 1 周。若有效则在服药第 4 天起,咳嗽症状逐渐减轻或消失。待咳嗽消失后,继续维持治疗 7~10d 停药。如果服药 1 周后咳嗽症状无改善,则说明异丙嗪对抗无效,这时应停用卡托普利,调整抗高血压药物的种类。

另外,复方甘草片和黄连解毒片对卡托普利引起的咳嗽也有治疗作用。

2. 肾脏损害有肾功能不全和蛋白尿 尤其在治疗 3~9 个月发生。多在大剂量或先前有肾功能不全时发生。

3. 其他不良反应有血管神经水肿、皮疹、味觉异常。

【禁忌证】 ①对卡托普利过敏者禁用，孕妇、哺乳期妇女禁用，全身性红斑狼疮及自身免疫性胶原性疾病患者慎用。②双侧肾动脉狭窄及血肌酐>3mg/d 者用药后可致肾功能衰竭，须禁用。③中性白细胞减少、粒细胞缺乏症患者禁用。④有低血压病史者、严重主动脉狭窄或梗阻性心肌病患者禁用。

【注意事项】

1. 对本品过敏、白细胞减少的患者禁用。

2. 肾功能不全、老年患者，以及孕妇、哺乳期妇女慎用。

3. 当发现有血管性水肿症（如面部、眼、舌、喉、四肢肿胀，吞咽或呼吸困难，声音嘶哑），应立即停药。出现舌、声门或喉部血管神经性水肿会引起气管阻塞，导致死亡。应立即皮下注射盐酸肾上腺素等药物进行紧急治疗。面部、口腔黏膜、唇、四肢的血管性水肿，一般停药后即可消失。必要时，也应用药物治疗。

4. 用药期间应定期检查白细胞分类计数、尿红细胞和蛋白、血清电解质等。用本品时若白细胞计数过低，暂停用本品，可以恢复。严重自身免疫性疾病（尤其是全身性红斑狼疮）患者服用本品易发生粒细胞缺乏症。

5. 严格限钠饮食或透析者，首剂易发生突然而严重的低血压。

6. 用于肾素型高血压患者时，剂量不宜过大，以免血压下降过度。

7. 最好于饭前 1h 服药，因食物可减少本品的吸收。

8. 用本品时出现血管神经水肿，应停用本品，迅速皮下注射 1∶1000 肾上腺素 0.3～0.5ml。

9. 本品可使血尿素氮、肌酐浓度增高，常为暂时性，在有肾病或长期严重高血压而血压迅速下降后易出现，偶有血清肝脏酶增高；可能增高血钾，与保钾利尿剂合用时尤应注意检查血钾。

10. 下列情况慎用本品：①自身免疫性疾病如严重系统性红斑狼疮，此时白细胞或粒细胞减少的机会增多；②骨髓抑制；③脑动脉或冠状动脉供血不足，可因血压降低而缺血加剧；④血钾过高；⑤肾功能障碍而致血钾增高，白细胞及粒细胞减少，并使本品潴留；⑥主动脉瓣狭窄，此时可能使冠状动脉灌注减少。

11. 肾功能差者应采用小剂量或减少给药次数，缓慢递增；在用本品前一周，要停服利尿药。若须同时用利尿药，建议用呋塞米而不用噻嗪类，血尿素氮和肌酐增高时，将本品减量或同时停用利尿剂。

12. 用本品时蛋白尿若逐渐增多，暂停本品或减少用量。

13. 相对禁忌证有胶原血管病、肾功能不全、单侧肾动脉狭窄。心脏瓣膜重度狭窄者慎用。

【儿童用药】 曾有报告本品用于婴儿可引起血压过度与持久降低伴少尿与抽搐，故应用本品仅限于其他降压治疗无效者。

【孕妇及哺乳期妇女用药】 ①本品能通过胎盘。②本品可排入乳汁，其浓度约为母体血药浓度的 1%，故哺乳期妇女应用必须权衡利弊。③孕妇吸收 ACEI 可影响胎儿发育，甚至引起胎儿死亡，孕妇禁用。

【老年患者用药】 老年人对降压作用较敏感，应用本品须酌减剂量。

【药物相互作用】

1. 与利尿药同用可致严重低血压，故原利尿药宜停用或减量，卡托普利开始用量宜小。

2. 与其他扩血管药同用可能导致低血压，如拟合用，应从小剂量开始。

3. 卡托普利可能增高血钾，慎与保钾利尿药如螺内酯、氨苯蝶啶、阿米洛利或补钾药同用。

4. 与其他降压药合用，降压作用加强，与引起肾素释出或影响交感活性的药物合用呈相加作用，而与β受体阻滞药合用小于相加的作用。

5. 丙磺舒可抑制肾脏对卡托普利的排泄。

6. 与别嘌醇同用可引起超敏反应。

7. 与布比卡因合用，由于对肾素-血管紧张素系统的抑制，可引起严重心动过缓和低血压，甚至意识丧失。

8. 氯丙嗪和卡托普利有协同作用，可导致低血压。两种药物同时使用应慎重，充血性心力衰竭患者应避免两药联用。

9. 硫酸亚铁可降低卡托普利的生物利用度，降低未结合卡托普利水平从而导致血压升高。

10. 与环孢素合用，可使肾功能下降。

11. 与骨髓抑制药如硫唑嘌呤合用可引起严重贫血。

12. 与锂剂合用可引起锂剂的血浆水平增高。同时也可引起肾脏毒性，出现蛋白尿和血肌酐增高。

13. 内源性前列腺素合成抑制药，如吲哚美辛可减弱卡托普利的降压作用。其他非甾体抗炎药也可出现类似相互作用。

14. 抗酸药可降低卡托普利体内的利用，降低卡托普利的疗效。

15. 麻黄含麻黄碱和伪麻黄碱，可降低抗高血压药的疗效。使用卡托普利治疗的高血压患者应避免使用含麻黄制剂。

16. 与洋地黄毒苷、地高辛合用没有发现明显的药效学和药代动力学参数的改变。但肾功能损害的患者地高辛血清浓度可能增高。

17. 食物可降低卡托普利在体内的利用。

【药物过量】 过量可致低血压，应立即停药，并扩容以纠正，在成人还可用血液透析清除。

【制剂与规格】 片剂：每片 12.5mg、25mg、50mg。

【贮藏】 长期保存应低于 30℃ 密封，遮光。

依 那 普 利

【药品名称】 国际通用名：依那普利。商用名：苯丁酯脯酸、悦宁定、怡那林。英文通用名：enalapril。

【药理作用】 本品为化学合成的前体药，含羧基，经肝脏脱酯化为有活性的依那普利拉（依那普利酸）后发挥作用，作用机制与卡托普利基本一致。但比卡托普利作用时间长 18～24h。它导致周围血管扩张、血压下降而无反射性心率增快。同样由于抑制 ACE 导致缓激肽增加，释放前列腺素、内皮衍生的舒缓因子。

【循证医学证据】

1. 依那普利早期（发病后＞48h）**干预 STEMI 的循证医学证据**

（1）新斯堪的纳维亚人依那普利生存协作研究（CONSENSUS）是一项早期应用依那普利对急性心肌梗死患者病死率的影响的多中心、随机、双盲、安慰剂对照研究。目的是评价急性心肌梗死后早期应用依那普利能否在 6 个月的随访期中降低病死率。CONSENSUS 研究观察 253 例心功能Ⅳ级的严重心力衰竭患者，新斯堪的纳维亚 103 个医学中心，6090 例急性心肌梗死患者入选，随机分组，胸痛症状出现后 24h 内开始安慰剂（n=3046）或依那普利（n=3044）治疗。随访 41～180 天，主要终点为治疗 6 个月时的总死亡率。依那普利治疗使 6 个月时的总死亡率下降 40%，1 年死亡率下降 31%。

（2）SOLVD-P 研究（左心室功能异常预防研究）是一项国际多中心、随机、双盲、安慰剂对照临床试验。目的是评价应用依那普利对心肌梗死后发生心力衰竭患者死亡率的影响。共入选 4228 例 LVEF＜35%的无症状左心室功能异常患者，平均随访 37 个月，依那普利组死亡和发生心力衰竭的危险降低 29%。SOLVD 试验的随访结果显示，在长达 12 年的随访期间无症状左心室功能异常患者的死亡率还有进一步降低。

2. 依那普利治疗老年高血压的循证医学证据

（1）STOP-2 研究（第二次瑞典老年高血压试验）是一项国际多中心、随机、双盲、安慰剂对照临床试验。入选 6614 例 70～84 岁的高血压患者，随机分入传统降压药（β受体阻滞剂或利尿剂）、ACEI（依那普利或赖诺普利）或钙离子通道阻滞剂（非洛地平或伊拉地平）三个治疗组，平均随访 5 年。结果显示，与传统药物组相比，ACEI 组各项终点事件的发生率均无显著差别。与钙离子通道阻滞剂组相比，ACEI 组的主要终点事件和主要心血管病事件发生率相似，但心肌梗死及心力衰竭发生率显著降低。

（2）ANBP-2 研究（第二次澳大利亚血压研究）也是一项多中心、随机、双盲、平行对照临床试验。共入选 6083 例老年高血压患者，研究结果表明，依那普利治疗平均 4.1 年后死亡或心血管病终点事件的发生率比利尿剂组降低 11%（P=0.05）。

【药代动力学】 口服迅速吸收，吸收≥60%，不受饮食的影响。在肝脏被水解为依那普利拉，它为一种有高度特异性、长效、非巯基的 ACEI。血浆半衰期依那普利很短，依那普利拉 35h，累积半衰期 11h。依那普利拉血浆蛋白结合率 50%～60%。口服依那普利61%经尿排泄，33%经粪便排泄。

【适应证】 ①各期原发性高血压；②肾血管性高血压；③各级心力衰竭：对于症状性心力衰竭患者也适用，提高生存率，延缓心力衰竭的进展，减少因心力衰竭而导致的住院；④预防症状性心力衰竭：对于无症状性左心室功能不全患者，适用于延缓症状性心力衰竭的进展，减少因心力衰竭而导致的住院；⑤预防左心室功能不全患者冠状动脉缺血事件，适用于减少心肌梗死的发生率，减少不稳定型心绞痛所导致的住院。

【用法与用量】 高血压治疗：初始剂量 2.5～5mg，每日 1～2 次，常用维持剂量为 20mg，每日 1 次。根据患者病情，最大剂量为每日 40mg。对肾性高血压患者的血压和肾功能可能特别敏感，应从较小剂量（如 5mg 或以下）开始，对使用利尿剂的患者更应慎用。

【不良反应】 已证明一般情况下马来酸依那普利耐受性良好。在临床研究中，马来酸依那普利不良反应的总发生率与安慰剂相似。大多数不良反应轻微而短暂，不须终止治疗。

下述不良反应与应用马来酸依那普利片有关。

1. 眩晕和头痛是较常见的不良反应。2%～3%的患者报告感觉疲乏和虚弱。少于 2% 的患者报告发生其他不良反应，包括低血压、直立性低血压、晕厥、恶心、腹泻、肌肉痉挛、皮疹和咳嗽、肾功能障碍。肾功能衰竭和少尿罕见。

2. 过敏性和血管神经性水肿。有报道在面部、四肢、唇、舌、声门和（或）喉部发生血管神经性水肿，但罕见。

3. 在临床对照试验中或药物上市后发生的极罕见不良反应如下所示。

（1）心血管系统：心肌梗死或脑血管意外，可能继发于高危患者的血压过低。胸痛、心悸、心律失常、心绞痛和雷诺现象。

（2）胃肠道系统：肠梗阻、胰腺炎、肝功能衰竭、肝炎、肝细胞性黄疸或胆汁淤积性黄疸、腹痛、呕吐、消化不良、便秘、厌食和胃炎。

（3）神经系统和精神方面：抑郁、精神错乱、嗜睡、失眠、神经过敏、感觉异常、眩晕和常梦。

（4）呼吸系统：肺浸润、支气管痉挛或哮喘、呼吸困难、流涕、咽痛和声嘶。

（5）皮肤：多汗、多形性红斑、剥脱性皮炎、Steven-Johnson 综合征、毒性表皮坏死松懈、天疱疮、瘙痒、荨麻疹和秃发。

（6）其他：阳痿、潮红、味觉改变、耳鸣、舌炎和视觉模糊。

曾报道一种具有部分或全部以下症状的综合征：发热、浆膜炎、血管炎、肌痛或肌炎、关节痛或关节炎、抗核抗体阳性、血沉增快、嗜酸性粒细胞增多和白细胞增多，也可出现皮疹、光过敏及其他皮肤病的表现。

【实验室检查】

临床上实验室标准参数的重要改变极少与服用马来酸依那普利相关，但有血尿素和血清肌酐升高，各种肝的酶类和（或）血清胆红素增高。这些常在停用后恢复。也曾发生过高血钾和低血钠。

还曾报道过血红蛋白和血细胞比容降低者。

自马来酸依那普利上市后曾报告少数病例发生中性白细胞减少、血小板减少、骨髓抑制和粒性白细胞缺乏，不能排除这些情况与马来酸依那普利的使用有关。

【禁忌证】 对本药过敏者；既往使用 ACEI 发生血管神经水肿者；血肌酐＞3mg/d 者。相对禁忌证：双侧肾动脉狭窄或单肾患者，这类患者可导致急性肾功能恶化。

【注意事项】

1. 症状性低血压 极少发生于无并发症的高血压患者。服用依那普利的高血压患者，由于利尿剂治疗、饮食限盐、透析、腹泻或呕吐等而致血容量不足，则较可能发生低血压。在无论是否伴有肾功能不全的心力衰竭患者中，曾观察到症状性低血压的发生。心力衰竭程度较重的患者，发生的可能性最大，这从用大剂量利尿剂、低血钠或功能性肾功能不全就能反映出来。这类患者应在医疗监测下开始治疗。而且每当调整依那普利或（和）利尿剂的剂量时，都应密切随访观察。同样的处理也适用于患缺血性心脏病或脑血管病的患者，因为在这些患者中血压下降过多可能导致心肌梗死或脑血管意外的发生。

如果出现低血压，患者应仰卧，必要时静脉滴注生理盐水。短暂性低血压反应并不是继续用药的禁忌证。通常在扩充血容量后，一旦血压上升，便可给药。一些血压正常或偏低的心力衰竭患者，服用后可能出现全身血压进一步下降，这种作用是预料中的，且通常不必因此而停止治疗。如出现低血压症状，则有必要减少剂量和（或）停止使用利尿剂和（或）本品。

2. 主动脉瓣狭窄/肥厚型心肌病　与所有的血管扩张剂一样，血管紧张素转化酶抑制剂用于左心室流出道梗阻的患者时，应该谨慎。

3. 肾功能不全　用 ACEI 治疗后发生的低血压，可使一些患者的肾功能进一步受到某些损伤，已有报道这种情况引起的急性肾功能衰竭，但通常都是可逆的。肾功能不全的患者可能需要减少剂量和（或）减少用药的次数。一些双侧肾动脉狭窄或独肾且肾动脉狭窄的患者，曾出现血尿素和血清肌酐增高，通常停止治疗可获逆转，对于肾功能不全的患者更是如此。某些以前没有明显的肾脏疾病的患者，当同时使用马来酸依那普利和利尿剂时，通常有轻度和一过性的血尿素和血清肌酐升高，可能需要减少剂量和（或）停用利尿剂和（或）马来酸依那普利。

4. 过敏性或血管神经性水肿　据报道，使用依那普利的患者，有发生面部、四肢、唇、舌、声门和（或）喉的血管神经性水肿者，可在治疗期的任何时间发生，这时应立即停用本品，并给予适当的监护，以保证在患者出院之前症状完全消退。尽管抗组胺药物对解除症状很有用，但当肿胀局限于面、唇部位时，一般可以不经治疗而消失。血管神经性水肿伴有喉部水肿可能导致死亡。当水肿发生在舌、声门或喉部时，可能引起气道阻塞，应立即给予适当治疗，如皮下注射 1∶1000 肾上腺素溶液（0.3～0.5ml）和（或）立即采取保持呼吸道通畅的措施。据报道，与非黑色人种相比，黑色人种服用 ACEI 造成血管神经性水肿的发生率要高。

5. 用膜翅目昆虫的毒液脱敏时的过敏样反应　当用膜翅目昆虫的毒液对使用 ACEI 治疗的患者进行脱敏时，可能发生危及生命的过敏样反应。这种情况较罕见，在每次脱敏前，暂时停用 ACEI 可避免这一反应。

6. 血液透析的患者　用高透量膜（如 AN69）进行透析的同时，曾报告过使用 ACEI 治疗的患者有类过敏性反应发生，对这类患者应考虑用另一类型的透析膜或用另一类的降压药。

7. 咳嗽　据报道用 ACEI 能引起咳嗽，其特点是无痰、持续。停药后可能消失。在鉴别诊断咳嗽时，应考虑到 ACEI 引起咳嗽的可能性。

8. 手术或麻醉　对于正在进行大手术或使用可能引起低血压的麻醉药物进行麻醉的患者，依那普利阻断由于代偿性肾素释放引起的血管紧张素Ⅱ的生成，如果发生低血压，且考虑是上述机制所致，则应扩充血容量加以纠正。

【孕妇及哺乳期妇女用药】

1. 妊娠 妊娠期不主张使用此药。如果查明已处妊娠期，除非它是挽救母亲生命所必需，否则应立即停止使用本品。

在妊娠的中 3 个月和末 3 个月期间使用 ACEI 可引起胎儿和新生儿发病和死亡。在这期间使用 ACEI，与胎儿和新生儿的各种损伤[包括低血压、肾功能衰竭、高钾血症和（或）新生儿头颅发育不全]有关。曾出现母体羊水过少（推测为胎儿肾功能降低的表现），并可导致肢体痉挛、颅面畸形和肺发育不良。如果患者必须使用本品，则应向患者说明其对胎儿的潜在危害。

在妊娠前三个月用药而使子宫接触 ACEI，并不会使胚胎和胎儿发生上述的损伤。那些在妊娠期必须使用 ACEI 的罕见病例，应进行一系列的超声检查来评价羊膜内的情况。如果发现羊水过少，停止使用本品，除非它是挽救母亲生命所必需。患者和医生都应意识到，当出现羊水过少时，胎儿已遭受到不可逆的损伤。

应对使用过本品的母亲所生的婴儿进行密切的观察，以查明是否有低血压、少尿和高钾血症。依那普利可通过胎盘，腹膜透析将其从胎儿的血液循环中清除，这在临床上是有益的。在理论上可通过换血将其清除。

2. 哺乳 依那普利和依那普利拉（依那普利的水解产物）在人乳中有少量分泌。哺乳期妇女使用本品时应谨慎。

【儿童用药】 未见文献报道。

【药物相互作用】

1. 降压治疗 本品与其他降压药同时应用时可发生叠加作用。

2. 血清钾 在临床试验中，血清钾一般都保持在正常范围内。单独使用依那普利治疗高血压患者 48 周后，可见血清钾平均升高约 0.2mg/ml。在用依那普利加一种噻嗪类利尿药治疗的患者中，利尿药的排钾作用常因依那普利的作用而减弱。依那普利和排钾利尿药一起使用，可以减轻利尿药引起的低血钾。发生高血钾的危险因素包括有肾功能不全、糖尿病和同时用蓄钾利尿药（如螺内酯，氨苯蝶啶或阿米洛利）、补钾制剂或含钾代用食盐。

使用补钾制剂、蓄钾利尿药或含钾代用食盐（特别是肾功能不全的患者）可引起血清钾显著升高。如认为同时应用上述药剂是合适的，使用时应谨慎，并经常监测血清钾。

3. 血清锂 和其他排钠药相同，锂清除率可能降低。因此，如服用锂盐，应仔细监测血清锂浓度。

4. 非甾体类抗炎药 对于一些肾功能不全的患者，ACEI 与非甾体类抗炎药合用时，可能导致肾功能进一步减退，这一作用通常是可逆的。

【药物过量】 有关人类用此药过量的资料很有限。到目前为止，过量用药最显著的特征为明显的低血压，在服药后 6h 开始发生。同时，RAAS 受阻，出现昏迷。曾有报道服用 300mg 和 440mg 的剂量后，血清依那普利的水平分别高于正常 100 倍和 200 倍的病例。

对于过量用药的治疗，建议静脉滴注生理盐水。如有可能，也可输入血管紧张素 Ⅱ。如果是刚用完药物，则应催吐。可通过血液透析将依那普利拉从体循环中加以清除（见【注意事项】项下血液透析的患者）。

【制剂与规格】 片剂：每片 2.5mg、5mg、10mg、20mg。

【贮藏】 遮光密闭保存。

贝 那 普 利

【药品名称】 国际通用名：贝那普利。商用名：洛汀新。英文通用名：benazapril，lotensin。

【药理作用】 本品为血管紧张素转化酶抑制药，在体内转换成贝那普利拉后生效。原药抑制 ACE 活性的作用仅为后者的千分之一。贝那普利特点为出现作用慢，但作用维持时间长，对心功能指标有良好改善作用，能改善充血性心力衰竭的临床症状及运动能力。

【循证医学证据】

贝那普利为基础联合降压治疗的循证医学证据 ACCOMPLISH 研究是一项前瞻性、国际多中心、随机、双盲对照研究。共纳入美国和欧洲约 550 个中心 11 462 例高危高血压患者。入选标准为年龄≥60 岁、收缩期高血压（SBP）≥160mmHg 并伴有心血管或肾脏疾病或靶器官损害证据的患者或年龄≥55 岁，但有两种或更多心血管疾病或靶器官损害证据的患者。这是以贝那普利为基础的联合治疗作为初始治疗、以心血管事件发病率和病死率为终点的研究。研究开始前，几乎所有患者都接受过多种高血压药物治疗，仅 37% 的患者血压达标（低于 140/90mmHg）。试验总达标率：贝那普利和氢氯噻嗪（利尿药）联合治疗组为 78.5%；贝那普利和氨氯地平（CCB）联合治疗组为 81.7%。

研究结果表明，以 ACEI 为基础的联合治疗作为初始治疗，是更为积极有效的血压控制策略。该研究的血压控制率是目前为止所有多中心临床试验中最高的。研究首次比较了两种联合治疗方案作为初始治疗对收缩期高血压高危患者心血管事件和死亡的影响，结果显示贝那普利与氨氯地平联合治疗较贝那普利与氢氯噻嗪的联合治疗方案进一步降低心血管事件及死亡事件（如致死性心肌梗死、致死性脑卒中、心脏性猝死）20%。

【药代动力学】 本品口服吸收率约为 40%，达峰时间为 0.5h。口服后约 18% 转化成贝那普利拉，后者达峰时间为 1.5h。进食能降低吸收速度，但不减少吸收率。原药及贝那普利拉的血浆蛋白结合率均大于 90%，后者清除率为 1.4～1.7L/h，贝那普利拉的消除呈双相性，消除半减期为 22h，主要经肾和胆汁消除，经尿及粪便排出，极少量可通过乳汁分泌。肾功能减退者清除率下降。

【适应证】 本品适用于轻中度高血压病的治疗；也可作为对洋地黄和（或）利尿剂反应不佳的充血性心力衰竭患者（NYHA 心功能分级Ⅱ～Ⅳ级）的辅助治疗。

【用法与用量】

1. 治疗高血压 未用利尿剂者开始治疗时每日推荐剂量为 10mg，每日 1 次，若疗效不佳，可加至每日 20mg。对某些日服 1 次的患者，在给药间隔末期，降压作用可能减弱。此类患者每日总的剂量应均分成 2 次服用，或加用利尿药。贝那普利治疗高血压的每日最大推荐剂量为 40mg，1 次或均分为 2 次服用。

若单独服用贝那普利血压下降幅度不满意，可加用另一种降压药，如噻嗪类利尿药、钙离子通道阻滞剂或 β 受体阻滞剂（先从小剂量开始）。肌酐清除率＞30ml/min 的患者服常用剂量即可，而＜30ml/min 的患者，最初每日剂量为 5mg，必要时，剂量可加至 10mg/d。若仍需进一步降低血压，可加用利尿药或另一种降压药。

2. 治疗充血性心力衰竭 贝那普利适用于充血性心力衰竭患者的辅助治疗。推荐的初始剂量为 2.5mg（5mg 片剂服用半片），每日 1 次。由于会出现首剂后血压急剧下降的危险，所以当患者第 1 次服用贝那普利时需严密监视。如果心力衰竭的症状未能有效缓解，只要患者未出现症状性的低血压及其他不可接受的不良反应，可在 2～4 周后将剂量调整为 5mg，每日 1 次。根据患者的临床反应，可以在适当的时间间隔内将剂量调整为 10mg，每日 1 次，甚至 20mg，每日 1 次。贝那普利每日 1 次即有效，但若将每日的剂量分为 2 次服用，有些患者反应更好。对照临床研究表明，严重心力衰竭患者（NYHA 心功能分级Ⅳ级）较轻中度心力衰竭患者（NYHA 心功能分级Ⅱ～Ⅲ级）需要更小的剂量。

当心力衰竭患者肌酐清除率＜30ml/min 时，日剂量最高可增加到 10mg，但较低的初始剂量（如 25mg 或半片 5mg）可能已经足够了。

【不良反应】 可出现干咳、瘙痒、皮疹、潮红、眩晕、失眠、神经过敏、心悸、胸痛、外周水肿、消化不良、鼻窦炎、流感、尿路症状和乏力等症状。也可出现血压过度降低、唇及面部水肿、胃炎、肠胃胀气、呕吐、便秘、焦虑、抑郁、感觉减退、运动失调、呼吸困难、全身性水肿、性欲下降、阳痿、出汗、关节炎、耳鸣、心血管功能紊乱和皮肤反应。对血管或肾胶原疾病的患者应注意血白细胞计数。

【禁忌证】

1. 对本品过敏、有血管神经性水肿史者忌用。肾衰竭患者（肌酐清除率＜30ml/min）应使用低剂量。

2. 患主动脉瓣狭窄及二尖瓣狭窄的患者用任何血管扩张剂时都应特别小心。与使用所有 ACEI 相同，肾动脉狭窄患者需特别注意。少数人服用本品后血液尿素氮和血清肌酐增高，停服贝那普利或利尿药，或两者同时停用，即可恢复。对这类及其他肾脏病患者，在贝那普利治疗的开始几周要密切监测肾功能，以后应定期检查肾功能。

3. 严重心力衰竭、冠状动脉或脑动脉硬化患者慎用。

4. 老年患者使用本品与年轻人一样，有较好疗效和耐受性。但与所有降压药一样，老年患者和伴心力衰竭、冠状动脉及脑动脉硬化患者使用时均应注意。血压的突然降低可引起重要器官的供血不足。

5. 用贝那普利的患者，中枢神经症状的反应很少见，与其他降压药一样，患者在驾驶和操纵机器时要注意这些影响。

6. 用高通透性聚丙烯腈膜（AN69）透析的患者，使用 ACEI 时有过敏样反应的报道。因此，建议用 ACEI 的患者不使用这类膜透析。

【注意事项】

1. 在用药过程中一旦发现面部或唇部肿胀应立即停药，因为面、唇部肿胀提示在喉、咽部也有可能存在水肿，后述部位的肿胀可能造成呼吸道阻塞，乃至危及生命。出现该种情况时应静注 1：1000 肾上腺素 0.3～0.5ml 拮抗。手术麻醉前 3 日应停用本药，与保钾利尿药或补钾药物合用时应监测血钾。

2. 正在接受 ACEI 的患者,术前要通知麻醉师。使用可降低血压的麻醉剂时应注意,由于代偿性肾素释放产生的血管紧张素 I 在转变成血管紧张素 II 时可被 ACEI 阻断,由此所致的血压降低可通过扩容来纠正。

3. 单纯性高血压患者偶见(0.4%)血压过度下降,且通常无症状,但接受大剂量利尿药或透析的患者,若同时服用 ACEI 可出现血压过低症状,必要时可静脉滴注生理盐水,通过容量补充后,血压即可回升,不影响继续治疗。

4. 本品可引起中性白细胞减少症(低于 $1500/mm^3$),但无临床症状,也不需中断治疗。本品不影响粒细胞数,无骨髓抑制作用。

5. 应用利尿药或体液不足的患者,在使用 ACEI 初始阶段可能出现血压过低现象,可在应用本品前停用利尿药数日,使血压过低现象减至最低程度。增强血浆肾素活性和改变钠离子平衡的药物(如利尿药)能增强本品的降压效果。

6. 接受 ACEI 治疗过程中,不宜应用保钾利尿药、补钾药或含钾的食盐代用品,因其可导致血钾过高(造成高血钾的危险因素包括肾功能不全、糖尿病合并用治疗低血钾的药物)。在必须使用这类药品时,应经常注意监测血钾浓度。

7. 无并发症的高血压患者,血压过度低者罕见(0.5%)。而且一般是无症状的。但是严重缺钠和血容量不足者用 ACEI 治疗时,可能产生低血压。例如,接受大量利尿药(如严重心力衰竭)或透析治疗者,开始用贝那普利治疗前数天停用利尿药或采取其他措施补充体液,可减少低血压的危险。对有可能发生严重血压降低的患者(如心力衰竭患者)在服用本品首剂后应严密监护,直至血压稳定。如果确实发生低血压,患者应取卧位,必要时静脉滴注生理盐水。一过性低血压反应不是进一步治疗的禁忌证。经扩容血压回升后,一般认为可继续治疗。

8. 使用其他 ACEI 观察到粒细胞缺乏症及骨髓抑制,较多发生于肾功能不全者,特别是伴胶原血管病的患者。与用其他 ACEI 一样,患有血管或肾脏胶原疾病的患者应定期检查白细胞计数。

【孕妇及哺乳期妇女用药】 妊娠期不能使用贝那普利,在妊娠期的前 6 个月用贝那普利可导致胎儿肾损害、脸及头颅畸形,并且也存在胎儿低血压的危险。新生儿可出现低体重、肾灌注减少及无尿。有报道孕妇羊水过少,推测与胎儿肾功能受损有关。所有在宫内期间母亲接受过贝那普利治疗的新生儿,应仔细检查有无高血钾,尿量及血压是否正常。必要时,应采取适当措施,如补液或透析清除循环中的 ACEI。

曾发现贝那普利和贝那普利拉可分泌至母乳,但最大浓度仅为血浆中的 0.3%。能到达婴儿体循环的贝那普利拉可忽略不计。尽管对母乳喂养的婴儿不可能产生不良影响,但仍不主张哺乳期服用本品。

【儿童用药】 未见资料报道。

【药物相互作用】

1. 与 β 受体阻滞剂、西咪替丁、利尿药、地高辛、肼屈嗪、华法林、双香豆素、阿司匹林及萘普生合用,临床未见不良相互作用。与其他降压药合用有进一步降压效果。本品与利尿药、钙离子通道阻滞剂或 β 受体阻滞药合用可增强降压效果。

2. 服用本品患者应避免与保钾利尿药（如螺内酯、氨苯蝶啶及阿米洛利等药）合用，以及避免补钾或补含钾的电解质溶液。因为这可能导致血清钾显著增加。若必须合用，则应密切监测血清钾。

3. 用利尿药或体液不足者，用 ACEI 治疗初期，偶有血压过低。提前停用利尿药 2～3 日，再开始本品治疗，可减少低血压的发生。

4. 服用 ACEI 且同时接受带锂治疗的患者中有报告称血清锂浓度上升和发现锂中毒的症状。因此，对于上述合并治疗需谨慎对待，建议经常性地检测血清中的锂浓度。如果同时使用了利尿药，发生锂中毒的风险可能会有所上升。

5. 已经发现在和吲哚美辛同时使用时，ACEI 的抗高血压疗效会被降低。

6. 糖尿病患者接受胰岛素或口服液降糖药治疗同时服用 ACEI（包括贝那普利）时，有罕见的发生低血糖的病例。因此，需要警告这类患者可能发生的低血糖反应，并进行相应监控。

7. 接受注射用金制剂（金硫丁二钠）治疗同时接受 ACEI 治疗的患者，有罕见的亚硝盐酸样反应（包括面部潮红、恶心、呕吐及血压过低）。

【药物过量】

1. 症状和体征　虽未有本品过量的先例，但主要的症状可能是明显的低血压。

2. 处理　若服药时间不久，则应催吐，尽管其活性代谢物贝那普利拉只能少量透析，但对于严重肾功能受损的患者，透析仍可作为正常消除的辅助方法。血压显著降低时，应静脉滴注生理盐水。

【制剂与规格】　片剂：每片 5mg、10mg。

【贮藏】　防潮、防热保存。

培 哚 普 利

【药品名称】　国际通用名：培哚普利。商用名：雅施达。英文通用名：perindopril、acertil。

【药理及毒理作用】

1. 药理研究　培哚普利是一种使血管紧张素Ⅰ转化为血管紧张素Ⅱ的酶（血管紧张素转化酶）的抑制剂。这种转化酶或激酶是一种肽链端解酶，它使血管紧张素Ⅰ转化为收缩血管的血管紧张素Ⅱ，它还能使舒张血管的缓激肽降解为没有活性的七肽。血管紧张素转化酶的抑制会导致血浆中的血管紧张素Ⅱ减少，这样可以导致血浆肾素活性增加（通过抑制肾素释放的负反馈作用）并减少醛固酮的分泌。因为血管紧张素转化酶使缓激肽失活，所以血管紧张素转化酶抑制剂也能提高循环及局部激肽释放酶-激肽系统（因而前列腺素系统也被激活）的活性。这种机制可能与血管紧张素转化酶抑制剂降低血压的作用相关，也可能与其某种不良反应（如咳嗽）有关。培哚普利通过它的活性代谢物培哚普利拉起作用。其他代谢物在体外对血管紧张素转化酶的活性没有抑制作用。

（1）治疗高血压。培哚普利对轻度、中度、重度各级高血压均有效，能降低仰卧位及直立位的收缩压和舒张压。培哚普利减少周围血管的阻力，从而导致血压下降。使外周血流增加，而对心率没有影响。肾血流量增加，而肾小球滤过率通常不变。1 次用药后在 4～

6h 发挥最大抗高血压作用，至少可维持 24h。谷作用大约是峰作用的 87%～100%。降压作用快速发生。对有反应的患者，一个月内血压可达到正常，并能长期维持而不会发生耐药。停止治疗后不会发生反弹效应。

（2）培哚普利减轻左心室肥厚。培哚普利被证明在人体确实有舒张血管的特点。它增加大动脉弹性，减少小动脉管壁中层和内腔比。

（3）联用噻嗪类利尿药治疗可产生协同作用。血管紧张素转化酶抑制剂与噻嗪类利尿药联用也能降低利尿药治疗导致低钾血症的危险性。

（4）治疗心力衰竭。培哚普利通过降低前负荷和后负荷减少心脏做功。在对照研究中，初次服用 2mg 培哚普利的轻中度心力衰竭患者，与安慰剂组相比，血压无显著下降。

2. 毒理研究　在长期口服药物毒性研究（大鼠和猴）中，靶器官是肾脏，损害是可逆性的。在体外和体内研究中未发现致诱变情况。

3. 生殖毒性研究　（大鼠、小鼠、兔和猴）未提示有胎儿毒性及致畸性。然而，血管紧张素转化酶抑制剂作为一类药，已被证明可导致晚期胎儿发育方面的不良反应，会导致啮齿类动物和兔的死胎和先天性发育不良，以及观察到肾损害和围产期死亡率增加。在对大鼠和小鼠的长期研究中未发现致癌性。

【循证医学证据】

1. EUROPA 研究（稳定性冠心病患者从培哚普利治疗中获益）　是一项前瞻性、国际多中心、随机、双盲、安慰剂对照研究。研究人群为 424 个中心的 12 218 例无心力衰竭的稳定性冠心病患者，随机接受培哚普利 8mg/d 或安慰剂治疗至少 3 年，平均随访 4.2 年。与安慰剂组相比，培哚普利组主要终点相对危险显著降低 20%（P=0.0003）。即使是既往接受血管成形术的患者，接受培哚普利治疗后主要终点的相对危险仍显著降低 17.3%（P=0.036），心肌梗死危险显著降低 23%（P=0.015）。培哚普利的疗效不依赖于患者的性别、年龄、糖尿病、高血压和既往心肌梗死病史，也不受调脂药物影响。而且，研究中显示的心血管事件降低幅度无法单纯用血压下降予以解释。因此，培哚普利的疗效可能还与药物对血管的直接治疗作用有关。EUROPA 研究结果公布后，欧洲药品评价局和美国 FDA 已批准将培哚普利的适应证扩展至冠心病患者的二级预防，充分证明了培哚普利在心血管保护方面的独特优势。

在 EUROPA 试验的随机用药期中，只收集了严重不良事件。极少数患者发生了严重不良事件：包括培哚普利治疗组 6122 名患者中的 16 位（0.3%）及安慰剂组 6107 名患者中的 12 位（0.2%）。在培哚普利治疗组中，6 名患者发生了低血压，3 名患者出现了血管神经性水肿，1 名患者出现了突发的心搏骤停。由于咳嗽、低血压或其他不耐受的情况而退出试验的患者，培哚普利治疗组中多于安慰剂组，分别为 6.0%（n=366）和 2.1%（n=129）。

2. PERTINENT 研究　是 EUROPA 研究的一项亚组研究。研究结果证实，培哚普利通过减少内皮凋亡、改善内皮型一氧化氮合酶活性、降低 von Willebrand 因子水平等机制改善内皮功能。该研究也为培哚普利在 EUROPA 研究中显示的疗效提供了理论依据。

3. PROGRESS 研究（培哚普利预防脑卒中复发研究）　是一项国际多中心、随机、双盲、安慰剂对照试验，旨在评估有脑卒中病史的患者使用培哚普利后，有脑卒中再发的危险。该研究共入选 6105 例有脑卒中或者短暂性脑缺血发作病史的高血压和非高血压患者，结果显示，培哚普利显著降低高血压及正常血压患者脑卒中和心肌梗死危险。与安慰剂组相比，培哚普利组再发脑卒中相对危险降低 28%（$P<0.0001$）。其中出血性脑卒中危险降低 50%，缺血性脑卒中危险降低 24%，主要心血管事件危险降低 26%。无论患者是否为高血压（平均基线血压 159/94mmHg）还是正常血压（平均基线血压 136/79mmHg），接受培哚普利治疗后脑卒中和主要心血管事件危险均显著降低。培哚普利显著降低终末期肾衰（ESRF）患者患病率和死亡率，150 例 ESRF 患者随机接受培哚普利 4～8mg/d 或尼群地平 10～20mg/d 治疗，平均随访 51 个月，培哚普利治疗者总死亡率和心血管死亡率（相对危险分别降低 81% 和 82%，$P<0.005$）显著低于尼群地平组，死亡率的降低不依赖血压下降。研究再次证实控制血压在脑卒中二级预防中的有效性。

4. ASCOT-BPLA 研究（盎格鲁-斯堪的纳维亚心脏结果试验的降压部分研究）　是一项国际多中心、随机、双盲、平行对照试验。研究结果显示，与阿替洛尔-苄氟噻嗪联合治疗组相比，氨氯地平-培哚普利联合治疗组虽然未能显著减少主要终点事件（冠心病死亡或非致死性心肌梗死），但可使总死亡率降低 11%（$P=0.0247$），心血管病死亡率降低 24%（$P=0.0010$），脑卒中减少 23%（$P=0.0010$），新发糖尿病减少 30%（$P<0.0001$）。结果再次肯定了 ACEI 在降压治疗方案中的必要性。该研究证实，培哚普利联合氨氯地平的降压作用不仅优于阿替洛尔联合苄氟噻嗪的传统方案，而且总死亡率、心血管死亡率、主要心血管事件和新发糖尿病发生率也显著降低。

5. PREAMI 和 PEP-CHF 研究　为培哚普利治疗特殊心血管疾病患者、心肌梗死后或心力衰竭患者的疗效提供了新证据。PREAMI 研究证明，培哚普利 8mg/d 可以抑制心肌梗死后老年患者左心室重构。PEP-CHF 研究则证明，老年左心室舒张性心力衰竭的患者仍可从培哚普利治疗中获益。

6. ADVANCE 研究　是一项国际多中心、大样本、随机、双盲、平行对照治疗糖尿病的试验。该研究证明，糖尿病患者无论血压≥140/90mmHg 还是＜140/90mmHg，在常规治疗基础上加用培哚普利 2mg 和吲达帕胺 0.625mg 固定剂量复方制剂强化治疗均可获益。ADVANCE 研究结束时，85%以上的患者完成了最终的随访，70%的患者坚持完成了治疗。研究结果，可以看到培哚普利-吲达帕胺治疗组与安慰剂组相比收缩压和舒张压分别多下降 5.6mmHg 和 2.2mmHg（$P<0.001$），治疗组血压从基线的 145/81mmHg，下降为 134.7/74.8mmHg。两组在血糖、血脂方面没有明显的差别。研究表明治疗组与安慰剂组对比，全因死亡下降 14%（$P=0.025$），心血管死亡下降 18%（$P=0.027$），非心血管死亡下降 8%（$P=0.41$），大血管和微血管复合终点下降 9%（$P=0.041$）。培哚普利-吲达帕胺治疗组肾脏病变减少 21%（$P<0.01$），但主要减少的是微量白蛋白尿。

【药代动力学】　口服给药后，培哚普利被迅速吸收并在 1h 内达到峰浓度，其血浆半衰期为 1h。培哚普利是一种前体药物，27%口服的培哚普利以活性代谢物培哚普利拉的形式进入血流中，除了活性代谢产物培哚普利拉，培哚普利还产生了五种代谢物，都是无活性的。培哚普利拉在血浆中 3～4h 达到峰浓度。摄取食物降低了培哚普利拉的转化，即生物利用度，培哚普利应在每日晨起餐前 1 次服用。已经证明培哚普利的剂量与其血浆暴露量间存在线性关系。未结合的培哚普利拉的分布体积大约是 0.2L/kg，与血浆蛋白的结合非常轻微，为 20%（主要是与血管紧张素转化酶结合），但是为浓度依赖性的。培哚普利拉通过尿液清除，其游离部分的消除半衰期大约是 17h，4d 内可以达到稳态。

培哚普利拉的消除在老年人、心力衰竭或肾衰竭患者中降低。肾功能不全患者的剂量需要根据肾脏损害程度（肌酐清除率）进行调整。培哚普利拉的透析清除率是 70ml/min。

肝硬化患者的培哚普利动力学有所改变：母体分子的肝脏清除率减少一半。然而，形成的培哚普利拉的量不会减少，因此不需要调整剂量。

【适应证】 高血压与充血性心力衰竭。

【用法与用量】 建议每日清晨餐前服用 1 次。剂量可根据患者的具体情况和血压反应而个体化。

1. 高血压 可单药治疗或与其他类抗高血压药物联合治疗。

（1）无水钠丢失或肾衰竭（即正常情况下）：对于没有水钠丢失或肾衰竭等并发症的原发性高血压，建议以 4mg 起始治疗，每日清晨餐前服用 1 次。根据疗效，可于 3～4 周内逐渐增至最大剂量 8mg/d。

（2）对于 RAAS 过度激活[特别是肾血管性高血压，钠和（或）容量丢失，心脏失代偿或重度高血压]的患者，在起始剂量后可能会引起血压的过度下降。对于此类患者，建议从 2mg 的剂量开始应用。起始治疗应在医学观察下进行。

（3）培哚普利起始治疗后可能出现症状性低血压，这种情况在联合应用利尿剂治疗的患者中更有可能发生，因为这类患者可能存在容量和（或）钠的减少，应谨慎对待。如必要，应在开始培哚普利治疗前 2～3d 停用利尿药。对于不能停用利尿药的高血压患者，培哚普利应从 2mg 开始，并监测肾功能和血清钾浓度。培哚普利随后的剂量应根据血压反应调整。如果需要，可恢复利尿药治疗。老年人应该从 2mg 开始，一个月后逐渐增加至 4mg。如必要可根据肾功能情况增加至 8mg。

2. 充血性心力衰竭 与非保钾利尿药和（或）地高辛和（或）β 受体阻滞剂联用时，建议培哚普利在谨慎的医学观察下以 2mg 作为起始剂量清晨服用。如果患者能够耐受，2 周后剂量可增至每日 1 次 4mg。剂量的调整应根据患者的个体临床反应。

在重度心力衰竭和被认为高危的患者[肾功能损害及易于出现电解质紊乱的患者,同时用利尿剂和（或）血管扩张剂治疗的患者]，应在谨慎的观察下开始治疗，建议的起始剂量为 1mg/d。

极易出现症状性低血压的患者，如钠丢失患者（有或无低钠血症）、血容量减少的患者或正在接受强效利尿药治疗的患者，在培哚普利治疗前应纠正这些情况。在治疗前及治疗过程中应严密观察患者的血压、肾功能和血清钾。

【不良反应】 用培哚普利治疗过程中发现下述不良反应，按发生频率排列：很常见（＞1/10）、常见（＞1/100，＜1/10）、不常见（＞1/1000，＜1/100）、罕见（＞1/10 000，＜1/1000）、极罕见（＜1/10 000）、未知（从现有数据无法评价）。

1. 血液及淋巴系统障碍 有关血红蛋白、血细胞比容下降，血小板减少症、白细胞减少或嗜中性粒细胞减少、粒细胞缺乏症或全血细胞减少症的报告极罕见。先天性葡萄糖六磷酸脱氢酶缺乏症的患者发生溶血性贫血的报道极罕见。

2. 代谢紊乱和营养失衡 未知：低血糖。

3. 精神障碍 不常见：情绪或睡眠紊乱。

4. 神经系统紊乱 常见：头痛、头昏眼花、眩晕、感觉异常。

5. 极罕见 意识模糊。

6. 视带障碍 常见：视力障碍。

7. 听觉和迷路失调 常见：耳鸣。

8. 心血管异常 极罕见：高危患者中可能继发于血压过度降低的心律失常、心绞痛、心肌梗死。

9. 血管疾病 常见：低血压和与低血压有关的反应。极罕见：高危患者中可能继发于血压过度降低的脑卒中。未知：脉管炎。

10. 呼吸、胸部及纵隔障碍 常见：咳嗽，呼吸困难。不常见：支气管痉挛。极罕见：嗜酸性粒细胞增多性肺炎、鼻炎。

11. 胃肠功能障碍 常见：恶心、呕吐、腹痛、味觉障碍、消化不良、腹泻，便秘。不常见：口干。极罕见：胰腺炎。

12. 肝胆功能失调 极罕见：细胞溶解性或胆汁淤积性肝炎。

13. 皮肤和皮下组织功能障碍 常见：皮疹，瘙痒症。不常见：面部、四肢、唇、黏膜、舌、声门和（或）喉部血管水肿，风疹。极罕见：多形性红斑。

14. 肌肉、结缔组织及骨骼系统功能障碍 常见：肌肉痉挛。

15. 肾脏和泌尿系统功能障碍 不常见：肾功能不全。极罕见：急性肾衰竭。

16. 生殖系统和乳腺功能障碍 不常见：阳痿。

17. 全身障碍 常见：虚弱。不常见：出汗。

18. 实验室检查 可能发生血尿素和血浆肌酐升高。也可发生高钾血症，但停药后可以恢复。这些情况在肾功能不全、严重的心力衰竭和肾血管性高血压的患者中更易发生。肝酶及血清胆红素升高的报告罕见。

【禁忌证】 ①对培哚普利、任一种赋形剂或其他 ACEI 过敏者。②与使用血管紧张素转化酶抑制剂相关的血管神经性水肿史。③遗传或特发性血管神经性水肿。④妊娠第4～9 个月。

【注意事项】

1. 由于该药含有乳糖，故禁用于先天性半乳糖血症、葡萄糖和半乳糖吸收障碍综合征或缺乏乳糖酶的患者。

2. 低血压 ACEI 可以导致血压下降。症状性低血压在单纯性高血压患者中很少见，而更可能发生在容量减少的患者，如用利尿药治疗、限盐饮食、透析、腹泻或呕吐的患者，或重度的肾素依赖性高血压的患者。对于充血性心力衰竭，无论是否伴有肾脏功能不全，都曾观察到症状性低血压。这种情况更容易在有严重程度的心力衰竭患者（使用大剂量伴利尿药、低钠血症或肾功能损害的患者）中发生。

在症状性低血压危险性较高的患者中，开始治疗和调整剂量时应严密监测。对于缺血性心脏病及脑血管病患者也应如此，这些患者的血压过度下降会导致心肌梗死或脑血管事件。

患者发生低血压时，应置于仰卧位。必要时应静脉输注生理盐水。一过性的低血压反应不是继续服药的禁忌证，可在扩充血容量血压升高后继续给药。

对某些血压正常或偏低的充血性心力衰竭患者，本品会进一步降低全身血压。这种反应是可以预见的，通常不用停止治疗。如果患者出现低血压症状，可减少剂量或停止使用培哚普利。

主动脉瓣、二尖瓣狭窄或肥厚型心肌病：和服用其他 ACEI 一样，二尖瓣狭窄及左心室流出道梗阻，如主动脉狭窄或肥厚型心肌病的患者应谨慎使用培哚普利。

3. 肾功能损害　在肾功能损害的情况下（肌酐清除率<60ml/min），培哚普利的起始剂量应根据患者的肌酐清除率而调整，并作为患者对治疗的反应。对于这些患者，钾和肌酐应作为常规检查项目的一部分。

在充血性心力衰竭患者中，用 ACEI 治疗开始后的低血压可能会导致肾功能的进一步损害。曾有这种情况下的急性肾功能衰竭的报道，这种急性肾功能衰竭通常是可逆性的。

一些曾用 ACEI 治疗的双侧肾动脉狭窄或单一肾动脉狭窄患者，可见到血中尿素和血清肌酐的增高，这种增高在停止治疗后是可逆的。这在肾功能不全的患者中更可能出现。

如果同时存在肾血管性高血压，则严重低血压和肾功能不全的危险性就会增加。对这些患者，应在医生的医学观察下从小剂量开始治疗，谨慎调整剂量。因为使用利尿药治疗可能与上述情况有关，所以这些患者应停用利尿药并在用培哚普利治疗的最初几周监测肾功能。

某些先前没有明显肾血管疾病的高血压患者，尤其是当本品与利尿药合用时，可发生血尿素和血清肌酐的升高，通常很轻微，且是一过性的。这种情况更可能发生在先前存在肾功能损害的患者中。可能需要减少剂量和（或）停用利尿药和（或）停用培哚普利。

4. 血液透析患者　曾有用高流量的膜透析并合用ACEI治疗的患者发生危及生命的类过敏反应的报道。应考虑用不同类型的透析膜或用不同类型的抗高血压药物。

5. 肾脏移植　没有在近期肾移植患者中应用的经验。

6. 超敏反应或血管性水肿　用 ACEI 包括培哚普利治疗的患者，面部、四肢、唇、黏膜、舌、声门和（或）喉部血管水肿的报道非常少见。它可以发生于治疗的任何时间，一旦发生应立刻停用培哚普利，适当监测直到症状完全缓解。对于水肿局限于面部和唇部的患者，抗组胺剂可缓解症状，但通常无须治疗即可缓解。

有与 ACEI 无关的血管神经性水肿病史的患者，在接受 ACEI 治疗时，血管神经性水肿的危险性可能会增加。

有极罕见的报道服用 ACEI 可引起患者的肠道血管水肿。这些患者通常表现为腹痛（伴有或不伴有恶心和呕吐），通常情况下，这些患者不会进而发展为面部血管性水肿而且患者的 C-1 酯酶水平正常。可通过腹部 CT 扫描、超声或手术明确诊断，停用 ACEI 后症状消失。对于使用 ACEI 的患者，如出现腹痛，在鉴别诊断时应考虑到肠道血管性水肿。

7. 低密度脂蛋白清除过程中的过敏反应　在用硫酸葡聚糖清除低密度脂蛋白过程中接受 ACEI 治疗的患者可发生危及生命的过敏反应，非常少见。这些过敏反应可通过每次低密度脂蛋白清除前临时停止 ACEI 治疗至少 24h 而避免。

8. 脱敏过程中的类过敏性反应　正在进行膜翅目昆虫毒液脱敏治疗的患者，使用 ACEI 时有发生危及生命的类过敏性反应的罕见报道。对这类患者，临时停止 ACEI 治疗至少 24h 可避免这些反应。当不注意再次应用 ACEI 时，这些反应会再次出现。

9. 肝脏衰竭　极少见情况下，ACEI 与胆汁淤积性黄疸有关，并可进展为突发性肝坏死和（有时是）死亡，这一症状的发生机制尚不清楚。接受 ACEI 治疗的患者如出现黄疸或明显的肝脏酶升高，应停用 ACEI 并接受适当的医疗随访。

10. 嗜中性粒细胞减少症、粒细胞缺乏症、血小板减少症、贫血　曾报道接受 ACEI 治疗的患者出现嗜中性粒细胞减少症、粒细胞缺乏症、血小板减少症及贫血。在肾功能正常及没有其他危险因素的患者，很少发生嗜中性粒细胞减少症。培哚普利应谨慎用于有下列情况的患者：胶原血管疾病、免疫抑制剂治疗、别嘌呤醇或普鲁卡因胺治疗，以及上述情况同时存在时，尤其是先前存在肾功能损害的患者。

上述的某些患者可发生严重的感染，而某些感染对强化的抗生素治疗无反应。如果这些患者使用培哚普利，建议定期监测白细胞数目并指导患者报告任何感染征象。

11. 种族　ACEI 引起血管神经性水肿的概率在黑种人中比在非黑种人中要高。同其他 ACEI 一样，培哚普利的降低血压效果在黑种人中比非黑种人中差，可能是因为低肾素状态的发生率在黑种人高血压人群中较高。

12. 咳嗽　有服用 ACEI 引起咳嗽的报告。这种咳嗽的特点为持续性干咳，停止治疗后可缓解。在咳嗽鉴别诊断时应考虑 ACEI 导致咳嗽的可能。

13. 手术或麻醉　经历大手术或使用可导致低血压的药物麻醉时，本品可以阻断患者肾素释放继发的血管紧张素 Ⅱ 形成。应在手术前一天停用培哚普利。如果发生了低血压并认为是因为这种机制导致，可通过扩充血容量纠正。

14. 高钾血症　用包括培哚普利在内的 ACEI 治疗的一些患者中发现血清钾升高。容易发生高钾血症的高危患者包括肾功能不全（年龄 > 70 岁），糖尿病，伴有脱水、急性心功能失代偿、代谢性酸中毒的患者，联合应用保钾利尿剂（如螺内酯、依普利酮、氯苯蝶啶、阿米洛利）、补钾制剂或含钾盐替代品及其他可引起血钾升高的疗法（如肝素）的患者。使用保钾利尿剂、补钾制剂或含钾盐替代品，尤其对于肾功能改变的患者而言，可引起血钾的显著升高。高钾血症可引发严重的心律失常，有时是致命的。如果认为患者联用以上所提及的药物是合适的，推荐定期监测血清钾。

15. 糖尿病患者　口服降糖药物或胰岛素治疗的糖尿病患者，用 ACEI 治疗的第一个月应密切监测血糖的控制情况。

16. 锂　不建议锂与培哚普利联用。

17. 对驾驶机动车和操纵机器能力的影响　本品不直接影响驾驶机动车和操纵机器的能力，但是一些患者可能会出现与血压下降有关的个别反应，尤其在治疗初期或与其他抗高血压药物联合使用的情况下。因此，驾驶和操作机器的能力有可能会降低。

【孕妇及哺乳期妇女用药】

1. 妊娠期　妊娠初期的 3 个月不应使用培哚普利片。已有的流行病学数据还不能得出结论证明妊娠期的前 3 个月暴露于 ACEI 有致畸的风险。但是，也不能排除这一风险会轻微增加。

对于计划妊娠的患者来说，除非连续使用 ACEI 是必要的，否则应建议使用妊娠期安全性已建立的其他抗高血压药物进行治疗。如果确认已妊娠，应立即停用 ACEI，如有必要，应改用其他治疗。

培哚普利禁止用于妊娠期的 4～9 个月。已知在妊娠 4～9 个月暴露于 ACEI 可以导致人类胎儿毒性（肾功能下降、羊水过少、头颅骨发育延迟）和新生儿毒性（肾功能衰竭、低血压、高钾血症）。如果妊娠的 4～6 个月已经用了培哚普利，建议进行肾功能和颅骨的超声检查。如果母体使用了 ACEI，应密切监测是否会引起低血压。

2. 哺乳期 由于尚无哺乳期使用培哚普利的有关信息，因此培哚普利片不推荐用于哺乳期的妇女，同时建议在哺乳期内尤其是护理新生儿或早产儿时，使用已知有较好的安全性的其他治疗药物。

【儿童用药】 儿童及青少年使用的有效性和安全性还没有确定，因此不用于儿童及青少年。

【老年患者用药】 老年人、心力衰竭和肾功能衰竭的患者中，培哚普利拉的清除缓慢，需要根据肌酐清除率调整剂量。老年人应该从 2mg 开始，一个月后逐渐增加至 4mg。如果有必要的话，可根据肾功能情况增加至 8mg（详见用法用量）。

【药物相互作用】

1. 利尿药 用利尿药，尤其对血容量和（或）盐量减少的患者，开始用 ACEI 治疗时可能会出现血压过度下降。培哚普利治疗应从小剂量开始，逐渐增加剂量。在开始治疗前应停用利尿药，补充血容量及盐量以降低低血压发生的可能性。治疗过程中应监测肾功能。

2. 补钾制剂或含钾盐替代品 虽然用培哚普利治疗时血清钾通常在正常范围内，但有些患者会发生高钾血症。保钾利尿药（如螺内酯、氨苯蝶啶或阿米洛利）、补钾制剂或含钾盐替代品可以导致血钾的明显升高，因此不推荐培哚普利与上述药物联用。如果因为明显的低钾血症而有指征联用时，须多加小心并严密监测血清钾。

3. 锂 有报告显示 ACEI 与锂联用致可逆性血清锂浓度升高及锂中毒。联用噻嗪类利尿药可以增加锂中毒的危险性，并使因联用 ACEI 已经增加的锂毒性进一步升高。虽然不推荐培哚普利与锂联用，但是如果证明有必要联用时，必须严密监测血清锂的水平。

4. 非甾体类抗炎药，包括阿司匹林≥3g/d 使用非甾体类抗炎药（如作为抗炎药使用的阿司匹林、COX-2 抑制剂和非选择性非甾体类抗炎药）会减弱 ACEI 抗高血压的效果。而且，非甾体类抗炎药与 ACEI 联用可能会增加肾功能退化的风险，包括急性肾衰竭和血钾升高，尤其是对于已存在肾功能改变的患者。需谨慎联合使用这两种药物，尤其是老年患者，开始治疗和随后定期应给予患者适当的补水及检查以监测肾功能水平。

5. 抗高血压药物和血管扩张剂 同时使用这些药物可以增加培哚普利的低血压效应。与硝酸甘油、其他硝酸盐或其他血管扩张剂合用会更加降低血压。

6. 降糖药物 流行病学研究表明，ACEI 与抗糖尿病药物（胰岛素、口服降糖药）联合使用会增加降血糖作用，有发生低血糖的危险。这种现象更可能发生在联合治疗的前几周及有肾功能不全的患者。

7. 阿司匹林、溶栓药、β受体阻滞剂、硝酸甘油 培哚普利可以与阿司匹林、溶栓药、β受体阻滞剂和硝酸甘油合用。

8. 三环类抗抑郁药、抗精神病药、麻醉药 某些麻醉药、三环类抗抑郁药和抗精神病药物与 ACEI 合用可以导致血压进一步下降。

9. 拟交感类药物 可以减弱 ACEI 的降压作用。

10. 金制剂 有罕见报道，联用金注射剂（如硫代苹果酸金钠）和 ACEI（如培哚普利）的患者可能会出现亚硝酸盐样反应，包括面部潮红、恶心、呕吐和低血压等症状。

11. 雌莫司汀 与 ACEI 合用可能引起血管神经性水肿的危险性增加。

【药物过量】 人类药物过量的资料较少。与 ACEI 用药有关的药物过量症状包括低血压、循环性休克、电解质紊乱、肾衰竭、换气过度、心动过速、心悸、心动过缓、头昏眼花、焦虑和咳嗽。

用药过量的推荐治疗方法是静脉滴注 0.9% 的生理盐水。如果发生低血压，患者应保持在休克的体位。如有可能，可静脉滴注血管紧张素 II 和（或）考虑静脉内注射儿茶酚胺治疗。培哚普利可以通过血液透析从体循环中排出。治疗无效的心动过缓患者需起搏器治疗。应该持续监测生命体征、血清电解质及肌酐浓度。

【制剂与规格】 片剂：每片 4mg，铝塑包装，10 片/盒、30 片/盒；每片 8mg，铝塑包装，7 片/盒、15 片/盒、30 片/盒。

【贮藏】 30℃ 以下密封保存。

喹 那 普 利

【药品名称】 国际通用名：喹那普利。英文通用名：quinapril。

【药理作用】 本品为无巯基、长效、口服 ACE 抑制剂，口服后在肝脏水解成具有活性的喹那普利拉，抑制 ACE，阻止血管紧张素 I 转换为血管紧张素 II，从而使血管紧张素 II 所介导的血管收缩作用减弱，降低动脉的血管阻力，同时抑制醛固酮的合成，减少醛固酮所产生的水和钠的潴留，使血压下降。

本品具有持续 24h 的长效降压作用，具有降低动脉、静脉外周阻力的作用，也能对充血性心力衰竭发挥疗效，是除洋地黄及利尿药外，治疗心力衰竭的主要辅助药。

【循证医学证据】 IMAGINE 研究（冠状动脉旁路移植术后应用喹那普利缺血治疗研究）是一项在国际多中心、随机、双盲、安慰剂对照的临床试验，共入选 2553 例左心室功能正常的患者，在冠状动脉搭桥术后 7～10d 内随机分入喹那普利或安慰剂治疗组，平均随访 43 个月。结果显示，喹那普利治疗不能降低各种心血管病事件，主要联合终点事件的发生率还略有增高（+15%，$P=0.21$）。大多数专家认为，IMAGINE 试验评价的是一个特殊的患者人群，其结果不应该影响 ACEI 在慢性稳定型冠心病患者中的使用。

【药代动力学】 口服本品后，喹那普利很快被吸收并水解成有活性的喹那普利拉，喹那普利和喹那普利拉分别于 1h 和 2h 血药浓度达到峰值，半衰期分别为 0.8h 和 3h，喹那普利拉浓度比喹那普利高四倍。喹那普利主要从肾脏排泄，61% 由尿排泄，37% 由粪排泄。

【适应证】 高血压、充血性心力衰竭。

【用法与用量】 本品既可与食物同服，也可空腹时服用。对轻中度高血压推荐起始剂量为每日 10mg，每日 1 次，如降压效果不满意，可增至每日 20～30mg，最大剂量为每日 40mg，每日 1 次或分 2 次服用，维持剂量一般为每日 10mg。本品增量时通常要间隔 1～2 周。对已服用利尿药的患者，起始剂量应减半。

对重度高血压及药物增量后血压下降仍不满意的患者，可加用小剂量的利尿药（如噻嗪类）或钙拮抗剂。

充血性心力衰竭患者在应用利尿药、强心苷治疗的基础上，推荐本品起始剂量为 5mg/d，注意监测患者是否有症状性低血压，剂量可逐渐加量至每次 10～20mg，每日 2 次。

【不良反应】　临床试验表明，大多数患者都可服用本品治疗高血压，常见的不良反应为干咳、头痛、眩晕、疲劳和感觉异常。其他不良反应有恶心、呕吐、消化不良、腹泻、低血压、皮疹、水肿和瘙痒。偶有血清肌酐及血尿素氮（BUN）升高。

【禁忌证】　①对本品或相关成分过敏者；②既往应用某一种血管紧张素转化酶抑制剂治疗时曾出现血管神经性水肿者。

【孕妇及哺乳期妇女用药】　孕妇禁用。哺乳期妇女应慎用。

【儿童用药】　未见资料报道。

【制剂与规格】　片剂：每片 10mg。

【贮藏】　遮光、密封保存。

赖 诺 普 利

【药品名称】　国际通用名：赖诺普利。商用名：捷赐瑞。英文通用名：lisinopril、zestril。

【药理作用】　本品属含羧基的长效、强效 ACEI 原形药，无须代谢，可直接发挥作用。降压最大作用发生在 6h，可持续 24h，对高血压患者无明显的反射性心率增快，心脏射血指数和心排血量未见改变，对心力衰竭患者可增加心脏指数、减少外周血管阻力及平均动脉压，对肾血流量无改变或有轻微增加。

【循证医学证据】

1. ALLHAT 研究（2002 年）　是一项由美国国立心肺血液研究所（NHLBI）组织发起的规模最大的随机、双盲、多中心抗高血压临床试验，旨在确定接受氨氯地平、赖诺普利或多沙唑嗪治疗的高危高血压患者，分别与接受利尿药（氯噻酮）治疗相比，是否能降低发生冠心病的危险。研究纳入 42 418 例患者。研究结果显示：在三组药物降压疗效相近的情况下，对主要心血管终点的降低没有差别。

2. ALLHAT 最新分析（2016 年）　发现赖诺普利可减少心脏传导异常。该分析是为了确定随机药物治疗和临床危险因素对高血压传导系统疾病发生率的影响。来自北美 623 个中心、总共 21 004 例 21 岁以上、至少有 1 个其他心脏病危险因素的门诊高血压患者被纳入二次分析。在患者入选登记时和每 2 年的随访中检测心电图。在平均 5 年随访期间，有 1114 例发展为传导系统疾病，有 389 例和 570 例分别出现左束支传导阻滞和右束支传导阻滞，115 例出现室内传导阻滞。与氯噻酮比较，赖诺普利治疗使传导异常的发生率显著降低 19%（HR=0.81，95%可信区间 0.69～0.95，P=0.01）。然而，氨氯地平治疗对传导异常的发生并无明显影响（HR=0.94，95%可信区间 0.81～1.09，P=0.42）。

3. GISSI-3 研究（第三次意大利急性心肌梗死研究） 是一个随机、双盲、对照、多中心、观察 19 394 例患急性心肌梗死的患者使用赖诺普利治疗的大型研究。患者在症状发生不到 24h 内除接受常规治疗（溶栓、阿司匹林、β 受体阻滞剂）外，随机分为 4 组，第一组为赖诺普利组（立即给予 5mg，24h 后给予 5mg，48h 后给予 10mg，以后 10mg，每日 1 次），第二组为赖诺普利加硝酸酯类，第三组为单用硝酸酯类，第四组为对照组，持续给药 6 周。一级终点是 6 周后心肌梗死的发生率，联合终点是超过 4 天住院治疗的心血管事件临床发生率和总死亡率或左心室损伤。赖诺普利可使心肌梗死 6 周后死亡率下降 11%，使心肌梗死 6 周后充血性心力衰竭和左室射血分数≥35% 的比例下降 7.7%（赖诺普利组 15%，对照组 16.8%，P=0.04）；合用赖诺普利和硝酸酯类比单用赖诺普利更有利，6 周后死亡率下降 17%，而单用硝酸酯类死亡率无明显下降。

4. ATLAS 试验（大剂量赖诺普利治疗慢性心力衰竭的有效性和安全性） 旨在研究伴有心血管高危险因素（如糖尿病等）的慢性心力衰竭患者能否从大剂量赖诺普利治疗中获得与整个 ATLAS 样本人群相同程度的益处。研究共入选伴有心血管高危险因素的心力衰竭患者 3164 例。对赖诺普利大剂量疗法（32.5～35mg/d）和小剂量疗法（2.5～5mg/d）进行中位时间为 46 个月的回顾性研究，心血管高危险因素包括低血压、低钠血症、高龄、肾功能不全和糖尿病。对整个 ATLAS 试验样本的研究表明大剂量赖诺普利治疗可降低总死亡率（第一试验终点，P=0.128），且可显著降低总死亡率加总住院率（主要第二试验终点，P=0.002）。对这些试验终点进行亚组分析后发现，治疗效果与年龄、基础血钠浓度、血清肌酐或血钾无明显相关。而糖尿病患者对大剂量赖诺普利的治疗反应较好，至少同非糖尿病患者一样好。由于糖尿病患者有高心力衰竭发病率或死亡率的特点，显示大剂量赖诺普利能对这些患者产生更大的临床疗效。和整个 ATLAS 研究入选对象一样，长期和大剂量赖诺普利对治疗伴有心血管高危险因素（包括糖尿病）的慢性心力衰竭患者有效而且耐受良好。

【**药代动力学**】 口服 6～8h 血浆浓度达到高峰，生物利用度为 25%～30%，饮食对吸收和达峰时间无重要影响。血浆半衰期为 12h，在单剂口服 60min 后 ACE 活性开始降低，6h 降至最低点，在心力衰竭患者可减少。吸收入血后不代谢，原药约 30% 经尿排泄，60% 由粪便排泄。肾功能不全患者剂量需减量，肝功能不全的患者无须调药。本品可通过胎盘屏障。

【**适应证**】 高血压。

【**用法与用量**】 治疗高血压初始剂量为 10mg，维持剂量 20mg，每日 1 次。根据血压情况，最大剂量可每日 40～80mg。肾功能不全或使用利尿剂者，需用调低初始剂量如 5mg 或更低，随后剂量应根据血压情况调整。

【**不良反应**】 可有轻微和短暂的眩晕、头痛、疲倦、腹泻、恶心、咳嗽。其他较少见的不良反应有直立性低血压、红斑和乏力；偶尔发生过敏或血管神经性水肿。偶见下列不良反应：在心脑血管系统，有心悸、心动过速及对缺血型心脏病或脑血管病患者血压过度下降时，可引起心肌梗死或脑血管患者意外；消化系统可有腹痛、口干、肝细胞性或胆汁淤积性肝炎、肝硬化；精神系统有情感变化、神志不清；泌尿系统有尿毒症、尿量减少或无尿、肾功能不全、急性肾衰竭；其他可有风疹、皮疹、出汗、对光敏感或其他皮肤症状、关节痛或关节炎、血尿素氮和血清肌酐升高、血红蛋白和血细胞比容轻度减少、抗核抗体阳性、血沉加快、伊红细胞和白细胞增多及高钾血症等。

【禁忌证】　有 ACEI 过敏史者、低血压、低钠性血容量不足、双侧肾动脉狭窄及一些单侧肾动脉狭窄伴肾功能不全患者禁用。

【注意事项】　在使用大剂量利尿药、服保钾利尿药或肾功能不全时慎用。

【孕妇及哺乳期妇女用药】　妊娠及哺乳期妇女禁忌。

【药物相互作用】　与利尿药合用可增加降压效果。与吲哚美辛合用可降低本药的降压效果。与锂盐合用可降低锂盐的排泄，应密切监测血锂浓度。同时应用钾补充剂或保钾利尿药，尤其在肾功能衰竭患者，可导致显著血钾增加，合用时应监测血钾浓度。排钾利尿药与本药合用时，排钾利尿药引起的低钾血症可得到改善。

【制剂与规格】　片剂：每片 5mg、10mg、20mg。

【贮藏】　常温保存。

西 拉 普 利

【药品名称】　国际通用名：西拉普利。商用名：抑平舒、一平苏。英文通用名：cilazapril。英文商用名：Inhibace。

【药理作用】　本品为含羧基的 ACEI。与依那普利作用机制相似，通过抑制 RAAS 从而有效地降低动脉收缩压和舒张压。

【药代动力学】　口服后吸收完全，并迅速转化为有活性的西拉普利拉，生物利用度为 60%，峰值血药浓度与剂量直接相关，在给药后 2h 内达到血药峰值浓度。西拉普利拉以原形药由肾脏排出，每日口服 1 次的消除半衰期为 9h。降压作用时长达 24h。饭后服用会稍微延迟且降低吸收约 15%，但并不影响其疗效。

【适应证】　高血压、慢性心功能不全。

【用法与用量】　①原发性高血压：初始剂量为 2.5mg，每日 1 次，根据血压情况，2～4 周调整 1 次剂量。一般最大剂量 5mg/d。老年患者初始剂量为 2.5mg 或更少，每日 1 次。②肾性高血压：初始剂量应从 500μg 或更低剂量开始服用。上述治疗均应根据患者的个体情况调整剂量。

【不良反应】　可有头痛、眩晕、疲倦、低血压、消化不良、恶心、丘疹、干咳、血管神经性水肿、偶有血肌酐和血尿素氮升高。

【禁忌证】　对 ACEI 或相关成分过敏者。

【注意事项】　对腹水患者，以及肝硬化、严重肾功能不全、低钠和血容量不足者应慎用。

【孕妇及哺乳期妇女用药】　妊娠期和哺乳期妇女禁忌。

【药物相互作用】　与其他降压药合用可增加降压效果。与保钾利尿药合用可导致血钾增高，特别是肾损害的患者。与非甾体抗炎药合用，可降低本药的降压作用。与有降压作用的麻醉药联合使用可产生低血压。

【制剂与规格】　片剂：每片 2.5mg。

雷 米 普 利

【药品名称】 国际通用名：雷米普利。商用名：瑞泰。英文通用名：ramipil。

【药理作用】 本品为含羧基的 ACEI，属前体药，为双通道（肝、肾）清除的 ACEI，在肝脏或消化道黏膜被代谢为有活性的雷米普利拉，而发挥抑制 ACE 活性的作用。主要应用于高血压治疗，作用时间可长达 24h。显著减少心血管事件发生且不依赖降压作用，显著降低糖尿病患者各种临床事件的危险性，显著降低微蛋白尿，有效预防新发糖尿病，显著减少糖尿病并发症。有高效的组织特异性。

【循证医学证据】

1. 雷米普利对高危患者心血管事件预防作用的循证证据 HOPE 研究（心脏后果预防评估）是一项国际多中心、随机、双盲、安慰剂对照研究，旨在评价雷米普利对高危患者心血管事件的预防作用。研究入选病例 9541 例，平均随访 4.5 年，随机分组接受雷米普利或安慰剂治疗（雷米普利 2.5mg/d，1 周，继以 5mg/d，3 周，然后 10mg/d）。研究结果表明，雷米普利使血压轻度下降（平均收缩压降低 3.8 mmHg，舒张压降低 2.8 mmHg）。雷米普利组比安慰剂组脑卒中相对危险度下降 32%（156 vs 226），致死性脑卒中下降 51%（17：44）。不管患者的基组血压水平高低，是否应用其他药物，以及有无脑卒中史、冠心病、外周动脉疾病、糖尿病或高血压，应用雷米普利受益是一致的，雷米普利组大脑认知成功障碍者明显少于安慰剂组。结论：雷米普利尽管使血压轻度降低，却使高危患者的脑卒中发生率明显下降。雷米普利可显著降低脑卒中、心肌梗死和心血管病死亡率达 22%，而且可以减少糖尿病及其相关并发症发生的危险性。

2. 雷米普利晚期（发病后＞48h）**干预急性心肌梗死的循证医学证据**

（1）AIRE 研究（雷米普利对心肌梗死的疗效研究，the acute infarction ramipril efficacy studu，AIRE）是一项多中心、随机、双盲、安慰剂对照的平行研究。目的是观察雷米普利在急性心肌梗死早期用药对长期存活率和死亡率的影响。患者入选诊断条件是心肌梗死伴心力衰竭。2006 例患者来自 14 个国家的 144 个中心，心肌梗死后 3～10d，采用雷米普利剂量为每日 2 次，2.5mg/d，逐增至 5mg/d，平均疗程 15 个月。一级终点为患者的远期生存率和全因死亡率。AIRE 试验评价了雷米普利对心肌梗死后心力衰竭患者生存率的影响，研究结果表明，与安慰剂组比较，雷米普利组的全因死亡率由 22.6% 下降至 16.9%，相对死亡风险降低 27%（95% 可信区间 11%～40%，$P=0.002$），绝对死亡率下降 5.7%。两组生存曲线在用药数周即开始明显分离，并保持整个研究期中，在最初 2 年内分离程度明显，之后保持平行。

（2）AIREX 研究（AIRE extension study，AIREX）是 AIRE 延伸试验，其目的是分析在随访 AIRE 研究的 603 例急性心肌梗死伴心力衰竭患者中，雷米普利对其远期生存率和死亡率的影响。使用剂量为每次 5mg，每日 2 次，平均随访时间为 59 个月。研究结果表明，与安慰剂相比，雷米普利组死亡率降低 36%（$P=0.1002$）。AIREX 研究延伸了早先 AIRE 研究的结果，表明雷米普利对急性心肌梗死后心力衰竭患者具有长期的治疗效益。

（3）MITRA PLUS、SECURE 和 APRES 等研究提示，雷米普利可有效降低急性冠状动脉综合征患者的心血管死亡、非致死性心脑血管事件的发生和急性心肌梗死及心力衰竭发生率，并能够有效延缓动脉粥样硬化的进展。另外，雷米普利延缓动脉粥样硬化进展的疗效与给药剂量相关，且独立于降压作用之外。雷米普利显著降低血管重建术后心脏性猝死、急性心肌梗死或心力衰竭等心血管事件的发生，提示血运重建后应用 ACEI 是一个非常重要的二级预防措施。

3. 雷米普利干预动脉粥样硬化进展的循证医学证据　SECURE 研究（雷米普利对动脉粥样硬化进展的研究，study to evaluate carotid ultrasound changes in patients treated with ramipril and vita min E，SECURE）是一项多中心、随机、双盲、安慰剂对照的平行研究，也是 HOPE 试验的亚组研究，目的是通过颈动脉超声评价雷米普利和维生素 E 对动脉粥样硬化血管病变的进展机制。选择 HOPE 试验中的 732 例患者参加试验。患者入选诊断条件、用药剂量及随访时间均与 HOPE 试验相同。研究结果表明，与安慰剂组相比，雷米普利组能够明显延缓动脉粥样硬化进展，且有显著性差异（$P=0.028$），维生素组为中性结果。SECURE 研究证实了雷米普利的有效剂量为 10mg，与 HOPE 临床研究结果相一致。

4. 雷米普利治疗高血压的循证医学证据　CARE 研究（雷米普利上市后评价，the clinical altace real world efficacy study，CARE）是一项为期 8 周的开放研究，旨在评价雷米普利的安全性和疗效。入选诊断条件为轻中度高血压患者，共 11 100 例。雷米普利的起始剂量为每日 1 次，2.5mg/d，直至达到目标血压。从血压观测结果完整的 8261 例患者中评价雷米普利的疗效，从全部用药者中评价其安全性。在收缩压和舒张压均增高的患者中，86% 的患者治疗后终末舒张压≤90mmHg，或比治疗前水平下降超过 10mmHg，治疗反应最佳的是老年患者（71.8%），最差的是黑种人患者（64.6%）。单纯收缩期高血压患者中，64.6% 的患者治疗后最终达到收缩压≤140mmHg 或比治疗前水平下降 20mmHg 以上，治疗反应最佳者为白种人（71.18%），反应最差者为黑种人（64.16%）。其安全性评价，不良事件发生率为 12.8%，导致 7.9% 患者中止治疗，大多数很轻微，最常见的咳嗽为 3.0%、头痛为 2.4%、眩晕为 1.8%、疲倦为 1.4%、恶心为 1.1%。该研究证实了单独应用雷米普利每日 1 次，治疗轻中度高血压具良好的疗效、耐受性和安全性。

5. 雷米普利肾脏保护作用的循证医学证据　REIN 研究（雷米普利对肾脏保护作用，ramipril efficacy in nephrology，REIN）是一个国际多中心、随机、双盲、前瞻性、安慰剂对照的平行研究，旨在观察长期应用雷米普利对慢性非糖尿病肾病患者肾功能的保护作用。患者入选诊断条件是慢性肾功能不全伴持续蛋白尿 >1g/d。325 例患者采用剂量为 1.25～5mg/d，同时进行常规的降压治疗，控制舒张压<11.97kPa，平均随访为 42 个月。研究结果表明，与安慰剂组相比，雷米普利组能明显延缓肾小球滤过率下降 51%（$P=0.103$）。研究结果证实，雷米普利对非糖尿病肾病患者的肾功能恶化减少 56%，改善蛋白尿 52%。

【药代动力学】　口服吸收迅速，平均 1h 达到峰浓度，有活性的雷诺普利拉通常在 2h 达到峰浓度，不受食物影响。血浆半衰期长达 17h，24h 后仍能抑制大于 80% 的 ACE 的活性。广泛分布于各种组织器官，双通道清除，60% 经肾脏排泄，40% 经肝脏清除。

【适应证】　高血压，慢性心力衰竭。

【用法与用量】　①高血压治疗：开始剂量 2.5mg，每日 1 次，根据患者的反应，如有必要，间隔 2～3 周后将药量加倍。一般维持量为 2.5～5mg，最大剂量 10mg，每日 1 次。肾功能不全的患者（肌酐清除率为 50～20ml/min），最初剂量通常为 1.25mg，最大剂量为 5mg，每日 1 次。②心力衰竭用药方法：开始剂量 2.5mg/d，1 周后加量为 5mg/d，再用 3 周后改为 10mg/d。

【不良反应】 大致同其他 ACEI 类药。咳嗽的发生率仅为其他 ACEI 的一半（约 6.7%），以女性发生率偏高（男女比例为 1 : 4）。

【禁忌证】 有 ACEI 过敏或相关成分过敏者、血管神经性水肿、双侧肾动脉狭窄或单侧肾动脉狭窄且伴肾功能不全及低血压者忌用。

【注意事项】 肾功能不全、主动脉瓣或二尖瓣严重狭窄者慎用。

【孕妇及哺乳期妇女用药】 禁用。

【药物相互作用】 与其他降压药合用能进一步增加降压效果。本药能减少噻嗪类利尿药的血钾减少，与保钾利尿药或补钾药合用有增加高钾血症的危险。

【制剂与规格】 片剂：每片 2.5mg、5mg。

咪 达 普 利

【药品名称】 国际通用名：咪达普利。商用名：达爽。英文通用名：imidapril。英文商用名：Tanatril。

【药理作用】 本品对 RAAS 有高度的选择性，可阻止血管紧张素 Ⅰ 转换为血管紧张素 Ⅱ，从而使血管紧张素 Ⅱ 介导的血管收缩作用减弱，降低动脉的血管阻力，同时抑制醛固酮的合成，减少醛固酮所产生的水和钠潴留，使血压下降。本品在持续降低动脉压的同时不影响心率。

【药代动力学】 口服吸收，2h 达到峰浓度，3～4d 达到稳态浓度。活性代谢产物咪达普利拉通常在 4h 达到峰浓度。咪达普利和咪达普利拉的血浆半衰期分别为 4h 和 8h。24h 内服用剂量的 25% 经肾脏清除。

【适应证】 原发性高血压，肾实质性病变所致继发性高血压。

【用法与用量】 成人每次 5～10mg，每日 1 次，重症高血压或肾实质性病变所致的继发性高血压患者，初始剂量减半，2.5mg，每日 1 次。

【不良反应】 可有低血压、头痛、咽部不适、皮疹、咳嗽等。偶伴呼吸困难，面、舌、咽喉部血管神经性水肿、血小板减少、肾功能不全恶化、GOT 和 GPT 升高。有报道显示 ACEI 可引起各种血细胞减少。偶见蛋白尿、尿素氮、肌酐升高。

【禁忌证】 对 ACEI 过敏者、有血管神经性水肿史者、用葡萄糖硫酸纤维素吸附器进行治疗者、用丙烯腈甲烯丙基磺酸钠膜进行血液透析的患者及妊娠期的妇女禁用。

【注意事项】 严重肾功能障碍、两侧肾动脉狭窄、脑血管障碍及高龄者慎用。重症高血压、进行血液透析、服用利尿药者须从小剂量开始。高空等危险作业时应注意。手术前 24h 内不用本药。

【孕妇及哺乳期妇女用药】 哺乳期妇女慎用本品，必须用药时，应终止哺乳。

【儿童用药】 对儿童的安全性尚不明确。

【老年患者用药】 老年患者须从小剂量开始用药。

【药物相互作用】　与利尿药合用能进一步增加降压效果。与保钾利尿药或补钾剂合用有增加高钾血症的危险。与锂剂合用易发生锂中毒。

【制剂与规格】　片剂：每片 5mg。

【贮藏】　30℃以下干燥保存，避免光照。

群 多 普 利

【药品名称】　国际通用名：群多普利。商用名：泉多普利。英文通用名：trandolapril。

【药理作用】　通过抑制血管紧张素转化酶而维持长效的抗高血压作用，并能抑制血管紧张素诱导的血压升高反应，缓解心脏肥大，降低左心室重量和右心室的血管紧张素Ⅱ（AGTⅡ）浓度，但对血浆的 AGTⅡE 浓度并无影响。群多普利为一新型长效含羧基类 ACEI，作用比依那普利强 2.3～10 倍，其本身及吸收后水解活性产物群多普利拉均有活性，但活性产物作用为原药的 7 倍。

【循证医学证据】

1. 群多普利晚期（发病后＞48h）**干预心肌梗死的循证医学证据**

（1）TRACE 研究（群多普利心脏评估研究）是一项国际多中心、随机、双盲、安慰剂对照临床试验，旨在评价群多普利对心肌梗死后慢性心力衰竭患者预后的影响。共入选 1749 例 LVEF＜35% 的患者，在急性心肌梗死发病后 3～7d 分组接受治疗，随访 24～50 个月。研究结果表明：群多普利组的全因死亡下降 22%（$P=0.001$），心血管死亡下降 25%（$P=0.001$），心力衰竭下降 29%（$P=0.003$）。

（2）INVEST 试验（国际维拉帕米-群多普利研究）是一项国际多中心、随机、双盲、平行对照试验。与单用阿替洛尔相比，单用维拉帕米和加用群多普利 2mg/d 和 4mg/d 的患者新发生糖尿病的危险比分别为 0.95、0.86 和 0.77，表明维拉帕米-群多普利联合治疗组能减少新发糖尿病。这些研究提示，ACEI 和钙离子通道阻滞剂合用可能是一种较好的降压药物联用方案。

2. 群多普利治疗稳定性冠心病的循证医学证据　PEACE 试验（研究）是一项国际多中心、随机、双盲、安慰剂对照临床试验，旨在评价群多普利对稳定性冠心病患者预后的影响。共入选没有心力衰竭的 8290 例稳定性冠心病患者，即入选日之前至少 3 个月的心肌梗死、冠脉搭桥或冠脉介入治疗的患者。入选患者 LVFE＞40%（平均 58%±9%），平均 64（±8）岁，男性占 82%。基线治疗：阿司匹林 90%，β 受体阻滞剂 60%，降脂药物 70%，冠状动脉重建治疗 72%。将患者分为群多普利组（4mg/d）和安慰剂组，平均随访 4.8 年。主要终点为心血管病死亡、心肌梗死或冠状动脉重建治疗。结果显示，与安慰剂相比，群多普利组（4mg/d）并未降低冠心病患者主要终点发生危险，但对于其他终点事件，群多普利组使新发糖尿病和心力衰竭住院或导致死亡的风险均显著下降。

【药代动力学】　本品口服吸收率 40%～50%，吸收不受饮食影响。达峰时间约为 1h，血浆蛋白结合率为 80%。本品吸收后在肝脏水解成群多普利拉，后者达峰时间为 6h，血浆蛋白结合率为 94%。原药在体内清除很快，消除半衰期仅为 0.7h；但群多普利拉的清除慢，稳态时消除半减期可长达 24h。群多普利拉主要经尿和粪便排出，肾功能减退者清除减慢。

1. 绝对生物利用度 口服 2mg 群多普利胶囊，其吸收度是相同剂量静脉注射给药的 40%～60%。

2. 分布 口服 2mg 群多普利经同位素测知，以群多普利形式存在于血浆中的比例约是 80%，其血药浓度为 0.1～1.0ng/ml。以群多普利二酸（trandolaprilat）的形式存在于血浆中的比例是 94%，而血药浓度低，只有 0.04ng/ml。群多普利二酸对蛋白质的结合率：白蛋白为 82%，糖蛋白为 18%，脂蛋白和 IgG 为零。

3. 代谢 口服给药吸收后，群多普利通过非特异性水解后主要形成它的二酸化合物。小部分以芳香化路径产生 β-内酰胺结构的两种化合物、群多普利的二酮哌嗪衍生物和群多普利二酸的二酮哌嗪衍生物，但这些代谢物并没有抑制 ACE 活性。另一代谢途径是生成群多普利和群多普利二酸的葡糖苷酸共轭衍生物。

4. 消除 群多普利在体内 7 天后可消除殆尽（99.2%±0.3%）。大约 1/3 从尿中排出，2/3 从粪便中排出。48h 之内可消除 88.5% 的药物。消除速度很快，平均消除半衰期 0.7h，单次 2mg 口服后，24h 累计肾清除率是 3.81L/h。

【适应证】 本品适用于治疗各种程度的高血压病，有效率为 60%～70%，相当于阿替洛尔或硝苯地平缓释制剂。其特点为末次给药后作用可维持 48h 以上，无停药后的血压反跳，1 日给药 1 次时血压波动小。目前用作高血压病治疗的二三线药物。本品也适用于心力衰竭的治疗。

【用法与用量】 ①不受食物影响，饭前饭后服用均可。②治疗高血压时单一剂量是每日 2mg。治疗 2～4 周后必要时可加倍剂量。肾功能不全者的老年人剂量不须调整。③先前用过利尿药的，剂量应从 0.5mg 开始。④肾衰竭患者，如果肌酐清除率<30ml/min，剂量以 0.5mg/d 始服。必要时可增至单一剂量，每日 1mg。

【不良反应】 发生率较低，极少需要停药。长期服用有少数患者出现不良反应：干咳、头痛、头昏、无力、心悸（>1%的患者）；低血压、恶心、胃肠紊乱、瘙痒、皮疹（<1%的患者）和水肿等。

【禁忌证】 对 ACEI 过敏者禁用。肾衰竭患者如肌酐清除率<30ml/min，剂量应酌减。肝功能不全者的血药浓度将升高，故用药需从 0.5mg 开始，并根据治疗反应调整剂量。药物性高血压患者或因服用 ACEI 引起血管神经性水肿的患者禁用。

【注意事项】 健康志愿者每日口服本品 1mg（10 例）或 2mg（8 例），在第 4 天达到稳态血药浓度。群多普利二酸稳态时的血药浓度似乎与给药剂量无关，因为口服 1mg/d 组或 2mg/d 组的稳态血药浓度都是平均 2.1ng/ml。有效累积浓度的半衰期分别为 16h（1mg/d 组）和 24h（2mg/d 组）。$AUC_{(0～24h)}$ 在第 1 次和第 10 次给药后分别为 2.02（1mg/d 组）和 1.9（2mg/d 组）。肾功能对群多普利的代谢有影响。肾功能不全、主动脉瓣或二尖瓣严重狭窄者慎用。

【药物相互作用】 与其他降压药合用能进一步增加降压效果。本药能减少噻嗪类利尿药的血钾减少，与保钾利尿药或补钾剂合用有增加高钾血症的危险。

【孕妇及哺乳期妇女用药】 孕期及哺乳期妇女禁用。

【儿童用药】 疗效及不良反应尚无报道。

【制剂与规格】 胶囊剂：每粒 0.5mg、1mg、2mg。片剂：每片 0.5mg、1mg、2mg。

佐芬普利

【药品名称】　国际通用名：佐芬普利。英文通用名：zofenopril。英文商用名：Bifril、Zofenil、Zopranol。2001 年 1 月首次在意大利等多个国家上市。

【药理作用】　佐芬普利系首个含巯基的长效血管紧张素转换酶抑制药（ACEI），具有亲脂性和抗氧化特性，本品在体内经肝酶可水解为活性物佐芬普利拉而发挥药理作用，其活性较卡托普利强 5～10 倍。资料显示，轻中度高血压患者对佐芬普利的总反应率为 50%～70%。

【循证医学证据】　一项 1500 例患者参与的临床研究显示，对于原发性高血压和急性心肌梗死，本品疗效优于其他 ACEI。

SMILE-LL 临床研究　在 1024 例未接受溶栓治疗的急性心肌梗死患者中评价了本品与赖诺普利的耐受性和有效性。研究为期 6 周。结果表明，严重低血压发生率两组类似（10.9% vs 11.7%）。对于心肌梗死患者在出现症状的 24h 内给药，可降低发生严重充血性心力衰竭和死亡的危险性，与安慰剂相比可降低 34%。为期 12 个月的 SMILE 研究显示，死亡危险性降低 29%。

4 项评价本品治疗原发性高血压耐受性和疗效的研究、3 项针对降低舒张压疗效的对照研究显示，本品每日 30～60mg 联合阿替洛尔每日 50～100mg，与氨氯地平每日 5～10mg 联合依那普利 20～40mg 疗效相当。报道的与本品有关的不良反应为某些轻度和一过性反应，很少出现因不良反应而停药的。

【药代动力学】　口服后快速且完全吸收，几乎完全转化为佐芬普利拉，给药后 1.5h，血液中的佐芬普利拉浓度达到峰值，单剂 10～80mg 剂量给药的药动学呈线性。生物利用度为 96%。15～60mg 给药 3 周未见有药物蓄积。胃肠道有食物存在会影响药物的吸收速率但吸收程度不受影响。佐芬普利拉的 AUC 几乎保持不变。本品静脉注射给药，76% 随尿排泄，16% 随粪便排泄；而口服本品，69% 随尿排泄，26% 随粪便排泄，提示本品经肝肾双重代谢途径消除。母体化合物的消除半衰期为 5h。临床前安全性试验显示，本品口服与其他 ACE 抑制剂类似。猴口服本品一年的毒性研究显示，P450 酶未见明显改变。小鼠和大鼠试验显示，本品无致畸性。仅在小鼠试验中显示本品引起睾丸萎缩，但其临床意义尚不明了。

口服后 2h 出现最大降压效应，降压作用可持续 24h。高血压患者接受本品可同时降低坐位和立位血压，同时不引起心率的增加。患者在血压达到最佳目标值时应继续再用药几周，此后疗效可维持较长一段时间。急性心肌梗死发病后 24h 内给药可使患者的死亡率降低 34%，并可明显降低心脏事件发生后 6 周内的心力衰竭发病率，进一步可使 12 个月死亡率降低 29%。

【适应证】　①用于高血压。国外资料推荐单独用于初始治疗或与噻嗪类利尿药联用。②对充血性心力衰竭有效。如有液体潴留病史或存在液体潴留时，可与利尿药合用。③对心肌梗死有效，可作为地高辛、利尿药的辅助治疗。

【用法与用量】

1. 本品可在饭前、饭后或就餐时使用。根据患者的情况及时调整用药剂量。用于高血压治疗时，剂量增加应间隔 4 周。对于无体液及钠潴留患者，可使用本品 15mg，每日 1 次。剂量调整达到最佳血压水平。通常有效剂量为 30mg。每日最高剂量为 60mg，可 1 次或分 2 次给药。如疗效不佳，可加用利尿药等其他降压药物。

2. 对于疑有体液或钠缺乏的患者，出现首剂低血压的危险性较高，应在钠和体液不足得到校准，并停用利尿药 2～3 日后开始使用 ACE 抑制剂治疗。如不能满足上述条件，则起始剂量应为 7.5mg。

3. 有严重急性低血压的高危患者，应尽可能住院密切监测。在首剂给药后为达到最佳疗效可加用利尿药或增加本品剂量。本品也适用于因心绞痛和冠心病引起的低血压的治疗。

4. 轻度肾功能不全患者无须调整剂量。中度至严重肾功能不全患者剂量应减半，而起始剂量应为肾功能正常者的 1/4。肾功能减弱的老年患者剂量减半。轻中度肝功能不全患者起始剂量减半，而严重肝功能不全患者禁用。儿童不推荐使用。

5. 急性心肌梗死在症状出现 24h 内可开始使用本品连续治疗 6 周。剂量为第 1～2 日，每 12h 7.5mg，5 日以上，每 12h 30mg。如在治疗的初始 3 天出现低收缩压则不应再增加剂量。如治疗中出现低血压则可使用原耐受剂量。但如果收缩压在 1h 以上的时间内连续 2 次测量值低于 90mmHg，则应停止使用本品。

6. 心肌梗死患者治疗 6 周后应重新评估。如无左心室功能症状或心力衰竭症状，则可停止用药。如症状依旧存在，则应在更长一段时间内连续使用本品治疗。

7. 75 岁以上老年心肌梗死患者慎用。肾功能或肝功能不全的心肌梗死患者不推荐使用。

【不良反应】　本品常见不良反应为有头晕（3.9%）、疲劳（2.6%）、头痛（2.4%）、咳嗽（1.2%）、恶心或呕吐（1.2%）。不常见的不良反应为面部潮红（0.8%）、肌痉挛（0.8%）和虚弱（0.5%）。

尚有其他与 ACE 抑制剂治疗有关的不良反应：心血管系统的严重低血压，罕见周围血管性水肿、直立性低血压和胸痛。骨骼肌肉系统的肌痛和肌痉挛。肾脏系统的肾功能不全和急性肾衰竭。呼吸系统的咳嗽、呼吸困难、鼻窦炎、鼻炎、舌炎、支气管炎和支气管痉挛。个别患者因出现上呼吸道水肿而引起致命性呼吸阻塞。胃肠道则可见呕吐、腹痛、腹泻、便秘和口干等。

【禁忌证】　①对佐芬普利（或其他 ACEI）过敏及过敏体质者。②遗传性（或原发性）血管性水肿及其他 ACEI 引起的血管性水肿。③妊娠（尤其是妊娠中晚期）。

【注意事项】　下列患者禁用本品：对本品或其他 ACE 抑制剂过敏患者，曾有与 ACE 抑制剂治疗有关的血管性水肿史的患者、遗传性或特发性血管性水肿患者，严重肝功能不全患者、孕妇、哺乳期妇女、未采取有效避孕措施的育龄妇女、双肾动脉狭窄或单肾动脉狭窄患者。

【孕妇及哺乳期妇女用药】　妊娠中晚期使用 ACEI 可能引起胎儿或新生儿损害（低血压、新生儿水肿、高钾血症、新生儿颅骨发育不全、无尿症和肾衰竭），甚至死亡，也可能引起羊水过少。美国 FDA 对佐芬普利的妊娠安全性分级为 D 级。尚不明确佐芬普利是否经乳汁分泌。

【老年患者用药】　75 岁以上老年心肌梗死患者慎用。

【药物相互作用】

1. 与奈西立肽合用，两者的降压效应叠加，可致发生症状性低血压的情况增多，应监测同时使用奈西立肽和口服 ACEI 的患者。

2. ACEI 加入髓袢利尿药或噻嗪类利尿药治疗时，可能发生严重的首剂直立性低血压。可能机制为血管舒张和血管内血容量相对不足所致。如与髓袢利尿药合用，应于开始 ACEI 治疗前停用髓袢利尿药 2～3d。

3. ACEI 与辣椒辣素合用，可增加咳嗽的风险。可能机制为 P 物质代谢物刺激呼吸道。如合用后发生咳嗽，应停用辣椒辣素。

4. ACEI 与布比卡因合用，可引起伴意识丧失的心动过缓和低血压。可能机制为肾素-血管紧张素系统被抑制所致。

5. ACEI 与别嘌醇合用，可致过敏反应（Stevens-Johnson 综合征、皮疹）。合用时应监测过敏反应。

6. ACEI 与硫唑嘌呤合用，可致骨髓抑制。因此，应避免两者联用。必须联用时，应监测骨髓抑制（特别是贫血和白细胞减少）的征兆。

7. ACEI 与环孢素合用，可致急性肾功能障碍。可能机制为血管紧张素 Ⅱ 减少所致。合用时应监测肾功能障碍的征兆。

8. 与锂合用，可致锂中毒（虚弱、震颤、过度干渴、意识混乱）和（或）肾毒性。故合用时应监测血清锂水平和锂中毒的迹象，并可能需减少锂的剂量。

9. 阿司匹林抑制前列腺素的合成，降低佐芬普利疗效，两药合用应权衡利弊。

10. 佐芬普利降低醛固酮水平，与补钾药（或保钾利尿药）合用可致高钾血症，甚至引起严重的心律失常和死亡。合用时应监测血清钾，特别是对肾功能障碍患者或老年患者。

11. 甘草诱发盐皮质激素，降低 ACEI 的疗效，两药避免同用（高血压患者禁用甘草）。

12. 麻黄中麻黄碱和伪麻黄碱的拟交感神经活性可拮抗 ACEI 的疗效，不推荐使用抗高血压药物的患者同时使用麻黄。

13. 育亨宾增加去甲肾上腺素的释放，降低 ACEI 的降压效应，两药避免同用。

14. 非类固醇类抗炎药可能降低 ACEI 的抗高血压和利尿效应，尤其是低肾素高血压患者。其机制可能为非类固醇类抗炎药干扰抗高血压药物刺激的血管舒张和促尿钠排泄前列腺素的生成所致。两药合用时应谨慎，特别是对易患（或已存在）肾病的患者，并应监测 ACEI 引起的血压和心血管功能降低效应，以及是否发生高钾血症或急性肾衰竭。

15. ACEI 与重组人促红细胞生成素（rhEPO）合用，可能需要更大的促红细胞生成素剂量，才能维持目标红细胞比容。因此，对使用大剂量 ACEI 的患者，应监测促红细胞生成素的疗效。

【药物过量】　本品使用过量可出现严重低血压、休克、麻痹、心搏徐缓、电介质紊乱和肾衰竭。

【制剂与规格】　薄膜包衣片剂，每片 7.5mg、15mg、30mg 和 60mg。

【贮藏】　密封保存。

福 辛 普 利

【药品名称】 国际通用名：福辛普利。商用名：蒙诺。英文通用名：fosinopril。英文商用名：Monopril。

【药理作用】 为第三代含磷酰基的 ACEI，属前体药，在体内代谢为有活性的福辛普利拉，它抑制血管紧张素转化酶而发挥降压作用，作用可持续 24h，同时也抑制缓激肽的降解。

【循证医学证据】

1. 福辛普利在急性心肌梗死中的应用研究（fosinopril in acute myocardial infarction study，FAMIS） 是一项国际多中心、随机、双盲、安慰剂对照研究。旨在评价急性心肌梗死出现症状 6h 内溶栓的急性前壁心肌梗死患者早期（＜9h）应用福辛普利对血流动力学和临床表现的影响。随访 2 年，共入选患者 285 例，年龄（60.4±8）岁。福辛普利初始剂量 5mg（出现症状 9h 内），24h 后重复应用，如果收缩压＞100mmHg，则逐渐加倍至目标剂量，每日 20mg，或安慰剂，服用 3 个月。常规治疗，包括 β 受体阻滞剂和阿司匹林。根据医生判断决定使用止痛药、硝酸盐、钙离子通道阻滞剂、正性肌力药物、利尿药和抗凝药。研究结果表明：基线左心室容量在正常水平，3 个月后福辛普利组和安慰剂组的心室容量变化没有显著性差异。在基线射血分数降低的患者中，福辛普利可以纠正左心室扩大，而安慰剂没有效果（P=0.05）。福辛普利组的 2 年死亡率和中重度心力衰竭发生率显著低于安慰剂组（危险降低 34.7%；P=0.04）。入院时无充血性心力衰竭者接受福辛普利治疗，使 2 年充血性心力衰竭发生率降低 34.1%（P=0.05），使 2 年死亡率或充血性心力衰竭发生率降低 29.1%（P=0.04）。

2. 福辛普利延缓心力衰竭临床症状恶化并增加运动耐量研究（fosinopril attenuates clinical deterioration and improves exercise tolerance in patients with heart failure） 是一项随机、双盲、安慰剂对照研究，旨在评价含磷酰基的 ACEI 福辛普利对轻度至中度心力衰竭患者运动耐量、特征性症状和疾病进展的作用。随访 12 周。共入选患者 308 例，年龄 18～75 岁，纽约心脏病协会心功能分级 Ⅱ 或 Ⅲ 级。治疗方案：福辛普利 10mg/d（Ⅰ级），4 周后加量至 20mg/d（Ⅱ级），如果能够耐受，增加至维持剂量 40mg/d（Ⅲ级），或安慰剂。研究结果表明，试验结束时，福辛普利组踏车运动时间增加（38.1 s）程度显著高于安慰剂组（23.5 s）（P=0.01）。福辛普利组患者临床症状没有恶化的比例高于对照组（89% vs 75%），重症病例严重程度较对照组为轻（P=0.001）。福辛普利组患者需要加用利尿药、住院率和因疾病恶化而停药的比率均较对照组显著降低。两组间死亡率相近（福辛普利组 3%，安慰剂组 2%；P=0.723）。与安慰剂相比，福辛普利使呼吸困难（P=0.017）、乏力（P=0.019）和纽约心脏病协会心功能分级（P=0.008）等指标得到改善。

3. 福辛普利与氨氯地平心血管事件研究（fosinopril versus amlodipine cardiovascular events trial，FACET 研究） 是一项随机、开放、平行对照研究，旨在评价高血压和非胰岛素依赖型糖尿病患者应用福辛普利和氨氯地平对心血管事件、血脂和血糖控制的影响。平均随访 2.5 年。共入选患者 380 例，年龄（62.9±0.5）岁。治疗方案：福辛普利 20mg/d，晨服；或氨氯地平 10mg/d，晚服。如果单一药物治疗不能很好地控制血压，则加用另外一种足量药物。研究结果表明，两种治疗均有效降低血压。在随访结束时，组间总血清胆固醇、高密度脂蛋白胆固醇、糖化血红蛋白、空腹血糖和血浆胰岛素水平均无显著性差异。与氨氯地平治疗组相比，福辛普利组急性心肌梗死、脑卒中或需要住院的心绞痛等联合事件的发生率显著性降低（P=0.03）。

【药代动力学】　口服吸收不受食物影响，吸收率为 36%，在胃肠黏膜和肝脏迅速完全水解为福辛普利拉，达峰时间约为 3h，3~6h 达到血管紧张素 Ⅱ 升压反应的最大抑制作用。正常人多次给药，有效累积半衰期为平均 11.5h，心力衰竭患者的有效半衰期为 14h。蛋白结合率大于 95%，分布容积相对较小，与血中的细胞成分结合可忽略不计。本品通过肝、肾两种途径消除。

【适应证】　高血压。

【用法与用量】　初始剂量一般 10mg，每日 1 次。根据 4 周后降压效果调整剂量，剂量超过 40mg/d 不增加降压效果。

【不良反应】　头晕、咳嗽、上呼吸道症状、恶心、呕吐、腹泻、腹痛、心悸、胸痛、皮疹、瘙痒、骨骼肌疼痛或感觉异常、疲劳、味觉障碍、低血压，偶有胰腺炎、肝肾功能损害、暂时性血红蛋白和红细胞减少。

【禁忌证】　对本品及赋形剂有过敏史、血管神经性水肿史者，以及妊娠期和哺乳期妇女禁忌。一旦发生过敏反应或血管神经性水肿等，应立即停止继续服用，并根据情况留观或及时对症处理。

【药物相互作用】　与其他降压药合用能进一步增加降压效果。本药能对抗噻嗪类利尿药引起的血钾减少，与保钾利尿药或补钾药合用有增加高钾血症的危险。抗酸药可影响本药的吸收，必须相隔 2h 以上服用。与非甾体类抗炎药同时使用可影响本药的降压作用，与锂同时应用，可增高锂的浓度。另外本药也可以增加麻醉药和镇痛药的降血压作用。

【制剂与规格】　片剂：每片 10mg。

【贮藏】　30℃以下干燥保存。

（樊朝美）

参 考 文 献

AlJaroudi W，Refaat M，Habib R，et al，2015. Effect of angiotensin converting enzyme inhibitors and receptor blockers on appropriate implantable cardiac defibrillator shock in patients with severe systolic heart failure （from the GRADE multicenter study）. Am J Cardiol，115（7）：924-931.

Bhandari S，Ives N，Brettell E，et al，2016. Multicentre randomized controlled trial of angiotensin-converting enzyme inhibitor/angiotensin receptor blocker withdrawal in advanced renal disease：the STOP-ACEi trial. Nephrol Dial Transplant，31（2）：255-261.

Chang CH，Lin JW，Caffrey JL，et al，2015. Different Angiotensin-converting enzyme inhibitors and the associations with overall and cause-specific mortalities in patients with hypertension. Am J Hypertens，28（6）：823-830.

Collier DJ，Poulter NR，Dahlöf B，et al，2011. Impact of amlodipine-based therapy among older and younger patients in the Anglo-Scandinavian Cardiac Outcomes Trial-Blood Pressure Lowering Arm（ASCOT-BPLA）. J Hypertens，29（3）：583-591.

Fröhlich H，Henning F，Täger T，et al，2017. Comparative effectiveness of enalapril，lisinopril and ramipril in the treatment of patients with chronic heart failure. A propensity score matched cohort study. Eur Heart J Cardiovasc Pharmacother，PMID：28475676

Gokhale M，Girman C，Chen Y，et al，2015.Comparison of diagnostic evaluations for cough among initiators of angiotensin converting enzyme inhibitors and angiotensin receptor blockers. Pharmacoepidemiol Drug Saf，25（5）：512-520.

Liu J，Masoudi F，Spertus J，et al，2015. Patterns of use of angiotensin-converting enzyme inhibitors/angiotensin receptor blockers among patients with acute myocardial infarction in China from 2001 to 2011：China PEACE-Retrospective AMI study. J Am Heart Assoc，4（2）：e001343.

Ma T，Kam K，Yan B，et al，2015. Renin-angiotensin-aldosterone system blockade for cardiovascular diseases：current status. Br J Pharmacol，160（6）：1273-1292.

Mourad JJ，Amodeo C，de Champvallins M，et al，2017.Blood pressure-lowering efficacy and safety of perindopril/indapamide/amlodipine single-pill combination in patients with uncontrolled essential hypertension：a multicenter，randomized，double-blind，controlled trial. J Hypertens，35（7）：1481-1495.

Sarro GD，Paola ED，Gratteri S，et al，2012. Fosinopril and zofenopril，two angiotensin-converting enzyme（ACE）inhibitors，potentiate the anticonvulsant activity of antiepileptic drugs against audiogenic seizures in DBA/2 mice. Pharmacol Res，65（3）：285.

Wu L，Chang S，Chang G，et al，2015.A comparison between angiotensin converting enzyme inhibitors and angiotensin receptor blockers on end stage renal disease and major adverse cardiovascular events in diabetic patients：a population-based dynamic cohort study in Taiwan. Cardiovasc Diabetol，15：56.

第八章　血管紧张素Ⅱ受体拮抗剂

虽然 ACEI 最早应用于临床，获取了较多循证医学证据，并在高血压与心力衰竭等心血管疾病的防治指南中占有最为重要的位置，但由于 ACEI 的临床应用还存在许多局限性，如在抑制 Ang Ⅱ 的同时降低了缓激肽的衰减，易出现咳嗽、血管神经性水肿等不良反应，限制了 ACEI 的广泛使用。此外，Ang Ⅱ 的合成除了由经典途径产生外，还可由替代途径产生。人体组织中，胃促胰酶是最强最特异的 Ang Ⅱ 合成酶，心脏组织中有 80% 的 Ang Ⅱ 由胃促胰酶激活生成，而 ACEI 却不能阻断这条途径。以上几方面使得在 Ang Ⅱ 受体水平阻断 RAS 成为必然。因此，新一代的血管紧张素Ⅱ受体拮抗剂（ARB）应运而生。ARB 是一类重要的心血管活性药物，其在临床上的应用日趋广泛。越来越多的研究显示，此类药物在高血压、心力衰竭及肾脏疾病等治疗中均具有良好效果，使其临床地位得到进一步巩固。

第一节　血管紧张素Ⅱ受体拮抗剂分类及药理学特性

一、血管紧张素Ⅱ受体的特性

已发现 Ang Ⅱ 受体有 4 种亚型，即 $AT_1 \sim AT_4$。AT_1 受体广泛分布于人体血管壁、心脏、肾脏、脑、肺及肾上腺等组织，Ang Ⅱ 的主要作用是通过 AT_1 受体来完成的，包括血管收缩、交感神经兴奋、水钠潴留、细胞增殖，以及醛固酮、加压素、催产素的释放等。在人和猪的心脏中，只有一种 AT_1 的基因，而在大鼠和小鼠中，AT_1 受体有两个同功异构体 AT_{1A} 和 AT_{1B}，这两种亚型有 90% 以上的核酸及氨基酸是相似的。AT 受体能被氯沙坦、缬沙坦等 7 种制剂阻断。AT_1 受体的信号传导机制相当复杂，是经典的第二信使系统。通过 G 蛋白激活，抑制腺苷酸环化酶，降低 cAMP 水平，G 蛋白可激活酪氨酸激酶，后者再激活磷脂酶 C。在磷脂酶 C 的作用下，磷脂酰肌醇转化为三磷酸肌醇和二酰甘油，进而激活细胞内两条信号传导。一条是三磷酸肌醇使细胞内钙释放，引起细胞内钙水平增加，再激活蛋白激酶 C，引起细胞内的蛋白质合成；另一条是通过蛋白激酶的作用促进原癌基因的表达，进而促进细胞的分裂与增殖。此外，经 AT_1 受体 Ang Ⅱ 还可激活一些促细胞分裂的蛋白激酶样细胞外信号调节激酶及 c-junNH2-端粒酶。AT_2 受体在胎儿时期一过性丰富表达，在成年哺乳动物只存在于肾上腺、胰腺、子宫、心脏、血管内皮细胞和脑组织中。在某些病理状态下，如皮肤病变、心力衰竭、心肌梗死恢复期，AT_2 受体的表达呈现一过性增加。AT_2 受体的功能还在研究中，但有研究表明它与 AT_1 受体的作用相反，即有使血管扩张、抗增殖、促细胞分化、调节细胞程序化凋亡及神经再生等作用。

AT_2 受体的信号传导途径目前尚不完全清楚。对 AT_3 受体和 AT_4 受体的功能研究目前报道很少。

二、AT$_1$受体拮抗剂的分类

（一）以拮抗方式分类

根据药物对 AT$_1$ 受体的拮抗方式不同分为竞争性拮抗、非竞争性拮抗及混合性拮抗三类。氯沙坦、他索沙坦和依普沙坦呈竞争性拮抗，可使 Ang Ⅱ 的浓度-收缩反应曲线右移。坎地沙坦呈非竞争性拮抗，对 Ang Ⅱ 的浓度-收缩反应曲线无右移现象。缬沙坦的拮抗方式为混合性。厄贝沙坦和替米沙坦或呈竞争性拮抗或呈混合性拮抗。

（二）以化学结构分类

1. 联苯四唑类 以氯沙坦为代表，此外还有坎地沙坦、伊贝沙坦、他索沙坦等。

2. 非联苯四唑类 以依普沙坦为代表，此外还有替米沙坦。

3. 非杂环类 以缬沙坦为代表。

第二节　血管紧张素 Ⅱ 受体拮抗剂药代动力学特性

各种 AT$_1$ 受体拮抗剂的药代动力学特征是不同的。在目前所有的 ARB 中，坎地沙坦与 AT$_1$ 受体的亲和力最强；氯沙坦和坎地沙坦为前体药物，必须在体内经过转化才具有活性，而其他的 ARB 为非前体药物，不需要经过生物转化就具有活性；坎地沙坦、厄贝沙坦和替米沙坦的清除半衰期最长，分别为 9h、11～15h 和 20h；厄贝沙坦的生物利用度最高，为 60%～80%；坎地沙坦和厄贝沙坦在降低血压方面的作用比氯沙坦大得多。各种 ARB 的药代动力学特征见表 8-1。

每一种 ARB 类药物的药效都取决于药代学和药动学方面相关的三个参数。

1. 升压抑制该参数关系着用药量或对血管紧张素 Ⅱ 升压反应的抑制程度。以下是美国 FDA 要求的处方药包装说明书中列出的 24h 后各种 ARB 的抑制效果：缬沙坦，80mg（30%）；替米沙坦，80mg（40%）；氯沙坦，100mg（25%～40%）；厄贝沙坦，150mg（40%）；厄贝沙坦，300mg（60%）；奥美沙坦，20mg（61%）；奥美沙坦，40mg（74%）。

2. AT$_1$ 受体亲和力关系到药物对 AT$_1$ 受体的特异性结合，美国 FDA 要求的处方药包装说明书中列出的 AT$_1$ 受体亲和力如下：氯沙坦，1000 倍；替米沙坦，3000 倍；厄贝沙坦，8500 倍；奥美沙坦，12 500 倍；缬沙坦，20 000 倍。

3. 美国 FDA 要求的处方药包装说明书中列出的代谢半衰期数据如下：缬沙坦，6h；氯沙坦，6～9h；厄贝沙坦，11h；奥美沙坦，13h；替米沙坦，24h。

以上 3 个参数对于具体选择一种 ARB 药物很重要。血管紧张素 Ⅱ 受体拮抗剂药代动力学特性见表 8-1。

表 8-1　血管紧张素受体拮抗剂的药代动力学特性

	前体药物	拮抗方式	生物利用度（%）	蛋白结合率（%）	主要清除途径	半衰期（h）	可用剂量（mg）	推荐的起始剂量（mg）
氯沙坦	是	竞争性	33	98.7	粪便58%，尿35%	6～9	100	25～50
缬沙坦	不是	竞争性	25	95	粪便70%，尿30%	9	80、160	80
坎地沙坦	是	非竞争性	34～56	99.5	肾60%	9～12	4、8、16	4～8
厄贝沙坦	不是	非竞争性	60～80	90	粪便80%，尿20%	11～15	75、150、300	75～150
依普沙坦	不是	竞争性	13～15	98	肾脏90%	5～7	200、300、400	400
替米沙坦	不是	非竞争性	30～60	>98	粪便>97%	24	40、80	40

第三节　血管紧张素Ⅱ受体拮抗剂的临床应用

血管紧张素Ⅱ受体拮抗剂主要应用于治疗高血压，特别是用于同时患有心脏衰竭、心肌梗死后、糖尿病肾病、蛋白尿或微量白蛋白尿、左心室肥厚、心房颤动、代谢综合征。对 ACEI 不耐受的患者，ARB 并不抑制缓激肽或其他激肽的分解，也很少引起 ACEI 治疗中常有的干咳和（或）血管性水肿。近年来 ARB 也被用于 ACEI 不耐受患者，并对伴有心力衰竭、并发 2 型糖尿病的高血压患者有益，也可能延缓糖尿病肾病的进展。

随着关于 ARB 类药物研究证据的不断积累，其在心血管疾病治疗中的地位日渐受到重视，国内外相关指南中对 ARB 的推荐力度也明显加大。众多 ARB 的临床研究结果表明，该类药物不仅对治疗高血压和充血性心力衰竭有效，而且在心血管病的治疗中也能够减少死亡、脑卒中、糖尿病及肾脏损害的风险，并可使心力衰竭、心肌梗死后左心室功能不全和糖尿病等患者受益。

一、血管紧张素Ⅱ受体拮抗剂治疗高血压

（一）血管紧张素Ⅱ受体拮抗剂的主要降压机制

RAS 激活在高血压的病理生理机制中具有重要作用，抑制 RAS 被视为治疗高血压的核心环节。同时，由高血压所致的各种靶器官损害（如左心室肥厚、心力衰竭、心肌梗死、肾功能损害及脑卒中等）均与 AngⅡ的参与密切相关。因此阻断 RAS 对于降低高血压患者血压水平并减少并发症的发生具有重要意义。ARB 类药物可以选择性阻止 AngⅡ与 AT₁ 受体的结合，阻断 AngⅡ的缩血管及其他心血管活性作用，进而降低血压与靶器官损害的危险性。

（二）血管紧张素Ⅱ受体拮抗剂治疗高血压的适宜人群

原发性高血压、合并高血压的 2 型糖尿病肾病的患者。

（三）血管紧张素Ⅱ受体拮抗剂在治疗高血压中的地位

近年来，随着 ARB 的临床应用日 g 益广泛及其临床研究证据的逐渐积累，此类药物在多种心血管疾病中的疗效得以充分论证，现已成为一类临床常用的一线降压药物。在 2007 年更新的欧洲高血压诊疗指南中，显著拓展了 ARB 的适应证，推荐为高血压伴左心室肥厚、微量白蛋白尿或蛋白尿、肾功能不全或终末期肾病、代谢综合征、糖尿病、脑卒中病史、心肌梗死病史、心力衰竭、预防房颤复发及不能耐受 ACEI 者应用 ARB 降压治疗。概括地讲，ARB 类药物的临床作用特点主要包括以下三方面：①平稳长效的降压作用；②可靠的靶器官保护作用；③良好的耐受性。

许多的循证医学证据表明，ARB 治疗高血压可以显著降低致死和非致死性心血管事件的发生率，被国内外高血压管理指南推荐为抗高血压治疗的五大类降压药物之一。

二、血管紧张素Ⅱ受体拮抗剂治疗慢性心力衰竭

（一）血管紧张素Ⅱ受体拮抗剂治疗慢性心力衰竭的主要机制

血管紧张素Ⅱ受体拮抗剂可通过各种途径舒张动脉和静脉，降低全身血管阻力，减少水钠潴留和血容量，发挥其降压作用。同时逆转心肌肥大和血管壁增厚等病理性重构。另外，可保护血管内皮细胞作用，能逆转高血压、心力衰竭、动脉硬化和高脂血症引起的内皮细胞功能损害，恢复内皮细胞依赖性血管舒张功能。ARB 可阻断血管紧张素Ⅱ与受体（AT_1）结合，能拮抗血管紧张素Ⅱ引起的血管收缩、醛固酮、内皮素与其他血管活性物质的释放及心血管的促肥大与增生作用等，从而预防和逆转心肌肥厚和血管肥厚，使心脏重量和室壁厚度减少，动脉壁变薄，管腔直径增加，有利于心肌重构的缓解和充血性心力衰竭的防治。

（二）血管紧张素Ⅱ受体拮抗剂治疗心力衰竭的适宜人群

ARB 适用于治疗高血压、心肌梗死后的充血性心力衰竭患者。

（三）血管紧张素Ⅱ受体拮抗剂在治疗心力衰竭中的地位

血管紧张素Ⅱ受体拮抗剂问世以来已经广泛应用于高血压的治疗，并且在糖尿病肾病治疗和脑卒中的预防中显示了疗效，近年来，ARB 治疗心力衰竭的疗效已有诸多循证医学的证据，已成为治疗心力衰竭的主要药物之一，而不仅仅是不能耐受 ACEI 时的替代药物。2005 年欧洲心脏病学会和美国心脏协会的《慢性心力衰竭的诊断与治疗指南》已经将 ARB 与 ACEI、利尿药、β 受体阻滞剂、醛固酮受体拮抗剂等共同列为心力衰竭的治疗药物。ARB 是一类已在收缩性心力衰竭研究中（Val-HeFT、CHARM）证实有效的药物。应用 ARB 长期治疗慢性心力衰竭患者能显著降低病死率，ARB 已成为慢性心力衰竭的主要治疗药物。

三、血管紧张素Ⅱ受体拮抗剂的其他作用特点

1. 逆转左心室肥厚的作用　由于血管紧张素Ⅱ受体拮抗剂可阻断 AngⅡ，尤其是可阻断心肌产生的 AngⅡ作用，因而有明确的逆转左心室肥厚的作用。其逆转左心室肥厚和抗血管重塑等作用都与 ACEI 相似或是更强。LIFE 试验证实氯沙坦的高速选择性 AT_1 受体拮抗作用，对逆转左心室肥厚特别有效。有研究结果表明：长期使用缬沙坦治疗可显著降低原发性高血压的左心室肥厚指数。用 AngⅡ受体拮抗剂氯沙坦降压，在 16 周即可明显减轻左心室重量。

2. 对动脉粥样硬化的影响　血管紧张素Ⅱ受体拮抗剂也具有内皮保护作用，而且这一作用也由 NO 参与介导，从而抗氧化、减少血浆脂质过氧化物，并改善动脉硬化和心肌肥厚等的细胞异常凋亡。血管紧张素Ⅱ受体拮抗剂还可抑制 ADP 诱发的血小板聚集和血栓形成，从而改善内皮损伤造成的凝血和纤溶异常。

3. 对冠心病、心肌梗死的作用　目前尚无可靠证据证明血管紧张素Ⅱ受体拮抗剂能减少高血压患者心血管病的危险性。

4. 对心功能不全的影响　血管紧张素Ⅱ受体拮抗剂对心力衰竭的作用与 ACEI 相似或是更强，不良反应较少，不影响缓激肽代谢，不易引起咳嗽、血管神经性水肿等，常作为对 ACEI 不耐受者的替代品。

5. 保护肾功能的作用　血管紧张素Ⅱ受体拮抗剂保护肾功能、延缓肾病进展的作用与 ACEI 相似或是更强。有研究表明，在中度慢性肾衰竭短期联用血管紧张素Ⅱ受体拮抗剂和 ACEI 或单用血管紧张素Ⅱ受体拮抗剂可减少蛋白尿，对肾功能影响较小。

四、适　应　证

血管紧张素Ⅱ受体拮抗剂的适用对象：可用于高血压合并左心室肥厚、心力衰竭；高血压合并肾脏病变，尿蛋白 24h＞1g；高血压合并糖尿病或糖耐量减低及有胰岛素抵抗患者。

五、不　良　反　应

血管紧张素Ⅱ受体拮抗剂耐受性好，安全可靠，而无明显 ACEI 类药物具有的不良反应，特别是少有咳嗽的不良反应。少数患者用药后可出现轻微头晕、头痛，发生率为 4%。干咳发生率与安慰剂相仿，为 3%，比 ACEI 显著减少；头痛及水肿比钙离子通道拮抗剂少，偶有高血钾。

六、禁　忌　证

禁用对象与 ACEI 相同，如对 ARB 过敏患者、妊娠合并高血压（因有致畸及胎儿致病危险）、高血压合并高钾血症、严重阻塞性心肌病、双肾动脉狭窄或严重肾功能衰竭、

血肌酐＞265.2μmol/L 和肾小球滤过率进行性下降者。

慎用于重度主动脉及二尖瓣狭窄、限制性心包炎、心绞痛、重度充血性心力衰竭（NYHA 心功能分级Ⅳ级）患者，有血管杂音的老年吸烟者、育龄妇女和原因不明的肾功能衰竭患者。

七、固定复方制剂在降压治疗中的联合用药

荟萃分析表明，应用单种降压药物只能使不足 50% 的高血压患者血压达标，联合应用降压药物是提高血压达标率的有效手段。因此，国内外现行高血压治疗指南推荐，当患者收缩压高于目标血压 20mmHg 或舒张压高于目标值 10mmHg 时，可联合应用两种一线降压药物治疗。对于血压轻度升高，但有多种危险因素（如亚临床型靶器官损害、糖尿病、肾病或心血管疾病者）也推荐联合应用降压药物。小剂量联合用药不仅可以提高降压疗效，还有助于降低不良反应发生率。

血管紧张素Ⅱ受体拮抗剂可与利尿药联用，不仅可增加疗效而且可减轻单用利尿药时产生的高尿酸血症。在各种联合用药组合中，ARB 与小剂量噻嗪类利尿药（HCTZ）联合方案具有最为充分的循证医学证据，噻嗪类利尿药也是具有充分研究证据的一类降压药物，许多研究表明，噻嗪类利尿药在有效降压的同时，还可以显著降低高血压患者心脑肾终点事件的危险性，进而改善患者预后。应用中小剂量的噻嗪类利尿药（相当于 12.5～25mg/d 的 HCTZ）对代谢的影响甚微，与 ARB 联合应用时尤为如此。联合应用 ARB 与 HCTZ 符合"降压作用叠加、不良反应抵消"的基本原则。HCTZ 可显著提高 ARB 的降压幅度、速度与有效率，ARB 则可有效减少 HCTZ 的不良反应。荟萃分析显示，小剂量 ARB 联合 HCTZ 与小剂量或大剂量 ARB 单药相比，降压有效率显著提高。

第四节　临床常用的血管紧张素Ⅱ受体拮抗剂

一、血管紧张素Ⅱ受体拮抗剂

氯　沙　坦

【药品名称】　国际通用名：氯沙坦。商用名：科素亚。 英文通用名：losartan。英文商用名：Cozaar。

【药理作用】　氯沙坦与 AT_1 受体呈竞争性拮抗，其结合特点为高亲和性、高选择性及高特异性。该药还具有无内在的受体激动作用及不抑制血管紧张素转换酶等优点，表现为抗高血压、抗心力衰竭、肾保护及抗心血管重塑等方面的作用。

1. 抗高血压作用　通过对血管平滑肌的直接作用降低血压，并在血管神经效应器突触处通过减少交感神经输出而间接降低血压。降压谷峰比值为 60%～87%。

2. 抗心力衰竭作用　已经证实氯沙坦能够降低左心室舒张末压、减少左心室舒张末容积、增加静脉容量，同时对平均动脉压、心率无明显影响。

3. 肾保护作用　对高血压合并 2 型糖尿病或肾功能损害的患者,氯沙坦有明显的肾保护作用。氯沙坦能够直接拮抗 AngⅡ对肾脏的不利作用，选择性扩张出球小动脉，改善肾

血流动力学，增加肾血流量、肾小球滤过率、尿量及钠钾排出量，减少蛋白尿，同时不改变血压和心排血量。因此，能够延缓肾脏病变的进展。

4. 抗心血管重塑作用　AngⅡ能够刺激成纤维细胞生长及增殖，影响心血管重塑。

5. 血管内皮的保护作用　能够逆转和改善高血压、动脉粥样硬化、高脂血症及糖尿病患者的血管内皮功能障碍，增加乙酰胆碱所诱导的主动脉松弛作用，使血管的异常结构和功能得到逆转，其作用可能与抑制 AngⅡ引起的细胞内钙增加、抑制 DNA 和蛋白质的增加及细胞肥大、增加 NO 的释放等有关。

6. 其他　氯沙坦可增加血浆肾素和 AngⅡ水平，而血浆醛固酮浓度保持不变。氯沙坦是 AT_1 受体拮抗剂中唯一能降低血尿酸的药物。

【循证医学证据】

1. 氯沙坦治疗心力衰竭的循证医学证据

（1）LIFE 研究（氯沙坦降低高血压终末指标的研究）是一项国际多中心、随机、双盲、平行对照研究。共入选患者 9193 例，平均随访时间 4.8 年。旨在评价在伴有左心室肥厚的高血压人群中长期应用氯沙坦（50mg/d）和阿替洛尔（50mg/d）对心血管事件发生和死亡的影响。研究结果表明：①两组主要终点（心脏性猝死、心肌梗死和脑卒中）无明显差异。②氯沙坦与阿替洛尔相比，可以使新发糖尿病的发生率降低 25%。③氯沙坦可以显著减轻左心室肥厚（$P < 0.0001$）。

（2）ELITEⅡ 研究（氯沙坦在老年患者的研究）是一项国际多中心、随机、双盲、平行对照试验。共入选患者 3152 例，平均随访时间 1.5 年。旨在评价在有症状的心力衰竭患者中应用氯沙坦（50mg/d）和卡托普利（50mg/次，每日 3 次）对所有原因死亡率的影响。同时比较两者在心脏性猝死和（或）心搏骤停复苏发生方面的差别。研究结果表明：①所有原因的死亡率方面两组没有显著性差异（17.7% vs 15.9%，$P=0.16$）；②猝死或心搏骤停复苏方面也没有显著性差异（9.0% vs 7.3%，$P=0.08$）。

（3）OPTIMALL 研究（氯沙坦在心肌梗死中的理想化治疗）是一项国际多中心、随机、双盲、平行对照试验。共入选患者 5477 例，平均随访时间 2.7 年。旨在评价氯沙坦（50mg/d）和卡托普利（50mg/次，每日 3 次）对急性心肌梗死后高危患者全因死亡率的影响。结果显示：氯沙坦组的死亡率为 18.2%，卡托普利组的死亡率为 16.4%（相对危险值为 1.13，95%可信区间 0.99～1.28，$P=0.069$）。

2. 氯沙坦减少 2 型糖尿病和糖尿病肾病的循证医学证据　RENAAL 研究（氯沙坦减少非胰岛素依赖型糖尿病的终点试验）是一项国际多中心、随机、双盲、安慰剂对照试验。共入选患者 1 513 例，平均随访时间 3.4 年。旨在评价氯沙坦（50～100mg/d）与安慰剂对 2 型糖尿病和糖尿病肾病患者的影响。研究结果表明：①氯沙坦可以减少血肌酐倍增的发生（危险性减少 25%，$P=0.006$）；②终末期肾脏疾病的发生（危险性减少 28%，$P=0.002$），氯沙坦可以使蛋白尿减少 35%（$P < 0.001$），使第一次因心力衰竭而住院的发生率减少 32%（$P=0.005$）；③本试验中心血管原因的发病率和病死率方面两组相似。

【药代动力学】　口服吸收好，生物利用度为 33%，口服剂量的 14%经肝脏首过效应后转化为更具有活性的代谢物 EXP3174，而该药抑制大部分血管紧张素Ⅱ的效果与 EXP3174 有关，EXP3174 与 AT_1 受体的亲和力比原药大 10 倍，且抑制 AngⅡ的升压反应约是原药的 5～

20 倍。氯沙坦原药与代谢产物的药代动力学也不相同。血药浓度达峰时间：原药 0.25～2h，而 EXP3174 为 3～4h；消除半衰期：原药为 2h，EXP3174 为 6～9h。氯沙坦原药及 EXP3174 与血浆蛋白结合率均高达 98% 以上，均经尿和胆汁排泄，肾功能损害者无须调整剂量。

【适应证】 高血压病、心力衰竭、逆转左心室肥厚和血管重塑、降低血清尿酸。

【用法与用量】 起始和维持剂量为 50mg，每日 1 次，治疗 3～6 周达最大降压效应。部分患者每日服用 100mg，可产生进一步的降压作用。血容量不足或肝功能损害者，建议减小起始剂量。老年人或肾功能损害者（包括透析者），无须调整剂量。

【不良反应】 头痛、直立性低血压。其他的不良反应有过敏、血管性水肿、肝功能异常、胃肠道反应及肌痛等。

【禁忌证】 对该药过敏者。

【注意事项】 ①血容量不足者可出现症状性低血压，故用药前应纠正血容量不足的情况；②肝功能损害者建议减少药物的剂量；③双侧肾动脉狭窄或单侧肾动脉狭窄者服药可能出现可逆性肌酐、尿素氮增高，应定期监测；④与保钾利尿药、补钾药或含钾药物服用时，会使血钾升高，应定期监测血钾水平。

【孕妇及哺乳期妇女用药】 孕妇及哺乳期妇女慎用。

【儿童用药】 尚未建立有关儿童的安全性及有效性资料。

【老年患者用药】 年龄不会影响其安全性及有效性，老年患者用药无须调整剂量。

【药物相互作用】 未发现有临床意义的药物相互作用，这包括氢氯噻嗪、地高辛、华法林、西咪替丁等；与保钾利尿药、补钾药合用，会使血钾升高。

【药物过量】 过量可致低血压和心动过速；可能出现副交感神经受刺激引起的心动过缓。

【制剂与规格】 片剂：50mg。

缬 沙 坦

【药品名称】 国际通用名：缬沙坦。商用名：代文。 英文通用名：valsartan。英文商用名：Diovan。

【药理作用】 缬沙坦是一种口服有效的、具有高度特异性的非杂环类血管紧张素 II 受体拮抗剂，拮抗方式呈混合性拮抗。本品对血管紧张素 AT_1 受体具有高度选择性，与 AT_1 受体的结合比 AT_2 受体强 20 000 倍。该药不与其他各种神经递质受体、钙离子通道等结合，对 ACEI 无抑制作用，也无促进缓激肽和 P 物质形成的作用，无任何部分激动剂活性作用。能增加血浆肾素活性和 Ang II 水平，不影响自主神经对心率和血流动力学的调节，不影响高血压患者的血胆固醇、甘油三酯、血糖及尿酸水平。

【循证医学证据】

1. 缬沙坦治疗高血压的循证医学证据

（1）VALUE 研究（缬沙坦抗高血压长期应用研究）是一项前瞻性、国际多中心、随机、双盲、活性药物对照、平行分组研究。共入选患者 15 245 例，平均随访时间 4.2 年。旨在评价相同的血压控制前提下，缬沙坦是否比氨氯地平更有效地减少心脏性死亡率和病死率。研究结果表明：①即使在试验早期和整个试验过程中均存在不同程度的降压幅度的差异，以缬沙坦为主要药物的治疗组和以氨氯地平为主要药物的治疗组之间在主要联合心血管事件上无差异；②缬沙坦组新发糖尿病的发生率比氨氯地平组降低23%，因为各种原因导致的治疗中断的发生率，缬沙坦组也优于氨氯地平组。另外在试验开始前，研究人群只有22%达到了血压控制标准（收缩压<140mmHg）。试验结束时，无论是缬沙坦组还是氨氯地平组有一半以上的患者达到了上述的标准。

（2）Destro等开展的一项前瞻性、随机研究比较了缬沙坦160mg/d和奥美沙坦20mg/d治疗8周的降压疗效。结果显示：①缬沙坦较奥美沙坦更早且更明显地降低血压，服用缬沙坦2周时，缬沙坦组的24h、白天和夜间动态血压监测（ABPM）数值均显著低于奥美沙坦组（P<0.01）；②缬沙坦组的血压异常读数患者比例显著低于奥美沙坦组；③缬沙坦的谷峰比（P<0.05）和平滑指数（P<0.01）显著高于奥美沙坦，这提示缬沙坦 160mg/d的降压作用可能更加持久和平稳。

2. 缬沙坦治疗心力衰竭的循证医学证据　2005年，美国心脏病学会（ACC）/美国心脏协会（AHA）指南推荐ARB用于治疗心力衰竭A期（危险因子阶段）患者，而缬沙坦是唯一获得同时治疗心力衰竭A、B（心脏受累阶段）、C（症状性心力衰竭）三期患者的药物。

Val-HeFT研究（缬沙坦心力衰竭试验）是一项国际多中心、随机、双盲、安慰剂对照研究。共入选患者5010例，平均随访时间23个月。旨在评价对使用或未使用ACE抑制剂或β受体阻滞剂的慢性心力衰竭的患者病死率、死亡率和生活质量的影响。患者均已经接受了心力衰竭的标准治疗（93%使用了ACEI，35%使用了β受体阻滞剂，86%使用利尿药，67%使用地高辛）。研究结果表明：①主要终点，缬沙坦可以使所有原因死亡和心力衰竭发病率的联合终点事件的危险性下降13.2%；②亚组结果显示，未使用ACEI的患者，缬沙坦可以减少33%的所有原因的死亡率，44%的联合终点事件发生危险；③使心力衰竭患者住院的次数显著性减少，无论心力衰竭的严重程度如何，减少心力衰竭住院率27.5%；④缬沙坦对左心室结构和功能的影响，缬沙坦组患者的射血分数从第四个月时就开始显著升高，并一直持续到试验结束。

3. 缬沙坦降低心肌梗死发生率或心肌梗死后患者死亡率的证据　VALIANT研究（缬沙坦在急性心肌梗死中的研究）是一项国际多中心、随机、双盲、活性药物对照、平行分组研究。共入选患者14 703例，中位随访24.7个月。旨在评价在心肌梗死后的高危患者中长期应用缬沙坦或卡托普利，或两者联合使用的有效性和安全性。研究结果表明：①血管紧张素Ⅱ受体拮抗剂缬沙坦和卡托普利一样有效地降低了急性心肌梗死后心力衰竭和或左心室功能障碍患者的死亡率。两者之间的疗效没有差异；②联合用药与单独应用任何一种药物的效果一样，不仅没有增强疗效，反而增加了不良反应的发生情况。VALIANT研究显示，缬沙坦可显著降低急性心肌梗死后高危患者死亡率达25%。

在心肌梗死患者中使用ARB，其益处大于风险。VALIANT研究纳入急性心肌梗死后3～30d、左室射血分数（LVEF）<35%的患者，比较了缬沙坦（320mg/d）和卡托普利（150mg/d）的疗效，采用非劣效性检验，首次证实了缬沙坦与已经证实疗效的有效剂量卡托普利作用相当，缬沙坦保留了卡托普利 99.6%的生存益处，可使心肌梗死后高危患者死亡率降低25%。缬沙坦是目前唯一在心肌梗死后患者中取得阳性证据的ARB。

4. 缬沙坦治疗其他疾病的循证医学证据

（1）Val-PREST研究（缬沙坦预防B2/C损伤后支架后再狭窄的研究）是一项国际

多中心、随机、双盲、安慰剂对照研究。共入选患者 250 例，平均随访时间 6 个月。旨在评价缬沙坦对接受 PTCA 后的 B2 型和 C 型病变患者支架内再狭窄的影响。患者置入支架后均使用阿司匹林 100mg 和噻氯匹啶 250mg，6 个月后对患者进行定量冠状动脉造影，观察支架内再狭窄的发生率。研究结果表明：①缬沙坦 80mg 减少支架内再狭窄的发生率为 19.2%（$n=19/99$），而安慰剂组的再狭窄发生率为 38.6%（$n=39/101$）（$P<0.005$）；②需要再次介入治疗的患者，在安慰剂组为 28.7%（$n=29/101$），在缬沙坦组为 12.1（$n=12/99$）（$P<0.005$）。

（2）Val-Syst 研究（缬沙坦在老年单独收缩期高血压患者中的研究）是一项国际多中心、随机、双盲、平行对照研究。为期 24 周，共入选 421 例老年收缩期高血压患者，比较缬沙坦（160mg）单独使用或联合氢氯噻嗪使用与氨氯地平单独使用（10mg）对治疗老年单独收缩期高血压的作用。研究结果显示，老年收缩期高血压患者单独使用缬沙坦或合并使用氢氯噻嗪可以达到和氨氯地平相似的降压效果，安全性和耐受性良好。

（3）MARVAL 研究（micoAlbuminuria reduction with vALsartan study，缬沙坦降低微量白蛋白研究）是一项多中心、随机、双盲、活性药物对照、平行分组研究。共纳入英国 31 个试验中心、年龄在 35～75 岁，有持续微量白蛋白尿证据[入组前 5 周 3 次非连续测定尿白蛋白排泄率（UAER）中位值 20～200μg/min]的 2 型糖尿病伴微量白蛋白尿患者 332 例，随机分为缬沙坦 80mg/d 组和氨氯地平 5mg/d 组，治疗 24 周。旨在观察第 24 周 UAER 较基线的变化和尿白蛋白恢复正常（末次测定 UAER 中位值<20μg/min）的患者比例。研究结果表明：①第 24 周，缬沙坦组 UAER 下降 44%，氨氯地平组下降 8%；②缬沙坦降低 2 型糖尿病伴微量白蛋白尿患者 UAER 的疗效显著优于氨氯地平；③对于血压正常的患者，缬沙坦降低 UAER 的疗效同样优于氨氯地平；④缬沙坦降低 UAER 的疗效独立于降压作用。

（4）DROP 研究（diovan reduction of proteinuria study，缬沙坦降低蛋白尿研究）是一项多中心、随机、双盲、平行分组研究。共纳入美国 75 个试验中心，高血压合并 2 型糖尿病伴蛋白尿的患者 391 例，分为缬沙坦 160mg/d 组，缬沙坦 320mg/d 组，缬沙坦 640mg/d 组，治疗 30 周。旨在评估第 4 周、16 周、30 周 UAER 较基线的变化。研究结果表明：①大剂量缬沙坦降低尿白蛋白疗效较常规剂量 160mg 更为显著；②缬沙坦的降蛋白作用独立于降压之外，且呈剂量依赖性；③大剂量缬沙坦有更好的肾脏保护作用，且安全性及耐受性好；④2 型糖尿病患者中，应优先考虑大剂量缬沙坦对组织的保护作用，而非降压作用。

（5）NAVIGATOR 研究（nateglinide and valsartan in impaired glucose tolerance outcomes research，那格列奈和缬沙坦治疗糖耐量异常人群的预后研究）是一项多国家、多中心、随机、双盲、安慰剂对照、2×2 析因研究，共纳入 40 个国家、806 个研究中心，糖耐量异常（IGT）合并心血管危险因素或心血管疾病患者 9306 例，中位随访 6.5 年。研究结果显示：在伴有心血管疾病或心血管危险因素的 IGT 人群中，缬沙坦 160mg/d 在生活方式干预的基础上，可进一步降低新发糖尿病风险 14%，且对心血管终点事件无显著影响。

【药代动力学】

1. 正常情况下的药代动力学

（1）吸收　缬沙坦口服后吸收迅速，其吸收量差异很大，平均绝对生物利用度为 23%

±7%，在研究的剂量范围内，药代动力学曲线呈线性。每日服用 1 次时，缬沙坦很少引起蓄积，在男性和女性中，血浆浓度相似。

进餐时服用缬沙坦，使 AUC 减少 48%，血药浓度峰值（C_{max}）减少 59%。无论是否进餐时服用，8h 后的血药浓度相似。AUC 或 C_{max} 减少对临床疗效无明显影响，本品可以进餐时或空腹服用。

（2）分布　缬沙坦绝大部分（94%～97%）与血清蛋白（主要是白蛋白）结合，1 周内达稳态。稳态分布容积约为 17L，与肝血流量（30L/h）相比，血浆清除速度相对较慢（大约 2L/h）。

（3）清除　缬沙坦以多指数衰变动力学代谢（α 相半衰期为 1h，终末半衰期约 9h）。缬沙坦主要以原形排泄，70%从粪便排出，30%从尿排出。

2. 特殊临床情况下的药代动力学

（1）老年人　与青年志愿者相比，一些老年人（≥65 岁）缬沙坦全身组织浓度稍增高，但无临床意义。

（2）肾功能不全患者　由于缬沙坦仅有 30%从肾排泄，肾功能与缬沙坦组织浓度间无明确相关性。因此，肾功能不全患者不必调整剂量（对严重肾衰竭患者禁忌）。尚未见关于透析患者的研究，但鉴于缬沙坦与血清蛋白高度结合，不大可能经透析清除。

（3）肝功能不全者　大约 70%的缬沙坦以原形经胆汁排泄，缬沙坦不经生物转化，因此，缬沙坦全身组织浓度与肝功能不全无关。对非胆管源性、无胆汁淤积的肝功能不全患者，不必调整剂量。胆汁性肝硬化或胆道梗阻患者，缬沙坦的 AUC 增加约 1 倍。

【适应证】　高血压病，心力衰竭。

【用法与用量】　一般剂量 80mg，每日 1 次，口服。如疗效不佳，可增加至每日 160mg 或与利尿药同时服用。老年人、肾功能不全者及无胆道梗阻或胆汁淤积性肝硬化患者无须调整剂量，严重肝功能损害者慎用。

【不良反应】　水肿、头痛，对血钾的影响较小。其他少见的不良反应还有疲劳、上呼吸道感染、消化不良、关节痛等。

【禁忌证】　对该药过敏者；妊娠期及哺乳期妇女。胆道梗阻者也需慎用。

【注意事项】　①血容量不足的患者服药后可能出现症状性低血压；②与利尿药合用需要监测血钾、血钠等水电解质平衡情况；③慎用保钾利尿药和补钾药物，否则易出现血钾升高的情况；④肾动脉狭窄者短期服用未发现肾的血流动力学、肌酐、尿素氮有统计学意义的改变，但可能使双侧或单侧肾动脉狭窄者血尿素氮、肌酐升高，故应监测上述指标的变化；⑤肾功能不全者无需调整药物的剂量，但对于严重病变者（肌酐清除率<10ml/min）应慎用；⑥肝功能不全无须调整剂量，但由于药物主要经胆汁排泄，故对于胆道梗阻者应慎用。

【孕妇及哺乳期妇女用药】　孕妇及哺乳期妇女禁用。

【儿童用药】　尚无用于儿童的有效性和安全性相关资料。

【老年患者用药】　尽管服用缬沙坦后，老年人的系统暴露浓度稍大于年轻人，但并无任何临床意义。

【药物相互作用】 已对以下药物进行了研究：西咪替丁、华法林、呋塞米、地高辛、阿替洛尔、吲哚美辛、氢氯噻嗪、氨氯地平和格列本脲。临床并未发现明显的药物相互作用。

由于缬沙坦几乎不经过代谢，临床没有发现其与诱导或抑制细胞色素 P450 系统的药物发生相互影响。

虽然缬沙坦大部分与血浆蛋白结合，但是体外实验没有发现它在这一水平与其他血浆蛋白结合药物（如双氯芬酸、呋塞米、华法林）发生相互作用。

与保钾利尿药（如螺内酯、氨苯蝶啶、阿米洛利）联合应用时，补钾或使用含钾制剂可导致血钾浓度升高。因此，联合用药时需要注意。

【药物过量】

虽然尚无本品过量的诊治经验，但其主要症状可能是明显低血压。若服药时间不长，应该催吐治疗，否则常规治疗给予生理盐水静脉滴注。血液透析不能清除缬沙坦。

【制剂与规格】 每粒 80mg、160 mg。

【贮藏】 密封，干燥处（不超过 30℃）保存。

厄 贝 沙 坦

【药品名称】 国际通用名：厄贝沙坦。商用名：安搏维、格平。英文通用名：irbesartan。英文商用名：Aprovel。

【药理作用】 与 AT_1 受体呈竞争性拮抗或混合性拮抗。厄贝沙坦是一种非多肽的 AT_1 受体拮抗剂。药物与 AT_1 受体结合特异性强，其拮抗作用比氯沙坦及其代谢产物 EXP3174 强大。药物对肾上腺素 α_1 受体、α_2 受体及多巴胺受体无作用，对血管紧张素转换酶、肾素无抑制作用，对调节血压和钠平衡有关的离子通道也无抑制作用。

（1）降低血压：通过选择性阻断 AngⅡ与 AT_1 受体结合，降低 AngⅡ介导的血管收缩及醛固酮的释放而发挥降压作用。

（2）对心力衰竭患者的血流动力学影响：通过降低肺毛细血管楔压及心脏前后负荷，增加心排血量而改善心力衰竭患者的血流动力学变化，防止心功能恶化。此外，还可增加射血分数，改善运动耐量。

（3）逆转心肌肥厚和血管增殖：厄贝沙坦能够延迟左心室肥厚的发生，防止和逆转心肌肥厚。

（4）肾保护作用：厄贝沙坦通过降低微球蛋白、扩张肾出球小动脉而防止肾小球硬化，对肾功能受损的患者起到保护作用，尤其对高血压或糖尿病合并肾功能损害者有利。

【循证医学证据】

1. 厄贝沙坦对肾保护的循证医学证据 肾脏疾患是高血压与糖尿病最常导致的靶器官损害之一，是患者致死致残的重要原因。当高血压与糖尿病并存时，患者发生肾脏并发症的危险性进一步增加。因此，对于高血压或（和）糖尿病患者，应高度关注其早期肾功能损害，并依据现有循证医学证据对其进行合理干预。大量研究显示，厄贝沙坦对于高血压合并糖尿病患者具有明确的肾脏保护作用。

（1）PRIME 研究（厄贝沙坦死亡率和发病率评估研究）是在高血压合并 2 型糖尿病伴微量白蛋白尿或糖尿病肾病患者中进行的一项里程碑式的研究。该研究显示，厄贝沙坦（300mg）对高血压合并 2 型糖尿病患者具有全程的肾脏保护作用及良好的安全性。PRIME 是首个全面评价厄贝沙坦对高血压伴早期和晚期糖尿病肾病的临床研究。本研究有力证实了厄贝沙坦具有卓越的肾脏保护作用。

（2）IDNT 研究（厄贝沙坦 2 型糖尿病肾病研究）是一项国际多中心、随机、双盲、平行对照试验。共入选患者 1715 例，平均随访时间 2.6 年。旨在评价比较厄贝沙坦、氨氯地平和安慰剂对 2 型糖尿病终末期肾病患者的肾病进展影响、总患病率、心血管事件死亡率的作用。结果表明：①在肌酐倍增、终末期肾病的发生和全因死亡的联合终点方面，厄贝沙坦组比安慰剂组降低 20%（$P=0.02$），比氨氯地平组降低 23%（$P=0.006$）。②从单独的肌酐倍增的危险性上看，厄贝沙坦组比安慰剂组低 33%（$P=0.003$），比氨氯地平组低 37%（$P<0.001$）。③终末期肾病方面，厄贝沙坦组比安慰剂组和氨氯地平组都降低 23%（$P=0.07$）。④厄贝沙坦具有独立于降压作用以外的肾保护作用。厄贝沙坦组患者的肌酐升高比安慰剂组延缓 24%（$P=0.008$），比氨氯地平组延缓 21%（$P=0.02$）。

（3）IRMA-2 研究（厄贝沙坦治疗 2 型糖尿病肾病研究）共入选 590 例高血压合并 2 型糖尿病伴持续性微量白蛋白尿患者。将患者随机分组，分别接受厄贝沙坦 300mg/d（$n=194$）、150mg/d（$n=195$）或对照组（$n=201$）治疗，平均随访 2 年。结果显示，与对照组相比，厄贝沙坦 300mg/d 组 2 年后发生糖尿病肾病的相对风险降低了 70%（$P<0.001$）。患者从微量白蛋白尿（MAU）进展到显性蛋白尿的危险性降低了 70%。本研究证实了厄贝沙坦具有卓越的肾脏保护作用。

2. 厄贝沙坦逆转左心室肥厚（LVH）的循证医学证据　SILVHIA 研究（厄贝沙坦及阿替洛尔治疗瑞典人群中高血压伴 LVH 患者研究）是一项国际多中心、随机、双盲、平行对照研究。共入选患者 250 例，平均随访时间 12 个月。旨在评价厄贝沙坦逆转左心室肥厚的作用。研究结果显示，伴有左心室舒张功能不全的 LVH 患者经过 48 周治疗后，虽然厄贝沙坦（150~300mg/d）组与阿替洛尔（50~100mg/d）组患者血压下降幅度相似（舒张压分别降低 18%与 16%），但前者逆转 LVH 的疗效显著优于后者，两组患者左心室质量指数分别较基线状态降低 15.8%与 9.1%。厄贝沙坦治疗组患者左心室舒张功能也得到更为显著的改善（多普勒超声心动图 E/A 比值显著增大）。LVH 是心血管终点事件的又一种重要的独立危险因素，逆转 LVH 可以显著降低心力衰竭、心肌梗死及心脏性死亡的发生率。

3. 厄贝沙坦预防心房颤动发生和复发的循证医学证据　影响心房颤动发生的最主要因素是年龄和高血压病史。心房颤动患者约 2/3 曾有长期高血压，随着左心室重量指数和左心房腔径增大，心房颤动发生率明显增加，LVH 患者比非 LVH 患者增加 2~3 倍。心房颤动患者心血管危险程度明显增大，在 6 项心房颤动抗凝治疗试验中，安慰剂组每年脑卒中、心肌梗死和死亡率是 9.4%；研究发现 ARB 能阻止心房快速起搏引起的电重构，使心房有效不应期延长；厄贝沙坦能选择性阻滞心房肌超快速激活钾通道和钾离子流，延长心房动作电位时程，但不改变心室动作电位时程。由于心房组织有较高浓度和活性的胃促胰酶，能通过非经典途径产生血管紧张素Ⅱ，促使心房电重构及心肌细胞凋亡与纤维化。因此，ARB 显然是预防心房颤动的合理选择。

（1）Madrid 研究（持续性心房颤动患者使用厄贝沙坦维持电复律后窦性心律的研究）目的是前瞻性随机观察厄贝沙坦对电复律后维持窦性心律的疗效。研究纳入年龄超过 18 岁、平均 66 岁心房颤动持续 7 天以上的患者。平均随访 9 个月，其中有高血压史者约占 1/2，随机进入胺碘酮+厄贝沙坦组 79 例与胺碘酮组 75 例，治疗 3 周后进行电复律，然后两组继续上述药物治疗，终点为 12 个月内心房颤动或扑动复发，心电图证实并持续 10min 以上。观察结果显示，在电复律后 2 个月内，厄贝沙坦组心房颤动的复发率较低，维持窦性心律的效果，胺碘酮+厄贝沙坦组（85%）显著优于胺碘酮组（63%），当平均随访 254 天时，厄贝沙坦组依然有较多患者维持窦性心律（80% vs 56%，$P=0.007$）。进一步分析电复律失败和心房颤动复发的资料提示，厄贝沙坦对心房电重构的恢复作用是在电复律后立即发生的，主要减少电复律后 1 周内的所谓心房颤动亚急性复发。

（2）ACTIVE-I 研究（氯吡格雷和厄贝沙坦预防心房颤动心血管事件）是一项国际多中心、前瞻性、随机对照研究，旨在评估厄贝沙坦预防心房颤动患者心血管事件的疗效。该研究入选 9016 例持续性或阵发性心房颤动患者，且患者至少合并以下一项危险因素：①年龄≥75 岁；②合并高血压并正接受治疗；③既往有脑卒中、短暂性脑缺血发作（TIA）或非中枢神经系统（CNS）栓塞史；④左室射血分数<45%；⑤周围血管疾病（既往有周围动脉血运重建史、下肢或足截肢史，或合并间歇性跛行及踝臂收缩压之比<0.9）；⑥年龄在 55～74 岁，合并需要药物治疗的糖尿病，或既往有明确的心肌梗死或冠心病史。患者入选时收缩压≥110mmHg 但<160mmHg，既往未使用 ARB，并对 ARB 无不耐受情况。入选患者随机接受 150～300mg/d 厄贝沙坦或安慰剂治疗，平均随访 4.1 年。两种主要复合终点分别为：①首次发生脑卒中、心肌梗死或心血管死亡；②首次发生脑卒中、心肌梗死、心血管死亡或心力衰竭住院。

研究结果显示，厄贝沙坦组与安慰剂组相比，两种主要终点事件发生率无显著差异。然而，厄贝沙坦治疗显示出以下多种心脑血管益处：①厄贝沙坦显著降低心力衰竭住院风险 14%（HR 为 0.86，$P=0.018$）；②厄贝沙坦显著降低脑卒中、TIA 和非 CNS 栓塞复合终点风险 13%（HR 为 0.87，$P=0.024$）；③厄贝沙坦显著降低脑卒中、心肌梗死、心血管死亡和心力衰竭住院复发风险 11%（HR 为 0.89，$P=0.016$）。该药虽对主要复合终点的首次发生无明显影响，但事后分析表明，厄贝沙坦能显著减少这些终点事件的复发；④厄贝沙坦显著降低心血管事件住院风险（$P=0.003$），并减少住院总天数（$P<0.001$）；⑤厄贝沙坦耐受性良好，不良反应与安慰剂相当。此外，随访 2 年时，厄贝沙坦组患者的收缩压及舒张压分别较安慰剂组进一步降低约 3mmHg 及 2mmHg。

2006 年美国心脏病学会/美国心脏协会/欧洲心脏病学会（ACC/AHA/ESC）发表的房颤治疗指南首次指出，ARB 或 ACEI 能减少心房颤动发生或复发，具有潜在的抗心律失常作用，有望成为心房颤动防治的有效药物。ACTIVE-I 研究结果为指南修订提供了更充分可靠的循证证据，可能会对更新版的欧洲心房颤动、脑卒中及高血压三大指南产生深远影响。

4. 厄贝沙坦治疗保留收缩功能的心力衰竭的循证医学证据 I-PRESERVE 研究（厄贝沙坦治疗保留收缩功能的心力衰竭研究）是一项国际多中心、大样本、前瞻性、随机、双盲、安慰剂对照研究，旨在评价厄贝沙坦降低保留收缩功能的心力衰竭患者发病率、死亡率和心血管住院率的作用及用药安全性。共入选 4133 例年龄≥60 岁左心室收缩功能正常、LVEF＞45%的慢性心力衰竭患者，随机观察厄贝沙坦 300mg/d，治疗 48 周是否能显著降低舒张功能不全性心力衰竭患者的总死亡率或心血管病住院率，研究结果显示，厄贝沙坦的长期应用与安慰剂相比，其主要终点（全因死亡和各种原因的住院）事件并未见显著差异。

【药代动力学】　口服给药后，厄贝沙坦吸收良好；其绝对生物利用度为 60%～80%，进食不会明显影响其生物利用度。血浆达峰时间为 1～1.5h，消除半衰期为 11～15h，3d 内达稳态。厄贝沙坦通过葡萄糖醛酸化或氧化代谢，体外研究表明主要由细胞色素酶 P450 2C9 氧化。本品及代谢物经胆道和肾脏排泄。厄贝沙坦的血浆蛋白结合率约为 90%。厄贝沙坦的药代动力学在 10～600mg 范围内显示线性和剂量相关性。肝肾功能不全及性别年龄不影响药物的代谢和排泄。

【适应证】　高血压、心力衰竭，尤其是高血压、糖尿病，合并左心室肥厚或肾功能不全。

【用法与用量】　起始剂量为 75～150mg，每日 1 次，口服。疗效不满意时，可增加剂量至 300mg，每日 1 次。可单独服用或与其他抗高血压药物联合应用。老年人及轻度肝肾功能不全者无须减少剂量。

【不良反应】　头痛、眩晕、心悸、疲乏。罕有荨麻疹、骨骼肌肉疼痛及血管神经性水肿。一般程度轻微，呈一过性，多数患者继续服药能够耐受。

【禁忌证】　对任何成分过敏者。妊娠期和哺乳期禁用。对严重肾功能衰竭（肌酐清除率＜10ml/min）患者尚无应用本品的经验。

【注意事项】　①用药前注意纠正血容量不足或低钠的状况，并于用药前后定期监测血压；②对于严重心功能不全或肾素-血管紧张素-醛固酮系统功能受抑制者，可能出现肾功能的变化，因此用药前后应注意监测血肌酐、尿素氮情况；③与保钾利尿药、补钾药合用时，有引起血钾升高的危险，应注意监测血钾离子浓度；④用药过量可能出现低血压状态、心动过速或心动过缓；⑤与利尿药合用可能引起血容量不足或因低钠引起的低血压。

【孕妇及哺乳期妇女用药】　在妊娠的前三个月最好不使用本品。在计划妊娠前应转换为合适的替代治疗。在妊娠的第 4～9 个月，直接作用于肾素-血管紧张素系统的物质能引起胎儿和新生儿的肾功能衰竭，胎儿头颅发育不良和胎儿死亡，因此，本品禁用于妊娠第 4～9 个月的孕妇，如果由于疏忽治疗了较长时间，应尽快停用本品，并超声检查胎儿头颅和肾功能。本品禁用于哺乳期。厄贝沙坦是否分泌入人乳汁尚不清楚，但能分泌入鼠的乳汁中。

【儿童用药】　目前尚缺少 18 岁以下患者用药的安全性资料。

【老年患者用药】　老年患者无须调整药物剂量。

【药物相互作用】

1. 本品与利尿药（氢氯噻嗪）合用时应注意血容量不足或因低钠引起的低血压。

2. 与保钾利尿药（如氨苯蝶啶等）合用时，应避免血钾升高。

3. 本品与华法林之间无明显的相互作用。

4. 与洋地黄类药如地高辛、β受体阻滞剂如阿替洛尔、钙离子通道阻滞剂如硝苯地平等合用不影响相互的药代动力学。

【药物过量】 成人本品剂量达 900mg/d，连续 8 周给药没有显示毒性。厄贝沙坦过量最可能的表现为低血压和心动过速，也会发生心动过缓。本品过量的治疗无相关的特殊资料。应对患者严密监测，治疗应该是对症和支持性的，建议的措施包括催吐和（或）洗胃。活性炭对药物过量治疗有用。血液透析不能清除厄贝沙坦。

【制剂与规格】 片剂：每片 150mg。

替 米 沙 坦

【药品名称】 国际通用名：替米沙坦。商用名：美卡素。英文通用名：telmisartan，micardis。

【药理作用】 本品为非肽类的血管紧张素Ⅱ受体拮抗剂，其化学结构为非联苯四唑类，竞争性或混合性拮抗 AT_1 受体，且结合具有高度选择性和不可逆性。替米沙坦对 AT_1 受体的亲和力远高于 AT_2 受体约 3000 倍，该药通过选择性的阻断 Ang Ⅱ 与局部组织（如血管平滑肌）中的 AT_1 受体结合而发挥一系列的生理作用，如抑制血管收缩和醛固酮分泌等。该药不与其他受体结合（包括 AT_2 受体）；不阻断血浆肾素、离子通道受体及血管紧张素转换酶。替米沙坦也没有潜在的缓激肽介导所引起的不良反应，在降压的同时不影响心率。

【循证医学证据】

1. 替米沙坦治疗高血压的循证证据

（1）ONTARGET 试验（持续单用替米沙坦及将替米沙坦与雷米普利合用的全球目标试验，the ongoing telmisartan aloneand in combination with ramipril global endpoint trial）是一项国际多中心、随机、双盲、对照研究，旨在评价血管紧张素Ⅱ受体阻滞剂——替米沙坦单用及与雷米普利合用对心脑血管事件的发病率和死亡率的影响，并探寻替米沙坦与雷米普利联合使用后所带来的获益及评价替米沙坦对心血管的保护作用。患者被纳入ONTARGET 或 TRANSCEND 试验。ONTARGET 患者的药物递增至替米沙坦 80mg/d 或雷米普利 10mg/d，或替米沙坦 80mg/d 与雷米普利 10mg/d 联合治疗（单一治疗组接受相应的安慰剂）。

ONTARGET 试验的研究对象是多种高心血管风险的患者。绝大部分患者已经接受降压治疗，平均血压水平 142/82mmHg，也就是说绝大部分患者同时患有高血压。该试验对比了替米沙坦、雷米普利单独或联合使用预防包括心血管死亡、心肌梗死、脑卒中与心力衰竭住院在内的心血管复合终点。结果显示，联合治疗降压作用更强，但仅相差2.4/1.4mmHg，雷米普利、替米沙坦与联合治疗组主要终点显著差异，但联合治疗显著增加了低血压症状、晕厥及肾功能不全的发生率。仔细分析各种心血管事件及死亡情况，替米沙坦与雷米普利相比，前者预防脑卒中作用略强（−9%），但预防心肌梗死（+7%）与心力衰竭住院（+12%）的作用则较弱，尽管这些差别没有达到统计学显著性，但是对特定的患者仍可能有非常重要的临床意义，如从预防和治疗心力衰竭的角度优先考虑使用

ACEI。与雷米普利组相比，联合治疗尽管进一步降低了 2mmHg 的收缩压，但未能更有效地预防脑卒中、心肌梗死及心力衰竭等严重心血管疾病。ONTARGET 试验对 ARB 能否预防新发糖尿病与新发心房颤动也提供了强有力的证据，与雷米普利相比，替米沙坦未能显示出预防新发糖尿病（12%）与新发心房颤动（-3%）的作用。即便是两种药物联合治疗也不能更有效地预防新发糖尿病或新发心房颤动。

（2）TRANSCEND 研究（telmisantan randomized assessment study in ACEI intolerant subjects with cardiovascular disease，TRANSCEND 试验是 ONTARGET 的平行研究，两者共同组成了完整的 ONTARGET 临床研究项目。TRANSCEND 研究在全球共纳入了 5926 例组成广泛的心血管高危患者（大于 55 岁，有心肌梗死、外周动脉闭塞性疾病、脑卒中或 TIA 病史的患者，或有糖尿病和其他危险因素的患者）。其目的是观察替米沙坦 80mg 对广泛应用的 ACEI 类药物不耐受的高危患者的心血管保护作用。研究结果显示以下几点。①血压变化：替米沙坦治疗组治疗结束，收缩血压平均下降 6.6mmHg，安慰剂组降低 2.6mmHg，替米沙坦组比安慰剂组多降低收缩压 4mmHg。②一级终点：替米沙坦治疗组的心血管死亡、心肌梗死、脑卒中及心力衰竭住院发生率为 15.7%，安慰剂组为 17.0%，替米沙坦组降低风险 8%，P=0.216。参照 HOPE 研究的主要终点（心血管死亡、心肌梗死、脑卒中）在标准心血管保护治疗背景下（包括已使用其他抗高血压药物、抗血小板治疗及他汀类药物等），与安慰剂相比，加用替米沙坦 80mg 治疗的患者可以进一步有效降低心血管死亡、心肌梗死、心脏病发作及脑卒中风险达 13%（P=0.048），与对照组相比相对风险为 0.87（95%可信区间 0.76～1.00）。以 HOPE 终点试验评估 ARB 在高危患者长期治疗的效果，替米沙坦可以降低对 ACEI 不耐受的心血管高危患者心血管死亡、心脏病发作及脑卒中的风险，临床耐受性好。

（3）PROTECTION（替米沙坦终末器官保护研究）试验主要包括 PRISMA Ⅰ 和Ⅱ、ARBs-FDC、ATHOS、SMOOTH、TRENDY、DETAIL、AMADEO、VIVALDI 及 INOVATION 等 10 项临床研究，共涉及 6500 多例患者及 32 个国家。

1）PRISMA Ⅰ 和Ⅱ研究（替米沙坦对比雷米普利的疗效和安全性）是一项多中心、随机、双盲、对照试验，旨在对比替米沙坦与雷米普利治疗高血压的疗效和安全性。共入选高血压患者 1613 例，研究结果显示，与基线相比，主要终点用药末 6h 的血压下降幅度，替米沙坦 80mg 组显著大于雷米普利 10mg 组（P<0.0001）；次要终点：晨峰收缩压的降低幅度。替米沙坦组显著大于雷米普利组（P=0.0001）。

2）SMOOTH 研究是一项随机、双盲、对照试验，旨在观察替米沙坦在高血压患者伴肥胖或超重的 2 型糖尿病患者中的疗效。研究结果显示，与缬沙坦 160mg+ HCTZ 12.5mg 相比，从基线到 10 周治疗结束时，替米沙坦 80mg+HCTZ 12.5mg 组 24h 中各时段无论 SBP 或 DBP 的下降幅度均更大，两组有显著差异。

3）ATHOS 研究是一项在老年收缩性高血压患者中进行的替米沙坦+HCTZ 与氨氯地平+HCTZ 的随机、双盲、对照研究。研究结果显示，在清晨、日间及 24h SBP 方面，替米沙坦组的降幅显著大于氨氯地平组；但用药 6h 及夜间 SBP 两组间未见显著差异。ABPM 结果显示，替米沙坦组的 SBP 控制率显著高于氨氯地平组（P<0.05）。

4）ARBs-FDC 试验对比了替米沙坦 40mg 或 80mg+HCTZ 与氯沙坦+HCTZ 控制轻中

度高血压的疗效。结果显示，用药末 6h 的平均血压下降幅度，替米沙坦 40mg、80mg 组显著大于氯沙坦组。

2. 替米沙坦的防脑卒中作用的循证证据 PRoFESS 研究（prevention regimen for effectively avoiding second strokes，PRoFESS，脑卒中二级预防有效性试验，2008 年）是一项全球规模最大的缺血性脑卒中二级预防的国际多中心、随机、双盲、平行、多中心、双模拟、安慰剂对照试验。该试验属于Ⅲ期临床试验，旨在印证在伴有或不伴有高血压的患者中，替米沙坦联合标准脑卒中预防治疗将进一步降低脑卒中的复发危险。患者随机接受阿司匹林（25mg）和双嘧达莫（200mg）的复合制剂或氯吡格雷，联合替米沙坦或安慰剂进行标准抗高血压治疗。有 35 个国家 695 家医院参加入选患者 20 332 例。随访间期 4 年，平均年龄（66.1±8.6）岁，女性占 36.0%。主要终点是脑卒中的复发时间，次要终点包括：①血管事件（脑卒中、心肌梗死、血管性死亡）；②血管事件或充血性心力衰竭；③新发糖尿病。研究结果表明，在替米沙坦和安慰剂的比较中，替米沙坦治疗并没有显著降低脑卒中复发率和主要心血管事件。主要终点两组无显著性差异，HR=0.93（0.85～1.01），P=0.079。但在病程超过 6 个月的亚组中，显示替米沙坦明显优于安慰剂，HR=0.88（0.78～0.99），P=0.042。次要终点中的总血管事件两组也无显著性差异，HR=0.94（0.87～1.01），P=0.127。新发糖尿病两组间也无显著性差异，HR=0.82（0.65～1.04），P=0.101。在两个抗血小板药物双嘧达莫和氯吡格雷的比较中，主要终点两组无明显区别，HR=1.01（0.92～1.11），P=0.787。次要终点两组也无显著性差异，HR=0.99（0.92～1.07），P=0.825。颅内出血双嘧达莫组明显高于氯吡格雷组，HR=1.42（1.11～1.83），P=0.006。同时，因服药头痛而终止治疗的比例在双嘧达莫组（5.9%）明显高于氯吡格雷组（0.9%）。两组 3 个月 mRS 评价量表也没有明显区别。

3. 替米沙坦的肾脏保护作用的循证证据

（1）TRENDY 研究旨在比较替米沙坦与雷米普利对肾脏血管内皮功能的保护作用。结果显示，在肾功能良好的 2 型糖尿病患者中，替米沙坦和雷米普利均可改善肾脏内皮功能，替米沙坦并显著减少微量蛋白尿。

（2）VIVALDI 研究和 AMADEO 研究均是随机、双盲、平行对照研究。两项研究分别入选高血压患者 885 例和 860 例，旨在分别比较替米沙坦与缬沙坦、氯沙坦对高血压合并 2 型糖尿病伴肾病患者的肾脏血管内皮功能保护作用。AMADEO 和 VIVALDI 研究显示在 2 型糖尿病伴明显肾病的高血压患者中，替米沙坦 80mg 减少蛋白尿的作用显著优于氯沙坦 100mg（29% vs 20%），抗氧化应激能力优于缬沙坦 160mg。与缬沙坦、氯沙坦比较，替米沙坦可改善肾脏内皮功能，还可显著减少心血管危险主要标志物——微量蛋白尿。

【**药代动力学**】 口服吸收迅速，血药浓度在服药后 0.5～1h 达到峰值，进食轻度减少其生物利用度。替米沙坦的绝对生物利用度呈剂量依赖性，平均为 50%。该药与血浆蛋白高度结合达 99.5%。药物几乎完全（97%）以原形经粪便排泄，仅有少量从尿液排出。替米沙坦的清除呈双相，其终末半衰期为 20h 以上，重复给药无蓄积作用。替米沙坦的药代动力学较少受肝肾功能及年龄性别影响。

【**适应证**】 原发性高血压。

【用法与用量】 用于原发性高血压的治疗。作用较氯沙坦强 6 倍，高血压患者服用替米沙坦后 3h 即表现出降压效果，4 周降压作用最强，停药后数天至一周血压逐渐恢复到基础水平。每日 20mg、40mg、80mg 治疗高血压的疗效随剂量的增加而增强，可单独服用或与其他降压药联合服用。药物的推荐起始剂量为 40mg，每日 1 次，也有报道某些患者每日服用 20mg 就会受益。替米沙坦的用药范围为每日 20~80mg，在此范围内其降压疗效呈剂量依赖性。老年人及轻中度肾功能不全的患者无须调整药物剂量；轻中度肝功能不全者每日用药不应超过 40mg。

【不良反应】 头晕、头痛、恶心、腹泻及血管神经性水肿等，咳嗽的发生率明显低于血管紧张素转化酶抑制剂。

【禁忌证】 对该药活性成分及任何一种赋形剂成分过敏者；妊娠期及哺乳期妇女；胆道梗阻性疾病；严重肝肾功能不全。

【注意事项】 ①双侧肾动脉狭窄或只有单侧肾动脉狭窄者服用时，患严重低血压或肾功能不全的风险增加；②肾功能不全患者服用时，需定期监测血钾、肌酐水平；目前尚没有肾移植患者服用该药的资料；③症状性低血压，尤其是首次剂量后出现的症状性低血压，多发生在服用强效利尿药、盐摄入不足、呕吐或腹泻所引起的血容量不足或低钠患者，因此服药前应纠正上述情况；④原发性醛固酮增多症的患者服用该药没有明显反应，因此不推荐使用；⑤用药后血钾会升高，尤其是应用保钾利尿药、补钾药、肾功能不全或心力衰竭患者更应警惕高钾血症的发生，并于用药前、用药过程中监测血钾的水平；⑥胆道梗阻或肝功能不全的患者，其药物清除率下降，因此应在严密监视下服药，且药物最大剂量不应大于每日 40mg。

【孕妇及哺乳期妇女用药】 孕妇服药可引起胎儿或新生儿肢体挛缩或死亡、新生儿血压过低、头骨发育不良、可逆性或不可逆性肾衰。目前尚不明确药物是否能够通过母乳传给婴儿，故孕妇及哺乳期妇女禁用。

【儿童用药】 目前尚无儿童用药的安全性及有效性资料。

【老年患者用药】 替米沙坦的药代动力学与年龄无关，因此老年人无须调整药物剂量。

【药物相互作用】 替米沙坦与地高辛合用时，可使后者的血药浓度升高，因此合用时应调整剂量；与华法林合用 10d，可轻微降低后者的平均谷浓度；与氨氯地平、氢氯噻嗪、格列本脲和布洛芬合用未见有临床意义的相互作用；此外，该药不被细胞色素 P450 系统代谢，也不影响细胞色素 P450 系统。

【药物过量】 尚无人过量使用方面的资料，一旦出现症状性低血压，应当采取相应的支持治疗。替米沙坦不能通过血液透析清除。

【制剂与规格】 片剂：每片 80mg。胶囊剂：每粒 40mg。

阿利沙坦酯

阿利沙坦酯属于血管紧张素Ⅱ受体拮抗剂，用于轻中度原发性高血压患者的一线治疗药物。

【药品名称】 国际通用名:阿利沙坦酯片。商用名:信立坦。英文商用名:Allisartan isoproxil。

【药理及毒理作用】

1. 药理作用　阿利沙坦酯为血管紧张素 Ⅱ 受体拮抗剂，是非肽类前体药，在体内胃肠道吸收过程中被酯酶完全代谢，水解成唯一的药理活性代谢产物 EXP3174（单次口服阿利沙坦酯 240mg，生成的 E3174 的 AUC_{last} 为 4.43h·mg/L）。E3174 能与 AT1 受体选择性更牢固结合，离解常数 5 倍于其母体。阻断任何来源或任何途径合成的血管紧张素 Ⅱ 所产生的相应的生理作用。在治疗轻中度原发性高血压患者中，具有较好的安全性与耐受性。E3174 不影响其他激素受体或心血管中重要的离子通道的功能，也不抑制降解缓激肽的血管紧张素转化酶。因此，不会出现缓激肽作用增强导致的不良反应。

2. 毒理作用

（1）遗传毒性：阿利沙坦酯 Ames 试验、CHL 细胞染色体畸变试验、小鼠微核试验结果均为阴性。

（2）生殖毒性：大鼠经口给予阿利沙坦酯 30～270mg/kg，未见对生育力的明显影响。妊娠大鼠和家兔经口服给予阿利沙坦酯分别 30～270mg/kg 和 15～135mg/kg，高剂量组下可见胚胎胎仔生长发育毒性，安全剂量分别为 90mg/kg 和 45mg/kg。大鼠围产期经口给予阿利沙坦酯 270mg/kg，可见子代死亡率升高，发育迟缓。

（3）致癌性：尚未进行阿利沙坦酯的致癌性试验。大鼠与小鼠经口给予氯沙坦钾，剂量达最大耐受剂量，连续分别 105 周和 92 周，未见肿瘤发生率升高。

【循证医学证据】　3 个随机对照研究证实阿利沙坦酯片的抗高血压的疗效。其中共有 690 例患者服用本品，138 例患者服用安慰剂，407 例患者服用阳性对照药氯沙坦钾。轻中度原发性高血压患者每日服用本品，每日 1 次，其收缩压和舒张压的基线下降值差异，与对照药氯沙坦钾比较具有显著统计学意义。本品 240mg 日服 1 次，降压效果明显优于安慰剂组。

动态血压监测研究表明，本品具 24 小时平稳的降压作用，谷峰比值为 60%～70%，抗高血压作用与每日正常生理节律相同。

本品 240mg 的降压效果与氯沙坦钾 50mg 相比，在治疗 2 周、4 周、8 周、12 周后，坐位舒张压相比基线的下降值分别为：8.7mmHg vs 7.7mmHg、9.7mmHg vs 9.2mmHg、9.5mmHg vs 8.8mmHg 和 9.1mmHg vs 8.4mmHg；治疗 4 周、8 周和 12 周后，坐位血压达标受试者的百分比分别为：55.5% vs 55.5%、57.0% vs 51.6%、57.3% vs 51.3%；坐位血压有效受试者的百分比分别为：66.0% vs 61.1%、64.0% vs 58.5%、64.0% vs 57.3%。临床试验结果显示，服用本品 64 周，降压作用持续存在，无明显的耐药性出现。

本品 240mg 和氯沙坦钾 50mg 均显示一定的安全性和耐受性，两组不良反应发生率分别为 3.5%（12/346）和 4.1%（14/341）。本品对血脂和血糖无不利影响。本品治疗 12 周后，尿酸较治疗前下降 24.2μmol/L，有显著统计学意义（P=0.0000）。

男性和女性的高血压患者服用本品疗效相同。目前尚无本品应用于儿童和 18 岁以下的青少年、其他人种、心力衰竭患者、肝功能损害患者、肾功能损害患者、高血压合并糖尿病患者、重度高血压患者、肝脏代谢酶功能缺陷患者安全有效性的直接临床资料。

【药代动力学】　与氯沙坦钾相比阿利沙坦酯代谢途径相对简单，不会产生氯沙坦钾经肝脏代谢产生的多种与降压疗效无关的其他代谢产物。

1. 吸收　本品口服吸收较好，经酯水解迅速生成活性代谢产物 E3174。E3174 的达峰时间为 1.5～2.5h，半衰期约为 10h。在 60～240mg 剂量范围内，C_{max} 与药物剂量的比例关系成立；AUC_{last} 随剂量的增加而增加，单次口服本品 60mg、120mg 和 240mg 的 E3174 AUC_{last} 分别为 1.33h·mg/L、2.62h·mg/L 和 4.43h·mg/L；单次口服氯沙坦钾 100mg，经肝脏代谢生成的 E3174 的 AUC_{last} 为 4.76h·mg/L。每日 1 次口服 240mg 时，活性代谢产物在血浆中无明显蓄积。食物会降低本品的吸收，C_{max} 降低了 38.4%，AUC_{last} 降低了 35.5%。

2. 分布　本品活性代谢产物与人血浆蛋白结合率大于 99.7%。其在人体中的表观分布容积可达 766L。在大鼠体内进行的研究显示活性代谢产物不易通过血脑屏障。

3. 代谢　本品在大鼠体内迅速发生酯水解，生成活性代谢产物。在大鼠尿样中仅检测到活性代谢产物 EXP3174，在粪样中主要为原形和 EXP3174。在人血浆和尿液中也未检测到原形药物。

4. 消除　活性代谢产物的血浆表观清除率为 44L/h，肾清除率为 1.4L/h。大鼠灌胃给药后，主要以活性代谢产物形式从粪便中排泄；原形和活性代谢产物在 0～120h 粪样中累积排泄率为 56.9%，尿中累积排泄率为 0.25%；胆汁中活性代谢产物累积排泄率为 7.42%。

【适应证】　用于轻中度原发性高血压的治疗。

【用法与用量】　对大多数患者，通常起始和维持剂量为每日 1 次 240mg，继续增加剂量不能进一步提高疗效。治疗 4 周可达到最大降压效果。食物会降低本品的吸收，不建议与食物同时服用。

【不良反应】　本品不良反应一般轻微且短暂，多数可自行缓解或对症处理后缓解。临床随机双盲安慰剂对照试验（本品组 137 例，安慰剂组 138 例）发现，应用本品总的不良反应发生率与安慰剂类似，分别为 8.8% 和 10.1%。无论是否与药物有关，不良反应发生率≥1%的，除上述不良反应外，在 3 个随机对照临床研究中，690 例患者使用本品后发生的不良反应事件如下，不能确定这些不良反应事件是否与本品有因果关系。

1. 全身　发热、乏力。

2. 心血管系统　心率加快、心悸。

3. 消化系统　恶心、胃部不适、胃痛、腹部不适、腹泻。

4. 骨骼肌肉系统　左侧腰痛、双膝关节酸痛、腿痛。

5. 神经/精神系统　头晕、头胀。

6. 呼吸系统　鼻塞、咳嗽、打喷嚏、流涕、上呼吸道感染、气短、胸痛。

7. 皮肤　瘙痒、口唇疱疹。

8. 特殊感觉　黑矇、牙痛、眼胀、耳鸣。

9. 泌尿生殖系统　尿痛、痛经。

10. 实验室检查　临床随机对照试验中，轻中度原发性高血压患者应用本品后，很少在实验室检查结果方面出现有重要意义的变化。偶见肝功能或肾功能指标升高，ALT 和 AST 轻度升高分别见于 0.87% 和 0.58% 的患者，肌酐轻度升高见于 0.29% 的患者，没有患者因此而停止服药，其临床意义不详。

【禁忌证】　对本品任何成分过敏者禁用。妊娠中末期及哺乳期间禁用。

【注意事项】

1. 低钠和（或）血容量不足患者　极少数情况下，严重缺钠和（或）血容量不足的患者（如使用强利尿剂治疗），服用本品初期，可能出现症状性低血压。因而，在使用本品之前，应先纠正低钠和（或）血容量不足。

2. 肾动脉狭窄　对于双侧肾动脉狭窄或单侧功能肾肾动脉狭窄（如肾血管性高血压）的病例，使用影响 RAAS 活性的药物其导致严重的低血压和肾功能不全的危险性增高。

3. 肾功能不全患者　肾功能不全患者应用本品的剂量调整和安全性信息尚未建立。

4. 与刺激 RAAS 有关的情况　对于肾功能依赖于 RAAS 活性的患者（如严重的充血性心力衰竭患者），应用 ACEI、ARB 治疗可引起少尿和（或）进行性氮质血症以及（罕有）急性肾功能衰竭和（或）死亡。

5. 原发性醛固酮增多症　抑制 RAAS 的抗高血压药物通常对原发性醛固酮增多症的患者无效，因此本品不推荐用于该类患者。

6. 高钾血症　使用可影响 RAAS 的药品，可能引起高钾血症，尤其对于肾功能不良和（或）心力衰竭及糖尿病患者。

7. 肝功能不全患者　肝功能不全患者应用本品的剂量调整和安全性信息尚未建立。

8. 其他　和其他抗高血压药物一样，对于患有缺血性心脏病或缺血性血管疾病的患者，过度降压可以引起心肌梗死或脑卒中。

9. 对驾驶和操作机器的影响　与其他抗高血压药一样，服药患者在驾驶，操纵机器时应小心。

【孕妇及哺乳期妇女用药】

1. 孕妇用药　当孕妇在妊娠中期和后期用药时，直接作用于 RAAS 的药物可引起正在发育的胎儿损伤，甚至死亡。当发现妊娠时，应该尽早停用本品。

尽管没有妊娠的妇女使用阿利沙坦酯的经验，但使用本品进行的动物研究已证明有胎仔及仔鼠死亡，其机制被认为是通过药物介导而对 RAAS 作用所致。人类胎儿从妊娠中期开始的肾灌注取决于 RAAS 的发育，因此，如果在妊娠的中期和后期应用本品，对胎儿的危险会增加。

2. 哺乳期妇女用药　尚不知本品是否经人乳分泌。由于许多药物可经人乳分泌，而对哺乳婴儿产生不良反应。故应该从本品对母体获益程度及治疗的必要性综合考虑是停止哺乳还是停止使用本品。

【儿童用药】　尚无本品用于儿童和青少年（18 岁以下）有效性和安全性的相关研究。

【老年患者用药】　无临床证据表明，老年人对本品的反应与年轻人有何不同，故老年患者无须因年龄而调整剂量。如患者伴有严重肝肾功能、心功能减退，用药期间应注意观察，可酌情减量。

【药物相互作用】　锂剂与 ARB 及 ACEI 合用，可引起可逆性的血锂水平升高和毒性反应，因此锂剂和本品合用须慎重。如需合用，则合用期间应监测血锂水平。

与其他抑制血管紧张素 II 及其作用的药物一样，本品与引起血钾水平升高的药物（ACEI、保钾利尿药、钾离子补充剂、含钾的盐替代品、环孢菌素 A 或其他药物如肝素钠）合用，可致血钾升高，建议监测血钾水平。

非甾体抗炎药物（NSAIDs）包括选择性环氧合酶-2 可能降低利尿剂和其他抗高血压药的作用，故本品的抗高血压作用可能会被 NSAIDs 包括环氧合酶-2 抑制剂削弱。

麻黄含有麻黄碱和伪麻黄碱，可降低抗高血压药物的疗效，使用本品治疗的高血压患者应避免使用含麻黄的制剂。

依据本品的药代动力学特征以及同类药物氯沙坦钾的临床研究结果，推测本品与氟康唑、西咪替丁、利福平、苯巴比妥、氢氯噻嗪、地高辛、华法林等不具有临床意义的相互作用，但缺乏相应的研究数据。

【药物过量】　尚无过量使用的病例报告。健康受试者单剂口服本品最高达 400mg，耐受性良好。用药过量最可能的表现将是低血压和心动过速。由于副交感神经（迷走神经）的兴奋，可发生心动过缓。如果发生症状性低血压，应该给予支持疗法。

本品的活性代谢产物不能通过血液透析而清除。

【制剂与规格】　剂型：片剂，每片80mg，240mg。规格：7片/板：1板、2板/盒。

【贮藏】　遮光，密封保存。

坎地沙坦酯

【药品名称】　国际通用名：坎地沙坦酯。商用名：必洛斯。英文通用名：candesartan cilexetil。

【药理作用】　坎地沙坦是一种强效长效的 AT$_1$ 受体拮抗剂。其化学结构同氯沙坦相似，均为联苯四唑类，与 AT$_1$ 受体的拮抗方式为非竞争性拮抗。同所有的 AT$_1$ 受体拮抗剂一样，坎地沙坦通过选择性的阻断 Ang II 与受体结合而产生一系列的药理作用。坎地沙坦对 AT$_1$ 受体的亲和力大于 AT$_2$ 受体 10 000 倍，其代谢产物拮抗 Ang II 的升压作用比氯沙坦大 48 倍。该药不抑制血管紧张素转换酶，也不阻断其他与心血管调节有关的受体和离子通道。

坎地沙坦西酯在体内迅速被水解成活性代谢物坎地沙坦。本品通过与血管平滑肌 AT$_1$ 受体结合而拮抗血管紧张素 II 的血管收缩作用，从而降低末梢血管阻力。另有认为：坎地沙坦可通过抑制肾上腺分泌醛固酮而发挥一定的降压作用。

对高血压患者进行的试验显示：患者多次服用本品可致血浆肾素活性、血管紧张素 I 浓度及血管紧张素 II 浓度升高；本品 2～8mg，每日 1 次连续用药，可使收缩压、舒张压下降，左心室心肌重量、末梢血管阻力减少，而对心排血量、射血分数、肾血管阻力、肾血流量、肾小球滤过率无明显影响；对于有脑血管障碍的原发性高血压患者，对脑血流量无影响。

【循证医学证据】

1. 坎地沙坦治疗高血压的循证医学证据　SCOPE 试验是一项处理 SCAST 试验中急性出血性脑卒中人群的研究，其单独报告同样表明，在 6 个月时坎地沙坦对急性出血性脑卒中人群没有效果。在 274 例出血性脑卒中的患者中，144 例患者接受坎地沙坦，130 例分配给安慰剂。基线特征显示坎地沙坦组有更多的患者合并心房颤动和糖尿病。在出血组，坎地沙坦治疗 7 天与缓慢、逐渐降低 4mmHg 收缩压有相关性。在治疗组和安慰剂组，出现复合血管终点（血管性死亡、脑卒中或心肌缺血）的患者百分率相似。结论：坎地沙对急性出血性脑卒中人群没有效果。INTERACT2 试验（急性脑出血强化降压试验 2）是另一项早期强化降压治疗急性出血性脑卒中人群的研究。结果表明早期强化降压治疗并没有使出血性脑卒中的患者获益，同样在 SCAST 中缓慢、逐渐降压没有益处。

2. 坎地沙坦治疗心力衰竭的循证医学证据

（1）RESOLVD 试验是在左心室射血分数小于 40% 的心力衰竭患者中进行的一个对比坎地沙坦与依那普利单独或联合使用的一项小样本平行对照研究。坎地沙坦组共入选 327 例患者，依那普利组共入选 109 例患者，联合治疗组共入选 332 例患者。平均随访 43 个月。研究的主要终点包括运动耐量、左心室功能及生活质量，在三组之间均无显著差别。联合治疗进一步降低了血压（6/4mmHg），降低了醛固酮及脑钠肽水平；联合治疗也显著改善了左心室舒张末期与收缩末期容量，但联合治疗组各种原因导致的死亡率（8.7%）明显高于坎地沙坦（6.1%）与依那普利（3.7%）单独使用，特别是在较大剂量联合治疗组。

（2）CHARM 试验选择不同程度的有症状心功能不全患者进行安慰剂对照的试验，结果显示，在 ACEI 的基础上加用坎地沙坦在左心室射血分数异常的患者中可进一步降低心血管事件的发生率，但获益不大，在左心室射血分数正常的患者中，这种联合治疗很有可能完全不能够带来更多的获益。

（3）CHARMPreserved 研究对 3023 例心力衰竭患者（NYHA 心功能分级 Ⅱ～Ⅳ级；左室射血分数＞40%）使用坎地沙坦 32mg/d。平均年龄 67 岁，75 岁以上者占 27%。研究结果发现：坎地沙坦组与对照组发生非致命性心肌梗死、脑卒中及心血管死亡事件并没有明显差异，但因发生心力衰竭住院的次数坎地沙坦组则显著低于对照组。

3. 坎地沙坦联合 ACEI 治疗的循证医学证据

（1）CHARM-alternative 研究（坎地沙坦心力衰竭降低死亡率和病残率试验的替代部分）对不能耐受 ACEI 的心力衰竭患者采用坎地沙坦治疗。该研究观察了 2028 例 NYHA 心功能分级 Ⅱ～Ⅳ级，左室射血分数＜40% 的心力衰竭患者，在保持原治疗诸如 ACEI、β 受体阻滞剂等不变的情况下加用或不加用坎地沙坦 32mg/d 治疗，结果发现：坎地沙坦组因心力衰竭住院及发生心血管死亡事件明显低于对照组。但另有报道认为在 ACEI 治疗基础上加用坎地沙坦对氧化应激并无影响，并不能提高内皮功能，不能增加心力衰竭患者对运动的耐受。CHARM-alternative 研究结果表明，坎地沙坦使心血管病死亡或心力衰竭恶化住院率降低 23%。CHARM-added 研究（坎地沙坦心力衰竭试验的相加部分）中，坎地沙坦与 ACEI 合用使心血管病死亡或心力衰竭恶化住院率降低 15%。

（2）CALM 研究比较了 199 例高血压微蛋白尿、2 型糖尿病患者坎地沙坦组（16mg/d）、赖洛普利组（20mg/d）及联合组治疗后血压、蛋白尿的排泄情况，结果发现 24 周治疗后联合治疗组具有显著于单一药物的降压效果，对于降低尿蛋白和肌酐更具有显著的作用。

（3）STRETCH 研究结果表明坎地沙坦能够逆转心室重构，降低左心室重量指数，改善血流动力学异常，减轻临床症状。坎地沙坦在轻度心力衰竭中还能够增加动脉压力反射的敏感性，降低交感活性，它对交感活性的抑制效应可能至少部分归功于心力衰竭时对 AT_1 的阻滞。另一项动物实验发现：坎地沙坦通过增加 NO 的生物利用度降低左心室舒张末压，而这种效应至少部分是通过血管紧张素受体 Ⅱ 介导的 NO 合酶蛋白的上调而发生的。

【药代动力学】　坎地沙坦为前体药物，在体内通过酯化水解作用而转化为有药理活性的 TV-11974。生物利用度为 34%～56%，高脂饮食不影响其生物利用度。与血浆蛋白高度结合，结合率达 99.5%。用药后血浆浓度在 3～4h 达到高峰，主要经尿及粪便（经胆汁）排出。其原药和代谢物的半衰期分别为 3.5～4h 与 3～11h。

1. 血药浓度

（1）对原发性高血压患者（38～68 岁）8 例，每日 1 次，4mg，早饭后首次服药，然后，停药 1d，再连续 7d 反复服药时，血液中均检出活性代谢物坎地沙坦及非活性代谢物 M-Ⅱ，但几乎未检出原形药物。第 1 天（初次给药后）及第 9 天（7 天反复服药后）坎地沙坦的血药浓度无差异。服药 4～6h 达峰值后，缓慢下降。

（2）对老年原发性高血压患者（65～70 岁）6 例，每日 1 次，4mg，早饭后首次服药，然后停药 1d，再连续 7d 反复服药时，血药浓度与原发性高血压患者几乎看不到差异。另外，伴有肾功能障碍（血清肌酐 0.6～3.6mg/dl）的高血压患者 18 例及伴有肝功能障碍（ICG_{R15}：15.0%～28.0%）的高血压患者 8 例，每日 1 次，同样服用 4mg 时，其血药浓度与原发性高血压患者几乎看不到差异。

（3）健康成年男性共 168 例，原发性高血压及老年原发性高血压患者共 30 例，伴有肾功能障碍的高血压患者 18 例，伴有肝功能障碍的高血压患者 8 例，总计 224 例，所得到的 2886 点的血中坎地沙坦浓度测定值，研究了性别、年龄、体重、肝功能指标（GOT、GPT）、肾功能指标（血清肌酐、BUN）、血中白蛋白值及有无高血压几项与坎地沙坦的清除率、分布容积和相对生物利用度的相关性，其结果推定为肝功能障碍患者（GOT＞40 或 GPT＞35），清除率降低 45%。

2. 尿中排泄率　对原发性高血压患者（38～68 岁）8 例，老年原发性高血压患者（65～70 岁）6 例，伴有肾功能障碍的高血压患者 18 例，伴有肝功能障碍的高血压患者 8 例，每日 1 次，4mg，早饭后首次服药，停药 1d 后，再连续 7d 反复给药时，在尿中均未检出原形药物，活性代谢物坎地沙坦及非活性代谢物 M-Ⅱ被排出。在服药至 24h 的尿中坎地沙坦及 M-Ⅱ的总排泄率在原发性高血压患者为 11%～12%，老年原发性高血压患者为 10%～12%，伴有肝功能障碍的患者为 10%～11%，三者之间几乎看不到差异。伴有肾功能障碍的高血压患者的尿中排泄率：血清肌酐＞3.0mg/dl 的患者，第 1 天为 1.1%，第 9 天为 1.8%，血清肌酐＜1.5mg/dl 的肾功能正常者，第 1 天为 6.8%，第 9 天为 9.3%。从以上反复给药时的血药浓度、尿中排泄率来看，可认为原发性高血压患者、老年原发性高血压患者、伴有肝功能障碍的高血压患者及伴有肾功能障碍的高血压患者都未见药物蓄积性。

【适应证】　高血压、心力衰竭。

【用法与用量】　口服，一般成人每日 1 次，4～8mg 坎地沙坦西酯，必要时可增加剂量至 12mg。

【不良反应】　临床上重要的不良反应（发生率不明）如下所示。

1. 血管性水肿　有时出现面部、口唇、舌、咽、喉头等水肿为症状的血管性水肿，应进行仔细的观察，见到异常时，停止用药，并进行适当处理。

2. 休克、昏厥和失去意识　降压可能引起休克、昏厥和失去意识。在这种情况下，应密切观察患者情况。如观察到畏寒、呕吐、失去意识等，应立即进行适当处理。使用本药治疗应从较低的剂量开始服用。如有必要增加剂量，应密切观察患者情况，缓慢进行，特别是正进行血液透析的患者、严格进行限盐疗法的患者、服用利尿药的患者及伴有心力衰竭的患者。

3. 急性肾功能衰竭 可能会出现急性肾功能衰竭，应密切观察患者情况。如发现异常，应停止服药，并进行适当处理。

4. 高血钾患者 鉴于可能会出现高血钾，应密切观察患者情况。如发现异常，应停止服药，并进行适当处理。

5. 肝功能恶化或黄疸 鉴于可能会出现 AST、ALT，γ-GTP 等值升高的肝功能障碍或黄疸，应密切观察患者情况。如发现异常，应停止服药，并进行适当处理。

6. 粒细胞缺乏症 可能会出现粒细胞缺乏症，应密切观察患者情况。如发现异常，应停止服药，并进行适当处理。

7. 横纹肌溶解 可能会出现肌痛、虚弱、肌酸激酶（CK）增加、血中和尿中的肌球蛋白增加。如出现上述情况，应停止服药，并进行适当处理。

8. 间质性肺炎 可能会出现伴有发热、咳嗽、呼吸困难、胸部 X 线检查异常等表现的间质性肺炎。如出现上述情况，应停止服药，并进行适当处理，如用肾上腺皮质激素治疗。

9. 低血糖症 由于可能引起低血糖症（易发生在进行糖尿病治疗的患者中），所以应密切观察患者情况。如发现感觉虚弱或者饥饿、出冷汗、手颤抖、注意力下降、抽搐、意识障碍等，应停止服药，并进行适当处理。

【禁忌证】 ①对本制剂的成分有过敏史的患者；②妊娠期或可能妊娠的妇女。

【注意事项】

1. 慎重用药（对下列患者应慎重用药）

（1）有双侧或单侧肾动脉狭窄的患者（见 2.重要的基本注意事项）。

（2）有高血钾的患者（见 2.重要的基本注意事项）。

（3）有肝功能障碍的患者（有可能使肝功能恶化。并且，据推测活性代谢物坎地沙坦的清除率降低，因此应从小剂量开始服用，慎重用药）。

（4）有严重肾功能障碍的患者（由于过度降压，有可能使肾功能恶化，因此每日 1 次，从 2mg 开始服用，慎重用药）。

（5）有药物过敏史的患者。

2. 重要的基本注意事项

（1）有双侧或单侧肾动脉狭窄的患者，服用肾素-血管紧张素-醛固酮系统药物时，由于肾血流和滤过压的降低可能会使肾功能危险性增加，除非被认为治疗必需，否则应尽量避免服用本药。

（2）由于可能加重高血钾，除非被认为治疗必需，有高血钾的患者，尽量避免服用本药。另外，有肾功能障碍和不可控制的糖尿病的患者，由于易发展为高血钾，应密切注意血钾水平。

（3）由于服用本制剂，有时会引起血压急剧下降，导致休克、昏厥、暂时性失去意识，特别是对下列患者服用时，应从小剂量开始，增加剂量时，应仔细观察患者的血压、肾功能及状况，缓慢进行。①进行血液透析的患者。②严格进行限盐疗法的患者。③服用利尿降压药的患者（特别是最近开始服用利尿降压药的患者）。④低钠血症患者。⑤肾功能障碍患者。⑥心力衰竭患者。

（4）因降压作用，有时出现头晕、蹒跚，故进行高空作业、驾驶车辆等操作时应注意。

（5）手术前 24h 最好停止服用（由于对肾素-血管紧张素系统的抑制作用，服用血管紧张素受体拮抗剂的患者，在麻醉及手术时，会产生血压急剧下降）。

（6）药物交付时：PTP 包装的药物应从 PTP 薄板中取出后服用（有报道因误服 PTP 薄板，坚硬的锐角刺入食道黏膜，进而发生穿孔，并发纵隔炎等严重的合并症）。

【孕妇及哺乳期妇女用药】　在围产期及哺乳期大白鼠灌胃给予本制剂后，可看到 10mg/（kg·d）以上给药组，新生仔肾盂积水的发生增多。另外也有报道，在妊娠中期和晚期，给予包括坎地沙坦西酯在内的血管紧张素Ⅱ受体拮抗剂或血管紧张素转化酶抑制剂的高血压患者，出现羊水过少，胎儿、新生儿死亡，新生儿低血压，肾衰竭，高钾血症，头颅发育不良，以及可能由于羊水过少，引起胎儿四肢挛缩，颅面畸形等。所以孕妇或有妊娠可能的妇女禁用本药。

【儿童用药】　目前尚未在年龄小于 18 岁的患者中进行观察。对儿童用药的安全性尚未确定（无使用经验）。

【老年患者用药】　一般认为对老年人不应过度地降压（有可能引起脑梗死等）。应在观察患者的状态下慎重服用。

【药物相互作用】

1. 与保钾利尿药（螺内酯、氨苯蝶啶等补钾药）**合用**　可出现血清钾浓度升高，应注意本制剂对醛固酮分泌有抑制作用，加上保钾利尿药对钾排泄的抑制作用。对肾功能障碍的患者合并用药时应特别注意。

2. 利尿降压药（呋塞米、三氯甲噻嗪等）**合用**　接受利尿降压药治疗的患者，初次服用本制剂时，有可能增强降压作用，故应从小剂量开始，慎重用药。接受利尿降压药治疗的患者，肾素活性亢进的患者较多，本制剂易奏效。

【药物过量】

1. 症状　基于药理学角度考虑，药物过量的主要表现可能为症状性低血压和头晕。据个例报道，服用剂量达 672mg 的坎地沙坦西酯，患者停药后能正常康复。

2. 处理　如果发生症状性低血压，应进行对症治疗及监控生命体征。患者应仰卧，同时抬高双腿。若效果不显著，应输液（如等渗盐水）以增加血浆容量。若以上方法效果均不显著，可以服用拟交感神经药。坎地沙坦不能通过血液透析清除。

【制剂与规格】　片剂：每片 8mg。铝塑泡罩包装，7 片×1 板。

【贮藏】　常温（10～30℃）保存。

奥美沙坦酯

【药品名称】　国际通用名：奥美沙坦酯。商用名：傲坦。英文通用名：olmesartan medoxomil。

【药理及毒理作用】

1. 药理作用 在血管紧张素转化酶Ⅱ的催化下，血管紧张素Ⅰ转化形成血管紧张素Ⅱ。血管紧张素Ⅱ是肾素-血管紧张素系统的主要升压因子，其作用包括收缩血管、促进醛固酮的合成和释放、刺激心脏及促进肾脏对钠的重吸收。

奥美沙坦酯是一种前体药物，经胃肠道吸收水解为奥美沙坦。奥美沙坦为选择性血管紧张素Ⅱ1型受体（AT_1）拮抗剂，通过选择性阻断血管紧张素Ⅱ与血管平滑肌 AT_1 受体的结合而阻断血管紧张素Ⅱ的收缩血管作用，因此它的作用独立于 Ang Ⅱ合成途径之外。奥美沙坦与 AT_1 的亲和力比与 AT_2 的亲和力大 12 500 多倍。

利用 ACEI 阻断肾素-血管紧张素系统（RAS）是许多治疗高血压药物的机制，但 ACEI 也同时抑制了缓激肽的降解，而奥美沙坦酯并不抑制 ACE，因此它不影响缓激肽，这种区别是否有临床相关性尚不清楚。

本品对血管紧张素Ⅱ受体的阻断，抑制了血管紧张素Ⅱ对肾素分泌的负反馈调节机制。但是，由此产生的血浆肾素活性增高和循环血管紧张素Ⅱ浓度上升并不影响奥美沙坦的降压作用。

2. 毒理作用 在小鼠和大鼠急性毒性实验中，单次口服给药最大剂量达 2000mg/kg 时，仍没有致死结果出现。犬的最小致死剂量大于 1500mg/kg。未见致癌性、致畸性、致突变性、生殖毒性和遗传毒性。

【循证医学证据】 7 个安慰剂对照、给药剂量范围为 2.5～80mg、疗程为 6～12 周的临床试验，总共研究了 2693 例原发性高血压患者（2145 例服用奥美沙坦酯，548 例服用安慰剂），证实每日 1 次奥美沙坦酯可降低舒张压和收缩压，血压峰值和血压谷值都有统计学意义的显著性降低。奥美沙坦酯的降压作用与剂量呈相关性。每日 20mg 奥美沙坦酯可使坐位血压谷值较安慰剂多下降约 10/6mmHg；每日 40mg 奥美沙坦酯可使坐位血压谷值较安慰剂多下降约 12/7mmHg。

每日 1 次口服奥美沙坦酯片，降压效果可维持 24h，收缩压和舒张压下降的谷峰比值为 60%～80%。降压作用在 1 周内起效，在两周后达到明显的效果。并可在长达 1 年的治疗中维持相同的降压效果，且不会出现耐药。停药后不出现血压反跳。年龄和性别并不影响奥美沙坦酯的降压作用。奥美沙坦酯与氢氯噻嗪合用可增强降血压效果。

【药代动力学】 无论奥美沙坦酯单次口服给药（最大剂量至 320mg）或多次口服给药（最高剂量可至 80mg/次），奥美沙坦均呈线性药代动力学特性。在 3～5d 之内可以达到稳态血药浓度，每日 1 次给药，血浆内无蓄积。

1. 吸收 奥美沙坦酯口服后经胃肠道吸收，迅速、完全地去酯化水解为奥美沙坦，绝对生物利用度大约是 26%。口服给药 1～2h 之后即达血药峰值浓度。进食不影响奥美沙坦的生物利用度。

2. 分布 奥美沙坦的血浆蛋白结合率高达 99%，不穿透红细胞，稳态分布容积约为 17L。大鼠实验中，奥美沙坦不易通过血脑屏障，但可通过胎盘屏障并分布到胎鼠中，也可少量分布于大鼠乳汁之中。

3. 代谢和排泄 奥美沙坦酯迅速、完全地转化为奥美沙坦后，不再进一步代谢。奥美沙坦按双相方式被消除，最终消除半衰期约为 13h，总血浆清除率是 1.3L/h，肾清除率是

0.6L/h。有 35%～50% 吸收的药物从尿液中排出，其余经胆汁从粪便中排出。

4. 特殊人群的药代动力学

（1）儿童：尚没有在 18 岁以下人群中进行奥美沙坦药代动力学研究。

（2）老年人：奥美沙坦的最大血浆浓度在年轻成人和老年人（≥65 岁）中相似。在多次用药的老年人中观察到了奥美沙坦的轻度蓄积；平均稳态药时曲线下面积（AUCss）在老年人中要高 33%，相应的肾清除率（CLr）则减少 30%。

（3）肝功能不全：中度肝功能损害患者的 $AUC_{0\to\infty}$ 和最大血药浓度（C_{max}）都增高，AUC 增加了约 60%。

（4）肾功能不全：严重肾功能损害（肌酐清除率＜20ml/min）的患者多次给药后的药时曲线下面积（AUC）大约为肾功能正常人的 3 倍。没有对接受血液透析的患者进行研究。

【适应证】　本品适用于高血压的治疗。

【用法与用量】　剂量应个体化。在血容量正常的患者中，作为单一治疗的药物，通常推荐起始剂量为 20mg，每日 1 次。对经 2 周治疗后仍需进一步降低血压的患者，剂量可增至 40mg。

剂量大于 40mg 未显示出更大的降压效果。当日剂量相同时，每日 2 次给药与每日 1 次给药相比没有显示出优越性。无论进食与否本品都可以服用。本品可以与其他利尿药合用，也可以与其他抗高血压药物联合使用。

对老年人、中度到明显的肝肾功能损害（肌酐清除率＜40ml/min）的患者服用本品，无须调整剂量（见【药代动力学】之特殊人群）。

对可能的血容量不足的患者（如接受利尿药治疗的患者，尤其是肾功能损害的患者）必须在周密的医学监护下使用奥美沙坦酯，而且可以考虑使用较低的起始剂量。

【不良反应】　在多达 3275 例患者的对照临床试验中评价了奥美沙坦酯的安全性，其中约 900 例患者至少接受了 6 个月的治疗，525 例以上患者至少接受了 1 年的治疗。结果显示，奥美沙坦酯有很好的耐受性，不良事件发生率与安慰剂组相似。不良事件通常轻微且短暂，并与剂量、性别、年龄及种族差异无关。

（1）在安慰剂对照临床试验中，接受奥美沙坦酯治疗的患者中唯一发生率大于 1% 且高于安慰剂治疗组的不良事件是头晕（3% vs 1%）。

（2）发生率与安慰剂组相似，大于 1% 的不良事件有背痛、支气管炎、肌酸磷酸激酶升高、腹泻、头痛、血尿、高血糖症、高甘油三酯血症、流感样症状、咽炎、鼻炎和鼻窦炎。咳嗽的发生率在安慰剂组（0.7%）和奥美沙坦酯组（0.9%）患者中相似。

（3）发生率与安慰剂组相似，低于 1% 但大于 0.5% 的不良事件有胸痛、乏力、疼痛、外周性水肿、眩晕、腹痛、消化不良、肠胃炎、恶心、心动过速、高胆固醇血症、高脂血症、高尿酸血症、关节疼痛、关节炎、肌肉疼痛、骨骼疼痛、皮疹和面部水肿等。上述不良事件是否与服用本品有关尚不明确。

【实验室检查结果】　在临床对照试验中，具有重要临床意义的实验室参数的变化与奥美沙坦酯极少具有相关性。

（1）血红蛋白和血细胞比容：偶见血红蛋白和血细胞比容略有下降（分别平均下降了大约 0.3g/dl 和 0.3%）。

（2）肝功能检查：偶见肝脏酶上升和（或）血胆红素上升，但会自行恢复正常。

（3）过往的市场经验：罕见有血管紧张素Ⅱ受体拮抗剂引起横纹肌溶解症的报道。

【禁忌证】 ①对本制剂的成分有过敏史的患者；②妊娠或可能妊娠的妇女。

【注意事项】

1. 肾动脉狭窄 有报道称ACEI可能使单侧或者双侧肾动脉狭窄患者的血肌酐或者血尿素氮（BUN）升高，还没有在此类患者中长期使用本品的经验，但是可能会出现类似的结果。

2. 肾功能损害 在那些肾功能依赖于肾素-血管紧张素-醛固酮系统活性的患者中（如严重的充血性心力衰竭患者）使用ACEI和AT_1受体拮抗剂，可能出现少尿和（或）进行性氮质血症、急性肾功能衰竭和（或）死亡（罕见）。在此类患者中使用奥美沙坦治疗预期也可能有类似的结果。

3. 胎儿或新生儿发病和死亡 对D类妊娠（第Ⅱ期和第Ⅲ期），直接作用于肾素-血管紧张素系统（RAS）的药物与胎儿和新生儿的损伤有关，包括低血压、新生儿颅骨发育不全、无尿症、可逆转或者不可逆转的肾功能衰竭和死亡。也有羊水过少、早产、子宫内生长迟缓和动脉导管未闭的报道，尽管目前尚不清楚是否与用药有关。一旦发现妊娠，应当尽快停止使用本品。如果必须用药，应当告知这些孕妇关于药物对她们胎儿的潜在危害，并进行系列超声波检查来评估羊膜内的情况。曾经在子宫内与血管紧张素Ⅱ受体拮抗剂接触过的婴儿应密切监测其血压过低、少尿和高血钾的情况，必要时作适当的治疗。

4. 血容量不足或者低钠患者的低血压 血容量不足或低钠患者（如那些使用大剂量利尿药治疗的患者），在首次服用本品后可能会发生症状性低血压，必须在周密的医疗监护下使用该药治疗。如果发生低血压，患者应仰卧，必要时静脉滴注生理盐水。一旦血压稳定，可继续用本品治疗。

5. 肝肾功能不全患者 中度至显著肾功能不全（肌酐清除率<40ml/min）患者或者中度至显著肝功能不全患者无须调整剂量（见**【药代动力学】**之特殊人群）。

【孕妇及哺乳期妇女用药】 当孕妇在妊娠中期和后期用药时，直接作用于肾素-血管紧张素系统的药物可引起正在发育的胎儿损伤，甚至死亡。一旦发现妊娠，应当尽快停止使用本品。目前没有孕妇使用本品的临床经验。

目前尚不清楚奥美沙坦是否可以经母乳分泌，但哺乳大鼠的乳汁中有少量分泌。因为对哺乳新生儿有潜在的不良影响，必须考虑药物对母亲的重要性以决定中止哺乳或者停药。

【儿童用药】 尚未建立儿童用药的安全性和有效性数据。

【老年患者用药】 临床试验中，没有观察到本品在老年患者与年轻患者之间药效或者安全性方面的总体差异，老年患者服用本品不需调整剂量。但是不能排除某些年龄较大的个别患者敏感性较高的可能。

【药物相互作用】 奥美沙坦酯不通过肝脏细胞色素P450系统代谢，对P450酶没有影响。因此，不会出现与这些酶抑制、诱导或者代谢相关的药物相互作用。

在健康受试者中合并应用地高辛或者华法林没有明显的药物相互作用，合并应用抗酸剂[Al（OH）$_3$/Mg（OH）$_2$]也没有明显改变奥美沙坦的生物利用度。

【药物过量】　人体药物过量的资料有限。药物过量最可能的表现是症状性低血压和心动过速。如果副交感神经系统（迷走神经）兴奋可能会出现心动过缓；如果出现症状性低血压，应该给予适当治疗及支持治疗。奥美沙坦是否可以通过血液透析清除尚未知。

【制剂与规格】　片剂：每片 20mg、40mg。7 片/盒，铝塑包装。

【贮藏】　遮光，密封保存。

依普沙坦

【药品名称】　国际通用名：依普沙坦。英文通用名：eprosartan，SK-F108556，teveten。

【药理作用】　依普沙坦是一种新型的非联苯四唑类 AT_1 受体拮抗剂，与 AT_1 受体呈竞争性拮抗。作用同氯沙坦相似，通过选择性阻断 AngⅡ 与 AT_1 受体结合而发挥药理作用。

【药代动力学】　口服吸收快，进食会延缓其吸收，生物利用度为 13%～15%。与血浆蛋白高度结合，结合率达 98%。空腹服药后 1～2h 血药浓度达到高峰，清除半衰期为 5～7h。主要经肾脏排泄，占 90%。药代动力学较少受肾功能影响。

【适应证】　高血压，尤其是高血压伴肾功能障碍者。

【用法与用量】　推荐的安全有效剂量为每日 400mg。

【不良反应】　偶有头痛、头晕发生。

【药物相互作用】　①该药与其他药物合用，未见药物间有不良反应发生；②不影响地高辛、华法林、双氯噻嗪等药的药代动力学。

【制剂与规格】　片剂：每片 200mg、400mg。

阿齐沙坦酯

【药品名称】　国际通用名：阿齐沙坦酯。英文通用名：azilsartan medoxomil。英文商用名：Edari。阿齐沙坦酯是一种治疗高血压的选择性血管紧张素Ⅱ受体拮抗剂。2011 年美国食品和药品监督管理局批准阿齐沙坦酯上市。

【药理及毒理作用】

1. 药理作用　阿齐沙坦酯在口服吸收后水解为阿齐沙坦，后者在血管平滑肌和肾上腺等多种组织中，可通过选择性阻断血管紧张素Ⅱ与 AT_1 受体的结合而阻断血管紧张素Ⅱ的血管收缩和醛固酮分泌作用，故其作用不依赖于血管紧张素Ⅱ合成通路。阿齐沙坦对 AT_1 受体的亲和力是对 AT_2 受体的 1 万倍以上。由于其并不抑制 ACE，故不会影响缓激肽水平，也不会结合并阻断其他与血管调节作用相关的受体或离子通道，被广泛地用于治疗高血压。

阿齐沙坦酯口服后即水解为活性代谢物阿齐沙坦，故未能在血浆中检测到其原药。在阿齐沙坦单剂量或多剂量（20～320mg）给药后，AUC 呈剂量依赖性，阿齐沙坦的绝对生物利用度约为 60%，达峰时间为 1.5～3h，食物不影响其生物利用度。其在体内的分布容积约为 16L。阿齐沙坦可与人血浆蛋白（主要为血浆白蛋白）高度结合，结合率达 99%；其很少通过血脑屏障，但在妊娠大鼠体内可通过胎盘屏障并分布至胚胎。阿齐沙坦在血浆中的主要代谢产物为 O-脱烷基化后生成的 M-Ⅱ和脱羧后生成的 M-Ⅰ，服药后，这两种代谢产物在人血浆中的 AUC 分别为阿齐沙坦的 50% 和 1% 以下，故其对阿齐沙坦酯的药理活性无贡献。

对心脏复极的影响：在健康受试者中进行一项 QT/QTc 研究，评估阿齐沙坦酯延长 QT/QTc 间期的作用。剂量 320mg 的阿齐沙坦酯无 QT/QTc 间期延长的证据。

2. 非临床毒理学

（1）致癌、致突变、生育力受损

1）致癌：当在 26 周转基因（Tg.rasH2）小鼠和 2 岁大鼠研究中评估时发现阿齐沙坦酯不致癌。最高测试剂量[小鼠中 450mg/（kg·d）、大鼠中 600mg/（kg·d）]的阿齐沙坦酯所产生的暴露剂量相当于在人类中给予最大推荐人用剂量（MRHD，80mg/d）。在 26 周小鼠和 2 岁大鼠研究中，评估 M-Ⅱ不产生致癌作用。

2）致突变：在中国仓鼠肺细胞遗传分析中阿齐沙坦酯、阿齐沙坦和 M-Ⅱ对结构畸变呈阳性。

在用鼠伤寒沙门菌和大肠杆菌 Ames 回复突变试验、体外中国仓鼠卵巢细胞正向突变试验、体外小鼠淋巴瘤（tk）基因突变试验、体外体内程序外 DNA 合成试验、体内小鼠和（或）大鼠骨髓微核等试验中阿齐沙坦酯、阿齐沙坦和 M-Ⅱ都无遗传毒性潜能。

3）生育力受损：雄性或雌性大鼠在口服阿齐沙坦酯剂量达 1000mg/（kg·d）时，阿齐沙坦酯对生育力没有影响。在剂量直至 3000mg/（kg·d）时，大鼠生育力也不受影响。

（2）动物毒理学：在围产期和产后大鼠发育研究中，当妊娠和哺乳大鼠被给予阿齐沙坦酯（在 mg/m^2 基础上为 MRHD 的 1.2 倍）时，可见到对幼崽生存能力的不良效应，包括门牙萌出延迟、肾盂扩张、肾积水。生殖毒性研究表明当给予妊娠大鼠阿齐沙坦酯口服剂量至 1000mg/（kg·d）（在 mg/m^2 基础上是 MRHD 的 122 倍）或给予妊娠兔阿齐沙坦酯 50mg/（kg·d）（在 mg/m^2 基础上是 MRHD 的 12 倍时），阿齐沙坦酯未产生致畸胎作用。在大鼠中或兔中剂量至 3000mg/（kg·d）时，M-Ⅱ也不致畸胎。阿齐沙坦可透过胎盘屏障并在妊娠大鼠的胎鼠和哺乳大鼠的乳汁中发现。

【循证医学证据】

在一项为期 24 周的试验中，982 例患者随机接受阿齐沙坦酯 40mg/d（n=327）、80mg/d（n=329）或缬沙坦 320mg/d（n=326）治疗。结果显示，与基线相比，阿齐沙坦酯 40mg/d、80mg/d 分别使主要的观察终点 24h 动态血压监控的平均收缩压分别降低了 14.9mmHg 和 15.3mmHg；同样，次要终点临床谷值血压测定，两种剂量的阿齐沙坦酯分别使收缩压降低了 14.9mmHg 和 16.9mmHg；降压作用均明显强于 320mg/d 缬沙坦（分别为 11.3mmHg 和 11.6mmHg）。

总共在 7 项双盲、随机研究中，其中包括 5 项安慰剂对照和 4 项阳性药对照研究已证实本品的抗高血压作用。研究时间范围 6 周～6 个月，剂量范围 20～80mg，每日 1 次给药。共纳入 5941 例轻中度或重度高血压患者（3672 例给予阿齐沙坦酯、801 例给予安慰剂和 1468 例给予阳性药）。51%患者为男性，26%患者为 65 岁或以上，67%患者为白种人，19%患者为黑种人。

两项 6 周随机、双盲研究比较阿齐沙坦酯在剂量 40mg、80mg 与安慰剂对血压的影响，阿齐沙坦酯在剂量 40mg、80mg 与阳性药对血压的影响。研究结果表明，阿齐沙坦酯 80mg

对降低血压（动态血压监测）在统计学上均优于安慰剂和阳性药。

在一项 24 周的比较研究中发现，阿齐沙坦酯与缬沙坦的作用也相似。大多数患者在给药后 2 周内出现抗高血压效应。本品在长期治疗期间有持续、恒定的抗高血压作用。在另一项随机、安慰剂对照的连续 26 周阿齐沙坦酯给药研究中发现，突然停用阿齐沙坦酯治疗后，并未观察到血压的反弹效应。在不同的年龄、性别或种族中，阿齐沙坦酯对患者均有有效降压作用。但作为单药在黑种人患者中治疗效应较小，原因可能为接近一半的黑种人具有低肾素水平。

阿齐沙坦酯对于降低血压有着较为显著的疗效，一项 1291 例患者参与、长达 6 周的试验比较 40mg、80mg 阿齐沙坦酯和 40mg 奥美沙坦酯或 320mg 缬沙坦的效果，结果显示：阿齐沙坦酯 40mg 可降低收缩压 13.4mmHg，阿齐沙坦酯 80mg 则可降低收缩压 14.5mmHg。（阿齐沙坦酯的降压效果均优于奥美沙坦酯和缬沙坦）。

【药代动力学】

1. 吸收　阿齐沙坦酯为前体药物，在胃肠道中被水解成活性代谢物阿齐沙坦。在口服给药后血浆中不能检测到阿齐沙坦酯。在阿齐沙坦酯剂量范围 20～320mg 进行单次或多次给药后确定了对阿齐沙坦暴露剂量成正比。阿齐沙坦酯给药后阿齐沙坦的估计绝对生物利用度接近 60%。阿齐沙坦酯口服给药后，在 1.5～3h 达到其峰浓度（C_{max}）。食物不影响阿齐沙坦的生物利用度。

2. 分布　阿齐沙坦的分布容积约为 16L。阿齐沙坦本品能与人血浆蛋白高度结合（>99%），主要为血清白蛋白。在血浆浓度达推荐剂量范围以上的蛋白结合率是恒定的。在大鼠中，最小量阿齐沙坦能够透过血脑屏障。在妊娠大鼠中阿齐沙坦可通过胎盘屏障分布至胎鼠。

3. 代谢和消除　阿齐沙坦被代谢成两个主要代谢物。通过 *O*-脱烷基化作用在血浆中形成主要代谢物，称为代谢物 M-Ⅱ，和通过脱羧基作用形成次要代谢物，称为代谢物 M-Ⅰ。M-Ⅰ和 M-Ⅱ对阿齐沙坦酯的药理学活性没有影响。CYP2C9 是阿齐沙坦代谢的主要酶。

口服给予 ^{14}C 标记阿齐沙坦酯后，在粪中回收接近 55%的放射性代谢物、尿中回收接近 42%。在尿中有 15%的剂量以阿齐沙坦的形式排泄。

阿齐沙坦的消除半衰期接近 11h，肾清除率接近 2.3mL/min。5d 内可达到阿齐沙坦的稳态水平，每日 1 次重复给药血浆药物浓度未发生积蓄。

【适应证】　适用于治疗高血压，可单用或与其他抗高血压药物联用。

【用法与用量】　①成年人推荐剂量为 80mg/d。对大剂量利尿药治疗患者考虑起始剂量 40mg。②进食无明显影响。③可与其他抗高血压药物联合服用。

对老年患者、有轻重度肾受损、肾病终末期或轻中度肝功能不全患者不建议调整初始剂量。尚未见严重肝受损患者中使用阿齐沙坦酯的研究。

【不良反应】

腹泻（2%）是最常见不良反应。

在临床试验中用 20mg、40mg、80 mg 剂量的阿齐沙坦酯治疗总共 4814 例患者并评价其安全性。其中 1704 例患者至少治疗 6 个月，588 例治疗至少 1 年，不良反应的总发生率与安慰剂组相似。在安慰剂-对照单药治疗和联合治疗试验中因不良事件的撤出率,安慰剂组为2.4%(19/801),阿齐沙坦酯40mg组为2.2%(24/1072),而阿齐沙坦酯80mg组为2.7%(29/1074)。阿齐沙坦酯40mg或80mg组不良反应较轻,与剂量、年龄、性别和种族无关。安慰剂-对照单药治疗试验中,用阿齐沙坦酯每日80mg治疗患者中,腹泻发生率为2%,而安慰剂组患者发生率为0.5%。

在3300例以上患者服用阿齐沙坦酯治疗的对照试验中,其他不良反应如下所示。①胃肠道疾患:恶心;②一般疾患和给药部位情况:虚弱,疲乏;③肌肉骨骼和结缔组织疾患:肌肉痉挛;④神经系统疾患:头晕,体位性眩晕;⑤呼吸,胸和纵隔疾患:咳嗽。

【临床实验室检查】

1. 血清肌酐　在接受80mg阿齐沙坦酯患者中,可见到轻度、可逆的血清肌酐增加。当与氯噻酮或氢氯噻嗪共同给药时,血清肌酐的增加更为显著。此外,中度至重度肾损害或>75岁的患者,服用阿齐沙坦酯更易出现血清肌酐增加。

2. 血红蛋白/血细胞比容　分别观察到0.2%、0.4%和0.3%的阿齐沙坦酯治疗受试者出现低血红蛋白、低血细胞比容和红细胞计数减低。在<0.1%受试者中观察到明显异常的血小板和白细胞计数。

【禁忌证】　①禁忌妊娠期、哺乳期妇女给药;②对本品及其赋形剂过敏者。

【黑框警告】　当妇女检出妊娠时,应尽可能停用阿齐沙坦酯。因为直接作用于肾素-血管紧张素的系统药物可能导致胎儿发育受损和死亡。

【注意事项】

1. 避免胎儿或新生儿暴露。

2. 阿齐沙坦酯的给药前纠正容量或盐耗竭。

3. 在肾受损患者中监测肾功能。

4. 特殊人群中使用

(1)肾受损:在有轻度肾受损或肾病终末期患者中不需要调整剂量。有中度至严重肾受损患者更可能报道异常高血清肌酐值。

(2)肝受损:对有轻中度肝受损受试者无须调整剂量。尚未在严重肝受损患者中研究阿齐沙坦酯。

【孕妇及哺乳期妇女用药】

1. 妊娠　妊娠类别C。在妊娠妇女中无使用阿齐沙坦酯的临床经验。

2. 哺乳期妇女用药　未知本品是否排泄在人乳汁中,但在哺乳大鼠中本品低浓度被排泄在乳汁中。因为对哺乳婴儿潜在的不良作用,应考虑到药物对母亲的重要性,做出决策是否终止哺乳或终止药物。建议哺乳期妇女给药前停止哺乳。

【儿童用药】　尚未确定本品在18岁以下儿童患者中的安全性和有效性。

【老年患者用药】　对年龄75岁或以上患者更可能报道异常高血清肌酐值。相比较年轻患者降压疗效总体无差别,但不能排除某些老年患者有更高的灵敏度。

【药物相互作用】

阿齐沙坦酯或阿齐沙坦的研究中与氨氯地平、抗酸药、氯噻酮、地高辛、氟康唑、格列本脲、酮康唑、二甲双胍、吡格列酮和华法林给药未曾观察到有临床意义的药物相互作用。故阿齐沙坦酯可与这些药物合用。

非甾体抗炎药（NSAIDs）包括选择性环氧合酶-2 抑制剂（COX-2 抑制剂）在老年、容量或盐耗竭（包括用利尿药治疗）或已有肾功能损害患者中应用 NSAIDs，包括选择性 COX-2 抑制剂与血管紧张素Ⅱ受体拮抗剂，包括阿齐沙坦联合给药，可能导致肾功能的恶化，包括出现急性肾衰竭的可能。这些效应通常是可逆的。在接受阿齐沙坦和 NSAIDs 治疗的患者中，应定期监测肾功能。血管紧张素Ⅱ受体拮抗剂，包括阿齐沙坦的抗高血压作用可能会被 NSAIDs，包括选择性 COX-2 抑制剂减弱。

【药物过量】　在人体中得到的有关药物过量资料有限。在健康受试者对照临床试验期间，每日 1 次剂量直至 320mg 本品给予 7 天，被很好耐受。在剂量过量事件中，按口述患者临床状态应开始支持治疗。本品不可透析。

【制剂与规格】　以白色至接近白色圆片供应以下规格。片剂：40mg 和 80mg。

【贮藏】　贮存在 25℃ 环境下，密封保存容器，避光和避潮。

他 索 沙 坦

【药品名称】　国际通用名：他索沙坦。英文通用名：tasosartan。

【药理作用】　他索沙坦是一种非联苯四唑类 AT_1 受体拮抗剂，与 AT_1 受体呈竞争性拮抗或混合性拮抗。该药作用持续时间长、安全有效，是一种颇有前途的心血管病药物。他索沙坦通过选择性与 AT_1 受体结合而发挥药理作用。该药特点是与 AT_1 受体结合牢固，离解缓慢，故长效而持久，药理作用达 24h 以上；在抑制 AT_1 受体的同时，兼有轻度的 α_1 受体阻滞作用。

【药代动力学】　大鼠口服他索沙坦后，药物代谢为羟化他索沙坦与烯醇他索沙坦。烯醇他索沙坦与 AT_1 受体亲和力更强，拮抗 AngⅡ收缩血管的作用比母体高 20 倍，比氯沙坦高 65 倍。他索沙坦及其代谢产物与血浆蛋白结合率高。药物半衰期为 0.9～6.6h，持续时间达 24h 以上。

【适应证】　原发性高血压。

【用法与用量】　50～200mg，每日 1 次。

【不良反应】　头痛及头晕，不良反应发生率低，临床耐受性好。

【制剂与规格】　片剂：每片 50mg。

二、复方血管紧张素Ⅱ受体拮抗剂

氯沙坦钾氢氯噻嗪复方片剂

【药品名称】　国际通用名：氯沙坦钾氢氯噻嗪复方片剂。商用名：海捷亚。英文通用名：losartanand hydrochlorothiazide。英文商用名：Hyzaar。

【药理作用】　本品是一种固定剂量的复方血管紧张素Ⅱ受体拮抗剂。本药的成分由固定剂量的氯沙坦钾和氢氯噻嗪组成，已证明本品对降低血压有相加作用，比两种成分单独降低血压幅度更大。这是因为氯沙坦钾和氢氯噻嗪具有协同作用。氢氯噻嗪的利尿作用增加血浆肾素活性，增加醛固酮分泌，降低血钾，增加血管紧张素Ⅱ水平。氯沙坦钾阻断所有与血管紧张素Ⅱ有关的生理作用，并通过抑制醛固酮而减弱与利尿药有关的钾丢失。已证明氯沙坦钾有轻微和暂时的促尿酸排泄作用，氢氯噻嗪可引起尿酸的轻度升高，氯沙坦钾和氢氯噻嗪合用可减轻利尿药所致的高尿酸血症。氯沙坦钾和氢氯噻嗪合用时，抗高血压作用加强。

【适应证】　治疗高血压，适用于联合用药治疗的患者。

【用法与用量】　常用起始和维持剂量为每日1次，每次1片（氯沙坦钾50mg和氢氯噻嗪12.5mg）。对此剂量反应不足的患者，剂量可增至每日1次，每次2片。最大服用剂量为每日1次，每次2片。通常在服药后3周内达到抗高血压疗效。老年患者不须调整起始剂量。饭前、饭后均可服用。可与其他抗高血压药联合使用。

【不良反应】　在氯沙坦钾/氢氯噻嗪的临床试验中，未发现这种复方药物有特殊的不良反应，只限于报道过的氯沙坦钾和（或）氢氯噻嗪的不良反应如头晕、血管神经性水肿、胃肠道症状、肝炎、腹泻。高血钾（血钾＞5.5mEq/L），但无须因此停用。血谷丙转氨酶升高很少发生，一般停药即恢复。

【禁忌证】　无尿患者、对此产品中任何成分或其他磺胺类药物过敏者、严重肾功能不全（肌酐清除率＜30ml/min）或肝功能异常的患者禁用。本品不能用于血容量减少的患者。

【注意事项】　①氢氯噻嗪可致低血压和电解质或体液失衡，定期检查血清电解质。②对代谢和内分泌的影响：噻嗪类药物可降低葡萄糖耐受性，如需要可调整各种降糖药包括胰岛素的剂量。噻嗪类药物能减少尿钙排泄，引起间歇性的血钙轻度增高。胆固醇和三酰甘油增高可能与噻嗪类利尿药治疗有关。噻嗪类药物能促发某些患者的高尿酸血症和（或）痛风。由于氯沙坦钾能降低尿酸，与氢氯噻嗪联合使用会减少利尿药引起的高尿酸血症。③其他：无论患者有无过敏反应或支气管哮喘史，服用噻嗪类药物均可能发生过敏反应，已有报道噻嗪类药物可加重或激发系统性红斑狼疮。

【孕妇及哺乳期妇女用药】　孕妇及哺乳期妇女禁用。在妊娠中期或后期使用本品，药物直接作用于肾素-血管紧张素系统，可导致胎儿的损伤甚至死亡。氯沙坦钾能否通过乳汁还不清楚，但噻嗪类药物能出现于人乳汁中，它对哺乳婴儿存在潜在不良的作用。

【儿童用药】　在儿童中的安全性和有效性还未确定。

【老年患者用药】　本品对年轻（＜65岁）患者和老年（＞65岁）患者的疗效和安全性无临床显著差异。

【药物相互作用】　本品可与其他抗高血压药物联合使用。

1. 氯沙坦钾　尚未发现有临床重要意义的药物相互作用。临床药代动力学试验已经研究过氢氯噻嗪、地高辛、华法林、西咪替丁、苯巴比妥和酮康唑。氯沙坦钾与保钾利尿药、补钾药或含钾的盐类物合用时，可能导致血钾的升高。

2. 氢氯噻嗪　同时用药时，下列药物与噻嗪类利尿药可能有相互作用。①乙醇，巴比妥类或麻醉药：可能促使直立性低血压的发生。②降糖药（口服制剂和胰岛素）：可能需要调整降糖药的剂量。③与其他抗高血压药合用有相加作用。④药物或实验室化验的相互作用：由于对钙代谢的影响，噻嗪类药物能干扰甲状旁腺功能测定试验。

【药物过量】　对本品过量的治疗尚无专门的资料，可采用对症和支持疗法。停用本品并密切观察患者。通过血液透析消除氢氯噻嗪的程度仍未确知。

【制剂与规格】　氯沙坦钾/氢氯噻嗪片（海捷亚）片剂：每片 50mg/12.5mg。

缬沙坦氢氯噻嗪复方片剂

【药品名称】　国际通用名：缬沙坦氢氯噻嗪复方片剂。商用名：复代文。英文通用名：valsartan and hydrochlorothiazide。

【药理作用】　本品是一种固定剂量的复方血管紧张素Ⅱ受体拮抗剂。本药的成分由固定剂量的缬沙坦和氢氯噻嗪组成，缬沙坦和氢氯噻嗪合用时，抗高血压作用加强。本药的成分对降低血压有相加作用，比两种成分单独降低血压幅度更大。这是因为缬沙坦和氢氯噻嗪具有协同作用。

【临床应用】　每日 1 次可平稳降压 24h，不改变昼夜规律，并对各种程度的高血压均有效。

【药代动力学】　详见缬沙坦、氢氯噻嗪章节。

【适应证】　治疗高血压，适用于联合用药治疗的患者。

【用法与用量】　常用起始和维持剂量为每日 1 次，每次 1 片（缬沙坦 80mg 和氢氯噻嗪 12.5mg）。如疗效不佳，剂量可增加，最大服用剂量为每日 1 次，每次 2 片。通常在服药后 3～4 周达到最佳抗高血压疗效。老年患者不须调整起始剂量。可与其他抗高血压药联合使用。

【不良反应】　未发现这种复方药物有特殊的不良反应，只限于那些以前报道过的缬沙坦和（或）氢氯噻嗪的不良反应，如水肿、头痛，对血钾的影响较小。其他少见的不良反应还有疲劳、上呼吸道感染、消化不良、关节痛等。

【禁忌证】　对该药过敏者；妊娠期及哺乳期妇女；严重肾功能不全者；血容量减少的患者。胆道梗阻者也需慎用。

【注意事项】　缬沙坦：详见缬沙坦章节；氢氯噻嗪：详见海捷亚章节。

【孕妇及哺乳期妇女用药】　孕妇及哺乳期妇女禁用。

【儿童用药】　尚无用于儿童的有效性和安全性相关资料。

【老年患者用药】　与青年志愿者相比，一些老年患者（＞65 岁）的缬沙坦浓度稍增高，但无临床意义。与年轻患者相比，老年患者氢氯噻嗪的稳态浓度高且系统清除率显著降低，因而接受氢氯噻嗪治疗的老年患者需要密切监测。

【药物相互作用】　①缬沙坦：与下列药物之间尚未发现有明显临床意义的药物相互作用：西咪替丁、华法林、地高辛、阿替洛尔、氨氯地平、格列本脲。与保钾利尿药、补钾药或使用含钾药物可使血钾升高。②氢氯噻嗪：详见海捷亚章节。

【制剂与规格】　缬沙坦/氢氯噻嗪片剂：每片 80mg/12.5mg。

厄贝沙坦氢氯噻嗪复方片剂

【药品名称】　国际通用名：厄贝沙坦氢氯噻嗪复方片剂。商用名：安搏诺、依伦平。英文通用名：irbesartan and hydrochlorothiazide。

【**药理作用**】 本品是一种固定剂量的复方血管紧张素Ⅱ受体拮抗剂。本药的成分由固定剂量的厄贝沙坦和氢氯噻嗪组成，厄贝沙坦和氢氯噻嗪具有协同的降低血压作用，因此，本药的成分对降低血压有相加作用，比两种成分单独降低血压幅度更大。①厄贝沙坦：通过选择性阻断 AngⅡ与 AT₁ 受体结合，降低 AngⅡ介导的血管收缩及醛固酮的释放而发挥降压作用。并通过抑制醛固酮而减弱与利尿药有关的钾丢失。此外还可通过降低肺毛细血管楔压及心脏前后负荷，增加心排血量而改善心力衰竭患者的血流动力学变化。逆转心肌肥厚和血管增殖，延迟左心室肥厚的发生。通过降低微球蛋白、扩张肾出球小动脉而防止肾小球硬化，对肾功能受损的患者起到保护作用。②氢氯噻嗪：在产生利尿作用时，增加血浆肾素活性，增加醛固酮分泌，降低血钾，增加血管紧张素Ⅱ水平。

【**循证医学证据**】

1. COSIMA 研究 在厄贝沙坦/氢氯噻嗪与缬沙坦/氢氯噻嗪治疗轻中度高血压患者疗效比较研究中进一步证实了厄贝沙坦/氢氯噻嗪的良好疗效。

2. RAPiHD 研究 厄贝沙坦/氢氯噻嗪初始治疗重度高血压研究表明，厄贝沙坦/氢氯噻嗪治疗 5 周内可使 47.2%的重度高血压患者血压达标（坐位舒张压＜90mmHg）。治疗第 3 周时，厄贝沙坦/氢氯噻嗪组的坐位舒张压及坐位收缩压降幅分别大于 20mmHg 及 27mmHg，而厄贝沙坦单药组在第 7 周时仍未达到相似的降压幅度。更值得关注的是，厄贝沙坦/氢氯噻嗪组的总体不良事件发生率低于单药组，且大部分不良事件为轻中度，体现了强效降压与安全性兼顾的优势。

3. INCLUSIVE 研究 厄贝沙坦/氢氯噻嗪在不同患者群中的降压治疗研究的亚组分析显示，厄贝沙坦/氢氯噻嗪可使 56%和 73%经单药治疗血压未控制的 2 型糖尿病患者及代谢综合征患者的收缩压达标，且患者对联合治疗的耐受性良好。如前所述，治疗依从性是影响人群血压达标率的重要因素，简化治疗方案有助于改善高血压患者的依从性。

4. STITCH 研究 简化治疗方案控制高血压研究表明，采用以单片联合制剂（ARB 或 ACEI/HCTZ）为核心的简化降压疗法优于现行指南推荐的疗法。该研究入选 2104 例高血压患者，随机予以简化降压治疗及加拿大高血压教育计划推荐的常规治疗。患者接受简化药物治疗 6 个月后，其血压控制达标率较常规治疗组显著提高（64.7% vs 52.7%，P=0.026）。本研究证实了简化治疗方案可以显著提高血压达标率。

2007 年 11 月美国 FDA 基于下述循证医学证据，即由厄贝沙坦与氢氯噻嗪所组成的固定复方制剂，不仅提高了降压疗效，降低不良反应发生率，而且简化了治疗方案，符合当前降压治疗策略的新理念，批准厄贝沙坦/氢氯噻嗪作为需要降压药物治疗血压才能达标患者的初始治疗药物。

【**药代动力学**】 ①厄贝沙坦：口服吸收迅速，生物利用度为 60%～80%（比已知的 AngⅡ受体抑制剂都高），1.5～2.0h 血浓度达高峰，且吸收不受食物影响。药物主要经肝脏代谢，被细胞色素 P4502C9 代谢，代谢产物无活性。药物以原形及代谢产物经肝肾双通道排泄，清除半衰期长，为 11～15h。肝肾功能不全及性别、年龄不影响药物的代谢和排泄。②氢氯噻嗪：详见氢氯噻嗪章节。

【**适应证**】 治疗高血压，适用于联合用药治疗的患者，以及高血压合并左心室肥厚、心力衰竭的患者。

【用法与用量】 起始剂量为每日 1 次，每次 1 片（厄贝沙坦 150mg/氢氯噻嗪 12.5mg）口服。疗效不满意时，可增加剂量至每日 1 次，每次 2 片。维持剂量为每日 1 次，每次 1 片。可单独服用或与其他抗高血压药物联合应用。

【不良反应】 详见厄贝沙坦和氢氯噻嗪的不良反应，如头痛、眩晕、心悸、疲乏等。罕有荨麻疹、骨骼肌肉疼痛及血管神经性水肿等。一般程度轻微，呈一过性，多数患者继续服药能够耐受。

【禁忌证】 妊娠期、哺乳期妇女及对该药成分过敏者禁用。严重肾功能不全或肝功能异常的患者禁用。本品不能用于血容量减少的患者。

【注意事项】 ①用厄贝沙坦前注意纠正血容量不足或低钠的状况，并于用药前后定期监测血压；②对于严重心功能不全或肾素-血管紧张素-醛固酮系统功能受抑制者，可能出现肾功能的变化，因此用药前后应注意监测血肌酐、尿素氮情况；③与保钾利尿药、补钾药合用时，有引起血钾升高的危险，应注意监测血钾；④用药过量可能出现低血压状态、心动过速或心动过缓；⑤与利尿药合用可能引起血容量不足或因低钠引起的低血压。氢氯噻嗪：详见海捷亚章节。

【孕妇及哺乳期妇女用药】 孕妇及哺乳期妇女禁用。

【儿童用药】 在儿童中的安全性和有效性还未确定。

【老年患者用药】 老年患者无须调整药物剂量。

【药物相互作用】 ①厄贝沙坦：与地高辛、华法林、阿替洛尔合用时，未见明显的相互作用；与洋地黄、β 受体阻滞剂、钙拮抗剂等合用，不影响相互的药代动力学；与其他的抗高血压药物合用可增加该药的降压效果；与保钾利尿药、补钾药或其他增加血钾浓度的药物合用，有引起血钾升高的危险，应注意监测血钾；与锂剂合用，应监测血锂。②氢氯噻嗪：乙醇、巴比妥类或麻醉药可能促使直立性低血压的发生；降糖药（口服制剂和胰岛素）可能需要调整降糖药的剂量；其他抗高血压药相加作用；噻嗪类药物能干扰甲状旁腺功能测定试验。

【药物过量】 尚无用药过量的临床资料，推测其最大可能的表现是低血压。

【制剂与规格】 厄贝沙坦/氢氯噻嗪复方片剂：每片 150mg/12.5mg。

替米沙坦氢氯噻嗪复方片剂

【药品名称】 国际通用名：替米沙坦氢氯噻嗪复方片剂。商用名：美嘉素。英文通用名：telmisartanand hydrochlorothiazide。

【药理作用】 本品是一种固定剂量的复方血管紧张素 Ⅱ 受体拮抗剂。本药的成分由固定剂量的替米沙坦和氢氯噻嗪组成，替米沙坦和氢氯噻嗪合用时，抗高血压作用加强。本药的成分对降低血压有相加作用，比两种成分单独降低血压幅度更大。这是因为替米沙坦和氢氯噻嗪具有协同作用。

【临床应用】 每日 1 次可平稳降压 24h，不改变昼夜规律，并对各种程度的高血压均有效。

【药代动力学】 详见替米沙坦、氢氯噻嗪章节。

【适应证】 治疗单用替米沙坦不能充分控制血压的高血压患者。

【用法与用量】 对于单用替米沙坦不能充分控制血压的成人患者，应给予本品 80mg/12.5 mg 治疗，每日 1 次，饮水送服，餐前或餐后服用。建议在改用复方制剂之前，应对复方制剂中两种成分分别进行剂量滴定。

【不良反应】 常见不良反应：背痛、胸痛、流感样症状、感染症状、腹痛、腹泻、消化不良、胃肠道疾病、关节痛、腿部痉挛或腿痛、肌痛、上呼吸道感染，以及咽炎和鼻窦炎、湿疹样皮肤异常。实验室检查偶见下列情况，即血红蛋白降低或血尿酸升高的发生频率在替米沙坦治疗组高于安慰剂治疗组。

【禁忌证】 对该药过敏者；妊娠期及哺乳期妇女；严重肾功能不全者；血容量减少的患者。胆道梗阻者也需慎用。

【注意事项】 运动员慎用。肾功能损伤用药：建议定期监测肾功能。肝功能损伤用药：对于伴有轻中度肝功能损伤的患者，给药剂量不应超过替米沙坦/氢氯噻嗪 40mg/12.5mg，1 次/日。对于伴有重度肝功能损伤的患者，不应使用美嘉素治疗。对于伴有肝功能损伤的患者，应谨慎使用噻嗪类利尿药。

【孕妇及哺乳期妇女用药】 孕妇及哺乳期妇女禁用。

【儿童用药】 美嘉素在儿童及年龄最高至 18 岁的青少年中的安全性及有效性尚未确定。

【老年患者用药】 老年患者用药无须进行剂量调整。

【药物相互作用】 ①与钾流失及低钾血症相关的药物和替米沙坦/氢氯噻嗪复方制剂联用，建议监测其血钾水平。这些药物可增强氢氯噻嗪对血清钾离子浓度的影响。②洋地黄糖苷：噻嗪类利尿药诱发的低钾血症或低镁血症可促进洋地黄诱导的心律失常的发生。③其他抗高血压药物：替米沙坦可加强其他抗高血压药物的降压效果。④乙醇、巴比妥类、麻醉药或抗抑郁药：可能会增加直立性低血压的发生率。⑤二甲双胍：应谨慎使用二甲双胍，此时存在因发生与氢氯噻嗪有关的功能性肾功能衰竭而诱发乳酸性酸中毒的危险。⑥非甾体抗炎药：在部分患者中，给予非甾体类抗炎药可降低噻嗪类利尿药的利尿、利钠及抗高血压效果。⑦β 受体阻滞剂及二氮嗪：噻嗪类利尿药可增强 β 受体阻滞剂及二氮嗪的升高血糖作用。⑧抗胆碱能药物（如阿托品）可通过减少胃肠蠕动和胃排空率而增加噻嗪类利尿药的生物利用度。⑨金刚烷胺：噻嗪类利尿药可增加金刚烷胺不良反应的发生危险。⑩细胞毒药物（如环磷酰胺、甲氨蝶呤）：噻嗪类利尿药可减少细胞毒药物的肾脏排泄，并增强其骨髓抑制效应。

【药物过量】 应对患者进行密切监测，并进行对症及支持性治疗。建议的措施包括催吐和洗胃。过量时采用活性炭吸附是有效的。应经常监测血清电解质及肌酐水平。一旦发生低血压，应使患者处于仰卧位，并迅速补充盐和血容量。

【制剂与规格】 替米沙坦/氢氯噻嗪复方片剂：每片 80mg/12.5mg。

【贮藏】 遮光，密封室温保存。

（郭曦滢 樊朝美）

参 考 文 献

Akershoek JJ, Brouwer KM, Vlig M, et al, 2017. Differential effects of Losartan and Atorvastatin in partial and full thickness burn wounds. PLoS One, 12（6）: e0179350.

Kjeldsen SE, McInnes GT, Mancia G, et al, 2008. Progressive effects of valsartan compared with amlodipine in prevention of diabetes according to categories of diabetogenic risk in hypertensive patients: the VALUE trial.Blood Press, 17（3）: 170-177.

Maillard MP, Rossat J, Brunner HR, et al, 2000. Tasosartan, enoltasosartan, and angiotensin II receptor blockade: the confounding role ofprotein binding. J Pharmacol Exp Ther, 295（2）: 649-654.

Mancia G, Parati G, Bilo G, et al, 2012. Ambulatory blood pressure values in the Ongoing Telmisartan Alone and in Combination with Ramipril Global Endpoint Trial（ONTARGET）. Hypertension, 60（6）: 1400-1406.

Masson S, Latini R, Anand IS, et al, 2008. Prognostic value of changes in N-terminal pro-brain natriuretic peptide in Val-HeFT（Valsartan Heart Failure Trial）.J Am Coll Cardiol, 52（12）: 997-1003.

Miyoshi T, Suetsuna R, Tokunaga N, et al, 2017. Effect of azilsartan on day-to-day variability in home blood pressure: a prospective multicenter clinical trial. J Clin Med Res, 9（7）: 618-623.

Rakugi H, Ogihara T, Saruta T, et al, 2015. Preferable effects of olmesartan/calcium channel blocker to olmesartan/diuretic on blood pressure variability in very elderly hypertension: COLM study subanalysis. J Hypertens, 33（10）: 2165-2172.

第九章　抗高血压药

高血压治疗的主要目标是血压达标，降压治疗的最终目的是最大限度地减少高血压患者心脑血管病的发生率和死亡率。高血压常与其他心脑血管病的危险因素合并存在，如高胆固醇血症、糖尿病等，合并危险因素可协同加重心血管疾病，治疗措施应该是综合性的。不同人群的降压目标不同，一般患者的降压目标为 140/90mmHg 以下，对合并糖尿病或肾病等高危患者，应酌情降至更低。对所有患者，不管其他时段的血压是否高于正常值，均应注意清晨血压的监测，有研究显示半数以上诊室血压达标的患者，其清晨血压并未达标。我国高血压患者的降压用药既要遵从循证证据，选择大样本临床试验证明有效的药物，结合我国高血压治疗指南推荐的药物剂量，又要根据药品说明书及医嘱指导用药。需要强调的是尽管国际高血压治疗指南提供了高血压开始治疗的时间点、治疗用药及治疗目标等。但是，无论是国际、国内高血压治疗指南均不能作为临床治疗的替代，临床医生在对高血压患者做出具体的治疗方案，仍需考虑患者的个体差异。

第一节　常用抗高血压药物及分类

《中国高血压防治指南（2010 版）》指出：常用降压药物包括利尿药、钙离子通道阻滞剂、血管紧张素转化酶抑制剂（ACEI）、血管紧张素受体拮抗剂（ARB）、β 受体阻滞剂等五类。以及由上述药物组成的固定配比复方制剂。此外，α 受体阻滞剂、肾上腺素能抑制剂或其他种类降压药有时也可应用于某些高血压人群。其中，肾上腺素能抑制剂又可分为周围肾上腺素能抑制剂、中枢性 α 受体激动剂、β 肾上腺素能受体阻滞剂。

1. 利尿药　常单独用于抗轻度高血压，也与其他药物合用治疗中重度高血压，尤适于伴心力衰竭、水肿患者。代表药有氢氯噻嗪、吲哒帕胺。

2. 钙离子通道阻滞剂　适合于各型高血压，尤适于重症高血压伴冠心病、心绞痛、脑血管意外、肾脏病变的患者。代表药为硝苯地平、地尔硫䓬、氨氯地平、非洛地平、拉西地平、尼群地平等。

3. β 受体阻滞剂　广泛用于轻中度高血压患者，尤适于心率较快的中青年患者或合并心绞痛和慢性心力衰竭者。但不宜用于伴支气管哮喘、糖尿病（因能减少胰岛素分泌、干扰糖代谢）患者。代表药有普萘洛尔、美托洛尔、阿替洛尔、比索洛尔、拉贝洛尔。

4. 血管紧张素转化酶抑制剂（ACEI）　对原发性、肾性高血压有很好疗效，能改善糖及脂质代谢、防治心功能不全、逆转心室肥大。常用于伴心室肥大、心力衰竭、糖尿病、高脂血症、老年中重度高血压。但不宜于肾功能不全、肾动脉狭窄、妊娠等高血压患者。代表药有卡托普利、依那普利、培哚普利、贝那普利、福辛普利、雷米普利等。

5. 血管紧张素 II 受体拮抗剂（ARB）　选择性作用于 AT_1 受体亚型，血管紧张素 II 的已知作用就是由 AT_1 受体亚型引起的。血管紧张素 II 受体拮抗剂对 ACE 没有抑制作用，不引起缓激肽或 P 物质的潴留，故不引起咳嗽。

第二节　抗高血压药物治疗的获益和治疗原则

一、抗高血压药物的治疗获益

随机、对照的临床试验结果表明，收缩压每降低 10～14mmHg 和舒张压每降低 5～6mmHg，脑卒中减少 2/5，冠心病减少 1/6，人群总的主要心血管事件减少 1/3。目前用于治疗高血压的药物品种繁多，作用各异，但其治疗高血压时的共同指标为降低血压。药物治疗降低血压可以有效地降低心血管并发症的发病率和死亡率，防止脑卒中、冠心病、心力衰竭和肾病的发生和发展。

二、抗高血压药物的治疗原则

一般情况下，五类抗高血压药都适用于初始治疗和维持治疗。抗高血压药的治疗原则：个体化原则，给予最小有效剂量，达到最优效果。选用能持续 24h 发挥降压作用的药物，有效地防止靶器官损害，并防止从夜间较低血压到清晨血压突然升高而导致的猝死、脑卒中和心脏病发作。在降压药物的联合用药时，可选择如下配伍：利尿药和 ACEI 或 ARB、利尿药和钙离子通道阻滞剂、利尿药和 β 受体阻滞剂、β 受体阻滞剂和 α 受体阻滞剂。联合用药时，既提高降压效果，又不增加不良反应。

我国临床主要推荐应用优化联合治疗方案是：①ACEI/ARB+二氢吡啶类 CCB；②ARB/ACEI+噻嗪类利尿药；③二氢吡啶类 CCB+噻嗪类利尿药；④二氢吡啶类 CCB+β 受体阻滞剂。其治疗原则如下所示。①采用最小的有效剂量以获得可能有的疗效而使不良反应减至最小。如有效，可以根据年龄和反应逐步递增剂量以获得最佳的疗效。②为了有效地防止靶器官损害，要求每日 24h 内稳定降压，并能防止从夜间较低血压到清晨血压突然升高而导致猝死、脑卒中和心脏病发作，要达到此目的，最好使用每日 1 次给药而有持续 24h 降压作用的药物。其标志之一是降压谷峰比值＞50%，即给药后 24h 仍保持 50%的最大降压效应，此种药物还可增加治疗的依从性。③为使降压效果增大而不增加不良反应，用低剂量单药治疗疗效不够时可以采用两种或两种以上药物联合治疗。

三、高血压的治疗目标

治疗高血压患者的主要目的是最大限度地降低心血管病的死亡和病残的总危险。这就要求医生在治疗高血压的同时，干预患者检查出来的所有可逆性危险因素（如吸烟、高胆固醇血症或糖尿病），并适当处理患者同时存在的各种临床情况（表9-1）。危险因素越多，其程度越严重，主要心血管病的绝对风险更高，治疗这些危险因素的力度应更大。

表 9-1　各国高血压管理指南对成人高血压降压目标和起始治疗药物的推荐

指南	人群	目标血压（mmHg）	起始药物选择
2014 年美国高血压指南（JNC8）	≥60 岁的一般人群	<150/90	非黑种人：噻嗪类利尿药、ACEI、ARB、CCB
	<60 岁的一般人群	<140/90	黑种人：噻嗪类利尿药或 CCB
	糖尿病	<140/90	噻嗪类利尿药、ACEI、ARB 或 CCB
	慢性肾脏病（CKD）	<140/90	ACEI 或 ARB
2013 年欧洲高血压学会（ESH）/ 欧洲心脏病学会（ESC）动脉高血压管理指南	一般非老年人群	<140/90	β 受体阻滞剂、利尿药、CCB、ACEI 或 ARB
	<80 岁的一般老年人群	<150/90	
	>80 岁的一般老年人群	<150/90	
	糖尿病患者	<140/85	ACEI 或 ARB
	CKD（无蛋白尿）	<140/90	ACEI 或 ARB
	CKD（有蛋白尿）	<130/90	—
2016 年加拿大高血压教育计划（CHEP）高血压指南	一般人群	<140/90	初始单药治疗可选用噻嗪类利尿药、β 受体阻滞剂（<60 岁）、ACEI（非黑种人）或 ARB。若患者血压超过目标值 20/10 mmHg，可直接启动联合治疗。两种药物不能满意控制血压者需加用第三种药物。不推荐 α 受体阻滞剂作为一线降压药物，不推荐 β 受体阻滞剂作为无合并症的≥60 岁患者的一线降压药物
	高危患者，若年龄≥50 岁且收缩压≥130mmHg，应强化降压治疗	收缩压目标值≤120	—
	≥80 岁的一般人群	收缩压<150	—
	高血压伴糖尿病患者	<130/80	推荐 ACEI 或 ARB 作为首选药物。需要联合用药者，可在 ACEI 或 ARB 基础上加用二氢吡啶类 CCB 或噻嗪类利尿药，优先推荐前者
	高血压伴非糖尿病肾病患者	<140/90	首选 ACEI，不耐受者用 ARB 替代。需要联合用药者可选择噻嗪类利尿药，伴有慢性肾病与容量负荷增重者可用髓袢利尿药替代。非蛋白尿肾病患者不建议联合应用 ACEI 与 ARB
	高血压并急性缺血性脑卒中，若血压超 220/120mmHg	发病 72h 内，将血压降低 15%左右，24h 内降幅不超过 25%。拟溶栓治疗患者，血压应<185/110	静脉用药
	慢性肾脏病（CKD）	<140/90	ACEI/ARB
2013 年美国糖尿病协会（ADA）	一般糖尿病	<140/90	ACEI/ARB
	伴心血管病高危因素的糖尿病患者	<130/80	—
2017 年改善全球肾脏病预后组织（KDIGO）	CKD（无蛋白尿）	<140/90	ACEI/ARB
	CKD（有蛋白尿）	<130/80	—

续表

指南	人群	目标血压（mmHg）	起始药物选择
2011 年英国国家卫生与临床优化研究所（NICE）高血压管理指南	<80 岁的一般人群	<140/90	<55 岁：ACEI/ARB
	≥80 岁的一般人群	<150/90	≥55 岁或黑种人：CCB
	CKD（有蛋白尿）	<130/80	ACEI/ARB
2016 年，澳大利亚国家心脏基金会（NHFA）成人高血压评估与管理指南	病情较为简单的高血压患者	<140/90，若可以耐受，可降至更低	ACEI、ARB、CCB 或噻嗪类利尿药均可作为初始单药治疗的一线用药，若患者血压超过目标值 20/10mmHg 时，可直接启动联合治疗。不推荐 β 受体阻滞剂作为一线降压用药

第三节 利 尿 药

利尿药相关内容参见第六章。

第四节 钙离子通道阻滞剂

钙离子通道阻滞剂（CCB）是高血压治疗中一类非常重要的药物，我国有 50%以上的高血压患者应用钙离子通道阻滞剂治疗。许多国际临床研究显示，亚洲高血压患者对钙离子通道阻滞剂更敏感，CCB 在我国抗高血压临床试验的证据较多，可显著减少脑卒中事件。除过敏外无绝对禁忌证，降压作用强，对糖脂代谢无不良影响。适用于大多数类型的高血压，尤对老年高血压、单纯收缩期高血压、稳定型心绞痛、冠状动脉或颈动脉粥样硬化、周围血管病患者适用。可单药应用或与其他 4 类药联合应用。许多国际临床研究表明，无论对于高血压患者或是冠心病患者，长效 CCB 对心肌梗死事件的预防可能存在异质性，长效二氢吡啶类 CCB 在降压幅度、安全性、有效减少脑卒中方面都有很大的优势。我国高血压患者的降压用药既要遵从循证证据，选择大样本临床试验证明有效的药物，结合我国高血压治疗指南推荐的药物剂量，又要根据药品说明书及医嘱指导用药。

钙离子通道阻滞剂有多种，1987 年，世界卫生组织将其分为选择性和非选择性两大类，选择性钙离子通道阻滞剂又分为维拉帕米类、硝苯地平类和地尔硫䓬类三种，而非选择性的钙离子通道阻滞剂不用于抗高血压治疗。1992 年，国际药理学联合会认为常用于抗高血压治疗的钙离子通道阻滞剂，选择性地作用于 L 型钙离子通道，结合部位在 α_1 亚单位，并根据其具体结合点，又将其分为四类：①双氢吡啶类（硝苯地平、氨氯地平、尼莫地平、尼卡地平、尼群地平、尼索地平、非洛地平、贝尼地平、拉西地平）；②苯二氮䓬类（地尔硫䓬等）；③苯烷胺类（维拉帕米等）；④三苯哌嗪类（氟桂利嗪、桂利嗪、利多氟嗪等）。

钙离子通道阻滞剂相关内容参见第五章。

第五节　血管紧张素转化酶抑制剂

血管紧张素转化酶抑制剂相关内容参见第七章。

第六节　血管紧张素 Ⅱ 受体拮抗剂

血管紧张素 Ⅱ 受体拮抗剂相关内容参见第八章。

第七节　β 受体阻滞剂

β 受体阻滞剂相关内容参见第四章。

第八节　直接血管扩张剂

血管扩张剂直接作用于血管平滑肌引起血管舒张，作用机制不清。这是区别于通过其他途径，如抑制血管收缩机制的药物（如 ACEI）、防止钙进入细胞而引起血管收缩的药物（如钙离子通道阻滞剂）或阻断 α 受体调节的血管收缩（如 α 受体阻滞剂）。这些血管扩张剂对动脉和静脉作用方式和相对活性有很大不同。长期应用可使左心室重量增加。

硝　普　钠

【药品名称】　国际通用名：硝普钠。英文通用名：sodium nitroprusside。

【药理作用】　本品是一种硝基氢氰酸盐，是直接作用于动静脉血管床的强扩张剂。该药对阻力和容量血管都有直接扩张作用，对后负荷的作用大于硝酸甘油，故可使患者的左心室充盈压减低，心排血量增加。对慢性左心衰竭患者的急性失代偿，本品比呋塞米起效更快，更强。由于硝普钠主要作用于冠状循环中阻力血管，故可引起冠状动脉窃血。本品可使心肌和肺的动静脉分流增加，其总血流量的增加，未必表现为灌注情况获得改善的那部分血流增加。其搏血量的增加可抗衡末梢血管阻力的减低，故动脉血压不会有很大下降。心率一般不增加，甚至可因血流动力学的改善而减低。其作用机制与硝酸酯类相似，能使血管内皮细胞释放 NO 及激活鸟苷酸环化酶，增加细胞内 cGMP 水平，扩张血管。临床上血流动力学改变的具体类型及内在病变基础，可能有助于对药物的选择。泵功能明显失常、左心室充盈压增高而末梢血管阻力显著增加，出现心排血量减低而动脉压正常或增高的患者，选用硝普钠短期静脉滴注为宜。

【药代动力学】　本品需新鲜配制，静脉给药。硝普钠的半衰期极短。其作用维持时间仅 5～15min，故应静脉滴注维持疗效。其先由红细胞转变为氰化物，再由肝中硫氰酸酶转化为终末代谢物硫氰酸。硫氰酸由肾排出，肾功能正常者的半衰期是 4～7d。肾功能衰竭患者有蓄积性。若剂量太大，血中的代谢产物硫氰酸盐过高易发生中毒。

【适应证】　高血压急症、急性左心力衰竭竭、难治性充血性心力衰竭和主动脉夹层时的快速降压。

【用法和用量】 ①仅供静脉注射，初始剂量：每分钟 0.5μg/kg，以后根据血压，以每分钟 0.5μg/kg 渐增。常用剂量每分钟 3μg/kg，极量每分钟 10μg/kg，总量不超过每分钟 500μg/kg。心力衰竭患者使用时应避免发生低血压，用药期间严密监测血压。长期应用应监测血硫氰酸盐浓度。②小儿静脉滴注常用量，每分钟 1.4μg/kg，按效应逐渐调整用量。

【不良反应】 ①主要不良反应是低血压。②肾功能不全患者可出现呼吸困难、恶心、呕吐、肌肉抽搐、出汗、头痛及心悸。③长期静脉滴注期间，可能发生硫氰酸盐的潴留。硫氰酸盐的血浆浓度达 50～100μg/ml 时，可出现中毒症状，达 200μg/ml 时可致命。④本品还可能引起冠状动脉窃血现象，导致心肌缺血。⑤长期用药可降低动脉血氧分压和饱和度。⑥长期输注期间偶有皮疹和甲状腺机能低下。⑦硝普钠可致血小板减少，有致出血倾向。

【禁忌证】 严重低血压及尿闭。

【注意事项】 ①严重肝肾功能不全者应慎用。②用药期间需严密监测血压和心率。③静脉滴注宜避光，应新鲜配制，1 次配制后宜于 4h 内使用。溶液若变色应即停用。④用药 72h 以上，应每日测定血中硫氰酸盐浓度，使其不超过 12ng/ml。⑤硝普钠应缓慢停药，骤然停药偶可发生急性左心衰竭。⑥硝普钠可引起轻度缺氧血症。

【孕妇及哺乳期妇女】 妊娠期及哺乳期妇女慎用。

【儿童用药】 缺乏相关资料。

【老年患者用药】 须慎用。

【药物相互作用】 ①硝普钠与洋地黄及利尿药合用，可增加这两种药物的疗效。②与多巴胺、多巴酚丁胺或麻黄素合用可使以上药物的正性肌力作用增强。

【制剂与规格】 注射剂：每支 50mg。

【贮藏】 避光、密闭保存。

肼 屈 嗪

【药品名称】 国际通用名：肼屈嗪。英文通用名：hydralazine。英文商用名：Apresoline。

【药理作用】 肼屈嗪直接松弛小动脉平滑肌，其松弛血管平滑肌的分子机制尚不清楚，它的作用主要来自于减少心脏后负荷，可能是通过激活鸟苷酸环化酶（cGMP）增加血管平滑肌细胞内 cGMP 的含量，使平滑肌舒张，小动脉扩张，减低外周血管阻力，扩张静脉作用小。该药扩张冠脉、肾、脑和内脏动脉的作用突出，对心肌有直接正性肌力作用，由于组织胺释放有直接兴奋 β 受体作用。该药在充血性心力衰竭中的主要血流动力学作用是增加心排血量。有研究表明该药治疗慢性充血性心力衰竭的重症患者（心功能Ⅳ级，心脏扩大），有明显疗效，表明血流动力学改善，血浆儿茶酚胺水平下降；对心功能Ⅲ级，心脏仅轻度扩大者，本品治疗则无明显疗效。本品治疗心力衰竭，血流动力学的改善有较大个体差异，长期应用易产生耐受性并有较频发的不良反应，故不作为血管扩张剂治疗心力衰竭的一线用药。本品用于心力衰竭的长期治疗，并不能保持明显疗效。心率通常无改变或几乎不增快。平均动脉压无改变或仅轻微下降。但本品可反射性兴奋交感神经，使心排血量及心肌耗氧量增加，并伴有肾素分泌增加及水钠潴留，可减弱其降压作用，有心率显著增快时，可诱发心绞痛和使心力衰竭加重，应停药。

【临床应用】 ①肼屈嗪急性用药可以使充血性心力衰竭患者的血流动力学得到改善，长期用药可获得临床情况的好转，可使运动能力增加。②本品治疗慢性充血性心力衰竭的重症患者，有明显疗效。对轻度心力衰竭患者，本品治疗则无明显疗效。③该药对于心瓣膜病并充血性心力衰竭患者可使急性血流动力学改善导致临床情况的持续好转。

【药代动力学】 口服吸收快而完全，1~4h 达血药峰浓度，其生物利用度为 30%~50%；87%与血浆蛋白结合，分布容积为 1.6L/kg。大部分在肝内代谢，形成乙酰化代谢物，以活性药物（12%~14%）及代谢物形式，由肾排出，乙酰化为本品灭活的代谢途径之一，乙酰化的速度因受遗传基因的影响而有所不同，因此存有个体差异，半衰期为 2~4h。肾功能衰竭患者的肼屈嗪代谢产物及其原形在体内蓄积，药物清除率与肾功能损伤的程度有直接关系。注射给药的影响较少，可能与不经肝脏首过清除有关。静脉注射后 10~20min 开始起作用，20~80min 作用最明显。

【适应证】 肾性高血压及舒张压较高者、妊娠高血压、重症充血性心力衰竭。

【用法和用量】 口服初始剂量 50mg/d 开始，分 2~3 次服用，此后可以 10~25mg 幅度增加。第一周，每日 4 次，每次 25mg，第 2 周以后，每日 4 次，每次 50mg（超过 200mg/d 易产生不良反应）。最大剂量一般不超过 300mg/d。儿童为 1~5mg/（kg·d），2~3 次分服。静脉注射：先给 1mg 静脉缓注试验剂量，如 1min 后无不良反应，可在 4min 内给 4mg 静脉缓慢注射。以后根据血压情况每 20min 用药 1 次，每次 5~10mg。一般用量以维持舒张压在 90~100mmHg 为宜。妊娠高血压综合征不宜静脉点滴，因药物的降压作用可持续数小时，连续静脉点滴可导致血压下降过多影响胎盘的血流灌注而危及胎儿。儿童用量为 1~5mg/（kg·d），2~3 次分注。血压稳定后，应代之以口服治疗。

【不良反应】 ①厌食、恶心、呕吐、阻塞性黄疸、肉芽肿性肝炎及肝功能损伤。②心悸、心动过速、心绞痛及弹力纤维增生。③头痛、头晕、肢体麻木、刺痛、焦虑和定向力障碍。④排尿障碍及肾功能衰竭。⑤大剂量长期用药者，可引起红斑狼疮样的急性类风湿综合征，抗核抗体阳性，并有发热、关节痛、脾肿大、水肿等征象，末梢血中有红斑狼疮（LE）细胞检出。以上影响，一般都是可逆性的，停药后即可恢复。⑥鼻黏膜充血、结膜炎及流泪。⑦粒细胞缺乏和血小板减少少见。

【禁忌证】 无心力衰竭的冠心病、心绞痛患者，对肼屈嗪过敏者和主动脉夹层患者。

【注意事项】 ①静脉用药必须住院监测。②肾功能损害者应减少剂量。③肼屈嗪治疗心力衰竭患者中应经常监测血压。用量不应超过每 20min 20mg，大多数患者在 24~48h 内改为口服。

【孕妇及哺乳期妇女】 妊娠期及哺乳期妇女慎用。

【儿童用药】 缺乏相关资料。

【老年患者用药】 须慎用。

【药物相互作用】 ①与普萘洛尔合用可使普萘洛尔最大血药浓度增高两倍，合用时应减少普萘洛尔剂量。②与呋塞米合用可使呋塞米的半衰期缩短。这是因为该药增加了肾血流量。③与吲哚美辛合用可使肼屈嗪的降压作用减弱。

【制剂与规格】 注射剂：每支 20mg/20ml。片剂：10mg、25mg、50mg、100mg。

二 氮 嗪

【药品名称】 国际通用名：二氮嗪。商用名：二氯甲噻嗪、降压嗪。英文通用名：diazoxide。

【药理作用】 能松弛小动脉平滑肌，扩张血管，降低外周血管阻力而降压。可反射性增快心率，增加心排血量。

【药代动力学】 静脉注射后 1min 起效，2～3min 达高峰，持续 2～12h。生物利用度约 90%，主要以原形经肾排泄，消除半衰期为 20～36h。

【适应证】 恶性高血压、高血压危象。但对嗜铬细胞瘤或单胺氧化酶抑制剂引起的高血压无效。

【用法与用量】 成人：静脉注射，1～3mg/kg，必要时 5～15min 可再注射 1 次。疗效出现后按需要每 4～24h 注射 1 次。极量为每日 1.2g。症状缓解后改以其他口服降压药维持。儿童剂量用法同成人，但不宜久用。

【不良反应】 水钠潴留、水肿、充血性心力衰竭。可致血糖、血尿酸升高，一过性脑缺血或心肌缺血、心动过速、头痛、恶心、失眠、便秘、腹痛、听觉异常、静脉炎、皮疹、白细胞及血小板减少、白内障、神志丧失或抽搐。

【禁忌证】 妊娠期、哺乳期妇女禁用。

【注意事项】 脑血管、冠状动脉供血不足、充血性心力衰竭、糖尿病、痛风、肝肾功能不全、心肌梗死、主动脉夹层的高血压患者慎用。对于高血压危象现多以拉贝洛尔替代本品。

【孕妇及哺乳期妇女用药】 禁用。

【药物相互作用】 合用呋塞米可减轻水钠潴留，但可升高血糖。其他降压药可加剧本品作用。不宜与其他药物及输液配伍。

【制剂与规格】 注射剂：每支 150mg、300mg。

米 诺 地 尔

【药品名称】 国际通用名：米诺地尔。商用名：长压定、敏乐啶。英文通用名：minoxidil、loniten。

【药理作用】 为钾离子通道开放剂，具有直接松弛血管平滑肌、扩张小动脉、降血压、促进静脉回流等功效。还有反射性调节和正性频率作用，使心排血量及心率增加，但不引起直立性低血压。

【药代动力学】 口服吸收良好，血浆药物浓度达峰时间约 1h，降压作用约 1.5h 起效，2～3h 达高峰，可持续 75h。主要在肝代谢，经肾排出。消除半衰期约 4h。

【适应证】 主要用于治疗顽固性高血压、肾性高血压，制成溶液外用涂抹可治疗脱发症，如斑秃、男性秃发等。

【用法与用量】 口服：成人及 12 岁以上儿童，每次 2.5～5mg，每日 1 次，每 3 日渐增，常用量每日 10～40mg，每日不宜超过 100mg。12 岁以下儿童，0.1～0.2mg/kg，每日

1 次，最大剂量每日 5mg，每 3 日渐增，常用量每日 0.25～1mg/kg，不宜超过每日 50mg。男性斑秃，局部涂抹，每日 2 次，约 4 个月可见效。

【不良反应】 可致水钠潴留下肢水肿、心率加快、心律失常、皮肤潮红、心绞痛、头痛、眩晕等。毛发增生以脸、臂及背部较显著。

【禁忌证】 嗜铬细胞瘤患者禁用。

【注意事项】 宜逐步停药。脑血管病、肺源性心脏病、心绞痛、心肌梗死、慢性充血性心力衰竭、严重肝肾功能不全患者慎用。

【孕妇及哺乳期妇女用药】 妊娠期、哺乳期妇女慎用。

【药物相互作用】 β受体阻滞剂等其他降压药、利尿药可增强本品作用，合用胍乙啶可致严重直立性低血压。非甾体消炎镇痛药、拟交感胺类药可减弱本品作用。

【制剂与规格】 片剂：每片 2.5mg、5mg、10mg。

第九节　直接肾素抑制剂

阿利吉仑

【药品名称】 国际通用名：阿利吉仑。商用名：锐思力。英文通用名：aliskiren。英文商用名：Rasilez。

【药理作用】 本品是一种口服有效、非肽类、高选择性的人肾素直接抑制剂。阿利吉仑通过结合肾素作用于肾素-血管紧张素系统，阻止血管紧张素原转化为血管紧张素Ⅰ，从而降低血浆肾素活性（PRA），降低血管紧张素Ⅰ及血管紧张素Ⅱ的水平。高血压患者使用本品治疗可降低 PRA 50%～80%。当阿利吉仑与其他降压药物联合应用时，PRA 的降低程度与单用本品治疗相似。

【循证医学证据】【药代动力学】和【适应证】 参见第十一章。

【用法与用量】

1. **高血压** 本品可以单独或联合其他降压药物使用。通常推荐的起始剂量为 150mg，每日 1 次，对于血压仍不能完全控制的患者，剂量可以增加至 300mg，每日 1 次。300mg以上的剂量并不能进一步降低血压，反而会增加腹泻的发生率。在治疗 2 周后达到药物的确切降压效果（85%～90%）。

2. **本品可与其他降压药物联合使用** 迄今为止，最多的是与利尿药和血管紧张素受体拮抗剂联用，在最大推荐剂量下，联合用药比各自单独使用增加降压疗效。目前尚不清楚本品与血管紧张素转化酶抑制剂或β受体阻滞剂联用是否产生协同作用。本品可在进食或不伴进食时服用。最好在每日同一时间服用。

3. **老年患者用药**（65 岁以上） 无须调整初始剂量。

4. **肾功能损伤患者** 轻度至重度肾功能损伤患者无须调整初始剂量。

5. **肝功能损伤患者** 轻度至重度肝功能损伤患者无须调整初始剂量。

6. **儿童和青少年用药** 对本品在儿童和青少年（18 岁以下）中用药的安全性和有效性尚未进行研究。因此不建议在此类患者人群中使用。

【不良反应】【禁忌证】【注意事项】【孕妇及哺乳期妇女用药】【儿童用药】【老年患者用药】【药物相互作用】和【药物过量】 参见第十一章。

【制剂与规格】 片剂：150mg。

第十节 肾上腺素能受体拮抗药

肾上腺素能受体拮抗药可抑制中枢或周围交感神经系统。交感神经系统的作用通过节后神经末梢释放的去甲肾上腺素和肾上腺髓质释放的肾上腺素作用来调节。去甲肾上腺素和肾上腺素通过与效应细胞膜表面的儿茶酚胺受体结合而发挥作用。在这类抗高血压药物中，有的通过干扰神经末梢去甲肾上腺素正常释放起作用，这种药物优于周围神经阻断药；有的通过刺激中枢 α_2 受体发挥作用；有的通过阻断效应器细胞上的 α 受体或（和）β 受体发挥作用。

一、中枢性降压药

可 乐 定

【药品名称】 国际通用名：可乐定。商用名：可乐宁、氯压定。英文通用名：clonidine。

【药理作用】 本品能直接激动下丘脑及延脑的中枢突触后膜 α_2 受体，激动抑制性的神经元，使中枢交感神经冲动传出减少，导致外周交感神经活动受抑制。本品还可激动外周交感神经突触前膜 α_2 受体，增强其负反馈作用，减少末梢神经去甲肾上腺素的释放。使外周血管、肾血管阻力减低，心率减慢，血压降低，肾血流和肾小球滤过率基本保持不变。

【药代动力学】 口服后 70%～80%吸收，吸收后很快分布到各器官，组织内药浓度比血浆中药浓度高，能通过血脑屏障蓄积于脑组织。蛋白结合率为 20%～40%。口服 0.5～1h 起效，3～5h 血药浓度达峰值，一般为 1.35ng/ml，作用持续 6～8h。消除半衰期为 12.7h，肾功能不全时延长。肝内代谢，40%～60%以原形于 24h 内经肾排泄，20%经肠肝循环由胆汁排出。

【适应证】 高血压、高血压急症。

【用法与用量】 成人口服，开始剂量为 1 次 0.075～0.15mg，每日 2～3 次。常用维持剂量为每日 0.3～0.9mg。静脉常用剂量为 0.15mg，加入葡萄糖溶液缓慢注射。24h 内总量不宜超过 0.6mg。

【不良反应】 常见的不良反应有口干（与剂量有关）、昏睡、头晕、便秘和镇静。少见不良反应有恶心、呕吐、厌食、全身不适、短暂肝功能异常、肝炎、腮腺炎。可见短暂血糖升高及血清肌酸磷酸激酶升高、紧张和焦躁、精神抑郁、头痛、失眠、夜游症及其他行为改变、烦躁不安、直立性低血压、心悸、心动过速、心动过缓、雷诺现象、心力衰竭和心电图异常、皮疹、瘙痒、荨麻疹、血管神经性水肿、性功能减退、夜尿多、排尿困难、乏力。

【禁忌证】 对可乐定过敏者。

【注意事项】 下列情况应慎用：脑血管病、冠状动脉供血不足、精神抑郁史、近期心肌梗死、雷诺病、慢性肾功能障碍、窦房结或房室结功能低下、血栓闭塞性脉管炎。

【孕妇及哺乳期妇女用药】 可乐定可通过乳汁分泌，哺乳期妇女应慎用。

【儿童用药】 安全性和疗效尚不明确。

【老年患者用药】 老年人肾功能随年龄增长降低，应用时剂量须减量。

【药物相互作用】 与乙醇、巴比妥类或镇静药等中枢神经抑制药同用，可使中枢抑制作用加强。与其他降压药同用可加强其降压作用。与β受体阻滞剂同用后停药，可使可乐定的撤药综合征危象发生增多，故宜先停用β受体阻滞剂，再停可乐定。与三环类抗抑郁药同用，可使可乐定的降压作用减弱，同用时可乐定须加量。与非甾体类抗炎药同用，可使可乐定的降压作用减弱。

【药物过量】 过量使用可出现低血压、心动过缓、嗜睡症、烦躁、乏力、困倦、反射减低或丧失、恶心、呕吐和通气不足。过大剂量可出现可逆性心脏传导障碍或心律失常、短暂高血压。

【制剂与规格】 注射剂：每支0.15mg。片剂：每片0.075mg、0.15mg。

甲 基 多 巴

【药品名称】 国际通用名：甲基多巴。商用名：爱道美。英文通用名：methyldopa。

【药理作用】 本品主要是在中枢转化成甲基去甲肾上腺素。甲基去甲肾上腺素是一种很强的中枢α受体激动药，能兴奋延脑弧束核与血管运动中枢之间的抑制性神经元，使外周交感神经受抑制，从而抑制对心、肾和周围血管的交感冲动传出，同时，周围血管阻力及血浆肾素活性降低，血压因而下降。

【药代动力学】 口服吸收约50%，血药浓度达峰时间2~5h，半衰期为1.7h，无尿时可达3.6h。起效和持续最大效应时间：单剂口服为4~6h，多次口服为2~3d。血药浓度在2~4h达到峰值。持续时间，单次给药：12~24h。多次给药，24~48h。体内分布以肾脏的浓度最高，心和肺次之。蛋白结合率不到20%。代谢部位在肝脏，代谢产物为α-甲基去甲肾上腺素。经肾排泄，有90%的甲基多巴和其代谢物随尿排出。血液透析可将本品清除。腹膜透析也可将本品清除。

【适应证】 高血压。较适用于肾性高血压和妊娠高血压。

【用法与用量】 ①口服：成人开始每次0.25g，每日2~3次，可每2日递增，维持剂量为每日0.5~2g，不宜超过每日3g。儿童每日10mg/kg，可每两日递增至每日65mg/kg，不宜超过每日3g。②静脉注射：成人每次0.25~1g，每日3~4次，不宜超过每日3g。儿童每次5~10mg/kg，每日3~4次，可递增至每日65mg/kg或每日3g。

【不良反应】 嗜睡、乏力、抑郁、眩晕、头痛、口干、直立性低血压。还有腹泻、发热、水肿、胰腺炎、皮疹、唾液腺炎、性功能障碍。偶见帕金森病、关节痛和肌痛、心绞痛加剧、心动过缓、白细胞减少、血小板减少和黄疸等。

【禁忌证】 急性肝脏疾患和嗜铬细胞瘤患者禁用。

【注意事项】 冠心病、震颤麻痹、抑郁史者慎用。本品可引起荧光，干扰某些测定。也有报道血小板及白细胞抗体的补体结合试验阳性、Coombs试验阳性、抗核抗体阳性，经停药后均可恢复。治疗期间应监测血常规、肝功能，血尿素氮、血钾、血钠、血尿酸可能增高。血转氨酶及胆红素可能增高，提示肝损害。

【孕妇及哺乳期妇女用药】 慎用。

【老年患者用药】 老年人对降压作用敏感，宜减量。

【药物相互作用】 与其他降血压药合用有协同作用，但不宜与利血平、单胺氧化酶抑制剂、β受体阻滞剂合用。可增强锂盐、单胺氧化酶抑制药、拟交感胺类药物的毒性。可增强左旋多巴、口服抗凝血药的作用。三环类抗抑郁药、非甾体类抗炎药可减弱本品的降血压作用。利尿药及其他降压药与本品合用，可加强降压作用，故与其他降压药同用，本品开始剂量宜较小。可使血生乳素浓度增高并干扰溴隐亭的作用。本品可使巴比妥类及卤烷的中枢作用延长。用本品的患者静脉注射普萘洛尔会发生血压升高反应。

【制剂与规格】 注射剂（盐酸甲基多巴）：每支 0.25g。片剂：每片 0.25g、0.5g。

乌 拉 地 尔

【药品名称】 国际通用名：乌拉地尔。商用名：优匹敌、利喜定。英文通用名：ebrantil。英文商用名：Lixiding。

【药理作用】 一种高选择性 α_1 受体阻滞剂，具有外周和中枢双重降压作用。外周扩张血管作用主要通过阻断突触后 α_1 受体，使外周阻力显著下降。同时也有较弱的突触前 α_2 受体阻滞作用，阻断儿茶酚胺的收缩血管作用。中枢作用则通过激活 5-羟色胺-1A 受体，降低延髓心血管调节中枢的交感反馈调节而起降压作用。本品尚可降低心脏前后负荷和平均肺动脉压，改善心搏出量和心排血量，降低肾血管阻力，对心率无明显影响。

【药代动力学】 口服本品 30mg，约 3h 后血药浓度达到峰值（约 300ng/ml）。本品在体内的主要代谢产物为乌拉地尔的羟基体、2-脱甲基体、脲嘧啶-N-脱甲基体等。体内 50%～70% 的原药及其代谢产物通过肾脏排泄，其余的通过粪便排出体外。

【适应证】 注射剂：用于治疗高血压危象、重度和极重高血压及难治性高血压。控制围手术期高血压。缓释片：用于治疗原发性高血压、肾性高血压、嗜铬细胞瘤引起的高血压。

【用法与用量】 ①注射剂：每次 10～50mg 缓慢静脉注射，降压效果应在 5min 内显示。若效果不够满意，可重复用药。为了维持其降压效果，可将 250mg 稀释后持续静脉滴注。如使用输液泵维持，可将本药 100mg 稀释到 50ml 后使用。静脉输液的最大药物浓度为 4mg/ml。推荐初始速度为 2mg/min，维持速度为 9mg/h。血压下降的程度由前 15min 内输入的药物剂量决定，然后用低剂量维持。疗程一般不超过 7d。②缓释片：成人 1 次 30mg，每日 2 次。根据病情需要，也可在 1～2 周内逐渐增加剂量至每次 60mg，每日 2 次。

【不良反应】 可能出现头痛、头晕、恶心、呕吐、疲劳、出汗、烦躁、乏力、心悸、心律不齐、上胸部压迫感或呼吸困难。过敏反应少见（如瘙痒、皮肤发红、皮疹），极个别病例出现血小板计数减少。偶有食欲缺乏、胃部不适、腹泻、水肿、GOT 和 GPT 升高。

【禁忌证】 主动脉峡部狭窄或动静脉分流患者、对本品过敏者、孕妇及哺乳期妇女禁用。

【注意事项】 静脉输液的液体按下述方法配制：通常将 250mg 乌拉地尔加入到合适的液体中，如生理盐水、5%或 10%的葡萄糖、5%的果糖或右旋糖酐 40 加到 0.9%的氯化钠溶液中。如使用输液泵维持剂量，可加入 100mg 乌拉地尔，再把上述液体稀释到 50ml。静脉输液的最大药物浓度为 4mg/ml 乌拉地尔。静脉滴注或用输液泵输入应当在静脉注射后使用，以维持血压稳定。本品注射剂不能与碱性液体混合。本品缓释片不宜咀嚼或咬碎后服用。如果本品不是最先使用的降压药，则在使用本品之前应间隔相应的时间，使前者显示效应，必要时调整本药的剂量。血压骤然下降可能引起心动过缓，甚至心脏停搏。肝功能障碍患者应慎用本品。应避免与乙醇类饮料合用。驾驶或操纵机器者应慎用。

【孕妇及哺乳期妇女用药】 尚无资料说明本品在妊娠期前 6 个月使用的安全性，妊娠期后 3 个月使用的资料也不完善。

【儿童用药】 儿童很少使用本药，目前尚缺乏这方面的资料。

【老年患者用药】 须谨慎使用本品，且初始剂量宜小。

【药物过量】 过量用药或用药初期剂量增加过快，可引起直立性低血压、虚脱及疲劳等，必要时给予对症治疗。发生严重低血压时可抬高下肢，补充血容量。如果无效，可缓慢静脉注射缩血管药物，不断监测血压变化，个别病例需使用常规剂量及稀释的肾上腺素（100～1000μg）。

【药物相互作用】 与其他抗高血压药物合用、饮酒或患者存在血容量不足的情况，可增强本品的降压作用。同时应用西咪替丁，可使本品的血药浓度上升。

【制剂与规格】 注射剂：每支 10mg。缓释片：每片 30mg。缓释胶囊：每粒 30mg。

【贮藏】 密闭，阴凉干燥处保存。

莫 索 尼 定

【药品名称】 国际通用名：莫索尼定。英文通用名：moxonidine。

【药理作用】 通过激动延髓咪唑啉受体而使外周交感神经活性降低、血管扩张和血压下降。本品降压同时对心率无明显影响，也无明显的中枢镇静作用。

【药代动力学】 口服吸收快而完全，不受进食的影响。口服 15～30min 后血药浓度达到峰值。生物利用度 88%，血浆蛋白结合率为 7.2%，半衰期约为 2h。由于本品与咪唑啉受体结合较牢固，因此生物半衰期更长，本品主要通过肾脏排泄。

【适应证】 高血压。

【用法与用量】 口服每次 0.2mg，每日 1 次。

【不良反应】 可出现口干（与剂量有关）、昏睡、头晕、便秘和镇静等不良反应，但较少见。

【禁忌证】 对本品过敏者、孕妇及哺乳期妇女禁用。

【制剂与规格】 片剂：每片 0.2mg。

【贮藏】 密闭，阴凉干燥处保存。

二、α 受体阻滞剂

特 拉 唑 嗪

【药品名称】　国际通用名：特拉唑嗪。商用名：高特灵。英文通用名：terazosin、hytrin、heitrin。

【药理作用】　本品为选择性 α_1 肾上腺受体阻滞剂，可减低外周血管总阻力，降低收缩压和舒张压，且舒张压降低更为显著。通常并不伴随反射性心动过速。口服后 15min 内，血压逐渐降低，数小时后血药浓度达峰值，血压降低最明显，药效持续 24h。本药通过阻断前列腺及膀胱出口平滑肌的肾上腺素受体，改善良性前列腺肥大患者的尿流动力和临床症状。临床对照研究中，以特拉唑嗪治疗，患者的血脂均有改进，本药可轻度降低总胆固醇、低密度脂蛋白胆固醇（LDL）及极低密度脂蛋白胆固醇，并使高密度脂蛋白胆固醇（HDL）和 HDL/LDL 的比率明显升高，甘油三酯明显降低。

【药代动力学】　口服吸收完全，不受进食的影响。经肝首过代谢很少，几乎全部以原形进入血循环。服药 1h 后血药浓度达到峰值，半衰期约为 12h。药物与血浆蛋白高度结合，原形药物自尿中排出约占口服剂量的 10%，大便排出约占 20%，其余的以代谢产物形式排出。总体自尿排出量约为 40%，自粪便排出约为 60%。药代动力学与肾功能无关，故肾功能损害患者不需要作剂量调整。

【适应证】　高血压、良性前列腺肥大。

【用法与用量】　高血压治疗：初始剂量每日 1mg（睡前给药），每日 1 次，可逐渐增加剂量，最高可达每日 20mg。治疗必须从每日 1mg 的低剂量开始，并在睡前服用，增加剂量时应缓慢。一旦发生晕厥，应让患者平卧，并采取对症支持治疗。

【不良反应】　乏力、头痛、心悸、直立性低血压、视物模糊、头晕、嗜睡、鼻塞、恶心、肢端水肿。

【禁忌证】　对本品成分过敏者禁用。

【注意事项】　首剂及增加剂量后 12h 内或停药时，应避免驾驶及操纵机器。与其他抗高血压药或利尿药合用时，应减少其用量。故不推荐使用。

【孕妇及哺乳期妇女用药】　对妊娠和哺乳的影响尚未确定，故妊娠期和哺乳期妇女慎用。

【儿童用药】　儿童用药的药效和安全性尚未确定。

【制剂与规格】　片剂：每片 2mg。

【贮藏】　40℃以下保存。

酚 妥 拉 明

【药品名称】　国际通用名：酚妥拉明。商用名：利其丁。英文通用名：regitine。

【药理作用】　本品是竞争性、非选择性 α_1 和 α_2 受体阻滞药，其作用持续时间较短。通过阻断血管突触后膜 α_1 和 α_2 受体，引起血管扩张和血压降低。它也能对去甲肾上腺素和肾上腺素引起的血管收缩反应产生拮抗作用。由于突触前膜 α_1 受体的阻断作用，导致增加神经元的去甲肾上腺素的释放，本药可增强心肌收缩力和速率。静脉给药后，可使全身平均动脉压和全身血管阻力得到暂时的下降。

【药代动力学】 静脉注射 10mg，峰值血浓度为 0.11μg/ml。血清蛋白结合率为 54%。能产生广泛的代谢变化，平均 13% 以原形药物从尿液中排出。明显的代谢产物是羟基苯衍生物，占剂量的 17%。口服酚妥拉明对代谢的影响较静脉注射为大。尿中的排泄物和代谢物占剂量的 70%，粪中的占 3%。

【适应证】 控制嗜铬细胞瘤患者可能出现的高血压危象。预防在静脉或静脉旁滴注去甲肾上腺素后偶然出现的皮肤坏死。

【用法与用量】 控制高血压危象：静脉注射 2~5mg，若有需要则重复注射。同时须监测血压变化。

【不良反应】 主要是动脉血压过低、反射性心动过速、心律不齐、全身静脉容量增大和可能出现休克，这些症状可能伴随头痛、过度兴奋、视觉障碍、出汗、呕吐、腹泻和低血糖。

【禁忌证】 对本品和有关化合物过敏、对亚硫酸酯过敏者。有血压过低、心肌梗死、心绞痛或其他显著的冠状动脉疾病患者。

【注意事项】 已有报道，使用本药后会发生心肌梗死、脑血管痉挛和脑血管闭塞，通常这些疾患都与明显的血压过低有关。本药剂中存在的亚硫酸酯，在个别病例中，特别是对哮喘患者，可能导致急性哮喘发作、休克或失去知觉等形式的过敏性反应。使用本药后，可能出现心动过速及心律不齐现象。

【孕妇及哺乳期妇女用药】 对妊娠和哺乳的影响尚未确定，故妊娠期和哺乳期妇女慎用。

【药物相互作用】 可能增加其他抗高血压药物的降血压作用，与神经松弛剂（主要为镇静剂）合用可能增加 α 受体阻滞剂的降血压作用。

【制剂与规格】 注射剂：每支 10mg。

【贮藏】 隔热、避光保存。

哌 唑 嗪

【药品名称】 国际通用名：哌唑嗪。英文通用名：prazosin。

【药理作用】 本品是喹唑啉衍生物，为高度选择性突触后 $α_1$ 受体阻滞剂，能松弛血管平滑肌，使周围血管扩张，周围血管阻力降低，从而起到降压作用。它不影响 $α_2$ 受体，降压时很少发生反射性心动过速，对心排血量影响较小，也不增加肾素的分泌。本品能扩张动脉和静脉，降低心脏的前负荷与后负荷，使左心室舒张末压下降，改善心功能。本品治疗心力衰竭起效快，1h 达高峰，持续 6h。本品对肾血流量与肾小球滤过率影响小。本品可通过阻滞膀胱颈、前列腺被膜和腺体及尿道的 $α_1$ 受体而使前列腺增生患者排尿困难症状减轻。长期应用本品对脂质代谢并无影响。

【药代动力学】 口服吸收完全，生物利用度 50%~85%，蛋白结合率高达 97%。分布容积为 0.6L/kg。消除半衰期为 2~3h，心力衰竭时长达 6~8h。本品口服后 2h 起降压作用，血药浓度达峰时间为 1~3h，持续作用 10h。主要通过去甲基化和共价键结合形式在肝内被广泛代谢，随胆汁与粪便排泄，尿中仅占 6%～10%，5%～11%以原形排出，其余以代谢产物排出。心力衰竭时，清除率比正常为慢，不能被透析清除。

【适应证】　高血压、慢性充血性心力衰竭及心肌梗死后心力衰竭。

【用法与用量】　①成人常用量：口服 1 次 0.5～1mg，每日 2～3 次（首剂为 0.5mg，睡前服），逐渐按疗效调整为每日 6～15mg，一般治疗量为每日 2～20mg（分 2～3 次服）。每日超过 20mg 服用，并不相应提高疗效。②小儿口服常用量：7 岁以下，开始每次 0.25mg，每日 2～3 次；7～12 岁每次 0.5mg，每日 2～3 次，均按疗效调整剂量。

【不良反应】　主要的不良反应依次为眩晕、头痛、嗜睡、心悸、恶心。

【禁忌证】　尚未见报道。

【注意事项】　剂量必须按个体化原则，依据降压程度来调整用药剂量。肾功能不全时剂量应减小，起始 1mg，每日 2 次为宜。对肝病患者也相应减小剂量。在治疗心力衰竭时可以出现耐药性，早期是由于降压后反射性交感兴奋，后期是由于水钠潴留，前者可暂停给药或增加剂量以克服，后者则宜暂停给药，改用其他血管扩张药。

【孕妇及哺乳期妇女用药】　对妊娠的高血压患者均无不良影响。对哺乳期妇女未见不良反应。

【儿童用药】　尚未发现有关儿童的有效治疗范围。

【老年患者用药】　本品有使老年人发生体温过低的可能性。老年人肾功能减低时剂量需相应减小。

【药物相互作用】　与钙离子通道阻滞剂同用，使降压作用加强，剂量须适当调整。与噻嗪类利尿药或 β 受体阻滞药合用，使降压作用加强而水钠潴留可能减轻，合用时应调节剂量以达每一种药物的最小有效剂量。与非甾体类抗炎药同用，尤其与吲哚美辛同用，可使本品的降压作用减弱。与拟交感类药物同用，本品的降压作用减弱。与以下药物合用时无不良反应发生：①洋地黄类，地高辛；②胰岛素；③磺脲类，苯乙双胍、甲苯磺丁脲、氯磺丙脲、妥拉磺脲；④镇静药，氯氮䓬、地西泮；⑤抗痛风药，丙磺舒；⑥抗心律失常药，普鲁卡因胺、阿替洛尔、奎尼丁；⑦止痛、退热及抗炎药，丙氧酚、阿司匹林、吲哚美辛、保泰松。

【药物过量】　本品过量而发生低血压循环衰竭时，首先可让患者保持卧位来使血压和心率恢复正常，若无效则须补充血容量，必要时给予血管收缩药。

【制剂与规格】　片剂：每片 1mg、2mg。

多沙唑嗪

【药品名称】　国际通用名：多沙唑嗪。商用名：必亚欣。英文通用名：doxazosin。英文商用名：Mesylate、Beyacin。

【药理作用】　本品为选择性突触后 α₁ 肾上腺受体阻滞剂。通过阻滞 α₁ 受体达到扩张血管、减少血管阻力、降低血压的作用。每日口服 1 次，降压作用维持 24h，最大降压作用在服药后 2～6h 出现。与非选择性 α 受体阻滞剂不同的是，长期应用本品未观察到耐药性，在维持治疗过程中少见心动过速，血浆肾素升高。通过选择性阻断前列腺平滑肌基质、被膜和膀胱颈的 α₁ 肾上腺素受体，本品能改善有症状的前列腺增生患者的尿动力学和临床症状。

【药代动力学】 口服易吸收，生物利用度 62%～69%，血浆蛋白结合率 98%。血药浓度达峰时间为 3.6h，蛋白结合率高达 97%。在肝内代谢，半衰期为 22h，代谢产物随胆汁排出。

【适应证】 高血压、前列腺肥大。

【用法与用量】 口服：每日 1 次，初始剂量为 1mg，如无不良反应，第 2 天起每日 2mg。根据患者的临床反应，可于第 2 周末（即第 3 周初）再增加剂量，最大可至 8～16mg。

【不良反应】 在无对照的高血压临床试验中，最常见的不良反应为头晕、头痛、乏力、虚弱、体位性头晕、眩晕、水肿、嗜睡、恶心和鼻炎。罕有体位性晕厥，极个别有尿失禁。

【禁忌证】 对本品过敏者禁用。

【注意事项】 可能出现心动过速、心悸、胸痛、心绞痛、心肌梗死、脑血管意外和心律失常等，但一般来说，此与不用多沙唑嗪者可能发生的症状无法区别。应用本品可能影响驾驶员和机械操作人员的工作能力，尤其是初始用药阶段。

【药物相互作用】 对地高辛、华法林、苯妥英或吲哚美辛的蛋白结合无相互作用。与噻嗪类利尿药、呋塞米、β 受体阻滞剂、非类固醇类抗炎药、抗生素、口服降糖药、依地尼酸或抗凝药合用，尚无不良药物相互作用报道。

【药物过量】 给药过量可致低血压，此时患者应立即采取仰卧位，必要时可采取其他一些支持措施。由于本品与蛋白结合率高，无法进行透析处理。

【制剂与规格】 片剂：每片 2mg。

布 那 唑 嗪

【药品名称】 国际通用名：布那唑嗪。商用名：迪坦妥。英文通用名：bunazosin。英文商用名：Detantol。

【药理作用】 本品选择性阻断心血管系统的 α_1 受体。本品不妨碍由交感神经末梢 α_2 受体所介导的去甲肾上腺素释放的负反馈调节机制，不会导致去甲肾上腺素的过量释放。选择性地阻断外周血管的 α_1 受体而扩张血管。对于自然发病的高血压大鼠和肾性高血压犬均有降压作用。

【药代动力学】 相对生物利用度为 81.1%，达峰浓度、达峰时间和平均滞留时间等指标也显示其具有持续性。此外，未发现饮食对其吸收有影响。

【适应证】 高血压。

【用法与用量】 成人每日 1 次，每次 3～9mg 口服。但给药量从每日 1 次，3mg 开始，每日量最多以 9mg 为限。

【不良反应】 在给药初期或突然增加用量时，有时可致起立时眩晕、头晕、恶心或胸部不适、呼吸困难。

【禁忌证】 对本品有过敏史的患者。

【注意事项】 对从事高空作业、驾驶汽车等伴有危险性工作的患者，在给药时应予以注意，有时会产生直立性低血压。切勿咀嚼本药，嚼碎服用时，可产生一过性血药浓度升高而易于出现不良反应。肝肾功能低下的患者血药浓度升高。

【孕妇及哺乳期妇女用药】　有致畸的报告，应慎用。

【儿童用药】　对儿童的安全性尚未确定。

【老年患者用药】　从小剂量开始给药。一般认为不宜追求过度降压（有引起脑梗死的危险）。老年患者多数肝肾功能低下，且有容易发生体重减少等不良反应的倾向。

【药物相互作用】　与利尿药或其他降压药合用时有可能使其作用增强，故应注意减量。与利福平合用，由于后者的肝药物代谢酶诱导作用，有时会减弱本剂的效果。

【制剂与规格】　片剂：每片 3mg。

【贮藏】　避光、防潮保存。

萘 哌 地 尔

【药品名称】　国际通用名：萘哌地尔。商用名：博帝。英文通用名：eapidil。

【药理作用】　本品为选择性的 α_1 受体拮抗剂，能够抑制 α_1 受体引起的血压上升，并兼有钙离子拮抗作用。本品对多种高血压动物模型有降压作用，降压持续时间长，降压时不引起反射性心动过速。心脏血流动力学试验结果显示，本品可降低总外周阻力，扩张外周血管，对心排血量无明显影响。本品还能够缓解分布于前列腺及尿道中的交感神经的紧张程度，降低尿道内压，改善前列腺肥大症引起的排尿困难。

【药代动力学】　口服本品 50mg 后，血药浓度达峰时间为（1.10±0.51）h，峰浓度为（23.17±5.26）ng/ml，多次口服给药未见明显的首剂效应和耐药现象。与血浆蛋白结合率为 98.5%。消除半衰期为（12.30±3.20）h。多剂量口服给药（50mg/d，每日 2 次），于第 4 天达稳态血药浓度，服药 2 周后未发现体内药物蓄积现象。本品在体内的主要活性代谢产物是去甲基萘哌地尔和苯羟基萘哌地尔。主要代谢产物转变为葡萄糖醛酸的结合物从尿中排泄，尿中原药排泄率在 0.01% 以下。

【适应证】　高血压，尤适用于高血压伴高脂血症、糖尿病、前列腺增生的患者。

【用法与用量】　用药应个体化。推荐剂量范围为每日 2 次，1 次 25～50mg。2 周后，可根据患者血压下降程度调整剂量。

【不良反应】　不良反应较少见，包括头晕，头痛，心悸、上腹不适等，程度轻，持续时间短。继续治疗多可自行消失。偶有出现血 ALT 轻度升高，停药后可恢复正常。

【禁忌证】　对本品成分过敏者禁用。

【注意事项】　本品较高的受体亚型选择性使其很少或不造成直立性低血压。开始服用萘哌地尔或增加剂量时（尤其是老年人），仍应注意有无站立性眩晕等直立性低血压症状。对从事具有危险性的职业（如高空作业、驾驶员）者应慎用。肝功能损害者的血药浓度可高于肝功能正常者，应慎用。

【孕妇及哺乳期妇女用药】　妊娠期及哺乳期妇女应慎用。

【儿童用药】　不推荐儿童使用。

【老年患者用药】　在开始服用萘哌地尔或增加剂量时（尤其是老年人），仍应注意有无站立性眩晕等直立性低血压症状。

【药物相互作用】　与其他降压药合并使用时，应注意血压的变化。血压过低时，须采取减量或停药。

【制剂与规格】 片剂：每片 25mg。

【贮藏】 密封保存。

三、交感神经末梢抑制药

利 血 平

【药品名称】 国际通用名：利血平。商用名：利舍平。英文通用名：reserpine。

【药理作用】 本品主要通过影响交感神经末梢中去甲肾上腺素摄取进入囊泡而致使其被单胺氧化酶降解，耗尽去甲肾上腺素的贮存，妨碍交感神经冲动的传递，因而使血管舒张、血压下降、心率减慢。中枢神经的镇静和抑制作用可能是利血平进入脑内，耗尽中枢儿茶酚胺贮存的结果。静脉注射 1h 出现降压作用。口服一周开始出现降压作用，2～3 周达峰效应，停药后尚能持续 3～4 周。

【药代动力学】 口服吸收迅速而完全，2～3h 后血药浓度达峰，很快分布到肝、脑、脾、肾、脂肪和肾上腺等组织，分布半衰期为 4.5h，消除半衰期长达 271h。经血浆酯酶和肝代谢，代谢产物由尿、粪排出。

【适应证】 高血压。

【用法与用量】 ①口服：成人高血压病的初始剂量为每次 0.125～0.5mg，每日 2 次，1～2 周后改为维持量，每日 0.125～0.25mg。最大剂量每次 1.5～2.0mg，必要时可 6h 重复 1 次。②注射使用：成人每日 1～2mg，肌内注射或静脉注射。小儿每日 0.02mg/kg，分 2～3 次。

【不良反应】 可能发生嗜睡、口干、鼻黏膜充血和心动过缓，消化道症状如腹泻、恶心、呕吐、食欲缺乏，可见性功能失常及多梦，男性患者少数可见乳房发育。2%的患者发生精神抑郁。

【禁忌证】 溃疡性结肠炎、有精神抑郁病史者。

【注意事项】 有胃及十二指肠溃疡者、窦房结功能异常者、癫痫患者应慎用；任何剂量都可能发生精神抑郁，但以大剂量（每日大于 12mg）时更常见，一旦发生即应停药，必要时须住院治疗；慎与单胺氧化酶合用；高血压急症静脉应用时，须注意观察神志，以免药物所致的神志迟钝而影响对病情发展的判断。

【药物相互作用】 全身麻醉药可增强利血平的降压作用。与洋地黄、奎尼丁合用可致心律失常。

【制剂与规格】 注射剂：每支 1mg。片剂：每片 0.25mg。

【贮藏】 避光保存。

胍 乙 啶

【药品名称】 国际通用名：胍乙啶。英文通用名：guanethidine。

【药理作用】 本品干扰交感神经末梢囊泡释放去甲肾上腺素，阻止再吸收，进而减低心排血量及末梢血管阻力导致血压下降。大剂量注射时，开始排出较多的去甲肾上腺素，可致血压上升。慢性给药开始后，因递质不能释放而降压。长期用药可阻止递质摄取和合成，使递质耗尽，血压持续下降。本品对肾上腺髓质的儿茶酚胺无影响。

【药代动力学】 口服吸收不完全，生物利用度不足30%，以原形（50%）及代谢产物由肾排出。半衰期较长，120～240h，7～14d达到最大降压作用，停药后疗效可维持7～10d。

【适应证】 高血压。

【用法与用量】 口服：成人用量每日为10mg，每日1次，根据血压，每7～10d增加10～12.5mg，必要时还可以25mg幅度继续增加，至日60～100mg。

【不良反应】 直立性或运动性低血压、水钠潴留、心动过缓、腹泻及射精异常等。

【注意事项】 服药时注意预防发生直立性低血压，体位改变应缓慢化。因剂量不易掌握及其不良反应，现不常应用。

【儿童用药】 儿童由每日0.2mg/kg开始，必要时每7～10d增加1次。

【药物相互作用】 与拟交感神经药如苯丙胺、麻黄碱及三环抗抑郁药、可卡因等合用，皆能拮抗本品的降压作用。

【制剂与规格】 片剂：每片10mg、25mg。

四、β受体阻滞剂

β受体阻滞剂相关内容参见第四章。

五、α、β受体阻滞剂

拉 贝 洛 尔

【药品名称】 国际通用名：拉贝洛尔。英文通用名：labetalol。

【药理作用】【药代动力学】 参见第四章。

【适应证】 高血压急症，如高血压危象、嗜铬细胞瘤危象、先兆子痫、高血压脑病、大面积烧伤引起的高血压、伴有冠状动脉疾病或急性心肌梗死高血压和手术后高血压，也可用于麻醉中控制血压。

【用法与用量】【不良反应】【禁忌证】【注意事项】和【制剂与规格】 参见第四章。

卡 维 地 洛

【药品名称】 国际通用名：卡维地洛。商用名：达利全、金络、络德。英文通用名：carvedilol。英文商用名：Dilatrend。

【药理作用】【临床应用】和【药代动力学】 参见第四章。

【适应证】 有症状的充血性心力衰竭、高血压。

【用法与用量】【不良反应】【禁忌证】【注意事项】【儿童用药】【药物相互作用】和【制剂与规格】 参见第四章。

阿 罗 洛 尔

【药品名称】 国际通用名：阿罗洛尔。商品名：阿尔马尔。英文通用名：arotinolol。

【药理作用】【药代动力学】 参见第四章。

【适应证】 高血压、心绞痛、心动过速性心律失常及原发性震颤。

【用法用量】【不良反应】【禁忌证】【注意事项】【孕妇及哺乳期妇女用药】【儿童用药】【老年患者用药】和【制剂与规格】 参见第四章。

贝 凡 洛 尔

【药品名称】 国际通用名：贝凡洛尔。商用名：卡理稳。英文通用名：bevantolol。

【药理作用】【药代动力学】和【临床应用】 参见第四章。

【适应证】 高血压。

【用法和用量】【不良反应】【禁忌证】【注意事项】【儿童用药】【老年患者用药】【药物相互作用】【用药过量】和【制剂与规格】 参见第四章。

塞 利 洛 尔

【药品名称】 国际通用名：塞利洛尔。英文通用名：celiprolol。

【药理作用】【药代动力学】 参见第四章。

【适应证】 轻中度高血压。

【用法与用量】【不良反应】【禁忌证】和【制剂与规格】 参见第四章。

第十一节 新型固定剂量的复方降压药

合理的联合降压方案应选择降压机制互补的药物进行配伍，这样在增加血压降幅的同时还可互相抑制血压的代偿反馈机制，从而以较低的剂量改善血压降幅并降低不良反应发生率。多数存在心脑血管或肾脏并发症的高血压患者和单纯性高血压患者常需要多种药物联合降压，更需个体化选择具有相应靶器官保护作用的降压药治疗。例如，伴发脑卒中和心绞痛的患者宜选钙离子通道阻滞剂（CCB）治疗，而伴心力衰竭患者适合应用 ARB 治疗，CCB 可改善心肌缺血，而 ARB 可更好地保护心力衰竭和肾病患者的心肾功能，两者联合可发挥更全面的靶器官保护作用。

由多种降压药进行联合治疗是改善达标率的有效手段，一种降压药加用作用机制不同的另一种或两种降压药可取得协同降压效果，联合治疗的疗效增幅为单药剂量的倍增。临床上大多数高血压患者均需联合降压方能达标。

一、固定剂量抗高血压药联合用药的优点

抗高血压药的固定联合治疗具有显著的优越性。高血压的联合用药是提高高血压控制达标率的重要途径，新型固定剂量降压复方制剂通过干预多种降压机制、增强降压疗效、

保护高血压相关的靶器官的作用来发挥多效作用。固定剂量复方制剂通过多层设计和效应分析研究，具有合理的剂量配伍，新型固定剂量降压复方制剂还具有循证依据充分和适用人群广的特点。多项降压研究显示，联合应用一种或一种以上固定剂量单片复方制剂联合治疗高血压可简化治疗方案、显著改善服药的依从性，提高降压达标率的效果，并降低高血压相关的治疗费用。单片复方制剂联合可更好地兼顾降压达标与广泛的靶器官保护作用，是大多数高血压患者治疗的合理选择。因此，在高血压的联合用药治疗中发挥重要作用。

联合用药常用于对初始选药疗效不佳患者的第二选择。低剂量联合治疗是增加首选药物剂量直到使血压达标或出现不良反应传统方法的一种替代策略。固定剂量联合用药作为高血压的第一步治疗被越来越多地使用。近期，许多固定剂量药物有可能将高血压初始治疗作为适应症成为发展趋势。JNC8 推荐联合用药应作为收缩压超过目标 20mmHg 或舒张压超过目标 10mmHg 患者的一线用药。初始联合治疗方案可以减少患者的就诊次数和缩短降压达标的时间。

二、利尿药在联合用药中的重要性

不论何时需要联合用药，考虑纳入利尿药的理由有许多。噻嗪类利尿药单用或联合应用适用于大部分高血压患者。由于低剂量利尿药的安全性或有效性，使其成为一种首选治疗。容量增加是单药治疗失败的常见原因，加用利尿药可有效消除这一因素。利尿药与许多常用初始治疗药物（如 ACEI、ARB 和 β 受体阻滞剂）联合可产生相加的降压效果。利尿药和钙离子通道阻滞剂联合可能产生低于相加的效果，可能因为它们都增加了肾脏钠排泄，并作为血管扩张药发挥缓慢降压作用。

三、固定剂量抗高血压药的联合配方

1. 噻嗪类利尿药和 ACEI 或 ARB 大量的证据支持抑制肾素血管紧张素系统（RAAS）对降低心血管事件有益，尤其是伴有蛋白尿或肾功能不全或左心室肥大或收缩功能不全以及存在心血管疾病的患者。ACEI 或 ARB 与低剂量利尿药合用是目前联合用药中最常用的方法，其作用机制是互补的。利尿药降低血管容量，激活 RAAS，导致血管收缩和血压下降。合用 ACEI 或 ARB 则可避免 RAAS 的激活，联合应用的结果是药效相加。ACEI 和噻嗪类利尿药，ARB 和噻嗪类利尿药的联合用药对单独使用 ACEI 或 ARB 治疗血压下降幅度较小的黑种人患者有效。ACEI 或 ARB 联合应用噻嗪类还可降低利尿药引起的低血钾。

2. ACEI 和钙离子通道阻滞药（CCBs） CCBs 是血压极高患者药物治疗中必不可少的组成部分。与 ACEI 联合降压效果相加。ASCOT 研究正是由于 ACEI 和 CCB 联合用药相对于 β 受体阻滞剂和利尿药联合用药可以更好地降低心血管事件。联合 ACEI 可以显著改善 CCB 的耐受性。起初使用二氢吡啶类 CCB 可能会伴心率加快，但 ACEI 可以降低这种心率加快，减轻或消除 CCB 引起的水肿，水肿是 CCB 最重要的剂量限制性不良反应。

CCB 产生水肿是因为动脉扩张而静脉不扩张,导致机体相关部位毛细血管膜周围的压力梯度增加。ACEI 通过扩张静脉降低压力梯度和液体渗出。

3. β 受体阻滞剂和噻嗪类利尿药　β 受体阻滞剂是一种有效的抗高血压药物,是伴有心肌缺血患者的首选治疗药物。β 受体阻滞剂的抗高血压作用部分通过抑制肾素释放所介导。因此,如同 ACEI/ARB,β 受体阻滞剂与噻嗪类利尿药合用能减弱 RAAS 的激活。加入利尿药也会增加黑种人和其他低肾素人群的降压效果。

4. 噻嗪类利尿药和保钾利尿药　低钾血症是噻嗪类利尿药非常重要的一个剂量相关的不良反应。联合噻嗪类利尿药和保钾利尿药(如螺内酯/氨苯喋啶/阿米洛利)被认为是安全的。因为对于敏感个体,低钾血症发生率比较高,可导致心律失常。氢氯噻嗪每日用量不应超过 25mg,除非与保钾利尿药联合应用。氢氯噻嗪的剂量从 25mg 增加到 50mg,其降压程度增加很小。

5. CCB 和 β 受体阻滞剂　β 受体阻滞剂通过降低心排血量和肾素水平降低血压,而二氢吡啶类 CCB 可引起直接的血管舒张作用。这些协同的作用机制可产生叠加的降压效果。但是有时需要联合噻嗪类利尿药。低剂量非洛地平缓释片和美托洛尔缓释片联合的降压效果与两药高剂量联合的效果相当,水肿的发生率与安慰剂类似。

6. CCBs 和 ARBs　临床试验证实联合应用 CCB 和 ARB 耐受性好,又增强降压疗效非常有效,是高血压治疗的重要选择。ACEI 与 CCB 联合和 ARB 与 CCB 联合的疗效几乎无差别,但是后者更有可能出现水肿。

7. ACEI 和 ARB　ACEI 和 ARB 通过不同的药理机制抑制 RAAS,与单一用药相比,两药联合可进一步降低血压。然而,现有研究表明。ACEI 和 ARB 联合用药的效果不如两药各自与利尿药或 CCB 联合的协同效果。这种联合对于顽固性高血压作用不大。ACEI-ARB 联合的可能适应证是伴有蛋白尿性肾病和高血压伴收缩功能不全的心力衰竭患者。

氯沙坦氢氯噻嗪复方片剂

【药品名称】　国际通用名:氯沙坦钾氢氯噻嗪复方片剂。商用名:海捷亚。英文通用名:hyzaar。

【药理作用】【适应证】【用法与用量】【不良反应】【禁忌证】【注意事项】【孕妇及哺乳期妇女用药】【儿童用药】【老年患者用药】【药物相互作用】【药物过量】和【制剂与规格】　见第八章血管紧张素 II 受体拮抗剂。

缬沙坦氢氯噻嗪复方片剂

【药品名称】　国际通用名:缬沙坦氢氯噻嗪复方片剂。商用名:复代文。英文通用名:valsartan and hydrochlorothiazide。

【药理作用】【适应证】【用法与用量】【不良反应】【禁忌证】【注意事项】【孕妇及哺乳期妇女用药】【儿童用药】【老年患者用药】【药物相互作用】【药物过量】和【制剂与规格】　见第八章血管紧张素 II 受体拮抗剂。

厄贝沙坦氢氯噻嗪复方片剂

【药品名称】 国际通用名：厄贝沙坦氢氯噻嗪复方片剂。商用名：安搏诺、依伦平。英文通用名：irbesartan and hydrochlorothiazide。

【药理作用】【适应证】【用法与用量】【不良反应】【禁忌证】【注意事项】【孕妇及哺乳期妇女用药】【儿童用药】【老年患者用药】【药物相互作用】【药物过量】和【制剂与规格】 见第八章血管紧张素Ⅱ受体拮抗剂。

替米沙坦氢氯噻嗪复方片剂

【药品名称】 国际通用名：替米沙坦氢氯噻嗪复方片剂。商用名：美嘉素。英文通用名：telmisartanand hydrochlorothiazide。

【药理作用】【适应证】【用法与用量】【不良反应】【禁忌证】【注意事项】【孕妇及哺乳期妇女用药】【儿童用药】【老年患者用药】【药物相互作用】【药物过量】和【制剂与规格】 见第八章血管紧张素Ⅱ受体拮抗剂及第六章氢氯噻嗪。

缬沙坦氨氯地平复方片剂

【药品名称】 国际通用名：缬沙坦氨氯地平复方片剂。商用名：倍博特。英文通用名：amlodipine valsartan。英文商用名：Exforge。

【药理作用】 本品含两种成分：缬沙坦和苯磺酸氨氯地平。该药为高血压患者提供了一个合理的双机制降血压方式，它可以调节血压的杠杆平衡。缬沙坦通过选择性地阻滞 Ang Ⅱ 与 AT_1 受体结合，拮抗 Ang Ⅱ 与 AT_1 受体结合介导的血管收缩效应，从而降低血压；氨氯地平直接作用于血管平滑肌，降低血压。CCB 激活交感神经系统，进而激活 RAS 系统。缬沙坦主要作用于 RAAS 系统的主要活性成分 Ang Ⅱ 受体，刺激醛固酮合成及释放和水钠潴留作用。缬沙坦通过阻断 RAS 系统抵消了氨氯地平的交感神经系统激活效应。AT_2 受体介导的化理功能与 AT_1 相互抗衡，缬沙坦结合 AT_1 受体后，游离的 Ang Ⅱ 浓度增加，刺激了 Ang Ⅱ 与 AT_2 受体结合，放大 AT_2 受体介导的血管扩张等生理功能。苯磺酸氨氯地平的活性形式是氨氯地平，一种二氢吡啶类的钙离子通道阻滞剂，抑制钙离子跨膜流入血管平滑肌细胞和心肌细胞。氨氯地平选择性地阻断二氢吡啶位点，它与二氢吡啶位点和非二氢吡啶结合位点均产生结合，对血管平滑肌作用更强。氨氯地平是外周动脉血管扩张剂，直接作用于血管平滑肌，降低外周血管阻力，从而降低血压。缬沙坦氨氯地平单片复方制剂兼顾了降压达标与广泛的靶器官保护作用。

【循证医学证据】

1. Ex-FAST 研究（氨氯地平单药血压未控制的患者改用倍博特的疗效） 是一项在 8 个国家 132 个中心进行的国际多中心、随机、双盲、平行对照研究，旨在评价在以前治疗血压不达标的患者，换用两种抗高血压药物的联合剂型 EXFORGE 之后对控制血压的影响。894 例单药治疗血压控制不佳的患者随机分为氨氯地平/缬沙坦 5mg/160mg（ n=443 ）或 10mg/160mg（ n=451 ）。评价疗效的主要变量为 16 周时血压达标的患者比例。研究结果，氨氯地平单药治疗失败后的患者换用氨氯地平/缬沙坦 5mg/160mg 或 10mg/160mg，治疗降压效果明显增强。倍博特患者中血压控制率为 72.7%～74.8%。

2. 奥美沙坦或其他 ARB 单药治疗失败的患者接受倍博特治疗的研究 是一项持续 12 周的多中心、随机、双盲平行对照研究，旨在评价 ARB 单药治疗不能控制血压的患者，起始使用本品联合方案强化降压时的疗效。研究在美国 140 个研究中心进行。除缬沙坦外，其他 ARB 单药治疗至少 28d 血压不达标的患者随机接受氨氯地平/缬沙坦 5mg/320mg（n=369）或 5mg/160mg（n=359）双盲治疗。主要疗效指标为研究 4 周末收缩压达标率（MSSBP<140mmHg）较基线变化值。结果表明，对于 ARB 单药治疗血压不能控制的高血压患者，起始使用大剂量的本品联合方案强化降压比使用中等剂量的本品能更有效地降低血压。两种治疗方案均能被良好耐受。

3. EXAM 研究（倍博特与硝苯地平控释片在单药治疗不达标患者中的疗效比较） 是一项为期 12 周的多中心、开放标签、随机、活性药物对照、平行分组有效性设计研究，共纳入中国 19 家医院的单药治疗未达标的高血压患者 564 例，旨在评价治疗 12 周后 MSSBP、MSDBP 较基线的评论变化和降压达标率（糖尿病患者<130/80mmHg，非糖尿病患者<140/90mmHg）。研究结果表明：①单药治疗不达标患者换用倍博特较硝苯地平控释片更多降低血压 5.8/4.0mmHg；②单药治疗不达标患者换用倍博特，血压达标率持续高于硝苯地平控释片。

4. CHINA STATUSII 研究（中国门诊高血压患者治疗现状登记研究） 是一项多中心、大样本、前瞻性和观察性研究。入组 40 000 例中国高血压患者。评估复方制剂治疗 4 周及 8 周后血压达标情况。研究结果显示，倍博特治疗 8 周可使 76.8%的中国单药治疗不达标的高血压患者达标；治疗 3 个月时的血压长期达标率高达 76.2%，治疗 6 个月，达标率仍然高达 75.8%，并且安全性良好。

5. EXPRESS-O 研究（接受 ARB+CCB 自由联合治疗不达标患者换用倍博特的疗效） 是一项前瞻性、开放标签、非随机对照研究，共纳入 269 例血压不达标的高血压患者，该研究共分为 2 期，在第 1 期 257 例患者先接受奥美沙坦/氨氯地平（10mg/5mg）治疗一周，血压未达标患者调整剂量至 20mg/10mg，治疗 3 周后，176 例患者血压未达标，换用缬沙坦/氨氯地平单片复方制剂（160mg/10mg）治疗 4 周。旨在评估患者第 8 周血压较第 4 周血压的下降幅度。研究结果表明：奥美沙坦+氨氯地平治疗未达标患者，换用倍博特更多降低血压 7.9/9.1mmHg。

6. EXPERT 研究 是一项多中心、前瞻性、随机、开放标签、盲终点研究，纳入先接受为期 4 周的氨氯地平 5mg 治疗的高血压患者 828 例，旨在评估早晨服药及晚上服药的两组患者 24h 动态血压的变化。研究结果表明：无论早晨还是晚上服用，缬沙坦/氨氯地平均可有效控制 24h 血压。

7. Zeng F' 研究[ARB/CCB SPC（新型单片联合制剂）与 ARB+CCB 自由联合对疗效依从性的影响]是一项对医疗保险数据的回顾性分析，共纳入 4525 例患者，其中 2213 例接受 ARB/CCB SPC 治疗（63.9%接受缬沙坦/氨氯地平治疗，36.1%接受奥美沙坦酯/氨氯地平治疗），2312 例接受 ARB/CCB 自由联合治疗。本研究旨在评估治疗持续时间（治疗开始到停止治疗）和按照处方服药天数占总治疗时间的百分比（FDC≥0.8）。实验结果表明：ARB/CCB SPC 较 ARB/CCB 自由联合显著提高依从性达 46.5%。

8. EXCELLENT 研究（倍博特降低心血管风险疗效评估） 是一项前瞻性、多中心、多水平药物流行病学研究，共纳入 3456 例经 698 例全科医师治疗的、接受单片复方制剂的高血压患者，旨在评估患者总体心血管风险变化及不同风险患者比例变化。研究结果表明：接受缬沙坦/氨氯地平 SPC 治疗 3 个月后，高危及极高危患者比例由 46.6%显著降低至 26.4%，中危患者比例由 42.3%显著降低至 26.8%。

9. Tung YC' 研究（倍博特与 ARB+CCB 自由联合对心血管事件发生率的影响） 是一项对台湾健康保险数据库进行的回顾性分析，共纳入 3301 例 2008 年 4 月 1 日～2010 年 12 月 31 日处方缬沙坦/氨氯地平 SPC 的患者，13 204 例处方 ARB+CCB 自由联合的患者，平均随访 15.2 月，旨在评估患者治疗依从性及持续性和患者无心血管事件生存率（主要心血管不良事件：心肌梗死、心力衰竭、经皮冠状动脉介入治疗、冠状动脉搭桥手术、脑卒中、溶栓治疗、恶性节律失常、心源性休克）。研究结果表明：接受缬沙坦/氨氯地平 SPC 治疗的患者较接受 ARB/CCB 自由联合治疗的患者无主要不良心血管事件生存率显著提高 17%。

10. Smith TR' 研究（倍博特与缬沙坦或氨氯地平在不同患者中的疗效和安全性评估） 是一项纳入两项研究设计相近的比较缬沙坦/氨氯地平联合治疗与各成分单药治疗的多中心、双盲、随机、对照临床研究，对两项研究中纳入的不同患者类型（2 级及以上高血压、年龄≥65 岁的老年高血压、黑种人高血压）进行亚组分析。两项研究分别纳入 1911 和 1250 例患者，其中 65 岁以上老年患者共 704 例，2 级及以上高血压患者 1800 例，黑种人高血压患者 201 例，旨在评估缬沙坦/氨氯地平联合治疗与两成分单药治疗的降压幅度和不良事件的发生率。研究结果表明：接受缬沙坦/氨氯地平联合治疗患者症状性低血压发生率较低，非老年患者为<0.4%，老年患者为<0.3%。

【**药代动力学**】 参见第五章、第八章。

【**适应证**】

1. 中国适应证 用于治疗单药不能充分控制血压的患者。

2. 美国 FDA 适应证 ①用于治疗单药不能充分控制的高血压；②也可用于需要多种药物联合降压治疗才能达标的患者的初始治疗。

3. 欧洲 EMEA 用于治疗原发性高血压，但不能用于高血压的初始治疗。

【**用法与用量**】 氨氯地平每日 1 次，2.5～10mg 对于治疗高血压有效，而缬沙坦有效剂量为 80～320mg。在每日 1 次缬沙坦/氨氯地平片治疗高血压的临床试验中，使用 5～10mg 的氨氯地平和 80～320mg 的缬沙坦，降压疗效随剂量升高而增加。

（1）添加治疗：氨氯地平单药治疗或缬沙坦单药治疗时，未能充分控制血压的患者可以改用本品进行联合治疗。以较低剂量的单药成分联合另一成分来达到血压控制效果。

（2）替代治疗：为方便给药，接受氨氯地平和缬沙坦单药联合治疗的患者可以改用相同剂量的本品进行治疗。本品均可在进食或空腹状态下与水同服。

（3）肝肾功能损伤：轻中度肾功能损伤的患者无须调整剂量。如果是重度肾功能损伤，则应慎用（见禁忌）。肝损伤或胆道梗阻性疾病患者也应慎用本品（见注意事项）。

【**不良反应**】 在 2600 例高血压患者中进行了缬沙坦氨氯地平片的安全性评价；其中超过 1440 例患者接受了 6 个月以上的治疗，超过 540 例患者接受了 1 年以上的治疗。不良反应通常轻微且短暂，只有极少数情况下需要停药。不良反应的总体发生率为非剂量依赖性，且与性别、年龄和种族均无关。在安慰剂对照的临床研究中，缬沙坦/氨氯地平复方片剂治疗组有 1.8%的患者由于不良反应而停药，安慰剂组中此类患者比例为 2.1%。最常见的停药原因为外周水肿（0.4%）和眩晕（0.2%）。安慰剂对照的临床试验中，至少 2%的接受本品治疗的患者发生不良反应，并且在本品组（n=1437）中的发生率高于安慰剂组（n=337）的不良反应有外周水肿（5.4%vs3.0%）、鼻咽炎（4.3%vs1.8%）、上呼吸道感染（2.9%vs2.1%）和头晕（2.1%vs0.9%）。不到 1%的患者发生直立性低血压和体位性头晕。安慰剂对照的临床试验中，本品组出现的其他不良反应（≥0.2%）如下所示（不能确定这些不良反应是否由本品引起）。

1. 血液和淋巴系统疾病 淋巴结病。

2. 心脏疾病 心悸，心动过速。

3. 耳部和内耳迷路疾病 耳痛。

4. 胃肠道病 腹泻，恶心，便秘，消化不良，腹痛，上腹部疼痛，胃炎，呕吐，腹部不适，腹胀，口干，大肠炎。

5. 全身性疾病和给药部位情况 疲劳，胸痛，指压性水肿，发热。

6. 免疫系统疾病 季节性变态反应。

7. 感染和传染 鼻咽炎，鼻窦炎，支气管炎，咽喉炎，胃肠炎，咽扁桃体炎，急性支气管炎，扁桃体炎。

8. 受伤和中毒 上髁炎，关节扭伤，肢体伤。

9. 代谢和营养疾病 痛风，非胰岛素依赖型糖尿病，高胆固醇血症。

10. 肌肉骨骼和结缔组织疾病 关节痛，背痛，肌肉痉挛，四肢痛，肌痛，骨关节炎，关节肿胀，肌肉骨骼胸痛。

11. 神经系统疾病 头痛，坐骨神经痛，感觉异常，锁骨下动脉盗血综合征，腕管综合征，感觉迟钝，窦性头痛，嗜睡。

12. 精神疾病 失眠，焦虑，抑郁。

13. 肾脏和泌尿系统疾病 血尿，肾结石，尿频。

14. 生殖系统和乳腺疾病 勃起功能障碍。

15. 呼吸、胸部和纵隔疾病 咳嗽，咽喉痛，鼻窦充血，呼吸困难，鼻出血，排痰性咳嗽，发声困难，鼻充血。

16. 皮肤和皮下组织疾病 瘙痒，皮疹，多汗，湿疹，红斑。

17. 血管疾病 潮红，热潮红。

18. 临床试验中还观察到以下临床上明显的个例不良反应 皮疹，晕厥，视觉障碍，过敏，耳鸣和低血压。

【禁忌证】 对本品活性成分或者任何一种赋形剂过敏者禁用。孕妇和哺乳期妇女禁用。目前尚无重度肾功能损伤（肌酐清除率＜10ml/min）患者的用药数据。遗传性血管水肿患者及服用 ACE 抑制剂或血管紧张素Ⅱ受体拮抗剂治疗早期即发展成血管性水肿的患者应禁用。

【孕妇及哺乳期妇女用药】 孕妇和哺乳期妇女禁用。

【儿童用药】 尚未确定本品在儿值患者中的安全性和有效性。

【老年患者用药】 在对照临床研究中，323 例（22.5%）接受本品治疗的高血压患者年龄＞65 岁，79 例（5.5%）患者年龄＞75 岁。未观察到本品在此患者人群中的有效性和安全性与总体存在差异，但不排除某些老年患者对药物更敏感。

【注意事项】

1. 低血压 在安慰剂对照试验中，用本品治疗无并发症的高血压患者，有 0.4%出现过度低血压。建议在服用本品前纠正血容量不足的状况，或在开始治疗时进行密切的临床监测。在心力衰竭或最近发生心肌梗死的患者和接受手术或透析的患者中开始治疗时需谨慎。心力衰竭或心肌梗死后的患者给予缬沙坦，通常会引起血压降低，但是如果能遵守给药指导，通常不需要因为持续的症状性低血压而停止治疗。如果服用本品时发生过度低血压，应该让患者平卧，必要时静脉滴注生理盐水。暂时性的低血压并不是服用本品的禁忌，血压稳定后通常可以继续服用。尤其对于严重主动脉瓣狭窄的患者，给药时应小心。心肌梗死或心绞痛增加的风险：在开始接受钙离子通道阻滞剂治疗或在加大剂量时，罕见有患者（特别是在严重梗阻型冠状动脉疾病的患者）心绞痛或急性心肌梗死的发生频率、持续时间或严重程度增加。此作用的机制尚不清楚。

2. 肝功能不全

（1）氨氯地平的研究：氨氯地平经肝脏广泛代谢，在肝功能损伤患者中，血浆清除半衰期（$t_{1/2}$）为 56h，因此严重肝功能损伤患者应慎用氨氯地平。

（2）缬沙坦的研究：由于缬沙坦主要由胆汁清除，因此患有轻中度肝功能损伤的患者，包括有胆道梗阻疾病的患者，缬沙坦血浆清除率降低（AUC 升高）。这些患者应慎用缬沙坦。

3. 肾功能不全 在对单侧或双侧肾动脉狭窄的高血压患者使用 ACE 抑制剂的研究中，发现血清肌酸酐和血尿素氮升高。在为期 4d 的缬沙坦治疗 12 例单侧肾动脉狭窄高血压患者的研究中，没有观察到血清肌酸酐或血尿素氮有明显的升高。未在单侧或双侧肾动脉狭窄患者中进行缬沙坦长期治疗研究，不过预期与 ACE 抑制剂作用相似。

4. 充血性心力衰竭

（1）氨氯地平的研究：在心力衰竭患者中使用钙离子通道阻滞剂时需谨慎。在一项安慰剂对照试验中，对 1153 例接受稳定剂量的 ACE 抑制剂、地高辛和利尿药治疗的 NYHA 心功能分级Ⅲ级和Ⅳ级心力衰竭患者进行了氨氯地平的研究。最短随访 6 个月，平均 14 个月。对于生存率和心脏发病率没有不良影响。

（2）缬沙坦的心力衰竭研究：93%的患者接受 ACE 抑制剂伴随用药，由于肌酐或钾水平升高而停止给药（总计缬沙坦组为 1.0%，安慰剂组为 0.2%）。

5. 高钾血症 同时服用钾补充药、保钾利尿药、含钾的盐替代品或其他能增加钾浓度的药物（肝素等）时，应慎用倍博特，且密切监测血钾浓度。

6. 停用 β 受体阻滞剂 氨氯地平不是 β 受体阻滞剂，不能缓解停用 β 受体阻滞剂后出现的危险。因此停用 β 受体阻滞剂时，必须逐渐降低剂量。

7. 主动脉瓣、二尖瓣狭窄和肥厚型梗阻性心肌病 与其他所有扩血管药物一样，上述患者服用本品应特别小心。

8. 对驾驶和操纵机器的影响 尚未进行药物对驾驶和使用机械能力影响的研究。考虑可能会出现偶见的头晕或疲劳等不良反应，驾驶和操纵机器时应慎用。

【药物相互作用】

1. 氨氯地平 可以与噻嗪类利尿药、α受体阻滞剂、β受体阻滞剂、血管紧张素转化酶抑制剂、长效硝酸酯、舌下含服硝酸甘油、非甾体类抗炎药（NSAIDs）、抗生素和口服降血糖药物合用。钙离子通道阻滞剂可干扰茶碱和麦角胺的细胞色素 P450 依赖性代谢。由于目前没有获得氨氯地平与茶碱或麦角胺合用的体内或体外相互作用研究的数据，因此建议在开始合用时，定期监测茶碱或麦角胺的血药浓度。对人血浆进行的体外研究表明，氨氯地平不会影响地高辛、苯妥英、香豆素、华法林和吲哚美辛的血浆蛋白结合率。

2. 其他活性物质对氨氯地平的影响

（1）西咪替丁：氨氯地平与西咪替丁合用不改变氨氯地平的药代动力学。

（2）葡萄柚汁：20 例健康志愿者的研究表明，240ml 葡萄柚汁与单剂量氨氯地平（5mg 或 10mg）合用，导致氨氯地平的 C_{max} 和 AUC 略有升高。

（3）铝或镁（抗酸剂）：铝或镁抗酸剂与单剂量氨氯地平合用，对氨氯地平的药代动力学无显著影响。

（4）西地那非：原发性高血压患者体内，单剂量西地那非（100mg）不会影响氨氯地平的药代动力学参数。氨氯地平与西地那非合用时，每种药物独立地发挥其自身的降压作用。

3. 氨氯地平对其他活性物质的影响

（1）阿伐他汀：氨氯地平（10mg）多次给药合并使用阿伐他汀（80mg），阿伐他汀的稳态药代动力学参数无显著改变。

（2）地高辛：健康志愿者研究结果表明，氨氯地平与地高辛合用，地高辛的血浆浓度和肾清除率无变化。

（3）乙醇（酒精）：氨氯地平（10mg）单次和多次给药，对乙醇的药代动力学无显著影响。

（4）华法林：氨氯地平与华法林合用，华法林对健康男性志愿者凝血酶原时间的影响无显著改变。

（5）环孢素：药代动力学研究表明，氨氯地平对环孢素的药代动力学无显著影响。

4. 缬沙坦 临床没有发现明显的药物相互作用，已对以下药物进行了研究：西咪替丁、华法林、呋塞米、地高辛、阿替洛尔、吲哚美辛、氢氯噻嗪、氨氯地平和格列本脲。由于缬沙坦几乎不经过代谢，临床没有发现其与诱导或抑制细胞色素 P450 系统的药物发生相互影响。虽然缬沙坦大部分与血浆蛋白结合，但是体外实验没有发现它在这一水平与其他血浆蛋白结合药物（如双氯芬酸、呋塞米、华法林）发生相互作用。没有缬沙坦与锂合用的经验。所以建议在缬沙坦与锂合用时，定期监测血清锂浓度。与保钾利尿药（如螺内酯、氨苯蝶啶、阿米洛利）联合应用时，补钾或使用含钾制剂可导致血钾浓度升高和引起心力衰竭患者血清肌酐升高。因此，联合用药时需要注意。

【制剂与规格】 国内仅一种规格。片剂：缬沙坦/氨氯地平复方片剂：每片 80mg/5mg。

国外有 5 种规格。片剂：缬沙坦/氨氯地平复方片剂：每片 80mg/5mg；缬沙坦/氨氯地平复方片剂：每片 160mg/5mg；缬沙坦/氨氯地平复方片剂：每片 160mg/10mg；缬沙坦/氨氯地平复方片剂：每片 320mg/5mg；缬沙坦/氨氯地平复方片剂：每片 320mg/10mg。

培哚普利吲达帕胺复方片剂

【药品名称】 国际通用名：培哚普利吲达帕胺复方片剂。商用名：百普乐。英文通用名：perindopril and indapamide tablets。英文商用名：Biprel。

【药理及毒理作用】

1. 药理作用 本品是培哚普利（血管紧张素转化酶抑制剂）和吲达帕胺（利尿药）的复合制剂。它的药理特性来自于其两种成分的各自药理特性及两者联合使用产生的正协同作用。

培哚普利是一种血管紧张素转化酶抑制剂，通过它的活性代谢产物——培哚普利拉产生作用。其他的代谢产物均无活性。可在低肾素水平或正常肾素水平的患者中产生抗高血压作用并减轻心脏负荷。吲达帕胺药理活性与噻嗪类利尿药有关。吲达帕胺抑制肾皮质稀释段对钠的重吸收，增加尿中钠和氯的排出，并且较小范围排出钾、镁，因此可增加尿量，具有抗高血压的作用。这种抗高血压作用可持续 24h。

本品可产生具有协同作用的抗高血压疗效。培哚普利可以治疗各种程度的高血压：轻度到中度或重度。最大降压作用出现在服用单一剂量后 4～6h，降压作用可持续 24h 以上。培哚普利具有舒张血管的性质，可恢复大动脉的弹性，纠正阻力血管组织形态学上的改变，并且减轻左心室肥厚。当使用噻嗪类利尿药和与噻嗪类有关的利尿药超过某一剂量后，抗高血压作用达到一个平台期，而不良反应将继续增加。在短期、中期和长期的抗高血压治疗中，吲达帕胺不影响脂肪代谢和葡萄糖代谢，即使在糖尿病高血压患者中也是如此。

2. 毒理作用 本品的毒性比其组成成分的毒性轻微增加。在大鼠中未见潜在的肾脏改变。然而，联合使用可在犬中出现胃肠道的毒性反应，对母鼠的毒性反应增加（与培哚普利相比）。尽管如此，出现这些不良反应剂量与治疗剂量相比有相当大的一段安全距离。

【药代动力学】 联合使用培哚普利和吲达帕胺与分别单独使用两者相比，无药代动力学的改变。培哚普利口服后吸收迅速。吸收量为服用量的 65%～70%。培哚普利水解成为一种特异性的血管紧张素转化酶抑制剂——培哚普利拉。培哚普利拉生成量受饮食的影响。血浆培哚普利拉浓度达峰的时间是 3～4h。血浆蛋白的结合率少于 30%，而且为浓度依赖性。连续每日 1 次服用培哚普利，平均于 4d 后达到稳态浓度。培哚普利拉的有效清除半衰期大约为 24h。无论是肾功能不全的患者还是老年患者，当肌酐清除率<60ml/min，血浆培哚普利拉浓度明显升高。在心功能不全的患者中药物的清除减慢。培哚普利的血液透析清除率为 70ml/min。在肝硬化患者中，培哚普利药代动力学有所改变：母体分子的肝清除率减半。但是培哚普利拉的生成量并不减少，因此无须调整剂量。血管紧张素转化酶抑制剂可通过胎盘屏障。

吲达帕胺经消化道快速完全吸收。在人体，口服约 1h 后可达到血浆峰值水平。血浆蛋白结合率为 79%。清除半衰期为 14～24h（平均值为 18h）。重复给药不引起药物的蓄积。无活性的代谢产物主要通过尿（剂量的 70%）和粪便（剂量的 22%）排出。在肾功能不全的患者中，药代动力学无改变。

【适应证】 原发性高血压。

【用法与用量】 口服。每日 1 次，每次服用 1 片，最好在清晨餐前服用。血压不能控制时剂量可以加倍，每日 2 片或每日 1 片。

【不良反应】

1. 服用本品的患者 2% 出现低钾血症（钾离子水平 < 3.4mmol/L）。

2. 胃肠道 通常发生（> 1/100，< 1/10）：便秘、口干、恶心、上腹痛、厌食、腹痛、味觉障碍。极少发生（< 1/10 000）：胰腺炎。

3. 在肝功能不全病例中，有引发肝性脑病的可能性。

4. 呼吸系统 通常发生（> 1/100，< 1/10）：在服用血管紧张素转化酶抑制剂的患者中有报告出现干咳。它以持续存在、停药后即消退为特征。出现这种症状应考虑医源性原因。

5. 心血管系统 不常发生（> 1/1000，< 1/100）：引起低血压。

6. 皮肤 不常发生（> 1/1000，< 1/100）：过敏反应，主要是皮肤过敏，见于过敏性反应和哮喘反应的易感人群。斑丘疹、紫癜、皮疹。血管神经性水肿（奎根水肿）：极少发生（< 1/10 000）。

7. 神经系统 不常发生（> 1/1000，< 1/100）：头痛、无力、眩晕、情绪失调和（或）睡眠紊乱。

8. 肌肉系统 不常发生（> 1/1000，< 1/100）：痛性痉挛、感觉异常。

9. 血液系统 极少发生（< 1/10 000）：血小板减少症、白细胞减少症、粒性白细胞缺乏症、再生障碍性贫血、溶血性贫血。

【实验室参数】 钾缺失，特别在一些高危人群中，更为严重。低钠伴低血容量引起脱水和直立性低血压。治疗期间尿酸水平及血糖水平升高。尿素及血浆肌酐水平轻微升高，治疗停止后可恢复正常。这种升高多见于肾动脉狭窄、利尿药治疗的高血压和肾功能不全患者。

【禁忌证】

1. 与培哚普利相关 本品不用于下列情况：对培哚普利或其他任何 ACEI 过敏、有使用 ACEI 相关的血管神经性水肿的既往病史、遗传性或特发性血管神经性水肿、妊娠期、哺乳期。本品不推荐用于：联合使用保钾性利尿药、钾盐、锂制剂，双侧肾动脉狭窄或单肾、高钾血症。

2. 与吲达帕胺相关 本品不用于下列情况：对磺胺类药物过敏、严重肾功能衰竭（肌酐清除率 < 30ml/min）、肝性脑病、严重的肝功能损伤、低钾血症，通常不推荐本品与可引发扭转型室上性心动过速的非抗心律失常药合用。对任何辅料过敏者不能使用。不用于透析患者、未经治疗的失代偿性心功能不全患者。

【孕妇及哺乳期妇女用药】 孕妇和哺乳期妇女禁用。

【儿童用药】 不能用于儿童，因为儿童单独应用或联合应用培哚普利的疗效和耐受性尚未确定。

【老年患者用药】 开始治疗时应以正常剂量每日服用 1 片。

【注意事项】

1. 培哚普利相关　在免疫功能低下的患者中有发生中性粒细胞减少症或粒细胞缺乏症的危险。停止使用 ACEI 治疗，危险性可消失。极少病例出现血管神经性水肿，如出现这种情况，应立即停用培哚普利。舌部、声门或喉部的水肿将引起气道的阻塞，应立即皮下注射 1/1000 的肾上腺素（0.3～0.5ml），并采用其他适当的治疗。

2. 与吲达帕胺相关　在肝功能受损时，噻嗪类利尿药和与噻嗪类相关的利尿药可引起肝性脑病。如出现这种情况应立即停用利尿药。①肾功能不全：严重的肾功能不全（肌酐清除率<30ml/min）是使用本品的禁忌证。②低血压和水盐缺乏：原先存在低钠症的患者（尤其是肾动脉狭窄的患者）会有血压突然降低的危险。症状明显的低血压患者需要静脉注射等渗生理盐水。一过性低血压不是继续使用本品治疗的禁忌证，在血容量和血压经重建恢复正常后，可以较低剂量或其中的单一成分重新开始治疗。③钾离子水平：联合使用培哚普利和吲达帕胺并不能预防低钾血症的出现，特别对于糖尿病患者或肾衰竭患者。在使用任何含利尿药的抗高血压药物时，均应进行常规的血钾监测。

3. 对机械操作和驾驶能力的影响　与培哚普利、吲达帕胺和本品相关：这两种活性成分和本品均不影响人的警觉力，但在少数患者中会出现与低血压相关个体的药物反应，尤其是在开始治疗或联合使用其他抗高血压药物治疗时。因此，对机械操作和驾驶的能力可能产生影响。

【药物相互作用】

1. 建议不要联合使用的药物　无钠饮食的情况下，锂含量的增加可产生药物过量症状。如果必须联合使用血管紧张素转化酶抑制剂和保钾利尿药，则应严格监测锂含量并调整用药剂量。

2. 联合使用时需要特别注意的药物

（1）NSAID：大剂量水杨酸盐脱水的患者可能出现急性肾功能不全，可能降低吲达帕胺的抗高血压作用。应给患者适当补水，并且从治疗的开始即监测肾脏功能。

（2）两性霉素 B、糖皮质激素和盐皮质激素、替可克肽、刺激性泻药增加低钾血症的危险性（协同作用）。

（3）强心苷类药物：低钾可引起强心苷类药物的毒性作用。

（4）抗心律失常药物：ⅠA 类抗心律失常药物（奎尼丁、二氢奎尼丁、丙吡胺）、胺碘酮、溴苄胺、索他洛尔扭转型室性心动过速（低血钾，心动过缓和已存在的 QT 间期延长为危险因素）。

（5）二甲双胍：髓袢利尿药有关的潜在功能性肾功能不全时，二甲双胍可能引起乳酸酸中毒。

（6）丙咪嗪类抗抑郁药（三环类）、精神安定药：可增加抗高血压药物的作用，增加直立性低血压的危险性（协同作用）。

（7）环孢素：在不改变血循环中的环孢素水平，甚至在没有水或钠缺失情况下，仍存在肌酐升高的危险性。

（8）皮质激素：替可克肽（全身途径给药）降低抗高血压药物的疗效（皮质激素造成的水盐潴留作用）。

【药物过量】 药物过量最可能出现的不良反应为低血压，临床可能表现为恶心、呕吐、抽搐、眩晕、嗜睡、意识不清、少尿，可进一步发展为无尿（低血容量所至）。水钠平衡紊乱（低钠、低钾）。抢救措施首先为在专业抢救中心洗胃和（或）给予活性炭以迅速清除所服用的一种或多种药物，之后恢复水和电解质平衡直至患者恢复正常。如果出现明显的低血压，可置患者于头低卧位。如必要应静脉滴注等渗生理盐水，或应用其他的扩容方法。培哚普利的活性成分——培哚普利拉可被透析清除。

【制剂与规格】 片剂：培哚普利/吲达帕胺复方片剂：每片 2mg/0.625mg。

【贮藏】 30℃以下保存。

氨氯地平贝那普利复方片剂

【药品名称】 国际通用名：氨氯地平贝那普利复方片剂。英文通用名：amlodipine besylate and benazepri。

【药理及毒理作用】

1. 药理作用 氨氯地平是一种钙离子通道阻滞剂，可直接作用于血管平滑肌，引起外周血管阻力降低，血压下降。贝那普利在肝内水解为贝那普利拉，可抑制血管紧张素转换酶，降低血浆中血管紧张素Ⅱ水平，从而使血管阻力降低，血压下降；贝那普利拉同时还可抑制缓激肽降解，引起外周血管阻力降低，血压下降。在非黑种人群体以安慰剂为对照的试验中，氨氯地平与贝那普利联合治疗的降压效果比单一成分的降压效果强，有协同作用；联合治疗在非洲裔美国人中没有协同降压效应。联合治疗时氨氯地平引起水肿发生率减少。在氨氯地平与贝那普利联合的长期治疗中，达到最大降压值的时间是给药后 1～2 周，突然停药不会引起血压的快速反弹。

2. 毒理作用

（1）急性毒理：一次性小鼠灌胃给予氨氯地平/贝那普利复方制剂 25mg/kg/50mg/kg、50mg/kg/100mg/kg，死亡率分别为 20% 和 40%；一次性大鼠灌胃给予氨氯地平/贝那普利复方制剂 250mg/kg/500mg/kg，死亡率为 25%。

（2）长期毒性：在为期 12 个月的长期毒性试验中，给予犬灌胃盐酸贝那普利片，5mg/（kg·d）为无毒剂量，给予大鼠灌胃氨氯地平，2mg/（kg·d）为无毒剂量。大小鼠进行的致突变试验（Ames 试验、哺乳动物培养细胞染色体畸变试验、啮齿动物微核试验）、生殖毒性试验和致癌试验结果均为阴性。

【循证医学证据】 ACCOMPLISH 研究是一项国际多中心、随机、双盲、平行对照研究。研究比较了复方制剂贝那普利/氨氯地平（B/A）或贝那普利/氢氯噻嗪（B/H）两种治疗方案。该研究共纳入 11 506 例患者，主要终点为由心血管死亡、非致死性心肌梗死、非致死性脑卒中、因不稳定型心绞痛入院、因猝死行复苏治疗和冠状动脉血运重建组成的复合终点。随访 36 个月发现，B/A 组平均血压降至 131.6/73.3mmHg，B/H 组降至 132.5/74.4mmHg，组间血压差异为 0.9/1.1mmHg（$P<0.001$）。B/A 组和 B/H 组的血压控制率分别由基线的 37.7% 和 37.3% 升至 79.0% 和 75.2%。B/A 组较 B/H 组主要终点降低 20%（$P<0.001$），除因猝死行复苏治疗终点（仅 22 例）外，B/A 组在所有主要终点组分上均优于 B/H。在次级终点上 B/A 组也具有明显优势，较 B/H 组使心血管发病率和心血管病死率

分别降低 17%（*P*=0.0017）和 21%（*P*=0.0024）。除慢性肾病患者亚组外，在所有的亚组分析中，B/A 组在主要终点和次级终点上均获得具有临床意义的降低。

【药代动力学】　氨氯地平/贝那普利复方中氨氯地平和贝那普利的吸收率及程度与两个单独成分的吸收率及程度没有差异，胃肠道内食物不影响单独制剂的吸收，而本品是否受食物影响尚未研究。口服本品后，贝那普利 0.5～2h 后达血浆峰浓度。贝那普利主要在肝脏通过酯酶裂解转化为活性成分贝那普利拉，后者在 1.5～4h 达到血浆峰浓度。贝那普利胃肠吸收率至少可达 37%。氨氯地平 6～12h 达血浆峰浓度，其吸收率可达 64%～90%。本品表观分布容积分别为 21L/kg 和 0.7L/kg。循环中约 93%的氨氯地平与血浆蛋白结合，贝那普利的血浆蛋白结合率更高。氨氯地平主要在肝内代谢，10%以原形、60%以代谢产物从尿中排出。肝功能不全的患者，氨氯地平的血浆浓度曲线下面积可增加 40%～60%，因此应减少给药剂量。肾脏病患者，该药代谢不受明显影响。贝那普利拉的有效清除半衰期是 10～11h，氨氯地平大约 2d，每日 1 次给药，取得稳态大约在 1 周以后。贝那普利拉从血浆中清除主要依靠肾脏排泄，正常人从胆汁中分泌量占贝那普利 11%～12%，在严重肾功能不全（肌酐清除率<30ml/min）患者中，贝那普利拉达稳态时峰值水平和达峰时间均增加。但在肝功能不全患者中，贝那普利拉的代谢不受影响。尽管贝那普利和贝那普利拉代谢不受年龄影响，但氨氯地平的清除在老年人中有所减低，从而导致血峰浓度水平增加 35%～70%，半衰期延长，血浆浓度曲线下面积也增加。因此应调整用药剂量。

【适应证】　用于治疗高血压。本品适用于单独服用氨氯地平或贝那普利不能满意控制血压的患者；或作为同时服用氨氯地平片和贝那普利片的替代治疗。

【用法与用量】　通常口服剂量为每日 1 次，氨氯地平剂量 2.5～10mg，贝那普利的有效剂量 10～80mg。根据临床疗效调整剂量：血压不能单一用氨氯地平或贝那普利充分控制，可以转用本复方治疗。贝那普利联合氨氯地平在非洲裔美国人中没有协同降压效应。然而，由氨氯地平引起水肿的发生率减少。根据临床疗效调整剂量，贝那普利和氨氯地平达稳态分别在给药第 2 天和第 7 天左右。

替代疗法：同时服用氨氯地平片和贝那普利片的患者，为方便起见，可以服用本复方，其中含有相同的成分剂量。

【禁忌证】　对贝那普利或其他 ACE 抑制剂或氨氯地平过敏。肾功能衰竭（肌酐清除率<30ml/min）。妊娠期。

【不良反应】　本品的不良反应通常是较轻微和一过性的，并且与年龄、种族和用药时间无关，有 4%应用本品的患者和 3%用安慰剂的患者因出现不良反应需中止治疗。引起服用本品的患者中止治疗的原因大都是咳嗽和水肿。有 1%用本品的患者出现与之可能有关的不良反应，如咳嗽（3.3%）、头痛（2.2%）、头晕（1.3%）和水肿（2.1%）。水肿及其他一些不良反应与氨氯地平呈剂量依赖性，对女性的影响较男性更明显。氨氯地平联用贝那普利降低了水肿的发生率。

其他可能与氨氯地平贝那普利复方制剂有关的不良反应如下所示。

1. 血管源性水肿　包括舌和脸水肿（见注意事项）。

2. 全身　虚弱及疲劳。

3. 中枢神经系统　失眠，神经质，焦虑，嗜睡，震颤和性欲下降。

4. 皮肤 脸红，发热，皮疹，皮肤结节和皮炎。

5. 消化系统 口干，恶心，腹痛，便秘，腹泻，消化不良和食管炎。

6. 代谢及营养 低钾血症。

7. 肌肉与骨骼 腰背痛，肌肉痛，痛性痉挛及肌肉痉挛。

8. 呼吸系统 咽炎。

9. 泌尿生殖系统 性功能障碍，如阳痿和尿频。

单用贝那普利和氨氯地平观察到的不良反应与本复方制剂类似。上市后贝那普利报告罕见的不良反应有 Stevens-Johnson 综合征、胰腺炎、溶血性贫血、天疱疮和血小板减少。也有使用氨氯地平致黄疸和肝酶升高（主要符合胆汁淤积），甚至严重到需要住院的报告。其他 ACE 抑制剂和钙离子通道阻滞剂的不良反应包括嗜酸性粒细胞性肺炎（ACE 抑制剂）和男性乳房发育症（钙离子通道阻滞剂）。

【注意事项】

1. 肾功能不全 本复方在严重肾功能不全患者中应谨慎使用。严重充血性心力衰竭患者，其肾功能可能取决于肾素-血管紧张素-醛固酮系统的活性，其接受 ACE 抑制剂（包括贝那普利）治疗可导致少尿和（或）进行性氮质血症，急性肾功能衰竭和（或）死亡。一些没有明显的肾血管疾病的高血压患者接受贝那普利治疗，血液中尿素氮和血肌酐通常轻微或短暂升高，尤其与利尿药合用。可能需要减少本复方用量。

2. 高钾血症 接受本复方治疗的高血压患者中高钾血症（血清钾至少 0.5mEq/L，大于正常上限）发生率大约 1.5%。血清钾升高一般都是可逆的。

3. 充血性心力衰竭患者 血流动力学的研究和 NYHA 心功能分级 Ⅱ～Ⅲ级的对照研究表明，氨氯地平并未导致临床运动耐力、左室射血分数及临床症状的恶化。

4. 肝功能衰竭患者 因肝硬化导致的肝功能异常患者，贝那普利拉水平基本上不变。然而，由于氨氯地平主要由肝脏代谢，血浆消除半衰期（$t_{1/2}$）在肝功能不全患者是 56h，严重肝功能衰竭患者接受本复方治疗应谨慎。

5. 咳嗽 可能由于抑制内源性缓激肽的降解，持续干咳报告见于所有 ACE 抑制剂，停药后缓解。在咳嗽的鉴别诊断时应考虑 ACE 抑制剂引起的咳嗽。

6. 手术/麻醉 在患者接受手术或麻醉剂时产生低血压，是由于贝那普利阻止血管紧张素 Ⅱ 的形成，可能发生继发肾素释放代偿。由此发生的低血压可以通过扩容纠正。

7. 过敏反应和可能相关反应 ACE 抑制剂影响类二十烷酸和多肽，包括内源性的缓激肽的代谢，因此接受本品可能引起一系列不良反应。

8. 头颈血管源性水肿 曾报道过服用 ACE 抑制剂发生面部、指端、唇、舌、声门、喉头水肿。0.5% 的患者出现上述症状。如果发生喉或面部、舌或者声门水肿，立即停用本复方，并进行适当的治疗。如果出现舌、声门或者喉头水肿阻塞气道，立刻皮下注射 1：1000 的肾上腺素 0.3～0.5ml。

9. 肠道水肿 有报道 ACE 抑制剂引起肠道水肿。患者出现腹痛，伴随或不伴随恶心呕吐。

10. 脱敏治疗中过敏反应 2 个接受膜翅目昆虫毒液脱敏治疗的患者接受 ACE 抑制剂出现了威胁生命的过敏反应，暂时停用 ACE 抑制剂，过敏反应消失了，但是再次接触，过敏反应又出现了。

11. 增加心绞痛和（或）心肌梗死 特别是那些有重度阻塞性冠状动脉疾病史者开始接受钙离子通道阻滞剂治疗或剂量增加时，严重的心绞痛或急性心肌梗死发作频率会增加且持续时间增加。该作用机制尚未清楚。

12. 低血压 如同其他 ACE 抑制剂，本品能够引起症状性低血压。低血压很少发生在无并发症的高血压患者中，症状性低血压是最有可能发生在长期利尿药治疗、限盐、透析、腹泻，呕吐导致的容量和（或）盐丢失患者，开始本复方制剂治疗前应予纠正。如果发生低血压，患者应置于仰卧位，必要时静脉滴注生理盐水。血压和血容量恢复后可以继续接受本复方治疗。

13. 嗜中性粒细胞减少症/粒细胞缺乏症。

【孕妇及哺乳期妇女用药】 孕妇接受 ACE 抑制剂治疗可导致胎儿和新生儿损伤，甚至死亡，妊娠期间禁用本品。哺乳期妇女接受贝那普利治疗，少量的原形贝那普利和贝那普利拉从乳汁中分泌。因此，新生儿通过母乳将摄取低于 0.1%的贝那普利和贝那普利拉。目前还不清楚氨氯地平是否从母乳中分泌。建议接受本品治疗时停止哺乳。

【儿童用药】 安全性和有效性在儿童患者中尚未确定。

【老年患者用药】 安全性和有效性在老年患者中尚未确定。

【药物相互作用】

1. 利尿药 接受利尿药治疗，尤其是最近开始使用利尿药治疗的患者，初始接受本品治疗，偶尔会出现过度降低血压，可以通过在用药前停用利尿药或增加食盐摄入量来减轻可能引起的低血压。

2. 钾补充剂与保钾利尿药 贝那普利可以减轻噻嗪利尿药造成的钾损失。保钾利尿药（螺内酯、阿米洛利、氨苯蝶啶等）或钾补充剂可以增加高血钾的风险。如果同时使用这些药物应该谨慎，并频繁监测患者的血清钾。

3. 锂 同时接受 ACE 抑制剂和锂治疗的患者血清锂水平增加和锂中毒症状已有报告。二者合并用药应谨慎，推荐经常监测血清锂水平。

4. 其他 贝那普利同时与口服抗凝血药，β-肾上腺素阻滞剂，钙离子通道阻滞剂，西咪替丁，利尿药，地高辛，肼屈嗪及萘普生合用，临床上没有证据表明有不良反应。氨氯地平可以与噻嗪类利尿药，β受体阻滞剂，ACE 抑制剂，长效硝酸盐，舌下含服硝酸甘油、地高辛、华法林、非甾体抗炎药、抗生素和口服降糖药物合用。

【药物过量】 本品联合用药在人体药物过量的例子还没有报道。本品的过量反应最有可能导致血管舒张，随之引起血压过低和心动过速。可以通过增加中心液体容量（垂头仰卧，注射晶体溶液）及注射升压药（去甲肾上腺素或多巴胺）进行救治。

【制剂与规格】 片剂：氨氯地平/贝那普利复方片剂：每片 2.5mg/10mg。

【贮藏】 遮光，密封，在阴凉（不超过 20℃）干燥处保存。

2014 年美国成人高血压治疗指南（JNC8）推荐见表 9-2。JNC8 基于循证证据的降压药物推荐剂量见表 9-3。JNC8 降压治疗方案的调整策略见表 9-4。

表 9-2　2014 年美国成人高血压治疗指南（JNC8）推荐

推荐	内容	推荐等级
推荐 1	在≥60 岁的一般人群中，在收缩压（SBP）≥150mmHg 或舒张压（DBP）全 90mmHg 时，初始药物治疗，将血压降至 SBP＜150mmHg 和 DBP＜90mmHg 的目标值	强烈推荐-A 级
推荐 2	在＜60 岁的一般人群中，在 DBP≥90mmHg 时，初始药物治疗。将血压降至 DBP＜90mmHg 的目标值	30～59 岁,强烈推荐-A 级 18～29 岁，专家意见-E 级
推荐 3	在＜60 岁的一般人群中，在 SBP≥140mmHg 时，初始药物治疗。将血压降至 SBP＜140mmHg 的目标值	专家意见-E 级
推荐 4	在≥18 岁的慢性肾脏病患者中，在 SBP≥140mmHg 或 DBP≥90mmHg 时，启动药物治疗。将血压降至 SBP＜140mmHg 和 DBP＜90mmHg 的目标值	专家意见-E 级
推荐 5	在≥18 岁糖尿病患者中，在 SBP≥140mmHg 或 DBP≥90mmHg 时启动药物治疗，将血压降至 SBP＜140mmHg 和 DBP＜90mmHg 的目标值	专家意见-E 级
推荐 6	对除黑种人外的一般人群（包括糖尿病患者）；初始降压治疗应包括噻嗪类利尿药、钙离子通道阻滞剂（CCB）、血管紧张素转换酶抑制剂（ACEI）或血管紧张素受体拮抗剂（ARB）	中等推荐-B 级
推荐 7	对一般黑种人（包括糖尿病患者），初始降压治疗包括噻嗪类利尿药或 CCB	一般黑种人：中等推荐-B 级；黑种人糖尿病患者：轻度推荐-C 级
推荐 8	在≥8 岁的 CKD 患者中，初始（或增加）降压治疗应包括 ACEI 或 ARB，以改善肾脏预后。该推荐适用于所有伴高血压的 CKD 患者，无论其人种及是否伴糖尿病	中等推荐-B 级
推荐 9	降压治疗主要目标是达到并维持目标血压。如治疗 1 个月仍未达目标血压，应加大初始药物剂量，或加用推荐意见 6 中的另一种药物。医生应继续评估血压并调整治疗策略，直至血压达标。如应用 2 种药物血压仍未达标，自推荐药物列表中选择加用第 3 种药物并调整剂量。患者不能同时应用 ACEI 和 ARB。如患者由于有禁忌证仅用推荐意见 6 中的药物不能使血压达标，或者是须应用超过 3 种药物使血压达标，可选择其他类降压药。对经上述策略治疗血压仍不能达标的患者，或者是需要临床会诊的病情复杂者，可转诊至高血压专科医生	专家意见-E 级

表 9-3　JNC8 基于循证证据的降压药物剂量

药物类别	药物名称	初始每日剂量（mg）	RCT 中的目标剂量（mg）	每日服药次数
ACEI	卡托普利	50	150～200	2
	依那普利	5	20	1～2
	赖诺普利	10	40	1
ARB	依普罗沙坦	400	600～800	1～2
	坎地沙坦	4	12～32	1
	氯沙坦	50	100	1～2
	缬沙坦	40～80	160～320	1
	厄贝沙坦	75	300	1
β 受体阻滞剂	阿替洛尔	25～50	100	1
	美托洛尔	50	100～200	1～2
CCB	氨氯地平	2.5	10	1
	地尔硫䓬缓释剂	120～180	360	1

续表

药物类别	药物名称	初始每日剂量（mg）	RCT 中的目标剂量（mg）	每日服药次数
CCB	尼群地平	10	20	1~2
噻嗪类利尿药	苄氟噻嗪	5	10	1
	氯噻酮	12.5	12.5~25	1
	氢氯噻嗪	12.5~50	25~100*	1~2
	吲达帕胺	1.25	1.25~2.5	1

JNC8高血压治疗起始用药：对于非黑种人的高血压群体（包括合并糖尿病的高血压患者），指南推荐起始用药包括 ACEI 类药物、ARB 类药物、钙离子通道阻滞剂及噻嗪类利尿药；对于黑种人高血压群体（包括合并糖尿病的高血压患者），推荐起始用药为钙离子通道阻滞剂或噻嗪类利尿药。此外，指南推荐对于合并慢性肾脏疾病的高血压患者，治疗起始或继续抗高血压治疗时，应该使用 ACEI 类药物或者 ARB 类药物，以改善肾脏功能。

表 9-4　JNC8 降压治疗方案的调整策略

策略	描述	细节	
A	先选用 1 种药物治疗，逐渐增加至最大剂量，若血压仍不能达标则加用第 2 种药物	◎如果服用第 1 种药物的初始剂量未达标，应逐渐增加到最大剂量以达到目标血压 ◎如果加至推荐的最大剂量血压仍未达标，则添加第 2 种药物（噻嗪类利尿药/CCB/ACEI/ARB）然后逐渐增加至最大剂量以达到目标血压	◎如果使用 2 种药物血压仍未达标，则选用第 3 种药物（噻嗪类利尿药/CCB/ACEI/ARB），避免 ACEI 和 ARB 联合使用。将第 3 种降压药物逐渐增加至最大剂量以达到目标血压
B	先选用 1 种药物治疗，在增加至最大剂量之前加用第 2 种药物	◎先选用 1 种药物治疗，在增加至最大剂量之前加用第 2 种药物，将两种药物逐渐滴定至推荐的最大剂量以达到目标血压	
C	初始治疗时即采用 2 种药物联合，可以是自由处方联合或者单片固定剂量复方制剂	◎初始治疗时即采用 2 种药物联合，可以是自由处方联合或者单片固定剂量复方制剂 ◎部分委员会成员推荐，若基线收缩压＞160mmHg 或舒张压＞100mmHg，或患者血压超过目标血压 20/10mmHg，可直接启动 2 种药物联合治疗	

（杨尹鉴　樊朝美）

第十章 抗心力衰竭药

第一节 概　述

随着对心力衰竭治疗研究的不断深入和医疗技术的发展，对其认识已发生了巨大改变，现代心力衰竭的治疗目标已不再是改善症状、提高生活质量，心力衰竭的药物治疗已从以往的利尿、强心、扩张血管、改善血流动力学方向转换为修复衰竭心肌、阻断神经内分泌、细胞因子的激活和心肌重构之间的恶性循环的生物学治疗。随着循证医学证据的不断增加，国内外有关心力衰竭诊断与治疗指南在不断更新、完善，心力衰竭生物学治疗进入了规范化和个体化的循证治疗时代。在临床使用抗心力衰竭药时，应根据患者具体情况合理使用，以达到最佳的治疗效果。

各种病理因素影响导致心肌收缩、舒张功能受损，即使发挥代偿能力以后，心脏仍然不能泵出足够的血量以适应静止或活动情况下全身组织代谢的需要，此时心力衰竭已经发生。心功能状态的调节取决于以下因素。①前负荷：指心室舒张末期容积；②后负荷：指心室收缩时心室壁所承受的张力；③心肌收缩力：受多种因素影响包括交感神经的活性、应用外源变力性药物、药理上的抑制、生理上的抑制等；④心率的快和慢；⑤心室收缩的协调性。心功能状态主要决定于前三个因素。

心功能不全的发病有着复杂的病理生理过程，早期因外周器官缺血引起反射性交感神经张力增高，肾素-血管紧张素-醛固酮系统（renin angiotensin aldosterone system，RAAS）激活及水、钠潴留，机体血容量增加，心脏前负荷增加以维持足够的心排血量，该阶段心功能尚处于代偿时期。随着病情发展，交感神经张力及 RAAS 进一步激活，机体水钠潴留过度，以至心脏前后负荷加重，进一步损害心脏舒缩功能，导致心脏泵血功能失代偿，静脉淤血，组织间液潴留而进入充血性心力衰竭阶段。依据以上病理生理过程，临床治疗心力衰竭的常用药物主要分为以下几类。

第一类：血管紧张素转化酶抑制剂及血管紧张素Ⅱ受体拮抗剂，如卡托普利、氯沙坦等。ACE 抑制剂可抑制体循环及局部组织中 Ang Ⅰ 向 Ang Ⅱ 的转化，使血液及组织中 Ang Ⅱ 含量降低，从而减弱了 Ang Ⅱ 的收缩血管作用，ACE 抑制药还能抑制缓激肽的降解，使血中缓激肽含量增加，缓激肽可促进 NO 和 PGI2 生成，发挥 NO 和 PGI2 的扩血管、降低心脏后负荷作用。ACE 抑制药还可减少醛固酮生成，减轻钠水潴留，抑制心肌及血管重构，降低肾血管阻力，降低交感神经活性等。

血管紧张素Ⅱ受体（AT_1）拮抗剂可直接阻断 Ang Ⅱ 与其受体的结合，发挥作用。本类药物对心力衰竭的作用与 ACE 抑制药相似，不良反应较少，不影响缓激肽代谢，不易引起咳嗽、血管神经性水肿等，常作为对 ACE 抑制药不耐受者的替代品。

第二类：利尿药，以氢氯噻嗪、呋塞米为代表。利尿药是目前治疗心力衰竭的一线用药，可用以改善急慢性心力衰竭的症状，在心力衰竭治疗中起着重要的作用，已广泛用于各种心力衰竭的治疗。

第三类：β 受体阻滞剂。β 受体阻滞剂通过阻断心脏 β 受体、拮抗过量儿茶酚胺对心脏的毒性作用，改善心肌重构，减少肾素释放，抑制 RAAS，上调心肌 β 受体，恢复其信号转导能力，改善 β 受体对儿茶酚胺的敏感性。此外，β 受体阻滞剂具有明显的抗心肌缺血及抗心律失常作用，后者也是其降低心力衰竭病死率和猝死的重要机制。可用以改善心力衰竭患者的症状，降低死亡率，并改善心力衰竭患者的预后。

第四类：醛固酮拮抗剂，以螺内酯为代表。许多临床研究表明，在常规心力衰竭治疗基础上，加用醛固酮拮抗剂——螺内酯可明显降低心力衰竭患者的病死率，防止左心室肥厚时心肌间质纤维化，改善血流动力学和临床症状。与 ACE 抑制剂合用能进一步减少醛固酮拮抗剂患者的病死率。也可改善心力衰竭患者的预后。

第五类：正性肌力药，又可分为 3 类。①强心苷类；②磷酸二酯酶抑制剂；如氨力农及米力农；③拟交感胺类药物。

第六类：血管扩张剂，如硝普钠。血管扩张剂可迅速降低心脏的前后负荷，可改善急性心力衰竭症状，常用的药物有硝酸甘油、硝酸异山梨酯、肼屈嗪、硝普钠、哌唑嗪等。

第二节　常用的抗心力衰竭药

一、血管紧张素转化酶抑制剂及血管紧张素 Ⅱ 受体拮抗剂

ACE 抑制剂及血管紧张素 Ⅱ 受体拮抗剂对各阶段心力衰竭者均有有益作用，既能改善心力衰竭症状、改进生活质量、防止和逆转心肌肥厚、降低病死率，还可延缓心力衰竭的发生，改善心力衰竭的预后。可与利尿药一起作为治疗心力衰竭的一线药物（第七章、第八章）

二、利　尿　药

利尿药是目前治疗心力衰竭的一线用药，利尿药减轻水钠潴留，减少血容量，减轻心脏前负荷，改善心功能；降低静脉压，消除或缓解静脉淤血及其所引发的肺水肿和外周水肿。对心力衰竭伴有水肿或有明显淤血者尤为适用。可用以改善急慢性力衰竭的症状，在心力衰竭治疗中起着重要的作用，已广泛用于各种心力衰竭的治疗。然而，利尿药存在着作用不持久、易致电解质紊乱、出现停药反跳等一系列的问题。利尿药仅能缓解症状，并不能增强心功能。利尿药引起的电解质平衡紊乱，是心力衰竭时诱发心律失常的常见原因之一，特别是与强心苷类合用时更易发生。应注意补充钾或与储钾利尿药合用。（参见第六章）。

三、β 受体阻滞剂

β 受体阻滞剂通过阻断心脏 β 受体、拮抗过量儿茶酚胺对心脏的毒性作用，减少肾素释放，抑制 RAAS，具有明显的抗心肌缺血及抗心律失常作用。可用以改善心力衰竭的症

状，降低心血管事件发生率和死亡率。许多循证医学证据表明，β 受体阻滞剂可以改善心力衰竭患者的预后（参见第四章）。

四、醛固酮受体拮抗剂

醛固酮拮抗剂——螺内酯在多项临床研究中可使 CHF 患者的病死率下降。对于醛固酮受体拮抗剂临床应用主要来源于 RALES 与 EPHESUS 两个临床试验。RALES 试验评价了醛固酮受体拮抗剂对严重的心力衰竭患者的发病率与病死率的作用。试验结果显示长期小剂量口服螺内酯可使心力衰竭患者的病死率下降 30%，猝死降低 29%，心力衰竭恶化住院降低 35%。EPHESUS 试验评价了依普利酮（eplerenone）对于心肌梗死后心力衰竭的作用。结果显示，依普利酮使总病死率下降 15%，心血管病死率下降 17%，病死率下降主要源于心脏性猝死的发生率下降了 21%。无论 RALES 还是 EPHESUS，都是在 ACEI、ARB、β 受体阻滞剂等药物治疗的基础上接受醛固酮受体拮抗剂试验。在常规心力衰竭治疗基础上，加用醛固酮拮抗剂——螺内酯可明显降低心力衰竭病死率，防止左心室肥厚时心肌间质纤维化，改善血流动力学和临床症状。与 ACE 抑制药合用能进一步减少心力衰竭患者的病死率，也可改善心力衰竭患者的预后。

螺 内 酯

【药品名称】 国际通用名：螺内酯。商用名：安体舒通。英文通用名：spironolactone。英文商用名：Antisterone。

【药理作用】【药代动力学】【适应证】【用法和用量】【不良反应】【禁忌证】【注意事项】【孕妇及哺乳期妇女】【儿童用药】【老年者用药】【药物相互作用】和【制剂与规格】参见第六章。

五、正性肌力药

强心苷类

洋地黄毒苷

【药品名称】 国际通用名：洋地黄毒苷。商用名：狄吉妥。英文通用名：digitoxin。英文商用名：Digitoxoside、Digitaline。

【药理作用】 洋地黄毒苷在治疗量时，对心脏的作用表现为以下几点。

1. 正性肌力作用 是一种直接作用而不是通过神经机制实现的。其正性肌力作用是由于对 Na^+-K^+-ATP 酶的抑制，钠、钾离子通过心肌细胞膜主动转运的能量，即由此酶系提供（钠泵）。洋地黄毒苷与 Na^+-K^+-ATP 酶在细胞膜上的可逆性结合，阻止了 ATP 的结合，阻抑 Na^+ 和 K^+ 的主动转运，钠泵失活，结果使细胞内 Na^+ 增加，K^+ 减少，洋地黄毒苷类的直接电生理作用及毒性是由此而来的。细胞内 Na^+ 增加能刺激 Na^+-Ca^{2+} 交换增多，而使细胞对 Ca^{2+} 的摄入增加，Ca^{2+} 在兴奋收缩耦联中起了重要而关键的作用，因而细胞内 Ca^{2+} 的增加可能是洋地黄毒苷产生正性肌力作用的基础。洋地黄毒苷对心力衰竭具有有益的血流动力学作用,可增加衰竭心脏的心排血量和心脏做功。洋地黄毒苷使心肌收缩力增强,可导致心肌氧耗量增加,但同时使心脏收缩期心室腔中排血量增加,残余血量减少,又反射性地使心率下降和降低外周血管阻力。心脏容积随之缩小,室壁张力降低,心脏收缩期缩短,相对地延长舒张期,使因心力衰竭而扩大的心脏缩小和心率减慢。因此,心肌总的耗氧量减少。

2. 电生理作用 治疗剂量的洋地黄毒苷轻度降低窦房结的自律性,使房室结传导时间和不应期延长,致使房室传导减慢,心房肌的应激性降低,缩短心房肌的不应期而延长房室结的不应期。这是由于迷走神经张力增高,抗肾上腺素能作用和程度较轻的直接作用引起的。中毒量洋地黄毒苷引起的电生理改变为自律性增高,抑制传导性可导致各种心律失常发生。

3. 植物神经系统作用 洋地黄毒苷作用于心肌,具有拟迷走神经和拟交感神经作用。迷走神经常传导由中枢发放的冲动,对心脏活动发生持续的抑制性影响,使窦性心率减慢,房室传导延缓,心房不应期缩短。洋地黄毒苷的拟交感神经作用增加窦房结的兴奋节律,加快心肌和房室束对兴奋的传导,增强心房肌和心室肌的收缩力。大剂量的洋地黄毒苷还能兴奋中枢神经系统,并可因交感神经兴奋增强而诱发异位性心律失常。

4. 治疗量的洋地黄毒苷可引起如下心电图的改变 ①心电图上常有 ST 段鱼钩状下垂和 T 波双向或倒置,T 波的变化是洋地黄毒苷对心肌代谢影响的标志。洋地黄毒苷中毒时,心电图上一般不出现这种特征性的 ST-T 改变。②Q-T 间期缩短。③P-R 或 P-Q 间期延长,这是负性传导作用的结果,并不表示洋地黄毒苷中毒。

5. 血管作用 洋地黄毒苷的直接兴奋血管平滑肌或血管运动中枢作用,可使外周血管阻力增加。

6. 肾脏作用 对肾脏本身有轻微的直接和间接的利尿作用。

【药代动力学】 口服吸收迅速而完全,生物利用度高达 90% 以上,服药后 1h 血浆药物浓度达峰值,经 4h 显效,6~12h 达峰效应,血清治疗浓度为 15~25ng/ml,血浆蛋白结合率达 97%,主要经肝微粒体酶代谢消除,消除半衰期一般为 4~7d。由胆汁排出,再循环后,最终由尿排出,80%皆为无活性代谢物。母体化合物经肾排泄量仅为 10%~20%。在肝功能不良时,肝外消除途径增强。

【适应证】 低排血量型充血性心力衰竭、心房颤动和心房扑动、阵发性室上性心动过速。

【用法和用量】 洋地黄毒苷制剂的治疗应注重剂量的个体化。洋地黄毒苷的传统用法分为两个步骤,先短期内给予全效量,以基本控制心力衰竭症状,这一剂量也称为洋地黄化量(digitalizing dose),然后给予较小剂量维持,使血药浓度稳定于有效治疗浓度范围内以保持疗效。给予全效量可口服洋地黄毒苷每次 0.1mg,每日 3~4 次,至总量 0.8~1.2mg。维持量为每日口服 0.1mg。这种传统用法现已很少采用。

【不良反应】 洋地黄毒苷治疗量大约是中毒量的 60%,易中毒,中毒量约为致死量的 60%。洋地黄毒苷中毒的临床表现如下所示。

1. 消化系统 厌食、流涎、恶心、呕吐、腹泻及腹痛。心功能不全时,胃肠道淤血加重的胃肠道症状应与洋地黄毒苷中毒相区别。

2. 神经系统中毒症状 疲惫、头痛、失眠、忧郁、眩晕、精神错乱、定向障碍、梦魇、不安、幻觉和其他精神反应等。

3. 眼部改变 瞳孔放大、畏光、色觉改变（黄视、绿视）、闪光、视力减低等，偶尔有暂时性失明。视力减低以两侧中心性盲点的形式出现，可能为洋地黄毒苷对视网膜感觉细胞的影响所致。

4. 心律失常 可能是洋地黄毒苷中毒的首发症状。任何类型的心律失常皆可发生。最常见的是室性期前收缩二联或三联律，多形多源性室性期前收缩，房性心动过速伴房室传导阻滞，非阵发性房室交界性心动过速伴房室分离，其发生尤其多见于原有心房颤动的患者。扭转型室性心动过速提示为洋地黄中毒已达晚期。

5. 临床经洋地黄毒苷治疗的心力衰竭，在逐步好转的情况下，继续使用洋地黄毒苷治疗过程中，无特殊原因的心功能恶化，应疑及洋地黄中毒。血清洋地黄浓度测定对诊断洋地黄中毒有一定参考价值，一般洋地黄毒苷浓度 0.5～2.5ng/ml。由于患者对洋地黄毒苷的敏感性及耐受性存在很大个体差异，因此洋地黄毒苷浓度测定必须结合于临床症状来做出有无中毒的结论。

【禁忌证】 二度或三度房室传导阻滞或窦性心动过缓、肥厚型梗阻性心肌病、预激综合征、心肌外的机械因素如心脏压塞、缩窄性心包炎、严重二尖瓣狭窄所致心力衰竭和高钙血症。

【注意事项】 以下情况需注意：①应用洋地黄毒苷已接近或达到全效量者；②长期应用利尿药、大量肾上腺皮质激素使血钾大量消耗者；③高龄患者发生洋地黄毒性反应的较多，情况也较重；④低钾血症、碱中毒、高钙血症、低氧血症及低镁血症，可使洋地黄毒苷毒性加剧；⑤有活动性心脏病如急性心肌梗死初期24～48h心肌电不稳，可增加心肌氧耗，易出现心律失常。心肌病患者，也须特别谨慎使用洋地黄毒苷；⑥洋地黄毒苷虽能加强心肌收缩力，但对心肌外机械因素如心脏压塞、缩窄性心包炎、严重二尖瓣狭窄及严重主动脉瓣狭窄所致心力衰竭，则不能获得改善心功能的疗效；⑦左心室流出道狭窄的肥厚型心肌病应用洋地黄毒苷，致左心室流出道梗阻程度加重，心功能更趋恶化；⑧二度或三度房室传导阻滞或窦性心动过缓；⑨预激综合征；⑩在心房颤动或心房扑动需电转复心律时，应先停用洋地黄2天；⑪一旦确诊为洋地黄过量时，应立即停药，根据具体情况加以处理。

【孕妇及哺乳期妇女用药】 孕妇、哺乳期妇女慎用。

【儿童用药】

1. 开始剂量 服用1次。体重<3kg：15μg/kg；体重3～6kg：20μg/kg；体重6～12kg：15μg/kg；体重12～24kg：10μg/kg；体重>24kg：7μg/kg。

2. 维持剂量（于8h后）是开始剂量的1/3，8h后重复服用1次。

3. 婴儿最大地高辛血浓度3ng/ml，2岁以上儿童最大地高辛血浓度1.5ng/ml。

【老年患者用药】 应减量。

【药物相互作用】 ①洋地黄毒苷与利尿药合用时，易因低钾血症而诱发心律失常，双氯噻嗪不改变洋地黄毒苷的药代动力学，但非保钾利尿药与洋地黄毒苷合用，可因利尿药致低钾血症而增加洋地黄毒苷的毒性。②奎尼丁与洋地黄毒苷合用可使洋地黄毒苷血浆浓度显著增高。③维拉帕米与洋地黄毒苷合用，可使血清洋地黄毒苷浓度稍有增高。④巴比妥盐、苯妥英钠与洋地黄毒苷合用，因可使肝微粒体酶活力增高，故使血清洋地黄毒苷浓度降低。⑤消胆胺树脂与洋地黄毒苷合用，在肠道内可吸附洋地黄毒苷，可使洋地黄毒苷生物利用度降低。

【药物过量】

1. 洋地黄毒苷中毒的治疗原则是停用洋地黄毒苷，测定血清电解质水平，如有低钾、低镁等电解质紊乱，还应停用利尿药。胃肠道反应可在停药后自行消退。

2. **补钾**　洋地黄毒苷中毒常伴有低钾，血清测定正常并不代表细胞内不缺钾，故低钾和血钾正常者都应补钾。洋地黄毒苷引起快速性心律失常和频发的室性期前收缩宜用钾盐。因过量的洋地黄毒苷使心肌细胞失钾，补钾则抑制心脏异位起搏点的自律性，从而减少期前收缩及减慢心率。心电图上 U 波高大者一般提示低钾，但低钾不一定都出现高大 U 波，故 U 波高大者可给予补钾，可口服补钾或静脉补钾。

3. **补镁**　镁为许多重要酶的激活剂，升高血浆镁浓度可激活 Na^+-K^+-ATP 酶的活性，缺镁时钾不易进入细胞内，顽固性低钾经补钾仍无效时，常表明患者缺镁。镁可抑制房室和心室内传导，并降低心肌的应激性。洋地黄毒苷中毒所致的心律失常，对快速型心律失常可先静脉注射 20%硫酸镁注射液 20ml，再以 0.5%～2%的硫酸镁 250～500ml 静脉滴注维持，每日 1 次 3～6g，10 次为一疗程。

4. **洋地黄毒苷引起的室性和室上性心律失常治疗**

（1）苯妥英钠静脉应用，50～100mg 用注射用水稀释后静脉注射，每 5～10min 重复 1次，直至心律失常消失，或累积量达到 1000mg，然后开始口服维持，每日 300～400mg。严重低血压及重度充血性心力衰竭应慎用。

（2）利多卡因，用于洋地黄中毒引起的室性心动过速和心室纤颤，也为洋地黄毒苷引起的心律失常首选药物。首次剂量为 50～100mg，溶于 5%～10%葡萄糖注射液 20ml，静脉注射，必要时 5～10min 重复注射 1 次，总量不宜超过 250～300mg，继以 100～400mg用 5%葡萄糖液稀释后静脉滴注，每分钟 1～4mg。

5. 洋地黄过量引起的慢性心律失常或传导阻滞则可用阿托品，因阿托品能阻滞迷走神经，从而使交感神经的效应占优势，有利于心动过缓及传导阻滞的消除。

6. 消胆胺树脂能在肠中与洋地黄毒苷结合，打断洋地黄毒苷的肝肠循环，故可减少洋地黄毒苷的吸收和血液浓度。常用量为每次 4～5g，每日 4 次，一日总量不宜超过 24g。此外也可反复服用活性炭，阻断洋地黄毒苷的肝肠循环。

7. 纯净地高辛特异性抗地高辛抗体制取的（地高辛免疫 Fab 片段，即 Digibind）这些Fab 片段能与洋地黄毒苷分子结合，形成失去活性的地高辛—片段复合物，即可由肾排出。地高辛免疫 Fab 片段用于治疗以严重快速或缓慢型心律失常出现的危及生命的洋地黄毒苷中毒。

8. **电复律和心脏起搏**　洋地黄毒苷中毒引起的快速性心律失常，如药物治疗均不见效，同时该心律失常是致命性的，可慎重考虑同步直流电转复心律术，但该治疗对洋地黄毒苷所引起的心律失常却有极大的危险性，疗效较差，一般不采用电复律治疗。在电复律前应静脉注射利多卡因或苯妥英钠，复律应从低能量开始，无效时逐渐增加除颤能量。洋地黄毒苷中毒引起的严重心动过缓，伴有明显脑缺血或发生晕厥等症状，药物治疗无效时，可考虑安置临时人工心脏起搏器。

【制剂与规格】 片剂：每片 0.1mg、0.2mg。

【贮藏】 密闭、避光、干燥处保存。

地 高 辛

【药品名称】 国际通用名：地高辛。英文通用名：digoxin。

【药理作用】 参见洋地黄毒苷。

【药代动力学】 口服 30min 后在小肠上段吸收。1～2h 达高峰，一般于服药后 6h 达地高辛最大作用。片剂的生物利用度范围为 60%～80%，胶囊为 90%～100%。食物可影响其吸收速率。血浆蛋白结合率仅 20%。大多数地高辛聚集在骨骼肌内，但心脏和肾脏中浓度较高，脂肪组织中分布很少。地高辛能通过胎盘，分娩时，新生儿血清浓度与母体相似。以原形由尿排出的量占给予剂量的 50%～75%，小部分代谢为活性或灭活的代谢物。肾功能正常者的半衰期为 36～48h，肾功能障碍者半衰期延长，故应视肌酐清除率减少剂量。地高辛血清治疗水平为 0.5～2.5ng/ml。

【适应证】 参见洋地黄毒苷。

【用法与用量】 地高辛的治疗应强调剂量个体化，推广使用地高辛维持量的给药方案，即每日给予 0.25～0.375mg，经 6～7d（4～5 个半衰期）的维持疗法，即可达到治疗性血清水平。地高辛每日自体内消除约 35%，故地高辛每日消除百分率与肌酐清除率相关。肾功能受损者，地高辛每日自体内消除百分率降低；肾功能正常者，每日地高辛维持量为 0.25mg。肾功能损伤时，根据肌酐清除降低程度，计算地高辛清除率的降低程度，再调整地高辛的日维持量。幼儿洋地黄化应分次服用，6h 1 次。新生儿：0.025～0.035mg/kg；1 个月～2 岁：0.035～0.06mg/kg；2～5 岁：0.03～0.04mg/kg；5～10 岁，0.02～0.035mg/kg；10 岁以上，0.01～0.015mg/kg。每日口服维持量为其口服负荷量的 25%～35%。静脉注射用于不能口服或病情危重者。

【不良反应】【禁忌证】 参见洋地黄毒苷。

【注意事项】 肾功能不全者应按肌酐清除率适当减少地高辛剂量，以防蓄积。地高辛与奎尼丁、胺碘酮、普罗帕酮及红霉素等合用时，减少其体内清除，应及时测定血药浓度，地高辛剂量应减量 1/3～1/2。

【孕妇及哺乳期妇女用药】【儿童用药】和【老年患者用药】 参见洋地黄毒苷。

【药物相互作用】

1. 地高辛与奎尼丁合用，可使 90% 以上患者的血清地高辛浓度升高，有的甚至升高 2～3 倍，并可由此引起洋地黄中毒的症状及心电图表现。奎尼丁因能减低肾和肾外途径对地高辛的排出，并改变其分布容积，故可使其血清浓度升高。在应用奎尼丁前应先将地高辛剂量减少一半，或采用替代疗法，即将奎尼丁改为普鲁卡因胺等。

2. 地高辛与普鲁卡因胺合用时，血清地高辛浓度无明显改变。但普鲁卡因胺为负性肌力、负性频率及负性传导药物，应用时要慎重。静脉注射时更需注意。

3. 地高辛与胺碘酮合用，血清地高辛浓度升高 69%，在某些个体中可达 100%，血清地高辛浓度升高值与胺碘酮的剂量及血药浓度呈线性关系，停用胺碘酮 2～4 周，血清地高辛浓度才逐渐降低。其他地高辛浓度升高的机制可能是：①减少肾小管对地高辛的分泌；②减少地高辛的肾外排泄；③置换组织中的地高辛，使地高辛的分布容积减少。两药合用时地高辛剂量应减量 1/3～1/2。

4. 地高辛与普萘洛尔合用时有协同作用。两药合用可发生缓慢心律失常，对心功能不全者可加重心力衰竭，特别是已有潜在洋地黄过量者对普萘洛尔尤为敏感，重者可致死。两药合用时，普萘洛尔剂量要小，老年患者尤应慎重，并应密切观察。严重心力衰竭，二度和三度房室传导阻滞，肾功能不全时应禁用。

5. 地高辛与丙吡胺合用，有可能使地高辛失去对心室率的保护作用和使心室率增加的潜在危险。故两药不宜合用，更不适用于老年患者。

6. 地高辛与普罗帕酮合用，可使地高辛的血清浓度增加 37%，这是由于普罗帕酮可降低地高辛的肾清除率。合用时地高辛应减少 1/3 的用量。

7. 地高辛与地尔硫䓬合用，可使地高辛的体内总清除率降低，地高辛血清浓度增高 30%，半衰期延长。故应用时也应适当减少用量。

8. 地高辛与硝酸甘油合用时使地高辛的肾清除率增加 50%左右，血清地高辛浓度下降。故两药长期应用时应适当增加地高辛的剂量。

9. 地高辛与利血平合用时，可引起严重的心动过缓及传导阻滞，甚至诱发异位节律。

10. 地高辛与卡托普利合用治疗充血性心力衰竭有协同作用，但用药两周后使地高辛的中毒率明显增加，血清地高辛浓度可增加 1.5 倍。这是由于卡托普利抑制地高辛经肾排出，并且能把地高辛从组织中置换到血液中。两药长期合用时应适当调整地高辛的剂量。

11. 地高辛与肾上腺素、去甲肾上腺素、多巴胺、多巴酚丁胺及酚妥拉明合用易诱发心律失常。应用时需密切观察治疗反应。

12. 地高辛与硝普钠、肼屈嗪合用，可使肾小管排泄地高辛增多，血清地高辛浓度下降。故长期应用扩张血管药物时，可能需对地高辛剂量斟酌调整。

13. 地高辛与糖皮质激素合用治疗顽固性心力衰竭所致水肿有一定疗效。这是由于糖皮质激素具有以下作用：①反馈性抑制垂体分泌抗利尿激素，从而产生利尿作用；②抑制心肌的炎性反应，改善心肌对地高辛的治疗反应。糖皮质激素具有保钠排钾倾向，长期应用可引起低钾症，增加对地高辛的敏感性。故应注意补钾，避免洋地黄过量。

14. 地高辛与氯丙嗪合用，可加强充血性心力衰竭的治疗作用，但氯丙嗪可引起血压降低，老年人尤为明显。氯丙嗪可增加肠道对地高辛的吸收，致使血清地高辛浓度升高，以致诱发洋地黄中毒。

15. 地高辛与维拉帕米、氟卡尼和阿米洛利使用时可使血清地高辛浓度增高。硝苯地平可能不致使血清地高辛浓度发生有临床意义的增高，这样联合用药的患者，仍应注意监测地高辛中毒症状。

16. 地高辛与抗生素合用时，由于肠道内菌丛的变化，使地高辛在肠道内破坏减少，吸收增加，生物利用度增高。与新霉素合用，可减少肠道对地高辛的吸收，使地高辛的血清浓度下降 25%。

17. 地高辛与可使肝微粒体酶活性增高的药物如巴比妥盐、苯妥英钠及保泰松等合用，可使血清地高辛浓度减低，使其半衰期缩短。由于洋地黄毒苷主要经肝脏代谢，故上述药物对洋地黄毒苷的影响远大于对地高辛的影响。

18. 地高辛与抗凝药合用治疗心力衰竭，有一定疗效，每日静脉输入肝素 50～100mg。肝功能损害时，肝素用量适当减少。强心苷与口服抗凝药或肝素合用时，可能减弱抗凝药的作用，故两药合用时应注意监测凝血指标的改变。

19. 抗酸凝胶、食用糠麸、消胆胺树脂、柳氮磺吡啶及细胞毒性药物均能减少肠道对地高辛的吸收，可使地高辛的生物利用度减低。为避免这种不良的相互影响，两药服用间隔应在 2h 以上。

【药物过量】 参见洋地黄毒苷。

【制剂与规格】 注射剂：每支 0.25mg、0.5mg；片剂：每片 0.25mg。

【贮存】 密闭、避光、干燥处保存。

甲基地高辛

【药品名称】 国际通用名：甲基地高辛。英文通用名：metildigoxin。

【药理作用】 本品为地高辛的甲基化合物，特点为口服吸收良好、起效迅速及蓄积性较小，临床应用安全性较高，强心作用强于地高辛，0.3mg 的效应相当于地高辛 0.5mg。其他参见洋地黄毒苷。

【药代动力学】 口服吸收率 80%～90%，高者可达 95%，服后 10～20min 起效，30～40min 达血药浓度高峰。体内清除速度较地高辛快，大部分以原形或代谢产物于 7 天内由尿排出；小部分经肾外途径排除。

【适应证】 参见洋地黄毒苷。

【用法和用量】 口服每次 0.2mg，每日 2 次。2～3d 后服用维持量每次 0.1mg，每日 1～2 次。

【不良反应】【禁忌证】【注意事项】【孕妇及哺乳期妇女】【儿童及老年患者用药】【药物相互作用】和【药物过量】 参见洋地黄毒苷。

【制剂与规格】 片剂：每片 0.1mg。

【贮藏】 密闭、避光、干燥处保存。

毛 花 苷 丙

【药品名称】 国际通用名：毛花苷丙。商用名：西地兰。英文通用名：cedilanid。英文商用名：Lanatoside。

【药理作用】 参见洋地黄毒苷。

【药代动力学】 毛花苷丙的作用较洋地黄毒苷及地高辛为快。主要静脉给药，注射后 10min 发挥作用。30min～2h 达最高效应。血浆蛋白结合率低于 20%。消除半衰期 1.5d。主要以原形经肾排泄。其药代动力学过程与地高辛近似，故静脉注射获得满意疗效后，可以地高辛常用剂量维持疗效。

【适应证】 参见洋地黄毒苷。

【用法和用量】　以 10%或 25%葡萄糖溶液 20ml 稀释后缓慢静脉注射，一般不少于 5min。一周内未用过洋地黄者，首次剂量 0.4～0.8mg，视病情需要 2～4h 后可再给 0.2～0.4mg 以达全效量。如一周内用过洋地黄应将剂量减小。

【不良反应】和【禁忌证】　参见洋地黄毒苷。

【注意事项】　预激综合征引起的心房颤动发作时不宜使用毛花苷丙，否则可使旁道的传导加速，而使心室率显著加快，有引起室性心动过速、心室纤颤的可能。其他参见洋地黄毒苷。

【孕妇及哺乳期妇女】【儿童及老年患者用药】【药物相互作用】和【药物过量】　参见洋地黄毒苷。

【制剂与规格】　注射剂：每支 0.4mg（2ml）。

【贮藏】　密闭、避光、干燥处保存。

去乙酰毛花苷

【药品名称】　国际通用名：去乙酰毛花苷。商用名：去乙酰毛花甙丙、西地兰 D。英文通用名：deslanoside、cedilanid-D。

【药理作用】　参见洋地黄毒苷。

【药代动力学】　本品口服经胃肠道吸收少而不规则，故不口服给药。静脉注射后 10～30min 起效，1～2h 达最高效应。血浆蛋白结合率低于 20%，可迅速分布于组织内。在体内转变为地高辛，其药物代谢动力学过程与地高辛近似。消除半衰期 1.5d。主要经肾排泄，由尿排出（38%～40%），约 6d 左右作用完全消失。

【适应证】　用于急性心力衰竭或慢性心力衰竭加重时。其他参见洋地黄毒苷。

【用法和用量】　以 10%～25%葡萄糖溶液 20ml 稀释后缓慢静脉注射。一周内未用过洋地黄者，成人首剂量 0.2～0.4mg。2～4h 后可再静脉注射 0.2～0.4mg。一周内用过洋地黄者，可酌情减少剂量。

【不良反应】【禁忌证】【孕妇及哺乳期妇女】【儿童及老年患者用药】【药物相互作用】【药物过量】和【注意事项】　参见洋地黄毒苷。

【制剂与规格】　注射剂：每支 0.4mg（2ml）。

【贮藏】　密闭、避光、干燥处保存。

毒毛花苷 K

【药物名称】　国际通用名：毒毛旋花子甙 K。商用名：毒毛花 K。英文通用名：strophanthin K。

【药理作用】　参见洋地黄毒苷。本品极性高，脂溶性低，为一种速效强心苷。

【药代动力学】　一般不口服用药。静脉注射后作用迅速，3～10min 起效，1～2h 达最高效应。血浆蛋白结合率仅 5%。在体内不经代谢，以原形经肾排出。蓄积作用小。消除半衰期约 21h。

【适应证】　急性心力衰竭或慢性心力衰竭加重患者。

【用法和用量】　以 10%～25%葡萄糖溶液 20ml 稀释后缓慢静脉注射，时间不少于

5min。成人首剂量为 0.125～0.25mg。必要时可于 1～2h 后重复以上剂量 1 次，总量 0.25～0.5mg/d。病情稳定后，可改用口服地高辛维持。

【不良反应】和【禁忌证】 参见洋地黄毒苷。

【注意事项】 近一周内用过洋地黄制剂者不宜使用，易致中毒。不宜与酸性和碱性溶液配伍，因可使其分解。其他同洋地黄毒苷。

【孕妇及哺乳期妇女】【儿童及老年患者用药】【药物相互作用】和【药物过量】 参见洋地黄毒苷。

【制剂与规格】 注射剂：每支 0.25mg（1ml）。

【贮藏】 密闭、避光、干燥处保存。

磷酸二酯酶抑制剂

强心双吡啶类（cardiac bipyridines），本品为具有舒张血管活性的强心药，其作用是通过抑制细胞内磷酸二酯酶活性，使心肌和血管平滑肌细胞内环腺苷酸（cAMP）浓度增高，增强心肌细胞对 Ca^{2+} 的摄取并加速其进入收缩蛋白的速率从而产生正性肌力作用。它不抑制 Na^+-K^+-ATP 酶活性，而它的舒血管活性是对血管平滑肌的直接松弛作用，可致前后负荷降低。

氨 力 农

【药品名称】 国际通用名：氨力农。英文通用名：amrinone。英文商用名：Lactate、Inocor。

【药理作用】 本品为舒张血管活性的强心药。其作用机制尚未完全阐明，可抑制心肌 cAMP Ⅲ型磷酸二酯酶活性，提高细胞 cAMP 水平，故心肌对钙的摄取增多，它不抑制 Na^+-K^+-ATP 酶活性，而它的舒血管活性是对末梢血管平滑肌的直接松弛作用，可使前后负荷减低。本品在呈现出对心肌明显正性肌力作用及降低血管外周阻力的剂量下，对心率和血压无明显影响。增大剂量则对心肌的正性肌力作用和血管扩张作用相应增加并使血压下降，心率加速。

【临床应用】 ①本品对缺血性心脏病患者具有改善左心室功能和减缓充血性心力衰竭的作用。②对心房颤动、心房扑动患者因增加房室传导而导致室率增快，宜使用洋地黄制剂控制室率后再用本药。短期氨力农治疗，使严重顽固性心力衰竭患者的血流动力学情况获得改善，症状缓解，但由于不良反应发生率甚高，目前仅限于静脉内使用。

【药代动力学】 本品静脉注射量的 60%～90% 经肝代谢形成葡萄糖醛酸结合物等代谢物，其代谢物及部分原药（30%）经肾排出。慢性心力衰竭患者的氨力农分布容积为 1.2～1.6L/kg。蛋白结合率为 10%～49%。本品健康人的血浆消除半衰期为 3.6h，充血性心力衰竭患者最终消除半衰期则延长至 5～8h，个体差异波动范围为 3～15 h。单次静脉注射作用迅速，5～10min 达峰效应，持续作用 30min～2h。本品在改善心脏功能的同时，可增加肾脏血流量和肾小球滤过率。

【适应证】 充血性心力衰竭的短期治疗，尤其是洋地黄、利尿药与血管扩张剂治疗无效的顽固性心力衰竭可获明显的改善作用。

【用法和用量】 氨力农注射剂 50mg，先用生理盐水稀释至 20ml，以 0.8～1mg/kg 剂量，静脉注射 10min，继以 10μg/（kg·d）的速度持续静脉滴注。必要时 30min 后加量，1mg/kg 用生理盐水稀释至 20ml，静脉注射 10min。每日总剂量不宜超过 10mg/kg。本品治疗期间，应作血流动力学监护，必要时，根据病情随时调整剂量。

【不良反应】 ①长期大量用药时可见血小板减少。这是由于可逆性血小板寿命缩短所致，无骨髓象和血小板免疫反应的改变，减量或停药后一周可恢复。②可见恶心、呕吐、腹痛和食欲减退等胃肠道反应。③偶有心律不齐和低血压等心血管不良反应。④长期静脉给药者会出现剂量依赖性肝脏毒性作用，表现为酶的活性增高或肝细胞坏死。⑤少数患者出现明显过敏反应，表现为心包炎、胸膜炎、腹水、心肌炎和血沉升高。也有低氧血症和结节性肺部阴影的报道。⑥一般还见有发热、胸痛和注射局部发热等。

【禁忌证】 ①严重主动脉瓣狭窄；②心肌梗死急性期；③室性心律失常及室上性心动过速；④严重低血压；⑤严重肾功能不全；⑥对本品过敏者。

【注意事项】 ①本品不可用含右旋糖酐或葡萄糖的溶液稀释，或与其他药物混合。②不宜用于肥厚型心肌病，因其可增强心肌收缩力，加重流出道梗阻。③肝肾功能损害者慎用。④用药期间应监测心律、心率及血压，必要时调整剂量。⑤治疗期间应监测体液和电解质变化，并纠正低钾血症。

【孕妇、哺乳期妇女】【儿童用药】 应慎用。

【老年患者用药】 应慎用。

【药物相互作用】 ①氨力农与吡二胺合用时有导致低血压的报道。②氨力农与呋塞米混用可产生沉淀，故不应在含有本品的输液管中注入呋塞米。③本品与卡托普利合用可加强药物疗效，且可减轻后者急剧降压的不良反应。

【药物过量】 尚缺乏相关资料。

【制剂与规格】 注射剂：每支 50mg（10ml）。

【贮藏】 避光、密闭保存。

米 力 农

【药品名称】 国际通用名：米力农。商用名：甲腈吡酮、二联吡啶酮，英文通用名：milrinone、lactate、corotrope。

【药理作用】 本品药理作用与氨力农相似，但对磷酸二酯酶Ⅲ（PDE-Ⅲ）选择性更高，其正性肌力作用是氨力农的 30 倍。本品小剂量时主要为正性肌力作用，随剂量增大扩血管作用逐渐增强。应用本品后能有效增加心脏指数，降低肺毛细血管楔压和右房压，不影响动脉血压和心率，长期用药，心力衰竭症状可继续得到改善，可增加运动耐量 50%。

【药代动力学】 口服一般 30min 起效，达峰时间为 1～3h，作用可维持 4～8h。心力衰竭患者的生物利用率为 76%。健康人群血浆半衰期为 1h，而心力衰竭患者则长达 2h 以上。本品近 80%～85% 以原形经肾排出，故肾功能受损时，半衰期延长，用量应适当减少。

【适应证】 顽固性心力衰竭。

【用法和用量】 静脉注射：每次 12.5～75μg/kg，速度为每分钟 0.5mg，静脉输注的负荷量为 50μg/kg，维持量为每分钟 0.375μg/kg～0.75μg/kg，日总剂量不宜超过 1.13mg/kg。

疗程依患者反应而定，通常为 48～72h。

【不良反应】 不良反应低于氨力农，主要不良反应：头痛、心动过速、低血压及心肌缺血加剧等。室性心律失常也有发生。长期用药常致液体潴留，偶见腹泻。长期正性肌力刺激，能使心肌遭受损害，长期应用磷酸二酯酶抑制剂治疗的患者，病死率极高。

【禁忌证】【注意事项】【孕妇、哺乳期妇女、儿童用药】【老年患者】和【药物相互作用】 参见氨力农。

【药物过量】 尚缺乏相关资料。

【制剂与规格】 针剂：每支 10mg（10ml）。

【贮藏】 避光、密闭保存。

依洛昔酮

【药品名称】 国际通用名：依洛昔酮。商用名：苯甲米酮，英文通用名：enoximone。英文商用名：Fenoximone。

【药理作用】 本品为选择性强效环腺苷酸磷酸二酯酶Ⅲ抑制剂，可致心肌细胞和血管平滑肌细胞的环腺苷酸增高。其强心和扩张血管作用优于氨力农和甲氰吡酮，且有明显的剂量依赖性。在高浓度时也有抑制 Na^+-K^+-ATP 酶活性的作用。它能直接兴奋窦房结而增加心率，但作用较弱。对体循环阻力影响很小，较少引起低血压。本品能逆转维拉帕米对心脏的抑制作用，提示其对慢钙通道有激活作用。本品对充血性心力衰竭（CHF）的血流动力学有明显的改善作用，不论口服还是静脉给药均能明显增加心脏指数、每搏做功指数，能明显减低右心房压力和全身血管阻力。使心率增加 15%，使平均动脉压下降 19%，肺动脉压和肺毛细血管楔压变化不明显。冠状动脉灌注压和血管阻力下降，心肌血流量及心肌耗氧量无明显变化。

【循证医学证据】 临床试验表明，短期使用依洛昔酮治疗，可使严重顽固性心力衰竭患者的血流动力学情况获得改善，症状缓解。但长期应用依洛昔酮治疗后，引起心脏性猝死者较多，较一般治疗（地高辛加利尿药）高 50%。由于不良反应发生率甚高，目前临床仅限于静脉内使用。

Bader FM 等对中重度慢性心力衰竭患者进行了双盲、安慰剂、对照研究，这项研究比较了持续静脉滴注依诺昔酮、多巴酚丁胺或安慰剂后对血流动力学和心脏失常的影响。研究纳入的 136 例患者被随机分配到开放标签依诺昔酮、多巴酚丁胺或安慰剂治疗组。治疗后 24h，依诺昔酮或多巴酚丁胺患者输液的患者接受一个额外的 24h 治疗，然后切换到标准口服药物治疗 72h。与安慰剂组相比，依诺昔酮和多巴酚丁胺均可显著增加心脏指数，降低肺毛细血管楔压（PCWP）。与多巴酚丁胺组相比，依诺昔酮显著增加首次输液 24h 的心脏指数，并显著降低 PCWP。且依诺昔酮和多巴酚丁胺的心律失常发生率并无明显差异。与多巴酚丁胺组相比较，依诺昔酮组的更多患者（65%）能够耐受地转换为口服药物治疗，多巴酚丁胺组为 49%。依诺昔酮能显著改善中重度慢性心力衰竭患者的血流动力学参数，其耐受性与多巴酚丁胺相似。

【药代动力学】 口服吸收迅速而完全，生物利用度为 40%～70%，首过效应显著，正常人 1 次口服本品 150mg 后，血药浓度达峰时间（T_{max}）为 1.3h 左右，峰值浓度为（C_{max}）

123ng/ml；主要代谢物亚砜的达峰时间为 1.6h 左右，峰值浓度为 1130ng/ml；本品的消除半衰期在充血性心力衰竭患者为 3.0～8.1h，亚砜代谢物为 6.0～11.0h。研究表明，本品氧化为亚砜主要在肝脏中进行，而亚砜还原为本品则主要在肾脏中进行。亚砜代谢物也有强心活性，正性肌力作用约为原药的 1/7，但作用持续时间为原药的 1/3。本品的药代动力学性质无种族差异。

【适应证】　充血性心力衰竭（一般不作为首选）；心脏外科手术并发低心排血量的心力衰竭。

【用法和用量】　口服为 1.4～6.5mg/kg，分 3 次服用，剂量可根据心功能和症状逐步调整，服用半年后减至 225mg/d；严重心力衰竭患者静脉注射本品，首次 0.5mg/kg，每隔 15min 注射 1 次，每次注射 0.5mg/kg，最大剂量不超过 3mg/kg。心脏外科手术最初静脉注射 1mg/kg，之后每分钟 3～10μg/kg，连续给药 25～29h。

【不良反应】　本品短期应用时不良反应发生率较低。长期应用时，不良反应的发生率与剂量相关。①室性和室上性心律失常最常见，发生率为 10% 左右，低血压发生率为 2%～3%。②中枢神经系统常表现为头痛、失眠、焦虑。③恶心、呕吐、腹痛、腹泻及胃肠道不适的发生率为 3%。④肝病或糖尿病患者偶发肝酶和血糖升高。

【注意事项】　①静脉注射本品时应严密观察血流动力学变化；②严重肾功能不全患者应酌情减量。

【孕妇、哺乳期妇女、儿童及老年患者用药】　尚缺乏相关安全性资料。

【药物相互作用】　本品与酚妥拉明、普萘洛尔、硝酸甘油、呋塞米等合用不影响其血流动力学的作用。与其他药物合用尚待进一步评价。

【药物过量】　尚缺乏相关资料。

【制剂与规格】　注射剂：每支 10mg、100mg。片剂：每片 50mg、75mg、150mg。

【贮藏】　避光、密闭保存。

氟 西 喹 南

【药品名称】　国际通用名：氟西喹南。英文通用名：flosequinan。

【药理作用】　本品为非选择性的弱磷酸二酯酶同工酶抑制剂，其原形及其代谢物 BTS-53554 对心脏有直接作用或以儿茶酚胺为介导的间接作用，对心肌的耗氧量无明显的影响。其对心肌的正性肌力作用与抑制磷酸二酯酶活性有关。本品高浓度对无心功能衰竭者的心肌有正性肌力作用，而对心功能衰竭者的心肌作用较米力农弱。另外，本品还具有选择性较高的钙离子通道阻滞作用，可松弛血管平滑肌，扩张血管。临床研究表明，该药可增加副交感节律，减少交感节律，恢复自律性平衡。充血性心力衰竭患者心排血量明显改善，肺毛细血管楔压下降，右房压下降。在剂量较高时有较强血管扩张作用。慢性充血性心力衰竭患者，持续治疗一年以上，其效果与卡托普利相似，但有相当大比例的患者因不良反应放弃治疗。

【药代动力学】　口服后吸收快，在体内主要代谢为 BTS-53554。原形及 BTS-53554 的半衰期分别为 2.1h 和 2.9h，重复给药 BTS-53554 于第六天达稳态血药浓度且没有蓄积。本品主要在肝脏代谢，经肾排出。因而有严重肝肾功能障碍者，应延长给药间隔或减低剂量。

【适应证】　慢性充血性心力衰竭及高血压。

【用法和用量】　口服推荐剂量 50～100mg。

【不良反应】　本品不良反应较少，头痛常见。

【注意事项】　在有严重肾脏或肝脏功能损害时，应酌情减少剂量。

【孕妇、哺乳期妇女】【儿童用药】和【老年患者用药】　尚缺乏相关安全性资料。

【药物相互作用】　尚待进一步评价。

【药物过量】　尚缺乏相关资料。

【制剂与规格】　片剂：每片 50mg。

【贮藏】　避光、密闭保存。

维 司 力 农

【药品名称】　国际通用名：维司力农。商用名：二氢二甲氧苯酰哌嗪喹诺酮，英文通用名：vesnarinone。英文商用名：Piteranometozine。

【药理作用】　本品为合成的新型强心药，特点如下所示。①正性肌力作用：本品有明确的选择性正性肌力作用，可使乳头肌达到最大张力，张力变化最大速率和动作电位时程（APT）明显增加，动作电位复极加强。而心肌最大张力与 APT 呈正相关，可能与 Ca^{2+} 通道开放时间延长、Ca^{2+} 内流及与延迟性外向 K^+ 电流和内向整流 K^+ 电流减弱有关。一般认为其正性肌力作用与选择性抑制磷酸二酯酶Ⅲ活性使细胞内 cAMP 增高，Ca^{2+} 内流增多，并活化 Na^+ 通道，而延迟外向 K^+ 电流和内向整流 K^+ 电流减弱有关。与 Na^+-K^+-ATP 酶、α 受体和 β 受体无关。②抗心律失常作用：研究表明，本品以频率依赖性方式延长 APT，且对慢性起搏频率的作用大于快起搏频率。故认为本品可能为一种作用类似胺碘酮和索他洛尔的Ⅲ类抗心律失常药。

【药代动力学】　给健康男性每日口服 30mg，共 15d，于第 9 天血药浓度达稳态，第 9 天服药后 2h 血药浓度为 5.8～7.5mg/L，服药后 24h 为 2.9～4.6mg/L。血浆蛋白结合率为 92%。主要在肝脏水解、脱甲基化和羟化而代谢。本品吸收率大于 40%，由尿和胆汁排泄。每日以原形由尿排出 18%～26%。消除半衰期为 44.7h，与给药剂量无关。但血药浓度与剂量正相关。持续给药不诱导也不抑制自身代谢。在妊娠动物胎儿体内分布少、消失快。本品可随乳汁分泌。本品口服有效，毒性极低，是唯一能用于慢性心力衰竭长期治疗的磷酸二酯酶抑制剂。

【适应证】　轻中度慢性心力衰竭。

【用法和用量】　每日口服 1 次 60mg，可长期服用（3～6 个月）。

【不良反应】　①循环系统：偶有心律不齐、心悸、胸疼、胸部压迫感。②消化系统：偶有腹泻、腹痛、胃部不适、SGOT、SGPT 及 LDH 升高。③泌尿系统：偶有尿量减少、BUN 升高和尿闭等。④偶尔有呼吸困难、乏力、出汗、CPK 升高、粒性白细胞缺乏症及血小板减少。

【注意事项】　①动物实验发现用本品后血中 T_3、T_4 降低，促甲状腺素升高。故使用期间应定期查甲状腺功能。②严重心肌梗死、心律不齐、肝肾功能不全、甲状腺功能低下者慎用。本品治疗剂量较狭窄，发现服用本品 120mg 后死亡率升高。故宜控制每次剂量。

【孕妇及哺乳期妇女】 应权衡利弊使用。

【儿童用药】 本品暂不宜用于儿童。

【老年患者用药】 应慎重。

【药物相互作用】 尚待进一步临床评价。

【制剂与规格】 片剂：每片60mg。

【贮藏】 避光、密闭保存。

拟交感胺类药物

多 巴 胺

【药品名称】 国际通用名：多巴胺。英文通用名：dopamine hydrochloride。

【药理作用】 多巴胺是一种内源性儿茶酚胺，是肾上腺素和去甲基肾上腺素生物合成的前质，存在于外周肾上腺素能神经和中枢神经的某些部位。药用多巴胺为人工合成，是当前临床一线拟交感神经药物。本品 β 肾上腺素能的直接作用及促使去甲肾上腺素由肾上腺素能神经末梢释出，具有正性肌力作用，小剂量[$1\sim5\mu g/$（$kg\cdot d$）]多巴胺主要兴奋多巴胺受体，特别是肾和肠系膜及冠状动脉血管床中的多巴胺受体，促使血管扩张。剂量稍大[$5\sim10\mu g/$（$kg\cdot d$）]时，除保持对多巴胺能受体作用外，还可兴奋 β 受体，故心率、心肌收缩力和心排血量皆可提高，心肌耗氧量轻度增加，使皮肤和黏膜血管收缩，同时扩张肠系膜动脉和冠状动脉，血流量增加，血压和总外周阻力升高或不变。静脉滴注剂量更大[$>10\mu g/$（$kg\cdot d$）]时，则因 α 受体兴奋占优势，外周血管、肾和肠系膜动、静脉均收缩为主，使血压和外周阻力增加，肾血流可能减低，尿量也可相应减少。浓度增至 $20\mu g/$（$kg\cdot d$）以上且长时间静脉滴注时，可因外周血管强烈收缩引致肢端坏疽。

【药代动力学】 本品在肠肝易被破坏，不能达到有效治疗血药浓度，故一般静脉给药。多巴胺在体内迅速被单胺氧化酶、儿茶酚氧位甲基转移酶及多巴胺 β 羟化酶代谢，代谢产物很快由尿排出。多巴胺的血浆排出半衰期极短，大多数患者中，血流动力学作用在停止静脉给药后几分钟内消失。

【适应证】 严重低血压、休克及顽固性心力衰竭。心排血量降低，心脏手术时及术后的急性心力衰竭或心脏复苏时提高血压。

【用法和用量】 本品只能经静脉给药，以 5%葡萄糖注射液或 0.9%氯化钠注射液稀释；常用 20mg 本品加 5%葡萄糖液 250ml，开始以 $2\sim5\mu g/$（$kg\cdot d$）的速度滴注，根据血压情况可加快滴速或加大浓度。病情较重者，可由 $5\sim10\mu g/$（$kg\cdot d$）幅度，渐增至 $20\sim30\mu g/$（$kg\cdot d$）。如需用更大剂量，应作尿量和心电图的严密监护，紧急情况即刻静脉注射 $2\sim3mg$，继以静脉滴注。

【不良反应】 ①多巴胺及其类似物可致恶心、呕吐、头痛、中枢神经系统兴奋。②心血管系统可引起快速型心律失常和心绞痛。变异型心绞痛患者尤易在静脉滴注多巴胺期间发生心肌缺血性改变。心源性休克时，使用本品使 β 受体兴奋，内源性去甲基肾上腺素释放，可使心肌耗氧增高，易致心律失常。③大剂量静脉射或滴注不慎外溢，可出现肢端缺血和坏疽。这种情况时应予以酚妥拉明或氯丙嗪治疗，以减轻缺血性损伤。④双侧视网膜阻塞。

【禁忌证】 禁用于伴有心律失常的患者。

【注意事项】 ①长期或大剂量静脉滴注时，可引起末梢缺血和坏疽，有时甚至须肢端截除。②停用时应递减给药速度，以防引发低血压。

【孕妇及哺乳期妇女】 应权衡利弊使用。

【儿童用药】 应慎重。

【老年患者用药】 同成年人。

【药物相互作用】 ①本品遇碱分解，故不宜与碱性药物配伍。②多巴胺因由单胺氧化酶代谢，故应用单胺氧化酶抑制剂者，剂量应减至常用量的1/10。③与苯妥英钠合用可产生低血压和心动过缓。④与全身麻醉药、呱乙啶、三环类抗抑郁药合用可引起高血压、心动过速和心律失常。⑤β受体阻滞剂可阻滞本药的正性肌力作用。

【制剂与规格】 注射剂：每支20mg/2ml。

多巴酚丁胺

【药品名称】 国际通用名：多巴酚丁胺。英文通用名：dobutamine。

【药理作用】 多巴酚丁胺于1975年合成，为选择性β_1受体激动剂。多巴酚丁胺主要作用于心肌β_1受体，对β_2受体和α受体作用较弱，对多巴胺受体无激活作用。本药对心率影响较轻，诱发心律失常的可能性小，主要增强心肌收缩力。低浓度时以轻度的周围性α肾上腺素能血管收缩作用为主，高浓度时则以β肾上腺素能血管扩张为主。较大剂量时周围血管阻力下降。本药不同于多巴胺之处，在于不使肾上腺素能神经纤维释放内源性去甲肾上腺素，可相对选择性地增强心肌收缩力。大剂量多巴酚丁胺可使血压及心率明显增加。多巴酚丁胺还是一种α_2肾上腺素能受体和α_1肾上腺素能受体弱兴奋剂。

【临床应用】 ①本药对心率影响较轻，诱发心律失常的可能性很小。②多巴酚丁胺不能选择性扩张肾和肠系膜动脉，但全身血流动力学改善可引起尿量增多。③该药增加心排血量使左心室充盈压下降的作用强于多巴胺。④多巴胺有直接冠状动脉收缩作用，而多巴酚丁胺对冠状动脉无直接作用或有扩张作用。

【药代动力学】 口服无效，只能静脉滴注给药。给药后1～2min开始发挥作用，8～10min出现峰值，静脉滴注后在体内很快代谢而失效，停药后8～10min作用消失。其血浆半衰期是2～3min。代谢的主要途径是儿茶酚的甲基化和结合。

【适应证】 器质性心脏病所致的心肌收缩力下降引起的严重心力衰竭、心脏手术后引起的低排血量综合征及难治性心力衰竭。对慢性心力衰竭患者，心脏β_1受体受到长期、持续性刺激，β受体已很乏力而下调，故其疗效可能不够理想。

【用法和用量】 以无菌注射用水或5%～10%葡萄糖溶液稀释。将250mg多巴酚丁胺溶于5%葡萄糖液250ml或500ml，静脉滴注速度4～10μg/（kg·min）最为适宜。急性心肌梗死时可能取得良好血流动力学效应的剂量，自8～24μg/（kg·min）。输注液配好后应在24h内用完。

【不良反应】 ①本品最常见窦性心率加快，血压升高，尤其是收缩压升高，但减低剂量一般即可控制。②室性心律失常偶见。③本品因能加速房室传导，故可使心房颤动患者的心室回应率增高。④恶心、头疼、胸痛、心悸和气短。⑤本品不能改善机械损害，故禁用于肥厚型梗阻性心肌病。

【注意事项】 ①本品不可与碱性溶液（如碳酸氢钠注射液）混合使用。②心房颤动且心室率快的患者使用多巴酚丁胺前，应使用洋地黄。③近期接受过β受体阻滞剂治疗的患者使用本品无效。④无明显心力衰竭患者对多巴酚丁胺的效应很差。长期用药时疗效减退。⑤持续输药72h以上可出现耐药性。⑥使用本品期间应连续监测心电图及血压，静脉滴注时随时注意安全性和有效性。

【孕妇及哺乳期妇女用药】 目前尚未证实本品有损害生育力、影响胎儿或致畸作用，孕妇慎用。

【儿童用药】 应慎重。

【老年患者用药】 同成年人。

【药物相互作用】 ①本品与卡托普利、多巴胺、硝普钠、硝酸异山梨酯和硝酸甘油合用，可增加心排血量，使肺动脉楔压降低。②本品与口服抗凝药合用，可延长凝血酶原时间，故应监测凝血酶原时间及活动度。③与洋地黄合用时，可使心律失常更易发生。

【制剂与规格】 注射剂：每支20mg/2ml、250mg/5ml。

【贮藏】 保存于阴凉干燥处。

对羟苯心胺

【药品名称】 国际通用名：对羟苯心胺。商用名：异丙氧酚。英文通用名：prenalterol。英文商用名：Hyprenan。

【药理作用】 本品为合成的选择性 β_1 受体激动剂，其正性肌力作用大于正性频率作用。主要是增强心肌收缩力，增加心排血量，几乎不影响心率，但可改善传导阻滞。对 β_2 受体作用甚微，不影响动脉血压及外周血管阻力的变化。羟苯心胺可加快窦房结速率，加速房室结和心室的传导，但不影响房室束-浦肯野系统的传导。

【药代动力学】 该药可静脉或口服给药，口服吸收迅速、完全，30min后达峰浓度。由于首过效应，故口服后的生物利用度仅为20%～45%。消除半衰期约为2h，充血性心力衰竭患者的消除半衰期约为2.7h，作用持续4～6h。主要经肾脏排泄，60%左右以原形随尿排泄。肾功能减退患者可发生药物蓄积作用。

【适应证】 ①临床主要应用于治疗各种原因引起的急慢性心力衰竭，尤其适用于洋地黄治疗不能控制症状且伴有心动过缓者。对伴有房室传导阻滞的心力衰竭患者宜用本品治疗。②对 β_1 受体阻滞剂过量引起的心率减慢至50次/分钟以下，血压下降，心肌收缩力减弱或周围循环衰竭者，静脉注射较大剂量本品，具有良好的解毒作用。③对急性心肌梗死后心源性休克及心力衰竭，本品可使心排血量增加，搏出指数增高，应用本品优于异丙肾上腺素。

【用法和用量】 ①静脉给药：0.25～10mg，缓慢推注10min，以心率不超过100次/分钟为宜。如非急症，宜用5%葡萄糖注射液稀释后静脉滴注。②口服：每日用量20～200mg，分3～4次服用，每次量从5～10mg开始，逐渐增至最适合的有效量。

【不良反应】 不良反应少见，大剂量应用可引起心率加快、心悸和心律失常。患者可出现紧张感。

【禁忌证】 严重室性心律失常、妊娠期和哺乳期妇女禁用。

【注意事项】 ①静脉注射本品要缓慢，防止诱发心肌缺血。②肾功能不全者应慎用。③动物试验证明该品有致癌作用。

【孕妇及哺乳期妇女】 禁用。

【儿童患者用药】 缺乏相关资料。

【老年患者用药】 同成年人。

【药物相互作用】 羟苯心胺与洋地黄合用，使正性肌力作用增强，而不增加洋地黄的致心律失常特性。

【制剂与规格】 注射剂：每支 5mg、10mg；片剂：每片 10mg。

【贮藏】 保存于阴凉干燥处。

异 波 帕 明

【药品名称】 国际通用名：异波帕明。英文通用名：ibopamine。英文商用名：Scandine、Inopamil、Diisobutyryl epinine。

【药理作用】 甲基多巴胺对多巴胺受体和肾上腺素受体均有激动作用。其激活 DA_1、DA_2 受体的浓度范围是 100～700nmol/L，激活心脏 $β_1$ 受体、$β_2$ 受体所需浓度明显升高，为 5～10μmol/L，激活 α 受体则需更高浓度。异波帕明激活 DA_1 受体，引起肾血流量增加和尿量增加，以及激活 DA_2 受体，使去甲肾上腺素受体自贮库中释放减少，血浆中去甲肾上腺素水平下降，降低外周阻力，促进排尿利钠。

1. 心血管系统作用 本品的心血管效应主要由其扩张小动脉而非正性肌力作用所致。扩张血管的作用主要发生于阻力血管，对容量血管作用较弱。一方面能显著缩短心脏收缩时间和增加心排出量，另一方面能增加周围血管血流量和静脉容量。对充血性心力衰竭（CHF）患者也具有良好的疗效和安全性。

2. 对肾脏的作用 最大剂量时，其最大利尿作用发生于给药后 2h 可持续 6h。本品对 CHF 患者有利尿和利钠作用，这使得该类患者在使用本品时有可能减少利尿药的用量。

3. 神经激素效应 本品能显著降低 CHF 患者的血浆儿茶酚胺及醛固酮浓度，使血浆肾素活性降低。

【药代动力学】 口服易吸收，生物利用度高达 98%以上。在血循环中被血浆酶迅速分解为去氧肾上腺素，其本身的半衰期很短，为 1min 左右。口服 100mg 后血浆去氧肾上腺素峰值浓度（C_{max}）为 4～8ng/ml，血药峰值时间（T_{max}）为 15～45min，血浆去氧肾上腺素半衰期约为 0.3h。老年人及肝功能不全者半衰期、C_{max} 均轻度增加。去氧肾上腺素在血中迅速与葡萄糖醛酸结合，总量与游离量之比为 10：1。80%～90%的药物以游离或结合形式从尿中排泄，其余从粪中排泄。原形药物排出不足 1%。长期应用药代动力学参数几乎无变化，不产生耐药性。由于去氧肾上腺素的半衰期较短，故需较频繁口服（一般 100mg，每日 3 次）才能维持稳定的血药浓度。

【适应证】 充血性心力衰竭；慢性心功能不全和肾小球滤过率减少所致的水钠潴留。

【用法和用量】 口服，每日 3 次，每次 100mg。可根据慢性心功能不全病情的严重程度增减剂量。肾功能衰竭及肝硬化时 50mg，每日 2～3 次。

【不良反应】 ①常有腹痛、腹泻、胃部烧灼感、食欲缺乏。②部分患者出现头痛、头晕及肺动脉压一过性升高。③有可逆性白细胞减少症的报道。④偶有皮疹和震颤。

【禁忌证】 对本品过敏和嗜铬细胞瘤患者禁用。

【注意事项】 肝肾功能障碍时心肌梗死及心绞痛患者应减量。

【孕妇及哺乳期妇女】 妊娠期及哺乳期妇女慎用。

【儿童用药】 缺乏相关资料。

【老年患者用药】 同成年人。

【药物相互作用】 ①与地高辛、利尿药、血管紧张素转化酶抑制剂合用可增加疗效。②抗利尿素对本品有拮抗作用。

【制剂与规格】 片剂：每片 100mg。

【贮藏】 保存于阴凉干燥处。

地 诺 帕 明

【药品名称】 国际通用名：地诺帕明。英文通用名：denopamine。英文商用名：Detpamine。

【药理作用】 本品可持续增加心肌收缩力及心排血量，对心率和血压无明显影响，对 β_2 受体和 α 受体几乎无兴奋作用，不影响窦性心律，增加心房颤动者的心室率。对成人，该药是一种有效的正性肌力药，而对新生儿，循环系统的影响主要为变时性作用，高剂量时使新生儿的全身血管扩张。与洋地黄相似，本品可扩张冠状动脉，不易引起心律失常。几乎不产生耐药性。

【药代动力学】 口服易吸收，血药浓度达峰时间小于 1h，半衰期约 4h，连续给药几无蓄积性。多以原形存在于血液中，很少产生代谢物，原形药物及代谢物均经肾脏排出。

【适应证】 慢性充血性心力衰竭、缺血性心脏病的心力衰竭。

【用法和用量】 成人口服，每日 15～30mg，分 3 次服用。根据年龄、症状适当增减剂量。

【不良反应】 常见恶心、呕吐及皮疹等过敏反应，心动过速、心律失常偶见。

【禁忌证】 哺乳期妇女禁用。

【注意事项】 ①急性心肌梗死、心律失常者慎用。②连续应用需定期检查心电图，发现心律失常应及时处理。

【儿童用药】 儿童应用的安全性未定。

【药物相互作用】 尚待进一步评价。

【制剂与规格】 片剂：每片 15mg。

扎 莫 特 罗

【药品名称】 国际通用名：扎莫特罗。英文通用名：xamoterol。

【药理作用】 当交感神经功能低下时，该药激动 β_1 受体，产生正性肌力作用，而当交感神经功能亢进时，又可起到拮抗剂的作用，产生负性肌力作用，此种双重作用为其突出优点。其内在拟交感神经活性约为 45%，增加心率的作用不明显，仅为异丙肾上腺素的 43%，对血管平滑肌无直接作用。①患者休息时，本药对心脏有轻微兴奋作用，表现出正性肌力作用；②患者轻中度活动时，维持心率不增加，从而使心肌氧耗量不增加；③当剧烈运动使交感神经兴奋增加时，本药起到拮抗作用，降低心率，提高运动耐受能力。血流动力学：可增加轻中度心力衰竭患者静息时的心率；低强度运动后，除收缩压略下降外，无其他变化；激烈运动后，心率下降，左室射血分数下降，肺动脉楔压下降。

【药代动力学】 口服吸收率为 9%，生物利用率存在明显种属差异。1 次口服 200mg 后，血药浓度达峰时间（T_{max}）为 1~2h。60%~70%的药物由肾脏清除，排泄形式主要为酚羟基的硫酸盐。清除率主要与肌酐清除率相关，肾小管分泌也是本品排泄的一种方式，消除半衰期为 16h。老年人的消除半衰期比青年人长 65%，约为 27h。

【适应证】 ①用于交感神经低下的心力衰竭患者长期治疗。②用于心室功能正常的心绞痛治疗，消除运动引起的心率增加，降低心肌耗氧量。

【用法和用量】 口服，每日 2 次，每次 200mg。可连续服用数周。

【不良反应】 偶见胃肠道不适、头痛、眩晕、心绞痛、心悸、肌肉痉挛及皮疹等，室性心律失常也属偶见。

【禁忌证】 哺乳期妇女禁用。

【注意事项】 主动脉瓣狭窄或梗阻性心肌病变患者慎用。

【儿童用药】 儿童应用的安全性未定。

【老年患者用药】 同成年人。

【药物相互作用】 尚待进一步评价。

【制剂与规格】 片剂：每片 200mg。

多 培 沙 明

【药品名称】 国际通用名：多培沙明。英文通用名：dopacard。英文商用名：Dopexamine。

【药理作用】 多培沙明为 DA_1 受体、$β_2$ 受体激动剂，有较弱的 DA_2 受体激动作用，不激动 α 受体。其正性肌力和正性频率作用是通过提高 cAMP 水平，提高压力感受器的反射活动，抑制去甲肾上腺素的再摄取及直接兴奋心脏 $β_2$ 受体而产生的。本品也增加肾脏、心肌和骨骼肌的血流量，产生轻微的排钠利尿作用。本品主要结合于肾小管 DA_1 受体，肾小球 $β_2$ 受体及肾脏血管的 $β_2$、DA_1、DA_2 受体，通过激活 DA_1 和 $β_2$ 受体促进 cAMP 形成，通过选择性激活肾小管 DA_1 受体产生排钠利尿作用。血流动力学特点：健康者短时间（≤3h）静脉滴注本品，随着剂量增加，心排血量和心率增加，肾血管阻力降低，血压变化不大。急性心力衰竭患者静脉滴注本品 0.5~6.0μg/（kg·min）后血管舒张，产生利尿作用，心功能改善，心脏前负荷无降低；心肌梗死后的急性心力衰竭患者长时间（>24h）静脉滴注本品，产生持久的血流动力学改善，且未产生耐受性。慢性充血性心力衰竭患者，短时间静脉滴注本品，能增强左心室做功，产生明显的全身性血管舒张作用，轻微的正性肌力作用，心灌注压和动脉压的变化很小；较长时间内（≤72h）静脉滴注大剂量本品通常会发生血流动力学效应快速地进行性减弱。

【药代动力学】 血浆中消除半衰期为 7min，低心排血量患者消除半衰期为 11min，血浆清除率为每分钟 36mg/kg，组织分布广泛，可作为非神经元儿茶酚胺摄取的底物，代谢物及原形药物从尿和粪中排泄，尿中排泄呈双相，终末相半衰期为 4d。

【适应证】　①急性心力衰竭及心脏手术后心排血量低患者的短期治疗；②用于改善慢性充血性心力衰竭患者血流动力学及降低其心脏负荷。

【用法和用量】　静脉滴注，以生理盐水或 5%低分子右旋糖酐注射液稀释，开始 0.5μg/（kg·min），以后可根据血流动力学变化增加到 1.0μg/（kg·min），最高可达 6.0μg/（kg·min）。

【不良反应】　①常见恶心、呕吐、心动过速、低血压、胸痛、心绞痛。②心室性异位搏动和心室纤颤发生率为 2%～5%，往往在减少剂量和静脉滴注结束时迅速发生。③偶可发生中性粒细胞和血小板可逆性减少。

【禁忌证】　血小板减少症患者禁用。

【注意事项】　①应逐渐减少剂量，不可突然停药；②缺血性心脏病患者慎用；③高血糖及低钾患者慎用。

【孕妇及哺乳期妇女】　妊娠期及哺乳期妇女慎用。

【制剂与规格】　注射剂：每支 50mg/5ml。

六、血管扩张剂

硝　普　钠

【药品名称】　国际通用名：硝普钠。英文通用名：sodium nitroprusside。

【药理作用】【药代动力学】【适应证】【用法和用量】【不良反应】【禁忌证】【注意事项】【孕妇及哺乳期妇女】【儿童用药】【老年患者用药】和【药物相互作用】和【制剂与规格】　参见第九章。

肼　屈　嗪

【药品名称】　国际通用名：肼屈嗪。英文通用名：hydralazine。英文商用名：Apresoline。

【药理作用】【药代动力学】　参见第九章。

【适应证】　肾性高血压及舒张压较高者、妊娠高血压、重症充血性心力衰竭。

【用法与用量】【不良反应】【禁忌证】【注意事项】和【制剂与规格】　参见第九章。

哌　唑　嗪

【药品名称】　国际通用名：哌唑嗪。英文通用名：prazosin hydrochloride。英文商用名：Minipress。

【药理作用】【药代动力学】　参见第九章。

【适应证】　慢性轻中度高血压、严重心力衰竭。

【用法与用量】【不良反应】【禁忌证】【注意事项】和【制剂与规格】　参见第九章。

七、其他治疗心力衰竭的药物

泛癸利酮

【药品名称】 国际通用名：泛癸利酮。商用名：辅酶 Q_{10}、能气朗。英文通用名：ubidecarenone。

【药理作用】 本品在呼吸链中起质子移位及电子传递作用，既是细胞代谢和细胞呼吸激活剂，又是抗氧化剂和非特异性免疫增强剂，能促进氧化磷酸化反应，保护生物膜结构完整性。

【适应证】 充血性心力衰竭、冠心病、高血压的辅助治疗及病毒性肝炎、亚急性重型肝炎的综合治疗，也适用于原发性和继发性醛固酮增多症、脑血管障碍、出血性休克等。

【用法与用量】 口服：每次 10～15mg，每日 3 次。肌注：每次 5～10mg，每日 1 次。一般 2～4 周为一疗程。延长疗程或适当加大剂量可望提高疗效。

【不良反应】 有恶心、胃部不适、食欲减退及荨麻疹、一过性心悸等。

【注意事项】 注射液如有黄色沉淀物析出，可将安瓿放入沸水内 2～3min。待溶解澄明后仍可使用。

【制剂与规格】 注射剂：每支 5mg、10mg、15mg。片剂：每片 5mg。胶囊：每粒 5mg、10mg、15mg。

匹 莫 苯

【药品名称】 国际通用名：匹莫苯。英文通用名：pimobendan。

【药理作用】 本品兼有磷酸二酯酶抑制作用和钙增敏作用。选择性抑制磷酸二酯酶Ⅲ的活性作用，减慢 cAMP 的水解，使细胞内的 cAMP 浓度提高，从而促进细胞外 Ca^{2+} 跨膜内流速度加快，使肌浆网内 Ca^{2+} 释放加快；同时，使心肌收缩纤维丝对 Ca^{2+} 的敏感性提高，从而发挥强而持久的正性肌力作用。本品还有直接舒张血管的作用，使外周血管阻力下降，减轻心脏的前后负荷，在增加心肌收缩力的同时，不增加心肌耗氧量。血流动力学效应：Ⅱ～Ⅲ级心功能不全患者静脉注射本品 5mg，可引起平均动脉压、体循环阻力、左心室舒张末压、左心室舒张末容量的下降，使心脏指数增加 31%，心排血量增加 17%，心肌摄氧量和氧耗量分别下降 18%和 20%。不影响冠状动脉血流动力学。儿茶酚胺、血管紧张素Ⅱ和醛固酮水平没有明显改变，血浆肾素活性轻微增加，但对心肌前后负荷无影响。

【循证医学证据】 ①匹莫苯增强心肌收缩力作用与多巴酚丁胺相似，但收缩率和冠状动脉扩张作用略强。本药提高心肌做功，但不影响心肌能量代谢和碳水化合物代谢。②本品扩张体动脉血管的作用与卡托普利相似，但扩张肺动脉的作用较明显。③匹莫苯具有扩张静脉血管的作用。④连续用药 3～6 个月能提高运动耐受力和生活质量，降低中重度慢性心力衰竭患者的住院率。

【药代动力学】 口服吸收良好，口服 7.5mg 匹莫苯外消旋体，血浆浓度-时间曲线符合二室模型，T_{max} 为 1.2h。静脉注射 5mg 匹莫苯外消旋体，消除半衰期约为 1.8h，血浆蛋白结合率约为 97.6%。慢性心力衰竭患者口服后 T_{max} 为 1.5h，血浆终末半衰期为（1.44±0.94）h，在体内迅速代谢成苯环上甲氧基被羟基取代的活性产物，其达峰时间比母体药物滞后 1～2h，经肾排泄。

【适应证】 急慢性充血性心力衰竭、轻中度高血压及肺血管楔压高的患者。

【用法和用量】 常用量，每次 2.5～5mg，静脉注射或口服，每日 2 次，连续应用一般无蓄积作用。

【不良反应】 偶见头晕、头痛、低血压、心动过速、恶心、呕吐及腹泻。

【注意事项】 ①对本品过敏者慎用；②与洋地黄制剂合并使用应慎重；③肝功能受损者应用本品应从小剂量开始。

【孕妇及哺乳期妇女】 应慎用。

【儿童用药】 本品暂不宜用于儿童。

【老年患者用药】 应慎重。

【药物相互作用】 尚待进一步评价。

【制剂与规格】 注射剂：每支 5mg、10mg。片剂：每片 5mg、10mg。

环 磷 腺 苷

【药品名称】 国际通用名：环磷腺苷。商用名：美心力。英文通用名：cAMP。

【药理作用】 环腺苷酸可促进调节蛋白质、核酸合成和酶活性，改善心肌功能，为新型非强心苷类心血管药物。其药理作用温和，毒副作用小，透膜能力强，能够激活心肌细胞内蛋白激酶及细胞膜上的慢通道。具有营养心肌、正性肌力、舒张血管、抗血小板凝聚、增加心率的作用。

【适应证】 慢性心功能不全、心肌梗死、心绞痛的治疗。用于治疗对强心苷类药物不敏感或容易中毒的充血性心力衰竭。

【用法与用量】 用 2ml 注射溶媒或 5%～10% 葡萄糖溶解后使用。肌内注射：1 次 20mg，每日 40mg。静脉滴注：1 次 40mg。7～14d 为一个疗程。

【不良反应】 偶有发热、皮疹，停药后消失。

【注意事项】 急性期使用，配合能量合剂（ATP20mg、CoA50U、胰岛素 2U）使用效果更佳。

【药物相互作用】 与强心苷类药物共同使用时，具有协同作用。

【制剂与规格】 注射剂：每支 20mg。

辅 酶 Q₁₀

【药品名称】 国际通用名：辅酶 Q_{10}。商用名：能气朗。英文通用名：coenzyme Q_{10}。

【药理作用】 本品具有促进氧化磷酸化反应和保护生物膜结构完整性的功能，是生物体内广泛存在的脂溶性醌类化合物，不同来源的辅酶 Q_{10} 其侧链异戊烯单位的数目不同，人类和哺乳动物是 10 个异戊烯单位，故称辅酶 Q_{10}。辅酶 Q_{10} 在体内呼吸链中质子移位及电子传递中起重要作用，它是细胞呼吸和细胞代谢的激活剂，也是重要的抗氧化剂和非特异性免疫增强剂。

【循证医学证据】 Q-SYMBIO 研究是一项前瞻性、随机双盲、安慰剂对照多中心研究。旨在评价辅酶 Q_{10}（CoQ_{10}）治疗对心力衰竭患者心血管死亡率、NYHA 心功能分级、NT-proBNP 的水平和主要心血管事件（MACE）的影响。该研究从丹麦、瑞典、奥地利等国的 17 个医学中心入选由缺血性心肌病、扩张性心肌病或心脏瓣膜病引起的 NYHA 心功能分级Ⅲ或Ⅳ级心力衰竭患者 420 例。患者入组前都正在接受 ACEI、ARBs、β 受体阻滞剂、利尿药等稳定型心力衰竭的标准药物治疗，并随机分为 CoQ_{10}（100 mg tid，n=202）治疗组和安慰剂组（n=218）。治疗 3 个月时，CoQ_{10} 治疗组心力衰竭的严重程度标志物 NT-proBNP 的水平呈降低趋势。治疗 2 年后，与安慰剂组相比，CoQ_{10} 治疗组患者的主要终点及主要心血管事件的发生率更低（14%比 25%，P=0.003），心血管死亡率、住院率均明显降低，NYHA 心功能分级显著改善，全因死亡率显著降低（9% vs. 17%，P=0.01），心血管事件显著减少（P=0.073）。研究结论：辅酶 Q_{10} 能改善轻中度心力衰竭患者的总体生存率、住院率、NYHA 心功能分级及主要心血管事件。

【药代动力学】 急性毒性实验，在小白鼠及大白鼠其 LD50 均大于 4000mg/kg。在亚急性毒性实验中，给予 Wistar 系雌雄大白鼠每日 40mg、200mg 及 1000mg/kg，共用 5 周，雌雄家兔每日 6mg、60mg 及 600mg/kg，连续应用 23 d，受试动物的血液、尿液检查，形态观察均无特殊变化。在慢性毒性实验中，给予 Wistar 系雌雄大白鼠每日 6mg、60mg 及 600mg/kg 连续 26 周，受试动物的一般状态、血液和尿液检查、形态观察均无特殊改变。经口给予的辅酶 Q_{10} 主要与胆酸盐乳化，大量溶解于小肠壁的低密度脂蛋白乳糜微粒中，被胸淋巴管吸收。大白鼠在给药后 4h，肺、心脏、睾丸、肝脏和肾等组织的药物浓度增加；10h 后肾上腺、肝脏和胃组织药物浓度增加；给药 7 d 后大白鼠尿中排出 1.9%，粪中排出 85%，兔子尿中排出 2.9%，粪中排出 91%。

健康成人 1 次口服本品 40mg，每日 3 次，每次间隔 8h。连续服用 5 d，血药浓度达到稳态后，Cl/F 为（4.44±2.63）L/h，稳态平均血药浓度 Css 为（1.52±0.85）μg/ml。

【适应证】 主要用于轻中度心力衰竭的辅助治疗。也用于肝炎、癌症的辅助治疗。

【用法与用量】 口服：10～20mg/次，每日 3 次，饭后服用。按年龄、症状酌情增减。

【注意事项】 他汀类药物在抑制胆固醇合成的同时也会抑制体内辅酶 Q_{10} 的生成，老年患者身上更容易发生患者体内辅酶 Q_{10} 不足，在使用他汀药物时一定要同时补充辅酶 Q_{10}，能够迅速缓解或消除他汀类引起的肌痛、疲劳或肝脏损伤。

【不良反应】 可出现食欲减退、恶心、胃部不适或腹泻等，但不需停药。偶见皮疹。

【禁忌证】 对本品过敏者禁用。

【孕妇及哺乳期妇女】 孕妇及哺乳期妇女慎用。

【儿童用药】 3 岁以下口服，每次 1/3～1/2 粒，每日 3 次；3 岁以上者口服，每次 1 粒，每日 3 次，饭后服用。或遵医嘱。

【老年患者用药】 口服，每次 1 粒，每日 3 次，饭后服用，或遵医嘱。

【药物相互作用】 尚无证据说明辅酶 Q_{10} 同其他药物有相互作用，另外，一些降血糖制剂可能抑制外源性辅酶 Q_{10}。

【**药物过量**】 每日口服辅酶 Q_{10} 300mg（相当于本品 30 粒）以上的病人可出现无症状性乳酸脱氢酶和谷草转氨酶升高，极少数患者有轻微瘙痒症状。

【**制剂与规格**】 普通片剂：每片 10mg、80mg。

【**贮藏**】 遮光，密封，在干燥处保存。

（安硕研 樊朝美）

第十一章 新型抗心力衰竭药

第一节 概 述

心力衰竭是各种心血管疾病终末阶段的归宿，也是心脏病最后的角斗场。治疗心力衰竭是对心血管疾病和心脏病干预的终结阶段。在普通人群中，心力衰竭的总患病率为2%～3%，且在不断增加。在世界范围内心力衰竭的流行也呈扩大趋势，其死亡率仍在不断增加。心力衰竭的预后不良，NYHA心功能分级Ⅲ～Ⅳ级患者预后年死亡率达30%～40%。美国心力衰竭患者年死亡率则更高，欧洲心力衰竭患者4年生存率仅为50%。英国一项调查研究表明，住院患者中有10%是心力衰竭患者，占用了国家约2%的医疗费用，为整个社会带来巨大的医疗及经济负担。我国50家医院住院病例调查报告显示，心力衰竭住院率占同期心血管病的20%，死亡率占40%。心力衰竭在我国已是一个重要且日益严峻的公共卫生问题，亟须新型治疗药物。

慢性心力衰竭（chronic heart failure，CHF）患者常因心脏功能失去代偿能力而需要反复住院治疗，这给整个社会和国民经济造成沉重负担，已成为严重威胁人类健康的难题。急性失代偿性心力衰竭（acute decompensated heart failure，ADHF）导致的重度肺淤血和容量负荷过重症状是患者住院治疗的主因。液体潴留产生的症状和体征，促使患者住院治疗。充分缓解CHF患者的钠水潴留是减轻症状、降低再住院率、提高生活质量的重要措施。达到干体重也是神经内分泌激素拮抗剂发挥正常疗效的基础。CHF的治疗原则是充分清除血管内和血管外组织间隙过剩的体液，同时避免进一步激活神经内分泌系统。现代心力衰竭管理指南推荐利尿药可作为ADHF的一线治疗，利尿治疗能够部分缓解肺淤血症状，但常不能充分纠正液体潴留，约半数患者出院时仍残存不同程度的肺淤血，这是导致因症状复发而住院的主要原因，据统计ADHF患者的3个月再住院率可高达24%～31%。

随着心力衰竭发生发展机制研究的不断深入和循证医学证据的积累，心力衰竭药物治疗已经从短期应用正性肌力药物和血管活性药物，转变为针对心室重构、神经内分泌调节为主的长期治疗。标准的心力衰竭治疗药物主要以血管紧张素转化酶抑制剂（ACEI）、血管紧张素Ⅱ受体拮抗剂（ARB）、醛固酮拮抗剂和β受体阻滞剂为基石。然而，为了更有效地治疗心力衰竭、逆转心脏重构、提高其生存率，具有良好循证医学证据的新型抗心力衰竭药物正在不断研发、问世，并进行了许多大样本的临床试验，治疗心力衰竭的证据越来越多，这为心力衰竭患者的药物治疗带来了新的选择和希望。自2012年以来，ESC、ACC、AHA等欧美多个心脏病学会均对一些新型抗心力衰竭药物在慢性心力衰竭和急性心力衰竭的治疗做出了相应的推荐，并引入了许多新治疗方法。

临床治疗心功能不全的新型抗心力衰竭药物，依据心力衰竭的病理生理进程，主要分为以下几类：磷酸二酯酶抑制剂、拟交感胺类药物——β受体激动剂、钙离子增敏剂、窦房结抑制剂、新型醛固酮受体拮抗剂、血管紧张素受体——脑啡肽酶抑制剂。预计这些药物在未来的心力衰竭药物治疗中，将增加新的治疗途径，并发挥重要作用。

第二节　心力衰竭的分类和诊断

近些年来美国心脏病学会基金会和美国心脏协会（ACCF/AHA）、欧洲心脏病学会（ESC）及英国国家临床最优化研究所（NICE）的心力衰竭指南依据最新的循证医学证据，多次对心力衰竭的定义、分类、评估、药物和非药物治疗、病因及合并临床情况的处理、患者的管理等内容作出许多更新。这些心力衰竭指南强调心力衰竭患者的临床评估是其治疗的前提，并贯穿于心力衰竭治疗的全程。国际心力衰竭管理指南的许多重要更新主要表现在以下方面。

一、左室射血分数在心力衰竭诊断治疗和预后评估中的作用

左室射血分数（LVEF）是评估心力衰竭患者心功能的重要指标，并与死亡率及再住院率有密切的关联。然而，LVEF 是一个随病情轻重发展的可变化指标，主要反映左心室收缩功能，在病理生理上其变化与许多因素有关，如心肌收缩力、心肌的僵硬度、心脏充盈（如回心血量、容量负荷即前负荷），后负荷（如外周血管阻力）等。经有效的治疗，LVEF 可以增加。近年来许多国际心力衰竭指南再次强调了 LVEF 在心力衰竭分类、治疗和评估中的价值，建议采用射血分数降低性心力衰竭（HF-REF）和射血分数保持性心力衰竭（HF-PEF）代替收缩性心力衰竭和舒张性心力衰竭的传统名称，并给出了 HF-REF 的新诊断标准。

2016 年 ESC 心力衰竭指南根据 LVEF 将心力衰竭分为 HFrEF、HFmrEF 和 HFpEF 三类，并对诊断标准做了明确的推荐（表 11-1）。其中 HFmrEF（HF with midrange EF）即左室射血分数中间值（LVEF41%～49%）的心力衰竭，是一种介于 HFrEF 和 HFpEF 的状态。所谓的 HFmrEF 实际上可以根据心脏（尤其左心室）大小和形态归入 HFrEF 或 HFpEF。如患者心脏明显增大，可能是前者经治疗后病情改善，LVEF 值提升至 41%～49%。如左心室大小正常，应判为后者，可能处于从 HFpEF 向 HFrEF 发展过程中。这样的分析可能更适合目前对心力衰竭的基本认识，更为实用和有助于临床处理。

表 11-1　2016 年 ESC 心力衰竭指南根据左心室射血分数的心力衰竭分类

心力衰竭类型		HFrEF	HFmrEF	HFpEF
诊断标准	1	症状±体征	症状±体征	症状±体征
	2	LVEF＜40%	LVEF 40%～49%	LVEF≥50%
	3	—	1. 钠尿肽水平升高	1. 钠尿肽水平升高
			2. 符合以下至少一条附加标准	2. 符合以下至少一条附加标准
			A. 相关的结构性心脏病（LVH 和/或 LAE）	A. 相关的结构性心脏病（LVH 和/或 LAE）
			B. 舒张功能不全	B. 舒张功能不全

注：①LAE=左心房扩大；②LVH=左心室肥厚；③钠尿肽水平升高，即 BNP＞35 pg/ml 和（或）NT-proBNP＞125pg/ml。

二、NT-pro BNP 在心力衰竭诊断与鉴别、危险分层和预后评估中的作用

NT-pro BNP 在心力衰竭的诊断和鉴别诊断、危险分层和预后评估上的意义重大。慢

性心力衰竭的排除标准：BNP＜35pg/ml、NT-proBNP＜125pg/ml。而 BNP＜100ng/L、NT-proBNP＜300 ng/L 为排除急性心力衰竭的切点（Ⅰ类，A 级）。这一生物学标志物的价值主要在于心力衰竭的排除诊断而非确定性诊断，但应注意测定值与年龄、性别和体质等有关，老龄、女性、肾功能不全时测定值升高，肥胖者测定值降低。指南新推荐动态监测 BNP 和 NT-pro BNP 可作为评估心力衰竭疗效的辅助手段。研究报道心力衰竭住院期间 BNP/NT-proBNP 水平显著升高或居高不降，或降幅＜30%，均预示再住院和死亡风险增加。BNP/NT-proBNP 水平降幅≥30%可作为治疗有效的标准。

第三节　新型抗心力衰竭药

一、钙离子增敏剂

钙离子增敏剂是一类新型的具有正性肌力作用的抗心力衰竭药物，代表药物的药物是左西孟旦。与其他正性肌力药不同，左西孟旦的直接作用并不依赖于 β 肾上腺素能受体的相互作用。该药的主要机制为：①增加心肌收缩系统对 Ca^{2+} 的敏感性来增加心肌细胞的收缩力，主要作用分子是肌钙蛋白 C（TnC）；②直接增强肌球蛋白和肌动蛋白之间的相互作用；③稳定 Ca^{2+} TnC 复合物的构象；④抑制磷酸二酯酶Ⅲ；⑤活化血管平滑肌细胞和线粒体膜上的 K^+-ATP 通道。与其他非洋地黄类正性肌力药物相比，左西孟旦的优点是能够增加心排血量，降低心脏充盈压，但不增加心肌耗氧量，对心率无影响；能够同时扩张静脉和动脉，尤其是冠状动脉和脑血管，进而改善冠状动脉和脑的血流量。

2008 年 ESC 心力衰竭指南进行了更新，将左西孟旦列为Ⅱa 类建议、B 级证据推荐。2009 年 AHA 心力衰竭指南将左西孟旦列为治疗急性心力衰竭的推荐药物。左西孟旦有可能成为急性心力衰竭患者的标准治疗用药。

2010 年《中国急性心力衰竭诊断与治疗指南》中，将左西孟旦推荐为Ⅱa 类建议、B 级证据药物。

现有的正性肌力药物都是通过增加心肌细胞钙离子浓度达到增强心肌收缩的作用，如 β-AR 激动剂多巴酚丁胺、磷酸二酯酶抑制剂米力农。钙离子水平过高增加心肌细胞凋亡和死亡。钙增敏剂则不影响心肌细胞内钙离子水平，而是延长钙离子对心肌的作用，有益于心力衰竭并可降低因钙离子超负荷而引起的心律失常。左西孟旦与心肌肌钙蛋白 C 复合物结合，不改变其结合钙的能力，而延长其作用，提高心肌钙利用效率，不增加细胞内钙离子水平。左西孟旦抗心力衰竭是通过钙离子敏感作用、磷酸二酯酶抑制作用及血管扩张作用实现的，与非洋地黄类正性肌力药物相比，左西孟旦不增加心肌耗氧量，无致心律失常作用，也无耐受性。

左 西 孟 旦

【药品名称】　国际通用名：左西孟旦。英文通用名：levosimendan。

【药理作用】　本品为钙离子增敏剂，通过改变钙结合信息传递而起作用。本品直接与肌钙蛋白相结合，使钙离子诱导的心肌收缩所必需的心肌纤维蛋白的空间构型得以稳定，从而使心肌收缩力增加，而心率、心肌耗氧无明显变化。同时具有强力的扩血管作用，通过激活三磷酸腺苷（ATP）敏感的钾通道使血管扩张，主要使外周静脉扩张，使心脏前负荷降低，对治疗心力衰竭有利。当大剂量使用时，具有一定的磷酸二酯酶抑制作用，可使心肌细胞内 cAMP 浓度增高，发挥额外的正性肌力作用。

【药理及毒理作用】

1. 作用机制　本品是钙离子增敏剂，以钙离子浓度依赖的方式与心肌肌钙蛋白 C 结合而产生正性肌力作用，增强心肌收缩力，但并不影响心室舒张；同时本品可通过使 ATP 敏感的 K^+ 通道（K^+-ATP）开放而产生血管舒张作用，使得冠状动脉阻力血管和静脉容量血管舒张，从而改善冠脉的血流供应，另外它还可抑制磷酸二酯酶Ⅲ。在心力衰竭患者中，左西孟旦的正性肌力和扩血管作用可以使心肌收缩力增强，降低前后负荷，而不影响其舒张功能。

2. 急性毒性　小鼠口服左西孟旦的 LD_{50} 为 $152 \sim 156mg/kg$，静脉注射的 LD_{50} 为 $32 \sim 50mg/kg$。雄性大鼠口服和静脉注射左西孟旦的 LD_{50} 分别为 $103\ mg/kg$ 和 $57mg/kg$。静脉注射和口服该药出现的急性毒性现象有活动减退，竖毛，呼吸急促，流涎，共济失调，后肢轻瘫和虚脱。致死的原因是心脏呼吸停止。给麻醉大鼠静脉注射左西孟旦产生正性肌力作用的 ED_{50} 为 $0.03mg/kg$。因此，在大鼠中治疗指数（LD_{50}/ED_{50}）大约为 1900。

3. 长期毒性

（1）大鼠：给大鼠分别静脉注射[$0.25mg/（kg \cdot d）$、$2.5\ mg/（kg \cdot d）$、$25mg/（kg \cdot d）$]或口服[$1mg/（kg \cdot d）$、$7mg/（kg \cdot d）$、$50mg/（kg \cdot d）$]左西孟旦 4 周或 13 周。口服和静脉注射左西孟旦后的血药浓度峰值分别为在人临床治疗浓度的 250 倍和 400 倍。没有出现与用药有关的死亡现象。大鼠的外观和活动没有变化。

（2）犬：犬分别静脉注射[$0.27\ mg/（kg \cdot d）$、$0.60mg/（kg \cdot d）$、$2.22mg/（kg \cdot d）$]或口服[$1mg/（kg \cdot d）$、$7mg/（kg \cdot d）$、$50mg/（kg \cdot d）$]左西孟旦 4 周或 13 周。左西孟旦的平均血浆浓度为 $300 \sim 4500ng/ml$。在每一组中都没有出现死亡现象。犬对长期使用左西孟旦治疗的耐受性良好并且不良反应很小。

4. 致畸、致突变　Ames 检测表明左西孟旦无致突变性。在大鼠和兔的器官形成期给予左西孟旦未有致畸和胚胎毒性发生。左西孟旦对雄性大鼠的生殖能力没有不良影响。长期使用左西孟旦对胚胎的形成和维持将产生一种与剂量有关的不良影响。使用左西孟旦后对子宫产生正性肌力作用的 ED_{50} 为 $0.03mg/kg$。因此，在大鼠中治疗指数（LD_{50}/ED_{50}）大。

【循证医学证据】

1. LIDO 研究　是一项随机、双盲、多中心的研究。目的是比较 24h 静脉滴注左西孟旦与多巴酚丁胺对严重低心排血量心力衰竭患者血流动力学及症状改善程度和病死率的影响。结果显示，与多巴酚丁胺比较，左西孟旦可以明显增加心排血量、改善血流动力学和心力衰竭症状，且不受与 β 受体阻滞剂合用的影响，严重不良事件明显降低，180d 病死率也明显下降（26%vs38%，P=0.029）。

2. REVIVE 研究　是一项多中心、安慰剂对照临床试验。REVIVE-1 结果显示：左西孟旦组 BNP 水平降低得更显著，症状改善者更多。REVIVE-2 结果表明：左西孟旦组心功能改善者比对照组多 33%，而心功能恶化者比对照组少 30%。

3. SURVIVE 研究 是一项国际多中心、双盲、双模拟、平行对照临床研究，旨在比较左西孟旦和多巴酚丁胺在给予静脉利尿药或血管扩张剂疗效欠佳的急性失代偿心力衰竭患者治疗中的有效性和安全性。研究共纳入急性失代偿心力衰竭患者 1327 例。研究结果表明，左西孟旦治疗组的病死率明显低于多巴酚丁胺组。但研究结果并未证明左西孟旦和多巴酚丁胺给药后 180d 的全因死亡之间的差异具有统计学意义。

4. 在一项综合了 27 个随机荟萃试验的 3350 例失代偿心力衰竭或心脏外科术后患者的研究中，其中 1893 例接受左西孟旦治疗。结果显示：左西孟旦可降低病死率（$P=0.001$），减少心肌梗死发病率。

【药代动力学】

1. 一般药代动力学 左西孟旦的药代动力学在临床治疗的剂量范围[0.05～0.2g/（kg·min）]内呈线性关系。

（1）分布：左西孟旦的稳态表观分布容积（Vss）大约为 0.2L/kg。97%～98%的左西孟旦与血浆蛋白结合，主要是白蛋白。活性代谢产物 OR-1896 的蛋白结合率为 40%。

（2）代谢：左西孟旦可以完全代谢，以原形从尿和粪便中排泄的药物数量几可忽略不计。主要通过与环化或 N-乙酰化的半胱氨酰甘氨酸和半胱氨酸结合而代谢。大约有 5%在肠道通过还原成为氨基哒嗪酮（OR-1855），其在再吸收后通过 N-乙酰基转移酶代谢成为活性代谢产物 OR-1896。乙酰化水平由遗传决定。快速乙酰化者的活性代谢物 OR-1896 的浓度稍微高于慢速乙酰化者，但对于推荐剂量范围的临床药效没有影响。体外研究显示，左西孟旦具有中度的 CYP2D6 抑制作用，但在推荐的使用剂量时及其代谢产物对 CYP1A1、CYP1A2、CYP2A6、CYP2C9、CYP2C19、CYP2E1、CYP3A4 不具有抑制作用。

（3）排泄：清除率为 3.0ml/（kg·min），半衰期大约为 1h。54%自尿中排泄，44%自粪便排泄，大于 95%的药物在 1 周内可以被排泄。形成的循环的代谢物为 OR-1855 和 OR-1896，它们排泄得比较慢。在停止注射左西孟旦后大约 2 天，可以达到血浆峰浓度。代谢物的半衰期为 7～80h。活性代谢物 OR-1896 的排除情况还不能完全确定。

2. 特殊人群

（1）儿童：有限的数据显示，给儿童（3 个月～6 岁）单次使用左西孟旦的药代动力学与成人相似。没有对儿童进行活性代谢产物的研究。

（2）肾功能损伤患者：轻中度肾功能损伤的患者使用左西孟旦的药代动力学与健康人相似。没有确定透析对左西孟旦药代动力学的影响。对于肾功能损伤患者，活性代谢产物的药代动力学数据有限。

（3）肝功能损伤患者：轻度肝功能损伤患者左西孟旦的排泄有轻微地减少。对中重度肝功能损伤患者，没有研究其对左西孟旦药代动力学的影响。对于肝功能损伤患者，没有进行活性代谢产物的药代动力学研究。

（4）年龄、种族和性别对左西孟旦的药代动力学没有影响。但是左西孟旦的分布和清除率与体重相关。

【适用证】 主要适用于传统治疗（利尿药、血管紧张素转化酶抑制剂和洋地黄类）疗效不佳，并且需要增加心肌收缩力的急性失代偿心力衰竭的短期治疗。

【禁忌证】 ①对左西孟旦或其他任何辅料过敏的患者；②显著影响心室充盈或（和）

射血功能的机械性阻塞性疾病；③严重的肝肾（肌酸酐清除率＜30ml/min）功能损伤的患者；④严重低血压和心动过速患者；⑤有尖端扭转型室性心动过速（TdP）病史的患者。

【注意事项】

1. 左西孟旦初期的血流动力学效应可能引起心收缩压和舒张压的降低，因此，对于基础收缩压或舒张压较低的患者，或存有低血压风险的患者应谨慎使用，推荐使用较保守的剂量范围，应根据患者的自身状况和反应来调整剂量和用药时间。

2. 左西孟旦用药前应纠正严重的血容量减少症状，如果出现血压或心率过度变化，应降低静脉滴注速率或停止静脉滴注。

3. 本品血流动力学效应确切的持续时间尚未确定，一般持续 7～10d。部分归因于活性代谢物的存在，其在停止静脉滴注后48h达到最大血药浓度。静脉滴注结束后，无创监测至少应持续 4～5d，监测应持续到血压降到最低值并开始升高。如果出现血压持续下降的迹象则需监测 5d 以上，如果患者的临床症状稳定，监测期可少于 5d。轻中度肾功能损伤和肝功能损伤患者需要延长监测期。

4. 由于肾功能损伤患者体内活性代谢物消除的数据有限，因此左西孟旦在用于有轻中度肾功能损伤的患者时要特别谨慎，肾功能损伤可能会导致活性代谢物浓度增加，从而引起更明显、更持久的血流动力学效应。严重肾功能损伤（肌酐酸清除率＜30ml/min）患者禁止使用本品。用于轻中度肝功能损伤的患者时要特别谨慎，肝功能损伤可能导致活性代谢物暴露时间延长，从而引起更明显、更持久的血流动力学效应。严重肝功能损伤患者禁止使用本品。

5. 本品可能会引起血钾浓度的降低，因此在用药前应纠正患者的血钾浓度异常且在治疗中应监测血钾浓度。同其他治疗心力衰竭的药物同时应用时，静脉滴注左西孟旦可能会引起血红蛋白和血细胞比容降低，因此缺血性心脏病合并贫血的患者应谨慎使用。

6. 心房颤动伴有室率增快或致命性心律失常的患者应谨慎使用本品。

7. 重复使用本品的经验有限；左西孟旦与其他心血管活性药物包括血管收缩剂（地高辛除外）共同使用的经验有限。应对患者进行获益风险评价后确定用药方案。

8. 对于冠状动脉缺血发病期、任何原因的长 QTc 间期患者，或同时使用延长 QTc 间期药物者，应谨慎使用本品，并应进行心电图监测。

9. 左西孟旦用于心源性休克的研究尚未进行。没有以下疾病使用本品的信息：限制型心肌病、肥厚型心肌病、严重二尖瓣关闭不全、心肌破裂、心脏压塞、右心室梗死和 3 个月内有潜在致命性心律失常的患者。

10. 由于用于儿童和 18 岁以下青少年的经验非常有限，因此，本品不能用于儿童。

11. 本品用于术后心力衰竭、待进行心脏移植的严重心力衰竭患者的经验较少。

【孕妇及哺乳期妇女用药】

1. 妊娠妇女　尚无左西孟旦用于孕妇的经验。由于动物试验表明左西孟旦对胎儿形成期有毒性。因此，孕妇使用时应权衡利弊后再使用。

2. 哺乳期妇女　目前尚不知左西孟旦是否在母乳中有排泄。因此，哺乳期妇女在使用左西孟旦后 14 天内不可进行哺乳。

【儿童用药】　左西孟旦不能用于儿童或 18 岁以下青少年。

【老年患者用药】　老年患者使用，无须调整剂量。

【不良反应】　临床中最常见的不良反应是头痛、低血压和室性心动过速，常见的不良反应有低钾血症、失眠、头晕、窦性心动过速、室性期前收缩、心肌缺血、恶心、便秘、腹泻、呕吐、血红蛋白减少。

【用法用量】　仅用于住院患者，使用时应当有适当的医疗监测设备并且具有使用正性肌力药物的经验。本品在给药前需稀释，仅用于静脉滴注，可通过外周或中央静脉滴注给药。治疗剂量和持续时间应根据患者的一般情况和临床表现进行调整。治疗的初始负荷剂量为 6～12μg/kg，时间应大于 10min，之后应持续滴注 0.1μg/（kg·min）。对于同时应用血管扩张剂或（和）正性肌力药物的患者，治疗初期的推荐负荷剂量为 6μg/kg。较高的负荷剂量会产生较强的血流动力学效应，并可能伴有暂时的不良反应发生率升高。在负荷剂量给药时及持续给药开始 30～60min 内，应观察患者的反应，如反应过度（低血压、心动过速），应将滴注速率减至 0.05μg/（kg·min）或停止给药。如初始剂量耐受性好且需要增强血流动力学效应，则滴注速率可增至 0.2μg/（kg·min）。对处于急性失代偿期的严重慢性心力衰竭患者，持续给药时间通常为 24h。在左西孟旦停药后，未发现有耐药和反跳现象。血流动力学效应至少可持续 24h，停药后，此效应可能持续 9d。使用前，应观察稀释液中是否含有微粒杂质和变色情况。稀释后的左西孟旦输液单独滴注。输液配制后应在 24h 内使用。

0.025mg/ml 输液的配制方法：将 5ml 左西孟旦注射液与 500ml 5%葡萄糖注射液混合；0.05mg/ml 输液的配制方法：将 10ml 左西孟旦注射液与 500ml 5%葡萄糖注射液混合。

治疗监测：治疗过程中必须对心电图、血压、心率进行监测，同时测定尿量。监测应持续到输注结束后至少 3d 或直到患者临床症状较为稳定。对于轻中度肾功能损伤或轻中度肝功能损伤的患者，建议至少监测 5d。

【药物相互作用】　由于左西孟旦有引起低血压的风险，与其他血管活性药物同时静脉滴注时应谨慎。同时静脉滴注左西孟旦和地高辛的患者，未发现药代动力学的相互影响。使用 β 受体阻滞剂的患者同时应用本品并不影响疗效。健康志愿者同时使用左西孟旦与单硝酸异山梨酯时，发生直立性低血压的反应明显增强。

【药物过量】　过量使用会导致低血压和心动过速。文献报道，左西孟旦引起的低血压可以用升压药（如充血性心力衰竭患者用多巴胺，心脏手术后的患者用肾上腺素）治疗。高剂量[≥0.4μg/（kg·min）]和静脉滴注超过 24h，可使心率加快，有时会出现 QTc 间期延长。心充盈压过度下降可能会降低患者对本品的反应，可通过静脉补液来治疗。一旦发生左西孟旦使用过量，应立即对心电图进行连续监测，重复检测血清电解质，使用侵入性血流动力学监测。左西孟旦过量会导致血浆中活性代谢物浓度升高，可能对心率的影响更明显、持续时间更长，因此需相应地延长监测期。

【剂量与规格】　左西孟旦片剂：每片 1mg。左西孟旦注射液：12.5mg/5ml，25mg/10ml。

【贮藏】　密闭、遮光，室温（2～8℃）保存。不可冷冻结冰。

二、窦房结 I_f 通道阻滞剂

许多研究表明静息心率控制可使心力衰竭患者获益。减慢静息心率可能是治疗心力衰竭的另一个重要途径。Framingham 研究显示，静息心率越快，心血管死亡率越高。CRUSADE 研究表明，冠心病患者心率与主要心血管事件呈 J 型曲线关系，当静息心率<50 次/分或>100 次/分时，其主要心血管事件风险均增加 30%以上。SHIFT 研究发现 β 受体阻滞剂治疗心血管病的获益是源于减慢心率而非抑制交感神经活性。SHIFT 研究进一步证实，静息心率过速也是心力衰竭患者的危险因素。基线静息心率≥75～80 次/分较 70～72 次/分的心力衰竭患者心血管死亡和心力衰竭入院风险增加 33%，若基线静息心率为 80～87 次/分，上述风险将增至 80%。由此推测，静息心率作用于动脉硬化性心脏病发生发展始终，且可能作为可干预的靶点。此外，若减慢静息心率能带来临床获益，应将静息心率减慢到何种程度才能显著降低心脑血管事件的发生率，这也是心力衰竭治疗中亟待解决的难题。

伊伐布雷定的出现是心力衰竭药物治疗领域近 10 年来的突破性进展，它首次证实心率是心力衰竭患者的危险因素，加强心率控制可使心力衰竭患者显著获益。在使用血管紧张素转化酶抑制剂 20 年后及使用 β 受体阻滞剂 10 年后，出现了一种拯救心力衰竭患者生命的新药物。SHIFT 研究发现，在超过 90%的受试人群使用了目前心力衰竭指南推荐药物的基础上，伊伐布雷定能进一步改善预后，对心力衰竭治疗具有重要价值。

伊伐布雷定也是第一个窦房结 I_f 电流选择性抑制剂，通过抑制窦房结舒张期去极化的作用，以剂量依赖性方式抑制 I_f 电流降低窦房结节律，由此达到减低心率的作用；而对心脏传导、心肌收缩力和心室复极化均无影响。SHIFT 研究的患者在使用 β 受体阻滞剂之后加用伊伐布雷定，能够进一步改善心力衰竭患者的预后，降低病死率、提高患者的生活质量，同时明显减少医疗费用。最新 SHIFT 心脏重构亚组分析显示，伊伐布雷定能够逆转左心室收缩功能不全的心力衰竭患者的心脏重构。生活质量亚组分析显示，伊伐布雷定组患者堪萨斯州心肌病生活质量评分和 NYHA 分级显著改善，心血管死亡及再住院率显著降低。这两项新的研究提示伊伐布雷定长期应用可以使心力衰竭患者心脏重构逆转、生活质量提高，且严重不良反应少。该研究首次证实加强心率控制可使心力衰竭患者获益。因此，2012 年 ESC 心力衰竭指南明确指出伊伐布雷定可显著提高心力衰竭患者的生活质量，降低心力衰竭再住院率，也可用于不能耐受 β 受体阻滞剂的患者治疗。

2012 年 ESC 心力衰竭指南推荐：对症状性收缩心力衰竭患者，当窦性心律、射血分数（EF）≤35%，尽管应用有循证医学证据剂量的 β 受体阻滞剂（或最大耐受剂量）、ACEI（或 ARB），但心率≥70 次/分且持续有症状的 NYHA 心功能分级Ⅱ～Ⅳ级患者，应考虑使用伊伐布雷定以降低心力衰竭住院的风险（Ⅱa，B）；当窦性心律、EF≤35%、心率≥70 次/分，且不能耐受 β 受体阻滞剂的患者，可使用伊伐布雷定以降低心力衰竭住院风险；这些患者也应接受 ACEI/ARB 和盐皮质激素拮抗剂/ARB（Ⅱb，C）。

伊伐布雷定

【药品名称】 国际通用名：伊伐布雷定。商用名：可兰特。英文通用名：ivabradine。英文商用名：Corlanor。2015 年 4 月美国 FDA 批准其上市。

【药理作用及毒理研究】

1. 药理作用 伊伐布雷定是一种单纯降低心率的药物,通过选择性和特异性抑制心脏起搏 I_f 电流(I_f 电流控制窦房结中自发的舒张期去极化并调节心率)而降低心率。伊伐布雷定只特异性对窦房结起作用,对心房、房室或者心室传导时间未见明显影响,对心肌的收缩性或者心室复极化未见明显影响。

伊伐布雷定还与视网膜 I_h 电流发生相互作用。I_h 电流与心脏的 I_f 电流相似,它通过减少视网膜对亮光刺激的反应参与视觉系统瞬时分辨力的调节。在诱发条件下(如光亮度快速改变),伊伐布雷定对 I_h 电流的部分抑制导致了患者偶尔出现光幻视,表现为视野的局部区域内出现短暂的光亮度增强。

2. 毒理研究

(1)遗传毒性:伊伐布雷定 Ames 试验、一项小鼠淋巴瘤试验、体内程序外 DNA 合成(UDS)试验、体内染色体畸变试验、小鼠与大鼠体内微核试验结果均为阴性;体外 UDS 试验弱阳性,另外,一项小鼠淋巴瘤试验和一项人淋巴细胞试验可能阳性。

(2)生殖毒性:未见伊伐布雷定对雄性和雌性大鼠一般生育力的明显影响。妊娠大鼠在器官形成期经口给予伊伐布雷定,在全身暴露水平接近患者治疗剂量时可见心脏致畸性;可见胎儿宫内和出生后死亡率增高,可能与潜在的致死性心脏畸形有关。在一项非关键试验中,妊娠兔在器官形成期经口给予伊伐布雷定,剂量≥56mg/(kg·d)时对母兔具有致死作用;在存活的母兔中,≥28mg/(kg·d)剂量组的早期吸收增加、胎仔和胎盘重量减轻;剂量达 167mg/(kg·d)时,未见对子代生长发育的明显影响。另一项关键试验中,妊娠兔在器官形成期经口给予伊伐布雷定,≥7mg/(kg·d)剂量组胚胎着床后损失增加;28mg/(kg·d)剂量组胎仔和胎盘重量降低,可见缺指(趾)畸形,其母体暴露水平为患者治疗剂量时暴露量的 21 倍。

大鼠围产期经口给予伊伐布雷定,可见剂量≥2.5mg/(kg·d)时母体动物和剂量≥7mg/(kg·d)时胎仔的心脏扩大;20mg/(kg·d)时胎仔产后死亡率增加。

(3)致癌性:雄性小鼠经口给予伊伐布雷定 20,91 或 403/179mg/(kg·d),以及雌性小鼠经口给予伊伐布雷定 21,91 或 408/184mg/(kg·d),连续 104 周,未见与药物相关的肿瘤发生率增加。试验中可见心脏毒性,发生率增加的变化包括心脏扩张、心外膜炎症、心房血栓形成、心肌空泡形成、心肌变性和纤维化变性、心肌细胞肥大和纤维化增殖,高剂量时伴肺水肿。

大鼠经口给予伊伐布雷定,连续 104 周,未见与药物相关的肿瘤发生率增加;试验中可见心脏毒性,包括 30mg/(kg·d)组心脏扩张发生率增加,120～60mg/(kg·d)组心房血栓和心室缺损发生率增加,组织病理学为≥30mg/(kg·d)组心肌纤维化和矿化营养不良、软骨样组织变形的程度和发生率增加。上述小鼠和大鼠试验中高剂量暴露水平分别为人体推荐剂量暴露水平的 99 倍和 29 倍。

犬给予伊伐布雷定 2、7 或 24mg/(kg·d)连续 1 年,其视网膜功能发生可逆性变化,但是未见眼结构损伤。这与伊伐布雷定与视网膜超极化激活的 I_h 电流相互作用的药理学特性有关,I_h 电流与心脏起搏的 I_f 电流具有很高的同源性。

【循证医学证据】

1. BEAUTIFUL 研究 是一项国际多中心、随机、双盲对照研究，旨在探索伊伐布雷定是否能改善冠心病患者的预后。共入选 33 个国家、781 个中心的冠心病患者 10 917 例。平均随访 3 年；虽然主要终点未显示差异，但 HR≥70 次/分亚组患者致死或非致死性心肌梗死入院风险显著降低 36%（$P=0.001$），且冠脉重建风险显著降低 30%。BEAUTIFUL 研究的稳定型心绞痛亚组分析进一步证实，伊伐布雷定可使主要终点事件（心血管死亡、急性心肌梗死入院、新发心力衰竭或心力衰竭恶化入院复合终点）风险降低 24%。

2. SHIFT 研究（systolic heart failure treatment with the I_f inhibitor ivabradine trial） 是关于慢性心力衰竭的发病率和死亡率干预的大样本随机、双盲、安慰剂对照、国际多中心研究。研究共纳入 37 个国家、677 个中心的稳定型慢性心力衰竭（≥4 周）成年患者 6505 例，并进行平均为期 23 个月的随访。患者接受标准的抗心力衰竭治疗，包括 β 受体阻滞剂（89%）、ACE 抑制剂和（或）血管紧张素Ⅱ受体拮抗剂（91%）、利尿药（83%）、抗醛固酮类药物（60%）。伊伐布雷定组中，67%的患者本品使用剂量为 7.5 mg，每日 2 次。中位随访时间为 22.9 个月。伊伐布雷定治疗可使心率由 80 次/分钟的基线值平均减少 15 次/分钟。研究表明，在开始治疗的 3 个月内即可看到主要复合终点——心血管死亡率和心力衰竭恶化所致的住院率的相对风险减少 18%，且具有临床和统计学显著性差异（风险比，0.82；95%可信区间，0.75～0.90；$P<0.0001$）。绝对风险降幅为 4.2%。上述结果主要由心力衰竭终点即心力衰竭恶化所致住院（绝对风险下降 4.7%）和心力衰竭死亡（绝对风险下降 1.1%）所致。主要终点的降低幅度与性别、NYHA 心功能分级、心力衰竭的病因为缺血性或非缺血性、糖尿病或高血压病史均无关。NYHA 心功能分级有显著改善，伊伐布雷定组、安慰剂组分别有 887 例（28%）、776 例（24%）患者的 NYHA 心功能分级改善，组间差异有统计学意义（$P=0.001$）。

3. SIGNIFY 研究 是一项大样本、安慰剂随机对照试验，共纳入超过 19 000 例稳定性冠心病患者。平均左室射血分数为 56.4%。患者被随机分配到伊伐布雷定组（目标心率：55～60 次/分，最大剂量为 10mg，每日 2 次）或安慰剂组。最终，患者服用伊伐布雷定的平均剂量为 8.2mg，每日 2 次。83%的患者在随机化前按照指南服用了 β 受体阻滞剂（可耐受剂量）。平均随访 27.8 个月，与安慰剂组（$n=9\,552$）相比，伊伐布雷定组（$n=9550$）主要终点事件风险比（HR）为 1.08（95%可信区间 0.96～1.20）。两组心动过缓发生率分别为 18.0%和 2.3%（$P<0.001$）。两组中止服药的人数分别占 20.6%和 14.5%，主要原因是心动过缓。伊伐布雷定组和安慰剂组主要终点（心血管死亡或非致死性心肌梗死）发生率分别为 6.8%和 6.4%（$P=0.20$）；两组主要终点组分无显著差异。

4. INTENSIFY 研究 是一项前瞻性、多中心、开放性研究，旨在评价伊伐布雷定在慢性心力衰竭患者治疗中的安全性及疗效。研究结果显示，伊伐布雷定组在心率控制方面显示出了很好的疗效，1 个月后患者平均心率降低（13.0±10.3）次/分，4 个月后患者心率平均下降（18.0±12.3）次/分，而基础心率高的患者降低更明显。4 个月时达到治疗标准的患者比例为 89.0%（心率降至 70 次/分以下或降低程度在 10 次/分以上）。另外，有心力衰竭失代偿临床表现的患者比例降低，患者的生活质量评分提高。研究中只有 4.4%的患者停药，而心动过缓发生率仅为 0.3%。

5. 2016 年 ACC/AHA/HFSA 心力衰竭药物治疗的临床指南中关于伊伐布雷定的推荐如下，对于接受指南指导的评估和管理，包括最大耐受剂量的 β 受体阻滞剂和窦性心律、静息心率≥70 次/分的症状性（NYHA 心功能分级 Ⅱ～Ⅲ 级）稳定的慢性 HFrEF（LVEF≤35%）患者，伊伐布雷定对减少住院率是有益的。推荐级别：Ⅱa，证据水平：B 级。

6. 2016 年 ESC 也更新了部分心力衰竭诊治的指南，对于接受循证治疗剂量的 β 受体阻滞剂（或低于最大耐受剂量）、ACEI/ARB 和 MRA 后，窦性心律、静息心率≥70 次/分、LVEF≤35% 的症状性患者，应考虑应用伊伐布雷定来降低心力衰竭住院及心血管死亡风险，推荐级别：Ⅱa，证据水平：B 级。对于不能耐受 β 受体阻滞剂或存在该药禁忌证的此类患者，应继续接受 ACEI/ARB 与 MRA 治疗，伊伐布雷定的推荐级别：Ⅱa，证据水平为 C 级。

【药代动力学】

1. 一般药代动力学　在生理状态下，伊伐布雷定可迅速自片剂释放，水溶性高（>10mg/ml）。伊伐布雷定为 S-对映体，在体内不发生生物转化。伊伐布雷定的 N-去甲基化衍生物是其在人体内的主要活性代谢产物。

（1）吸收和生物利用度：在禁食状态下，口服给药后，伊伐布雷定迅速、几乎完全被吸收，血浆药物浓度达峰时间约为 1h。由于在肠道和肝脏中的首过效应，薄膜衣片的绝对生物利用度约为 40%。食物会导致本品吸收延迟约 1h，并使血浆暴露增加 20%～30%。为减少个体内暴露的差异，建议早、晚进餐时服用。

（2）分布：本品的血浆蛋白结合率为 70%，稳态分布容积接近 100L。伊伐布雷定以推荐剂量 5mg，每日 2 次长期用药后的最大血浆药物浓度为 22ng/ml（CV=29%）。稳态平均血浆药物浓度为 10ng/ml（CV=38%）。

（3）生物转化：伊伐布雷定在肝脏和肠道通过细胞色素 P4503A4（CYP3A4）的氧化作用被广泛代谢，主要活性代谢产物为 N-去甲基化衍生物（S18982），S18982 的暴露量约为原型药物的 40%，CYP3A4 也参与该代谢产物的代谢。伊伐布雷定对 CYP3A4 的亲和力较低，无临床相关的诱导或抑制作用。因此，伊伐布雷定不太可能影响 CYP3A4 底物的代谢或其血浆浓度。与之相反，强效 CYP3A4 抑制剂和诱导剂对伊伐布雷定的血浆药物浓度影响很大。

（4）清除：本品的血浆清除半衰期为 11h。总清除率约为 400ml/min，肾清除率为 70ml/min。经粪便和尿液排泄的代谢物的量相似，约 4% 口服剂量的药物以原形经尿排出。

（5）线性/非线性：本品口服剂量在 0.5～24mg 范围内，呈线性药代动力学特征。

2. 特殊人群的药代动力学

（1）老年患者：老年（≥65 岁）或高龄患者（≥75 岁）与总体人群之间未见药代动力学（AUC 和 C_{max}）存在差异。

（2）肾损害患者：肾脏损害（肌酐清除率 15～60ml/min）对伊伐布雷定药动学的影响很小，这与肾脏对伊伐布雷定及其主要代谢产物 S18982 的清除占两者总体清除的比例较低（大约 20%）有关。

（3）肝损害患者：与肝功能正常者相比，轻度肝损害（Child Pugh 评分最高至 7 分）患者体内非结合型伊伐布雷定及其主要活性代谢物的 AUC 约升高 20%。在中度肝损害患者中的数据有限，不足以得出药动学结论。尚无重度肝损害患者的药代动力学数据。

3. 药代动力学/药效学（PK/PD）关系 PK/PD 关系的分析显示，在伊伐布雷定的剂量低于 15～20mg，每日两次时，心率下降与伊伐布雷定和其主要代谢产物 S18982 血浆浓度的增加几乎呈线性关系。在较高剂量时，心率降低趋于达到平台，随着伊伐布雷定血浆药物浓度的升高，心率不再成比例降低。与强效 CYP3A4 抑制剂联合使用时，伊伐布雷定的暴露量增加，可导致心率过度降低。当与中效 CYP3A4 抑制剂联合使用时，这种风险则有所降低。

【适应证】

1. 2005 年和 2009 年 EMEA 分别批准伊伐布雷定两项治疗稳定性冠心病的适应证：适用于已使用 β 受体阻滞剂但症状控制不佳，和对 β 受体阻滞剂不耐受或禁忌证的慢性稳定型心绞痛患者。

2. 2012 年 EMEA 批准了伊伐布雷定治疗慢性心力衰竭的临床适应证：合并收缩功能异常的慢性心力衰竭治疗。适用于窦性心律且心率≥75 次/分、伴有心脏收缩功能障碍的 NYHA 心功能分级Ⅱ～Ⅳ级慢性心力衰竭患者，与标准治疗包括 β 受体阻滞剂联合用药，或者用于禁忌或不能耐受 β 受体阻滞剂治疗时。

3. 2016 年 ACC/AHA/HFSA 心力衰竭药物治疗的临床指南推荐伊伐布雷定治疗稳定的慢性心力衰竭患者（推荐级别：Ⅱa，证据水平：B 级）。

4. 2016 年 ESC 也更新了部分心力衰竭诊治的指南，对于接受循证治疗剂量的 β 受体阻滞剂、ACEI/ARB 后，窦性静息心率≥70 次/分、LVEF≤35%的症状性患者，推荐应用伊伐布雷定（推荐级别：Ⅱa，证据水平：B 级）。

【用法与用量】

1. 一般人群 口服，每日 2 次，早、晚进餐时服用。本品起始治疗仅限于稳定性心力衰竭患者。建议在有慢性心力衰竭治疗经验的医生指导下使用。

通常推荐的起始剂量为 5mg，每日 2 次。治疗 2 周后，如果患者的静息心率持续高于 60 次/分，将剂量增加至 7.5mg，每日 2 次；如果患者的静息心率持续低于 50 次/分或出现与心动过缓有关的症状，如头晕、疲劳或低血压，应将剂量下调至 2.5mg，每日 2 次；如果患者的心率在 50～60 次/分，应维持 5mg，每日 2 次。

治疗期间，如果患者的静息心率持续低于 50 次/分，或者出现与心动过缓有关的症状，应将 7.5mg 或 5mg，每日 2 次的剂量下调至下一个较低的剂量。如果患者的静息心率持续高于 60 次/分，应将 2.5mg 或 5mg，每日 2 次的剂量上调至上一个较高的剂量。

如果患者的心率持续低于 50 次/分或者心动过缓症状持续存在，则必须停药。

2. 特殊人群

（1）肾功能不全患者：肾功能不全且肌酐清除率＞15ml/min 的患者无须调整剂量。尚无肌酐清除率＜15ml/min 的患者使用本品的临床资料，此类人群用药时需谨慎。

（2）肝损害患者：轻度肝损害患者无须调整剂量，中度肝损害患者使用本品时需谨慎。尚无重度肝功能不全患者使用本品的研究，此类患者使用本品后，全身暴露量可能明显增加，重度肝功能不全患者禁用本品。

【不良反应】

1. 总体安全性信息 已有近 45 000 例患者参与本品的临床研究。最常见的不良反应为闪光现象（光幻视）和心动过缓，为剂量依赖性，与伊伐布雷定的药理学作用有关。

2. 不良反应列表（表 11-2）　临床研究期间报告的不良反应按照如下频率列出：很常见（≥1/10）、常见（≥1/100 且 <1/10）、不常见（≥1/1000 且 <1/100）、罕见（≥1/10 000 且 <1/1000）、极罕见（<1/10 000）、未知（无法根据现有数据估计）。

表 11-2　伊代布雷定不良反应列表

系统器官分类	发生频率	不良反应名称
血液及淋巴系统疾病	不常见	嗜酸性粒细胞增多症
代谢和营养疾病	不常见	高尿酸血症
神经系统疾病	常见	头痛，通常发生于治疗的第一个月
		头晕，可能与心动过缓有关
	不常见*	晕厥，可能与心动过缓有关
眼部疾病	很常见	闪光现象（光幻视）
	常见	视物模糊
	不常见	复视、视觉障碍
耳和内耳迷路疾病	不常见	眩晕
心脏疾病	常见	心动过缓
		一度房室传导阻滞（心电图可见 PQ 间期延长）、室性期外收缩、心房颤动
	不常见	心悸、室上性期外收缩
	极罕见	二度房室传导阻滞，三度房室传导阻滞
		病态窦房结综合征
血管疾病	常见	血压控制不佳
	不常见*	低血压，可能与心动过缓有关
呼吸系统、胸部和纵隔疾病	不常见	呼吸困难
胃肠道疾病	不常见	恶心
		便秘
		腹泻
皮肤和皮下组织疾病	不常见*	血管性水肿、皮疹
	罕见*	红斑、瘙痒、荨麻疹
肌肉骨骼和结缔组织疾病	不常见	肌肉痉挛
全身及给药部位疾病	不常见*	无力，可能与心动过缓有关。疲劳，可能与心动过缓有关。
	罕见*	不适，可能与心动过缓有关。
实验室检查	不常见	血肌酐升高、心电图 QT 间期延长

*从临床试验中自发报告不良事件计算的发生率。

3. 部分不良反应

（1）闪光现象（光幻视）：有 14.5% 的患者报告了闪光现象（光幻视），表现为视野的局部区域出现短暂的亮度增强，通常由光强度的突然变化触发。光幻视也可描述为光环、图像分解（频闪或万花筒效果）、彩色亮光或多重图像（视觉暂留）。光幻视通常发生于治疗开始的两个月内，之后可能重复出现，一般为轻度至中度。所有的光幻视均在治疗期间或治疗结束后消失，其中绝大部分（77.5%）在治疗期间消失。不足 1%的患者因光幻视致使日常生活受到影响，或中断治疗。

（2）心动过缓：有 3.3%的患者报告了心动过缓，尤其在治疗开始后最初的 2～3 个月，0.5%的患者出现了严重的心动过缓（≤40 次/分）。

（3）心房颤动：对为期至少 3 个月，包括 40 000 多例患者的所有 Ⅱ/Ⅲ 期双盲对照临床试验的汇总分析显示，伊伐布雷定组患者的心房颤动发生率为 4.86%，对照组为 4.08%，对应的风险比为 1.26，95%可信区间 1.15～1.39。

【禁忌证】　①对本品活性成分或者任何一种辅料过敏；②治疗前静息心率低于 70 次/分钟；③心源性休克；④急性心肌梗死；⑤重度低血压（<90/50mmHg）；⑥重度肝功能不全；⑦病态窦房结综合征；⑧窦房传导阻滞；⑨不稳定性或急性心力衰竭；⑩依赖起搏器起搏者（心率完全由起搏器控制）；⑪不稳定型心绞痛；⑫三度房室传导阻滞；⑬与强效细胞色素 P450 3A4 抑制剂联用，如唑类抗真菌药物（酮康唑、依曲康唑）、大环内酯类抗生素（克拉霉素、口服红霉素、交沙霉素、泰利霉素）、HIV 蛋白酶抑制剂（奈非那韦、利托那韦）和萘法唑酮；⑭与具有降低心率作用的中效 CYP3A4 抑制剂维拉帕米或地尔硫草联合使用；⑮孕妇、哺乳期妇女及未采取适当避孕措施的育龄妇女。

【注意事项】

1. 特别警告

（1）心率的测定：鉴于心率可能随时间大幅波动。因此，在开始使用伊伐布雷定进行治疗前，或者对已经使用伊伐布雷定的患者调整剂量时，都应考虑连续测定静息心率、心电图或 24h 动态心电监测的结果，以明确静息心率。这也适用于心率较慢的患者，特别是心率下降至 50 次/分以下或者接受剂量下调的患者。

（2）心律失常：伊伐布雷定对心律失常没有预防或治疗作用，对快速性心律失常（如室性或者室上性心动过速）无效。因此，不推荐本品用于心房颤动患者或其他窦房结功能受影响的心律失常患者。

（3）接受伊伐布雷定治疗的患者发生心房颤动的风险增加。在伴随使用胺碘酮或者强效 Ⅰ 类抗心律失常药的患者中，心房颤动较为常见。建议对接受本品治疗的患者进行心房颤动（持续性或者突发性）的常规临床监测，如果有临床指征（如出现心绞痛恶化、心悸、脉搏异常），还应进行心电图监测。应告知患者心房颤动的体征和症状，并建议患者出现这些体征和症状时与医生联系。如果在治疗期间发生心房颤动，应慎重权衡继续使用伊伐布雷定治疗的获益和风险。

（4）对于伴有室内传导障碍（左束支传导阻滞，右束支传导阻滞）和心室不同步的慢性心力衰竭患者，应密切监测。二度房室传导阻滞的患者：不推荐应用伊伐布雷定。

（5）心率较慢的患者：治疗前静息心率低于 70 次/分的患者禁用。治疗期间，如果患者的静息心率持续低于 50 次/分，或者患者出现了与心动过缓有关的症状，如头晕、乏力或者低血压，应下调剂量。如果降低剂量后心率仍然持续低于 50 次/分或者心动过缓的症状持续存在，则必须停药。

（6）与非二氢吡啶类钙离子通道阻滞剂合用：禁止与具有降低心率作用的非二氢吡啶类钙离子通道阻滞剂，如维拉帕米或者地尔硫草联合使用。

（7）与硝酸酯类药物和二氢吡啶类钙离子通道阻滞剂，如氨氯地平联合使用时未见安全性问题出现。目前尚未确定本品与二氢吡啶类钙离子通道阻滞剂联合使用时是否有额外的疗效。

（8）慢性心力衰竭：在考虑使用伊伐布雷定进行治疗之前，心力衰竭必须稳定。由于NYHA 心功能分级为Ⅳ级的心力衰竭患者使用本品的数据有限。因此，此类患者用药时需谨慎。

（9）脑卒中：因缺乏相关资料，不推荐脑卒中后立刻使用本品。

（10）视觉功能：伊伐布雷定影响视网膜功能。到目前为止，尚无证据证实伊伐布雷定对视网膜的毒性作用，使用本品超过一年的长期治疗对视网膜功能的影响尚不清楚。如果出现任何意外的视觉功能恶化时，应考虑停止治疗。色素性视网膜炎患者慎用。

2. 使用注意事项

（1）低血压患者：轻度至中度低血压患者使用本品的数据有限，这些患者应慎用伊伐布雷定。重度低血压（血压<90/50mmHg）患者禁用。

（2）心房颤动：接受本品治疗的心房颤动患者进行药物复律时，尚无发生过度心动过缓风险的证据。因缺乏更多资料，非紧急的心脏电复律应考虑在末次服药 24h 之后进行。

（3）先天性长 QT 综合征或者使用延长 QT 间期药物的患者：先天性长 QT 综合征或者使用延长 QT 间期药物的患者应避免使用本品。如果联合用药是必要的，要求进行严密的心脏监测。伊伐布雷定导致的心率减慢可加重 QT 间期延长，继而引发严重心律失常，特别是尖端扭转型室性心动过速。

（4）需要调整血压治疗的高血压患者：SHIFT 试验中，伊伐布雷定组患者发生血压升高的比率（7.1%）高于安慰剂组（6.1%）。这些事件最常发生在抗高血压治疗调整后不久，为暂时性的，不影响伊伐布雷定的治疗效果。对于伊伐布雷定治疗的慢性心力衰竭患者，在对抗高血压治疗进行调整时，应以适当间隔监测血压。

（5）辅料：本品含乳糖，患有罕见的遗传性半乳糖不耐受症、原发性肠乳糖酶缺乏或葡萄糖-乳糖吸收不良的患者不应使用本品。

（6）对驾驶和操作机器能力的影响：在健康志愿者进行了一项特殊研究，评估伊伐布雷定对驾驶能力的影响，结果显示驾驶能力没有改变。然而，在上市后使用经验中，已有因视觉症状影响驾驶能力的病例报告。伊伐布雷定会导致暂时的闪光现象，主要为光幻视。在光强度可能突然发生变化的情况下驾驶或者操作机器，特别是在夜间驾驶时，有可能发生光幻视，应予以重视。本品对操作机器的能力无影响。

【孕妇及哺乳期妇女用药】

1. 育龄妇女 育龄妇女在治疗过程中应采取适当的避孕措施。

2. 孕妇 妊娠期妇女使用本品的数据有限。动物研究显示伊伐布雷定有生殖毒性、胚胎毒性和致畸作用。本品对人类的潜在风险尚不明确。因此孕妇禁用。

3. 哺乳期妇女 动物研究显示伊伐布雷定可分泌至乳汁。因此，哺乳期妇女禁用。需使用伊伐布雷定治疗的妇女应停止哺乳，选择其他适合的哺育方式。

【儿童用药】 尚无 18 岁以下儿童使用本品的数据，该人群使用本品的有效性和安全性尚未确立。

【老年患者用药】　75 岁或以上的老年患者，应考虑以较低的起始剂量开始给药（2.5mg，即半片 5mg 片剂，每日 2 次）。必要时调整剂量。

【药物相互作用】

1. 药效学相互作用

（1）不推荐的合并用药：延长 QT 间期的药物，包括延长 QT 间期的心血管药物（如奎尼丁、丙吡胺、苄普地尔、索他洛尔、伊布利特、胺碘酮）和延长 QT 间期的非心血管类药物（如匹莫齐特、齐拉西酮、舍吲哚、甲氟喹、卤泛群、喷他脒、西沙必利、注射用红霉素）。因为心率减慢会加重 QT 间期延长，应避免与心血管类和非心血管类延长 QT 间期的药物合并使用。如果有必要合并用药时，须对心脏进行严密监测。

（2）须慎重的合并用药：排钾利尿药（噻嗪利尿药和髓袢利尿药），低钾血症会增加心律失常的危险。因为伊伐布雷定可能会引发心动过缓，低钾血症和心动过缓的联合作用是发生严重心律失常的易感因素，特别是长 QT 综合征（不论先天性或药物诱发性）的患者。

2. 药代动力学相互作用

（1）细胞色素 P450 3A4（CYP3A4）：伊伐布雷定仅通过 CYP3A4 代谢，也是该细胞色素酶的弱抑制剂。伊伐布雷定对 CYP3A4 的其他底物（弱效、中效和强效 CYP3A4 抑制剂）的代谢和血浆浓度没有影响。CYP3A4 的抑制剂和诱导剂，易与本品发生相互作用，对本品代谢和药代动力学的影响有临床意义。药物相互作用研究证实，CYP3A4 抑制剂增加本品的血浆药物浓度，而 CYP3A4 诱导剂则降低本品的血浆浓度。伊伐布雷定血浆药物浓度升高可能与过度心动过缓的风险相关。

（2）禁止的合并用药：禁止与强效 CYP3A4 抑制剂合并使用，如唑类抗真菌药物（酮康唑、伊曲康唑）、大环内酯类抗生素（克拉霉素、口服红霉素、交沙霉素、泰利霉素）、HIV 蛋白酶抑制剂（奈非那韦、利托那韦）和萘法唑酮。强效 CYP3A4 抑制剂酮康唑（200mg，每日 1 次）和交沙霉素（1g，每日 2 次）可使伊伐布雷定的平均血浆暴露量增加 7~8 倍。

（3）中效 CYP3A4 抑制剂：在健康志愿者和患者中进行的相互作用研究显示，本品与具有降低心率作用的药物地尔硫草或者维拉帕米合并使用时，可导致伊伐布雷定的暴露量增加（AUC 增加 2~3 倍），以及心率额外降低 5 次/分。因此，禁止本品与这些药物合并使用。

3. 不推荐的合并食物

葡萄柚汁：本品与葡萄柚汁同服会导致伊伐布雷定的暴露量增加 2 倍。因此，应该避免葡萄柚汁的摄入。

4. 须慎重的合并用药

（1）中效 CYP3A4 抑制剂：当患者的静息心率大于 70 次/分，并且对心率进行监测的情况下，可以考虑伊伐布雷定与其他中效 CYP3A4 抑制剂（如氟康唑）合并用药，起始剂量为 2.5mg，每日 2 次。

（2）CYP3A4 诱导剂：如利福平、巴比妥类、苯妥英、贯叶金丝桃会降低伊伐布雷定的暴露量和活性。与具有 CYP3A4 诱导作用的药物合并使用时，可能需要对本品的剂量进行调整。伊伐布雷定 10mg，每日 2 次与贯叶金丝桃合并使用时，伊伐布雷定的 AUC 减少一半。在伊伐布雷定治疗期间应限制贯叶金丝桃的摄入。

5. 其他合并用药

（1）药物相互作用研究显示，下列药物对伊伐布雷定药动学和药效学的影响无临床意义：质子泵抑制剂（奥美拉唑、兰索拉唑）、西地那非、HMG CoA 还原酶抑制剂（辛伐他汀）、二氢吡啶类钙离子通道阻滞剂（氨氯地平、拉西地平）、地高辛和华法林。另外，伊伐布雷定对辛伐他汀、氨氯地平和拉西地平药代动力学的影响，对地高辛、华法林的药代动力学和药效学的影响，对阿司匹林药效学的影响，均没有临床意义。

（2）在关键性Ⅲ期临床试验中，下列药物与伊伐布雷定合并使用时无安全性担忧：血管紧张素转化酶抑制剂、血管紧张素Ⅱ受体拮抗剂、β 受体阻滞剂、利尿药、醛固酮拮抗剂、短效和长效硝酸酯类药物、HMG CoA 还原酶抑制剂、贝特类、质子泵抑制剂、口服降糖药、阿司匹林和其他抗血小板药物。

未在儿童中进行相互作用研究。

【药物过量】

（1）症状：药物过量可导致严重的和长时间的心动过缓。

（2）处理：对于严重的心动过缓，应给予对症治疗。对于血流动力学耐受差的心动过缓患者，对症治疗可考虑给予包括静脉注射 β 受体激动剂，如异丙肾上腺素。如需要可进行临时性的心脏电起搏。

【制剂与规格】　片剂：每片 5mg、7.5mg。

【贮藏】　贮存在 25℃（77ºF）。

三、新型醛固酮受体拮抗剂

依普利酮是选择性醛固酮受体拮抗剂，它只作用于盐皮质激素受体，而不作用于雄激素和孕酮受体，因此其性激素样不良反应较螺内酯轻。EMPHASIS 研究中依普利酮对慢性心力衰竭患者的有益证据扩大了其适应证，即对所有已使用 ACEI、β 受体阻滞剂治疗后仍持续有症状且 LVEF≤35% 的患者均推荐使用，以降低心力衰竭死亡风险。EMPHASIS-HF 亚组分析显示，依普利酮治疗组新发心房颤动或心房扑动的发病率显著降低，提示心力衰竭时依普利酮可能通过影响心房纤维化和心房重构，而减少新发心房颤动或心房扑动的风险。另有一项包括了 6632 例心肌梗死后心力衰竭患者的研究显示，依普利酮可改善急性心肌梗死后心力衰竭患者的生存率。因此，对于心肌梗死后心力衰竭患者，依普利酮可以增加 ACEI 和 β 受体阻滞剂的益处。基于以上研究，2012 欧洲 ESC 心力衰竭指南指出：醛固酮受体拮抗药适用于 NYHA 心功能分级Ⅱ～Ⅳ级慢性收缩性心力衰竭患者。

依 普 利 酮

【药品名称】　国际通用名：依普利酮。英文通用名：eplerenone。英文商用名：Inspra。2002 年美国 FDA 获准在美国依普利酮上市，用于治疗高血压和心力衰竭。依普利酮也是第一个获准上市的选择性醛固酮受体拮抗剂（SARA）。

【药理作用】　本品为选择性醛固酮受体拮抗剂，它只作用于盐皮质激素受体，而不作用于雄激素和孕酮受体。依普利酮治疗 1 级和 2 级的高血压患者，其效率和降低收缩压与舒张压的幅度与依那普利相似。对血管紧张素转换酶抑制剂和血管紧张素 Ⅱ 受体拮抗剂作用不佳的低肾素水平的原发性高血压患者，本品也有良好的降压效果。对单纯收缩期高血压也有较好的降压效果，对饮食所致肥胖相关的高血压有良好的降压作用。此外，依普利酮可以显著减轻肾小球的滤过作用，可减轻高血压患者的白蛋白尿，对于合并糖尿病的高血压患者，这种肾脏保护作用更为明显。

【循证医学证据】

1. 治疗心力衰竭的循证证据

（1）EPHESUS 研究（eplerenone post-acute myocardial infarction heart failure effecacy survival study，依普利酮对急性心肌梗死后心力衰竭患者的疗效和生存的影响）是一项国际多中心、随机、双盲、安慰剂对照研究。目的是评价依普利酮对急性心肌梗死后心力衰竭患者的疗效的影响。试验入选了 6642 例急性心肌梗死后合并有心力衰竭，LVEF≤40% 的患者，在急性心肌梗死后 3～14d，在标准药物治疗的基础上（如 ACE 抑制剂、ARB、β 受体阻滞剂等），接受依普利酮（25～50mg/d，平均 42mg/d）治疗或安慰剂治疗，平均随访 16 个月。结果显示，与安慰剂组比较，依普利酮使总病死率下降 15%（P=0.008）、心血管病死率下降 17%（P=0.005）。病死率下降主要源于心脏性猝死的发生率下降了 21%（P=0.003），严重高血钾的发生率增加了 1.6%（P=0.002），而低血钾的发生率下降了 4.7%（P<0.001）。

（2）EMPHASIS-HF 研究是一项国际多中心、随机、双盲对照研究，目的是评价依普利酮对心力衰竭患者的全因死亡率、全因住院率的影响。有 29 个国家的 278 所医疗机构参加了 EMPHASIS-HF 研究。共入选了 2737 例患者，随机分到依普利酮治疗组 1364 例，每日服用 25～50mg 依普利酮，入选标准为年龄＞55 岁，NYHA 心功能分级 Ⅱ级，LVEF≤30%，推荐采用常规治疗，如 ACE 抑制剂、ARB、β 受体阻滞剂等；6 个月内有因心血管原因住院（或男性 pro-BNP≥500pg，女性 pro-BNP≥750pg）。随机分到安慰剂组 1373 例，平均随访 21 个月。两组的基线数值如平均年龄、性别、高血压等伴随疾病基本一致，包括 ACE 抑制剂、ARB 在内的基本用药两组也基本一致。研究结果表明，依普利酮治疗组获益超越预期，因而提前终止试验。试验结果统计，一级终点心血管死亡和因心力衰竭住院，在依普利酮组明显低于安慰机组（18.3%vs25.9%，P<0.0001）；全因死亡在依普利酮组明显低于安慰剂组（12.5%vs15.8%，P=0.008）；任何原因的住院在依普利酮组明显低于安慰剂组（29.9%vs35.8%，P<0.0001）；因心力衰竭住院，在依普利酮组明显低于安慰剂组（12.0%vs18.4%）；一级终点亚组分析，所有指标均为依普利酮更好。安全性分析，依普利酮只有高血钾发生率（8%）这一项高于安慰剂组（3.7%），因心力衰竭恶化而住院或因高血钾而住院在两组之间无显著性差异。研究结果表明，与安慰剂组比较，依普利酮组因心力衰竭住院减少 37%，全因死亡减少 24%，全因住院率减少 23%，而且依普利酮耐受性良好。结合早年的 RALES 和 EPHESUS 研究结果，EMPHASIS-HF 试验为心力衰竭的药物治疗提供了强有力的循证医学证据，可能会改变未来心力衰竭的常规治疗理念。

2. 治疗高血压的循证证据

（1）依普利酮与沙坦类比较：Flack 等对 551 例轻中度高血压患者随机双盲给予依普利酮 50mg/d 或氯沙坦 50mg/d 或安慰剂治疗 16 周，主要终点是平均舒张压的变化。与基线血压比较，依普利酮降低舒张压的效果显著优于氯沙坦和安慰剂（$P<0.001$）。降低收缩压的效果也优于安慰剂和氯沙坦。该研究发现，在高肾素患者中依普利酮的降压效果与氯沙坦相仿，而在低肾素患者中依普利酮则比氯沙坦更有效。

（2）依普利酮与 ACEI 比较：Williams 等在 499 例高血压 1～2 级患者中比较了依普利酮和依那普利的降压效果和耐受性，舒张压为主要终点，随访 6～12 个月。治疗 6 个月和 12 个月时，两组的降压效果差异无显著性。单药治疗 6 个月时，每组约 2/3 的患者血压正常。两药均可减少基线时尿蛋白增高者的蛋白尿，但依普利酮（61.5%）的效果比依那普利（25.7%）更显著（$P=0.01$）。两药的耐受性相仿。依那普利组咳嗽发生率较高，两药的高钾血症发生率均<1%。该研究表明，依普利酮单药治疗 1～2 级高血压与依那普利一样有效，且耐受良好，在减轻蛋白尿方面依普利酮的效果更佳。

（3）依普利酮与钙离子通道阻滞剂比较：White 等比较了依普利酮和氨氯地平对临床血压、脉压、动态血压的疗效。研究对象为 269 例≥50 岁的高血压患者，随机分为依普利酮组（50～200mg/d）和氨氯地平组（2.5～10mg/d），治疗 24 周。治疗结果表明，虽然依普利酮降低收缩压的效果与氨氯地平相仿，但耐受性则显著好于后者。在一项 269 例老年收缩期高血压研究中，分别采用依普利酮每日 50～200mg 和氨氯地平每日 2.5～10mg 治疗。结果显示，两种药物降低收缩压作用相同，而氨氯地平降低舒张压更显著。在靶器官保护方面，治疗 24 周后，两种药物都可以改善颈-股和颈-桡动脉脉搏速率。在不良反应发生率方面，氨氯地平组有 19.9% 发生外周水肿，而依普利酮组仅为 2.7%；氨氯地平组有 0.4% 发生高钾血症，依普利酮组为 0.9%。

血管紧张素转化酶抑制剂（ACEI）和血管紧张素 II 受体拮抗剂（ARB）可以抑制肾上腺素分泌醛固酮，但经过一段时间治疗后，醛固酮的释放量有所恢复，其血浆浓度甚至可能超过基线水平。尽管经过充分的 ACEI 和 ARB 治疗，仍可发生醛固酮所致的损害，因此，有必要采用醛固酮受体拮抗剂治疗高血压。依普利酮是一种新型选择性醛固酮受体拮抗剂，与性激素相关的不良反应比螺内酯少。现有的临床研究结果证实，采用 ACEI 或 ARB 治疗后血压控制不满意的患者，可以加用依普利酮治疗。

3. 对某些并发疾病的影响 有研究提示，依普利酮加优化内科治疗可显著降低伴有左心室功能障碍和心力衰竭的急性心肌梗死患者住院率和病死率。还有资料表明，有微量蛋白尿的高血压患者选用依普利酮更有益处。

临床研究证实，依普利酮除具有良好的抗高血压作用外，还可逆转或减轻醛固酮对心血管系统的许多不利影响。此外，依普利酮即无钙离子通道阻滞剂常见的踝部水肿、ACEI 常见的持久干咳等不良反应，也无螺内酯常见的雌激素样不良反应。依普利酮的这些优点，对于增加高血压患者的治疗顺从性，提高生活质量大有益处。

【药代动力学】 健康志愿者单次服用不同剂量依普利酮片后，采用液相色谱串联质谱法测定依普利酮的代谢物依普利酮酸的浓度，单次口服 25mg、50mg、100mg 依普利酮片的主要药代动力学参数：消除半衰期（$t_{1/2}$）分别为（4.2±1.6）、（4.5±2.3）、

（5.1±1.3）h；最大血药浓度（C_{max}）分别为（151.5±38.36）、（203.9±60.49）、（543.0±139.8）ng/ml；药物-时间曲线下面积（AUC）分别为（756.7±300.4）、（1103±363.0）、（2660±638.0）μg/（h·L）。在 25～100mg 给药剂量范围内，依普利酮片在体内呈现线性药代动力学特征。多剂量口服给药 50mg 后药代动力学参数为 $t_{1/2}$（6.1±1.7）h；AUCss：（10 071±4220）μg/（h·L）。

【适应证】 ①急性心肌梗死后的充血性心力衰竭：依普利酮可以提高左心室功能紊乱（射血分数≤40%）患者的生存质量，临床试验证明本品还可以用于急性心肌梗死后心力衰竭，急性心肌梗死后的充血性心力衰竭；②抗高血压：依普利酮可以单独或与其他抗高血压药物联合应用用于高血压的治疗。

【用法用量】

1. 急性心肌梗死后的充血性心力衰竭 推荐剂量是 50mg/次，每日 1 次，初始剂量应该为 25mg/次，每日 1 次，并在 4 周内在患者奈受的条件下，逐渐增加剂量到 50mg/次，每日 1 次。

2. 抗高血压 依普利酮可以单独使用也可以和其他抗高血压药物联合应用。单独使用的推荐初始剂量为 50mg/次，每日 1 次。在用药四周内出现明显降压作用。如果降压作用不明显，可以提高到 50mg/次，每日 2 次。不推荐更高的用药剂量，否则有增加高血钾等不良反应发生的危险。

【不良反应】 头痛、眩晕、心绞痛、心肌梗死、谷氨酰转移酶水平增高等。可致高钾血症、男子乳腺发育症。螺内酯的性激素相关不良反应很少见。

【禁忌证】 ①高钾血症者和肾功能不全；②对该品及磺酰脲类过敏患者；③急慢性肾衰竭者、肾功能不全者；④无尿者及肾排泌功能严重损害者；⑤禁用于伴有微量蛋白尿的 2 型糖尿病（高血压）患者。

【注意事项】 在使用 ACEI 和排钾利尿药基础上使用；开始应用醛固酮拮抗剂后 3 天内和 1 周时应重复检测血钾水平（<5.0mmol/L）和肌酐水平（<250μmol/L），如果血清钾在>5.5mmol/L 则应停药；因存在高钾血症的潜在危险，应避免 ACEI、ARB 和醛固酮拮抗剂的三联应用；避免应用非甾体类抗炎药和 COX-2 抑制剂，因其可导致肾功能恶化和高血钾。

【孕妇及哺乳期妇女用药】 目前在妊娠妇女中还没有足够的良好对照研究资料。在妊娠期间，只有在有充分的理由证明使用依普利酮的益处超过对胎儿的潜在危害时才可以使用。依普利酮口服给药后在人乳中的浓度尚不清楚。但是，临床前研究资料表明单次口服给药后在大鼠的乳汁中有依普利酮和（或）代谢产物的存在（AUC 比值为乳汁：血浆=0.85：1）。在给药 0.5～1h 后血浆和乳汁中达到峰值。幼鼠在吸食含依普利酮的乳汁后生长发育正常。由于许多药物可以通过人的乳汁分泌，且本药对母乳喂养婴儿可能存在的不良作用尚不清楚，应在充分考虑依普利酮对母体的重要性的基础上决定是终止哺乳还是终止给药。

【儿童用药】 依普利酮在儿童中的安全性和有效性尚未确定。

【老年患者用药】 ①高血压患者：在国外临床研究的病例中，老年病例与年轻病例之间在安全性治疗效方面没有任何差异。②心肌梗死后充血性心力衰竭患者：国外临床研究中，>75 岁的患者使用依普利酮未见明显的益处。老年患者不良事件的发生率与年轻患者之间未见任何差异。但是，由于与年龄相关联的肌酐清除率的降低，≥65 岁患者实验室检查高钾血症的发生率增加。

【药物相互作用】 参见螺内酯。

【制剂与规格】 片剂：每片 25mg、每片 50mg。

【贮藏】 密闭保存。

四、脑啡肽酶-血管紧张素 II 受体拮抗剂

心力衰竭是各种心脏结构性、功能性疾病导致心室充盈及射血功能受损引起的一组综合征。慢性心力衰竭传统治疗中应用的 ACEI 类药物、β 受体阻滞剂和醛固酮受体拮抗剂已成为其治疗的基石，并降低了死亡率，改善心力衰竭患者远期预后。虽然慢性心力衰竭的诊断与治疗均有了很大的进展，但是使肾素-血管紧张素-醛固酮系统（RAAS）神经体液系统过度激活的传统心力衰竭治疗方案并不能够使心力衰竭患者的死亡率大幅降低，其发病率及死亡率仍很高，远期预后和生活质量依然较差。心力衰竭患者的远期预后差仍是临床亟待解决的问题。重组人脑利钠肽、左西孟旦、伊伐布雷定等抗心力衰竭药相继在临床应用并已取得了理想的疗效。

通过抑制脑啡肽酶降解，增强钠尿肽效应是心力衰竭治疗研究中另一个有希望的领域。心力衰竭治疗的创新观念包括发挥最大限度的钠尿肽有益性与抑制 RAAS 的联合应用，以达到最佳的器官保护，正是基于这一理念开发出了新型抗心力衰竭治疗药物——血管紧张素受体脑啡肽酶抑制剂（angiotensin-neprilysin inhibition，ARNI），这为心力衰竭患者提供了又一新选择。ARNI 既可阻断 RAAS、交感神经系统活性和增加副交感神经系统活性，又增加利尿钠肽水平，脑啡肽酶抑制剂则抑制脑啡肽酶降解钠尿肽，增加钠尿肽水平从而发挥促进血管舒张和尿钠排泄，抑制病理性生长。目前这类药物上市的只有沙库巴曲缬沙坦钠片，一种新型的盐复合物晶体。这种具有双重阻滞作用的沙库巴曲缬沙坦钠片剂为慢性心力衰竭提供了新的治疗途径，也为心力衰竭患者带来了新的希望。该药在最近的临床试验中对心力衰竭、高血压、代谢综合征、缺血性脑损伤疗效显著，其有望成为慢性心力衰竭治疗的标准用药。沙库巴曲缬沙坦复方片剂被认为是近 10 年来心脏病治疗领域最重要的进展之一。

2015 年美国 FDA 已批准该药用于慢性心力衰竭的治疗。2016 年美国、欧洲心力衰竭指南均推荐该药的应用，推荐主要基于 2014 年欧洲 ESC 公布的 PARADIGM-HF 研究。但两者的推荐存在明显差异。本品可用于已采用循证剂量（包括最大耐受剂量）的 ACEI、β 受体阻滞剂和醛固酮拮抗剂后仍有症状的心力衰竭患者，将本品替换 ACEI 可进一步降低心血管死亡率。2016 年美国心力衰竭指南认为该药或 ACEI、ARB 均可联合 β 受体阻滞剂和醛固酮拮抗剂治疗慢性射血分数降低的 HFrEF 患者，以降低心力衰竭发病率和死亡率。对于 NYHA 心功能分级 II 或 III 级，能够耐受 ACEI（或 ARB）的有症状患者，推荐以该药替代 ACEI（或 ARB）。美国心力衰竭指南不仅在应用 ACEI/ARB、β 受体阻滞剂和醛固酮拮抗剂后推荐本品替代 ACEI，而且推荐在初始治疗即在联合应用 ACEI/ARB、β 受体阻滞剂和醛固酮拮抗剂时，即可以沙库巴曲缬沙坦代替 ACEI。这两个指南推荐沙库巴曲缬沙

坦在心力衰竭治疗时间上虽有差异，但均符合 PARADIGM-HF 的研究结果。但美国心力衰竭指南的推荐较为积极，更符合 PARADIGM-HF 研究结果，而欧洲 ESC 心力衰竭治疗指南则较为保守。

2017 年 7 月中国食品药品监督管理总局（CFDA）已批准本品用于慢性心力衰竭的治疗。

沙库巴曲缬沙坦钠片

【药品名称】　国际通用名：沙库巴曲缬沙坦钠片。商用名：诺欣妥。英文通用名：entresto。沙库巴曲缬沙坦钠片是沙库巴曲（sacubitril）即脑啡肽酶（neprilysin）抑制剂和血管紧张素 II 受体阻滞剂（缬沙坦）等摩尔比例结合而成的盐复合物。

【药理及毒理作用】

1. 药理作用　本品含脑啡肽酶抑制剂沙库巴曲和血管紧张素受体拮抗剂缬沙坦。沙库巴曲缬沙坦通过 LBQ657 前体药沙库巴曲的活性代谢物来抑制脑啡肽酶（中性内肽酶 NEP），并通过缬沙坦阻断血管紧张素 II-1（AT_1）受体。本品在心力衰竭患者中的心血管效应和肾效应是由于脑啡肽酶多肽降解水平的增加和缬沙坦的血管紧张素 II 受体抑制作用。缬沙坦通过选择性阻断 AT_1 受体效应和醛固酮的释放发挥效应。

2. 非临床毒理学

（1）致癌和致突变作用：在小鼠、大鼠中用沙库巴曲缬沙坦钠片进行致癌性研究表明，不能确定沙库巴曲缬沙坦钠片的任何潜在的致癌作用。在雄性和雌性小鼠中给予高剂量（HD）1200mg/（kg·d）LBQ657，C_{max} 分别为人体的 14 倍和 16 倍时，在雄性和雌性大鼠中给予 HD 400mg/（kg·d）LBQ657，C_{max} 分别是人 MRHD 的 1.7 倍和 3.5 倍时，以及缬沙坦的剂量[在小鼠和大鼠中高剂量分别为 160mg/（kg·d）和 200mg/（kg·d）]在 mg/m^2 的基础上分别是 MRHD 的 4 倍和 10 倍时，均未发现沙库巴曲缬沙坦钠片的致突变、致畸变性或对基因及染色体水平上有任何影响。

（2）生育力受损：在大鼠中给予剂量为 73mg/（kg·d）的沙库巴曲和 77mg/（kg·d）的缬沙坦及 LBQ657 均未显示对生育力有任何影响。

（3）动物毒理学和（或）药理学：在年幼（2～4 岁）的食蟹猴中用沙库巴曲缬沙坦钠片[24mg/（kg·d）沙库巴曲和 26mg/（kg·d）缬沙坦]治疗共 2 周，评估本品对在 CSF 和脑组织中淀粉样蛋白-β 浓度的影响。在这项研究中，本品影响 CSF 中 Aβ 的清除，增加 CSF 中 Aβ 1～40、1～42 和 1～38 水平；在脑中 Aβ 水平没有相应的增加。此外，在一项毒理学研究中食蟹猴用本品[146mg/（kg·d）沙库巴曲和 154mg/（kg·d）缬沙坦]共 39 周，在脑中没有淀粉样蛋白-β 蓄积。

【药效动力学】

1. 单次和多次剂量给药后在健康受试者和心力衰竭患者中评价本品的药效动力学效应，对两者的脑啡肽酶抑制作用和肾素-血管紧张素系统阻断作用是一致的。在一项为期 7 天的有射血分数减低（HFrEF）患者参与的缬沙坦对照研究中，与缬沙坦比较，本品给药导致显著持续尿钠排泄增加，尿 cGMP 增加及血浆 MR-proANP 和 NT-proBNP 减低。在一项为期 21 天的 HFrEF 患者研究中，本品显著增加尿 ANP、cGMP 及血浆 cGMP，并降低血浆

NT-proBNP、醛固酮和内皮素-1 水平。本品还阻断 AT_1 受体和血浆肾素活性。在 PARADIGM-HF 试验中，与依那普利比较，本品可降低血浆 NT-proBNP，并增加血浆 BNP 和尿 cGMP。

2. 延长 QT 间期 在健康男性受试者中的一项 QTc 临床研究中，本品单剂量 194 mg 沙库巴曲/206mg 缬沙坦和 583mg 沙库巴曲/617mg 缬沙坦对心脏复极化无影响。

3. 血压 在高血压患者中，在 50 mg 单剂量西地那非和本品稳态（194mg 沙库巴曲/206mg 缬沙坦，每日 1 次，共 5d）与单独给予本品进行比较，可见血压减低 5/4mmHg（收缩/舒张压）。

4. 本品的联合给药并不显著改变静脉硝酸甘油对血压的影响。

【循证医学证据】

1. 治疗心力衰竭

（1）PARADIGM-HF 研究是一项国际多中心、随机、双盲对照研究，主要目的是确定沙库巴曲缬沙坦钠片在降低心力衰竭患者心血管死亡或住院组合终点风险方面是否优于单一的 RAS 抑制剂（依那普利）。共入选有症状射血分数减低性的慢性心力衰竭、NYHA 心功能分级Ⅱ～Ⅳ级、左室射血分数在 40% 以下（2010 年 12 月修订方案变更为左室射血分数≤35%）的心力衰竭患者 8442 例。

研究方法：终止已服的 ACE 抑制剂或 ARB 治疗后，患者进入顺序单盲导入期，完成顺序导入的患者随机化接受沙库巴曲缬沙坦钠片治疗组 200mg（$n=4209$），每日 2 次或依那普利治疗组 10 mg（$n=4233$），每日 2 次。主要终点是对心力衰竭患者心血管死亡或住院的复合事件。中位随访时间为 27 个月，而患者治疗时间为 4.3 年。

人群分布：66%高加索人，18%亚裔人和 5%黑种人；平均年龄为 64 岁，78%为男性。在随机化时，70%患者 NYHA 心功能分级为Ⅱ级，24%患者 NYHA 心功能分级为Ⅲ级，0.7%NYHA 心功能分级为Ⅳ级；平均左室射血分数为 29%；60%患者心力衰竭原因是冠状动脉疾病，71%有高血压史，43%有心肌梗死史，37%的患者 eGFR<60ml/（min·1.73m^2），35%的患者有糖尿病；大多数患者（94%）正在使用 β 受体阻滞剂、盐皮质激素受体拮抗剂（58%）和利尿药（82%）；少数患者植入式心脏复律除颤器（ICD）或心脏再同步化治疗-除颤器（CRT-D）（15%）。

研究结果：在降低心力衰竭患者心血管死亡或住院复合终点的风险方面，沙库巴曲缬沙坦钠片治疗明显优于单一 RAS 抑制剂依那普利。本品可降低 20%的心血管死亡风险，心力衰竭患者的住院风险也降低 21%，全因死亡率降低 16%，并具有统计学意义。关于安全性方面，本品耐受性好，有较低的高钾血症、肾功能不全和咳嗽发生率，少有因不良反应停药，不增加严重血管性水肿风险，但低血压风险升高。由于沙库巴曲缬沙坦钠片明显改善心力衰竭患者射血分数，故提前终止了试验。

PARADIGM-HF 研究 KCCQ 评分亚组分析：PARADIGM-HF 研究分别在随机化时，第 4 个月、第 8 个月及每年随访时，使用 KCCQ 对患者的生活质量进行评估。在第 8 个月时，6881 例患者（基线时的 90%）有完整的数据。结果显示：沙库巴曲缬沙坦钠片组 KCCQ 各项评分均优于依那普利组。沙库巴曲缬沙坦钠片能更好的改善心力衰竭患者的生活质量。

（2）PRRASAIL 研究是一项多中心、开放性、前瞻性、Ⅳ期临床试验，共纳入来自加拿大 32 个研究点的 HFrEF 患者 302 例，旨在研究加拿大 HFrEF 患者中，沙库巴曲缬沙坦钠片 200mg，每日 2 次的耐受性、安全性和疗效。除了 ACEI 和 ARB 以外的现有的标准治疗下的合格患者，以沙库巴曲缬沙坦钠片 50mg，每日 2 次的剂量开始起始治疗。然后根据临床判断增加沙库巴曲缬沙坦钠片剂量至 200mg，每日 2 次的目标剂量。在治疗 4 周后，45%接收沙库巴曲缬沙坦钠片治疗的患者自我评估生活质量较治疗前有不同程度的改善；在接受本品治疗 12 周后，这个数据增加到 56%。依据明尼苏达心力衰竭生活质量量表（MLHFQ）评估，本品治疗后的患者生活质量较治疗前显著改善（MLHFQ 分数越高生活质量越差）。

（3）法国波尔多真实世界研究是一项单中心、回顾性队列研究，共纳入接受沙库巴曲缬沙坦钠片治疗的收缩性心力衰竭患者 200 例。治疗 1 个月后，对 180 例患者进行分析；3 个月后，对 157 例患者进行分析；6 个月后，对 99 例患者进行分析。基线时所有患者都已接受标准药物治疗血流动力学均稳定。200 例 HFrEF 患者接受本品治疗 1 个月后的症状和受限情况均改善，约一半的 NYHA 心功能分级Ⅲ级的患者改善至Ⅱ级或Ⅰ级；6min 步行距离显示，运动耐量增加。尽管利尿剂的剂量降低 35%，但患者生活质量仍有显著改善；这些影响发生在治疗的第 1 个月，且持续 6 个月。

（4）德国真实世界研究是一项非干预性、回顾性数据库研究，观察德国 1643 例患者初级保健和心内科处方沙库巴曲缬沙坦钠片的给药剂量和临床参数变化。研究时间为 2016 年 1 月至 2016 年 12 月，本品治疗启动后可进行最长 12 个月的随访，对部分患者的 NT-proBNP（$n=119$）和 NYHA 心功能分级（$n=121$），糖化血红蛋白（HbA1c，$n=151$）或血压（BP，$n=338$）的可用数据进行分析，本品治疗后：NT-ProBNP 水平总体平均下降 30%；HbA1c、收缩压和舒张压均有显著降低（$P<0.001$）。随着时间的推移，大多数患者的 NYHA 心功能分级稳定，治疗后 90d、180d 和 270d，心功能恶化患者比例较基线更少，心功能改善的患者比例多余恶化的比例，NYHA 心功能分级恶化的患者趋势逆转。

2. 治疗高血压　在一项沙库巴曲缬沙坦钠片用于治疗高血压的临床试验中，与对照组缬沙坦相比，沙库巴曲缬沙坦钠片表现出更好的降压效果，200mg、400mg 诺欣妥组分别与 160mg、320mg 缬沙坦组对比，降压差异显著，且沙库巴曲缬沙坦钠片耐受性良好，未发生治疗相关的神经源性水肿，8 周治疗中只有 3 例判定为与试验药物有关的严重不良事件发生，无 1 例死亡。

3. 治疗心肌梗死　临床前研究结果显示，沙库巴曲缬沙坦钠片可降低心肌梗死后心功能失代偿、心脏纤维化和心室重构，似乎还可减少实验性心肌梗死后的肾功能损害。虽然沙库巴曲不会抑制血管紧张素Ⅱ诱导的细胞肥大和心肌纤维化，但其活性代谢产物 LBQ657 在体外会抑制心肌肥厚而不影响心肌纤维化。缬沙坦潜在抑制血管紧张素Ⅱ诱导的心肌细胞肥大和心肌纤维化。LBQ657 和缬沙坦结合增强了缬沙坦对血管紧张素Ⅱ的抑制效果。B 型尿钠肽在所有细胞中剂量依赖地抑制血管紧张素Ⅱ受体诱导的心肌肥大和纤维化的效应，证实了尿钠肽在心肌肥厚和纤维化细胞中的保护作用。

【药代动力学】

1. 吸收　口服给药后，沙库巴曲缬沙坦钠片解离成沙库巴曲和缬沙坦。沙库巴曲被进一步代谢成 LBQ657。分别在 0.5h、2h 和 1.5h 达到沙库巴曲、LBQ657 和缬沙坦的血浆峰浓度。沙库巴曲的口服绝对生物利用度估算≥60%。在本品中缬沙坦比其他上市片剂中的缬沙坦生物利用度更高；在沙库巴曲缬沙坦钠片的 26mg、51mg 和 103mg 中的缬沙坦剂量分别等同于在其他上市片剂的 40mg、80mg 和 160mg 中的缬沙坦剂量。沙库巴曲缬沙坦钠片每日 2 次给药后，沙库巴曲、LBQ657 和缬沙坦在 3 天中可达到稳态血药浓度。在稳态时沙库巴曲和缬沙坦不发生显著积蓄，但 LBQ657 积蓄 1.6 倍。

临床上沙库巴曲缬沙坦钠片与食物同服对沙库巴曲、LBQ657 和缬沙坦的暴露量无显著影响。虽然本品与食物同服对缬沙坦暴露量有减低作用，但并不伴随临床上治疗效应的显著减低。因此，本品可与食物同服或空腹给药。

2. 分布 沙库巴曲、LBQ657 和缬沙坦能够与血浆蛋白高度结合（结合率为 94%～97%）。根据血浆与脑脊液中的暴露量对比数据显示，LBQ657 可通过血脑屏障的量非常有限（约为 0.28%）。缬沙坦和沙库巴曲的平均表观分布容积分别为 75L 和 103L。

3. 代谢 沙库巴曲被酯酶迅速代谢成 LBQ657，而缬沙坦只有少量被代谢；约 20%的剂量作为代谢物被回收。在血浆中有低浓度的缬沙坦被检出为羟基代谢物（低于 10%）。

4. 消除 经口服给药后，52%～58%的沙库巴曲（主要以 LBQ657 形式）和 13%的缬沙坦及它的代谢物经尿液排出体外，37%～48%的沙库巴曲（主要以 LBQ657 形式）和 86%的缬沙坦及它的代谢物通过粪便排出体外，沙库巴曲、LBQ657 和缬沙坦在体内的消除半衰期（$t_{1/2}$）分别是 1.4h、11.5h 和 9.9h。

5. 线性与非线性关系 跨越 ENTRESTO 剂量范围 24mg 沙库巴曲/26mg 缬沙坦至 194mg 沙库巴曲/206mg 缬沙坦，沙库巴曲、LBQ657 和缬沙坦的药代动力学是线性相关的。

【药物相互作用】

1. 联合给药对沙库巴曲缬沙坦钠片的影响 由于 CYP450 酶介导沙库巴曲和缬沙坦的代谢很少，与影响 CYP450 酶的药物联合给药并不影响本品的药代动力学。研究显示，呋塞米、华法林、地高辛、卡维地洛、复方左炔诺孕酮或炔雌醇、氨氯地平、奥美拉唑、氢氯噻嗪、二甲双胍、阿托伐他汀和西地那非均不改变对沙库巴曲、LBQ657 或缬沙坦的全身暴露量。

2. 沙库巴曲缬沙坦钠片对联合给药的影响 体外研究数据表明，沙库巴曲抑制 OATP1B1 和 OATP1B3 转运蛋白。

【适应证】 本品可用于已采用循证剂量（包括最大耐受剂量）的 ACEI、β 受体阻滞剂和醛固酮拮抗剂后仍有症状的心力衰竭患者，将本品替换 ACEI 可进一步降低心血管死亡率。

2015 年美国食品药品监督管理局（FDA）已批准该药用于慢性心力衰竭的治疗。

2016 年美国心脏协会/美国心脏病学会（AHA/ACC）、欧洲心脏病学会（ESC）心力衰竭指南均推荐该药的应用，但两者的推荐存在明显差异。

2016 年 ESC 心力衰竭诊断与治疗指南推荐该药仅用于经血管紧张素转化酶抑制剂、β 受体阻滞剂或螺内酯治疗后仍有症状的 HFrEF 患者，可使用沙库巴曲缬沙坦钠片替代 ACEI 进行治疗，以进一步降低心力衰竭住院和死亡风险（Ⅰ类推荐，证据水平 B）。

2017 年美国心力衰竭学会指南公布对于慢性 HFrEF 患者，推荐沙库巴曲缬沙坦钠片联合基于证据的 β 受体阻滞剂和醛固酮受体拮抗剂治疗，以降低心力衰竭发病率和死亡率。对于 NYHA 心功能分级Ⅱ级或Ⅲ级，能够耐受 ACEI 或 ARB 的慢性有症状的 HFrEF 患者，推荐以沙库巴曲缬沙坦钠片替代 ACEI 或 ARB，以进一步降低发病率和死亡率（Ⅰ类推荐，证据水平 B）。

2017 年 7 月中国食品药品监督管理总局（CFDA）已批准沙库巴曲缬沙坦钠片用于射血分数降低的慢性心力衰竭（NYHA 心功能分级 Ⅱ～Ⅳ级，LVEF≤40%）成人患者，降低心血管死亡和心力衰竭的风险。

【用法与用量】

1. 沙库巴曲缬沙坦钠片的推荐起始剂量是 49mg/51mg，每日 2 次。当患者耐受，2～4 周后加倍本品剂量至目标维持剂量 97mg/103mg，每日 2 次。

2. 对以下患者减低起始剂量至 24mg/26mg，每日 2 次：①患者当前未服用一种 ACEI 或一种 ARB 或以前用低剂量这些药物；②有严重肾受损患者；③有中度肝受损患者。

当被患者耐受时，每 2～4 周加倍沙库巴曲缬沙坦钠片的剂量至目标维持剂量 97mg/103mg，每日 2 次。

3. 特殊人群中使用

（1）胎儿或新生儿：羊水过少的妊娠妇女在妊娠的第 4～9 个月使用药物影响肾素-血管紧张素系统可能导致以下不良后果。减低胎儿肾功能导致无尿和肾衰竭，胎儿肺发育不良，骨骼异常，包括颅骨发育不全，低血压和死亡。根据妊娠周数，进行系列超声检查评估羊膜腔内环境和胎儿测试。如观察到羊水过少，应考虑替代药物治疗。

应密切观察在子宫内暴露于沙库巴曲缬沙坦钠片的新生儿。如发生少尿或低血压，应支持血压和肾灌流。可能需要交换输血或透析作为逆转低血压和置换肾功能的措施。

（2）肝功能受损：对有轻度肝受损（Child-Pugh A 分类）的患者当给予本品时无须剂量调整。有中度肝受损（Child-Pugh B 分类）的患者推荐起始剂量为 24mg/26mg，每日 2 次。建议有严重肝受损（Child-Pugh C 分类）的患者不使用本品，因为对这些患者未进行临床研究。

（3）肾功能受损：轻度[（eGFR 60～90ml/（min·1.73m^2）]至中度[eGFR 30～60ml/（min·1.73m^2）]肾受损患者无须剂量调整。严重肾受损[eGFR<30ml/（min·1.73m^2）]患者推荐起始剂量是 24mg/26mg，每日 2 次。

【不良反应】 发生率≥5%的不良反应是血管水肿、低血压、高钾血症、咳嗽、眩晕和肾衰竭。

1. 临床试验经验 在 PARADIGM-HF 试验中，随机化进入双盲期比较沙库巴曲缬沙坦钠片和依那普利前，受试者被要求分别顺序完成依那普利和沙库巴曲缬沙坦钠片导入期 15d 和 29d（中位）。依那普利导入期时，1102 例患者（10.5%）被永久终止研究，5.6%因为一种不良事件终止研究。多数由于肾功能不全（1.7%）、高钾血症（1.7%）和低血压（1.4%）终止研究。沙库巴曲缬沙坦钠片导入期时，另有 10.4%的患者永久终止治疗，5.9%的患者因为一个不良事件，如肾功能不全（1.8%）、低血压（1.7%）或高钾血症（1.3%）。在双盲期中评价了 4203 例用沙库巴曲缬沙坦钠片治疗患者和 4229 例用依那普利治疗患者的安全性。在 PARADIGM-HF 试验中，随机化为沙库巴曲缬沙坦钠片组的患者接受 4.3 年治疗，双盲期时沙库巴曲缬沙坦钠片治疗患者因为一个不良事件终止治疗的有 450 例（10.7%），而接受依那普利的患者为 516 例（12.2%）。

在 PARADIGM-HF 试验中，依那普利和沙库巴曲缬沙坦钠片导入期血管水肿的发生率两者均为 0.1%。在双盲期，服用沙库巴曲缬沙坦钠片治疗患者血管水肿的发生率高于依那普利（分别为 0.5%和 0.2%）。在黑种人患者中用本品和依那普利血管水肿的发生率分别是 2.4%和 0.5%。PARADIGM-HF 的双盲期期间用本品治疗患者有 2.1%发生体位性晕厥，而依那普利治疗组为 1.1%。服用沙库巴曲缬沙坦钠片治疗患者跌跤率为 1.9%，而依那普利治疗组为 1.3%。

2. 实验室异常

（1）血红蛋白和血细胞比容：在 PARADIGM-HF 试验双盲期观察到约 5%沙库巴曲缬沙坦钠片和依那普利治疗患者发生血红蛋白或血细胞比容都减低＞20%。

（2）血清肌酐：在依那普利治疗磨合期和沙库巴曲缬沙坦钠片治疗导入期中分别观察到 1.4%和 2.2%的患者血清肌酐增加＞50%。本品治疗和依那普利治疗患者的双盲期，均有约 16%的患者血清肌酐增加＞50%。

（3）血清钾：在依那普利和沙库巴曲缬沙坦钠片导入期均可观察到约 4%的患者血钾浓度＞5.5mEq/L。在双盲期时，接受本品和依那普利治疗的两组患者均有约 16%的患者发生血钾浓度＞5.5mEq/L。

【禁忌证】　①对本品的任何组分过敏者；②以往有与 ACE 抑制剂或血管紧张素Ⅱ受体阻滞剂治疗相关的血管水肿病史；③禁忌用于服用 ACEI 或 ARB 的糖尿病患者或中重度肾功能损伤者；④在伴发糖尿病患者中禁忌同时与阿利吉仑使用。

【警告和注意事项】

1. 黑框警告

（1）胎儿毒性：当给予妊娠妇女沙库巴曲缬沙坦钠片可能致胎儿危害。在妊娠的第 4～9 个月期间使用作用在肾素-血管紧张素系统的药物会影响胎儿肾功能并增加胎儿和新生儿患病率和死亡。

（2）当检测到妊娠时，可考虑用其他药物替代治疗和终止本品治疗。但是，如对治疗没有适当替代影响肾素-血管紧张素系统的药物，以及考虑药物挽救母亲生命的情况，应忠告妊娠妇女对胎儿潜在风险。

2. 注意事项

（1）血管水肿：本品可能致血管水肿。在 PARADIGM-HF 试验双盲期，用沙库巴曲缬沙坦钠片治疗患者和用依那普利治疗患者血管水肿的发生率分别为 0.5%和 0.2%。如发生血管水肿，立即停服本品，并提供适当治疗和监视对气道损害。要确诊血管水肿仅局限于面唇部。虽然抗组胺药对缓解症状有用，一般情况无须特殊治疗。

血管水肿伴随喉头水肿可以致命。其中累及舌、声门或咽喉时可致气道阻塞，应给予适当治疗。如皮下注射 1∶1000 肾上腺素溶液（0.3～0.5ml），并需采取措施确保患者气道通畅。

本品在非洲裔美国患者中的血管水肿发生率较非非洲裔美国患者高。既往有血管水肿病史的患者使用本品可能使血管水肿的风险增高。不应在既往已知有与 ACE 抑制剂或 ARB 治疗相关的血管水肿病史患者中使用本品。

（2）低血压：本品可降低血压并有可能导致症状性低血压。高肾素-血管紧张素系统活性的患者，如低血容量和（或）低盐患者（如正在使用高剂量利尿药治疗），发生上述风险更高。在 PARADIGM-HF 的双盲期，18%的用沙库巴曲缬沙坦钠片治疗的患者和12%的用依那普利治疗的患者发生了单一的低血压不良事件。本品给药前或在一个较低剂量开始时，应纠正低血容量或低盐。如发生低血压，可考虑停用利尿药，同时调整抗高血压药的剂量，并治疗低血压的其他原因（如低血容量）。如采取措施仍有持续性低血压者，可减少用药剂量或暂时终止本品使用。通常无须永久终止本品的治疗。

（3）肾功能受损：抑制肾素-血管紧张素-醛固酮系统（RAAS）后，在易感个体用本品治疗可以预期肾功能减弱。PARADIGM-HF 试验的双盲期中，在沙库巴曲缬沙坦钠片和依那普利组均有 5%的患者发生单一的肾衰竭不良事件。在患者肾功能依赖于肾素-血管紧张素-醛固酮系统的活性（如有严重充血性心力衰竭患者使用 ACE 抑制剂和血管紧张素受体拮抗剂治疗时出现少尿、渐进氮质血症和罕见的急性肾衰竭，甚至死亡）时应严密监视血清肌酐，并在患者发生显著肾功能不全时，下调剂量或中断本品治疗。如同所有影响 RAAS 药物，在有双侧或单侧肾动脉狭窄的患者，本品可能增加血尿素和血清肌酐水平。在有肾动脉狭窄患者中使用本品时应监测肾功能。

（4）高钾血症：本品通过对 RAAS 的作用可能导致高钾血症。PARADIGM-HF 试验的双盲期中，12%的本品治疗患者和14%的依那普利治疗患者出现了单一的高钾血症不良事件。应定期地监测血清钾浓度和给予适当治疗，尤其在有高钾血症风险患者，如严重肾损害、糖尿病、醛固酮减少症或高钾膳食患者中，可能需要减少剂量或中断给药。

【孕妇及哺乳期妇女用药】

1. 妊娠　给予妊娠妇女本品时可能导致胎儿危害。妊娠的第 2～3 个月时使用肾素-血管紧张素系统药物可影响胎儿肾功能、增加胎儿和新生儿患病率和死亡率。

在动物生殖研究中，大鼠和兔器官形成期时，接受本品治疗可导致胚胎、胎儿致死率增加，并使兔致畸胎率增加。当检测到妊娠时，应考虑换药治疗并终止使用本品治疗。但是，当使用药物能够挽救妊娠妇女的生命时，也应告知妊娠妇女本品对胎儿有潜在风险。

在大鼠围产期发育（器官形成期）研究中，750mg/（kg·d）剂量沙库巴曲缬沙坦钠片剂量至 600mg/（kg·d）时，可影响幼畜发育和生存。

2. 哺乳　在对哺乳喂养婴儿或对乳汁生成影响的研究中，关于人乳中存在沙库巴曲缬沙坦钠片的资料有限。因为沙库巴曲缬沙坦钠片对哺乳喂养中婴儿可能有潜在的严重不良反应，故应告知哺乳妇女，建议哺乳喂养期间，不用本品治疗。

在对哺乳大鼠口服本品（15mg/kg 沙库巴曲和 15mg/kg 缬沙坦）研究后，可观察到本品转运至乳汁。哺乳大鼠在单次口服给予 3mg/kg 的缬沙坦后，也观察到缬沙坦转运至乳汁。

【儿童用药】　尚未确定在儿童患者中的安全性和有效性。

【老年患者用药】　在老年人（≥65 岁）或老年（≥75 岁）患者与总体人群比较中未曾观察到相关药代动力学差别。

【药物相互作用】　①肾素-血管紧张素系统的双重阻断：不要与 ACEI 使用，在有糖尿病的患者不要与阿利吉仑合用；②避免与血管紧张素 Ⅱ 受体阻滞剂合用；③保钾利尿药可能导致血清钾增加；④与 NSAIDs 合用可能导致肾受损的风险增加；⑤可能增加锂毒性的风险。

【特殊人群中使用】 ①哺乳：应终止哺乳喂养或终止使用本药物。②严重肝受损：建议不使用本品。

【药物过量】 本品过量使用所获得的资料有限。在健康受试者中，曾研究一个本品单剂（583mg 沙库巴曲/617mg 缬沙坦）和多次剂量（437mg 沙库巴曲/463mg 缬沙坦）使用 14 天的报告，用药结果表明，健康受试者对上述剂量耐受良好。

由于本品降有降低血压作用，低血压是本品过量使用的最可能结果。由于本品与蛋白高度结合，所以不能通过血液透析消除。

【制剂与规格】 膜-包衣片（沙库巴曲缬沙坦钠片）：24mg/26mg；49mg/51mg；97mg/103mg。

【贮藏】 贮存在 25℃（77°F）与室外允许 15～30℃（59°F 和 86°F）。原始包装防潮贮存。

五、新型血管扩张剂——重组人 B 型利钠肽

重组人脑利钠肽有利钠、利尿和扩血管作用，增加心排血量而不增加心率和耗氧量，可明显改善血流动力学。奈西利肽是美国 FDA 批准的重组人脑利钠肽。新活素是我国自主研发的重组人脑利钠肽，其用于治疗急性心力衰竭和慢性心力衰竭急性发作的患者，具有改善呼吸困难、利尿等作用；同时还可以改善射血分数，降低 NT-proBNP。VMAC 研究和 PROACTION 研究均表明，利钠肽可有效改善急性心力衰竭患者的临床症状和血流动力学，推荐应用于急性失代偿性心力衰竭治疗。国内一项 II 期临床研究也提示，该药较硝酸甘油静脉制剂更能够显著降低急性失代偿性心力衰竭患者肺毛细血管楔压、缓解呼吸困难。2012 年 ESC 心力衰竭指南推荐在心力衰竭常规治疗基础上联合应用利钠肽。

重组人 B 型利钠肽（BNP）是一种近几年应用于急性心力衰竭治疗的血管扩张剂，属内源性激素物质。与人体内产生的 BNP 完全相同，具有相同的 32 个氨基酸组成的多肽序列。利钠肽通过与血管平滑肌和内皮细胞上的鸟苷酸环化酶受体结合，使第二信使 cGMP 水平升高而发挥生理学效应。

重组人脑利钠肽

重组人脑利钠肽是一类新型抗心功能不全的药物。利用重组 DNA 技术合成的 B 型重组人脑利钠肽通过与利钠钛受体结合，具有明确的扩血管和排钠利尿作用。临床研究表明，重组人脑利钠钛是一个起效快、疗效显著、不良反应少的治疗急性心力衰竭新型药物，可改善心力衰竭患者的临床症状和血流动力学。

【药品名称】 国际通用名：重组人脑利钠肽。商用名：奈西立肽、醋酸人脑利钠肽、新活素。英文通用名：rhBNP。英文商用名：Nesiritide acetate。

【药理作用】 重组人脑利钠肽为人工合成的基因重组人 B 型利钠肽（recombined human B-type natriuretic peptide，rhBNP），与人体心室肌分泌的天然利钠肽（BNP）具有相同的 32 个氨基酸序列，属内源性激素物质，是一种近几年应用于急性心力衰竭治疗的血管扩张

剂。本品能与血管平滑肌和内皮细胞上的鸟苷酸环化酶受体结合，增加细胞内的 cGMP 的含量，使第二信使 cGMP 水平升高而发挥生理学效应。cGMP 作为第二信使使动静脉扩张。研究显示，重组人脑利钠肽能使内皮素 I 或 α-肾上腺素受体激动剂处理的离体人动脉和静脉舒张。在人体利钠肽能剂量依赖性降低心力衰竭患者肺毛细血管嵌楔压（pulmonary capillary wedge pressure，PCWP）和动脉压。本品主要药理作用包括：①扩张静脉和动脉，从而降低前后负荷，在无直接正性肌力作用下增加心排血量；②促进钠排泄，具有一定利尿作用；③可抑制肾素血管紧张素醛固酮和交感神经系统，防止急性心力衰竭恶化。

【循证医学证据】　FUSION-II 研究是一项国际多中心、随机、双盲临床研究，旨在评价重组人脑利钠肽对慢性失代偿性心力衰竭患者的有效性。研究共纳入慢性失代偿性心力衰竭患者 920 例。随机、双盲应用重组人脑利钠肽每周 1～2 次。重组人脑利钠肽给予序贯疗法或安慰剂共 12 周，追踪观察 24 周，初步研究结果表明，重组人脑利钠肽能改善慢性失代偿性心力衰竭患者的症状和血流动力学状态。病死率或住院率在两组间无显著性差异，提示重组人脑利钠肽的序贯疗法不适合慢性心力衰竭的患者，目前仅用于急性失代偿性心力衰竭。

最近两项研究（VMAC 和 PROACTION）表明，应用重组人脑利钠肽可有效改善临床症状和血流动力学，推荐应用于急性失代偿性心力衰竭治疗。

2012 年 ESC 心力衰竭指南建议，在常规治疗基础上可联合应用重组人脑利钠肽。

2014 年中国心力衰竭治疗指南指出，rhBNP 并非是单纯的血管扩张剂，而是兼具多重作用的药物，本品既有促进钠排泄和利尿作用，还可抑制 RAAS 和交感神经系统。建议在患者出现利尿剂抵抗时应用，可改善利尿效果和肾功能。

2016 年 ESC 急慢性心力衰竭治疗指南指出，rhBNP 与心力衰竭常规治疗药物联合使用，可以显著缓解心力衰竭患者的呼吸困难症状。

2016 年 ACC/AHA 心力衰竭治疗指南指出，rhBNP 可降低左心室充盈压，对心排血量、尿量和利钠排泄有效。与单用利尿药相比，联合用 rhBNP，可以更快改善心力衰竭患者的呼吸困难症状。

【药代动力学】　慢性心力衰竭患者静脉滴注或静脉注射本品后，在血浆中呈双相分布，平均终末消除半衰期为 18min，平均起始消除相约为 2min，中央室分布容积为 0.073L/kg，平均稳态分布容积（Vss）为 0.19L/kg，平均清除率（CL）为 9.2ml/（kg·min）。静脉注射本品 0.01～0.03mg/（kg·min）达稳态后，血浆利钠肽水平比基础水平提高 3～6 倍。本品代谢途径主要有三条：①与细胞表面的消除受体结合，被细胞溶酶体酶分解；②被肽类内肽酶（如血管表面的中性肽链内切酶）溶蛋白性分解；③经肾脏滤过。

【适应证】　用于急性代偿失调性充血性心力衰竭伴休息时或轻微活动时呼吸困难的患者，可以降低肺毛细血管嵌楔压，改善呼吸困难症状。

【用法与用量】　静脉给药：初始负荷剂量为 2μg/kg，3～5min 静脉缓慢注射，随后给以维持剂量 0.01μg/（kg·min）静脉滴注。疗程一般 3d。初始剂量不能超过推荐剂量。将利钠肽 1.5mg 用 5%葡萄糖注射液或 0.9%氯化钠注射液或 5%葡萄糖氯化钠注射液 5ml 溶解后，加入到 250ml 上述液体中静脉滴注。

【不良反应】　不良反应为低血压、心动过速、心房颤动、窦房结传导阻滞、注射部位反应、发热、感觉异常、嗜睡、咳嗽、咯血、出汗、腿痛性痉挛、皮疹、皮肤瘙痒、弱视、贫血等。

【禁忌证】 ①对本品及其中任何成分过敏的患者禁用。②收缩压≤90mmHg 的患者禁用。③心源性休克的患者禁用。④本品不适宜心脏瓣膜狭窄、限制或阻塞性心肌病、缩窄性心包炎、心脏压塞等患者。⑤已知或怀疑心脏充盈压低的患者避免使用。

【注意事项】

1. 本品可引起低血压，舒张压＜100mmHg 的患者慎用。孕妇用药安全性尚未确立，孕妇慎用。本品是否通过乳汁分泌尚不清楚，哺乳期妇女慎用。

2. 尚无儿童应用利钠肽安全性和有效性的研究资料。

3. 肾功能不足的患者不须调整剂量。

4. 本品对肺毛细血管嵌楔压、心排血指数、收缩压的影响与肾功能不足（基线血清肌酐的范围 2～4.3mg/dl）及正常肾功能的患者没有明显差异。

5. 利钠肽的清除与患者的体重成正比，应根据患者的体重调整剂量。

6. 本品应新鲜配制，配制的药液 2～8℃可保存 24h。

【孕妇及哺乳期妇女用药】 孕妇用药安全性尚未确立，孕妇慎用。利钠肽是否通过乳汁分泌尚不清楚，哺乳期妇女慎用。

【儿童用药】 尚无儿童应用利钠肽安全性和有效性的研究资料。

【老年患者用药】 本品清除率不受年龄、性别的影响。

【药物相互作用】

1. rhBNP 与肝素、胰岛素、利尿酸钠、布美他尼、依那普利、肼屈嗪、呋塞米等混合可产生理化反应，静脉滴注时不能用同一输液管。

2. 本品可与肝素钠结合，使用含肝素的注射器可降低利钠肽的作用。

3. 本品与血管紧张素转化酶抑制剂合用，易导致症状性低血压。

4. 利钠肽与亚硫酸钠存在配伍禁忌，含亚硫酸钠作为防腐剂的注射剂不能与本品同时使用。

5. 对于难治性心力衰竭，联合用药利钠肽和托伐普坦可显著改善患者症状。

【制剂与规格】 奈西立肽注射剂：1.5mg（含奈西立肽 1.58mg，枸橼酸 2.1mg，枸橼酸钠二水合物 294mg）。新活素注射剂：每瓶 0.5mg/500U。

【贮藏】 原始包装防潮、室温贮存。

六、选择性血管加压素 V_2 受体拮抗剂

心力衰竭患者血中精氨酸加压素（AVP）水平随病情严重程度而增加，AVP 过量分泌导致血管收缩，加重心力衰竭时的液体潴留。托伐普坦是首个口服的非肽类 AVP 2 受体拮抗剂，可以阻断肾小管细胞的 V_{1a}、V_2 受体，具有排水不排钠的特点，可改善肾功能，减少髓袢利尿药的用量，特别适用于心力衰竭合并低钠血症的患者。AVP 又称抗利尿激素，在下丘脑合成，储存在垂体后叶，是调节人体水平衡最主要的激素。当人体血容量降低或血浆渗透压增高时，AVP 从垂体后叶中释放进入血循环。AVP 受体有 V_{1a}、V_{1b} 和 V_2，其

中 V_2 受体主要分布于肾脏集合管，负责调节水在原尿和血液间的转运，以维持人体体液平衡。正常人血中几乎测不出 AVP 的存在。没有 AVP 时，肾脏集合管内膜是不透水的，多余水分从尿液中排出。心力衰竭、肝硬化、抗利尿激素分泌异常综合征（SIADH）所导致的高容量性和等容量性低钠血症等疾病可导致体内 AVP 水平增高，增高的 AVP 与 V_2 受体结合并激活 V_2 受体，刺激水通道蛋白 2 合成，在内膜上形成孔道，使自由水经由集合管内腔进入细胞，继之入血，从而增加水的重吸收，导致血容量不成比例增加及稀释性低钠血症。患者可表现出恶心、意识障碍、昏睡、注意力缺失、步态不稳和意外摔倒等症状，低钠严重时可出现惊厥、昏迷、甚至死亡。目前对高容量性和等容量性低钠血症尚无有效的治疗方法。在临床上，限制液体摄入常被作为首选方法，但患者很难做到，即便患者严格遵守了限液医嘱，其提高血钠的幅度也不超过 3～4mEq/L。对肝腹水和心力衰竭患者，因可能加重高容量状况从而使病情进展，故不建议采用静脉滴注高渗盐水来纠正低钠血症。而现有利尿药均通过抑制钠的重吸收来增加尿量，故在低钠血症时不推荐使用。EVEREST 研究结果表明，长期使用托伐普坦临床并未见到病死率降低，心血管死亡及住院的复合终点也无显著性差异，提示不必采用托伐普坦进行长期治疗。托伐普坦的开发上市给高容量性和等容量性低钠血症尚无有效治疗的心力衰竭患者带来了又一新的选择和治疗途径。

托 伐 普 坦

【药品名称】 国际通用名：托伐普坦。商用名：苏麦卡。英文通用名：tolvaptan。英文商用名：Samsca。

【药理作用及毒理研究】

1. 药理作用 托伐普坦是选择性的血管加压素 V_2 受体拮抗剂，与血管加压素 V_2 受体的亲和力是天然精氨酸血管加压素（AVP，又称抗利尿激素 ADH）的 1.8 倍。AVP 由下丘脑合成，储存在垂体后叶，是调节人体水平衡的最主要激素。某些疾病会导致血管加压素水平异常增高，包括心力衰竭、肝硬化、抗利尿激素分泌异常综合征，不同的病因其增高机制不尽相同。血管加压素增高使水的重吸收增加，导致患者水肿和稀释性低钠血症。托伐普坦与血管加压素 V_2 受体的亲和力是本品与 V_{1a} 受体亲和力的 29 倍。当口服给药时，15～60mg 剂量的托伐普坦能够拮抗 AVP 的作用，提高自由水的清除和尿液排泄，降低尿液的渗透压，最终促使血钠浓度提高。通过尿液排泄钠和钾的量及血浆钾浓度并没有显著改变。本品的代谢产物与本品相比，对人体血管加压素 V_2 受体的拮抗剂作用很弱。给予本品后，天然精氨酸血管加压素的血浆浓度将升高（平均 2～9pg/ml）。

健康受试者单次口服 60mg 本品 2～4h 后，出现排水利尿作用和血钠浓度升高。服药 4～8h 后，血钠浓度最高升高 6mEq/L，尿排泄速度高达 9ml/min。本品的药理作用滞后于血药浓度。

服药后 24h，血钠浓度约为峰值的 60%，但尿排泄速度未继续增加，服用本品 60mg 以上时，未见排水利尿作用和血钠浓度进一步增强和升高。服用本品推荐剂量为 15～60mg，每日 1 次，先出现排水利尿作用，随后血钠浓度升高。在健康受试者进行的探讨托伐普坦对 QTc 间期影响的双盲、平行、安慰剂对照、阳性药临床试验中，172 例健康受试者连续服用了托伐普坦 30mg 及 300mg、莫西沙星 400mg、安慰剂，每日 1 次。服用本品

30mg 及 300mg 后，服药第 1 天和第 5 天本品对 QTc 间期有明显影响。服药 300mg 时，本品的血药浓度峰浓度约为 30mg 的 4 倍。第 1 天服用莫西沙星 2h 后延长 17ms，表明本试验用于探讨本品对 QT 间期影响的设计合理。

2. 毒理研究

（1）生殖毒性：一般生育力研究中，雄雌大鼠分别经口给药 100mg/（kg·d）、300mg/（kg·d）和 1000mg/（kg·d）。最高剂量组的黄体数和着床数低于对照组。妊娠大鼠器官形成期经口给予本品 10mg/（kg·d）、100mg/（kg·d）和 1000mg/（kg·d），可见 100mg、1000mg 组母体动物的体重增加被抑制及摄食量减少，1000mg 组（按体表面积换算为最高临床推荐用量的 162 倍）可见胎仔体重下降及骨化延迟。妊娠家兔胚胎器官形成期经口给予托伐普坦 100mg/（kg·d）、300mg/（kg·d）和 1000mg/（kg·d），所有剂量组母体动物出现体重增加被抑制和摄食量减少，且在中高剂量组出现流产。1000mg 组（最高临床推荐用量的 162 倍）中可见胎仔死亡率增加、小眼畸形、眼睑未闭、腭裂、四肢短小、骨骼畸形。目前尚无完整、良好对照的孕妇应用本品的研究，只有在判定治疗益处大于对胎儿的危险性后方可使用。

（2）遗传毒性：体外遗传毒性试验（细菌回复性突变研究、中国仓鼠肺成纤维细胞的染色体畸变研究）和体内研究（大鼠微核研究），均未显示有遗传毒性。

（3）致癌作用：在为期两年的研究中，雌雄大鼠经口服给药达 1000mg/（kg·d）（按体表面积换算为人体最高临床推荐剂量的 162 倍），雄性小鼠 60mg/（kg·d）（为人体最高临床推荐剂量的 5 倍）、雌性小鼠 100mg/（kg·d）（为人体最高临床推荐剂量的 8 倍）时，均未见肿瘤发生率明显增加。

【循证医学证据】

1. 对低钠血症的影响

（1）SALT-1 和 SALT-2 研究是两项多中心、双盲、安慰剂对照、临床试验。共纳入多种原因心力衰竭、肝硬化、抗利尿激素分泌异常综合征（SIADH）及其他引起的正常容量性低钠血症或高容量性低钠血症（血钠浓度＜135mEq/L）的患者 424 例。研究旨在评价托伐普坦对低钠血症患者的影响。患者连续口服托伐普坦片或安慰剂 30d，随访期 7d。有症状的患者、试验期间可能需要生理盐水治疗的患者、头部创伤或手术后出现急性一过性低钠血症患者、原发性烦渴症患者、控制不住的肾上腺功能低下或控制不住的甲状腺功能减退患者不纳入临床试验。随即分组后，223 例口服托伐普坦初始剂量 15mg/d，220 例服用安慰剂，一日 1 次。实验开始时血钠浓度的平均值为 129mEq/L，服药 24h 内尽可能不限制液体，以避免血钠浓度纠正速度过快，实际上 87% 的患者没有限制液体。此后，根据临床需要，所有患者重新开始或开始限制液体（定义：每日饮水量 1.0L 以下）。

在达到托伐普坦最高用量（60mg/d）或在血钠浓度恢复正常（135mEq/L）前，可以 24h 的间隔增至 30mg，每日 1 次，然后再增至 60mg。每日 1 次。初始服药 8h 后至完成剂量调整后的 72h 内，每天测定血钠浓度。连续服药 30d，第 11 天、第 18 天、第 25 天、第 30 天测定血钠浓度。试验结束后，所有的患者继续试验前的针对低钠血症的治疗，并且 7d 后再次评价。主要评价指标是服药 4d 内和 30d 内血钠浓度平均值与基线平均值的变化量。两项试验期间，托伐普坦组血钠浓度改善明显好于安慰剂组（$P<0.0001$）。血钠浓度

＜120mEq/L 或 125mEq/L 的重症低钠血症患者，第 4 天和第 30 天的血钠浓度也显著升高。不同病因（如心力衰竭、肝硬化、SIADH 或其他）患者人群的结果均相同。低钠血症患者（血钠浓度＜135mEq/L），服药 8h 后，托伐普坦组患者血钠浓度明显比安慰剂组高，且该变化一直持续 30d。托伐普坦组需要限制液体的患者数（30/215，14%）明显少于安慰剂组（51/206，25%）（$P<0.0017$）。

（2）SALTWATER 研究是一项开放性、安慰剂对照试验，旨在评价托伐普坦对低钠血症患者的影响。在 111 例先行服用托伐普坦或安慰剂患者中，94 例低钠血症（血钠浓度＜135mEq/L）患者经 7d 以上的标准治疗后，再次以剂量滴定法服用托伐普坦（15～60mg，每日 1 次）。此时患者的血钠浓度降至基线值和安慰剂组之间。服药后，平均血钠浓度升至以前服用托伐普坦后的水平，并且维持了一年以上。

（3）QUEST 研究主要研究目的是评估对在使用常规利尿药后仍有体液潴留的稳定性心力衰竭患者加用托伐普坦的有效性和安全性。剂量为每日 15mg，连续 1 个星期。患者在服用研究药物前体重基本稳定，整个研究期利尿药剂量固定。结果显示，患者的摄水量和排尿量均增加，最终为负平衡；体重自服药后第 1 天就下降，持续整个服药期；托伐普坦对颈静脉怒张和肝肿大的改善均有统计学差异。整个治疗过程中，血钾无变化，血钠略升高但仍在正常范围内。

（4）Tomoyuki Otsuka 等研究证实，托伐普坦在治疗充血性心力衰竭合并肾脏功能不全时，可以产生持续的利尿作用，减轻容量负荷，改善尿渗透压，同时不会对肾脏功能造成影响。对有功能的肾脏，托伐普坦可以作用于肾皮质集合管，有效地降低尿渗透压，维持液体的渗透调节。该研究还观察到，与托伐普坦一起使用时，呋塞米的治疗效果得到了加强。

（5）在中国进行的一项托伐普坦对多种原因引起的非低容量性、非急性低钠血症患者的多中心、随机、双盲、安慰剂、平行对照临床试验，旨在评价托伐普坦治疗多种原因引起的非低容量性、非急性低钠血症患者的有效性和安全性。研究对象纳入多种原因（包括充血性心力衰竭、肝硬化伴腹水或下肢水肿等原因）引起的非低容量性、非急性低钠血症患者 241 例。给予患者托伐普坦 15～60mg/d，疗程 7d。其中托伐普坦组 122 例，安慰剂组 119 例。结果显示，主要评价指标方面，在服药第 1～4 天和第 1～7 天，托伐普坦组日均血钠值（AUC 的日平均值）与极限之间的变化量明显高于安慰剂组（$P<0.0001$）；次要评价指标方面，与基线血钠浓度相比，患者在服药第 4 天和第 7 天的血钠浓度均达到正常比例变化的绝对值，托伐普坦组均明显高于安慰剂组（$P<0.0001$）；次要评价指标结果显示，托伐普坦组每天尿液增加的量显著高于安慰剂组（$P<0.0001$）。对充血性心力衰竭和肝衰竭伴肝性水肿患者，本品维持体液平衡的作用也优于安慰剂（$P<0.05$）；充血性心力衰竭和肝硬化伴腹水或下肢水肿的患者中，托伐普坦组第 2～6 天体重下降幅度明显大于安慰剂组（$P<0.05$）；肝硬化伴腹水或下肢水肿的患者中，托伐普坦组第 1～7 天下肢水肿的减轻、第 2～5 天和第 7 天腹围相对于基线的减少均有统计学差异（$P<0.05$）；对于充血性心力衰竭患者，托伐普坦组和安慰剂组在服药前后下肢水肿、颈静脉怒张、肺部啰音、肝脏肿大程度、下腔静脉径的变化方面均无统计学差异。亚组分析显示，对于基线血钠浓度＜130mmol/L 和＜135mmol/L 的患者，托伐普坦组在治疗第 4 天和第 7 天血钠浓度达到

正常和好转的百分比均明显高于安慰剂组（$P<0.0001$）。

2. 治疗心力衰竭

（1）EVEREST 研究是一项国际多中心、随机、双盲、安慰剂对照的Ⅲ期临床试验。研究旨在评价长期服用托伐普坦对心力衰竭加重患者的总体死亡率、相关心血管疾病患病率或因心力衰竭加重而住院的影响。研究共纳入心力衰竭加重的患者 4133 例，受试者在标准心力衰竭治疗的基础上，加服托伐普坦或安慰剂。服药后平均随访 0.75 年。EVEREST 研究通过 3 个独立试验测试托伐普坦在急性心力衰竭住院患者中的短期疗效和长期安全性。短期试验设计中，患者随机接受托伐普坦或安慰剂，主要终点是体重变化，患者自评总体状况改善集成评分。长期结果试验有双重主要终点：所有原因病死率改善或非差效性；心血管死亡或心力衰竭住院改善。结果显示，对于急性心力衰竭患者，在标准治疗基础上使用托伐普坦可以显著改善急性心力衰竭患者的症状。托伐普坦对心率、血压、电解质和肾功能无不良影响。托伐普坦与安慰剂比较，对心力衰竭加重患者的总体死亡率、有关心血管疾病患病率的综合指标，或因心力衰竭加重而住院的数据均未见明显改善或恶化。随访显示，托伐普坦是安全的，对于长期临床无不良影响。

（2）ACTIVE IN CHF 研究是一项旨在评估托伐普坦在心力衰竭住院患者中短期与中期效果的研究。入选的 319 例心力衰竭加重患者随机接收安慰剂或托伐普坦 30mg/d、60mg/d 或 90mg/d 治疗剂量，联合利尿药的标准治疗，使用至 60d。结果显示，托伐普坦显著降低 NYHA 心功能分级Ⅲ或Ⅳ级的心力衰竭患者 24h 体重；改善第一天和出院时呼吸困难和水肿症状；改善心力衰竭伴低钠或充血症状患者中期临床结果，具有良好安全性和耐受性。托伐普坦治疗组 60d 全因死亡率低于常规治疗组，但未达到统计学差异；但在伴有低钠血症、充血症状及尿素氮升高的患者中，两组的差别有统计学意义。

（3）ECLIPSE 研究是一项旨在观察单剂量服用托伐普坦对血流动力学影响的研究。试验使用三个剂量：15mg、30mg 和 60mg。结果显示，服用托伐普坦后，3 个剂量治疗组的尿量均增加、尿渗透压均降低，使得水分有效排除。同时血浆渗透压明显增加，这使得组织中的水重新回到血管里，减轻组织水肿。托伐普坦能显著而温和地降低肺毛细血管楔压（PCWP）和右心房压（RAP），无低血压，而不影响肾功能。

（4）ETEOR 研究旨在了解托伐普坦对轻中度心力衰竭患者心室重构的影响。受试者每日服用托伐普坦 30mg，持续 1 年。54 周时，与安慰剂治疗组相比，托伐普坦治疗组的左室舒张末期容积指数（LVEDVi）和收缩末期容积指数（LVESVi）有下降趋势，且托伐普坦治疗组死亡和心力衰竭恶化发生时间也优于常规治疗组。

【药代动力学】 在健康受试者中进行了单次口服托伐普坦达 480mg 及多次口服托伐普坦达 300mg，一日 1 次给药的药代动力学试验。血药浓度曲线下面积（AUC）与剂量成正比。但是，当剂量超过 60mg 时，血药浓度峰值 C_{max} 的升高比例低于计量增加比例。托伐普坦的药代动力学特征具有立体选择性，镜像异构体 S-（-）体和 R-（+）体的稳态比是 3∶1。托伐普坦的绝对生物利用度尚不清楚。服用量的至少 40% 被吸收，并以托伐普坦和代谢物的形式存在。服药 2～4h，血药浓度达峰。饮食并不影响托伐普坦的生物利用度。体外试验数据表明，托伐普坦是 P 糖蛋白底物和抑制剂。托伐普坦的血浆蛋白结合率较高（99%），表观分布容积约为 3L/kg。托伐普坦多数通过非肾脏代谢途径消除，并主要通过

CYP3A4 代谢。口服后的清除率约为 4ml/（min·kg），且末期的消除半衰期约为 12h。托伐普坦每日 1 次服药的药物蓄积系数为 1.3，且血药浓度谷值低于峰值的 16%。因此，认为原药的半衰期不足 12h。托伐普坦的血药浓度峰值和平均血药浓度个体差异较大，变动系数为 30%～60%。

在各种原因引起低血钠症状的患者中，托伐普坦的消除率下降至 2ml/（min·kg）。中重度肝疾病及充血性心力衰竭患者中，托伐普坦的清除率下降，表观分布容积增加，但均无临床意义。肌酐酸清除率为 10～79ml/min 的患者和肾功能正常患者之间，托伐普坦的血药浓度和药物反应性没有差异。

本品不需要根据患者的年龄、性别、种族、心功能情况、轻度或中度肝功能损伤情况调整用量。

轻中度肾功能低下患者（肌酐清除率 10～79ml/min）不需要调整用量，因为托伐普坦血药浓度不会升高。尚未对肌酐清除率<10ml/min 或正在接受透析患者服用托伐普坦的情况进行评估。预期对无尿的患者没有获益。

【适应证】 可用于治疗因肝硬化、心力衰竭、抗利尿激素分泌异常综合征（SIADII）所导致的高容量性和等容量性低钠血症。

【用法与用量】 为评价本品的治疗效果，且由于过快纠正低钠血症可引起渗透性脱髓鞘作用，导致构音障碍、缄默症、吞咽困难、嗜睡、情感改变、强直性四肢软瘫、癫痫发作、昏迷和死亡。因此，患者的初次服药和再次服药治疗应在住院下进行。

本品通常的起始剂量是 7.5～15mg，每日 1 次，餐前餐后服药均可。服药至少 24h 以后，可将服用剂量增加到 30mg，每日 1 次。根据血钠浓度，最大可增加至 60mg，每日 1 次。在初次服药和增加剂量期间，要经常检测血清电解质和血容量的变化情况，应避免在治疗最初的 24h 内限制液体摄入。直到服用本品的患者口渴时，应及时饮水。

【药物治疗中止】 患者停止服用本品后，应指导患者重新限制液体摄入，并检测血钠浓度及血容量的变化。如果血钠水平得到适当的改善，应考虑用其他治疗方法替换托伐普坦治疗或者在托伐普坦治疗基础上再增加其他治疗。对于血钠水平有适当改善的患者，应该定期监测其基础疾病和血钠水平，以评价是否需要进一步给予托伐普坦治疗。在低钠血症的情况下，治疗持续时间取决于基础疾病及其治疗情况。预计托伐普坦治疗可持续至基础疾病得到妥当治疗或者低钠血症得到纠正为止。

【不良反应】 本品不良反应资料来自临床试验中的数据。由于临床试验是在多种不同条件下进行的，一个药物临床试验观察到的不良反应发生率不能和另一个药物临床试验进行直接比较，而且也不能够反映实际的不良反应发生率。但是，从这些临床试验所获得的不良事件信息，可以为确定药物使用相关不良事件，并推测其发生率。

在欧美进行的安慰剂对照多次给药临床试验中，617 例低钠血症患者（血钠<135mEq/L）服用了托伐普坦片。患者平均年龄为 62 岁，70%患者为男性，白种人占 82%。服用托伐普坦的患者中，189 例血钠<130mEq/L，52 例<125mEq/L。从低钠血症患者的病因组成看，68%为心力衰竭、17%为肝硬化、16%为 SIADH 和其他。在这些患者中，有 223 例按照推荐的剂量调整方法服用了药物（根据血钠，将剂量由 15mg 增至 60mg）。

超过 4000 例患者在开放或安慰剂对照临床试验中接受了托伐普坦的治疗，其中 650

例为低钠血症患者。低钠血症患者中 219 例服用本品 6 个月以上。

在以上两项以低钠血症患者为受试者的安慰剂对照临床试验中（服药 30d），托伐普坦用法为 15～60mg，每日 1 次，最常见的不良反应（发生率高于安慰剂 5%以上）包括口渴、口干、乏力、便秘、尿频或多尿及高血糖。在这些试验中，托伐普坦组 10%（23/223 例）、安慰剂组 12%（26/220 例）的患者因不良事件中止服药。导致停药的不良反应中，托伐普坦组的发生率均没有超过 1%。

在两项以低钠血症患者（＜135mEq/L）为受试者的为期 30d 的双盲、安慰剂对照临床试验中，托伐普坦组的不良反应发生率与安慰剂对照组相比＞2%。服用托伐普坦的患者为 223 例（起始剂量 15mg，根据血钠浓度渐增至 30mg 或 60mg）。因不良事件导致的死亡发生率托伐普坦组和安慰剂组均为 6%。

以伴有心力衰竭恶化的低钠血症患者（475 例，血钠＜135mEq/L）为受试者的双盲、安慰剂对照临床试验中（平均疗程 9 个月），托伐普坦组比安慰剂组高的不良反应发生率有死亡（托伐普坦组 42%vs 安慰剂组 38%）、恶心（托伐普坦组 21%vs 安慰剂组 16%）、口渴（托伐普坦组 12%vs 安慰剂组 2%）、口干（托伐普坦组 7%vs 安慰剂组 2%）、多尿和尿频（托伐普坦组 4%vs 安慰剂组 1%）。

在安慰剂对照的双盲试验中（托伐普坦组 617 例，安慰剂组 518 例），服用本品的低钠血症患者中发生率低于 2%，且高于安慰剂组的不良反应，以及以低钠血症患者为受试者的非对照试验中（111 例），发生率低于 2%、标签等没有记录的不良反应如下所示。①血液系统和淋巴系统疾病：弥散性血管内凝血；②心血管系统疾病：心内血栓，心室纤颤；③实验室检查：凝血酶原时间延长；④胃肠疾病：缺血性结肠炎；⑤代谢和营养疾病：糖尿病性酮症酸中毒；⑥骨骼肌肉和结缔组织疾病：横纹肌溶解；⑦神经系统疾病：脑血管意外；⑧肾脏和泌尿系统疾病：尿道出血；⑨生殖系统和乳房疾病（女性）：阴道出血；⑩呼吸系统、胸腔及纵隔疾病：肺栓塞，呼吸衰竭；⑪血管：深部静脉血栓。

我国对多种原因（包括充血性心力衰竭、肝硬化伴腹水或下肢水肿等其他原因）引起的非低容量性、非急性低钠血症患者进行随机、双盲、多中心、安慰剂平行对照临床研究，评价了在常规心力衰竭治疗基础上联合托伐普坦的有效性和安全性（15～60mg/d，疗程 7d）。托伐普坦组常见的不良反应（发生率≥5%）为基于药理作用的口干、口渴。此外，托伐普坦组其他不良反应（发生率≥3%）有血钠升高、头晕及尿频。不良反应严重程度大多数为轻度或中度。

【禁忌证】

下述情况下禁止使用本品。

（1）急需快速升高血钠浓度的患者。尚未进行本品对急需快速升高血钠作用的研究。

（2）对口渴不敏感或对口渴不正常反应的患者。对于不能自主调节自身体液平衡的患者，会招致血钠纠正过快、高血钠及低容量风险的增加。

（3）低容量性低钠血症患者禁用。有使低容量情况恶化的风险，包括低血压和肾功能衰竭并发症。

（4）禁止与强效 CYP3A 抑制剂合并应用。与酮康唑 200mg 合并应用后，托伐普坦暴露量升高 5 倍。如果增加用量，托伐普坦暴露量可能进一步升高，目前还没有充分的经验来明确与如克拉霉素、酮康唑、伊曲康唑、利托那韦、茚地那韦、尼菲那韦、沙奎那韦、萘法唑酮和泰利霉素等强效 CYP3A 抑制剂合并应用时如何调整剂量才能安全地使用托伐普坦。

（5）无尿症患者。对于不能生成尿的患者，不能预期临床的有益性。

（6）对本品任何成分过敏者。

（7）高钠血症患者。

【注意事项】

1. 过快纠正血钠浓度会导致严重的神经系统后遗症　过快纠正低钠血症的血清浓度[＞12mEq/（L·24h）]有发生渗透性脱髓鞘综合征的风险，渗透性脱髓鞘可引起构音障碍、缄默症、吞咽困难、嗜睡、情感改变、痉挛性四肢软瘫、癫痫发作、昏迷和死亡。严重营养不良、酒精中毒及晚期肝疾病患者等易发生渗透性脱髓鞘。建议减慢血钠的纠正速度。在一项托伐普坦起始剂量为 15mg，每日 1 次，剂量递增的对照临床试验中，托伐普坦组有 7%血钠＜130mEq/L 的受试者，在服药后 8h 血钠浓度升高了 8mEq/L 以上；2%受试者服药后 24h 的血钠浓度升高 12mEq/L 以上。安慰剂组中，1%血钠浓度＜130mEq/L 受试者服药后 8h 血钠浓度升高 8mEq/L 以上，但无受试者服药后 24h 血钠浓度升高超过 12mEq/L。尽管在这些研究中没有出现渗透性脱髓鞘综合征即相关的神经系统后遗症，但有报告指出血钠浓度纠正过快会出现渗透性脱髓鞘综合征症状。对于正在服用本品的患者，尤其是服药初期及增加剂量后，应注意观察血钠浓度和神经系统症状。SIADH 或血钠浓度极低的患者如果过快纠正血钠浓度，则风险更高。对于服用本品血钠浓度升高过快的患者，需要停止或中断服药，并应考虑给予低渗液体。服用本品的 24h 内若限制液体摄入，可能会导致血钠浓度纠正过快，一般应该避免这种限制。

2. 肝损伤　在一项对常染色体显性遗传多囊肾病（ADPKD）患者的安慰剂对照的临床试验及其延长的开放研究中，发现 3 例托伐普坦引起的严重肝脏损害的病例，提示该药可能导致肝脏损害，并可能发展为肝衰竭。与安慰剂相比，托伐普坦可增加 ALT 显著（大于 3 倍正常值上限）升高的发生率。具体而言，在使用托伐普坦的 ADPKD 患者中，ALT 升高超过 3 倍正常值上限者占 4.4%（42/958），而在使用安慰剂的患者中，该比率为 1.0%（5/484）。严重肝脏损害病例符合海氏定律，海氏定律是 FDA 遵循的评估药物诱导严重肝脏损害的一种预后指标，一般是指肝酶显著增高并同时伴有胆红素水平升高，并可排除药物之外的其他病因。在 ADPKD 试验中，最早观察到严重肝脏损害病例是在开始托伐普坦治疗后 3 个月。

对来自低钠血症适应证（以及在其他人群中的试验，如心力衰竭患者）临床试验的安全性数据的分析，未发现托伐普坦的肝脏毒性。但低钠血症临床试验的持续时间较短，约为 30d。尽管 FDA 收到了很多使用托伐普坦治疗的患者出现肝酶升高和其他肝脏事件的上市后自发报告，但很难对这些报告作出解释，因为很多患者有与肝酶升高或肝脏损害（肝硬化、心力衰竭或癌症）相关的基础疾病。基于 ADPKD 临床试验患者中报告的肝脏损害病例，FDA 已修改了托伐普坦的产品说明书，增加上述限制使用信息，以减少发生严重肝损害的风险。

已更新的托伐普坦说明书包含了以下信息：①托伐普坦的治疗持续时间限制于 30d 之

内。②删除用于肝硬化患者的适应证，肝硬化是由损伤或长期疾病导致的肝脏瘢痕化。应避免对有基础肝脏疾病（包括肝硬化）患者使用托伐普坦，因为托伐普坦可能损害肝脏损伤的恢复能力。③增加 ADPKD 患者临床试验中发现的肝脏损害的描述。④对于有症状的肝脏损害患者，建议停用托伐普坦。⑤托伐普坦可能导致肝脏问题，包括危及生命的肝衰竭。⑥如正在使用托伐普坦，并发生以下任何肝脏问题的体征和症状，请立即就医，如食欲减退、恶心、呕吐、发热、感觉不适、异常疲倦，瘙痒，皮肤或眼白黄染（黄疸）、尿色异常深、肝脏所在的右上腹疼痛或不适等。

3. 脱水及血容量减少 服用本品后，可出现明显排水利尿作用，一般情况下通过饮水可以削弱其影响。尤其是正在使用利尿药或限制液体摄入，可能存在血容量减少的患者，服用本品有发生脱水和体液量减少的可能性，在一项低钠血症患者连续服用托伐普坦或安慰剂的对照临床试验中，脱水的发生率托伐普坦组（607 例）为 3.3%，安慰剂组为 1.5%。对于服用本品后出现医学上明显的血容量减少的体征或症状的患者，应中断或停止服药，并应密切关注生命体征、液体平衡及电解质，提供辅助性治疗。在服用本品期间，限制液体摄入会增加发生脱水和体液量减少的风险，服用本品的患者应在口渴时持续饮水。

4. 高渗盐水的合并应用 尚无本品和高渗盐水合并应用的经验，不推荐与高渗盐水合并应用。

5. 高钾血症或升高血清钾浓度的药物 服用本品后，随着细胞外液量的急剧减少，可能导致血清钾浓度升高。对于正在使用升高血清钾浓度药物的患者或血清钾浓度＞5mEq/L 的患者，服药开始后应监测血清钾浓度。

6. 排尿困难 必须确保排尿量，部分有排尿困难的患者，如前列腺肥大或者有排尿疾患的患者发生急性尿潴留的风险升高。

7. 糖尿病 血糖浓度升高的糖尿病患者（如超过 300mg/dl）可能出现假性低钠血症。在本品治疗前和治疗期间应排除这种情况。本品可能引起高血糖，因此，在接受本品治疗的糖尿病患者应谨慎管理，尤其那些没有得到很好控制的 2 型糖尿病患者。

8. 乳糖和半乳糖不耐受 本品辅料含有乳糖，有罕见的遗传性半乳糖不耐受、缺少乳糖酶或者葡萄糖-半乳糖吸收不良的患者不应服用本品。

【**孕妇及哺乳期妇女用药**】 目前对妊娠妇女使用托伐普坦片尚无足够且具有良好对照的研究。在动物试验中，发生了腭裂、短肢、小眼畸形、骨骼畸形、胎仔体重下降、骨化延迟、胚胎死亡。本品没有在孕妇中进行对照试验。对于孕妇，仅在判定治疗获益大于对胎儿的危险性后方可在孕期使用本品。

本品对人体分娩、生产的影响尚不清楚，在乳汁中是否有分布也不清楚。哺乳期大鼠经口给予托伐普坦时，托伐普坦可经乳汁排泄。由于很多药物都可经人乳汁排泄，且本品可能会给哺乳幼儿带来严重的不良反应，所以应根据需要决定母亲停止服用本品或停止哺乳。

【**儿童用药**】 本品在 18 岁以下儿童及青少年中用药的安全性和有效性尚未确立，不推荐本品用于 18 岁以下的儿童及青少年。

【**老年患者用药**】 在临床试验中所有接受本品治疗低钠血症的患者中，42%患者年龄≥65 岁，19%患者年龄≥75 岁。在安全性和有效性上未观察到老年患者和年轻患者的差别，且在其他临床经验中，老年患者和年轻患者的反应也没有不同，但是不能排除某些老年患者的敏感性更高。年龄增加对托伐普坦血药浓度没有影响。

【药物相互作用】

1. 合并用药对托伐普坦的影响

（1）酮康唑及其他强效 CYP3A 抑制剂：托伐普坦主要通过 CYP3A 代谢。酮康唑是强效 CYP3A 抑制剂，也是 P 糖蛋白抑制剂。本品与酮康唑 200mg/d 合并应用后，可致本品暴露量增加 5 倍。本品与酮康唑 400mg/d 或其他强效 CYP3A 抑制剂（如克拉霉素、伊曲康唑、泰利霉素、沙奎那韦、尼菲那韦、利托那韦、萘法唑酮）的最高剂量联合应用，本品暴露量会进一步增高。因此，本品不能与强效 CYP3A 抑制剂联合应用。

（2）中效 CYP3A 抑制剂：尚未对中效 CYP3A 抑制剂（如红霉素、氟康唑、阿瑞匹坦、地尔硫䓬、维拉帕米）与托伐普坦合并应用对本品暴露量的影响进行研究。可以预料中效 CYP3A 抑制剂和本品合并应用会增加托伐普坦暴露量。因此，一般应避免本品与中效 CYP3A 抑制剂合并应用。

（3）葡萄柚汁：服用托伐普坦时如饮用葡萄柚汁，本品暴露量升高 1.8 倍。

（4）P 糖蛋白抑制剂：使用环孢素等 P 糖蛋白抑制剂的患者若合并应用托伐普坦，应根据疗效减少本品用量。

（5）利福平及其他 CYP3A 诱导剂：利福平是 CYP3A 和 P 糖蛋白的诱导剂。与利福平合并应用后，托伐普坦的暴露量降低 85%。因此，本品常用剂量与利福平或其他诱导剂（利福布汀、利福喷汀、巴比妥类药物、苯妥英、卡马西平、圣约翰草等）合并应用，则不能得到期待的疗效。此时应该增加本品的剂量。

（6）洛伐他汀、地高辛、呋塞米和氢氯噻嗪：与这些合并应用，对托伐普坦的暴露量没有影响。

2. 托伐普坦对其他药物的影响

（1）地高辛：地高辛是 P 糖蛋白的底物，而托伐普坦是 P 糖蛋白抑制剂。本品与地高辛合并应用，可致地高辛的暴露量升高 1.3 倍。

（2）华法林、胺碘酮、呋塞米、氢氯噻嗪：与本品合并使用，华法林、呋塞米、氢氯噻嗪、胺碘酮（或其活性代谢物，去乙胺碘酮）的药代动力学没有明显变化。

（3）洛伐他汀：本品是 CYP3A 的弱抑制剂。洛伐他汀与本品合并应用后，洛伐他汀和活性代谢物洛伐他汀-β 羟化物的暴露量分别升高 1.4 倍和 1.3 倍，但临床上没有明显变化。

3. 药效学的相互作用 与呋塞米和氢氯噻嗪比较，服用托伐普坦后的 24h 会出现尿量增多、排尿加快。本品与呋塞米和氢氯噻嗪合并使用时，24h 尿量、排尿速度与单独服用本品时相同。

尽管没有进行药物相互作用研究，但在临床试验中，曾与 β 受体阻滞剂、血管紧张素受体拮抗剂（ARB）、血管紧张素转化酶抑制剂（ACEI）、保钾利尿药合并应用。与 ARB、ACEI、保钾利尿药合并应用时，高钾血症发生率与安慰剂合并应用时高 1%～2%。与上述药物合用时，应监测血钾浓度。

【药物过量】 健康受试者进行的试验中，托伐普坦单次口服剂量高达 480ng，以及连续口服 5d、300mg/d，结果均显示本品耐受性良好。对于本品中毒，没有特异性解毒剂。急性过量给予本品所产生的症状和体征是可以预期的，其药理作用可产生血钠浓度过高、多尿、口渴、脱水和低血容量。

如果药物过量，首先需明确中毒程度，然后获得药物过量使用详细过程和内容，并且要进行体格检查，也应当考虑可能与多个药物有关。

治疗包括监测呼吸、心电图、血压，同时给予对症和支持治疗，根据需要补充水和电解质。对于长期使用强效排水利尿药，仅靠饮水不能满足需要的患者，应该密切关注电解质及体液平衡情况，同时静脉给予低渗液体。

立即进行心电图监测，直至心电图参数恢复正常。由于本品与血浆蛋白结合率较高（＞99%），透析不能够消除本品。在过量服药患者康复前，应持续对患者进行密切的医学管理和监测。

【制剂与规格】 片剂：每片 15mg。规格：5 片/盒。

【贮藏】 遮光，密封保存。

七、直接肾素抑制剂

选择性肾素抑制剂——阿利吉仑（aliskiren）是一种分子量相对较小、理化性质稳定的第二代非肽类肾素-血管紧张素受体拮抗剂。不同于以往同类药物生物利用度过低、作用持续时间短和费用较高的缺点，阿利吉仑作用于肾素-血管紧张素系统的初始环节，通过阻断血管紧张素原分解为血管紧张素 I 达到显著、持久降低血浆肾素活性，减少 Ang II 和醛固酮的生成，发挥降低血压和治疗心血管疾病的作用。理论上讲，由于选择性肾素抑制剂能从源头上阻断 RAAS，故可更彻底地阻断 RAAS 的活性。其延缓或逆转心力衰竭的作用较 ACEI 或 ARB 应更加有效。但是，其是否有类似 ACEI 或 ARB 的心力衰竭治疗作用，目前仍缺乏充分的循证证据。

最新 ASTRONAUT 研究结果显示，阿利吉仑可降低致死或非致死性心肌梗死的发生率，但并未降低全因死亡率和再入院率。因此，2012 欧洲 ESC 心力衰竭指南并未推荐阿利吉仑用于治疗心力衰竭。

目前阿利吉仑的适应证仍然只是原发性高血压，不包括心力衰竭。但是，鉴于阿利吉仑在有些临床试验中可降低致死性或非致死性心肌梗死的发生率，故其在心力衰竭治疗中的潜力仍被临床看好，随着本品在心力衰竭治疗中的循证证据不断增加，该药是否能够成为治疗心力衰竭的有效药物的结论指日可待。

该药物目前在高血压治疗领域证据较多，可有效降低轻中度高血压患者血压且耐受性好。

阿 利 吉 仑

【药品名称】 国际通用名：阿利吉仑。商用名：锐思力。英文通用名：aliskiren。英文商用名：Rasilez。

【药理作用】 阿利吉仑是一种口服有效、非肽类、高选择性的人肾素直接抑制剂。

阿利吉仑通过结合肾素作用于肾素-血管紧张素系统，阻止血管紧张素原转化为血管紧张素Ⅰ，从而降低血浆肾素活性（PRA），降低血管紧张素Ⅰ及血管紧张素Ⅱ的水平。高血压患者使用锐思力治疗可降低 PRA50%～80%，相反，其他抑制肾素-血管紧张素系统的药物导致血浆肾素活性代偿性升高。当阿利吉仑与其他降压药物联合应用时，PRA 的降低程度与单用本品治疗相似。对 PRA 影响差异的临床意义目前尚不清楚。

【循证医学证据】

1. ALOFT 研究（阿利吉仑治疗心力衰竭研究观察）（2007 年） 是一项多中心、随机对照试验。该研究共入选 302 例高血压合并心力衰竭患者，在使用 ACEI 或 ARB 及 β受体阻滞剂的基础上，治疗组加用肾素抑制剂阿利吉仑 150mg/d，对照组加用安慰剂，随访 12 周。研究结果显示，与安慰剂组比较，阿利吉仑组患者血浆钠尿肽（BNP）、N 端脑钠肽前体（NT-ProBNP）、醛固酮水平平均较对照组显著降低，但两组间左室射血分数（LVEF）变化无显著差异。阿利吉仑组患者耐受性良好。

2. ASTRONAUT 研究 是一项国际、随机、双盲、安慰剂对照试验，研究共随机入选北美洲和南美洲、欧洲和亚洲 319 个中心 1639 例患者，平均年龄 65 岁，纳入血流动力学稳定的 HHF 患者（EF 为 29%），住院后接受阿利吉仑 150mg/d（耐受者增至 300mg/d）或安慰剂，平均 5d，出院后继续联合标准治疗。入选标准为≥18 岁伴射血分数（EF）≤40%和脑钠肽或 N 端脑钠肽前体水平升高（BNP≥400pg/ml 或 NT-proBNP≥1 600pg/ml）的患者。平均随访 11 个月。主要复合终点是 6 个月内心血管死亡或心力衰竭再住院的首次发生。12 个月时，总死亡率为 18.1%，心血管死亡率和（或）心力衰竭再住院率为 36.2%。完全双盲过程中，总的再住院率和心力衰竭再住院率分别为 48.6% 和 27.6%。结论认为，ASTRONAUT 研究结果有助于明确直接肾素抑制剂阿利吉仑对 HF 患者的潜在获益。

3. ATMOSPHERE 研究 探讨了单用依那普利（34.6%）或联合应用阿利吉仑（33.8%）与依那普利对首次发生心血管死亡或因心力衰竭住院的预防作用。本研究共入选 7016 例慢性心力衰竭患者，研究结果显示，与单用依那普利治疗相比，联合应用阿利吉仑与依那普利未能产生更多获益。研究结论认为，在依那普利治疗基础上加用阿利吉仑并不能进一步降低主要终点事件发生率，但不良反应事件却有所增多。比较单用阿利吉仑与单用依那普利，也未能证实阿利吉仑不劣于依那普利。

4. ALTITUDE 研究 旨在探讨伴有慢性肾病或（和）心血管病的 2 型糖尿病患者，在 ACEI 或 ARB 治疗基础上加用阿利吉仑能否更多获益。中期分析发现，阿利吉仑组患者不良反应事件（肾功能不全、高血钾、低血压、脑卒中）明显增加，且主要终点无获益趋势，该研究因而提前终止。

5. AVOID 研究 与单用氯沙坦相比，伴高血压与慢性肾病的 2 型糖尿病患者联合应用氯沙坦与阿利吉仑治疗 6 个月后能够降低尿蛋白排泄率。

6. ASPIRE 研究 心肌梗死患者联合应用阿利吉仑与 ACEI 或 ARB 无明显临床终点获益，但不良反应增多。

【药代动力学】

1. 吸收 本品口服给药后，1～3h 达到血药浓度的峰值。绝对生物利用度为 2.6%。食物降低 C_{max} 和药物暴露量（AUC），分别达 85% 和 70%，但对药效动力学影响极小。因此，本品不受进餐的影响。每日 1 次给药，5～7d 后达到稳态血药浓度，约为首次给药后血药浓度的 2 倍。

2. 分布　口服本品后，药物体内分布均一。静脉内给药后，平均稳态分布容积约为 135L，提示本品广泛分布于血管以外的组织中。本品血浆蛋白结合率为 47%～51%，且不依赖于血药浓度。

3. 代谢和清除　平均消除半衰期约为 40h（34～41h）。本品主要以原形经粪便清除（91%）。口服剂量的 1.4% 经 CYP3A4 代谢。口服给药后约有 0.6% 经尿液排泄。静脉内给药后，平均血浆清除率约为 9L/h。

【适应证】　阿利吉仑是第一个口服肾素抑制剂，也是 10 年以来第一个问世的新型降压药。2007 年美国 FDA 和欧洲先后批准其上市，适应证为原发性高血压。尚需循证医学证据评价其对心力衰竭患者的作用，目前还没有治疗心力衰竭的适应证。

【用法与用量】

1. 高血压　本品可以单独或联合其他降压药物使用。通常推荐的起始剂量为 150mg，每日 1 次，对于血压仍不能完全控制的患者，剂量可以增加至 300mg，每日 1 次。300mg 以上的剂量并不能进一步降低血压，反而会增加腹泻的发生率。在治疗 2 周后达到药物的确切降压效果（85%～90%）。

本品可与其他降压药物联合使用。迄今为止，最多的是与利尿药和血管紧张素受体拮抗剂联用，在最大推荐剂量下，联合用药比各自单独使用增加降压疗效。目前尚不清楚本品与血管紧张素转化酶抑制剂或 β 受体阻滞剂联用是否产生协同作用。本品可在进食或不伴进食时服用。最好在每日同一时间服用。

2. 老年患者用药（65 岁以上）　老年患者无须调整初始剂量。

3. 肾功能损伤患者　轻度至重度肾功能损伤患者无须调整初始剂量。

4. 肝功能损伤患者　轻度至重度肝功能损伤患者无须调整初始剂量。

5. 儿童和青少年用药　对本品在儿童和青少年（18 岁以下）中用药的安全性和有效性尚未进行研究。因此不建议在此类患者人群中使用。

【不良反应】　主要为腹泻、头痛、鼻咽炎、头晕、乏力、上呼吸道感染、背痛和咳嗽。一项长期的对照研究显示，本品的主要不良反应为腹泻、低血压、痛风、肾结石和高钾血症等。

【禁忌证】　对本品活性成分或者其他任何赋形剂过敏者禁用；有阿利吉仑引起血管性水肿病史的患者禁用；妊娠中期和晚期（中间 3 个月和妊娠末 3 个月）禁用；阿利吉仑禁止与环孢素 A[强效 P 糖蛋白（P-gp）抑制剂]和其他强效 P-gp 抑制剂（奎尼丁、维拉帕米）联合使用。

【注意事项】　本品在有严重充血性心力衰竭（纽约心脏协会 NYHA 心功能分级Ⅲ～Ⅳ级）的患者中用药需谨慎。如发生严重和持续的腹泻，需停用本品。

1. 血管性水肿　与其他作用于肾素-血管紧张素系统的药物一样，在接受阿利吉仑治疗的患者中报告了面部、四肢、嘴唇、舌头、声门和（或）喉部的血管性水肿发生。如果发生血管性水肿，需立即停用本品，并给予适当的治疗和监护，直至症状和体征完全并持久消失。如果水肿涉及舌头、声门或喉头，需给予肾上腺素。此外需采取必要措施以保证患者气道通畅。

2. 胎儿或新生儿的发病率与死亡率　直接作用于肾素-血管紧张素系统的药物在妊娠妇女中使用时，可引起胎儿和新生儿发生畸形和死亡。由于尚未进行临床的相关研究。因此，不建议妊娠妇女或计划妊娠的妇女使用本品。医师处方任何作用于肾素-血管紧张素系统的药物时，必须告知育龄妇女关于妊娠期使用这些药物的潜在风险。如果在治疗期间发现妊娠，必须立刻停止使用本品。

直接作用于肾素-血管紧张素系统的药物在妊娠中晚期使用，可引起胎儿和新生儿的损伤，包括低血压、新生儿颅骨发育不全、无尿、可逆或不可逆的肾功能衰竭及死亡。也有羊水过少的报告，推测是由胎儿的肾功能下降引起。这种情况下出现的羊水减少与胎儿四肢挛缩、颅面畸形和肺发育不全有一定的联系。同时，也有发生早产、宫内（胎儿）发育迟缓和动脉导管未闭的病例报告，但尚不清楚这些事件的发生是否与该药的治疗有关。尚未证实仅于妊娠早期的宫内药物暴露可引起这些不良反应。胚胎和胎儿仅在妊娠早期暴露于肾素抑制剂的母亲应被告知相关事宜。虽然如此，当发现患者处妊娠期时，医师应建议患者立即停用本品。必须使用作用于肾素-血管紧张素系统药物而无其他选择的情况很罕见（很可能少于妊娠患者的千分之一）。在这些罕见的情况中，应将药物对胎儿的潜在危害告知孕妇，并对其进行连续超声检查，以评估羊膜内情况。

若发现羊水过少，应停用本品，除非该药可挽救孕妇的生命。根据妊娠周数，进行宫缩应激试验（CST）、无应激试验（NST）或生物物理评分（BPP）是适当的。不过患者和医师应该注意，很有可能当有羊水过少表现时，胎儿已经出现不可逆的损伤。对于有肾素抑制剂宫内暴露史的婴儿，应密切观察有无出现低血压、少尿和高钾血症。如果出现少尿，应注意维持血压和肾脏血流灌注。可能需要换血或透析以逆转低血压和（或）替代紊乱的肾功能。

目前尚无本品在妊娠妇女中使用的临床经验。本品的生殖毒性研究显示，在大鼠中口服剂量达 600mg/（kg·d）[基于 mg/m² 剂量，是最大人体建议剂量（MRHD）300mg/d 的 20 倍]，或在家兔中剂量达 100mg/（kg·d）（基于 mg/m²，7×MRHD）时，未观察到任何胚胎致畸性现象。在剂量为 50mg/（kg·d）（基于 mg/m²，3.2×MRHD）时，对胎儿的出生体重有不利影响。本品存在于妊娠家兔的胎盘、羊水和胎儿中。

3. 低血压　在接受本品单药治疗的单纯高血压患者中，罕见（0.1%）血压过度下降。在本品与其他降压药联合使用时，低血压也很少见（<1%）。在肾素-血管紧张素系统激活的患者中，如有血容量不足和（或）钠盐缺乏的患者（大剂量利尿药治疗），应用本品治疗后可能会出现症状性低血压。应在服本品前，对钠和（或）血容量不足予以纠正，或在开始治疗时即进行密切的临床监测。

如果血压出现过度的下降，患者应立即采取仰卧位，如需要，则静脉滴注生理盐水。一过性的低血压反应并不是用药的禁忌，一旦血压稳定，通常情况下可继续用药。

4. 钠和（或）血容量不足　具有显著血容量不足和（或）钠盐缺乏的患者（如大剂量利尿药治疗），应用本品治疗后可能会出现症状性低血压。建议在服用本品前对钠和（或）血容量不足给予纠正，或在开始治疗时即进行密切临床监测。

5. 肾功能损伤患者　临床试验尚未对重度肾功能不全[女性血清肌酐≥150μmol/L 或

1.7mg/dl，男性≥177μmol/L 或 2.0mg/dl，和（或）估计的肾小球滤过率（GFR）<30ml/min]、有血液透析史、肾病综合征或肾血管性高血压的患者进行研究。由于缺乏本品在该人群中使用的安全性数据，用药应谨慎。

与其他作用于肾素-血管紧张素系统的药物一样，本品在可能会发生肾功能不全的患者中用药需谨慎，如低血容量症（如由于失血、严重长期腹泻、长期呕吐等）、心脏疾病、肝脏疾病或肾脏疾病。在本品上市后的使用中，有报告在高危患者中发生了急性肾功能衰竭，停药后恢复。当出现任何肾功能衰竭征象时，必须立刻停用本品。

6. 肾动脉狭窄患者　尚未获得本品在单侧或双侧肾动脉狭窄或动脉狭窄致孤立肾患者中的对照研究的临床数据。因此，在这些患者中用药需谨慎。

7. 高钾血症　本品单独使用致血清钾升高＞5.5 mEq/L，非常少见 0.9%，而安慰剂组为 0.6%。然而，当本品治疗期间接受其他抑制肾素-血管紧张素系统（RAS）的药物和（或）可降低肾功能和（或）糖尿病药物治疗时，会增加高钾血症的风险（5.5%），应对该类患者常规检测电解质和肾功能。

8. 环孢素 A　不建议本品与环孢素（强效 P-gp 抑制剂）联合使用。

9. 对驾驶和操作机器的影响　尚未进行药物对驾驶和使用机械能力影响的研究。但是在驾驶或者操作机器时，必须注意使用任何降压药物均可能偶尔会发生头晕或疲劳。

【孕妇及哺乳期妇女用药】　在妊娠妇女中使用时，可引起胎儿和新生儿发生畸形和死亡。因此，不建议妊娠妇女、计划妊娠妇女及哺乳期妇女使用本品。

【儿童用药】　尚未对本品在儿童和青少年（18 岁以下）中应用的安全性和有效性进行研究。因此不建议在此类患者人群中使用。

【老年患者用药】　老年患者无须调整初始剂量。

【药物相互作用】　本品与常用的高血压或糖尿病的治疗药物之间没有临床相关的相互作用。在临床药代动力学研究中对以下化合物进行了研究，没有发现药物相互作用：醋硝香豆素，阿替洛尔，塞来昔布，非诺贝特，吡格列酮，别嘌醇，5-单硝酸异山梨酯，厄贝沙坦，地高辛，雷米普利和氢氯噻嗪。

当本品与以下药物联合使用时，可见本品的 C_{max} 或 AUC 出现 20%～30%的改变：缬沙坦（降低 28%）、二甲双胍（降低 28%）、氨氯地平（升高 29%）和西咪替丁（升高 19%）。与阿托伐他汀联合应用，本品稳态 AUC 和 C_{max} 升高 50%。本品与阿托伐他汀、缬沙坦、二甲双胍或氨氯地平联合应用时，对这些药物的药代动力学无显著影响。因此当与这些药物联合用药时，无须调整本品的剂量。本品略微降低地高辛的生物利用度。初步数据显示厄贝沙坦可能会降低本品的 AUC 和 C_{max}。

1. CYP450 相互作用　本品对 CYP450 同工酶（CYP1A2，CYP2C8，CYP2C9，CYP2C19，2D6，CYP2E1 和 CYP3A）无抑制作用，对 CYP3A4 也无诱导作用。因此阿利吉仑不会影响抑制、诱导或经这些酶代谢的药物的系统暴露量。阿利吉仑极少经细胞色素 P450 酶代谢，因此不会由于抑制或诱导 CYP450 同工酶而产生药物相互作用。但 CYP3A4 抑制剂通常会影响 P-gp，同时抑制 P-gp 的 CYP3A4 抑制剂会增加本品的暴露量（参见下面的 P 糖蛋白相互作用）。

2. P 糖蛋白相互作用　在试验动物中显示本品的生物利用度主要由 P-gp 决定。临床前研究发现 MDR1-Mdr1a-1b（P-gp）是参与阿利吉仑肠吸收和胆汁排泄的主要外排系统。P-gp 诱导剂（贯叶连翘、利福平）可能会降低本品的生物利用度。虽然未在阿利吉仑中进行研究，但已知 P-gp 可影响组织吸收各种底物。P-gp 抑制剂可升高组织-血浆浓度比。因此与血浆浓度相比，P-gp 抑制剂可能升高药物的组织浓度。药物在 P-gp 位点的相互作用取决于对此转运子抑制的程度。

（1）P-gp 底物或弱抑制剂：未发现与阿替洛尔、地高辛、氨氯地平和西咪替丁有相关的相互作用。

（2）P-gp 中效抑制剂：联合阿托伐他汀（80mg）给药后，阿利吉仑（300mg）稳态 AUC 和 C_{max} 升高了 50%。酮康唑（200mg）与阿利吉仑（300mg）联合给药导致本品血浆水平（AUC 和 C_{max}）升高 80%。临床前研究显示，和酮康唑联合用药能够促进本品的胃肠道吸收，降低胆汁排泄。在阿托伐他汀或酮康唑存在下，预期本品血浆水平的改变仍在双倍剂量的本品给药后达到的范围之内；在对照临床试验中，本品剂量达 600mg，或达推荐最高治疗剂量的 2 倍，耐受性良好。由于 P-gp 抑制剂升高药物组织浓度的程度要大于血浆浓度，因此本品与酮康唑或其他中效 P-gp 抑制剂（伊曲康唑、克拉霉素、泰利霉素、红霉素、胺碘酮）联合用药时需谨慎。

（3）P-gp 强效抑制剂：健康受试者单次给药的药物相互作用研究显示，环孢素（200mg 和 600mg）升高本品 75mg 的 C_{max} 达 2.5 倍，升高 AUC 约 5 倍。因此不建议两药联合使用。

3. 呋塞米　本品与呋塞米联合应用会使呋塞米的 AUC 和 C_{max} 分别降低 28%和 49%。因此建议在开始应用呋塞米或调整呋塞米剂量时，对本品的疗效进行监测，以避免在容量负荷过大的临床情况可能出现本品剂量相对不足的现象。

4. 酮康唑　酮康唑（200mg，每日 2 次）与本品（300mg）联合使用，会使本品的血药水平（AUC 和 C_{max}）升高 1.8 倍。在酮康唑存在的情况下，预期本品血浆水平的改变仍在双倍剂量给药后达到的范围之内；在对照临床研究中，本品剂量达 600mg 或达推荐最高治疗剂量 2 倍时，其耐受性良好。由于 P-gp 抑制剂升高药物组织浓度的程度要大于血浆浓度，因此本品与酮康唑联合用药时需谨慎。

5. 钾和保钾利尿药　基于其他影响肾素-血管紧张素系统药物的使用经验，本品与以下药物联合应用可能会引起血清钾升高：保钾利尿药、补钾制剂或含钾的盐替代品。如果联合使用，建议需谨慎。

6. 非甾体类抗炎药（NSAIDs）　与其他作用于肾素-血管紧张素系统的药物相同，NSAIDs 可能会降低本品的抗高血压作用。在一些肾功能下降的患者（脱水患者或老年患者）中，本品与 NSAIDs 联合使用可能会导致肾功能进一步损伤，包括可能会发生急性肾功能衰竭，通常为可逆性。因此，本品与 NSAIDs 联合用药时需谨慎，尤其是在老年患者中。

7. 葡萄柚汁　由于缺乏相关数据，不能排除葡萄柚汁与本品之间相互作用的可能。因此，葡萄柚汁不能与本品一起使用。

【药物过量】　人体内关于药物过量的数据有限。药物过量最有可能表现为低血压，与本品的降压作用相关。如果出现症状性低血压，应进行支持性治疗。

【制剂与规格】　片剂：150mg。

【贮藏】　原始包装防潮、30℃贮存。

八、内皮素受体拮抗剂

替 唑 生 坦

【药品名称】　国际通用名：替唑生坦。英文通用名：tezosentan。

1988 年 Yanagisawa 等发现内皮素（ET）在高血压、动脉粥样硬化和心力衰竭的病理、生理过程中起着重要作用。ET 是由 21 个氨基酸组成的多肽，主要在血管内皮细胞合成，也在心、脑、肺、肾等器官合成。ET 的作用需通过受体实现，目前发现至少 3 种，即 ETA、ETB、ETC，每种受体又分为不同亚型，通过复杂的细胞内信号传递系统产生生物学效应。

ET-1 主要针对心血管系统发挥以下生物学效应：①通过血管平滑肌细胞上的 ETA 受体引起血管收缩，维持血管张力，并促进血管增生；②作用于 ETB 受体，通过释放一氧化氮和前列环素产生扩张血管作用；③ET1 可促进血小板聚集，增强心肌收缩力，并且作为一氧化氮的拮抗物质，进而影响血管内皮功能；④可降低心脏后负荷，改善体循环和肺循环的血流动力学。

急性失代偿心力衰竭的有效治疗多聚焦于异常血流力学的改善，急性失代偿心力衰竭时，肾素-血管紧张素-醛固酮、肾上腺素-去甲肾上腺素、尿钠肽及内皮素等神经内分泌激素均发挥重要的生物学作用，内皮素受体拮抗剂——替唑生坦（tezosentan）治疗失代偿心力衰竭的研究得到较多的关注。

【药理作用】　急性失代偿心力衰竭时，ET-1 是引发疾病的主要异构体，也是最强的内源性缩血管物质，其缩血管效应是去甲肾上腺素的 100 倍、血管紧张素的 10 倍，作用持续达数小时。ET-1 缩血管效应的靶器官为冠状动脉、肾脏、肺及全身血管系统。此外，ET-1 可加剧心肌及血管系统增殖、炎症及纤维化效应。并可调控交感神经及肾素-血管紧张素-醛固酮系统的功能。ET-1 可促进心血管病变的过程。心力衰竭时血 ET-1 水平升高，升高的幅度与疾病的严重程度、心律失常的发生及不良预后密切相关。尤其当血管存在粥样硬化病变时，ET-1 与 NO 失衡，失去 NO 对抗的生物学效应，致 ET 缩血管作用进一步加剧。随着病程进展，出现高血压、冠状动脉病变，甚至充血性心力衰竭等严重心血管事件。

【临床药理学】　替唑生坦是一个水溶性 ET-1 受体拮抗剂，对 ETA 和 ETB 受体均有高亲和力，但是对 ETA 受体的亲和力更高（约为后者的 30 倍）。呈弱酸性，在生理 PH 时其溶解度大约是 14%。替唑生坦能轻度阻滞 5-羟色胺、组胺 H 及血管加压素受体活性。通过拮抗 ET 的效应，替唑生坦可能通过减少心脏前负荷和后负荷，延缓心肌肥厚，增强损伤心肌的收缩力，减少心律失常的发生，提高心排血量。

【药效动力学】　在一项随机安慰剂对照研究中，Torre 等对 61 例 NYHA 心功能分级 Ⅲ～Ⅳ级的左室射血分数（LVEF）<35%、肺毛细血管压（PCWP）>18mmHg、心脏指数<2.5L/（min·m²）的心力衰竭患者应用本品。患者随机分为 5 组：安慰剂组，以及替唑生坦组按剂量分为的 4 组（5mg/h、20mg/h、50mg/h 和 100mg/h），应用 6h，观察血流

动力学参数、血 ET-1 水平及替唑生坦血浓度。结果显示，替唑生坦显著增加心脏指数（CI），同时降低 PCWP、肺动脉压，不同剂量组均显示全身血管阻力（SVR）下降，上述这些改变与剂量相关，且不影响心率。替唑生坦的不良反应发生率因剂量不同而不等，为 38.5%～81.8%，安慰剂组不良反应发生率为 63.6%，最多见的不良反应是头痛、注射部位疼痛、胸痛及肌肉痉挛。在另一项随机安慰剂对照研究中，Schalcher 等对 38 例 NYHA 心功能分级Ⅲ级、LVEF<35% 的心力衰竭患者应用本品，患者随机分为 5 组，除安慰剂组外替唑生坦组按剂量分为 4 组（5mg/h、20mg/h、50mg/h 和 100mg/h），应用 4h，观察血流动力学参数。结果显示，4 h 后，替唑生坦显著增加 CI，降低 PCWP 和 SVR，且不影响心率。血流动力学的影响在 <50mg/h 时表现为剂量依赖性，剂量增加到 100mg/h 时，并不能进一步改善血流动力学参数。各组均能耐受替唑生坦，最常见的不良反应是轻度背痛，替唑生坦组和安慰剂组的不良反应发生率没有显著差异（26.3%vs21.1%）。

【循证医学证据】

1. RITZ-1 研究　是一项随机、安慰剂对照试验，共纳入需住院的失代偿心力衰竭患者 669 例，随机分为安慰剂组和治疗组，治疗组用替唑生坦 25mg/h，持续给药 1 h，随后 50mg/h，持续给药 24～72 h。两组呼吸困难的缓解无显著差异，而 50mg/h 给药组更易出现低血压、眩晕及肾功能损害等不良反应。

2. RITZ-2 研究　也是一项随机、安慰剂对照试验，共纳入已住院需静脉用药的失代偿心力衰竭患者 292 例，患者随机分为安慰剂组和治疗组，治疗组持续 24 h 静脉注射替唑生坦（50mg/h 或 100mg/h）。持续治疗 6 h 后，替唑生坦组显著增加 CI，降低 PCWP，注射过程中持续显示此作用直至停止注射 6 h 后。但可见剂量依赖性不良反应（如头痛、无症状低血压、早期肾功能损害、恶心和呕吐）。此研究推荐最适宜的剂量应小于 50mg/h。

3. RITZ-4 研究、RITZ-5 研究　设计为支持性研究，研究对象为心力衰竭合并急性冠脉综合征（ACS）或急性肺水肿的患者。RITZ-4 研究共纳入 193 例急性失代偿心力衰竭合并 ACS 患者，随机分为安慰剂组和治疗组，治疗组静注替唑生坦 25mg/h，持续静脉注射 1h，然后 50mg/h，持续治疗 23～47 h。主要终点指标为 72 h 内全因死亡、心力衰竭恶化、再发的心肌缺血、再发或新的心肌梗死。研究结果表明，两组终点指标均无显著差异，进一步分类研究发现替唑生坦组心力衰竭恶化有增多趋势（19.6%vs11.6%，$P=0.16$）。RITZ-5 研究是一项随机、安慰剂对照试验。共纳入严重急性失代偿心力衰竭致肺水肿（血氧饱和度 <90%）患者 84 例，患者随机分为安慰剂组和治疗组，治疗组静脉注射替唑生坦 50mg/h，持续静脉注射 15～30min，然后 50～100mg/h，持续 24 h。治疗 1 h 后，血氧饱和度改善（治疗组 7.6%vs 对照组 9.1%），死亡、再发肺水肿、机械通气及治疗 24h 内的心肌梗死发生率两组均为 19%，不良反应发生率两组也相似。

4. VERITAS 研究　是一项随机、安慰剂对照试验。研究结果表明，与安慰剂相比，替唑生坦治疗并未减少 7 d 的急性失代偿心力衰竭患者的死亡率或心力衰竭恶化率。常见不良反应是头痛，发生率 18%～66%，与对照组差异显著。无症状低血压呈剂量依赖性（50mg/h：16.7%；100mg/h：24.8%），但是与对照组比较并无显著差异。目前欧美等国的研究表明，替唑生坦并不能改善急性心力衰竭患者的临床症状和预后。

【药代动力学】　两个双盲、安慰剂对照随机临床试验表明，静脉注射替唑生坦后 1 h

达血药峰浓度，持续静脉注射本品，可于 6 h 达稳态血药浓度。本品可与白蛋白结合，很少经肝脏代谢，95%以原形由胆汁排泄，5%经肾脏排泄。稳态血浓度后，本品的清除率为 30～40L/h，停止注射后 30min 内，血浆浓度即迅速下降，1 h 后平均血浆浓度小于 10%，本品清除呈双相变化。开始是迅速清除阶段（半衰期约为 6 min），接着是缓慢清除阶段（半衰期 3h）。尽管轻度肝脏功能不全并没有表现出对药代动力学的影响，但是本品在严重肾或肝功能不全的代谢尚不清楚。在充血性心力衰竭患者，本品的药代动力学参数与正常受试者相似。

虽然 ET 是心力衰竭中的重要介质，心脏病学家期待通过内皮素受体拮抗剂替唑生坦阻断内皮素与受体的结合，达到阻断失代偿心力衰竭时 ET 的病理作用，改善临床症状，降低发病率和病死率。然而近年来有关替唑生坦治疗急性失代偿心力衰竭的研究结果却差异较大，并非如人意，故仍需进行国际多中心、大样本循证证据。该药在欧美及我国治疗急性心力衰竭的适应证尚未被批准。

九、人纽兰格林

心力衰竭是一种复杂的临床症状群，为各种心脏病的严重阶段，发病率高、危害性大、预后不良。心力衰竭患者 5 年内死亡率高达 40%～60%，已成为 21 世纪最重要的心血管疾病。心力衰竭的发病机制非常复杂，随着对其发生机制的深入认识，心力衰竭的治疗决策也发生了相应的演变。90 年代起认为修复衰竭心肌的生物学性质，阻断神经内分泌、细胞因子系统的激活和心肌重塑之间的恶性循环是治疗的关键；心力衰竭治疗策略也发生了根本性转变：从短期血流动力学或药理学措施转变为长期修复性策略。

迄今尚无一种药物是通过直接改善心肌细胞的结构和功能来治疗心力衰竭的。正在开发的治疗心力衰竭新药——纽兰格林是其治疗领域的新进展。目前已经完成了澳大利亚和中国的 II 期临床试验，并已进入中国 III 期临床试验。II 期临床试验显示，该药可使心脏泵血功能提高 3%～4%，而这同时对应降低整体死亡率 30%～40%。重组人纽兰格林是直接作用于受损心肌细胞的药物，目前仍处于临床研究阶段，目前尚未上市，但有望成为无药可医的心力衰竭患者的又一治疗选择。

重组人纽兰格林

【药品名称】　国际通用名：重组人纽兰格林。英文通用名：human recombinant neuregulin-1，rhNRG-1。英文商用名：Neucardin。

【药理作用】　重组人纽兰格林是人纽兰格林-1 的多肽片段，它通过与心肌细胞表面的表皮生长因子受体家族成员 ErbB4 受体结合，介导 ErbB2/ErbB4 异源二聚体的形成，调节下游信号传导通路，改变蛋白的表达和调控。直接改善心脏功能，逆转心室重构，可提高心力衰竭患者的生存率。本品能够增强心脏特异性肌球蛋白轻链激酶（cMLCK）的表达和随后的肌球蛋白轻链磷酸化（MLC-2V），进而改善心肌细胞肌原纤维的构建。同时可以抑制心肌蛋白磷酸酶的表达（PP1 和 PP2），帮助 PLB 蛋白（phospholamban）的磷酸化，增加肌质网（sarcoplasmic reticulum）中钙离子 ATP 酶（SERCA2a）的活性，调控钙离子循环，从而提高心脏的收缩和舒张功能。

细胞实验发现，本品可以使无血清培养的心肌细胞重新生成有序的肌动蛋白纤维，重建心肌收缩单元，加强心肌细胞之间的闰盘连接，使紊乱的心肌细胞结构有序化，最终改善心脏的收缩功能。在快速起搏致犬心力衰竭模型中应用本品能够逆转心肌扩张，加强心脏功能，改善心脏的血流动力学。在阿霉素诱导的心力衰竭动物模型中，本品可以显著提高生存率。结合现有的心力衰竭标准治疗药物，纽兰格林可以进一步提高模型动物的生存率和心脏功能。

【循证医学证据】　重组人纽兰格林的临床Ⅱ期试验共有 678 例心力衰竭患者参加。中国和澳大利亚的临床研究表明：连续 10d、每日 10h 静脉滴注重组人纽兰格林[0.6μg/（kg·d）]能够改善 NYHA 心功能分级Ⅱ～Ⅲ级心力衰竭患者的心脏功能，逆转心室重构（同时缩小左心室收缩末期容积和舒张末期容积），降低独立预后因子——N 端脑利钠肽前体（NT-proBNP）水平，其疗效可持续 3 个月以上。各试验结果显示 LVEF 提高均达 3%～5%（$P<0.05$）。

中国Ⅱ期临床生存率试验表明：重组人纽兰格林治疗 10d 后，进行每周 1 次、为期 23 周的维持性静脉注射治疗，心力衰竭患者的一年全因死亡率与安慰剂组相比降低了 39%。亚组分析表明，重组人纽兰格林对 NYHA 心功能分级Ⅲ级或 NT-proBNP 水平低于 4000fmol/ml 的心力衰竭患者疗效最为显著，其一年期全因死亡率与安慰剂组相比降低 60% 以上。

有一项美国Ⅱ期临床试验为随机、双盲、平行对照研究，有 11 个研究中心参加，共入选稳定的 NYHA 心功能分级Ⅱ级和Ⅲ级的患者 67 例。患者随机分为三个剂量组：安慰剂组、1.2μg/（kg·d）和 2.0μg/（kg·d）重组人纽兰格林用药组，通过微量注射泵进行每日 8h、连续 10d 的皮下注射。主要观测指标是给药后第 30 天时，左室射血分数相对于安慰剂组和基线值的变化情况。研究通过心脏 CT 和二维超声心动图对受试者心功能的检查发现：相对于安慰剂组和基线值，重组人纽兰格林两个剂量组均有效地提高左室射血分数，同时减少心室重构，且疗效持续到用药 3 个月后。同时，重组人纽兰格林也显示出对包括运动耐量（6min 步行距离）和生活质量评分（堪萨斯城问卷）的改善。其中 1.2μg/（kg·d）剂量组的改善更为显著。

动物药效研究表明，重组人纽兰格林可以降低缺血、缺氧、病毒感染等因素对心肌细胞的损害程度，修复受损的心肌细胞结构，改善心脏的血流动力学；降低肾素活性及血管紧张素Ⅱ和醛固酮的水平。大鼠亚急性、慢性心力衰竭，小鼠病毒性心肌炎，阿霉素诱导的小鼠中毒性心肌炎，犬下腔静脉缩窄致充血性心力衰竭模型研究均表明，重组人纽兰格林能改善受损的心肌组织结构，降低缺血、缺氧程度，提高心功能，改善血流动力学，显著提高模型动物的生存率，有效治疗各种原因导致的动物心力衰竭。安全性重组人纽兰格林对猴的心血管、呼吸系统功能均无影响。单次给药的小鼠急性毒性实验，最小致死剂量为 35mg/kg，为临床拟用剂量的 3000 倍。猴多次给药的安全性评价试验发现，高剂量重组人纽兰格林可引起动物局部出现血管渗漏，但中低剂量未发现明显的毒副作用，表明其具有一定的安全剂量范围。

【药代动力学】　重组人纽兰格林具有较好的安全性和药代动力学特征。重组人纽兰格林在 1.2μg/（kg·d）剂量时具有很好的耐受性，其不良反应主要限于胃肠道紊乱，如恶心、呕吐和食欲缺乏，并在停药后自行缓解。美国Ⅱ期临床试验的安全性数据与中国和澳大利亚通过静脉滴注重组人纽兰格林的安全性数据高度一致。

【适应证】 用于治疗中重度心力衰竭。

【用法与用量】 本品供静脉注射。临用前（0.25mg/瓶）加灭菌注射用水（1ml）溶解，再加入到 5%葡萄糖注射液或灭菌生理盐水中（20ml）。建议疗程：每日 1 次，连续 5d。

【制剂与规格】 本品是 DNA 重组基因工程产品，经大肠杆菌表达，纯化后加入适量蛋白保护剂和赋形剂，辅料为人血白蛋白、适量甘露醇和磷酸盐。外观为白色或类白色的冻干块状物或粉末。冻干成粉针剂：0.25mg/瓶。

十、松弛素类似物——重组人松弛素

重组人松弛素-2

【药理作用】 松弛素是人体松弛肽-2 的重组体（重组人松弛素-2，serelaxin），具有多种生物活性，可舒张血管。1926 年，Frederick H 在研究妊娠期间骨盆带变化时首次发现肽类激素之一——松弛素。20 世纪 80 年代，松弛素被证实是一种双链蛋白质，其结构特征与胰岛素类似。目前许多研究已证实，心脏和血管是松弛素的靶器官，在慢性心力衰竭患者的心房和心室肌中，松弛素可持续高表达，血液循环中松弛素的水平与心功能不全严重程度也显著相关。同时有证据表明，长时间应用松弛素可使动脉顺应性、心排血量增加及外周血管阻力降低。多项研究表明，松弛素在心血管系统中的作用主要有：①与心脏的变力和变频效应有关。②诱导一氧化氮生成、降低血管张力，拮抗血管对内皮素、血管紧张素Ⅱ和儿茶酚胺的收缩反应，增加心、肾血流量；影响摄水及对肾功能的调节，维持容量平衡。③参与血管系统的重构，抑制心肌肥大。④抗心肌缺血和再灌注损伤，减少心律失常。⑤参与心肌梗死后的修复和心肌再生。⑥抗纤维化作用。临床研究表明，松弛素可产生有益的血流动力学和肾脏效应，这主要得益于血管扩张作用，因而该药在急性心力衰竭中可能发挥治疗作用。

【循证医学证据】

1. Pre-RELAX-AHF 研究（松弛素治疗急性心力衰竭） 是一项国家多中心、随机、安慰剂、平行对照组Ⅱb 期研究试验。该研究旨在评价不同剂量松弛素效应对症状缓解、其他临床结果和安全性的影响，共有 8 个国家 54 个中心的 234 例患者被纳入研究。患者包括急性心力衰竭、呼吸困难、胸片提示肺充血、BNP 或 N 端前脑钠肽（NT-proBNP）增高、轻中度肾功能不全，收缩压＞125mmHg 等症状，患者均在发病 16h 内注册入选。所有患者通过电话语音系统随机双盲分组。在标准治疗基础上分别在 48h 内每日加用安慰剂（62 例），10μg/kg（$n=40$）、30μg/kg（$n=43$）、100μg/kg（$n=39$）和 250μg/kg（$n=50$）的松弛素。通过对几个临床终点的观察，通过评价松弛素治疗急性心力衰竭的效果判断是否继续进行大型临床试验，并确定理想剂量。结果表明，在 30μg/kg 松弛素组患者呼吸困难较安慰剂组明显改善。42 例中的 17 例患者（40%）分别在第 6h、12h 和 24h 获得适当或显著改善，而安慰剂组 61 例患者中仅 14 例（23%）症状改善（$P=0.044$）。通过 Visual Analogue Scale（VAS）评价两组无统计学差异。松弛素组住院天数较安慰剂组缩短[（10.2±6.1）d vs（12.0±7.3）d]，院外无症状生存时间延长[（47.9±10.1）d vs（44.2±14.2）d]。松弛素组 60d 内心血管死亡或因为心力衰竭或肾衰再次入院率较安慰剂组下降[2.6%（95%可信区间 0.4～16.8）vs17.2%（95%可信区间 9.6～29.6），$P=0.053$]。通过不同指标得到结果类似。研究结论认为，松弛素可以改善血压正常和增高的急性心力衰竭患者的呼吸困难及其他临床结果，安全性良好。

2. AHF 研究　是在 RELAX-AHF 研究的标准治疗基础上加用松弛素。研究结果显示，与接受安慰剂治疗的患者相比，接受松弛素治疗组的心力衰竭患者症状显著改善；住院期间心力衰竭症状恶化事件减少 45%，监护室住院时间减少近半天，总住院时间减少近 1 天；6 个月全因死亡降低 37%，心血管相关死亡显著降低，但未降低心力衰竭患者的再入院率。

3. RELAX-AHF3 研究　是一项Ⅲ期临床试验，旨在于评价重组人松弛素-2（serelaxin）治疗急性心力衰竭患者的有效性。研究共入选 1161 例急性心力衰竭患者，试验结果发现重组人松弛素-2 治疗可改善急性心力衰竭患者的呼吸困难症状和体征，改善其他临床终点，包括减少心力衰竭恶化、减少利尿药用量、缩短住院天数等，但不降低急性心力衰竭患者再住院率。而且重组人松弛素-2 的耐受性和安全性良好，可降低 180d 病死率。RELAX-AHF3 研究表明，重组人松弛素-2 改善了急性心力衰竭患者呼吸困难及其他临床转归，但未达到一级终点。结果显示，与安慰剂组相比，该药未能减少受试者在住院后 5d 内的心力衰竭恶化率和出院后 6 个月的死亡率，包括对心血管死亡和因心力衰竭或肾衰竭再次住院的次要终点方面均无显著影响。本品有可能通过减少心力衰竭恶化率而改善急性心力衰竭患者的症状。FDA 已准许了 serelaxin 作为突破性治疗药物，但 FDA 及欧洲药监机构认为目前该药的临床获益具有不确定性，故均未批准该药上市。目前该药仍处在临床试验阶段。

（樊朝美）

参 考 文 献

Alskaf E，Tridente A，Al-Mohammad A，2016. Tolvaptan for heart failure, systematic review and meta-analysis of trials. J Cardiovasc Pharmacol，68（3）：196-203.

Ambrosy AP，Khan H，Udelson JE，et al，2016. Changes in dyspnea status during hospitalization and postdischarge health-related quality of life in patients hospitalized for heart failure：findings from the EVEREST trial. Circ Heart Fail，9（5）：e002458.

Deedwania P，2013. Selective and specific inhibition of if with ivabradine for the treatment of coronary artery disease or heart failure. Drugs，73（14）：1569-1586.

Díez J，2014. Serelaxin：a novel therapy for acute heart failure with a range of hemodynamic and non-hemodynamic actions. Am J Cardiovasc Drugs，14（4）：275-285.

Filippatos G，Farmakis D，Metra M，et al，2017. Serelaxin in acute heart failure patients with and without atrial fibrillation：a secondary analysis of the RELAX-AHF trial. Clin Res Cardiol，106（6）：444-456.

Giavarini A, Silva R, 2016. The role of ivabradine in the management of angina pectoris. Cardiovasc Drugs Ther, 30（4）: 407-417.

HasslacherJ, Bijuklic K, BertocchiC, et al, 2011. Levosimendan inhibits release of reactive oxygen species in polymorphonuclear leukocytes in vitro and in patients with acute heart failure and septic shock: a prospective observational study. Crit Care, 5（4）: R166.

Houweling B, Merkus D, Sorop O, et al, 2006. Role of endothelin receptor activation in secondary pulmonary hypertension in awake swine after myocardial infarction. J Physiol, 574（Pt 2）: 615-626.

Hu L, Chen Y, Deng S, et al, 2013. Additional use of an aldosterone antagonist in patients with mild to moderate chronic heart failure: a systematic review and meta-analysis. Br J Clin Pharmacol, 75（5）: 1202-1212.

Kobalava Z, Kotovskaya Y, Averkov O, et al, 2016. Pharmacodynamic and pharmacokinetic profiles of sacubitril/valsartan（LCZ696）in patients with heart failure and reduced ejection fraction. Cardiovasc Ther, 34（4）: 191-198.

Kwakernaak AJ, Roksnoer LC, Lambers HJ, et al, 2017. Effects of direct renin blockade on renal & systemic hemodynamics and on RAAS activity, in weight excess and hypertension: a randomized clinical trial. PLoS One, 12（1）: PMC5261569.

Ky B, Kimmel S, Safa R, et al, 2009. Neuregulin-1β is associated with disease severity and adverse outcomes in chronic heart failure. Circulation, 120（4）: 310-317.

Lee D, Wilson K, Akehurst R, et al, 2014. Cost-effectiveness of eplerenone in patients with systolic heart failure and mild symptoms. Heart, 100（21）: 1681-1687.

Liu L, Voors A, TeerlinkJ, et al, 2016. Effects of serelaxin in acute heart failure patients with renal impairment: results from RELAX-AHF. Clin Res Cardiol, 105: 727-737.

Maggioni A, Greene S, Fonarow G, et al, 2013. Effect of aliskiren on post-discharge outcomes among diabetic and non-diabetic patients hospitalized for heart failure: insights from the ASTRONAUT trial. Eur Heart J, 34（40）: 3117-3127.

McMurray J, Packe M, Desai A, et al, 2014. Baseline characteristics and treatment of patients in Prospective comparison of ARNI with ACEI to Determine Impact on Global Mortality and morbidity in Heart Failure trial（PARADIGM-HF）. Eur J Heart Fail, 16（7）: 817-825.

McMurray J, Packer M, Desai A, et al, 2013. Dual angiotensin receptor and neprilysin inhibition as an alternative to angiotensin-converting enzyme inhibition in patients with chronic systolic heart failure: rationale for and design of the Prospective comparison of ARNI with ACEI to Determine Impact on Global Mortality and morbidity in Heart Failure trial（PARADIGM-HF）. Eur J Heart Fail, 15（9）: 1062-1073.

Melgari D, Brack K E, Zhang C, et al, 2016. hERG potassium channel blockade by the HCN channel inhibitor bradycardic agent ivabradine. J Am Heart Assoc, 4（4）: e001813.

Meng J, Hu M, Lai Z, et al, 2016. Levosimendan versus dobutamine in myocardial injury patients with septic shock: a randomized controlled trial. Med Sci Monit, 22: 1486-1496.

Merkus D, Houweling B, Beer V, et al, 2007. Alterations in endothelial control of the pulmonary circulation in exercising swine with secondary pulmonary hypertension after myocardial infarction. J Physiol, 580（Pt 3）: 907-923.

Müller-Werdan U, Stöckl G, Werdan K, et al, 2016. Advances in the management of heart failure: the role of ivabradine. Vasc Health Risk Manag, 12: 453-470.

Ørstavik Ø, Ata S H, Riise J, et al, 2014. Inhibition of phosphodiesterase-3 by levosimendan is sufficient to account for its inotropic effect in failing human heart. Br J Pharmacol, 171（23）: 5169-5181.

Ponikowski P, Mitrovic V, Ruda M, et al, 2014. A randomized, double-blind, placebo-controlled, nulticentre study to assess haemodynamic effects of serelaxin in patients with acute heart failure. Eur Heart J, 35（7）:

431-441.

Ruilope L M, DukatA, Böhm M, et al, 2010. Blood-pressure redution with LCZ696, a novel dual-acting inhibitor of the angio-tensin Ⅱ receptor and neprilysin: a ran-domised, double-blind, placebo- controlled, active comparator study. Lancet, 375 (9722): 1255-1266.

von Luede T G, Sangaralingham S J, Wang B H, 2013. Renin-angiotensin blockade combined with natriuretic peptide system augmentation: novel therapeutic concepts to combat heart failure. Circ Heart Fail, 6 (3): 594-605.

von Lueder T G, Wang B H, Kompa A R, et al, 2015. Angiotensin receptor neprilysin inhibitor LCZ696 attenuates cardiac remodeling and dysfunction after myocardial infraction by reducing cardiac fibrosis and hypertrophy. Circ Heart Fail, 8 (1): 71-78.

Williams B, Cockcroft J, Kario K, et al, 2014. Rationale and study design of the Prospective comparison of Angiotensin Receptor neprilysin inhibitor with Angiotensin receptor blocker Measuring arterial stiffness in the elderly (PARAMETER) study. BMJ Open, 4 (2): e004254.

Ye L, Ke D, Chen Q, et al, 2016. Effectiveness of ivabradine in treating stable angina pectoris. Medicine (Baltimore), 95 (14): e3245.

Zile M, Jhund P, Baicu C, et al, 2016. Plasma biomarkers reflecting profibrotic processes in heart failure with a preserved ejection fraction: data from the prospective comparison of ARNI with ARB on management of heart failure with preserved ejection fraction study. Circ Heart Fail, 9 (1): e002551.

第十二章 抗心肌缺血药

第一节 抗心肌缺血药的机制与分类

一、心肌缺血的病理生理学

心肌缺血是心肌供氧与需求之间平衡失调的结果。一方面由于冠状动脉供血不足，另一方面心肌需求过大导致心肌组织缺少氧和营养物质，造成心肌代谢与功能障碍。缺血引起氧化代谢障碍，促进无氧代谢而导致乳酸等无氧代谢的有害产物堆积，引起中毒。临床上心肌缺血的表现有急性发作性心绞痛，也有无症状但有缺血性心电图改变的无症状心肌缺血。

在冠状动脉供血发生障碍时，会产生心肌缺血。心肌缺血的常见原因是冠状动脉粥样硬化，会导致冠状动脉狭窄、痉挛或部分闭塞，使正常冠状动脉代偿性增加供血的功能减退或丧失，造成心肌氧供不应求。在此情况下，任何增加心肌耗氧量的因素，如体力活动增加、情绪紧张激动等都可能诱发心肌缺血，出现症状时称为劳力性心绞痛或稳定型心绞痛。心肌缺血的严重程度取决于冠状动脉供血状况和冠脉闭塞程度。血管内皮细胞功能紊乱也与心肌缺血有关。动脉粥样硬化斑块的形成可损伤血管内皮细胞，导致一氧化氮（NO）释放减少，内皮依赖性舒张功能降低。此时运动或乙酰胆碱（Ach）等内源性物质刺激 NO 释放能力降低或丧失。在冠状动脉收缩因素作用下，如高胆固醇血症、高血糖、高血压等均可引起冠状动脉痉挛，诱发心绞痛或无症状心肌缺血，严重的可发生心肌梗死。

二、抗心肌缺血药的作用原理和分类

应用抗心肌缺血药的目的是缓解症状，改善生活质量，进而减少心脏危险因素，改善预后。应根据病情选用适当药物，有时需要联合用药，以增强疗效，减轻毒副作用。常用的抗心肌缺血药的基本作用原理是通过减少心肌耗氧或（和）增加供氧，恢复心肌氧供应需求间的平衡。目前常用的三类抗心肌缺血药有硝酸酯类、β 受体阻滞剂与钙离子通道阻滞剂。以硝酸甘油为代表的硝酸酯类主要通过舒张外周静脉减少回心血量，缩小左心室容积，降低室壁张力，从而减少心肌耗氧量；同时轻度舒张冠状动脉，增加心肌供血；稍大剂量也能舒张外周动脉，降低血压，减轻心脏射血阻力，减少心肌耗氧量。β 受体阻滞剂主要通过减慢心率与抑制心肌收缩力，减少心肌耗氧量。钙离子通道阻滞剂则主要通过舒张冠状动脉，增加心肌供氧量，同时舒张外周血管，降低血压，减少心肌耗氧量。

血管紧张素转化酶抑制剂（ACEI）在动物实验有抗心肌缺血与抗心肌梗死的作用，也能保护心肌对抗自由基的损伤作用。ACEI 有增强缺血预适应与产生延缓期心血管保护作用。ACEI 有抗动脉粥样硬化作用，是其减少血管紧张素的产生与保存缓激肽作用的结果。临床资料表明，ACEI 能改善内皮细胞依赖性的舒张冠脉功能，增加心肌供氧，又

能通过降压与缩小心肌肥大，减少心肌耗氧，但尚不能证明其有抗心绞痛作用。ACEI有良好的抗心肌梗死作用，能降低心肌梗死的发病率与死亡率，并能防止心肌梗死并发心力衰竭。

近年来上市的新型抗心肌缺血药有特异性减慢心率药，如伊伐布雷定，其作用原理是选择性抑制窦房结起搏细胞的 I_f 通道，通过减慢心率，减少心肌耗氧，发挥抗心肌缺血作用，无负性肌力作用，因而不影响心肌收缩力。临床研究显示最大运动耐受时间（TED）改善和每周心绞痛发作次数减少，与其他抗心肌缺血药物的作用相似。

另一类新型抗心肌缺血药主要通过改善心肌细胞的代谢来增强心肌对缺血性损伤的耐受，这类药物统称为改善心肌代谢药。这类药物对缺血心肌产生明显保护时，对全身血流动力学无明显影响。例如，曲美他嗪可能通过改变缺血心肌对供能底物的利用，即增加对糖的利用，同时减少对游离脂肪酸的代谢，减少乳酸与细胞内酸中毒的产生；尼可地尔是钾离子通道激活剂，硝酸盐活性和性质类似于硝酸甘油，它可能比传统的硝酸盐有更持久的效果；雷诺嗪是一种选择性心脏钠离子通道阻滞剂，它能够阻滞晚钠通道，降低细胞内的 Na^+ 和 Ca^{2+} 水平，改善心肌的舒张功能，同时改善心绞痛相关的缺血；左卡尼汀（L-canitine）则能促进丙酮酸的氧化与脂肪酸的转运代谢，减轻心肌缺血。

三、抗心肌缺血药的选择与联合应用

由于产生心肌缺血患者的病因不同，对抗心肌缺血药的优选顺序也有所不同，必要时需要联合用药，对劳力性心绞痛患者应以硝酸酯类为首选，可加用 β 受体阻滞剂。硝酸酯类与 β 受体阻滞剂合用能增强疗效并互相抵消不利于抗心肌缺血的作用。如果患者不能耐受 β 受体阻滞剂，可加用钙离子通道阻滞剂。由于不同的钙离子通道阻滞剂对心脏作用有差别，对伴有心动过缓或有房室传导阻滞者宜用硝苯地平或氨氯地平，而不宜用抑制窦房结或抑制房室传导的维拉帕米和地尔硫䓬。而对伴有心动过速的心绞痛患者，则宜用维拉帕米或地尔硫䓬，而不宜用二氢吡啶类钙离子通道阻滞剂。对心绞痛伴有充血性心力衰竭患者，首选硝酸酯类，可加用 β 受体阻滞剂。尚无三类抗心肌缺血药联用能改善冠心病预后的证据。

第二节　常用的抗心肌缺血药

一、硝酸盐制剂

硝 酸 甘 油

【药品名称】　国际通用名：硝酸甘油。商用名：耐绞宁、贴保宁、尼采贴、永保心灵、保欣宁、长效疗通脉和乃才朗。英文通用名：nitroglycerin。

【药理作用】　对多种平滑肌有扩张作用，特别是对静脉血管平滑肌作用更为显著，其机制是促进血管内皮生成一氧化氮（NO），通过一系列信号转导，改变蛋白质磷酸化产生平滑肌松弛作用。其抗心肌缺血机制如下：①强大的静脉扩张药。小剂量即可明显扩张静脉系统，减少回心血量，降低心室前负荷，同时缩短心室射血时间，减少心肌氧耗。坐位用药可使回心血量的减少多于卧位，从而疗效更好。②大剂量也可扩张动脉系统，降低外周血管阻力，减轻后负荷，减少心肌氧耗。但过大剂量可引起血压急剧下降，引起反射性心率加快，心肌收缩力加强，反而会加重心肌缺血和缺氧的程度。③可使较大的冠状动脉，如输送血管、心外膜动脉扩张，也可使冠脉阻力血管、侧支动脉和小动脉有所扩张，增加冠脉供血。另外，硝酸酯类静脉注射或静脉滴注能显著缓解冠脉痉挛，增加缺血区供血供氧。④促进心肌血流重分布，改善缺血区血流。⑤抑制血小板聚集。

【药代动力学】 舌下含服后迅速被口腔黏膜吸收，1～3min 起效。口腔喷雾 2～4min 起作用。静脉滴注即刻起作用，4～5min 达峰浓度，消除半衰期 2～8min，药效维持时间 30min。贴膜剂 30min 内起作用，1h 达有效浓度，2～3h 达峰浓度，之后维持 24h 稳定的有效血药浓度。除去贴膜的第 1 小时，血中浓度迅速下降。每日使用不会产生蓄积现象。长效制剂口服 60min 起效，释放速度极为均匀，无峰值浓度，作用可持续 6～8h。药物在肝内迅速代谢，代谢后经肾排出。

【适应证】 心绞痛、急性心肌梗死、急性心力衰竭。

【用法与用量】 ①片剂：舌下含化 0.3～0.6mg，每日可多次使用，极量为每日 2mg。②长效制剂：每次 1 片或 1 粒，每 12h 1 次。剂量及用药次数应个体化。③硝酸甘油注射剂：5%右旋糖酐或 0.9%生理盐水稀释，开始滴速 5μg/min，每 3～5min 增加剂量 1 次，直至胸痛缓解，一般不超过 200μg/min。④口腔喷雾剂：用 1～2 喷，如果效果不佳，10min 后可重复同样剂量。⑤硝酸甘油贴剂：通常每日使用 1 贴，贴于无毛、干燥、清洁的胸前皮肤。剂量可根据需要酌情增加。

【不良反应】 可能会发生搏动性头胀、头痛、心悸、皮肤潮红、直立性低血压症状，偶见晕厥。

【禁忌证】 青光眼、血容量不足、严重贫血及对硝酸甘油过敏者禁用。禁与西地那非（万艾可）合用。

【注意事项】 ①使用时出现头晕、目眩、口干等症状，立即停药，过量会引起剧烈头痛。②服药宜从小剂量开始，并采取坐卧位。③长期服用可产生耐受性，停药 1～2 周可消失，因此，宜在用药期间有一定间歇，以延缓耐受性的产生。④长期用药者不应突然停药，以免出现反跳现象。

【孕妇及哺乳期妇女用药】 禁用。

【儿童用药】 对儿童尚未确定安全性。

【老年患者用药】 遵医嘱使用本品。

【药物相互作用】 ①静脉输入利多卡因的患者，舌下含化硝酸甘油，可能发生完全性房室传导阻滞并引起心脏停搏。②长期口服大剂量长效硝酸异山梨酯，可与舌下含服硝酸甘油产生交叉耐受性，使硝酸甘油疗效降低。③与普萘洛尔合用协同降压，导致冠脉流量减少，有一定危险。

【药物过量】 当用药过量出现直立性低血压、晕厥、反射性心动过速，或因灌注压减低使心绞痛加剧时，可立即卧床，头低脚高位，减低使用剂量可缓解。

【制剂与规格】 普通片剂（硝酸甘油片：每片 0.5mg；耐绞宁：每片 0.6mg）；缓释片剂（乃才朗：每片 2.6mg）；缓释胶囊（长效疗通脉：每片 2.5mg）；缓释贴膜剂（贴保宁：每贴 16mg、32mg）；控释贴膜剂（尼采贴：每贴 25mg、50mg）；喷雾剂（永保心灵、保欣宁：每喷含 400μg 硝酸甘油）；硝酸甘油注射剂：每支 5 mg。

【贮藏】 避光、密闭、干燥阴凉处保存。

硝酸异山梨酯

【药品名称】 国际通用名：硝酸异山梨酯。商用名：消心痛、易顺脉、宁托乐、优舒心、易顺脉缓释胶囊、异舒吉缓释片、异舒吉注射液、异舒吉喷雾剂和易顺脉喷雾剂。英文通用名：isosorbide dinitrate。

【药理作用】 本品为长效硝酸酯类抗心绞痛药，其作用类似硝酸甘油。

【药代动力学】 普通片剂口服吸收完全，生物利用度 19%～29%，15～40min 起效，持续 4～6h。舌下含服生物利用度 30%～58.5%，2～5min 起效，15min 达最大效应，持续 1～2h，消除半衰期约 45min。缓释制剂药物释放缓慢，持续 8～10h，服用后约 20min～1h 起效，作用可维持 8h（易顺脉可维持 16h）。经肝脏生物转换，产生活性代谢物：2-单硝基异山梨酯和 5-单硝基异山梨酯，经肾脏消除。静脉注射后消除半衰期约 10min，但其活性代谢产物 2-单硝基异山梨酯和 5-单硝基异山梨酯的半衰期为 1.5～2h 和 4～6h，且同样有效，生物利用度 100%。喷雾剂喷入口腔后，迅速被黏膜吸收，1～3min 起效，3～6min 血药浓度达峰值，消除半衰期为 30～60min，作用持续 1.5h 左右，生物利用度 60%～100%。

【适应证】 心绞痛或心肌梗死。

【用法与用量】 普通片剂：每次 10～60mg，每日 3 次或 4～6h 1 次；缓释制剂 20～60mg，每日 2～3 次；异舒吉注射液静脉滴注剂量 2～7mg/h；喷雾剂 1～3 喷，必要时 30s 后可重复。

【不良反应】 头痛、面部潮红、灼热、恶心、眩晕、出汗甚至虚脱。偶见皮疹，甚至剥脱性皮炎。极少数情况下，血压大幅度下降，心绞痛症状加剧。

【禁忌证】 青光眼、血容量不足、严重贫血及对硝酸甘油过敏者禁用。禁与西地那非（万艾可）合用。

【注意事项】 ①禁酒；②从小剂量开始，逐渐增量；③长期使用可产生耐药性，并与其他硝酸酯类有交叉耐药性。

【孕妇及哺乳期妇女用药】【儿童用药】和【老年患者用药】 参见硝酸甘油。

【药物相互作用】 血管扩张剂、抗高血压药、β 受体阻滞剂、钙离子通道阻滞剂、神经抑制药、三环类抗抑郁药和乙醇可加强硝基化合物的降血压作用；本药可加强二氢麦角碱的作用。

【药物过量】 参见硝酸甘油。

【制剂与规格】 片剂（消心痛、宁托乐：每片 5mg、10mg）；缓释胶囊（易顺脉：每粒 20mg、40mg）、缓释片（异舒吉：每片 20mg、40mg）；注射剂（异舒吉：每支 10mg、50mg）；喷雾剂：每喷 1.25mg。

【贮藏】 避光、密闭、干燥阴凉处保存。

单硝酸异山梨酯

【药品名称】 国际通用名：单硝酸异山梨酯。商用名：长效心痛治、丽珠欣乐、鲁南欣康、异乐定、长效异乐定、德明、依姆多、莫诺确特、莫诺美地和臣功再佳。英文通用名：isosorbide mononitrate。

【药理作用】 本品是硝酸异山梨醇的活性代谢物，新一代长效硝酸盐制剂。本药扩张外周血管，同时改善缺血区血流供应。硝酸酯本身还有显著抗血小板聚集和抗血栓形成的作用。硝酸酯产生的一氧化氮（NO）还能减轻心肌缺血再灌注损伤。

【临床应用】 单硝酸异山梨酯所采用的不对称剂量方案，避免了耐药性的产生。该药每日给药 2 次，首次剂量在清晨服用，第二次在 7h 后服用。每日的第二次剂量与下一次的第一次剂量间隔 17h，形成一个硝酸酯贫乏期，以防止耐药性的产生。

有研究表明，5-单硝酸异山梨酯静脉注射液起效、达峰、达稳态血药浓度时间明显延迟于等剂量的口服制剂，而且 5-单硝酸异山梨酯各种制剂之间药代动力学差异较小，均起效较慢。静脉注射虽可明显加快其起效时间，但可造成血流动力学的急剧变化和难以预计的后期药物蓄积效应，因此，使用 5-单硝酸异山梨酯静脉制剂缺乏合理性，欧美国家也无该剂型用于临床。因此不推荐使用 5-单硝酸异山梨酯注射液。

【药代动力学】 ①普通制剂：口服后吸收迅速，生物利用度可达 100%；分布迅速，服药后 30min 达浓度峰值；血浆蛋白结合率低，与多种组织有不同程度的结合。半衰期 5～6h，主要经肾排泄，其次经胆汁排泄。经胆汁排泄的药物可经肝肠循环重吸收入血。②缓释剂（30%即刻释放，70%缓慢释放）作用时间可延长到 17h，半衰期 8h，肝病患者无蓄积现象，肾功能受损者消除与健康人无区别。本品脱硝后形成异山梨醇（约 37%）和右旋山梨醇（约 7%），代谢产物无扩血管作用，由尿中排出。

【适应证】 血管痉挛性和混合性心绞痛、冠心病和充血性心力衰竭。

【用法和用量】 普通制剂：口服，每次 20～40mg，每日 2 次；缓释剂：口服，每次一片或一粒，每日 1 次。

【不良反应】 可见血管扩张（硝酸盐性头痛、面部潮红、灼热）和低血压现象（心动过速、恶心、出汗）。循环不稳定者首次服药可能出现虚脱。

【禁忌证】 参见硝酸甘油。

【注意事项】 长期应用硝酸酯后引起血管自身结构和功能改变而导致的耐药，称为血管性耐药，即所谓的真性耐药。

临床上预防硝酸酯耐药最可靠和使用最普遍的方法是提供 24h 血药浓度的偏心分布。即通过间断或偏心（eccentric dosing）给药模式，提供 24h 中至少有 10h 无硝酸酯浓度期或低硝酸酯浓度期，如应用 NTG 透皮贴剂 10～14h 后即应撤除，口服普通平片的硝酸异山梨酯（ISDN）和单硝酸异山梨酯（ISMN）时，两次给药的间隔为 6～8h，缓释剂型则每日给药 1 次。

中华医学会心血管病学分会，中国医师协会心血管内科医师分会和中国老年学学会心脑血管病专业委员共同制定的硝酸酯应用专家共识中强调 ISMN 口服无须经历肝脏的首关清除效应，口服吸收完全，生物利用度近乎 100%，故从药代动力学的角度，ISMN 无须制成静脉制剂。此外，研究还显示，静脉滴注 ISMN 后，起效、达峰、达到稳态的血药浓度时间均明显延迟于同等剂量的口服制剂。若采用弹丸式静脉注射的方法，可使 ISMN 作用时间明显加快，但弹丸式法将造成给药初期血流动力学的急剧变化，以及难以预计的后期药物蓄积效应，为临床治疗带来极大的不确定性，因此临床应用中不应以弹丸式静脉注射任何硝酸酯制剂。因此，静脉 ISMN 在临床应用中缺乏合理性。

【孕妇及哺乳期妇女用药】【儿童用药】【老年患者用药】【药物相互作用】和【药物过量】 参见硝酸甘油。

【制剂与规格】 普通片剂（异乐定、鲁南欣康）：每片 20mg；（丽珠欣乐）每片 10mg。缓释片剂（长效异乐定和莫诺美地）：每片 50mg；（臣功再佳和依姆多）每片 60mg。

【贮藏】 避光、密闭、干燥阴凉处保存。

亚硝酸异戊酯

【药品名称】 国际通用名：亚硝酸异戊酯。英文通用名：amyl nitrite。

【药理作用】 参见硝酸甘油。

【药代动力学】 在胃肠道迅速水解，故口服无效。易从黏膜吸收，在肺中吸收最快。吸入后 0.5min 即显效，作用持续 2～8min。

【适应证】 心绞痛、氰化物中毒。

【用法用量】 将安瓿包于手帕内，压碎，由鼻腔吸入，0.1～0.2 毫升/次。

【不良反应】【禁忌证】【注意事项】【孕妇及哺乳期妇女用药】【儿童用药】【老年患者用药】【药物相互作用】和【药物过量】 参见硝酸甘油。

【制剂与规格】 吸入剂：每支 0.2ml。

二、β 受体阻滞剂

β 受体阻滞剂相关内容参见第四章。

三、钙离子通道阻滞剂

钙离子通道阻滞剂相关内容参见第五章。

吗 多 明

【药品名称】 国际通用名：吗多明。商用名：脉导敏，吗导敏，脉心导敏，吗酮胺。英文通用名：molsidomine。英文商用名：Motazomin、Molsidolat 和 Dilatcor。

【药理作用】 本品为钙离子通道阻滞剂，可直接扩张血管平滑肌（特别是静脉和小静脉的平滑肌），使血压轻度下降，回心血量减少，心排血量降低，心脏工作负荷减轻，心肌氧耗减少，本品还可扩张冠状动脉侧支循环，使心肌缺血获得改善；也能抑制因运动所引起的血压上升和心律加快，从而减轻心脏负荷，增强对运动的耐受力。适用于心绞痛、心肌梗死（急性期除外）、慢性冠状动脉功能不全。

【循证医学证据】 缺乏针对接受抗心绞痛药物治疗患者的大样本临床研究。

【药代动力学】 本品在肝脏中转化为有活性的代谢产物，具有扩张静脉容量血管、扩张冠脉部分血管，并可通过抑制血栓烷胺起到稳定血小板的作用，以及促进 NO 产生的作用。小鼠口服 LD_{50} 为 830～840mg/kg，大鼠为 1050～1200mg/kg。舌下给药时，2～4min 显效，维持时间 3～4h，口服作用可持续 6～7h。近年来动物实验发现吗多明具有致癌作用，可能由于其代谢为 morpholine，此化合物具有致癌作用。国外市场上已暂停使用。

【适应证】 用于防治心绞痛。

【用法与用量】 ①口服：每次 1～2mg，每日 2～3 次；②舌下含服：每次 2mg；③吸入：每次吸 1～2 下（相当于吗多明 0.2～0.4mg）。

【不良反应】 最常见的不良反应是头痛和低血压。可有面部发热、潮红、头痛。停药后可自行消失。

【禁忌证】 ①对本品过敏者禁用；②青光眼不宜应用；③低血压禁用。

【注意事项】 近年来动脉实验发现吗多明具有致癌作用，国外市场上已暂停使用。

【孕妇及哺乳期妇女用药】【儿童用药】【老年患者用药】 尚不明确。

【药物相互作用】 尚不明确。

【药物过量】 尚不明确。

【制剂与规格】 ①片剂：1mg、2mg；②气雾剂：14g（含吗多明 42mg）。

【贮藏】 置遮光容器内，密闭保存。

四、血管紧张素转化酶抑制剂

血管紧张素转化酶抑制剂相关内容参见第七章。

五、窦房结 I_f 通道阻滞剂

窦房结 I_f 通道阻滞剂相关内容参见第十一章。

伊伐布雷定

【药品名称】 国际通用名：伊伐布雷定。商用名：可兰特。英文通用名：ivabradine。英文商用名：Corlanor。2015 年 4 月美国 FDA 批准其上市。

【药理作用】【循证医学证据】【药代动力学】 参见第十一章新型抗心力衰竭药——伊伐布雷定。

【适应证】 2005 年和 2009 年欧洲药品监管局（EMEA）分别批准伊伐布雷定两项治疗稳定型冠心病的适应证：适用于已使用 β 受体阻滞剂，但症状控制不佳，或者对 β 受体阻滞剂不耐受或禁忌证的慢性稳定型心绞痛患者。2012 年 EMEA 批准了伊伐布雷定治疗慢性心力衰竭的临床适应证：合并收缩功能异常的慢性心力衰竭治疗。

【用法与用量】【不良反应】【禁忌证】【注意事项】【孕妇及哺乳期妇女用药】【儿童用药】【老年患者用药】【药物相互作用】【药物过量】【制剂与规格】和【贮藏】 参见第十一章新型抗心力衰竭药——伊伐布雷定。

六、改善心肌代谢药物

曲 美 他 嗪

【药品名称】 国际通用名：曲美他嗪。商用名：万爽力。英文通用名：trimetazidine dihydrochloride（TMZ）。英文商用名：Vastare。曲美他嗪为哌嗪类衍生物，被英国药典第30版收载为抗心肌缺血药。

【药理作用】 本品对缺血心肌的作用可能是直接细胞保护作用。曲美他嗪为长链 3-酮基酰基辅酶 A 硫激酶（3-KAT）抑制剂，抑制线粒体 β-氧化链产生乙酰辅酶 A，从而阻断游离脂肪酸产生 ATP 的代谢途径。故在心肌缺氧时，本品可抑制耗氧多的游离脂肪酸氧化，促进葡萄糖氧化，利用有限的氧产生更多 ATP，增加心肌收缩功能，减少缺血再灌注时的细胞内酸中毒和钙超载，增加细胞膜的磷脂合成，起到优化线粒体能量代谢的心肌细胞保护作用。该药具有对抗肾上腺素、去甲肾上腺素及加压素的作用，能降低血管阻力，增加冠脉及循环血流量，促进心肌代谢及心肌能量的产生。同时能降低心肌耗氧量，从而改善心肌氧的供需平衡。也能增加对强心苷的耐受性。人体研究：对心绞痛患者的对照实验显示曲美他嗪可以增加冠脉血流储备，因此，在开始治疗的第 15 天起，延迟运动诱发缺血的发生；限制血压的快速波动而心率没有明显的改变；明显地降低心绞痛发作的频率；明显降低硝化甘油的使用。

【循证医学证据】 美国心脏病学会/美国心脏协会（ACC/AHA）、欧洲心脏病学会（ESC）均在其《稳定型心绞痛治疗指南》中推荐曲美他嗪用于稳定型心绞痛的治疗。

1. 治疗稳定型心绞痛证据

（1）TEMS 研究（1994 年）发现单用曲美他嗪与普萘洛尔相比同样能提高运动耐量，改善心肌供血，曲美他嗪能通过改善代谢来实现这一目的，并且动态心电图（Holter）监测结果显示，曲美他嗪组治疗后无痛性缺血发作，尤其早晨明显减少，而普萘洛尔不能减少无痛性缺血发作。

（2）TRIMPOL-1 研究是一项欧洲多中心临床试验，共入选 700 例（男 615 例、女 85 例）经冠状动脉造影证实的稳定型心绞痛患者，在继续常规抗心绞痛治疗（长效硝酸酯或 β 受体阻滞剂或钙离子通道阻滞剂）下，联合曲美他嗪 20mg、每日 3 次，治疗 4 周，前后对照。结果发现曲美他嗪显著延长患者运动时间（$P < 0.01$），增加患者做功（$P < 0.01$），延长 ST 段下移 1mm 时间（$P < 0.01$）和心绞痛发作时间（$P < 0.01$）。此外，曲美他嗪还显著减少患者心绞痛发作次数（$P < 0.01$）和硝酸酯类药物用量（$P < 0.01$）。证明曲美他嗪在短期内即可改善心绞痛患者的临床情况。

（3）TRIMPOL-II 研究是一项欧洲多中心、随机、安慰剂、平行对照临床试验。联合曲美他嗪和美托洛尔治疗冠心病心绞痛（426 例），治疗组在总做功、ST 段下移 1mm 时间、心绞痛发作时间、最大 ST 段下移、心绞痛发作频率、硝酸酯类消耗量、心绞痛程度各方面均较美托洛尔加安慰剂有显著改善。研究结果表明，曲美他嗪对单药（美托洛尔）治疗欠佳的患者更有益。

（4）ETTIC 研究是一项欧洲多中心、随机、平行对照试验，共入选 185 例给予 100 mg/d 阿替洛尔运动试验仍呈阳性的心绞痛患者，分别加用曲美他嗪或硝酸酯类，持续 2 个月。两组治疗后 ST 段下移明显延迟（$P<0.01$），组间无差异性。曲美他嗪组和硝酸酯组分别有 23% 和 19% 的患者运动试验呈阴性，组间无显著差异性。两组临床症状的改善分别是 63% 和 54%。但曲美他嗪具有更好的耐受性，且不具有血流动力学效应。

（5）荟萃分析（23 个研究，1 378 例心绞痛患者）与安慰剂对照发现，曲美他嗪组减少心绞痛发作次数和硝酸酯类用量，提高运动耐量、耐受性好，不影响血流动力学。相对于安慰剂，曲美他嗪不论单用或与传统的抗心绞痛药物联用，对稳定型心绞痛的疗效均是肯定的，而且很少有患者因不良反应而终止研究。

2. 治疗不稳定型心绞痛证据　目前曲美他嗪治疗不稳定型心绞痛仍在探索，国外研究较少。

3. 治疗心肌梗死证据　EMIP-FR 研究（European myocardial infarction project-free radicals，EMIP-FR，欧洲心肌梗死项目——自由基）是一项欧洲多中心、随机、双盲、安慰剂对照研究，共入选 19 725 例急性心肌梗死患者。将患者在溶栓的同时给予曲美他嗪 40mg 静脉注射，然后 60mg/d 持续静脉给予 48h。结果显示，曲美他嗪和安慰剂之间的短期病死率（35 d）无统计学差异（$P=0.98$）。但在两个分层之间却有相反的趋势，溶栓组的曲美他嗪和安慰剂治疗的短期病死率分别是 11.3% 和 10.5%（$P=0.15$），非溶栓组的短期病死率分别是 14.0% 和 15.1%（$P=0.14$），而非溶栓组的单项分析得出的病死率分别是 13.3% 和 15.1%（$P=0.027$）。以上结果说明曲美他嗪并不能减少心肌梗死溶栓治疗的死亡率，但对于非溶栓治疗的患者却可能带来益处。

4. 在 PCI 治疗中的应用证据

（1）Bonello 等的对照研究纳入 266 例需要接受 PCI 手术介导的单支血管病变的患者，随机分为两组，其中一组术前 30min 口服负荷剂量的曲美他嗪 60mg，不用曲美他嗪的作为对照组，分别于术前、术后 6h、12h、18h、24h 测患者血浆肌钙蛋白 I（cTn I）水平，结果显示与对照组相比 PCI 术前 30min 口服负荷剂量曲美他嗪 60mg 组在术后各个测量时段 cTn I 均显著降低（$P<0.001$）且 cTn I 释放总量显著低于对照组（$P<0.05$）结果证实在 PCI 术前 30min 口服曲美他嗪 60mg，可有效减少心肌再灌注损伤的发生，预防 PCI 引起的 MI。研究过程中曲美他嗪剂量 60mg 显示出良好的耐受性。

（2）一项双盲、随机、安慰剂对照研究观察强化药物治疗无效的心绞痛患者，前降支 PTCA 过程中首次球囊扩张后给予曲美他嗪治疗，6mg 静脉弹丸式注射，通过血管成形术导丝记录冠脉内心电图，以此评价继发于球囊扩张（导致冠状动脉暂时闭塞）的心肌缺血。结果显示，首次球囊扩张后给予曲美他嗪治疗能延迟冠脉闭塞相关的 ST 段改变（$P=0.023$），降低 ST 段最大抬高幅度（$P=0.024$）。还能降低 T 波最大改变幅度（$P=0.001$），显著减小球囊扩张过程中 ST 段及 T 波改变的曲线下面积分别是（$P=0.002$ 和 $P<0.001$）。

（3）LIST 研究是一项多中心、随机、对照试验，旨在评价曲美他嗪对血管成形术的获益。将 94 例 AMI 患者随机分为治疗组（$n=44$）、对照组（$n=50$），在血管成形术前静脉给予 40mg 曲美他嗪，然后 60mg/d 维持，持续 48h。观察 ST 段的变化、通过血浆肌球蛋白估计心肌梗死面积及左心室造影。研究结果表明，曲美他嗪组有 ST 段更高的趋势，但无显著统计学差异（$P=0.07$），但在 6h 内，ST 段有更早和更明显的回复（$P=0.014$），并且治疗组在血管成形术时，ST 段较少抬高（$P=0.11$）。而在血浆肌球蛋白和左心室室壁运动方面，两组无显著差异。曲美他嗪组在心绞痛发作时间、心绞痛缓解时间方面也显著优于对照组。

5. 在 CABG 心肌损害的保护作用证据

（1）一项双盲、随机、安慰剂对照研究试验的结果证明曲美他嗪在 CABG 过程中具有心肌保护作用，本试验证明曲美他嗪治疗组乳酸水平显著降低（$P<0.05$），主动脉夹闭前静脉钙离子通道阻滞剂的用量更小（$P<0.02$），主动脉复流后早期钙离子通道阻滞剂的用量也小（$P<0.01$）。

（2）另一项双盲、随机、安慰剂对照研究试验评价了曲美他嗪的心肌保护作用，试验测定了血流动力学参数，结果显示，曲美他嗪治疗组左心室功能（以每搏功指数表示）显著高于对照组（$P<0.01$）。曲美他嗪治疗组再灌注后 20min 冠状窦内丙二醛升高幅度显著低于对照组（$P=0.014$），表明曲美他嗪降低缺血再灌注损害。

6. 治疗心功能不全的证据 心功能不全的发生、发展过程中能量代谢起着重要作用，心肌细胞能量代谢失调在心力衰竭发生中的病理生理机制倍受人们关注，直接影响着近期疗效和远期预后。已有研究表明曲美他嗪是有心肌细胞保护作用的代谢治疗药，它的抗心肌缺血作用主要与保护细胞膜结构及功能有关。有国内研究表明，曲美他嗪作为一种优化心肌能量代谢药物，在不影响心率、血压的情况下，通过优化心肌的能量代谢而改善心室的收缩功能，延缓心室重构、减轻炎症反应。具有广泛的心肌细胞保护作用，可改善心肌缺血再灌注损伤及心功能。

（1）一项国内的前瞻性、随机对照研究，入选心力衰竭患者 67 例，NYHA 心功能分级为Ⅱ～Ⅳ级，随机分为治疗组和对照组，对照组采用硝酸酯、ACEI、β 受体阻滞剂、利尿药和强心药等常规治疗，治疗组在常规治疗基础上加用曲美他嗪 20mg，每日 3 次，治疗前后 1 年分别测量左心室射血分数、左心室收缩末容积指数和左心室舒张末容积指数，并测量 6min 步行距离，且分别于以上时间利用 Holter 记录 24h 内心肌缺血的发作次数，结果一年再住院率，两组因心力衰竭加重住院率有显著差异（$P<0.05$），一年病死率也有显著差异（$P<0.05$）。曲美他嗪组患者左心室射血分数明显改善，24h 心肌缺血的发作次数显著减少，两组比较差异有显著性（$P<0.05$）。

（2）El-Kady 等利用单电子发射计算机体层扫描评估长期应用曲美他嗪对心肌灌注的作用，将 200 例经冠状动脉造影证实的多支冠脉病变及有左心室功能不全、LVEF<50% 的患者分为两组，在应用标准抗心绞痛药物的基础上分别加用曲美他嗪和安慰剂。经 24 个月的治疗后，曲美他嗪组较基线水平相比，心绞痛发作次数减少、硝酸甘油用量减少、运动试验持续时间延长、门控 SPET 总运动负荷评分减少、总静息评分减少，LVEF 均增加。值得注意的是，研究结束时曲美他嗪组 92% 的患者存活，而安慰剂组却只有 62% 存活。

【药代动力学】 口服给药后迅速吸收，2h 内达血浆峰值，单次口服 20mg 后，血浆峰浓度约为 55ng/ml。重复给药 24～36h 血药浓度达稳态。表观分布容积为 4.8L/kg,具有良好的组织扩散,蛋白结合率低,体外测定为 16%。主要经尿液排出体外,其中大部分为原形,清除半衰期约为 6h。

【适应证】 冠状动脉功能不全、心绞痛、陈旧性心肌梗死,伴有严重心功能不全者可与洋地黄并用。

【用法和用量】 普通片剂每片 20mg,每次 1 片,每日 3 次,三餐时服用。缓释片剂每片 35mg,每次 1 片,每日 2 次,早晚餐时服用。三个月后评价治疗效果,若无治疗作用可停药。静脉注射:8～20mg/次,加于 25%葡萄糖注射液 20ml 中。静脉滴注:8～20mg,加于 5%葡萄糖液 500ml 中。

【不良反应】 罕见胃肠道不适(恶心、呕吐)。由于辅料中有日落黄 FCF(E110)及胭脂红 A(E124 成分),可能会产生过敏反应。

【禁忌证】 对药品任一组分过敏者禁用;妊娠期及哺乳期妇女禁用。

【注意事项】 动物研究尚未显示致畸作用。然而,由于缺乏临床资料,致畸危险不能完全排除。由于缺乏妊娠期间及乳汁内是否分泌的资料,建议治疗期间不要母乳喂养。

【药物相互作用】 为避免不同药物之间可能的相互作用,须将同时接受的其他治疗告知医生或药剂师。

【孕妇及哺乳期妇女用药】 妊娠动物实验没有提示致畸作用,但是由于缺乏临床资料,致畸的危险不能排除。因此,从安全的角度考虑,最好避免在妊娠期间服用该药物。由于缺乏通过乳汁分泌的资料,建议治疗期间不要哺乳。

【儿童、老年患者用药】 尚缺乏相关资料。

【药物过量】 尚缺乏相关资料。

【制剂与规格】 普通片剂:每片 20mg。缓释片剂:每片 35mg。

【贮藏】 室温或 30℃以下。

尼 可 地 尔

【药品名称】 国际通用名:尼可地尔。通用名:烟酰胺硝酸酯。英文通用名:nicorandil。

【药理作用】

1. 药理作用

(1)冠状血管扩张作用:以兰格德夫(Langendorff)犬为实验动物,在正常灌流压下,较细的冠状动脉扩张,而在低灌流压下所导致缺血时较粗的冠状动脉血管扩张。另外,对未麻醉犬静脉注射时,较粗的冠状动脉的扩张依赖于给药量,而与血流量无关。

(2)对冠脉血流量的作用:①对麻醉开胸犬静脉注射或在十二指肠内给予尼可地尔,冠脉血流量的增加及持续与本制剂的剂量有依赖性。使用苏醒犬、犬的心肺标本、兰格德夫犬样本进行试验也得到同样的结果。②对 6 例无左冠状动脉狭窄及左心室收缩异常的患者单次给予尼可地尔 5mg,在实施右心房起搏使心率增加至 120 次/分及未实施起搏的条件下,测定冠脉血流量(持续热稀释法),结果显示出在任何心率下均有明显增加(118%～120%)。

(3)缓解冠状血管痉挛作用:以冠状动脉部分狭窄的犬做实验,尼可地尔可以抑制周期性冠血流量的减少及心电图的 ST 段上升，在小型猪的冠状动脉内给予醋甲胆碱或去甲肾上腺素引起的冠状血管痉挛也可得以抑制。

（4）对心脏血流动力学的作用：①对麻醉开胸犬静脉注射尼可地尔，血压的降低依赖于给药量，但程度轻微，在使冠状血管阻力显著降低的用量下，不影响心率、心肌收缩力、心肌氧消耗及房室传导时间。②对 6 例无左冠状动脉狭窄及左心室收缩异常的心绞痛患者单次给以本品（相当于尼可地尔 5mg），主动脉压及血压-心率乘积无明显变化。

2. 作用机制　在体外实验条件下，本品是通过使冠状血管平滑肌的鸟苷酸环化酶活化导致环鸟苷酸的产生量增加，从而引起冠状血管扩张，与其他亚硝酸盐作用结果相似。另外，冠脉血流增加和冠状血管痉挛抑制的作用机制可通过细胞膜的超极化研究得以阐明。

注射尼可地尔与临床常用治疗心绞痛药物相比，具有无耐药、24h 持续有效、与硝酸酯类无交叉耐药及不良反应少等特点，并可减少全因死亡率，降低心血管事件的发生率。

【循证医学证据】　本品是首个应用于临床的 ATP 敏感钾离子通道开放剂，1984 年在日本上市。1994 年在欧洲上市，用于治疗心绞痛。2007 年注射剂型用于急性心力衰竭治疗。尼可地尔是钾离子通道激活剂，硝酸盐活性和性质类似于硝酸甘油，它可能比传统的硝酸盐有更持久的效果。在临床试验中，尼可地尔对 80% 的患者单药治疗是有效的，并联合治疗心绞痛安全，耐受性好。IONA（尼可地尔对心绞痛的影响试验）的结果表明，尼可地尔大大降低了慢性稳定型心绞痛患者冠脉事件的发病率。

尼可地尔对 AMI 患者心肌保护作用的研究结果认为 PCI 前静脉注射尼可地尔可以改善微循环及临床终点事件；很多研究都证实尼可地尔具有心肌保护作用。

J-WIND 研究发现，PCI 前注射尼可地尔并不能降低 AMI 的死亡率及心肌梗死面积，有研究认为冠脉内注射尼可地尔可以改善 AMI 患者的微循环状态。Noritoshi Ito 等人发现冠脉内注射尼可地尔可降低 STEMI 患者 PCI 后的微循环阻力指数。

【药代动力学】

1. 吸收　片剂口服吸收快而完全，生物利用度为 75%，服药后 0.5～1h 血药浓度达峰值，半衰期（$T_{1/2}$）约为 1h。注射用尼可地尔相对于尼可地尔片剂具有起效时间快的优点，对于急性心绞痛患者及急诊患者更有价值。尼可地尔片剂（喜格迈）的起效时间大约为30min，而注射用尼可地尔静脉注射的起效时间为 1～2min，远快于尼可地尔片剂。注射用尼可地尔作为针剂，相对于片剂更适用于服药困难的患者。

2. 分布　主要分布在肝、心、肾、肾上腺及血液中。

3. 代谢、排泄　在体内经水解脱去硝基，代谢产物药理活性很弱，主要从尿中排泄。

【适应证】　适用于冠心病、心绞痛的治疗。对于劳力型、自发型、梗死后或混合型心绞痛均有效。对伴有心房颤动、心脏扩大的心绞痛及对其他抗心绞痛药物需慎用的患者，可选用本品。

【用法与用量】

1. 口服片剂　1 次 1 片，每日 3 次；症状改善不明显时可增加剂量：1 次 2 片，每日 3 次。

2. 注射剂　将本品溶于 0.9% 氯化钠注射液或 5% 葡萄糖注射液中制成 0.01%～0.03%

溶液。成人静脉滴注，以 2mg/h 为起始剂量，可根据症状适当增减剂量，最大剂量不超过 6mg/h。在制备后 24h 内使用。

【不良反应】 在总数为 14 323 的病例中，有 661 例（4.61%）出现 817 次不良反应（包括临床检查值异常）。主要的不良反应有头痛 515 次（3.60%），恶心、呕吐 63 次（0.44%），头晕 21 次（0.15%），发热 20 次（0.14%），乏力 17 次（0.12%）。

1. 严重不良反应

（1）肝功能障碍、黄疸（频度不明）：由于可能出现伴随 AST（GOT）、ALT（GPT）、γ-GTP 值上升的肝功能障碍、黄疸，应充分注意观察，如确认出现异常，应终止给药，采取适当的处置。

（2）血小板减少：如确认出现血小板减少异常，应终止给药，采取适当的处置。

（3）口腔溃疡、肛门溃疡、消化道溃疡：如出现上述症状时，应终止给药，采取适当的处置。

2. 其他不良反应 当确认发生以下不良反应时，要适当进行减量、停药等处置。①常见有头痛、头晕、耳鸣、失眠等反应，服用阿司匹林可减轻症状，否则应停药；出现皮疹等过敏反应时应停药。②胃肠症状：腹痛、腹泻、食欲缺乏、消化不良、恶心、呕吐、便秘等，偶见口角炎，可有氨基转移酶升高。③心血管系统：心悸、乏力、颜面潮红、下肢水肿，还可引起反射性心率加快、严重低血压等反应。

【禁忌证】 ①对本品、烟酸过敏者禁用。②正在服用具有 5 型磷酸二酯酶阻断作用的勃起障碍治疗剂（枸橼酸西地那非、盐酸伐地那非水合物、他达拉非）的患者禁用（参照【药物相互作用】）。

【注意事项】

1. 慎用（以下患者需慎用）

（1）重症肝功能障碍的患者（服用本药剂时有可能出现肝功能检查值的异常）。

（2）青光眼患者（有可能导致眼内压上升）。

（3）高龄患者（请参照【老年用药】）。

2. 重要的基本注意事项

（1）在服用本制剂初期，与服用硝酸酯、亚硝酸酯类药物相似，可能会由于血管扩张作用而引起搏动性头痛，当出现这种情况时，要采取减量或中止给药等适当的处置。

（2）因本制剂同具有 5 型磷酸二酯酶阻断作用的勃起障碍治疗剂（枸橼酸西地那非、盐酸伐地那非水合物、他达拉非）合用能使降压作用增强，而导致血压过度下降，所以在服用本制剂前，应充分确认没有服用该类药物。此外，在服用本制剂期间及服用本制剂后，还应充分注意不要服用该类药物。

3. 使用方面的注意事项

（1）需指导患者将片刻从 PTP 包装中取出后服用（有报告称由于患者误服 PTP 包装薄片而导致硬的锐角部刺入食道黏膜，进而引起穿孔而并发纵隔炎等重症并发症）。

（2）需指导患者在避湿阴凉处保存药物。

【孕妇及哺乳期妇女用药】 孕妇用药的安全性尚未明确。

【儿童用药】 儿童用药的安全性尚未明确。

【老年患者用药】 因老年患者的生理功能一般较弱，容易出现不良反应，应慎用，可从小剂量开始。

【药物相互作用】 由于本品能促进 cGMP 的产生，而具有 5 型磷酸二酯酶阻断作用的勃起障碍治疗剂——西地那非、伐地那非水合物、他达拉非，可抑制 cGMP 的分解，故二者的合用会通过 cGMP 的增多而导致本制剂的降压作用增强。

【药物过量】 一般每日用量不宜超过 60mg，大剂量用药易引起血压的过度降低。

【制剂与规格】 片剂：5mg/片；100 片/盒。注射剂：12mg/支。

【贮藏】 遮光，密闭保存。

雷 诺 嗪

【药品名称】 国际通用名：雷诺嗪。英文通用名：ranolazine。英文商用名：Ranexa。2016 年 2 月美国 FDA 批准雷诺嗪缓释片上市。

【药理作用】

1. 有效抗心绞痛 体外研究表明犬麻醉后，十二指肠内给 ranolazine 或阿替洛尔均明显减弱电心脏起搏（200 次/分）期间冠状动脉结扎引起的 ST-T 段上抬。ranolazine 的这种作用持续 3h，不改变任何血流动力学参数；而使用阿替洛尔后却伴有舒张期血压、心率的升高或降低。大鼠灌胃给予本品，减弱由肾上腺素引起的 ST 段上抬。这些结果表明本品可有效地抗心绞痛，且不改变任何动力学参数。

2. 不影响心率和血压 14 例慢性稳定型心绞痛患者参加的单盲安慰剂对照试验中，患者服用安慰剂 2 周后，口服本品 30mg（每日 3 次），连续 2 周后改为口服 60mg（每日 3 次），连续 2 周。结果表明：服用两种剂量后测定静息时心率和收缩压、剧烈运动后心率和收缩压与安慰剂对照组相比均无明显改变。

3. 全新作用机制 现有的治疗心绞痛药物主要通过减少心脏做功[心率和（或）血压]而起作用。本品为部分脂肪酸氧化酶抑制剂，通过改变心脏代谢方式减少心脏需氧量。心脏代谢是氧化脂肪酸或葡萄糖产能。正常生理状态下，心肌细胞主要利用脂肪酸氧化产能，而较少利用葡萄糖。部分脂肪酸氧化酶抑制剂减少脂肪酸氧化，而增加葡萄糖氧化。

【循证医学证据】 雷诺嗪是一种选择性心脏钠离子通道抑制剂，它能够阻滞晚钠通道，降低细胞内的 Na^+ 和 Ca^{2+} 水平，改善心肌的舒张功能，同时改善心绞痛相关的缺血；雷诺嗪于 2006 年在美国上市，与 β 受体阻滞剂、钙离子通道阻滞剂联合使用治疗心绞痛。

1. 治疗慢性心绞痛的证据

（1）ERICA 试验（雷诺嗪治疗慢性心绞痛疗效研究）是一项随机、双盲、对照研究。研究结果表明，雷诺嗪可显著降低心绞痛频率。在本试验中，45%的患者使用了长效硝酸盐。与安慰剂相比，雷诺嗪单药使心绞痛发作减少，间隔的时长显著增加，包括发病时间、心绞痛和心电图出现缺血的时间。雷诺嗪平均减少了每周心绞痛发作的频率，并改善运动耐量。

（2）MARISA 研究（雷诺嗪单药治疗稳定型心绞痛评估研究）是一个随机、双盲、交叉研究，共入选 191 例稳定型心绞痛患者，给予雷诺嗪单药治疗，停用其他抗心绞痛药物，雷诺嗪使用的剂量为 1500mg，每日 2 次。负荷运动试验结果表明：和安慰剂相比，雷诺嗪显著延缓了心绞痛的发生和延迟了 ST 段压低 1mm 的时间。

（3）CARISA 试验（雷诺嗪联合用药治疗稳定型心绞痛评估研究）是一项随机、双盲、对照研究，共入选慢性稳定型心绞痛患者 823 例，该组患者在原有用药（肾上腺素能受体阻滞剂或钙离子通道阻滞剂）的基础上，随机给予雷诺嗪（750mg 或 1000mg，每日 2 次）和安慰剂。负荷运动试验表明：和安慰剂组相比，雷诺嗪显著延长了运动试验的持续时间，减少了每周发作心绞痛的次数和频度，延长了出现 ST 段压低的时间和开始出现心绞痛的时间，然而对血压和心率无明显影响。

2. 改善糖尿病的证据

（1）4 项已公布的大型试验发现，糖尿病患者应用雷诺嗪后糖化血红蛋白（HbA1C）明显降低，且没有低血糖不良反应。CARISA 研究和 MERLIN-TIMI 36 研究发现，糖尿病患者应用雷诺嗪后 HbA1C 绝对值降低 1.2%；在一项糖尿病患者接受雷诺嗪单药治疗的试验中，治疗 24 周时受试者 HbA1C 水平降低 0.56%，治疗组有更多患者达到了 HbA1C 目标值。

（2）TERISA 研究（2013 年）评估了雷诺嗪对糖尿病患者心绞痛的治疗效果，结果发现糖尿病患者应用雷诺嗪后的含服硝酸甘油用量及心绞痛发作次数均减少。

【药代动力学】　最低有效血药浓度为 500ng/ml，在此血药浓度下，可明显推迟心绞痛的发作，抑制运动期间 ST 段压低，延长踏车运动持续时间。由此得出服用雷诺嗪的剂量为 240mg。服用本品 1h 后测定血药浓度峰值范围为 1576～2492ng/ml，早餐后 1h 测定血中药物谷浓度范围为 275～602ng/ml。血浆中本品的 I 相代谢产物有 11 种，主要从肾中排泄。

【适应证】　本品用于治疗慢性心绞痛。尤其适用于下列心绞痛患者：使用常规药物最大剂量无效或出现严重不良反应或不能耐受者，使用多种药物治疗者，伴有慢性阻塞性肺部疾病或慢性心功能不全者。

【用法与用量】　口服：500mg/次，每日 2 次。依据病情可以增加至 1000mg/次，每日 2 次。

【不良反应】　本品常见的不良反应有便秘、恶心、头痛、眩晕、疲乏。其他不良反应如下所示。①心血管系统：心悸、心动过缓、低血压、直立性低血压。②中枢神经系统：耳鸣、眩晕、感觉异常、震颤。③消化系统：上腹疼痛、口干、呕吐。④呼吸系统：呼吸困难。⑤其他：外周水肿、血尿、视物模糊。

【禁忌证】　①对本品过敏者禁用。②QT 间期延长患者禁用。③肝功能不全患者禁用。

【注意事项】　①本品生殖毒性分级为 C，孕妇使用本品应权衡利弊。②儿童用药安全性尚未评价。③本品过量可引起头晕、恶心、呕吐、复视、感觉异常、意识障碍。应采取 ECG 监测及支持治疗。本品血浆蛋白结合率 62%，不易通过透析消除。

【孕妇及哺乳期妇女用药】　孕妇使用雷诺嗪应权衡利弊。生殖毒性分级为 C。

【儿童用药】　儿童用药安全性尚未评价。

【老年患者用药】　老年慢性稳定型心绞痛患者的治疗应从低剂量开始。在雷诺嗪治疗慢性稳定型心绞痛患者的对照研究中，496 例（48%）≥65 岁、114 例（11%）≥75 岁老年患者入选。研究结果表明，老年患者与青年患者的有效性并无差异。在安全性评价中，

≥65 岁的老年患者与青年患者也无差异。但是，严重不良反应、中止治疗的发生率，在≥75
岁老年患者组中则明显高于青年组。

【药物相互作用】 ①本品与钙离子通道阻滞剂、β-肾上腺素能受体阻滞剂合用治疗慢
性稳定型心绞痛时，能提高运动耐量，降低运动诱发的心绞痛症状。②酮康唑为 CYP3A
抑制剂，可使本品的平均稳态血浆药物浓度升高 3.2 倍，禁止二者合用。③地尔硫革为
CYP3A 抑制剂，能使本品的平均稳态血浆药物浓度升高 1.8～2.3 倍，禁止合用。④维拉
帕米能使本品的稳态血浆药物浓度升高 2 倍。⑤本品能使地高辛的血浆药物浓度提高 1.5
倍，二者合用应调整地高辛的剂量。

【药物过量】 雷诺嗪过量可引起头晕、恶心、呕吐、复视、感觉异常、意识障碍。
应采取 ECG 监测及支持治疗。

【制剂与规格】 薄膜包衣缓释胶囊：500mg/粒。

【贮藏】 15～30℃保存。

1,6-二磷酸果糖

【药品名称】 国际通用名：1,6-二磷酸果糖。英文通用名：fructose-1,6-diphosphate
（FDP）。

【药理作用】 作用于细胞膜，通过刺激磷酸果糖激酶和丙酮酸激酶的活性，使细胞
内三磷酸腺苷和磷酸肌酸的浓度增加，促进钾离子内流，有益于缺血、缺氧状态下细胞的
能量代谢和葡萄糖的利用，从而使缺血心肌损伤减轻。有利于降低红细胞脆性、增加韧性、
增加红细胞在毛细血管中的变形能力，且抑制了红细胞聚集能力，有利于改善缺血、缺氧
条件下的微循环障碍。提高心脏收缩力，增加心脏每搏输出量，增加平均动脉压力，在缺
血、缺氧条件下维持较好的血流动力学。

【药代动力学】 用同位素标记的 FDP（^{14}C）经静脉输入实验鼠，可见分布到肾脏、
肝脏、肌肉、心脏及大脑等脏器。用 250mg/kg 的剂量，给健康志愿者静脉滴注 FDP，5min
内其血浆浓度可达 770mg/L，其半衰期为 10～15min，经水解形成无机磷及果糖而从血浆
中消失。

【适应证】 心绞痛、心肌梗死、心力衰竭。

【用法和用量】 静脉滴注 1 次 10g，临用前，用所附灭菌注射用水 100ml 溶解后于
10～14min 滴完，每日 2 次。如伴有心力衰竭，用量减半。

【不良反应】 可有口唇麻木，注射部位疼痛等轻微反应，偶有头晕、胸闷、皮疹，
停药后症状消失。

【禁忌证】 禁用于对本品过敏及高磷酸症、高磷血症、肾功能衰竭患者。

【注意事项】 本品宜单独使用，勿溶入其他药物，尤其忌溶入碱性液、钙等。肌酐
清除率低于 50%者务必监测血磷。

【药物相互作用】 FDP 与洋地黄可起到协同作用，增加利尿，减慢心率，使单用洋
地黄无效或难治性心力衰竭患者获益。

【制剂与规格】 注射剂：每支 5g。

左 卡 尼 汀

【药品名称】 国际通用名：左卡尼汀。商用名：卡尼特。英文通用名：L-carnitine。英文商用名：Carnitor。

【药理作用】 左卡尼汀是哺乳动物能量代谢中需要的体内天然物质，其主要功能是促进脂类代谢。在缺氧、缺血时，脂酰-CoA 堆积，线粒体内的长链脂酰卡尼汀也堆积，游离卡尼汀因大量消耗而减低。缺血缺氧导致 ATP 水平下降，细胞膜和亚细胞膜通透性升高，堆积的脂酰-CoA 可致膜结构改变，膜相崩解而导致细胞死亡。另外，缺氧时以糖无氧酵解为主，脂肪酸等堆积导致酸中毒，离子紊乱，细胞自溶死亡。足够量的游离卡尼汀可使堆积的脂酰-CoA 进入线粒体内，减少其对腺嘌呤核苷酸转位酶的抑制，使氧化磷酸化得以顺利进行。左卡尼汀是肌肉细胞尤其是心肌细胞的主要能量来源，脑、肾等许多组织器官也主要靠脂肪酸氧化供能。本品还能增加 NADH 细胞色素 C 还原酶、细胞色素氧化酶的活性，加速 ATP 的产生，参与某些药物的解毒作用。对于各种组织缺血缺氧，左卡尼汀通过增加能量产生而提高组织器官的供能。

【循证医学证据】 对稳定型心绞痛曾用左卡尼汀与钙离子通道阻滞剂地尔硫䓬进行比较，经过 6 星期治疗后，在减少心绞痛的发作次数与硝酸甘油的用量及最大运动量时 ST 段压低程度等效应均相似。但地尔硫䓬明显降低静息时心排血量，而左卡尼汀对此无影响。对缺血性心律失常，如室性期前收缩，左卡尼汀治疗 2 周，明显减少室性期前收缩次数，此作用与美西律和普罗帕酮相似。将左卡尼汀分别与美西律或普罗帕酮合用，可加强抗心律失常作用。

心肌梗死后在常规处理的基础上加用左卡尼汀可产生较好的效果。据报道，心肌梗死后立即给予静脉注射左卡尼汀，然后口服，左心室扩张程度明显减轻，左心室容积明显缩小。

【药代动力学】 食物中肉毒碱在小肠几乎全部被吸收，口服外源性肉毒碱剂量较大时，吸收率降低，临床用口服剂量的生物利用度约 18%。肉毒碱经主动转运进入细胞，在体内很少代谢，主要以乙酰化的形式经尿排泄。在肾小管，90% 以上的非酯化肉毒碱被重吸收。1 次口服 0.5g，健康受试者血浆最大浓度为 48.5μmol/L。单一口服或静脉给予左旋肉毒碱 0.5～2g，对健康受试者，其生物半衰期为 2～15h。左卡尼汀的排泄途径取决于给药的途径，静脉注射 12h 内从尿中回收大约 7%，24h 内从尿中回收大约 8%。口服给药，从尿中回收 10%。

【适应证】 用于防治左旋肉毒碱缺乏。如慢性肾衰患者因血液透析所致的左旋肉毒碱缺乏。

【用法与用量】 口服，用餐时服用。成人每日 1g，分 2～3 次服用；儿童起始剂量每公斤体重 50mg，根据需要和耐受性缓慢加大剂量，通常剂量为每公斤体重 50～100mg（最大剂量每日不超过 3g）。

【不良反应】 偶有口干、胃肠道轻度不适，停药后可自行消失。

【禁忌证】 对本品过敏者禁用。

【注意事项】 用胰岛素或口服降糖药物治疗的糖尿病患者，由于改善葡萄糖的利用，在服用本品时，可能引起低血糖现象，因此，这些患者在接受治疗中应严密监测血糖，使血糖保持在经常控制的数值以内。本品含有少量乙醇，对乙醇过敏的患者慎用。

【孕妇及哺乳期妇女用药】　虽动物实验不能证明左卡尼汀的生殖毒性，但在孕妇中尚未进行合适和对照的研究，动物实验结果与人可能有一定差异，除非临床必须使用时，孕妇才可使用本药。目前不清楚该药是否通过乳汁排泄，因为许多药都可以通过乳汁排泄，因此哺乳期是否可用此药或停用须权衡利弊。

【儿童用药】　见用法用量。

【老年患者用药】　在老年患者中未进行年龄与左卡尼汀作用相互关系的合适的研究，但预计不存在限制本药在老年患者中使用的特殊问题。

【药物相互作用】　根据临床潜在的意义，接受丙戊酸的患者需增加左卡尼汀的用量。

【药物过量】　尚无过量服用左卡尼汀引起毒性的报道。口服左卡尼汀可以很容易通过血透清除，口服左卡尼汀在大鼠的 LD_{50} 是 19.2g/kg，静脉是 5.4g/kg。大剂量左卡尼汀可引起腹泻。

【制剂与规格】　片剂：0.5g/片。

【贮藏】　在室温（20～25℃）下储存。远离热源、水分和光线。不要冻结。不要在浴室里存放。远离儿童及宠物。

（樊朝美　安硕研）

第十三章　抗心律失常药

第一节　抗心律失常药物的分类与药理学机制

抗心律失常药物主要通过影响心肌细胞的离子转运来纠正心肌电生理紊乱而发挥作用。这类药物的分类方法较多，有人根据心律失常发作时心率的快慢将抗心律失常药物分为抗快速性心律失常药物和抗缓慢性心律失常药物。Vaughan Williams 根据药物对心肌细胞的电生理作用的不同影响，将抗心律失常药物分成四大类。Ⅰ类 Na^+ 通道阻滞剂；Ⅱ类 β-肾上腺素受体阻滞剂；Ⅲ类延长动作电位时程的药物；Ⅳ类钙离子通道阻滞剂。Vaughan Williams 分类方法目前较为通用，但此分类法也存在许多不足，因该分类方法具有较好的理论基础，逻辑性较强，便于记忆，目前仍是国际上公认的一种分类方法。

1. Ⅰ类抗心律失常药物也称膜抑制剂或钠离子通道阻滞剂　此类药物主要降低心肌细胞对钠离子的通透性，从而降低动作电位（APD），0 位相除极的上升速度及幅度，减慢传导，提高了应激阈值，延长有效不应期（ERP）。根据对动作电位复极过程的影响不同，Ⅰ类药物又分为三个亚类。

（1）Ⅰa 类：代表性药物包括奎尼丁、普鲁卡因酰胺、丙吡胺等，此类药物能中等程度地减慢动作电位 0 位相除极的上升速度，减慢传导，延长动作电位复极过程，能明显延长心肌细胞的有效不应期。心电图表现为 QRS 增宽，QT 间期延长。

（2）Ⅰb 类：代表性药物包括利多卡因、苯妥英钠、美西律、阿普林定等，此类药物能轻度减慢动作电位 0 位相除极上升速度，稍减慢传导，缩短动作电位复极过程。心电图表现为 QRS 稍增宽，QT 间期缩短。

（3）Ⅰc 类：代表性药物包括普罗帕酮、莫雷西嗪、恩卡尼、氟卡尼、英地卡尼等，此类药物能明显减慢动作电位 0 位相除极的上升速度，明显减慢传导，对动作电位的复极过程影响轻微。心电图表现为 PR 间期和 QRS 延长，QT 间期很少出现延长。

2. Ⅱ类抗心律失常药物（β-肾上腺素受体阻滞剂）　药物包括普萘洛尔、阿替洛尔、美托洛尔、艾司洛尔等，到目前为止，已有 20 多种 β 受体阻滞剂应用于临床，其药理学机制是通过竞争性地阻断 β 受体，从而阻断或减低交感神经对心脏的作用，减慢动作电位上升速率，抑制 4 位相自动除极，使心脏自律性下降，还能延长房室结传导时间，缩短心肌的复极时间。部分 β 受体阻滞剂对心脏 $β_1$ 受体具有选择性，对 $β_2$ 受体作用很弱，但对心脏的这种选择性作用具有剂量依从性，当剂量增大后，任何的 β 受体阻滞剂不仅对 $β_1$ 受体起作用，对 $β_2$ 受体也起作用。部分 β 受体阻滞剂具有膜稳定活性，但在使用治疗心律失常剂量时并不表现出来，只有达到高浓度（如普萘洛尔）才具有 Ⅰ 类药物的膜稳定活性。除此之外，部分 β 受体阻滞剂具有内在的拟交感活性，内在的拟交感活性是指 β 受体阻滞剂与 β 受体结合后不完全抑制其活动，而对其起部分的兴奋作用，由于部分 β 受体仍处于被兴奋的状态，故不会有 β 受体密度明显上调，长期使用这些药物，一旦停药，不易出现 β 受体阻滞剂撤药综合征。

3. **Ⅲ类抗心律失常药物**　属具有延长动作电位时程的抗心律失常药物，包括胺碘酮、溴苄胺、索他洛尔等，其药理学机制是延长动作电位时间，延长动作电位复极时间，主要是对心房肌、心室肌、浦肯野纤维，对房室旁路组织作用更强，该类药物对 0 位相除极上升速率影响轻微，几乎不影响静息膜电位，此外，它可以使心室致颤阈值升高，但作用机制尚不完全清楚。

4. **Ⅳ类抗心律失常药物**（钙离子通道阻滞剂）　药物包括维拉帕米、地尔硫䓬、哌克昔林等，其药理学机制是主要通过阻断 L 型的慢钙离子通道的开放，抑制慢反应细胞（窦房结及房室结细胞）除极，抑制动作电位 2、3 位相复极速率，延长房室结的有效不应期及传导时间，对房室旁路无明显作用。

第二节　常用抗心律失常药物

一、抗快速性心律失常药物

Ⅰ类抗心律失常药物

奎　尼　丁

【**药品名称**】　国际通用名：奎尼丁。英文通用名：quinidine。

【**药理作用**】　本品为Ⅰa类抗心律失常药物，系从金鸡纳树皮中提取的生物碱，是膜抑制剂的代表性药物，通过延长动作电位的时相，使心房肌、心室肌及浦肯野纤维的有效不应期延长，复极延长并可使附加传导束不应期延长，直至产生传导阻滞，使原有单向阻滞转为双向阻滞。故用于治疗折返性心动过速。

【**药代动力学**】　口服吸收较快，1～2h 血药浓度达峰值，生物利用度为 70%～80%，有效血药浓度为 2～6μg/ml，药物与蛋白的结合率为 70%～80%，半衰期为 5～7h，药物浓度达到稳态时间：15～60h，主要经肝脏羟基化代谢。代谢产物 3-羟基奎尼丁也具有抗心律失常作用。约 10%以原形从肾脏排出。

【**适应证**】　治疗及预防各种室上性心律失常，包括心房颤动、心房扑动、室上性心动过速、预激综合征合并室上性心律失常、房性期前收缩、房室交界区期前收缩。治疗及预防室性心律失常，包括室性心动过速、室性期前收缩。

【**用法与用量**】　为观察对本品是否过敏或特异质反应，首先试服硫酸奎尼丁 0.1g 或 0.2g，如无不良反应，次日晨再服此药。成人口服奎尼丁剂量为 0.2～0.6g，每日 4 次，服药 24h 后可基本达到稳态浓度。①转复心房颤动、心房扑动、室上性心动过速时，给奎尼丁前，应先用地高辛、阿替洛尔减慢心室率，可避免奎尼丁对房室结的抗迷走神经作用导致心室率加速。②心房颤动患者在择期同步直流电复律时，奎尼丁可作为电复律前的准备和复律后维持窦性心律。具体方法：第 1 天口服硫酸奎尼丁，每次 0.2g，每 6～8h 1 次，一部分患者可能在服药期间转复为窦性心律，避免了电复律，如未能转复为窦性心律，服药后第 2 天即行同步直流电复律，复律成功后，可用奎尼丁维持窦性心律，维持量的用法及用量同上。

【不良反应】 ①心脏方面：房室传导阻滞、室内传导阻滞，室性心律失常，尖端扭转型室性心动过速、心室纤颤，窦性停搏。诱发或加重心力衰竭，引起低血压。②奎尼丁晕厥：表现为在用药过程中发生晕厥、抽搐、大小便失禁等，心电图证实为尖端扭转型室性心动过速、心室纤颤，多发生在开始用药的最初几天内。③金鸡钠反应：腹泻、恶心、呕吐、头晕、耳鸣。④过敏或特异质反应：表现为低血压、惊厥、血管神经性水肿、皮疹、发热、溶血性贫血、血小板减少等。

【禁忌证】 对奎尼丁过敏者、妊娠期及哺乳期妇女、严重心力衰竭、心源性休克、严重窦房结病变、高度房室传导阻滞、低血钾、洋地黄中毒及严重肝肾功能不良者禁用。

【药物相互作用】 奎尼丁与地高辛合用，可使地高辛血药浓度增加，故两药合用时地高辛剂量需减少，苯巴比妥、苯妥英钠、利福平可增加奎尼丁肝脏代谢，与华法林联合使用时，可延长凝血酶原时间。肝功能不佳者慎用奎尼丁。

【注意事项】 ①用奎尼丁复律时，若 QRS 时限＞0.14s 或较用药前延长超过 25%～50%，QT 间期较前延长 35%～50%或 QTC 间期≥0.50s，发生严重不良反应时均应停药观察。②最严重的不良反应是引起尖端扭转型室性心动过速、心室纤颤，多在用药初发生，发生前心电图可见 QT 间期明显延长，明显高大的 U 波，低血钾是常见的诱因，故应监测血钾浓度。

【制剂与规格】 片剂：每片 0.2g。

普鲁卡因酰胺

【药品名称】 国际通用名：普鲁卡因酰胺。英文通用名：procainamide。

【药理作用】 本品为 Ⅰa 类抗心律失常药物，对心脏自律性、传导性、兴奋性及膜反应作用类似奎尼丁。口服吸收快而完全，吸收百分率可达 75%～100%，口服 45～90min 血药浓度达峰值，肌内注射后 15～60min 达峰值，生物利用度为 75%，有效血药浓度为 4～12μg/ml，药物与蛋白结合率约 15%，半衰期 3～3.5h，血浆药物浓度在 5～7 个半衰期达到稳态。几乎全部经肝脏乙酰化代谢成为乙酰普鲁卡因酰胺，后者几乎全部从尿中排出。乙酰普鲁卡因酰胺电生理作用类似普鲁卡因酰胺，但作用较弱。

【适应证】 普鲁卡因酰胺临床应用的指证与奎尼丁基本相同，但由于对心房颤动、心房扑动的转复作用不如奎尼丁，故临床主要用于治疗室性心律失常如室性期前收缩、室性心动过速等，也可预防室性心动过速及心室纤颤。

【用法与用量】 口服片剂 0.25～0.75g，每 4～6h 1 次，每日总量不宜超过 5g。静脉用药：紧急复律时，5min 静脉注射 100mg，必要时每隔 5～10min 重复 1 次，直至有效，但总量不宜超过 1.0～2.0g，有效后 1～4mg/min，静脉滴注维持。

【不良反应】 ①心脏方面：室内传导阻滞、心脏停搏，QT 间期延长、室性心动过速、心室纤颤、低血压、心力衰竭等；②大剂量口服出现恶心、呕吐、腹泻等胃肠道反应；③长期用药可导致系统性红斑狼疮样综合征，患者出现抗 DNA 抗体阳性，用量过大还能导致血白细胞减少；④其他少见的有神经、肝、肾、肌肉系统障碍。

【禁忌证】 对本药或普鲁卡因过敏者，严重低血压、传导功能障碍、病态窦房结综合征、有系统性红斑狼疮病史、重症肌无力患者禁用。

【药物相互作用】　①与其他抗心律失常药物合用时作用增强。②静脉注射时合用降血压药物则可增加降压作用，用药过程中如血压下降或 QRS 时限延长>50%以上应停药。③与西咪替丁合用，清除率可降低 30%～50%。

【注意事项】　肝肾功能障碍者应慎用。

【制剂与规格】　注射剂：0.1g、0.2g、0.5g 及 1.0g；片剂：每片 0.25g。

丙　吡　胺

【药品名称】　国际通用名：丙吡胺。商用名：双异丙吡胺、异脉定、达舒平。英文通用名：disopyramide。

【药理作用】　本品为 I a 类抗心律失常药。主要为抑制膜对 Na^+ 的通透性，减慢传导，延长心房肌、心室肌的不应期，也延长预激综合征患者附加传导束的不应期及传导时间。

【药代动力学】　口服后吸收良好，可达 90%。广泛分布于全身，表观分布容积为 3.0～5.7L/kg。蛋白结合率依血药浓度而异，为 35%～95%。$t_{1/2}$ 为 4～10h，肾肌酐清除率<40ml/min 时为 10～18h。1 次口服 300mg 后 0.5h～3h 可达治疗作用，1～3h 血药浓度达峰值，持续 2～3h。血药峰值按体重口服 5mg/kg 时为 2.5～3.5μg/ml。口服后 80% 在 12～14h 内排出，静脉注射后大部分在 8h 内排出。尿液 pH 不影响清除，粪便中排出 8%～45%，静脉注射后经粪便排出可高达 45%。中毒血药浓度在人体尚未确定，一般认为超过 10μg/ml 就易出现不良反应。缓释片口服后血药浓度较速释片峰谷波动现象明显减少，血药浓度曲线平稳，1 次给药可维持药效 12h。本品可通过胎盘，可通过乳汁分泌。

【适应证】　与奎尼丁基本相同，可有效终止和预防室上性和室性心律失常。

【用法与用量】　①口服片剂：每次 100～200mg，每 6h 或 8h 1 次。②缓释剂每次 200～400mg，每日 2 次。③静脉注射：每次 2mg/kg，5min 以上，每次量不宜超过 150mg，如无效 20min 后可重复 1 次，静脉滴注维持量为 20～30mg/h，每日总量不超过 800mg。

【不良反应】　①心脏方面：可引起轻度房室传导阻滞、QT 间期延长，加重心力衰竭、心源性休克的病情，尖端扭转型室性心动过速。②因该药有抗胆碱能作用，可引起口干、便秘、尿潴留、视物模糊等。③其他：恶心、胃部不适、皮疹、粒细胞减少，均少见。

【禁忌证】　对本药过敏者、病态窦房结综合征、重度房室传导阻滞、青光眼、前列腺肥大者禁用。

【孕妇及哺乳期妇女用药】　本品可通过胎盘，动物研究未证实有致畸，仅有很轻度的生育力受损。孕妇用药的临床经验也有限，已报道可引起孕妇子宫收缩。研究证明啮齿类动物乳汁中药物浓度较血浆浓度高 1～3 倍。

【儿童用药】　小儿常用量尚未确定，需根据血药浓度逐渐增量。口服剂量，1 岁以下一般每日按体重 10～30mg/kg；1～4 岁每日 10～20mg/kg；4～12 岁每日 10～15mg/kg；12～18 岁每日 6～15mg/kg。分 3～4 次口服。上述剂量仅供参考。

【老年患者用药】　老年人及肾功能受损者应依据肾功能适当减量。

【药物相互作用】　①与其他抗心律失常药物合用时，加重传导阻滞；②增强华法林抗凝作用；③减低地高辛疗效；④服此药期间饮酒可加重低血压及低血糖。

【注意事项】　静脉用药期间密切注意血压、心电图变化；肾功能不全者剂量减半。

【制剂与规格】　注射剂：50mg/5ml；片剂：每片 0.1g。

安他唑林

【药品名称】　国际通用名：安他唑林。商用名：安他心、敌安。英文通用名：antazoline。

【药理作用】　与奎尼丁基本相同，但作用较弱。

【药代动力学】　口服 30min 起效，静脉注射 15min 起效，药效持续时间 4～6h。安他唑林在肝脏代谢，经肾脏排泄。

【适应证】　同奎尼丁。

【用法与用量】　口服 0.1～0.2g，每日 3 次。静脉用药：0.1～0.2g，每 8h 1 次。

【不良反应】　嗜睡、头晕、恶心、呕吐、震颤、白细胞减少等。

【禁忌证】　高度房室传导阻滞、病态窦房结综合征、严重心力衰竭者禁用。

【制剂与规格】　注射剂：0.1g/2ml；片剂：每片 0.1g。

利 多 卡 因

【药品名称】　国际通用名：利多卡因。商用名：赛罗卡因。英文通用名：lidocaine。

【药理作用】　本品为 I b 类抗心律失常药物。自律性：通过增加膜对 K^+ 的通透性，抑制膜对 Na^+ 的通透性，明显抑制自律性。不应期：可缩短 APD 与 ERP，但对后者缩短较少，使 ERP/APD 比值相对增加。传导性：对缺血心肌抑制传导作用较强，可将单相阻滞变为双相阻滞。主要作用于浦肯野纤维及心室肌，对心房肌几乎不影响。

【药代动力学】　肝脏首过效应高达 70%，一般静脉内给药，有效血药浓度为 1.5～6μg/ml，静脉注射 50～100mg 后，15～30s 即见效，由于药物能迅速从血液分布到组织中，故其作用仅维持 20min 左右。药物与血浆蛋白结合率为 60%～70%，清除半衰期约 100min。主要经肝脏代谢，代谢速度与肝血流量有关。

【适应证】　急性心肌梗死及手术后快速型室性心律失常、治疗和预防各种原因所致的快速型室性心律失常，包括心导管术、洋地黄中毒等所致的室性心律失常。

【用法与用量】　①静脉注射：每次注入 50mg，5～10min 后无效，重复 1 次。静脉注射累积量不宜超过 300mg，如连续滴注超过 24h，宜用每分钟 1 mg。在维持治疗中如再出现心律失常，可能是由于血浆浓度不足，可静脉再次注射用药，1 次 25mg。②静脉滴注 4mg/min，1h 左右达到有效血药浓度。③肌肉注射：0.5h 达有效血药浓度，其作用维持 2h 左右。

【不良反应】　①心血管症状：窦性心动过缓、窦性停搏、房室传导阻滞、室内传导阻滞、心肌收缩力下降、低血压。②神经系统症状：眩晕、手颤、共济失调、感觉异常、肌肉颤动、甚至惊厥，神志不清、呼吸抑制。③过敏反应表现为皮疹、水肿、呼吸停止。以上不良反应多数与剂量过大有关。

【禁忌证】　对本品过敏、二度或三度房室传导阻滞、双分支传导阻滞、病态窦房结综合征、严重心力衰竭、休克者禁用。

【药物相互作用】　①与 β 受体阻滞剂合用时可降低心排血量与肝血流量，从而增加其血浓度。②西咪替丁能使其血药浓度升高。

【注意事项】　肝功能障碍者用药时须减量。本品在心力衰竭、休克患者中用量减半。

【老年患者用药】　老年人用药时须减量。

【制剂与规格】　注射剂：0.1g/5ml、0.4g/20ml。

美 西 律

【药品名称】　国际通用名：美西律。商用名：慢心律、脉律定。英文通用名：mexiletine。

【药理作用】　本品为Ⅰb类抗心律失常药物。在治疗室性心律失常时可降低自律性，使传导减慢，本品可抑制单向传导阻滞而终止折返。对正常窦房结无作用，对病态窦房结综合征患者可致严重的心动过缓并延长窦房结恢复时间。

【药代动力学】　口服由肠道迅速吸收，生物利用度约为90%，服药后约15min起效，血药浓度达峰值时间为2~4h，药物与血浆蛋白结合率为70%，半衰期10~17h，主要在肝脏代谢，代谢物可能无活性，3%~15%以原形从尿中排出。

【适应证】　口服适用于慢性快速型室性心律失常，包括室性期前收缩及室性心动过速，静脉注射用于急性室性心律失常。

【用法与用量】　常用口服量为100~200mg，每6~8h 1次，每日总量不超过1200mg，为尽快达到有效血药浓度可先给负荷量400mg，以后每8h 200mg，维持量为每日600~900mg。静脉内可首次在10~15min内注射100~200mg，或在30min内静脉滴注200~300mg，然后以0.5~1.5mg/min的速度维持。

【不良反应】　①心血管症状：窦性心动过缓、窦性停搏、传导阻滞、低血压、加重心力衰竭。②神经系统症状：头晕、复视、震颤、麻木、共济失调等。③胃肠道反应：恶心、呕吐、胃部不适等。极少数有过敏性皮疹。长期用药时抗核抗体可出现阳性。

【禁忌证】　严重窦房结功能障碍、二度及三度房室传导阻滞、心室内传导阻滞、重度心力衰竭、心源性休克、严重肝功能障碍禁用。

【药物相互作用】　与其他的Ⅰ类抗心律失常药物合用时可有协同作用。服吗啡类止痛药使本药吸收缓慢，抗酸药可使本药生物利用度降低，西咪替丁能使其血药浓度升高，阿托品使本药的吸收延迟，甲氧氯普胺使本药吸收增加。

【制剂与规格】　注射剂：5mg/2ml；片剂：每片0.1g。

苯 妥 英 钠

【药品名称】　国际通用名：苯妥英钠。商用名：大仑丁。英文通用名：phenytoin。

【药理作用】　本品为Ⅰb类抗心律失常药物，与利多卡因相似。

【制剂与规格】　口服吸收率为57%~85%，8~12h血药浓度达峰值，生物利用度约98%，有效血药浓度为10~20μg/ml，药物与血浆蛋白的结合率为70%~95%，半衰期为18~32h，血药浓度达稳态时间为3~4d。主要决定药物作用的是血浆中的游离药物，主要在肝脏代谢。

【适应证】　洋地黄中毒引起的室性及房性心律失常、麻醉手术引起的室性心律失常。

【用法与用量】　口服第1天1.0g，第2天、第3天0.5g，分3~4次服用，之后以300~500mg/d维持。静脉注射每次50~100mg，注入5~10min后如无效，5~10min后重复注入 100mg，直至有效或出现不良反应，总量不宜超过 1.0g。

【不良反应】 ①心血管症状：窦性心动过缓、窦性停搏、低血压（多发生在静脉注射时）。②神经系统症状：头晕、复视、眼球震颤、共济失调、嗜睡、昏睡、昏迷、呼吸抑制。③胃肠道反应：恶心、厌食、上腹部疼痛。④其他：皮疹、白细胞减少、巨幼红细胞性贫血、牙龈增生、淋巴结增生、药物性狼疮。以上不良反应停药后可逐渐消失。

【禁忌证】 显著窦性心动过缓、严重心力衰竭、严重低血压、白细胞减少、严重贫血禁用。

【药物相互作用】 与苯巴比妥、卡马西平、叶酸合用时，血药浓度降低。

【注意事项】 肝脏疾病或先天性肝细胞酶缺乏时，血药浓度升高；本品针剂具有强碱性，需用注射用水或生理盐水稀释；对组织刺激性大，不宜肌肉注射。

【孕妇及哺乳期妇女用药】 妊娠期妇女慎用。

【制剂与规格】 注射剂：250mg/5ml；片剂：每片 50mg。

妥 卡 尼

【药品名称】 国际通用名：妥卡尼。商用名：室安卡因。英文通用名：tocainide。

【药理作用】 本品为 Ib 类抗心律失常药物，为利多卡因的衍生物。妥卡尼的电生理学效应及对浦肯野纤维的作用与利多卡因类似。

【药代动力学】 口服吸收快而完全，血药浓度达峰值 1～1.5h，生物利用度约 100%，有效血药浓度为 5～10μg/ml，药物与血浆的蛋白结合率为 50%，半衰期为 11～16h，60%经肝脏代谢，40%以原形从肾脏排出。其代谢物无药理活性。

【适应证】 口服适用于慢性快速型室性心律失常；静脉注射适用于急性室性心律失常、折返型室上性心动过速、急性心肌梗死导致的快速型室性心律失常。

【用法与用量】 口服每次 400～600mg，每 8h 或 12h 1 次。静脉注射 500～750mg，或于 15～30min 内静脉滴注。

【不良反应】 ①神经系统症状：头晕、眩晕、头痛、震颤、共济失调、记忆力减退、感觉异常、耳鸣等。如减少剂量或停药，上述症状可减轻或消失。②胃肠道症状：恶心、呕吐、厌食、便秘等。③其他偶有皮疹、红斑狼疮、间质性肺炎，静脉注射可使少数患者心力衰竭加重或出现传导障碍。

【禁忌证】 双束支传导阻滞、二度或三度房室传导阻滞患者禁用。

【药物相互作用】 与其他抗心律失常药合用时产生协同作用，毒副作用也增加。服用碱性药物升高尿 pH，使本药清除减少。

【注意事项】 肝代谢酶诱导剂可加速本药清除。肝肾功能严重障碍时，半衰期可明显延长，肝功能障碍者半衰期可延长至 28h。心功能不全者应慎用。

【制剂与规格】 注射剂：100mg/5ml、200mg/10ml；片剂：每片 200mg。

莫 雷 西 嗪

【药品名称】 国际通用名：莫雷西嗪。商用名：乙吗噻嗪。英文通用名：moricizine。英文商用名：Ethmozine。

【药理作用】 本品为Ⅰc类抗心律失常药物，作用与奎尼丁类似。主要电生理效应是降低动作电位 0 位相最大除极速率，缩短 APD 及 ERP，减慢浦肯野纤维的传导速度，能抑制缺血浦肯野纤维的 4 位相除极。

【药代动力学】 口服吸收良好且迅速，1～3h 血药浓度达峰值水平，生物利用度为 34%～75%，有效血药浓度为 0.25～1.3μg/ml，药物与血浆蛋白结合率约 95%，半衰期 1～5h，静脉注射半衰期为（2.39±1.43）h。口服本药后主要分布于心肌、肝、肾、脑组织，血中极少，心肌中浓度最高，原药在体内积累缓慢，主要经肝代谢及肾排泄，代谢产物有抗心律失常作用。

【适应证】 室上性期前收缩、室上性心动过速、室性期前收缩、室性心动过速。

【用法与用量】 口服开始每次 100 mg，每日 3 次，逐渐增量，国内采用 450～800mg/d，分 3～4 次或每 6～8h 1 次，美国采用 300～1500mg/d，分 3～4 次服用。

【不良反应】 ①心脏方面：传导阻滞加重，抑制窦房结功能，致心律失常作用。②胃肠道症状：食欲缺乏、恶心、呕吐等。③神经系统症状：震颤、头晕、头痛、麻木、欣快感。

【禁忌证】 严重窦性心动过缓、窦性停搏、高度房室传导阻滞、病态窦房结综合征禁用。

【注意事项】 ①严重肝肾功能障碍，心功能不全者应慎用。②服药中注意 P-R 间期及 QRS 间期的变化。③本药有抗胆碱活性作用。肝肾功能不佳时，半衰期可延长 40～47.5h，须调整剂量。

【制剂与规格】 注射剂：50mg/2ml；片剂：每片 0.05g、0.2g 及 0.3g。

普 罗 帕 酮

【药品名称】 国际通用名：普罗帕酮。商用名：心律平。英文通用名：propafenone。

【药理作用】 本品为Ⅰc类抗心律失常药物，具有广谱抗心律失常作用。有较强的快通道阻滞作用，对静息状态阻滞比动作电位各位相阻滞更强。延长患者 A-H，H-V 间期，并延长心房肌、心室肌及预激综合征患者附加传导束的 ERP，有轻度负性肌力作用。

【药代动力学】 口服吸收 95%，初期服药首过效应明显，生物利用度 4.8%～23.5%，长期给药，剂量增加到一定程度，肝脏首过效应达到饱和状态，生物利用度明显升高，服药后 30min 左右起效，2～3h 血药浓度达峰值，作用持续 6～8h，有效血药浓度 0.2～3.0μg/ml。有效血药浓度个体差异较大，血浆稳态浓度与剂量呈非线性关系，剂量增加 3 倍，血药浓度可增加 10 倍。药物与血浆蛋白结合率为 95%，半衰期为 3～6h。主要经肝脏代谢，代谢产物 5-羟-普罗帕酮有药理活性，90% 代谢物从肾脏排出，原药约 1% 经肾脏排出。

【适应证】 室性期前收缩、室性心动过速；室上性期前收缩及室上性心动过速；预激综合征伴发的室上性心动过速及心房颤动。

【用法和用量】 口服每次 100～200mg，每日 3～4 次，或每 6～8h 1 次；静脉注射 1 次 70mg 或 1～1.5mg/kg，稀释后约 5min 注完，必要时 20min 后重复 1 次，然后以 0.5～1mg/min 静脉滴注维持。

【不良反应】 ①心脏方面：心动过缓、窦性停搏、房室传导阻滞，静脉用药时因减弱心肌收缩力而引起血压下降甚至休克。②其他：头晕、定向障碍、恶心、呕吐、味觉障碍、便秘、口干等。

【禁忌证】　严重窦性心动过缓、窦性停搏、病态窦房结综合征、高度房室传导阻滞、心力衰竭、心源性休克者禁用。

【孕妇及哺乳期妇女用药】　妊娠期及哺乳期妇女应忌用。

【药物相互作用】　与洋地黄合用时不增加其血浓度；西咪替丁使其血药浓度升高。

【注意事项】　本药有致心律失常作用，服药时应注意观察心电图变化。有效血药浓度个体差异较大，血药浓度与剂量呈非线性关系，故剂量增加时，应注意毒性反应。

【制剂与规格】　注射剂：70mg/20ml；片剂：每片50mg、100mg。

恩 卡 尼

【药品名称】　国际通用名：恩卡尼。商用名：英卡胺。英文通用名：encainide。

【药理作用】　本品为 I c 类抗心律失常药物，对浦肯野纤维的动作电位 0 位相最大上升速率（V_{max}）有明显减慢作用，对窦房结起搏周期的长度无影响，但可减慢房内传导。轻度延长心房有效不应期。

【药代动力学】　长期口服可延长有效不应期，静脉给药此效应不显著。口服吸收完全，30min～2h，血药浓度达峰值，生物利用度为40%～50%，有效血药浓度为0.5～1μg/ml，半衰期为3～4h，本品在肝脏代谢，部分代谢产物具有强烈的活性作用，半衰期较长。

【适应证】　适用于室性心律失常，如室性期前收缩、阵发性室性心动过速；室上性心律失常，如室上性期前收缩、室上性心动过速；预激综合征合并的室上性心动过速、心房颤动等。

【用法与用量】　口服每次 25～50mg，每日 3～4 次；在治疗室性心律失常时，静脉注射0.5～2mg/kg，稀释后注射，注射时间应在 15min 以上。

【不良反应】　①心脏方面：窦性心动过缓、窦性停搏、传导阻滞、致心律失常及使原有的心律失常恶化。②神经系统症状：如头晕、头痛、共济失调、震颤等。

【禁忌证】　严重心力衰竭、心源性休克、病态窦房结综合征、高度房室传导阻滞者禁用。

【药物相互作用】　本品不宜与奎尼丁及丙吡胺合用。

【注意事项】　服本品应从小剂量开始，逐渐增至最小有效剂量，注意心电图变化，当 PR 间期及 QRS 时限明显增宽时，应停药。1 次剂量不超过 75mg。恩卡尼血药浓度测定临床意义不大，最好是监测心电图 QRS 宽度以调整用药剂量。

【制剂与规格】　注射剂：50mg/2ml；片剂：每片 25mg。

氯 卡 尼

【药品名称】　国际通用名：氯卡尼。商用名：氯卡胺、劳卡胺。英文通用名：lorcainide。

【药理作用】　本品为 I c 类抗心律失常药物，使心肌动作电位除极 V_{max} 下降、传导明显减慢、动作电位时间及有效不应期轻度延长，并能抑制浦肯野纤维的自律性，阻滞房室旁路前向、逆向传导。

【药代动力学】　口服吸收迅速，可达 90%，生物利用度为 27%～100%，有效血药浓度 0.04～0.2μg/ml。服药后 1～2h 血药浓度达峰值，半衰期为 6～10h。本品在肝内代谢，其代谢产物也有抗心律失常活性。反复口服 5～7 天达稳态浓度，2～3 天达抗心律失常效应。

【适应证】　适用于室性心律失常，如室性期前收缩、短阵实速室上性心律失常，如室上性期前收缩、阵发性室上性心动过速；预激综合征合并的室上性心动过速及心房颤动。

【用法与用量】　口服每次 100mg，每日 2 次，总量不超过 400mg/d。静脉注射 25～50mg，稀释后 5min 注完，25min 后可重复 1 次，总量不超过 200mg，维持以 1.5～2mg/min 静脉滴注。

【不良反应】　①心脏方面：窦性心动过缓、窦性停搏、传导阻滞、致心律失常作用。②神经系统：失眠、多梦、头痛、焦虑、震颤、感觉异常。

【禁忌证】　参见恩卡尼。

【注意事项】　二度以上房室传导阻滞、室内传导阻滞、病态窦房结综合征者禁用。口服及静脉给药均可能引起 QT 间期、QRS 及 HV 间期延长。口服时先从小剂量开始，1 周后加量，心力衰竭及肝功能障碍须减量，心电图 QRS 时限超过原来 25% 须停药。

【制剂与规格】　注射剂：10mg/1ml；片剂：每片 100mg。

氟 卡 尼

【药品名称】　国际通用名：氟卡尼。商用名：氟卡胺。英文通用名：flecainide。

【药理作用】　本品为 I c 类抗心律失常药物，对房室结双径路患者可选择性延长逆向途径的有效不应期，起到终止房室结内折返性心动过速。可使心室内传导减慢，QRS 及 HV 延长、QTc 轻度延长。可减慢房室附加传导束的传导。可终止预激综合征引起的心动过速。

【药代动力学】　口服吸收完全，吸收百分率为 90%，2～4h 血药浓度达峰值，生物利用度为 95%，半衰期为 12～20h。本药在肝内代谢，其代谢产物有活性。

【适应证】　室性心律失常，包括室性期前收缩及室性心动过速；室上性期前收缩、室上性心动过速、心房扑动、心房颤动、预激综合征合并室上性心动过速。

【用法与用量】　口服 50～100mg/次，每日 2 次，根据病情可逐渐增量，最大剂量不超过每日 600mg。静脉注射 1～2 mg/kg，稀释后 5min 注入，15min 后可重复 0.5～1mg/kg。

【不良反应】　①心脏方面：窦性心动过缓，房室、束支及室内传导阻滞，致心律失常，加重心力衰竭。②神经系统：头晕、头痛、视物模糊等。

【禁忌证】　参见恩卡尼。

【药物相互作用】　①西咪替丁能使其血药浓度升高。②与洋地黄合用时也增加其血浓度。③与胺碘酮合用时也增加氟卡尼血浓度。

【注意事项】　缺血性心脏病一般不宜选用本品。注意心电图变化，QRS 增宽较前＞50%，须停药，肾功能不良者慎用。重度心力衰竭、二度以上房室传导阻滞者、病态窦房结综合征者禁用。

【制剂与规格】　片剂：每片 0.05g、0.1g 及 0.15g。

Ⅱ类抗心律失常药物

普 萘 洛 尔

【药品名称】【药理作用】和【药代动力学】　参见第四章β受体阻滞剂——普萘洛尔。

【适应证】　窦性心动过速,特别是由于甲状腺功能亢进症、β受体反应亢进症、运动和精神因素与交感神经兴奋性增高有关者;折返性室上性心动过速,减慢心房扑动、心房颤动的心室率、房性期前收缩。

【用法与用量】【不良反应】【药物相互作用】【注意事项】【孕妇及哺乳期妇女用药】和【制剂与规格】　参见第四章β受体阻滞剂——普萘洛尔。

阿 替 洛 尔

【药品名称】【药理作用】和【药代动力学】　参见第四章β受体阻滞剂——阿替洛尔。

【适应证】　窦性心动过速;室上性心律失常,包括房性期前收缩、阵发性室上性心动过速;对心房扑动、心房颤动转复效果差;高血压、心绞痛。

【用法与用量】【不良反应】【药物相互作用】【注意事项】【孕妇及哺乳期妇女用药】和【制剂与规格】　参见第四章β受体阻滞剂——阿替洛尔。

美 托 洛 尔

【药品名称】【药理作用】和【药代动力学】　参见第四章β受体阻滞剂——美托洛尔。

【适应证】　窦性心动过速、室上性心律失常、室性心律失常,尤其是因儿茶酚胺增多而诱发的上述心律失常。高血压、冠心病、心绞痛。

【用法与用量】【不良反应】【药物相互作用】【注意事项】【孕妇及哺乳期妇女用药】和【制剂与规格】　参见第四章β受体阻滞剂——美托洛尔。

醋 丁 洛 尔

【药品名称】【药理作用】和【药代动力学】　参见第四章β受体阻滞剂——醋丁洛尔。

【适应证】　高血压、心绞痛和心律失常。

【用法与用量】【不良反应】【药物相互作用】【注意事项】【孕妇及哺乳期妇女用药】和【制剂与规格】　参见第四章β受体阻滞剂——醋丁洛尔。

卡 维 地 洛

【药品名称】【药理作用】和【药代动力学】　参见第四章β受体阻滞剂——卡维地洛。

【适应证】　高血压、心绞痛和心动过速性心律失常。

【用法与用量】【不良反应】【药物相互作用】【注意事项】【孕妇及哺乳期妇女用药】和【制剂与规格】　参见第四章β受体阻滞剂——卡维地洛。

阿 罗 洛 尔

【药品名称】　国际通用名:阿罗洛尔。英文通用名:arotinolol。

【药理作用】【药代动力学】　参见第四章β受体阻滞剂——阿罗洛尔。

【适应证】　原发性高血压、心绞痛、心动过速性心律失常、原发性震颤。

【用法与用量】【不良反应】【药物相互作用】【注意事项】【孕妇及哺乳期妇女用药】和【制剂与规格】　参见第四章β受体阻滞剂——阿罗洛尔。

艾 司 洛 尔

【药品名称】【药理作用】和【药代动力学】　参见第四章β受体阻滞剂——艾司洛尔。

【适应证】　用于快速心房扑动、心房颤动和窦性心动过速等心律失常。适用于急性心肌缺血、急性高血压及发生在诱导麻醉、插管、外科手术中或术后的心动过速。

【用法与用量】【不良反应】【药物相互作用】【注意事项】【孕妇及哺乳期妇女用药】和【制剂与规格】　参见第四章β受体阻滞剂——艾司洛尔。

Ⅲ类抗心律失常药物

胺 碘 酮

【药品名称】　国际通用名：胺碘酮。商用名：乙胺碘呋酮、安律酮、可达龙。英文通用名：amiodarone。胺碘酮最早于1961年由Labze实验室合成，最初是作为冠状动脉扩张剂问世。20世纪70年代Singh发现其电生理作用机制。1976年Rosenbaum率先将其运用于抗心律失常的治疗。

【药理作用】　本品属Ⅲ类抗心律失常药，可延长各种心肌纤维的APD及ERP，但不影响静息电位。二乙基胺碘酮在体内对快反应组织作用较胺碘酮大。主要电生理效应是延长各部心肌组织的动作电位及有效不应期，有利于消除折返激动。胺碘酮还可非竞争性阻断α和β肾上腺素受体，扩张冠状动脉增加其血供，扩张外周动脉降低外周阻力，降低血压，减少心肌耗氧。而对心排血量无明显影响。本品同时具轻度Ⅰ类及Ⅳ类抗心律失常药性质，减低窦房结自律性，对静息膜电位及动作电位高度无影响。对房室旁路前向传导的抑制大于逆向。由于复极过度延长，口服后心电图有QT间期延长及T波改变，可以减慢心率15%～20%，使PR和QT间期延长10%左右。对冠状动脉及周围血管有直接扩张作用。可影响甲状腺素代谢。本品特点为半衰期长，故服药次数少，治疗指数大，抗心律失常谱广。

【循证医学证据】

1. 在心房颤动和心房扑动中的应用　心房颤动的主要治疗方法包括心室率控制、心律转复和窦性心律的维持及射频消融治疗。多项临床研究证实，胺碘酮可转复新近发生的房颤，其转复作用优于安慰剂，治疗持续超过48h的房颤益处更明显。房颤指南将其作为转复房颤的Ⅱa推荐，证据水平A。需要短时间转复房颤者，可选用静脉胺碘酮。血流动力学稳定、已超过48h的房颤，可选胺碘酮口服。房颤已超过7天以上者，药物转复成功率降低，此时胺碘酮常用作电复律的准备用药，通常选静脉或口服胺碘酮。如不能转复，施行电复律，由此增加电复律成功机会，并减少电除颤次数，复律后又可以减少房颤复发，维持稳定窦律。胺碘酮配合电复律为房颤复律的Ⅱa推荐，证据水平B级。

CTAF 研究（Canadian trial of AF）比较了胺碘酮和传统药物对房颤复律后窦性心律维持的疗效和安全性，将 403 例患者分为胺碘酮组（200mg/d）和常规治疗组（索他洛尔239mg/d 或普罗帕酮 544mg/d），1 年内胺碘酮组有 3/4 患者维持窦性心律，而对照组不到50%；因疗效差而中断治疗的比例为 8% 和 27%，因不良反应而中断治疗的比例为 16% 和10%。

（1）用于心房颤动后维持窦律：目前胺碘酮是用于心房颤动转复后维持窦律的最常用药物之一。多项临床试验及荟萃分析显示，胺碘酮在维持窦律方面优于其他抗心律失常药物。AFFIRM 亚组研究显示，在维持窦律方面，胺碘酮明显优于索他洛尔和 Ⅰ 类抗心律失常药物。胺碘酮主要用于有明显器质性心脏病、有症状心房颤动患者的窦律维持。胺碘酮不用于房颤的一级预防。

（2）用于心房颤动心室率控制：伴有心功能降低的重症患者，胺碘酮可以作为首选。在其他药物控制无效或有禁忌时，静脉胺碘酮为 Ⅱa 类推荐。但口服胺碘酮不适宜作为一线药物用于慢性心房颤动的心室率控制。

2. 在室性心动过速（室速）和心室纤颤（室颤）中的应用

（1）CASCADE 研究是一项评价常规抗心律失常药物和胺碘酮对心脏停搏者疗效的临床试验。228 例患者被随机分成胺碘酮组（113 例）和常规治疗组（115 例），因室颤复苏而入选的患者中，2 年后的存活率胺碘酮组为 82%、常规治疗组为 69%；6 年后胺碘酮组为 53%、常规治疗组为 40%；因持续性室性心律失常而入选的患者中，2 年后存活率胺碘酮组为 78%、常规治疗组为 52%；6 年后胺碘酮组为 41%、常规治疗组为 20%。

（2）1995 年 Seheiranan 等将 394 例反复发作、血流动力学不稳定的室速或室颤患者随机分为 3 组，分别在 24h 内静脉给予胺碘酮 125mg、150mg、1000mg，若不能控制病情，则追加 150 mg，结果有效率达 78%，并推荐 24h 内以 1000mg 作为起始剂量。

（3）Levine 等对 273 例应用利多卡因、普鲁卡因酰胺、溴苄胺治疗无效且反复发生低血压的室性心律失常患者进行了研究，在负荷量静脉给予后维持静脉滴注，同时开始口服。研究结果显示，静脉用胺碘酮的有效率为 40.3%。胺碘酮可迅速控制恶性的室性心律失常。

3. 在心肌梗死后心律失常中的应用

（1）BASIS 研究（巴塞尔梗死存活者抗心律失常药物研究）评估了心肌梗死后持续性无症状的复杂室性心律失常患者中预防性应用不同抗心律失常治疗药物的疗效。312 例心肌梗死后 Lown's Ⅲ～Ⅳ b 级心律失常患者，100 例接受个体化治疗（主要为 Ⅰ 类抗心律失常药物），98 例接受低剂量胺碘酮治疗（维持量 200mg/d），114 例不接受抗心律失常药物治疗。随访 1 年后，与未治疗组相比，胺碘酮能显著降低总死亡率（61%，$P=0.048$）和心律失常事件发生率（66%，$P=0.024$）；与个体化治疗组相比，胺碘酮降低总死亡率和心律失常事件发生率约 50%。

（2）EMIAT 研究（欧洲心肌梗死胺碘酮研究）验证胺碘酮能否降低伴有左心室功能不全心肌梗死后患者的总死亡率、心脏性猝死及心律失常死亡，共入选心肌梗死后 5～21d、左室射血分数 ≤40% 的患者 1486 例。随机分为胺碘酮组和安慰剂组各 743 例，胺碘酮用法为 810mg/d、14d，继之 400mg/d、14d，然后 200mg/d 维持。随访 2 年后结果显示，胺碘酮治疗组心律失常死亡率降低 35%，$P=0.05$。但总的死亡率没有明显差异。

（3）CAMIAT 研究（加拿大胺碘酮心肌梗死心律失常试验）是一项随机、安慰剂研究，共入选心肌梗死后 6～45d 伴频发或反复发作的室性期前收缩患者 1202 例，随机分为胺碘酮组 606 例和安慰剂组 596 例。胺碘酮负荷量为 10mg/kg，持续两周，逐渐减量至 200mg/d。随访 2 年。研究结果显示，胺碘酮能显著降低室颤及心律失常死亡的风险（48.5%，$P=0.016$），但未能证明其可以降低总死亡率。

4. 治疗心力衰竭后心律失常的证据 1987 年 Cleland 等研究发现胺碘酮在心力衰竭患者中能显著降低复杂室性心律失常的发生。此后的两项试验验证了这一研究。

（1）GESICA 研究是一项胺碘酮用于心力衰竭患者的前瞻性随机、对照研究。入选要求为下列三项中的两项：LVEF≤35%、心胸比例＞0.55、舒张末期内径≥3.2cm/m^2。共入选 516 例患者，对照组 256 例，仅接受一般的抗心力衰竭治疗；胺碘酮组 260 例，除抗心力衰竭治疗外，加用胺碘酮 600mg/d，14d，然后 300mg/d 维持。随访观察 2 年，研究结果显示，胺碘酮显著降低总的死亡危险（28%，$P=0.024$），用药后心功能明显改善（至少增加一级），并降低因心力衰竭住院的危险达 31%。

（2）CHFSTAT 研究（充血性心力衰竭存活者抗心律失常药物治疗研究）是一项随机、对照研究，共入选 LVEF≤0.40、心胸比例＞0.50、左心室内径≥55mm、多形室性期前收缩≥10 次/分的 674 例患者。对照组 338 例、胺碘酮组 336 例。胺碘酮的治疗方案为 800mg/d、14d，继以 400mg/d，50 周，然后 300mg/d 维持，研究结果显示，胺碘酮可降低室性心律失常的发生率，但在降低总死亡率和猝死率上无显著差异。对非缺血性心力衰竭患者，胺碘酮有改善生存的趋势（$P=0.07$），且可提高 LVEF。

（3）AMAT 研究（胺碘酮研究荟萃分析）对 13 个胺碘酮随机对照的临床研究进行荟萃分析，共有 6500 例患者入选，其中 78% 患者有新近心肌梗死史，22% 患者有充血性心力衰竭。胺碘酮组的最大负荷量为 800mg/d、14d，最低为 400mg/d、28d。维持量大多为 200mg/d，最高为 400mg/d，最低为 200mg/d，每周 6d。研究结果表明，胺碘酮降低心律失常或猝死率 29%，对占死亡总数 58% 的其他死亡率无影响，治疗疗效是持续发挥作用的。总死亡率降低了 13%，从而证实胺碘酮可预防室性心律失常死亡。

【药代动力学】 口服吸收迟缓，生物利用度约为 50%，表观分布容积大，主要分布于脂肪组织及含脂肪丰富的器官，其次为心、肾、肺、肝及淋巴结。最低的是脑、甲状腺及肌肉。在血浆中 62.1% 与白蛋白结合，33.5% 可能与 β 脂蛋白结合。主要在肝内代谢消除。半衰期为 14～28d，单次口服 800mg 时半衰期为 4.6h（组织中摄取），长期服药半衰期为 13～30d。停药后半年仍可测出血药浓度。口服后 4～6h 血药浓度达峰值。约 1 个月可达稳态血药浓度，稳态血药浓度为 0.92～3.75μg/ml。4～5d 作用开始，5～7d 达最大作用，停药后作用可持续 8～10d，偶可持续 45d。静脉注射后 5min 起效，停药可持续 20min～4h。有效血药浓度为 1～2.5μg/ml，中毒血药浓度 1.8～3.7μg/ml 以上。血液透析不能清除本品。

胺碘酮在组织内转运缓慢，亲和力高。其生物利用度因人而异，为 30%～80%（平均约 50%）。单剂量口服 3～7h 后达峰浓度。负荷量给药通常在 1 周（几天到 2 周）后发挥作用。胺碘酮半衰期长且有明显个体差异（20～100d）。在治疗前几日，大部分药物在组织中蓄积，尤其是脂肪组织，数天后开始清除，一至几个月后因人而异达到稳态浓度。由于上述特性，应给予负荷量以便使组织迅速饱和，发挥治疗作用。部分碘从分子中移出并经尿排泄。每日服 200mg 胺碘酮则可排出相当于 6mg 碘。因此，其余大部分碘则通过肝脏排泄由粪便排出，经肾脏排泄极少。所以，允许肾功能不全的患者应用常规剂量胺碘酮。停药后药物清除需持续数月，应注意药物的残余效应会持续 10 天至 1 月。

【适应证】　快速型室性及室上性心律失常的治疗及预防，能使室上性心动过速、室性心动过速、心房扑动、心房颤动转复为窦性心律。对于预激综合征并发的快速型室上性心律失常也有较高的疗效。

【用法与用量】　由于个体差异较大，年龄（老年用量小）、性别（女性用量小）、体重（体重轻用量小）、心律失常类型（室性心动过速用量大、心房颤动用量小）及个体（相同条件的个体反应不同）间差异之故，国内外均未推荐统一的胺碘酮使用剂量。

（1）口服给药：开始一般每次 200mg，每日 3 次，连用 5～7d，继以每次 200mg，每日 2 次，连用 5～7d，如有效可用维持剂量，每日 200mg。

（2）静脉给药：对快速型心律失常需立即转复心律者可静脉注射。负荷量按体重 3～5mg/kg，稀释后缓慢静脉注射 10～15min，如首次静脉注射无效，15～30min 可重复 1 次。有效后以 1～1.5mg/min 静脉滴注维持，以后逐渐减量，24h 总量不宜超过 1200～3000mg，鉴于静脉使用胺碘酮的时间不宜太长，可以考虑从静脉使用的当天就开始口服，从常规负荷量起始；如果患者的情况不允许，可以延长静脉的使用时间直至具备口服的条件。静脉滴注胺碘酮最好不超过 3～4d。

胺碘酮静脉用药与口服制剂有很大差别，主要在于静脉制剂注射后首先不表现为Ⅲ类抗心律失常药物的作用，而只有Ⅰ类药物的频率依赖性钠离子通道阻滞作用、Ⅱ类药物的抗肾上腺素能作用及Ⅳ类药物的钙离子通道阻滞作用。体表心电图上可无 PR 间期、QT 间期延长的表现。

【不良反应】

1. 心血管　较其他抗心律失常药对心血管的不良反应要少。①窦性心动过缓、窦性停搏或窦房阻滞，阿托品不能对抗此反应；②房室传导阻滞；③偶有 QT 间期延长伴扭转型室性心动过速，主要见于低血钾合并用其他延长 QT 间期的药物时。以上不良反应主要见于长期大剂量和伴有低血钾时，以上情况均应停药，可用升压药、异丙肾上腺素、碳酸氢钠（或乳酸钠）或起搏器治疗；注意纠正电解质紊乱；扭转型室性心动过速发展成心室纤颤时可用直流电转复。由于本品半衰期长，故治疗不良反应需持续 5～10d。

2. 甲状腺　①甲状腺功能亢进，可发生在用药期间或停药后，除突眼征以外可出现典型的甲亢征象，也可出现新的心律失常，化验 T_3、T_4 均增高，TSH 下降。发病率约 2%，停药数周至数月可完全消失，少数需用抗甲状腺药、普萘洛尔或肾上腺皮质激素治疗；②甲状腺功能低下，发生率 1%～4%，老年人较多见，可出现典型的甲状腺功能低下征象，化验 TSH 增高，停药后数月可消退，但黏液性水肿可遗留不消，必要时可用甲状腺素治疗。

3. 肺脏　肺部不良反应多发生在长期大量服药者（每日 0.8～1.2g）。主要产生过敏性肺炎、肺间质或肺泡纤维性肺炎、肺泡及间质有泡沫样巨噬细胞及 2 型肺细胞增生，并有纤维化，小支气管腔闭塞。临床表现有气短、干咳及胸痛等，限制性肺功能改变，血沉增快及血液白细胞增高，严重者可致死。须停药并用肾上腺皮质激素治疗。

4. 胃肠道　便秘，少数人有恶心、呕吐、食欲下降，负荷量时明显。

5. 眼部　服药 3 个月以上者在角膜中基底层下 1/3 处有黄棕色色素沉着，与疗程及剂量有关，儿童发生较少。这种沉着物偶可影响视力，但无永久性损害。少数人可有光晕，极少因眼部不良反应停药。

6. 神经系统　不多见，与剂量及疗程有关，可出现震颤、共济失调、近端肌无力、锥体外体征，服药 1 年以上者可有周围神经病，经减药或停药后渐消退。

7. 皮肤　光敏感与疗程及剂量有关，皮肤石板蓝样色素沉着，停药后经较长时间（1～2 年）才渐退。其他过敏性皮疹，停药后消退较快。

8. 肝脏　肝炎或脂肪浸润，氨基转移酶增高，与疗程及剂量有关。

【**禁忌证**】　①严重窦房结功能异常者禁用；②二或三度房室传导阻滞者禁用；③心动过缓引起晕厥者禁用；④各种原因引起肺间质纤维化者禁用；⑤对本品过敏者禁用。

【**药物相互作用**】

1. 胺碘酮可增加华法林的抗凝作用，该作用可自加用本品后 4～6d，持续至停药后数周或数月。合用时应密切监测凝血酶原时间，调整抗凝药的剂量。

2. 不应与索他洛尔及 I a 类抗心律失常药合用。本品可增高血浆中奎尼丁、普鲁卡因胺、氟卡尼及苯妥英的浓度。与 I a 类药合用可加重 QT 间期延长，极少数可致扭转型室速，故应特别小心。从加用本品起，原抗心律失常药应减少 30%～50% 剂量，并逐渐停药，如必须合用则通常推荐剂量应减少一半。

3. 与 β 受体阻滞剂或钙离子通道阻滞剂合用可加重窦性心动过缓、窦性停搏及房室传导阻滞。如果发生则本品或这两类药应减量。

4. 增加血清地高辛浓度，也可能增高其他洋地黄制剂的浓度或达中毒水平，当开始用本品时洋地黄类药应停药或减少 50%，如合用应仔细监测其血清中药浓度。本品可以加强洋地黄类药对窦房结及房室结的抑制作用。

5. 与排钾利尿药合用，可引起低钾血症或低镁血症，可增加低血钾所致的心律失常，增加尖端扭转型室性心动过速发生的可能。

6. 增加日光敏感性药物作用。

7. 可抑制甲状腺摄取 ^{123}I、^{133}I 及 ^{99}mTc。

【**注意事项**】

1. 过敏反应　对碘过敏者对本品可能过敏。

2. 对诊断的干扰　①心电图变化：如 PR 及 QT 间期延长，服药后多数患者有 T 波减低伴增宽及双向，出现 U 波，此并非停药指征；②极少数有 AST、ALT 及碱性磷酸酶增高；③甲状腺功能变化，本品抑制周围 T_4 转化为 T_3，导致 T_4 及 rT_3 增高和血清 T_3 轻度下降，甲状腺功能检查通常不正常，但临床并无甲状腺功能障碍。甲状腺功能检查不正常可持续至停药后数周或数月。

3. 下列情况应慎用　①窦性心动过缓；②QT 间期延长综合征；③低血压；④肝功能不全；⑤肺功能不全；⑥严重充血性心力衰竭。

4. 多数不良反应与剂量有关，故需长期服药者尽可能用最小有效维持量，并应定期随诊，用药期间应注意随访检查：①血压；②心电图，口服时应特别注意 QT 间期；③肝功能；④甲状腺功能，包括 T_3、T_4 及促甲状腺激素，每 3～6 个月检查 1 次；⑤肺功能、胸部 X 线片或胸部 CT 扫描，一般每 6～12 个月检查 1 次；⑥眼科检查。

5. 本品口服作用的发生及消除均缓慢，临床应用根据病情而异。对危及生命的心律失常宜用短期较大负荷量，必要时用静脉负荷量。而对于非致命性心律失常，应用小量缓慢负荷。

6. 本品半衰期长，故停药后换用其他抗心律失常药时应注意相互作用。

【制剂与规格】 注射剂：150mg/5ml；片剂：每片 0.2g。

【贮藏】 遮光，密封保存。

决 奈 达 隆

【药品名称】 国际通用名：决奈达隆片。商用名：迈达龙。英文通用名：dronedarone。英文商用名：Multaq。

【药理作用】 电生理效应：决奈达隆是一种多通道阻滞剂，能够减少向内电流：I_{Na}（对 $d_V/d_{t_{max}}$ 的频率依赖性抑制）、I_{Ca}，L 和 I_{Ca}，T；抑制外向钾电流：I_{K1}、I_{Kr}、I_{Ks}、I_{Kur}、I_{sus}、$I_{K（ACh）}$ 及起搏电流 I_f。决奈达隆的细胞电生理特性与胺碘酮相似，但是在对离子电流产生的效应大小方面存在着差异。同时，本品是一种非竞争性 β 受体拮抗剂，有轻度负性肌力作用。决奈达隆对 APD 的效应依赖于细胞类型或动物种属，延长豚鼠心房、大鼠心室、兔浦肯野和犬心室的 APD，没有改变或者降低犬浦肯野、豚鼠心室和兔心室的 APD。

决奈达隆在多种与房颤相关的动物模型中是有效的：在低 K^+ 液诱导的房颤模型中，决奈达隆体外治疗预防了离体豚鼠心脏的房颤；在电脉冲诱导的离体兔心脏持续性房颤模型中，决奈达隆灌注恢复了窦性心律；在麻醉犬中，静脉内给予决奈达隆使乙酰胆碱诱导的 AF 恢复为窦性心律；在迷走神经诱导的房颤中，决奈达隆终止了房颤，预防了再次诱导发作的发生。

在健康受试者中，在多次口服给予剂量一直达 1600mg，每日 1 次或者 800mg，每日 2 次（14d）或者 1600mg，每日 2 次（10d）的决奈达隆之后，对心电图参数的效应进行了研究。观察到心室率轻度地减慢，在高剂量 1600mg，每日 2 次，PR 间期延长大约 50ms，800mg，每日 2 次，PR 间期延长 16ms。对 QTc 间期影响与剂量相关，在 800mg，每日 2 次的剂量下，与基线相比延长 10ms，在 1600mg，每日 2 次的剂量下延长 30ms。对 QRS 间期的影响很小。

【循证医学证据】

1. DAFNE 研究 旨在在实施了心脏电复律的 AF 患者中，对决奈达隆在维持窦性心律方面的最有效剂量进行评估。至少持续 72h 的 AF 患者被随机化分组，接受决奈达隆 400mg、600mg 和 800mg，每日 2 次或安慰剂治疗。第 5 天，如果患者的心律没有转为窦性，实施心脏电复律。通过药物或者电击而成功转复为窦性心律的所有患者继续保持在相同的治疗组中，持续治疗 6 个月。在本研究中，决奈达隆在 400mg，每日 2 次的剂量下是有效的（与安慰剂相比，$P=0.001$），第 1 次 AF 复发的时间（主要终点）从 5d 延长到 60d。在第 1 次复发的时间（主要终点）方面，没有观察到剂量效应。

2. EURIDIS 和 ADONIS 研究 旨在对住院前 3 个月内出现 AF 或 AFL 事件的患者经决奈达隆治疗在维持窦性心律方面的有效性和安全性进行评价。试验的主要终点是出现第 1 次 AF 或 AFL 复发的时间。患者接受决奈达隆 400mg，每日 2 次或安慰剂治疗，持续 12 个月。615 例和 629 例患者随机分配在 EURIDIS 和 ADONIS 研究中。在这两项试验中，与安慰剂相比，决奈达隆显著降低了 12 个月内 AF 或 AFL 的第 1 次复发危险性，在 EURIDIS 研究中降低了 22%，在 ADONIS 研究中降低了 27.5%。在决奈达隆治疗组中，从随机分组到第 1 次 AF 或 AFL 复发的中位时间分别比安慰剂治疗组长 2.3 倍（EURIDIS）和 2.7 倍（ADONIS）。另外，决奈达隆显著延迟了从随机分组到 12 个月内出现第 1 次症状性 AF 或 AFL 复发的时间（EURIDIS：$P=0.0055$；ADONIS：$P=0.021$）。在出现第 1 次复发时，决奈达隆治疗组患者具有显著降低的心率（HR）。EURIDIS 研究中，决奈达隆治疗组患者的 HR 为 102.3 次/分，而安慰剂治疗组患者的 HR 为 117.5 次/分（$P<0.0001$）；在 ADONIS 研究中，决奈达隆治疗组患者的 HR 为 104.6 次/分，而安慰剂治疗组患者的 HR 为 116.6 次/分（$P=0.0009$）。

3. ERATO 研究 旨在对决奈达隆控制心室率的有效性进行评价。入选的标准为持续性 AF 超过 6 个月，静息时心室率≥80 次/分。患者被随机分组，在标准治疗（包括 β 受体阻滞剂、地高辛、钙离子通道阻滞剂）的同时接受决奈达隆 400mg，每日 2 次或者安慰剂治疗，持续治疗 6 个月。174 例患者入选研究（安慰剂组 89 例，决奈达隆组 85 例）。与安慰剂对比，在第 14 天时，决奈达隆显著地降低了与基线相比的心室率变化（决奈达隆治疗组，降低了 11 次/分，在安慰剂治疗组中，增加了 0.7 次/分）。这一效应在第 4 个月依然保持。与安慰剂相比，在第 14 天的次最大量运动和最大量运动期间，决奈达隆也显著地降低了心室率（与安慰剂相比，分别为-23.4 次/分和-24.4 次/分，$P<0.0001$），而没有对运动持续时间产生影响。

4. ATHENA 研究 是一项国际多中心、随机、双盲、安慰剂对照的临床试验。研究包括 37 个国家 551 个研究中心，旨在评估 AF 或 AFL 高危患者中，决奈达隆（400mg，每日 2 次）对预防心血管疾病住院或任何原因导致的死亡的有效性。研究共入选了 4628 例患者（决奈达隆组 2301 例，安慰剂组 2337 例），试验进行 30 个月，平均随访时间 21 个月。研究结果显示，决奈达隆降低因心血管疾病住院或死亡的发生率（主要终点事件）达 25%，全因死亡率降低 16%，降低心血管死亡率 29%，心律失常致死率减少 45%，不良事件（安全性）与安慰剂组无差别。在中危、高危脑卒中的房颤患者中，决奈达隆降低脑卒中风险 34%。延长第一次房颤或房扑复发的时间达 25%。决奈达隆降低因心血管病住院，主要是因房颤的住院，住院天数降低 35%。

5. DIONYSOS 研究 是一项国际多中心、随机、双盲平行对照的临床试验。研究包括全球 23 个国家 133 个研究中心，旨在评估决奈达隆和胺碘酮对维持房颤患者窦性心律的有效性和安全性。共入选 505 例患者，平均随访 7 个月。研究结果显示，复律后房颤的复发率，决奈达隆组高于胺碘酮组（36.5%vs24.3%），而安全终点，即不良反应发生率，决奈达隆组优于胺碘酮组 20%。

【药代动力学】

1. 普通人群

（1）吸收：在进食状态下，决奈达隆的吸收几乎是完全的（70%～100%），其绝对口服生物利用度为 15%，这是由于 CYP3A4 介导的肝脏首过效应所致。决奈达隆和活性代谢物 SR35021 在血浆中是不饱和的，表现出高的血浆蛋白结合率（决奈达隆为 99.7%，SR35021 为 98.5%），浓度范围（25～50 000ng/ml）。脂肪餐增加决奈达隆的生物利用度，高脂肪餐增加 3～4.5 倍，低脂肪餐增加 2～3 倍。因此，推荐在餐中服用决奈达隆片剂。

在人体中，口服给药后决奈达隆被广泛代谢，主要由 CYP3A4 代谢。循环中的主要代谢产物为 SR35021（N-去丁基代谢产物）和 SR90154（氧化 N-去氨基代谢产物）。SR35021 具有与决奈达隆相似的抗心律失常、电生理和血流动力学活性，但 SR35021 的活性比决奈达隆的活性弱 3～10 倍。SR90154 几乎没有任何活性。决奈达隆和 SR35021 的血浆清除特性表现为 2 相，与终末相相比，在第 1 相中，血浆药物浓度下降更快。在 400～800mg，每日 2 次多次给药后，决奈达隆的稳态终末半衰期范围为 27～31h，SR35021 的稳态终末半衰期范围为 20～24h。决奈达隆的主要清除途径为代谢产物在粪便中的排泄（很可能通过胆道排泄），而肾脏排泄是次要的途径。

在推荐剂量 400mg，每日 2 次给药后，达到决奈达隆和 SR35021 的稳态血浆浓度的平均时间在 4～8d。在 200～1600mg，每日 2 次的给药剂量范围内，达到稳态的时间和累积的程度似乎均不依赖于给药剂量。与年轻男性受试者（21～38 岁）相比，在老年男性受试者（65～74 岁）中，决奈达隆和 SR35021 达到稳态的时间处于年轻受试者达到稳态的时间范围内，平均终末半衰期出现延长（决奈达隆：38.1hvs24.1h；SR35021：26.2h vs 21.1h）。在女性和男性受试者之间，决奈达隆和 SR35021 的终末清除半衰期没有明显的差异。400mg，每日 2 次的标准给药剂量可以应用在轻中度肝脏功能受损的患者中，而决奈达隆应该禁忌应用于严重的肝脏功能受损患者。由于决奈达隆经历了非常轻微的肾脏排泄（给药剂量的 6%），所以预期肾脏功能受损不会显著地改变决奈达隆的药物代谢动力学。

（2）分布：本品及其 N-debutyl 代谢物的体外血浆蛋白结合率＞98%。两种化合物主要与白蛋白结合。静脉给药后稳态时分布容积约为 1400L。

（3）代谢：决奈达隆被广泛代谢，主要被 CYP 3A 代谢。初始通路包括 N-debutylation 形成的活性 N-debutyl 代谢物，氧化脱氨作用形成无活性的丙酸代谢物，以及直接氧化作用。各种代谢物进行进一步代谢产生超过 30 种未鉴定的代谢物。N-debutyl 代谢物表现出药效学活性但是强度为决奈达隆的 1/10～1/3。

（4）排泄或消除：口服决奈达隆 84%在粪中排泄，主要为代谢物。尿中被排泄质量平衡研究中（^{14}C-标记）的标记剂量，主要为代谢物（尿中无未变化化合物排泄），而决奈达隆及其 N-debutyl 活性代谢物至少占血浆中由此产生放射性的 15%。

静脉给药后决奈达隆的血浆清除率范围为 130～150L/h。决奈达隆的消除半衰期范围为 13～19h。

2. 特殊人群

（1）性别：在女性中决奈达隆的暴露量平均比男性高 30%。

（2）种族：未评价药代动力学种族相关的差别。基于一项交叉研究比较，单剂量给药后（400 mg），亚裔男性（日本人）比高加索男性的暴露量约高 2 倍。未评估在其他种族中决奈达隆的药代动力学。

（3）老年人：决奈达隆的临床研究中，受试者总数 73%的年龄≥65 岁，34%的年龄≥75

岁。患者年龄 65 岁及以上，是比小于 65 岁患者的本品暴露量高 23%。

（4）肝功能损伤：中度肝损伤受试者比正常肝功能受试者平均决奈达隆暴露量增加 1.3 倍，而 N-debutyl 代谢物平均暴露量减少约 50%。中度肝损伤受试者中药代动力学数据显著地变异。尚未评估严重肝损伤对决奈达隆药代动力学的影响。

（5）肾功能损伤：与决奈达隆的低肾排泄一致，有轻中度肾功能损伤的受试者与正常肾功能受试者比较，未观察到药代动力学差异。有轻度至严重肾功能损伤患者与正常肾功能患者比较未观察到药代动力学差异。

【适应证】 2009 年分别获美国 FDA 和欧盟 EMEA 批准，决奈达隆 400mg 片剂上市，适用于有非持续性房颤病史的窦性心律患者，以降低其因房颤住院的风险。

【用法与用量】 口服。对成人的唯一推荐剂量为每次 400mg，每日 2 次，于早、晚餐时服用。在开始本品治疗前，应停用 I 类或 III 类抗心律失常药物（如氟卡尼、普罗帕酮、奎尼丁、丙吡胺、胺碘酮、多非利特和索他洛尔）或强效 CYP3A 抑制剂（如酮康唑）。

【不良反应】 下列情况慎用：①新发心力衰竭或心力衰竭恶化；②排钾利尿药所致的低钾血症和低镁血症；③QT 间期延长。

AF 或 AFL 患者每日 2 次 400mg 决奈达隆的安全性评价是基于 5 项安慰剂对照研究（ATHENA、EURIDIS、ADONIS、ERATO 和 DAFNE 研究）。这些研究中，共 6285 例患者接受随机治疗，3 282 例患者用决奈达隆 400mg，每日 2 次，2875 例用安慰剂。平均暴露时间为 12 个月。ATHENA 研究随访时间最长为 30 个月。在临床试验中，因不良反应过早停药，决奈达隆治疗组患者发生率为 11.8%，安慰剂治疗组为 7.7%。决奈达隆治疗组停药的最常见原因是胃肠道疾患（3.2%）和 QT 间期延长（1.5%vs 安慰剂组 0.5%）。在 5 项研究中，本品每日 2 次 400 mg 出现最频不良反应为腹泻、恶心、腹痛、呕吐和虚弱。

【禁忌证】 ①心力衰竭类别为IV级或最近失代偿症状性心力衰竭；②二或三度房室传导阻滞或病态窦房结综合征（除使用功能性心脏起搏器）；③心动过缓<50 次/分；④同时用强 CYP3A 抑制剂；⑤同时用延长 QT 间期及可诱发尖端扭转型室性心动过速的药物和草药；⑥QTc≥500ms；⑦严重肝损伤；⑧妊娠期妇女；⑨哺乳期妇女。

【警告与注意事项】

1. 2011 年 1 月 14 日，美国 FDA 发布安全警示，提醒医生和患者警惕关于与决奈达隆使用有关的罕见的严重肝损伤，包括 2 例用决奈达隆治疗的患者出现急性肝衰竭而需要进行肝移植。因为这些不良反应是由未知数量的治疗群体自发报告的，所以不能可靠地估计它们的发生率或确定与药物之间的因果关系。

2. 美国 FDA 警告，持续性房颤患者接受决奈达隆治疗后，死亡和严重心血管事件风险增加。要求严格按照已批准的适应证使用该药，即仅限用于治疗非持续性房颤。

【孕妇及哺乳期妇女用药】

1. 妊娠 禁用于孕妇，本品对动物婴儿有致畸作用。本品不适宜用于妊娠早期。

2. 哺乳哺乳期妇女 禁用。

【儿童用药】 尚未确定本品在儿童患者中的安全性和疗效。

【老年患者用药】 尚不明确。

【药物相互作用】

1. 在决奈达隆的药物代谢动力学方面，所预期的药物相互作用与决奈达隆通过 CYP3A4 的代谢相关。强效 CYP3A4 抑制剂（酮康唑、伊曲康唑、伏立康唑、利托那韦、克拉霉素、泰利霉素和醋竹桃霉素）明显增加决奈达隆的暴露量，故禁忌与决奈达隆合用。钙离子通道阻滞剂（地尔硫䓬、维拉帕米）属中效 CYP3A4 抑制剂，对决奈达隆的暴露具有中等效应（＜2 倍），在与决奈达隆同时使用时，对窦房结和 AV 结具有抑制效应，增加作用。如果需要伴随给药，钙离子通道阻滞剂应该从低剂量开始，在心电图证实了良好的耐受性之后再进一步增加给药剂量。在非常严格的状态下，葡萄柚汁可使决奈达隆的暴露量增加 2.5～3 倍。在决奈达隆治疗中，应该避免应用葡萄柚汁。

2. 决奈达隆也具有中等的 CYP3A4 抑制效应，因此可以使经 CYP3A4 代谢的他汀类药物的暴露量增加 2～4 倍，使经 CYP3A4 代谢的钙离子通道阻滞剂增加 1.4～2 倍。在与决奈达隆同时使用他汀类药物（辛伐他汀、洛伐他汀和阿托伐他汀）时，应该对患者的肌肉毒性临床征象进行监测。决奈达隆具有中等的 CYP2D6 抑制效应，可以使美托洛尔和普萘洛尔的暴露量增加 2 倍。如果需要伴随给药，那么 β 受体阻滞剂应该从低剂量开始，在 ECG 证实了良好的耐受性之后再进一步增加 β 受体阻滞剂的给药剂量。决奈达隆可以使 S-华法林的暴露量出现非常轻微的增高（1.2 倍），而没有对 R-华法林的暴露量产生影响，INR 出现非常轻微的增加（1.07 倍）。决奈达隆可以与其他口服抗凝药物伴随应用，在伴随应用时，应该对 INR 进行严密的监测。决奈达隆可以使地高辛的暴露量增加 2.5 倍，地高辛可以与决奈达隆同时应用，但是需要多加注意。特别是在治疗开始时，应该对地高辛的血浆水平进行监测。

【药物过量】　尚不明确。

【制剂与规格】　片剂：每片 400mg。每盒 10 片、每盒 50 片、每盒 100 片。

【贮藏】　密封保存。

索 他 洛 尔

【药品名称】　国际通用名：索他洛尔。商用名：施太可、伟特。英文通用名：sotalol。

【药理作用】　本品属非选择性 β 受体阻滞剂，无内在拟交感活性和膜稳定作用，可抑制肾素释放，其 β 受体阻滞作用引起心率减慢和有限的负性肌力效应。兼有 β 受体阻滞和延长心脏动作电位时程的抗心律失常特性。

【循证医学证据】

1. 2014 年 AHA/ACC/HRS 房颤管理指南推荐　胺碘酮、氟卡尼、伊布利特、普罗帕酮、索他洛尔均能够提高心脏电复律成功率并预防房颤复发（Ⅱ类推荐，证据水平 B）。建议心脏手术易出现房颤的高风险患者术前预防性应用索他洛尔（Ⅱb 类推荐，证据水平 B）。

2. 冠心病合并房颤的治疗对比胺碘酮研究　是一项来自美国杜克大学医学院房颤中心患者数据库的回顾性研究。研究纳入心血管疾病合并房颤的患者 2838 例，均未植入 ICD，平均年龄 68 岁。平均随访 4.2 年。基础治疗为 ACEI/ARB、阿司匹林、华法林、β 受体阻滞剂。接受胺碘酮治疗患者 856 例，接受索他洛尔治疗患者 226 例，未接受抗心律失常治疗患者 1756 例。研究结果表明，与胺碘酮治疗比较，索他洛尔可降低冠心病合并房颤患者的死亡风险。

3. 索他洛尔预防放电并降低死亡风险研究　是一项欧洲、美国多中心双盲临床试验。植入式除颤器患者随机分为索他洛尔组 151 例（160～320mg/d），安慰剂组 151 例。评价终点：全因死亡、任何原因引起的电击。研究结果表明，口服索他洛尔对减少死亡风险和预防除颤器放电是安全、有效的。

4. OPTIC 研究　是一项国际多中心、双盲、随机、对照研究。研究对象来自加拿大、德国、美国、英国、瑞典和澳大利亚共 39 个门诊部临床中心的 412 例患者，盲法判定电击事件。纳入标准为因自发性或诱发性室速或室颤在 21 天内植入 ICD 的患者。干预：患者被随机分配接受胺碘酮联合 β 受体阻滞剂、单用索他洛尔或单用 β 受体阻滞剂治疗 1 年。主要观察指标：任何原因导致的 ICD 电击。三种疗法的累积电击率结果表明，与单用 β 受体阻滞剂相比，应用胺碘酮加 β 受体阻滞剂或单用索他洛尔降低了电击风险（$P<0.001$）。但索他洛尔在降低电击风险方面与胺碘酮比较并无显著性差异（$P=0.55$）。

5. 治疗术后室上性心律失常荟萃分析　6 项随机双盲试验与 9 项标签公开试验综述性研究表明，索他洛尔治疗室上性心律失常优于安慰剂或 β 受体阻滞剂。心动过缓、低血压、呼吸系统不良反应发生率在索他洛尔组为 4.9%，安慰剂组为 3.6%（$P=0.351$）。索他洛尔在治疗室上性心律失常时明显优于安慰剂或 β 受体阻滞剂。术前应用与术后应用治疗结果也无显著差异，术后初始静脉给药治疗相比口服给药是一种更合理的手段。

【药代动力学】　本品口服吸收完全，吸收百分率>90%，服后血药浓度达峰时间为 2～4h，生物利用度 90%～100%，在体内不与血浆蛋白结合，半衰期为 10～20h，80%～90%原药经肾脏排泄。

【适应证】　各种室性心律失常；转复和预防室上性心动过速、心房扑动、心房颤动；转复和预防预激综合征并发的心动过速、心房扑动、心房颤动。

【用法与用量】　口服从小剂量开始，每次 40mg，每日 2 次，常用剂量为每次 80～160mg，每日 2 次。长期服用，每次 40～80mg，每日 2 次，室性心动过速用的剂量偏大，可达到每次 240mg，每日 2 次。紧急转复心律时，需静脉注射，首次 10～20mg，稀释后缓慢注射，每分钟静注 1mg，必要时 20min 可重复 1 次，总量不宜超过 60～100mg。静脉注射也可按体重每次给予 0.5～1.5mg/kg，在 10min 内静脉注射完，继以每小时 10mg 静脉滴注。口服剂量仅 20mg 就可引起明显的 β 受体阻滞作用，剂量大于 160mg 才产生 Ⅲ 类抗心律失常效应。

【不良反应】　与 β 受体阻滞剂相似，但其能引起 QT 间期延长，偶能引起扭转型室性心动过速，对心肌收缩力的抑制作用较其他 β 受体阻滞剂弱。

【禁忌证】　显著的窦性心动过缓、病态窦房结综合征、二度以上房室传导阻滞、先天性或获得性 QT 延长综合征、心源性休克、支气管哮喘或慢性阻塞性肺部疾病、严重肾功能衰竭、对本品过敏者禁忌使用。

【药物相互作用】　①Ⅰa 类抗心律失常药如丙吡胺、奎尼丁和普鲁卡因胺，以及其他Ⅲ类药物（如胺碘酮）不应与索他洛尔合用，因为它们有可能延长不应期。②与其他 β 受体阻滞剂合用时，会导致 Ⅱ 类作用的累加。③与排钾利尿药合用时，可引起低钾血症或低镁血症，增加尖端扭转型室性心动过速发生的可能。

【注意事项】 用药时应注意观察心电图变化，尤其是 QT 间期、QTc 间期变化，当 QTc 间期＞0.5s 时须停药。

【制剂与规格】 注射剂：40mg/4ml；片剂：每片 80mg。

溴 苄 胺

【药品名称】 国际通用名：溴苄胺。英文通用名：bretylium。

【药理作用】 本品为抗肾上腺素能药。提高心室致颤阈而达到化学性去颤作用，其作用主要是本药对心肌的直接作用，部分作用可能与释放儿茶酚胺后引起继发性去甲肾上腺素分泌减少有关。可延长浦肯野纤维动作电位时程，不影响传导时间，不延长有效不应期，对自律性无影响。对心室肌可延长动作电位时程及有效不应期。

【药代动力学】 口服吸收差，生物利用度＜50%，肌内及静脉注射起效快，作用可维持 6～8h，有效血药浓度 0.04～0.90μg/ml，半衰期 6～10h，80%以原形从肾脏排出。

【适应证】 难治性、致命性室性心动过速和心室纤颤。

【用法与用量】 静脉注射每次 250～500mg，每日 3 次，每日总量不超过 2000mg，有效后可静脉维持，0.5～2mg/min。肌肉注射每次 250～500mg，每 2～3h 1 次。

【不良反应】 ①心脏方面：注射后可有暂时升压、心率增快作用，但较轻微。②其他：恶心、呕吐、腹部不适等。

【禁忌证】 重度主动脉瓣狭窄者禁用。

【药物相互作用】 钙离子通道阻滞剂可能与本品有拮抗作用，不宜合用。

【制剂与规格】 注射剂：250mg/2ml。

伊 布 利 特

【药品名称】 国际通用名：伊布利特。英文通用名：ibutilide。

【药理作用】 其药理作用的主要机制是通过抑制钾电流（I_{kr}）增加动作电位持续时间而发挥Ⅲ类抗心律失常效应，伊布利特有激活缓慢 Na^+内流作用，而与 I_{kr}无关。它们都延长心肌动作电位时间（APD）和有效不应期（ERP）。本品增加平台期缓慢内流性钠电流和抑制外向复极钾电流（主要是延迟整流钾电流的快速激活成分 I_{kr}），从而延长心房和心室的复极，对正常心肌传导很少有影响。

【药代动力学】 口服生物利用度低，必须静脉用药。静脉用药 10min 后很快地按多指数方式分布，41%与血浆蛋白结合，并经肝脏代谢，代谢产物无明显电生理作用，消除半衰期 3～6h。代谢产物经肾脏排泄。

【适应证】 转复心房颤动和心房扑动。对终止心脏手术后的心房颤动和心房扑动也有效。

【用法与用量】 给药剂量应个体化，对体重≥60kg 患者的推荐使用剂量为 1mg，注射时间应大于 10min。如心房颤动未能转复，在第 2 个 10min 内追加相同剂量。对体重＜60kg 的患者，初始推荐剂量为 0.01mg/kg，无效时第 2 个 10min 内给予上述相同剂量。用药时应持续监测 ECG 并应有必要的电转复设备，以防尖端扭转型室性心动过速（如 TDP）

的发生并予以及时纠正。用药前应排除高危患者如 QTc 间期延长＞440ms 或心动过缓者，并监测血 K^+、Mg^{2+} 水平，有低 K^+、Mg^{2+} 者，应予纠正后再给药。

【不良反应】　主要是尖端扭转型室性心动过速，发生率为 4%～5%。

【禁忌证】　严重心力衰竭、肝肾功能不全者禁用。

【注意事项】　避免与延长 QT 间期的其他Ⅰa类或Ⅲ类抗心律失常药、某些抗组胺类药、吩噻嗪类药及三环类抗抑郁药合用。

【药物相互作用】　与华法林、β受体阻滞剂、钙离子通道阻滞剂无相互作用。不能与其他延长 QT 间期的药物（胺碘酮、索他洛尔）合用，应用伊布利特之前，这些药物（延长 QT 间期的药物）至少停用 5 个半衰期。

【制剂与规格】　注射剂：1mg/10ml。

多 非 利 特

【药品名称】　国际通用名：多非利特。英文通用名：dofetilide。

【药理作用】　本品高度选择性阻断 I_{kr}，对钠离子和钙离子通道无明显的作用，对其他钾电流（短暂外向钾电流 I_{to}，内向整流钾电流 I_{kr}）无作用。体内实验表明本品可延长 QT 间期，QTc 间期和心室、心房有效不应期而不影响传导（PR、QRS 间期），并有轻度正性肌力作用。

【药代动力学】　口服吸收好，生物利用度 99%，消除半衰期 9.5h（6～14h），50%以原形从尿中排泄，另 50%经肝脏代谢为无活性产物。静脉给药的清除率为 4.7ml/（min·kg）。血浆药物浓度与 QTc 延长成直线正相关。在动物模型、正常人和急性缺血性心力衰竭的患者中，多非利特没有显示出改变血流动力学参数，对血压和心率没有降低作用，可轻度提高心功能，表现为肺毛细血管楔压（PCWP）下降，增加左心室压力升高率（dp/dt）。

【适应证】　转复心房颤动和心房扑动。

【用法与用量】　用药剂量应个体化，推荐剂量为 0.5mg，每日 2 次，QT 延长者应再减少剂量，QT 延长的极限定为 550ms 或超过用药前 20%。

【不良反应】　包括腹胀、腹泻、胸痛、头痛、眩晕、肌痛等。心脏方面不良反应主要是尖端扭转型室性心动过速，发生率为 3%～3.2%，发生率与剂量有关。过度延长的 QT 间期、电解质紊乱、心动过缓是其诱发因素。

【禁忌证】　低钾血症、严重心力衰竭、肝肾功能不全者禁用。

【注意事项】　肾功能不全、肌酐清除率在 40～60ml/min 者，多非利特 0.5 mg，每日 2 次。肌酐清除率在 20～40ml/min 者，改为 0.25mg，每日 1 次。

【药物相互作用】　与地高辛、华法林、普萘洛尔、苯妥英钠、格列本脲、茶碱和雷尼替丁无相互作用。与维拉帕米、酮康唑或西咪替丁合用可增加其血药浓度。与红霉素、大环内酯类或抗真菌药有相互作用。

【制剂与规格】　片剂：每片 0.25mg、0.5mg。

维 纳 卡 兰

【药品名称】 国际通用名：维纳卡兰。英文通用名：vernakalant。英文商用名：Kynapid。维纳卡兰是一种新型抗心律失常药，2010 年 9 月在欧洲批准上市。

【药理作用】 细胞电生理特性的作用。本品是首个上市的选择性作用于心房离子通道的混合性钠-钾离子通道阻滞剂，抑制心房组织的复极过程。其主要靶点是心房特异表达的延迟整流钾电流的超速激活成分 I_{Kur}，其作用机制还包括阻断瞬时外向钾电流 I_{to} 和 I_{Na} 等，是一种多离子通道阻滞剂。本品抑制 Kv1.5 通道，可延长心房肌的有效不应期。心肌细胞的 Kv1.5 通道主要是 I_{Kur} 电流，是心房肌动作电位形态的主要决定电流。抑制 I_{ur} 电流，可以延长心房肌的有效不应期。由于 Kv1.5 通道蛋白主要在心房表达。因此，认为维纳卡兰选择性地作用于心房，也被称为心房复极延长剂。事实上心室还是存在极少量的 Kv1.5 表达，理论上药物还是有可能延长心室细胞动作电位的时程。维纳卡兰通过阻断多种离子通道（Na^+、K^+）终止心房颤动，其主要靶点是心房特异表达的延迟整流钾电流的超速激活成分 I_{Kur}，但其作用机制还包括阻断瞬时外向钾电流 I_{to} 和 I_{Na} 等，对于 I_{kr} 和 I_{ks} 几乎没有影响，是一种多离子通道阻滞剂。

新型抗心律失常药物维纳卡兰通过在房颤发作时选择性地阻滞心房钠离子和钾离子通道而迅速转复房颤，CRAFT 试验和 ACT 系列试验等证实了本品在转复新发房颤、外科术后房颤及维持窦性心律方面的有效性和安全性。在初发房颤转复为窦性心律方面安全有效，有可能成为替代胺碘酮的有效药物。

【循证医学证据】

1. 维纳卡兰静脉制剂的临床试验

（1）新发心房颤动和心房扑动转复有效性证据

1）CRAFT（conversion of recent onset atrial fibrillation trial）试验：是一项多中心、随机对照 Ⅱ 期临床研究，旨在评价静脉应用维纳卡兰转复新发房颤的有效性。试验共纳入 56 例发作持续时间 3~72h 的房颤患者，随机分为 3 组：对照组（20 例）静脉给予安慰剂；小剂量药物组（18 例），10min 内静脉注射维纳卡兰 0.5mg/kg，如 30min 后仍未转复则再给予 1mg/kg；大剂量药物组（18 例），同样方法先以 2mg/kg 静脉注射，如未转复则再给予 3mg/kg。结果显示，大剂量药物组 30min 内房颤终止率（61%vs5%，$P<0.0005$）和窦律维持率（56%vs5%，$P<0.001$）均显著高于对照组；转复时间也明显小于对照组（14min vs 162min，$P=0.016$），而小剂量组与对照组差别无统计学意义。

2）ACT Ⅰ（atrial arrhythmia conversion trial Ⅰ）试验：是一项用随机对照的方式分别评价了维纳卡兰转复新发房颤（3h~7d）和持续房颤（8~45d）效果的研究，共 336 例来自 3 个国家、44 个医学中心的患者入选，10min 内静脉注射维纳卡兰 3mg/kg 或安慰剂，15min 后若房颤持续，则 10min 内再给维纳卡兰 2mg/kg 或安慰剂，主要终点是 90min 内房颤转复率。发现新发房颤组转复率显著高于对照组（51.7%vs4%，$P<0.001$），平均转复时间为 11min；而持续性房颤组中仅 7.6% 转复为窦律，对照组为 0（$P=0.09$）。提示维纳卡兰能够快速有效地转复新发房颤，对于持续性房颤效果欠佳。

3）ACT Ⅳ 试验：是一项开放式研究，共有包括阿根廷、南非等在内的 6 个国家参与，旨在评价维纳卡兰对房颤转复率有效性的更多数据。入选者房颤持续时间多在 3h～45d，90min 内房颤的转复率为 50.9%，平均转复时间为 14min，表明维纳卡兰在不同种族中也能表现出较好效果。

既往研究中ⅠC类普罗帕酮 60min 内转复新发房颤的有效率为 23%～28%，平均转复时间＞2h。氟卡尼 90min 内转复新发房颤的有效率为 56%，但ⅠC类药物在结构性心脏病中具有明显的致心律失常效应。同样，Ⅲ类伊布利特 90min 内转复新发房颤的有效率可达 44%～51%，但尖端扭转型室性心动过速的发生率也高达 3.6%～8.3%，而静脉注射索他洛尔不能转复房颤。虽然非头对头研究比较，但维纳卡兰转复新发房颤的有效率优于传统药物的作用。

4）AVRO 研究：是一项多中心、前瞻、随机、活性对照、双盲研究，旨在比较静脉注射维纳卡兰与胺碘酮转复初发房颤的有效性和安全性。共有 254 例（房颤发作期限 3～48h）的成年患者纳入该项复律试验。其中 29% 的患者是首次出现房颤，而 34% 的患者出现过 3 次以上。维纳卡兰组在 10min 内以 3mg/kg 静脉应用后，如果房颤在 15min 内未转复，再次静脉给予本品 2mg/kg。在胺碘酮组首先给以 5mg/kg 静脉应用，持续 60min 后，以总量 50mg 维持 60min。试验终点为 90min 房颤的转复率。结果：维纳卡兰组为 51.7%，胺碘酮组 5.2%。均未出现尖端扭转型、多形性或持续性室性心动过速。证明维纳卡兰在初发房颤方面疗效优于胺碘酮。在这项研究中，维纳卡兰和胺碘酮安全性和耐受性均良好。

（2）维纳卡兰静脉制剂Ⅱ期临床试验：共入选来自美国和加拿大 15 个中心的房颤患者 56 例。研究结果表明，心房颤动患者持续时间为 3～72h，随机分为维纳卡兰两个剂量组（RSD-1、RSD-2）和安慰剂组。RSD-1、RSD-2 组的维纳卡兰首次剂量分别为 0.5mg/kg、2.0mg/kg、再次注射剂量分别为 1.0mg/kg、3.0mg/kg，静脉注射时间均为 10min，如房颤未得到控制则再次注射。主要终点为注射中或最后 1 次注射 30min 内房颤消失。次要终点包括末次注射后 0.5h、1.0h、24h 恢复窦性心律患者的数量，以及转复为窦性心律的时间。RSD-2 组控制房颤率、30min 时窦性心律构成比、60min 时窦性心律构成比分别 61%、56%、53%，均显著高于安慰剂组的 5%（$P<0.001$）。RSD-2 组转复为窦性心律的中位时间为 14min，低于安慰剂组 162min，且未发生严重不良事件。

（3）外科术后心房颤动和心房扑动的转复有效性证据：心脏外科术后心房颤动和心房扑动并不少见，尤其是心脏瓣膜置换术和冠脉搭桥术后，发生率达 20%～50%，以心房颤动居多。而术后房性心动过速可明显增加患者脑卒中、心力衰竭死亡率，延长住院时间和增加再住院率。对于这类心动过速的转复，伊布利特有效，但致心律失常作用明显。胺碘酮应用较多，但其不良反应较多。ACTⅡ试验表明，人工心脏瓣膜置换术和（或）冠状动脉旁路移植术后 7d 内出现心房颤动和心房扑动后，使用维纳卡兰转复的效果，静脉注射 90min 后，维纳卡兰组 47% 的心房颤动患者转复为窦性心律，安慰剂对照组 14% 转复为窦性心律（$P<0.001$），平均转复时间为 12min。

2. 口服维纳卡兰固定制剂维持窦性心律有效性的证据

（1）维纳卡兰口服制剂Ⅱ期临床试验：是一项口服维纳卡兰的Ⅱ期临床试验，采取随机、双盲、安慰剂对照研究，观察具有心房颤动复发风险的患者服用维纳卡兰 28d 后的安全性、耐受性、药代动力学情况和初步疗效。参加试验的大多数患者的心房颤动持续时间为 30～180d。患者分别服用维纳卡兰 300mg/次（300mg 剂量组）、维纳卡兰 600mg/次（600mg 剂量组）或安慰剂（安慰剂组），每日 2 次。第 3 天后，仍然有心房颤动的患者采用电复律。成功转为窦性心律的患者继续服用维纳卡兰或安慰剂，持续 25d。300mg 剂量组、600mg 剂量组均有 61% 的患者在研究结束时仍保持正常窦性心律，均显著高于安慰剂组 43%（P=0.048），300mg 组与 600mg 组的差异无统计学意义（P>0.05）。在该试验中，安慰剂组的严重不良反应发生率为 8%，300mg 和 600mg 剂量组分别为 10% 和 11%。

（2）维纳卡兰口服制剂ⅡB 期临床试验：一项随机、双盲、安慰剂对照研究，旨在观察心房颤动复发风险的患者服用维纳卡兰 90d 后的安全性、耐受性、药代动力学和疗效。患者共分为 4 组，分别服用 150mg/次（150mg 剂量组）、300mg/次（300mg 剂量组）、500mg/次（500mg 剂量组）或安慰剂（安慰剂组），每日 2 次。3d 后，心房颤动仍存在的患者采用电复律。其中 605 例成功转为窦性心律。500mg 剂量组的心房颤动复发率显著低于安慰剂组（P=0.022），150mg 剂量组、300mg 剂量组均有降低趋势，但差异无统计学意义（P 均>0.05）。500mg 剂量组心房颤动复发的中位时间>90d，而安慰剂组为 27d。研究结束时，500mg 剂量组中 51% 的患者保持正常窦性心律，而安慰剂组为 37%。研究结果显示，维纳卡兰 500mg/次、每日 2 次是预防心房颤动复发的有效剂量。患者服用维纳卡兰 500mg/次、每日 2 次后，心房颤动复发的中位时间延长 3 倍。维纳卡兰对于具有心房颤动复发风险患者的潜在治疗作用非常明显。安慰剂组中潜在的药物相关严重不良事件的发生率为 0.5%，150mg 剂量组为 1.1%，300mg 剂量组为 0.5%，500mg 剂量组为 0.5%。并未出现药物相关的尖端扭转型室性心动过速（TdP）。安慰剂组死亡 2 例，150mg 剂量组死亡 1 例，300mg 剂量组死亡 1 例，均与维纳卡兰无关。维纳卡兰口服制剂具有良好的耐受性。

目前房颤患者应用抗心律失常药 1 年的窦性心律维持率往往不足 50%，胺碘酮维持率 23%，效果最好，但不良反应也较多。决奈达隆安全性比胺碘酮高，但效果不及胺碘酮。转复心律后口服维纳卡兰维持窦性心律效果的研究发现，500mg 维纳卡兰，每日 2 次，90d 后窦性心律维持率为 51%，明显高于安慰剂对照组 37%。

【药代动力学】 静脉注射维纳卡兰 10min 后，发现其呈线性一级消除动力学。本品在人体的血浆消除半衰期为 3.1h，女性 2.9h，而最大血浆浓度（C_{max}）男性为 3.29μg/ml，女性为 4.57μg/ml。健康受试者禁食后口服药物（5mg/kg）生物利用度为 71%，C_{max} 为 1.8μg/ml。另一组健康受试者不禁食给予 5mg/kg，其生物利用度为 69%，C_{max} 为 1.3μg/ml。本品代谢主要通过肝脏 CYP2D6 代谢，且不受年龄、种族、性别、肝功能、肾功能和心力衰竭的影响。涉及本品药物相互作用的研究有限。β 受体阻滞剂和 CYP2D6 抑制剂不影响本品的药代动力学特性。

【适应证】 临床用于治疗心房纤维性颤动。成人新发性心房颤动患者用于窦性心律的快速转复。

【用法与用量】 ①口服：150mg/次或 300mg/次，每日 2 次。稀释后溶液的浓度为 4mg/ml。②在 10min 内以 3mg/kg 静脉注射后，如果房颤在 15min 内未转复，再次静脉注射本品，剂量为 2mg/kg。③心脏手术后患者：无须调整剂量。④肾功能损害患者：无须调整剂量。⑤肝功能损害患者：无须调整剂量。⑥严重低血压患者应仔细观察整个输液持续时间的生命体征，至少在 15min 后完成输液并连续进行心脏监测。

【不良反应】 静脉应用维纳卡兰时最常见的不良反应是出现味觉障碍、打喷嚏、味觉异常。味觉障碍可能与唾液分泌有关；打喷嚏机制尚不清楚。此外，静脉应用维纳卡兰可能还会导致严重不良反应事件的发生。有研究显示维纳卡兰静脉应用发生室性心动过速、心室纤颤、低血压的报告，低血压已被证明与维纳卡兰输液有关。

在临床试验的不良事件评估中，维纳卡兰在静脉注射给药第一个 24h 后，与安慰剂比较，患者大多的不良反应是味觉障碍（20.4%vs2.4%）、打喷嚏（15%vs0%）、感觉异常（8.8%vs1.5%）、恶心（6.5%vs1.2%）、低血压（5.8%vs3.6%）。这些不良事件都是短暂的。其他不良事件包括输液部位疼痛、麻木或皮肤感觉下降、刺痛感、恶心、呕吐、低血压、心动过缓、头晕、头痛、咳嗽、鼻子痛、出汗、瘙痒、鼻塞、口干、疲劳等。

【禁忌证】 ①对活性药物或任何赋形剂过敏者；②重度主动脉瓣狭窄患者；③心力衰竭 NYHA 心功能分级 Ⅲ 级和 Ⅳ 级患者；④患者 QT 间期延长（未校正 >440ms）或严重心动过缓、没有起搏器的情况下，二度和三度心脏传导阻滞；⑤在过去 30d 内发生急性冠脉综合征。

【注意事项】 ①如果第一次输液过程中发生心肌缺血、心肌梗死、室性心律失常、心电图改变（如有临床意义的窦性停搏、完全性心脏传导阻滞、QRS 间期显著延长新的分支阻滞）时，患者不应接受第二剂量本品治疗。可以考虑进行直流电复律。②未纠正低钾血症，患者血清钾低于 3.5mmol/L 慎用。③低血压患者慎用。④充血性心力衰竭患者：有 CHF 病史的患者表现出较高的室性心律失常发生率，LVEF≤35% 的患者不推荐使用本品。

【孕妇及哺乳期妇女用药】 避免在妊娠期间使用本品。尚未知本品是否进入母乳。

【儿童用药】 没有儿童和青少年使用本品的相关信息。

【老年患者用药】 老年人（≥65 岁）无须调整剂量。

【药物相互作用】 国内目前尚无相应的药物相互作用数据和经验。

【药物过量】 尚无相应的临床过量应用数据和经验。

【制剂与规格】 口服片剂：150mg/片。注射液：每 10ml 小瓶含维纳卡兰 200mg。每 25ml 小瓶含 500mg 维纳卡兰。

【贮藏】 此药不需要任何特殊的储存条件，低于 25℃存储。

尼 非 卡 兰

【药品名称】 国际通用名：尼非卡兰。英文通用名：nifekalant。

【药理作用】 尼非卡兰为一种单纯的非选择性钾离子通道阻滞剂，能阻断除缓慢延迟整流钾电流（I_{Ks}）以外的几乎所有心肌细胞钾离子通道，主要阻断心房 I_{Kur}。其钾离子通道的阻滞效应呈浓度依赖性，低浓度（3μmol/L）时，仅阻滞快速延迟整流钾电流（I_{Kr}）；较高浓度（10μmol/L）时，可阻滞瞬时外向钾电流（I_{to}）和内向整流钾电流（I_{K1}）。因此，本品的钾离子通道阻滞作用以阻断 I_{Kr} 为主。本品主要通过阻断 I_{Kr}，延长心房和心室肌细胞的动作电位时程（APD）和有效不应期，心电图上表现为 QT 间期的延长，发挥其抗心律失常作用，尤其对各种折返性心律失常效果明显。

本品不阻断钠离子通道，对心肌细胞除极和传导速度几乎没有影响，也不阻断钙离子

通道和 β 肾上腺素受体，不存在负性变力作用，一般不会引起低血压和心动过缓。但由于心室壁各心肌细胞 I_{Kr} 的不均一性，本品可能会导致各心室壁细胞复极程度不一致，在 QT 间期延长的基础上造成跨室壁复极离散度增加，诱发尖端扭转型室性心动过速（TdP），这是尼非卡兰最主要的不良反应。

本品能有效控制折返引起的快速室性心律失常，对缺血性心律失常有较好的疗效。动物实验表明盐酸尼非卡兰能延长大鼠冠脉结扎-再灌模型的 QT 间期，并降低再灌注后持续性心室纤颤发生率。本品对原发性或心肌梗死后的室性心动过速和心室纤颤均有效，尤其是可用于其他抗心律失常药物治疗无效的难治性心律失常；本品单次静脉注射可迅速终止室速和室颤发作（总有效率 71.4%），维持治疗可有效预防再次发作（有效率 48.4%），从而预防心脏性猝死。

【循证医学证据】

1. 终止多形性室性心动过速、心室纤颤的证据

（1）危及生命的室性心动过速及心室纤颤研究是一项多中心临床研究。共 29 个研究中心的 191 例患者被纳入了上市后研究。在 191 例患者中，53 例持续性室速发作患者应用尼非卡兰单次负荷剂量终止室速发作，研究结果显示，尼非卡兰可有效终止室性心动过速，如多形性室性心动过速、心室纤颤、无脉性室性心动过速。其中纳入 39 例直流电复律无效的患者，在给予尼非卡兰后再次行电复律的转复，研究结果表明，尼非卡兰可有效改善室性心动过速、室颤的电复律效果。

（2）尼非卡兰临床应用的有效性和安全性评价是一项多中心临床研究。共 301 个研究中心的 1399 例患者被纳入了上市后应用调查研究。绝大多数患者合并器质性心脏病（包括急性心肌梗死、陈旧性心肌梗死、心肌病等），心功能低下。1399 例患者中有 145 例持续性室性心动过速，在未使用直流电复律情况下，应用尼非卡兰单次负荷剂量终止室性心动过速发作的效果，研究结果显示，尼非卡兰可有效终止室性心动过速，如多形性室性心动过速、心室纤颤、无脉性室性心动过速。179 例直流电复律无效的室性心动过速或心室纤颤患者在给予尼非卡兰后再次行电复律的转复，研究结果表明，尼非卡兰可有效改善室性心动过速、心室纤颤的电复律效果。上述两项多中心临床研究使尼非卡兰的临床获益-风险得到了充分的验证。

2. 治疗电复律无效的室颤的证据

（1）一项 Meta 分析，纳入 4 项回顾性研究（$n=114$），对比尼非卡兰（$n=46$）与胺碘酮注射剂（$n=68$）用于电复律无效的院外发作的室性心动过速或心室纤颤的效果，分析结果显示，胺碘酮（转复率 41%~72%）和尼非卡兰（转复率 29%~79%）用于电复律无效的室性心动过速或心室纤颤，疗效（复律率）相似（$P=0.93$；OR，1.39；95% 置信区间，0.60~3.06）。

（2）多项尼非卡兰与胺碘酮用于电复律无效的心室纤颤的对比研究表明，尼非卡兰与胺碘酮改善电复律治疗的效果相当，但尼非卡兰比静脉胺碘酮具有更快的复律时间。自开始给予抗心律失常药物至自主循环恢复的时间：尼非卡兰为 6~10min，静脉胺碘酮为 20~33min。

3. 治疗室性心动过速或心室纤颤风暴的证据 一项 Meta 分析，纳入 4 项回顾性研究（$n=114$），对比尼非卡兰（$n=60$）与胺碘酮注射剂（$n=54$）用于防止室性心动过速或心室纤颤风暴的效果,分析结果显示,胺碘酮(有效率33%~71%)和尼非卡兰(有效率60%~70%)对室性心动过速或心室纤颤风暴防止复发的效果相似(*P*=0.99;OR,1.02;95%可信区间,0.45~2.29)。

4. 治疗术中或术后的室速、室颤的证据 1399例的"应用调查研究"中,尼非卡兰用于终止室性心动过速或心室纤颤发作,以及预防室性心动过速或心室纤颤反复发作时,心脏手术中、术后患者有效率均高于非手术患者。

5. 治疗心房颤动的证据 一项研究纳入42例持续性心房颤动、电除颤无效患者,另一项研究纳入24例血流动力学恶化的持续性心房颤动、电除颤无效患者,均观察单次负荷剂量静脉注射尼非卡兰后,再次行电除颤的治疗效果,研究结果显示,尼非卡兰可有效改善除颤效果,除颤转复率75%~92.9%,并可降低除颤阈值。

6. 欧美指南与心肺复苏与心血管急救国际共识 共识指出尼非卡兰对电转复无效的室性心动过速或心室纤颤可能改善治疗效果,尽管也许不能立即终止心律失常。2010欧洲心肺复苏指南指出,用于血流动力学稳定的室性心动过速,在考虑将尼非卡兰等药物作为胺碘酮的替代治疗药物前,应征求专家意见。

7. 尼非卡兰临床应用中国专家共识推荐 尼非卡兰可有效终止室性心动过速,并在给药期间防止复发,结果与国外研究相近。其他药物无效或不能使用的危及生命的室性心动过速、心室纤颤,可考虑应用尼非卡兰。

【**药代动力学**】 健康成年男子单次给予尼非卡兰 0.1~0.4mg/kg,药时曲线下面积(AUC)与剂量呈正相关,给药后 24h,尿中原形药物浓度为给药量的 30%,健康成年男子以 0.4mg/kg 的负荷剂量静脉注射给药,其后以 0.4~0.8mg/(kg·h)的速度持续 6h 静脉注射给药,血浆中原药浓度在持续给药约 4h 后,达稳态浓度。以 0.4mg/(kg·h)的速度给药,稳态血药浓度为 543ng/ml;以 0.8mg/(kg·h)的速度给药,稳态血药浓度为 2133ng/ml。本品单次静脉给药结束后,血浆中浓度即刻达到最大值,血浆中药物浓度与给药量呈正比;维持静脉注射无蓄积作用。起效迅速,单次负荷剂量给药,QT 间期延长作用在给药结束后 2.5min 内达到最大值;停药后 15~30min,对 QT 间期的延长作用基本消失。

消除半衰期为 1.15~1.53h,药物清除率(CL)为 0.78~0.85L/(h·kg),分布容积(V_c)为 0.14L/kg,血清蛋白结合率为 86.4%~94.6%。

代谢主要在肝脏中进行,主要的代谢酶为 CYP3A4、CYP2D6、CYP1A1,目前已有的研究报道中,尚未有代谢酶多态性对该药物代谢影响的报道,因此,在用药中基本不会由于代谢多态性导致用药剂量差异。主要代谢产物为葡糖醛酸结合体,无药理活性;其主要活性代谢产物 M2 活性与原药相当,但其浓度仅约为原药的 1/15,本品主要以原形药物发挥药理作用。尼非卡兰及其代谢物主要通过肾脏排泄,24h 的原形药物及代谢物在尿中排泄率合计为给药量的 46.9%~55.5%。

【**适应证**】 其他药物无效或不能使用的危及生命的室性心动过速、心室纤颤,可考虑应用尼非卡兰。以下情况可认为"其他药物无效或不能使用",可考虑应用尼非卡兰。

(1)胺碘酮无效或不能使用的情况:①当临床需要对室性心动过速、心室纤颤进行紧急药物处理时,可考虑选用尼非卡兰;②既往室性心动过速、心室纤颤发作静脉注射胺碘酮无效者，可考虑选用尼非卡兰；③正在口服有效剂量胺碘酮的患者，室性心动过速、心室纤颤发作，可考虑选用尼非卡兰（建议尼非卡兰减量使用）；④当患者应用胺碘酮有较大风险，不利于患者转归，或因胺碘酮不良反应无法耐受时，可考虑选用尼非卡兰。

（2）利多卡因等其他药物无效或不能使用的情况：利多卡因一般用于血流动力学稳定的室性心动过速，或需要药物治疗的心室纤颤、无脉室性心动过速，但不作为首选。鉴于国外已有研究证据表明，尼非卡兰效果优于利多卡因，因此，可优先选择尼非卡兰。

（3）围手术期应用：对于心血管外科术中、术后发作的室性心动过速、心室纤颤，由于患者的状态相对稳定，监护也相对更为严密，因此，尼非卡兰用于心血管外科手术术中、术后的室性心动过速或心室纤颤，疗效和安全性相对更易控制，可选择应用。

【用法与用量】

1. 负荷量单次静脉注射　成人常规用量每次 0.3mg/kg，溶入 0.9%氯化钠注射液或 5%葡萄糖注射液 10～20ml 中，在连续心电监护下，5min 内注射完毕。可适当增加剂量，最大剂量不得超过 0.5mg/kg（国内临床试验最大剂量）。可根据年龄、症状适当调整剂量。重复单次静脉注射时，应间隔 2h 以上才可开始下次给药。

2. 维持量静脉滴注　在单次静脉注射后期望获得有效的维持疗效时，成人常规用量 0.4mg/（kg·h），在持续心电监护下等速静脉滴注。将本品溶入 0.9%氯化钠注射液或 5%葡萄糖注射液中，推荐尼非卡兰浓度为 1mg/ml，最高浓度不超过 2mg/ml。另外，可根据患者对药物的反应情况适当增减剂量，国外最大用量不得超过 0.8mg/（kg·h）。注射尼非卡兰使用单独输液管路，不要与其他药液混合使用。国外大样本上市后研究中，维持剂量滴注超过 14d。

3. 持续性单形性室性心动过速

（1）对于有血流动力学障碍的患者，应立即同步直流电复律。若直流电复律无效，或单形性室性心动过速复发，可快速静脉注射尼非卡兰（负荷剂量，建议 1min 内快速注射），之后再进行电复律。

（2）在血流动力学稳定的情况下，可在心电图监测下静脉给予单次负荷剂量尼非卡兰，并随即进行维持剂量滴注，直到室性心动过速停止；室性心动过速终止后可继续给予维持剂量滴注，防止短时间内复发。在给药过程中，一旦血流动力学恶化，应进行同步直流电复律。

（3）当患者有基础心脏病、心功能下降（也包括心功能不明的情况）时，应注意同时治疗基础心脏病、纠正导致 QT 间期延长的诱发因素，并在心电监护下使用尼非卡兰。

4. 多形性室性心动过速、无脉性室性心动过速、心室纤颤　是严重的恶性心律失常，大多数并发于器质性心脏疾病，通常会造成严重的血流动力学障碍。治疗时，应尽快终止心律失常，并防止其反复发作，同时，应强调纠正诱因、加强病因治疗。

5. 用于电复律效果不佳的终止发作　当心肺复苏、电复律和肾上腺素治疗无效时，可快速静脉注射尼非卡兰后（负荷剂量，建议 1min 内快速注射），再次尝试电复律。

6. 预防室性心动过速、心室纤颤复发　当心电图 QT 间期正常时，主要注意是否为心肌缺血所致，并及时纠正，同时可以静脉注射尼非卡兰（负荷剂量+维持剂量）。如果与缺血无关，在改善心功能治疗的同时可以静脉注射尼非卡兰。

7. 室性心动过速或心室纤颤风暴　尤其是 ICD 植入患者发生室性心动过速或心室纤颤风暴需要紧急处理时，治疗较为困难。对于发生室性心动过速或心室纤颤风暴，可静脉注射尼非卡兰（负荷剂量+维持剂量）进行治疗。

8. 其他快速心律失常　对于尼非卡兰在非持续性室性心动过速、心房扑动、心房颤动等其他快速心律失常治疗中的应用，国外有部分临床研究及应用证据，在日本的《抗心律失常药物治疗指南》中有相关推荐。国内目前尚无相应的临床应用数据和经验，对于心房扑动、心房颤动，可在其他治疗手段无效的情况下，尝试使用尼非卡兰。

【不良反应】

1. 本品在日本上市后，对 1399 例研究患者静脉注射尼非卡兰后，出现不良反应 310 例（22.2%），术中、术后使用的患者不良反应的发生率为 12.6%（11/87 例），非术中术后使用的患者为 22.8%（298/1308 例）。对调查研究（n=1399）中出现的致心律失常作用进行了重点收集分析。共收集到严重致心律失常作用报道 186 次，其中 TdP83 次，心室纤颤 41 次，室性心动过速 62 次，上述严重致心律失常作用，共引起死亡 13 例（其中心室纤颤 9 次，室性心动过速 4 次，TdP2 次）。鉴于所有发生致心律失常作用出现死亡的病例，均是在发生致死性心律失常的情况下用药，且多伴随严重的基础心脏疾病或合并症，因此，这些导致死亡的心律失常，与尼非卡兰的使用并没有明确的因果关系。尼非卡兰在日本上市至今，未出现过紧急安全性信息的发布、回收、停止出库等重大安全性警戒措施。

2. 尖端扭转型室性心动过速是尼非卡兰用药中需要重点关注的不良反应　研究结果显示，所有使用尼非卡兰的患者，TdP 的发生率为 3.86%（54/1399）。其中，TdP 的发生与以下因素相关。①给药方式：单次负荷剂量注射 TdP 发生率为 0.78%（8/1080）；维持滴注 TdP 发生率为 4.10%；②给药剂量：无论是单次注射或维持滴注，高剂量的尼非卡兰与高概率 TdP 发生相关；维持滴注期间，降低维持给药剂量，可减少 TdP 的发生；③QT/QTC 与 TdP 的发生率密切相关，是 TdP 风险的最重要的标志，应在用药期间对 QT/QTC 进行监测，尤其当 QT 间期超过 0.6s 时，出现 TdP 的风险显著增加。

3. 对心功能的影响　未见尼非卡兰影响心脏传导和负性变力作用的报道，在日本进行的上市后研究结果显示，对于伴随器质性心脏病的室性心动过速、心室纤颤患者，维持应用尼非卡兰未见到血流动力学恶化。

【禁忌证】　①QT 间期显著延长；②不可同时静脉滴注胺碘酮注射剂；③原则上禁用于孕妇或可能妊娠的妇女，但在必需情况下，可谨慎使用。

以下情况慎用：①有明显窦性心动过缓的患者；②有传导功能障碍的患者（房室传导阻滞、窦房传导阻滞、束支传导阻滞）；③低血钾患者慎用，应当纠正血钾；④严重肾功能损害的患者；⑤严重肝功能损害的患者；⑥老年患者。

【注意事项】

1. 与其他抗心律失常药物的合并用药　①不应与胺碘酮注射剂同时静脉滴注；②与其他抗心律失常药联合使用的有效性和安全性尚未确定，联合使用时必须仔细观察；③如果患者短时间内（药物半衰期以内）静脉应用其他抗心律失常药物（Ⅰ类或Ⅲ类）无效，换用尼非卡兰时，负荷量和维持剂量酌减。

2. 尼非卡兰与口服抗心律失常药物的桥接治疗　应用尼非卡兰度过急性期后，在需要继续抗心律失常治疗时，一旦有可能口服给药，应及时替换为口服药物治疗。对于前期未使用口服药物，需要维持尼非卡兰用药的患者，在尼非卡兰维持剂量给药过程中即可开始给予口服药物。如果选择同为Ⅲ类抗心律失常药的胺碘酮或索他洛尔，开始给予口服药物后，应逐渐降低尼非卡兰剂量，并密切监控，注意防止 TdP 的发生。

【孕妇及哺乳期妇女用药】 避免在妊娠期间使用本品。尚未知本品是否进入母乳。

【儿童用药】 尚无儿童和青少年使用本品的相关信息。

【老年患者用药】 老年患者慎用。

【药物相互作用】 国内目前尚无相应的药物相互作用数据和经验。

【药物过量】 国内目前尚无过量应用数据和经验。

【制剂与规格】 注射剂：50mg/瓶。

【贮藏】 常温贮存。该产品可储存长达 12 个月。

Ⅳ类抗心律失常药物

维 拉 帕 米

【药品名称】 国际通用名：维拉帕米。商用名：异搏定、戊脉安。英文通用名：verapamil。英文商用名：Isoptin SR。

【药理作用】【药代动力学】【适应证】【用法与用量】【不良反应】【禁忌证】【药物相互作用】和【制剂与规格】 参见第五章钙离子通道阻滞剂。

地 尔 硫 䓬

【药品名称】 国际通用名：地尔硫䓬。商用名：恬尔心，硫氮草酮，合心爽，蒂尔丁，合贝爽。英文通用名：diltiazem。英文商用名：Herbesser。

【药理作用】【药代动力学】【适应证】【用法与用量】【不良反应】【禁忌证】【药物相互作用】和【制剂与规格】 参见第五章钙离子通道阻滞剂。

其他抗心律失常药物

三磷酸腺苷

【药品名称】 国际通用名：三磷酸腺苷。英文通用名：adenosine triphosphate。

【药理作用】 抑制窦房结的自律性，减慢房室结传导，对房室旁道无明显影响。

【药代动力学】 本品静脉注射后，起效快，平均 2s 左右，半衰期短于 6s，作用时间很短，10～20s。

【适应证】 适用于终止折返性室上性心动过速。

【用法与用量】 静脉注射从小剂量开始，首次 5mg，快速静脉注射，如无效，隔 1～2min 再注射 5～10mg。

【不良反应】 胸部压迫感，头晕，恶心，呼吸困难，面部潮红，窦性心动过缓，房室传导阻滞，恢复窦性心律时常发生几秒钟的窦性停搏，偶引起室性期前收缩，阵发性室性心动过速，不良反应在停药后很快消失。

【禁忌证】 对本品过敏、脑出血急性期禁用。房室传导阻滞、病态窦房结综合征、支气管哮喘禁用（本品能诱发支气管平滑肌收缩）。

【注意事项】 ①静脉注射宜缓慢，以免引起头晕、头胀、胸闷、低血压等。②治疗快速型室上性心律失常时，首剂使用 20mg，用葡萄糖液稀释至 5ml 于 20s 内快速静脉滴注，若无效则间隔 5min，再注入 30mg，单剂注入量不超过 40mg。由于本品在终止室上性心律失常发作过程中，可发生多种心律失常和全身反应，尽管是瞬间反应，不需处理，但仍有一定潜在危险，故使用本药时宜连续心电图监测，密切注意患者的全身反应。③治疗剂量宜从小剂量开始，无效时逐渐加量。④本品对窦房结有明显抑制，故对病态窦房结综合征、窦房结功能不全、老年人慎用或不用。⑤部分疗效不确切，应引起注意，切勿滥用。

【制剂与规格】 注射剂：5mg/2ml。

地 高 辛

【药品名称】 国际通用名：地高辛。英文通用名：digoxin。

【药理作用】【药代动力学】 参见第十章常用的抗心力衰竭药。

【适应证】 适用于室上性心动过速，心房颤动，心房扑动，尤其是伴有心力衰竭，本药可作为首选。部分患者可转为窦性心律。适用于各种急性和慢性心功能不全。

【用法与用量】【不良反应】和【注意事项】 参见第十章常用的抗心力衰竭药。

【制剂与规格】 注射剂：0.5mg/2ml；片剂：每片 0.25mg。

毛 花 苷 丙

【药品名称】 国际通用名：毛花苷丙。英文通用名：lanatoside。

【药理作用】【适应证】【用法与用量】【不良反应】【注意事项】【药物相互作用】和【制剂与规格】 参见第十章常用的抗心力衰竭药。

门冬氨酸钾镁

【药品名称】 国际通用名：门冬氨酸钾镁。商用名：潘南金、脉安定。英文通用名：potassium magnesium aspartate、panangin。

【药理作用】 本品为无水门冬氨酸钾和无水门冬氨酸镁等比例的混合物。门冬氨酸在体内是草酰乙酸的前体，在三羧酸循环中起重要作用，并参与鸟氨酸循环，使氨与二氧化碳结合成尿素。门冬氨酸对细胞亲和力强，可作为钾镁离子的载体，使钾离子、镁离子极易进入细胞内，提高细胞内钾离子、镁离子浓度。钾离子可促进细胞除极化，维持心肌的收缩力，改善心肌缺少的物质，也是心肌细胞内 Na^+-K^+-ATP 酶的金属辅酶，并降低洋地黄毒副作用。

【适应证】 各种原因所致的心律失常、洋地黄耐药的充血性心力衰竭、洋地黄中毒、低钾血症、低镁血症。

【用法与用量】 片剂：口服每次 2～4 片，每日 3 次；预防用药，每次 1 片，每日 3 次。胃酸可降低其作用，宜饭后服用。该药可与其他药物联合使用。注射剂：每日 20～60ml，稀释于 5%～10% 的葡萄糖液 250～500ml 中静脉滴注。

【不良反应】 快速静脉注射时可能发生恶心、喉部不适、注射部位灼热感、静脉痉挛。没有增加肾脏损害和加重房室传导阻滞的报道。

【禁忌证】 高镁血症、高钾血症、严重肾功能障碍、严重房室传导阻滞。

【注意事项】 除洋地黄中毒者外，其他传导阻滞者慎用。快速静脉注射会引起面色潮红，因此滴注速度不宜太快。

【药物相互作用】 可抑制四环素、铁盐和氟化钠的吸收。同时服用上述药物和本品时需间隔3h。静脉用可增加抗高血压药的作用。不宜与中药制剂、胺碘酮配伍。

【药物过量】 至今尚未有过量的报道。如果过量（尤其在肾功能不全），可能会产生高镁血症和高钾血症。过量时的治疗：停止使用门冬氨酸钾镁，口服离子交换树脂可从胃肠道排钾。静脉给予 10%葡萄糖酸钙 10～20ml 以拮抗呼吸抑制和心脏阻滞。透析最有效。

【制剂与规格】 注射剂：每支含无水门冬氨酸钾 452mg，其中钾离子 103.3mg；无水门冬氨酸镁 400mg，其中镁离子 33.7mg。片剂：每片含无水门冬氨酸钾 158mg，其中钾离子 36.2mg；无水门冬氨酸镁 140mg，其中镁离子 11.8mg。

氯 化 钾

【药品名称】 国际通用名：氯化钾。商用名：缓释钾、补达秀。英文通用名：potassium chloride。

【药理作用】 通过抑制窦房结及异位起搏点的自律性，减慢房室结传导。

【适应证】 缺钾引起的室性心律失常、恶性室性心律失常（如尖端扭转型室性心动过速、心室纤颤）。

【用法与用量】 口服每次 1～2g，每日 3 次。急用时，静脉滴注 3‰～6‰氯化钾溶液，每小时 1g，1 次总量一般为 1.0～1.5g，一般不超过 2g。对严重缺钾引起的室性心律失常，特别是尖端扭转型室性心动过速、心室纤颤，氯化钾溶液浓度可高达 6‰～9‰。

【不良反应】 口服氯化钾易引起胃部不适。静脉滴注，氯化钾浓度较高时，能引起静脉炎或静脉痉挛，能引起血钾过高，导致心房、心室内传导阻滞，窦性停搏等。

【禁忌证】 高钾血症禁用。

【注意事项】 高度房室传导阻滞或室内传导阻滞慎用。静脉滴注本品过程中，密切观察心电图变化，如出现高血钾改变 T 波高尖、QRS 增宽应立即停药，可静脉注射碳酸氢钠或乳酸钠对抗高血钾的毒性作用。本品应避免静脉注射。

【制剂与规格】 注射剂：1.0g/10ml。缓释片剂：每片 0.5g、1.0g。

硫 酸 镁

【药品名称】 国际通用名：硫酸镁。英文通用名：magnesinm sulfate。

【药理作用】 抑制窦房结的自律性，抑制窦房结、房室结、心房内、心室内的传导，通过镁离子激活 Na^+-K^+-ATP 酶及阻断钾离子和钙离子通道，抑制触发活动及折返机制引起的各种心律失常。

【适应证】 主要适用于洋地黄中毒引起的快速异位性心律失常，Ⅰ类、Ⅲ类抗心律失常药物引起的 QT 间期延长所致的尖端扭转型室性心动过速，对有低镁血症者，疗效更佳。

【用法与用量】 10%～25%硫酸镁 20ml，稀释 1 倍后，缓慢静脉注射，之后静脉滴注，25%硫酸镁 20ml（5g）加入 5%葡萄糖溶液 250ml 静脉滴注，可在 2h 内滴完。起效迅速但维持时间较短。

【不良反应】 多出现在静脉注射剂量过大或注射速度过快时，表现为血压下降，心率减慢，呼吸抑制等。

【注意事项】 硫酸镁注射时速度要慢，剂量不宜过大；如出现过量时，可用钙剂进行解救。肾功能障碍者慎用本药。

【制剂与规格】 注射剂：5.0g/20ml。

二、抗缓慢性心律失常药物

拟交感胺类药物

异丙肾上腺素

【药品名称】 国际通用名：异丙肾上腺素。英文通用名：isoprenaline。

【药理作用】 电生理作用为通过兴奋心脏 β_1 受体，增加窦房结、房室结的自律性，促进房室结传导。口服不吸收，舌下含服可吸收。

【适应证】 缓慢型心律失常，如窦性静止、严重窦性心动过缓、窦房传导阻滞、重度房室传导阻滞、室性逸搏心律、QT 间期延长所致的尖端扭转型室性心动过速（尤其是 Ⅰa 类和 Ⅲ类药物所致）。

【用法与用量】 二度房室传导阻滞患者，4～8mg，每 4h 1 次，舌下含服。三度房室传导阻滞患者，可静脉滴注（0.5～1mg 加入 5%葡萄糖溶液中）或静脉泵入（1～3μg/min）。

【不良反应】 窦性心动过速、心率加快（快速心律失常）、诱发或加重冠心病和心绞痛、头晕、头痛、震颤、皮肤潮红等。

【禁忌证】 禁用于冠心病、心肌梗死患者。

【注意事项】 使用时密切注意心率、心电图的变化。

【制剂与规格】 注射剂：1mg/2ml。

肾 上 腺 素

【药品名称】 国际通用名：肾上腺素。英文通用名：adrenaline。

【药理作用】 本品为 α 受体和 β 受体激动剂，能直接兴奋 α 和 β 两种受体，其主要药理作用为兴奋心肌，加强心肌收缩性，加强传导，提高心率，扩张冠状动脉，增加心排血量，升高血压。

【药代动力学】 皮下注射可缓慢吸收，作用可维持 1h 左右。肌内注射吸收远较皮下注射为快，但作用持续时间仅 10～30min。静脉注射后绝大部分在体内迅速被儿茶酚氧位甲基转移酶（COMT）和单胺氧化酶（MAO）分解失去活性。其主要通过尿排出。

【适应证】　缓慢型心律失常、心脏骤停的复苏、过敏性休克和其他过敏性疾病。

【用法与用量】　皮下注射或肌内注射：成人每次 0.5～1.0mg，儿童每次 0.02～0.03mg/kg，必要时 1～2h 后可重复注射。静脉或气管内注射：每次 0.5～1.0mg。

【不良反应】　心悸、烦躁、头痛、高血压、室性期前收缩、室性心动过速、心室纤颤。

【禁忌证】　忌用于器质性心脏病、高血压、动脉硬化、糖尿病、甲状腺功能亢进症及妊娠等。

【注意事项】　宜避光、避热，药液氧化变色后不可再用。

【药物相互作用】　不可与氯仿、氟烷、环丙烷、洋地黄类、锑剂等合用，以防引起心律失常；不宜与碱性溶液混合使用。

【制剂与规格】　注射剂：1mg/ml（1∶1000）。

抗胆碱能药

阿 托 品

【药品名称】　国际通用名：阿托品。英文通用名：atropine。

【药品名称】　其电生理作用主要通过阻断迷走神经对心脏的抑制作用，提高窦房结的自律性，促进心房及房室结传导。

【药代动力学】　参见第十四章抗休克药。

【适应证】　适用于迷走神经兴奋性增高所致的缓慢型心律失常，如严重的窦性心动过缓、窦性静止、窦房传导阻滞、房室传导阻滞，QT 间期延长所致的室性心律失常。急性心肌梗死伴有房室传导阻滞也可用本药。

【用法与用量】　口服每次 0.3～0.6mg，每日 3 次。静脉注射每次 1～2mg。

【不良反应】【禁忌证】和【制剂与规格】　参见第十四章抗休克药。

山 莨 菪 碱

【药品名称】【药理作用】　参见第十四章抗休克药。

【适应证】　适用于迷走神经兴奋性增高所致的缓慢型心律失常。

【用法与用量】【不良反应】【禁忌证】【注意事项】和【制剂与规格】　参见第十四章抗休克药。

中成药

心 宝 丸

【药品名称】　国际通用名：心宝丸。

【药品成分】　洋金花、人参、肉桂、附子、鹿茸、冰片、人工麝香、三七、蟾酥。

【药理作用】　用于治疗心肾阳虚，心脉瘀阻引起的慢性心功能不全，窦房结功能不全引起的心动过缓，病窦综合征及缺血性心脏病引起的心绞痛及心电图缺血性改变。药理研究证实，本品具有增加冠脉血流量、加强心肌收缩作用。本方具有显著提高小鼠耐缺氧能力及乌头碱诱发大白鼠心搏停止用量。改善心功能，服用本品 15～30min 后，胸闷改善，皮肤潮红，口干。1h 后心电图缺血型 ST-T 段开始改善，8～12h 达高峰，24h 恢复到原来水平。服药第 3 天心功能明显改善，服药 5～7d 疗效达到高峰。

【适应证】 慢性心功能不全、心动过缓、病窦综合征及缺血性心脏病引起的心绞痛。

【用法与用量】 口服：①病窦综合征病情严重者 1 次 300～600mg（5～10 丸），每日 3 次，疗程为 3～6 个月。②其他心律失常（期前收缩）及房颤、心肌缺血或心绞痛 1 次 120～240mg，每日 3 次，一疗程为 1～2 个月。③慢性心功能不全按心功能分级Ⅰ～Ⅲ级 1 次分别服用 120mg、240mg、360mg，每日 3 次，一疗程为 2 个月。在心功能正常后改为日维持量 60～120mg。

【不良反应】 尚不明确。

【禁忌证】 孕妇、青光眼患者忌服。

【注意事项】 ①阴虚内热、肝阳上亢、痰火内盛者及孕妇、青光眼患者忌服。②运动员慎用。

【孕妇及哺乳期妇女用药】 孕妇及哺乳期妇女忌服。

【儿童用药】 尚无儿童和青少年使用本品的相关信息。

【老年患者用药】 老年患者慎用。

【药物相互作用】 如与其他药物同时使用可能会发生药物相互作用，详情请咨询医师或药师。

【药物过量】 国内目前尚无过量应用数据和经验。

【制剂与规格】 复合丸剂。每丸 60mg。每盒 20 丸。

【贮藏】 密封保存。

（樊朝美 蔡 迟）

参 考 文 献

Beatch GN，Bhirangi K，Juul-Moller S，et al，2017. Efficacy and safety of vernakalant for cardioversion of recent-onset atrial fibrillation in the asia-pacific region：a phase 3 randomized controlled trial. J Cardiovasc Pharmacol，69（2）：86-92.

Duray GZ，Schmitt J，Hohnloser SH，et al，2010. Dronedarone therapy in atrial fibrillation：a summary of recent controlled trials. J Cardiovasc Pharmacol Ther，15（4 Suppl）：19S-23S.

Fragakis N，Bikias A，Delithanasis I，et al，2009. Acute beta-adrenoceptor blockade improves efficacy of ibutilide in conversion of atrial fibrillation with a rapid ventricular rate. Europace，11（1）：70-74.

Frommeyer G，Puckhaber D，Ellermann C，et al，2017. Interactions of digitalis and class-Ⅲ antiarrhythmic drugs：amiodarone versus dronedarone. Int J Cardiol，228：74-79.

Garnock-Jones K P，2012. Esmolol：a review of its use in the short-term treatment of tachyarrhythmias and the short-term control of tachycardia and hypertension.Drugs，72（1）：109-132.

Katritsis DG，Zografos T，Katritsis GD，et al，2017. Catheter ablation vs. antiarrhythmic drug therapy in patients with symptomatic atrioventricular nodal re-entrant tachycardia：a randomized，controlled trial. Europace，19（4）：602-606.

Komatsu T，Tachibana H，Satoh Y，et al，2010.Prospective comparative study of intravenous cibenzoline and disopyramide therapy in the treatment of paroxysmal atrial fibrillation after cardiovascular surgery. Circ J，74（9）：1859-1865.

Kumagai K，Toyama H，2017. Usefulness of ablation of complex fractionated atrial electrograms using nifekalant in persistent atrial fibrillation. J Cardiol，61（1）：44-48.

Lenhoff H，Darpö B，Ferber G，et al，2016. Reduction over time of QTc prolongation in patients with sotalol after cardioversion of atrial fibrillation. Heart Rhythm，13（3）：661-668.

Schuetz N，Herkner H，Weiser C，et al，2015. Vernakalant is superior to ibutilide for achieving sinus rhythm in patients with recent-onset atrial fibrillation：a randomized controlled trial at the emergency department. Europace，19（2）：233-240.

Stoschitzky K，Stoschitzky G，Lercher P，et al，2016. Propafenone shows class Ic and class II antiarrhythmic effects. Europace，18（4）：568-571.

Vamos M，Hohnloser SH，2016. Amiodarone and dronedarone：an update. Trends Cardiovasc Med，26（7）：597-602.

Vicente J，Johannesen L，Mason JW，et al，2015. Comprehensive T wave morphology assessment in a randomized clinical study of dofetilide，quinidine，ranolazine，and verapamil. J Am Heart Assoc，4（4）：141-143.

第十四章 抗休克药

第一节 概述及分类

休克是由于维持生命的重要器官（如心、脑、肾等）得不到足够的血液灌流而产生的，以微循环血流障碍为特征的急性循环功能不全的综合病症。按病因和病理生理特点分为低血容量性、感染性、心源性、过敏性、神经源性等休克类型。休克的治疗应根据休克的不同病因和不同阶段采取相应的措施，除进行病因治疗、补充血容量、纠正酸血症外，应用血管活性药物（血管收缩剂和血管扩张剂）以改变血管机能和改善微循环，也是治疗休克的一项重要措施。抗休克药（antishock drug）是一类用于治疗休克的药物。抗休克治疗涉及非常广泛的药物，主要有血管扩张药、血管收缩药、降低心肌耗氧量的药物、增强心肌收缩力的药物、糖皮质激素类、纠正代谢紊乱的药物、防止弥散性血管内凝血发生的药物等。此外，还有针对休克病因的治疗药物。本章节主要介绍抗休克药中的拟肾上腺素药、抗肾上腺素药、抗胆碱药和其他抗休克药物。

抗休克药可分为以下几类。

（1）拟肾上腺素药：①作用于 α 受体及 β 受体，肾上腺素、麻黄碱；②作用于或主要作用于 α 受体，去甲肾上腺素、间羟胺、去氧肾上腺素、甲氧明；③作用于或主要作用于 β 受体，异丙肾上腺素、多巴胺、多巴酚丁胺、美芬丁胺等。

（2）抗肾上腺素药：α 受体阻滞剂，酚妥拉明、酚苄胺、氯丙嗪。

（3）抗胆碱药：阿托品、东莨菪碱、溴丁东莨菪碱等。

（4）其他抗休克药。

第二节 常用的抗休克药

一、拟肾上腺素药

肾 上 腺 素

【药品名称】 国际通用名：肾上腺素。商用名：副肾素。英文通用名：adrenaline。英文商用名：Epinephrine hydrochloride，Suprarenine。

【药理作用】 本品直接作用于肾上腺素能 α、β 受体，产生强烈快速而短暂的兴奋 α 和 β 型效应，对心脏 $β_1$ 受体的兴奋，可使心肌收缩力增强，心率加快，心肌耗氧量增加。同时作用于骨骼肌 $β_2$ 受体，使血管扩张，降低周围血管阻力而减低舒张压。兴奋 $β_2$ 受体可松弛支气管平滑肌，扩张支气管，解除支气管痉挛；对 α 受体兴奋，可使皮肤、黏膜血管及内脏小血管收缩。

【药代动力学】 皮下注射因局部血管收缩而延缓吸收，肌内注射吸收快而完全。皮下注射作用可维持 1～2h，肌肉注射可维持 80min。静脉注射后绝大部分在体内迅速被儿茶酚氧位甲基转移酶（COMT）和单胺氧化酶（MAO）分解失去活性。其主要通过尿排出。

【适应证】 心脏复苏、支气管痉挛、过敏性休克、荨麻疹、血管神经性水肿等严重变态反应，低排血量综合征，低血糖症及局部止血。与局麻药配伍延缓局麻药的吸收。

【用法与用量】 ①抗过敏，皮下或肌内注射 0.2～0.5mg，必要时隔 10～15min 重复。②过敏性休克，皮下或肌内注射 0.5mg，随后静脉注射 0.025～0.05mg/kg，必要时隔 5～15min 重复。③心搏骤停，心内注射或静脉注射，成人 0.1～1mg/次，必要时隔 5min 重复；小儿 0.005～0.01mg/kg。④抗支气管痉挛，皮下注射，成人 0.2～0.5mg，必要时隔 20min～4h 重复，用量可渐增至 1mg/次；小儿 0.01mg/kg，最大 0.5mg/次，必要时隔 15min 重复给药 1 次，以后每 4 小时 1 次。⑤低血糖，皮下或肌内注射，成人 0.3mg，小儿 0.01mg/kg。

【不良反应】 心悸、面色苍白、头痛、震颤等。皮肤局部应用可致坏死和蜂窝织炎。剂量过大或皮下注射误入血管内或静脉注射过快，可使血压骤升。

【禁忌证】 外伤及出血性休克、心源性哮喘、器质性心脏病、高血压、冠状动脉病变、甲状腺功能亢进患者禁用。

【注意事项】 该药在引起升压反应时，常伴有心动过速，一般不用作升压药。静脉注射前须稀释，不推荐动脉内注射，注射部位轮换，反复使用会发生耐药现象。

【孕妇及哺乳期妇女用药】 孕妇及哺乳期妇女慎用。

【儿童用药】 儿童慎用。

【老年患者用药】 老年患者尤其是合并糖尿病、青光眼者慎用。

【药物相互作用】 不可与氯仿、氟烷、环丙烷、洋地黄类、锑剂等合用，以防引起心律失常；不宜与碱性溶液混合使用。

【药物过量】 可至血压升高、室性期前收缩甚至室性心动过速、心室纤颤。

【制剂与规格】 ①注射剂（1∶1000）：每支 1mg/ml，含肾上腺素 1mg、氯化钠 8mg、焦亚硫酸钠 1mg，供皮下注射或肌内注射用（必要时也可供静脉注射）。②溶液：为肾上腺素的盐酸性水溶液，由肾上腺素 1g、三氯叔丁醇 5g、氯化钠 9g、焦亚硫酸钠 0.5g、稀盐酸 3ml 及蒸馏水适量配成，使其中肾上腺素含量为 0.1%。③油注射剂：用于肌内注射，1 次量 0.5～1mg。

去甲肾上腺素

【药品名称】 国际通用名：去甲肾上腺素。商用名：正肾素。英文通用名：noradrenaline。英文商用名：Levarterenol、Norepinephrine bitartrate noradrenaline。

【药理作用】 药用的去甲肾上腺素是人工合成品，旧称"正肾"，化学性质不稳定，见光、遇热易分解，由于中性和碱性溶液可使其迅速氧化失效，因此在临床上常用其重酒石酸盐制剂。其去甲肾上腺素实际含量约为 1/2，即 2mg 重酒石酸去甲肾上腺素中约含有 1mg 去甲肾上腺素。本品是肾上腺素能神经的主要神经递质，为肾上腺素受体激动剂，是强烈的 α 受体激动药，同时也激动 β 受体。通过 α 受体激动，可引起血管极度收缩，使血压升高，冠状动脉血流增加；通过 β 受体的激动，使心肌收缩加强，心排血量增加。用量按每分钟<0.4μg/kg 时，β 受体激动为主；用较大剂量时，以 α 受体激动为主。本品的 $β_1$ 受体激动作用较弱，对 $β_2$ 受体的作用几乎可以忽略。

【循证医学证据】 2010 年，Daniel De Backer 等将 1679 例各种病因导致的休克患者分为两组，分别给予多巴胺和去甲肾上腺素抗休克治疗，多巴胺用量不超过 2μg/（kg·min），去甲肾上腺素用量不超过 0.19μg/（kg·min），结果显示在所有类型的休克患者中，28d 死亡率没有显著差异。2016 年 ESC 急慢性心力衰竭诊断和治疗指南优先推荐去甲肾上腺素的抗休克治疗作用。

【药代动力学】 本品收缩血管的作用非常显著，外渗时易发生局部组织坏死。因此，临床上一般采用静脉滴注给药，药物进入循环后被迅速摄取、代谢并起效，停止滴注后药效维持 1～2min。常用剂量为 0.02～0.1μg/（kg·min），临床应用过程中可按需调节滴速。皮下注射后吸收差，且易发生局部组织坏死。主要在肝内代谢成无活性的代谢产物。经肾排泄，仅微量以原形排泄。

【适应证】 各种休克、心搏骤停。

【用法与用量】 ①静滴：临用前稀释，每分钟滴入 4～10μg，根据病情调整用量。常用重酒石酸去甲肾上腺素 2～10mg（相当于去甲肾上腺素基质 1～5mg）加在 5%葡萄糖液或生理盐水 500～1000ml 内静脉滴注，根据血压情况调整滴速，血压回升至需要水平应即减速，以维持血压于正常范围。对危急病例可用 1～2mg 稀释至 10～20ml，缓慢推入静脉，同时根据血压以调节其剂量。②口服：治疗上消化道出血，每次注射液 1～3ml（1～3mg），加入适量冷盐水服用，每日 3 次。

【不良反应】 静脉滴注时间过长浓度过高或药液漏出血管外，可引起局部缺血坏死。其他有注射局部皮肤脱落、皮肤发绀、皮疹、面部水肿、眩晕、焦虑、颤抖、怕光、出汗、胸骨后痛或咽痛；可反射性兴奋迷走神经产生心动过缓、PR 间期延长、室性期前收缩，甚至心室纤颤。

【禁忌证】 高血压、动脉硬化、肾功能不全、心动过速。

【注意事项】 药液漏出血管外可发生局部缺血和坏死，如果外溢或注射部位皮肤发白，应立即更换注射部位，进行热敷并用普鲁卡因或 α 受体阻滞剂酚妥拉明做浸润注射。停药应逐渐降低滴注速度。可卡因中毒及缺氧、高血压、动脉硬化、甲状腺功能亢进症、糖尿病、闭塞性血管炎、血栓病患者慎用。用药过程中必须监测动脉压、中心静脉压、尿量、心电图。

【孕妇及哺乳期妇女用药】 孕妇及哺乳期妇女慎用。

【儿童用药】 儿童慎用。

【老年患者用药】 老年患者慎用。

【药物相互作用】 不得与碱性药物配伍，也不能加入血浆或全血中静脉滴注；避免与洋地黄、奎尼丁合用，禁止与含卤素的麻醉剂和其他儿茶酚胺类药合并使用。

【药物过量】 剂量过大可导致肾脏实质性损伤，产生少尿、无尿甚至急性肾功能衰竭。过量时可出现头痛及高血压、心率缓慢、呕吐甚至抽搐。

【制剂与规格】 注射液（重酒石酸去甲肾上腺素）：每支 2mg/ml、5mg/ml、10mg/2ml。

异丙肾上腺素

【药品名称】 国际通用名：异丙肾上腺素。英文通用名：isoprenaline sulfatie。英文商用名：Isoprenaline。

【药理作用】 本品为 β 受体激动剂，对 β_1 和 β_2 受体均有强大的激动作用，对 α 受体几乎无作用。主要作用：①作用于心脏 β_1 受体，使心肌收缩力增强，心率加快，传导加速，心排血量和心肌耗氧量增加。②用于血管平滑肌 β_2 受体，使骨骼肌血管明显舒张，肾、肠系膜血管及冠脉也不同程度舒张，血管总外周阻力降低。③心血管作用导致收缩压升高，舒张压降低，脉压增大。④作用于支气管平滑肌 β_2 受体，使支气管平滑肌松弛。⑤促进糖原和脂肪分解，增加组织耗氧量。

【临床应用】 用于各种对补充血容量无效且伴有周围血管阻力增高的休克。

【药代动力学】 静脉注射后作用维持不到 1h。$t_{1/2}$ 根据注射的快慢为 1min 至数分钟。静脉注射后 40%～50% 以原形排出。具有正性肌力和正性心率作用，缩短心脏收缩期和舒张期，对窦房结有显著兴奋作用，增加心率及加速传导作用比肾上腺素强。降低末梢血管阻力，改善微循环，可增加组织血流。

【适应证】 感染性休克、完全性房室传导阻滞、心搏骤停。

【用法与用量】 用于感染性休克治疗。①静脉滴注：成人 1mg 加入 5% 葡萄糖液 500～1000ml 中，滴速约为 30 滴/分钟，从小剂量 0.5～2μg/min 开始，以维持收缩压在 90mmHg，脉压在 35mmHg 以上，心率在 120 次/分以下。②静脉或心内注射：成人每次 0.2～1mg。

【不良反应】 心动过速、肌肉震颤、软弱、出汗、眩晕、恶心、呕吐、头痛、口干、心悸、心绞痛。

【禁忌证】 糖尿病及甲状腺功能亢进者慎用。窦性心动过速患者，心率在 120 次/分钟以上者忌用或慎用；心绞痛、心肌梗死及嗜铬细胞瘤患者禁用。

【孕妇及哺乳期妇女用药】 孕妇及哺乳期妇女慎用。

【儿童用药】 儿童慎用。

【老年患者用药】 老年患者慎用。

【药物相互作用】 用氯仿、环丙烷、氟烷麻醉时禁用；忌与碱性药液配伍。

【制剂与规格】 注射液：每支 1mg/2ml。

去氧肾上腺素

【药品名称】 国际通用名：去氧肾上腺素。商用名：苯福林、新福林。英文通用名：phenylephrine hydrochloride。英文商用名：Neo-synephrine。

【药理作用】 本品为 α 肾上腺素受体激动药。本品为直接作用于受体的拟交感胺类药，但有时也间接通过促进去甲肾上腺素自贮存部位释放而生效。作用于 α 受体（尤其皮肤、黏膜、内脏等处），引起血管收缩，外周阻力增加，使收缩压及舒张压均升高。随血压升高可激发迷走神经反射，使心率减慢，由此可治疗室上性心动过速。本品收缩血管的作用比肾上腺素或麻黄碱为长，治疗剂量很少引起中枢神经系统兴奋作用；本品可使肾、内脏、皮肤及肢体血流减少，但冠状动脉血流增加。作为血管收缩剂加入局麻药液可减慢后者的吸收，从而局限局麻的范围并延长其时效。

【药代动力学】 在胃肠道和肝脏内被单胺氧化酶降解，不宜口服。肌内注射 10～15min 起效，持续 30～120min。静脉注射持续 15～20min。皮下注射，10～15min 起效，持续 50～60min。

【适应证】 脊椎麻醉、全身麻醉、应用氯丙嗪等原因引起的低血压、室上性心动过速、散瞳检查。

【用法与用量】 ①皮下或肌内注射：成人 2～5mg/次，小儿 0.1mg/kg，1～2h 后可重复 1 次。②静脉滴注：5～20mg/次，滴速不超过 180µg/min，根据临床反应调整。③静脉注射：100～500µg/次，以 0.1%浓度缓慢注射。④滴眼，1～2 滴/次。滴鼻，每侧鼻孔 2～3 滴/次，4 次/日。⑤极量：皮下或肌内注射 10mg/次，静脉滴注 180µg/min。

【不良反应】 高血压伴头痛、呕吐、心悸、头胀、皮肤麻刺感和寒冷感觉，幻觉、妄想、躁狂等精神症状也可发生。可能引起用药部位刺激和不适，静脉注射外漏可引起局部组织坏死。滴鼻、滴眼吸收后也会发生全身反应。

【禁忌证】 高血压、严重动脉粥样硬化、心动过速或过缓、甲状腺功能亢进症、糖尿病、心肌病、心脏传导阻滞、室性心动过速、周围或肠系膜动脉血栓形成等患者禁用。滴眼剂禁用于狭角型青光眼。

【注意事项】 接受胍乙啶和类似肾上腺素能神经阻断药的患者，对本品的升压及扩瞳作用特别敏感。本品能逆转利血平和甲基多巴的降压效应。治疗期间应经常测量血压，并防止药液漏出血管，出现缺血性坏死。

【孕妇及哺乳期妇女用药】 孕妇及哺乳期妇女慎用。

【儿童用药】 本品在小儿中应用尚缺乏研究。

【老年患者用药】 老年患者慎用，如引起严重的心动过缓或（和）心排血量降低，应适当减量。

【药物相互作用】

1. 合用普萘洛尔和氢氯噻嗪有致死的报告。

2. 对阿托品治疗患者，用本药滴眼可导致升压和心动过速。

3. 先用 α 受体阻滞剂，如酚妥拉明、酚苄明、妥拉唑林、吩噻嗪类等后再给药时，可减弱本品的升压作用。

4. 与全麻药（尤其环丙烷或卤代碳氢化合物）同用，易引起室性心律失常；也不宜将本品加入局麻药液中用于指趾末端，以避免末梢血管极度收缩，引起组织坏死或溃疡。

5. 与降压药同用，可使降压作用减弱。

6. 与胍乙啶同用，可降低胍乙啶的作用，并使本品的升压作用增效。

7. 与催产药同用，可引起严重的高血压。

8. 与单胺氧化酶（MAO）抑制剂同用，可使本品的升压作用增强，在使用 MAO 抑制剂后 14d 内禁用本品。

9. 与拟交感神经药同用，可使这类药潜在的不良反应容易显现。

10. 与甲状腺激素同用，使二者的作用均加强。

11. 同用三环类抗抑郁药，可使本品升压作用增强。

12. 与硝酸盐类同用，可使本品升压作用与硝酸盐类的抗心绞痛作用均减弱。

【制剂与规格】　注射剂：每支 1ml，10mg/ml。

多 巴 胺

【药品名称】　国际通用名：多巴胺。商用名：3-羟酪胺、儿茶酚乙胺。英文通用名：dopamine。英文商用名：Dopamin hydrochloride、Hydroxytyramine、Dopastat、Intropin。

【药理作用】　多巴胺是去甲肾上腺素生物合成的前体，为中枢性递质之一，具有兴奋 β 受体、α 受体和多巴胺受体的作用，兴奋心脏 β 受体可增加心肌收缩力，增加心排血量。兴奋多巴胺受体和 α 受体使肾、肠系膜、冠脉及脑血管扩张、血流量增加。对周围血管有轻度收缩作用，升高动脉血压，本药的突出作用为使肾血流量增加，肾小球滤过率增加，从而促使尿量增加，尿钠排泄也增加。

【循证医学证据】

1. Daniel De Backer（2010 年）等将 1679 例各种病因导致的休克患者分为两组，分别给予多巴胺和去甲肾上腺素抗休克治疗，多巴胺用量不超过 2μg/（kg·min），去甲肾上腺素用量不超过 0.19μg/（kg·min），结果显示在所有类型的休克患者中，28d 死亡率没有显著差异。但亚组分析显示多巴胺与心源性休克组患者的 28d 死亡率增加相关，而且多巴胺治疗组患者的心房颤动、室性心动过速等心律失常事件多于去甲肾上腺素治疗组。分析结果表明，在使用多巴胺与去甲肾上腺素抗休克治疗的患者之间，尽管死亡率没有显著差异，但多巴胺与不良事件数较多相关。

2. SOAP 研究（2006 年）　结果显示，在入组的 3147 例休克患者中，多巴胺是在院内死亡率增加的独立危险因素，且与休克的类型无关。

3. 2013 年的一项研究结果显示低剂量多巴胺[2μg/（kg·min）]用于急性心力衰竭患者未能如预料中那样对患者的肾功能和预后产生有利影响，而且多巴胺也并不改善急性肾衰竭患者的生存率或降低肾衰竭的发生率。

4. 2016 年 ESC 急慢性心力衰竭诊断和治疗指南同时推荐去甲肾上腺素和多巴胺用于抗休克治疗。但是，优先推荐去甲肾上腺素的抗休克治疗作用。

【药代动力学】　静注 5min 内起效，持续 5～10min，经肾排泄，$t_{1/2}$ 约 2min。作用随剂量而异，小剂量时（每分钟 1～5μg/kg）主要兴奋多巴胺能受体，使肾、肠、冠状血管及脑血管扩张，肾血流增加，外周阻力下降。而心率不变或降低。稍高剂量时直接兴奋 $β_1$ 受体而兴奋心脏，使心排血量增加。大剂量（每分钟滴速＞10μg/kg）以兴奋 α 受体为主，故使血管收缩，增加外周阻力及心脏后负荷，左心室做功降低，肾血流量降低，并可诱发心律失常和心绞痛，可与扩张血管的药物并用，能防止这些不良反应而更好改善心功能。

【适应证】　心源性休克、感染性休克等各种休克，心功能不全。

【用法与用量】　治疗心功能不全时，宜用小剂量多巴胺，但在并发心源性休克时宜用较大剂量以维持血压。常用量：静脉滴注，20mg/次，稀释后缓慢滴注；极量，静脉滴注，每分钟 20μg/kg。成人 40～200mg 加入 5%葡萄糖液 250～500ml 中，开始 1ml/min 或每分钟 1～5μg/kg，以后根据血压情况，可加快速度或加大浓度。

【不良反应】　心悸、恶心、呕吐、头痛、高血压、呼吸困难、心动过缓等。

【禁忌证】　动脉硬化（伴或不伴有糖尿病）、动脉栓塞、冻伤、雷诺综合征或血栓闭塞性脉管炎等周围血管病患者。

【注意事项】 应用本品时，应密切观察患肢皮肤色泽和温度，防止严重缺血或坏疽的发生；用前应补足血容量，纠正酸中毒，注射部位应取较大血管，且经常更换，停止时应逐渐减量。

【药物相互作用】 已用单胺氧化酶抑制剂、氯仿、环丙烷、氟烷麻醉者忌用；本品有加强利尿药和对抗吗啡镇痛作用；不能同时静注苯妥英钠，否则可致低血压和心动过缓；不能与碱性溶液混合，也不可加入血浆或全血中使用。

【制剂与规格】 注射剂：每支 20mg/2ml。

多巴酚丁胺

【药品名称】 国际通用名：多巴酚丁胺。商用名：杜丁胺。英文通用名：dobutamine。英文商用名：Dobutrex、Inotrex、Dobutamine hydrochloride。

【药理作用】 本品为多巴胺同系物，为一选择性心脏 β_1 受体兴奋剂，其正性肌力作用比多巴胺强，对 β_2 受体和 α 受体兴奋性较弱。治疗量能增加心肌收缩力，增加心排血量，较少增加心肌耗氧量，可降低外周血管阻力，能降低左心室舒张末期充盈压，促进房室结传导。缺血性心脏病用药后，缺血区冠状动脉血流量增加，该药不影响心率及心肌梗死面积。多巴酚丁胺所引起的肾血流量增加大多是继发于心排血量的增加，严重充血性心力衰竭患者用药后，心肾功能改善，心排血量增加，肺动脉楔压及外周血管阻力降低。

【药代动力学】 静脉注射后 1～2min 生效，约 10min 作用最大，在体内迅速失活，代谢物主要经肾排出。消除半衰期 2min。化学结构上为异丙肾上腺素的衍生物。

【适应证】 急性心肌梗死、肺梗死引起的心源性休克、术后低血容量综合征、慢性充血性心力衰竭。

【用法与用量】 静脉滴注，成人 250mg/d，滴速每分钟 2.5～10μg/kg，按心率、血压、心排血量和排尿量而定。

【不良反应】 恶心、头痛、心悸、心绞痛、气短等，也可产生高血压、心动过速、房性或室性期前收缩、出汗、面部发热、潮红、烦躁不安等。

【禁忌证】 高血压、心房颤动、肥厚型梗阻性心肌病患者禁用。

【注意事项】 如用于心房颤动患者，应先予洋地黄制剂，以免加速房室传导，引起心室率增快；配制液宜在 24h 内用完。

【孕妇及哺乳期妇女用药】 孕妇及哺乳期妇女慎用。

【儿童用药】 儿童慎用。

【老年患者用药】 老年患者慎用。

【药物相互作用】 β 受体阻滞剂可干扰其作用，不宜合用；不宜与碱性溶液混合，也不宜加入全血或血浆中使用。

【制剂与规格】 注射剂：每支 25mg/2ml；250mg/5ml。

间 羟 胺

【药品名称】 国际通用名：间羟胺。商用名：阿拉明。英文通用名：metaramiol。英文商用名：Bitartrate、Aramine，Hydroxynorephedrine、Pressonex。

【药理作用】 本品为人工合成的拟交感胺。主要作用于 α 受体，对 $β_1$ 受体作用较弱。部分作用是通过促进交感神经末梢释放去甲肾上腺素。适用于休克早期的治疗，防治椎管内阻滞麻醉时发生的急性低血压。升压效果比去甲肾上腺素稍弱，但较持久。中度增加心肌收缩力，使休克患者心排血量增加，对心率、心律影响小，无局部刺激，供皮下注射、肌内注射及静脉注射。可增加脑及冠状动脉的血流量。

【临床应用】 增加脑及冠状动脉的血流量及心排血量。

【药代动力学】 肌内注射 10min 后起效，维持 1h。静脉注射 1~2min 后起效，维持约 20min。主要在肝内代谢。

【适应证】 神经源性休克、过敏性休克、心源性休克、感染性休克、脑肿瘤和脑外伤所致脑损伤性休克的早期。

【用法与用量】 ①肌内或皮下注射。成人：以间羟胺计，2~10mg/次；小儿：0.1mg/kg，在重复用药前对初量效应至少要观察 10min。②静脉滴注。成人：15~100mg；小儿：0.4mg/kg，以生理盐水稀释，滴速以维持理想的血压为度。③静脉注射。初量用 0.5~5mg，继而静滴。极量，成人 100mg/次（0.3~0.4mg/min）。

【不良反应】 头痛、头晕、震颤、心悸、胸部压迫感，偶有心动过速，如血压剧增可发生反射性心动过缓和室性心律失常。

【禁忌证】 高血压、甲状腺功能亢进、糖尿病患者禁用。

【注意事项】 可与血管扩张剂如酚妥拉明、异丙肾上腺素合用以防不良反应；应选择较大血管注射，部位宜经常更换，不得用于皮下注射。

【孕妇及哺乳期妇女用药】 孕妇及哺乳期妇女慎用。

【儿童用药】【老年患者用药】 慎用。

【药物相互作用】 用氯仿、氟烷、环丙烷作全身麻醉或 2 周内曾用过单胺氧化酶抑制剂者忌用。与纤维蛋白原、青霉素、甲氧西林、呋喃妥因、两性霉素、苯妥英钠、硫喷妥钠、华法林等不宜配伍。

【药物过量】 头痛、头晕、震颤、心悸、胸部压迫感、心动过速。

【制剂与规格】 注射剂：每支 10mg/1ml；50mg/5ml。

二、抗肾上腺素药

α 受体阻断药

酚 妥 拉 明

【药品名称】 国际通用名：酚妥拉明。英文通用名：phentolamine。

【药理作用】 为 $α_1$、$α_2$ 受体阻滞剂，有血管舒张作用。

【临床应用】 临床上用于肢端动脉痉挛症（雷诺综合征）、手足发绀症等、感染中毒性休克及嗜铬细胞瘤的诊断试验等。用于室性期前收缩也有效。

【适应证】 外周血管痉挛性疾病、经充分扩容仍无反应的休克患者、嗜铬细胞瘤术前及术中预防用药。

【用法与用量】 ①治血管痉挛性疾病时,肌内注射或静脉注射 5～10mg/次,20～30min 后可按需要重复给药。②抗休克时,以 0.3mg/min 的剂量进行静脉滴注。③嗜铬细胞瘤手术用药:术前 1～2h 静脉注射 5mg,术中静脉注射 5mg 或静脉滴注 0.5～1.0mg/min 以防术中肾上腺素大量释放。④室性期前收缩治疗,前两天口服 50mg,每日 4 次;如无效,则将剂量增加至每次 75mg,每日 4 次;如仍无效,可增至每日 400mg;如再无效,即应停用。不论何种剂量,一旦有效,则按该剂量继续服用 7d。

【不良反应】 直立性低血压、鼻塞、瘙痒、恶心、呕吐等。

【药物相互作用】 忌与铁剂配伍。

【禁忌证】 低血压、严重动脉硬化、心脏器质性损害、肾功能减退者忌用。

【制剂与规格】 注射剂:每支 5mg/1ml;10mg/1ml。片剂:每片 25mg。

妥 拉 唑 林

【药品名称】 国际通用名:妥拉唑林。中文商用名:苄唑啉、苯甲唑啉。英文通用名:tolazoline。英文商用名:Priscoline、Benzoline。

【药理作用】 本品为 α_1、α_2 受体阻滞剂,能使周围血管舒张而降低血压,但降压作用不稳定。

【适应证】 外周血管明显收缩、经充分扩容仍无反应的休克、肢端动脉痉挛症、血栓闭塞性静脉炎。

【用法与用量】 口服,1 次 15mg,每日 45～60mg;肌内注射或皮下注射,1 次 25mg。

【不良反应】 潮红、寒冷感、心动过速、恶心、上腹部疼痛、直立性低血压等。

【禁忌证】 胃溃疡、冠状动脉病患者忌用。

【制剂与规格】 注射剂:每支 25mg/1ml。片剂:每片 25mg。

三、抗 胆 碱 药

阿 托 品

【药品名称】 国际通用名:阿托品。英文通用名:atropine。

【药理作用】 为阻断 M 胆碱受体的抗胆碱药,能解除平滑肌的痉挛(包括解除血管痉挛,改善微血管循环);抑制腺体分泌;解除迷走神经对心脏的抑制,使心跳加快;散大瞳孔,使眼压升高;兴奋呼吸中枢。大剂量能解除小血管痉挛,使周围及内脏血管扩张,改善局部血流灌注。阿托品能兴奋或抑制中枢神经系统,具有一定的剂量依赖性。对心脏、肠和支气管平滑肌作用比其他颠茄生物碱更强而持久。

【适应证】 感染性休克、治疗锑剂引起的阿-斯综合征、有机磷农药中毒、缓解内脏绞痛、麻醉前给药、角膜炎、虹膜睫状体炎。

【用法与用量】 本品作用的个体差异性大,用于抗休克:成人每次 1～2mg,小儿每次 0.03～0.05mg/kg,用生理盐水或 5%葡萄糖液 10～20ml 稀释后静脉注射。病情需要可每隔 10～30min 重复使用 4 次。

【不良反应】 一般为口干、出汗少、面部潮红、心率增快。过量则可发生瞳孔扩大、视物模糊、排尿困难。重者体温升高、精神兴奋、幻觉、谵妄、狂躁、惊厥、昏迷、呼吸麻痹。

【禁忌证】 青光眼及前列腺肥大者禁用，老年人慎用。

【制剂与规格】 注射剂：每支 0.5mg/ml；1mg/ml。

山莨菪碱

【药品名称】 国际通用名：山莨菪碱。商用名：654-2。英文通用名：anisodamine hydrochloride。

【药理作用】 从茄科植物唐古特莨菪中提取的生物碱，为阻断 M 胆碱受体的抗胆碱药，作用与阿托品相似或稍弱。可解除血管痉挛，改善微循环。同时有镇痛作用，但扩瞳和抑制腺体（如唾液腺）分泌的作用较弱，且极少引起中枢兴奋症状。

【药代动力学】 口服本品 30mg 后，组织内药物浓度与肌内注射 10mg 相似。消除半衰期为 40min。口服吸收较差，注射后迅速从尿中排出。

【适应证】 感染性休克、急性胰腺炎、出血性肠炎和过敏性休克、三叉神经痛、胃和十二指肠溃疡及脑血栓。

【用法与用量】 肌内注射或静脉注射，成人一般剂量 5～10mg，每日 1～2 次，也可经稀释后静脉滴注。①感染性休克：根据病情决定剂量。成人静脉注射每次 10～40mg。小儿 0.3～2mg/kg，需要时每隔 1～30min 可重复给药。②治疗脑血栓：加入 5%葡萄糖液中静脉滴注，每日 30～40mg。③一般慢性疾病：每次肌内注射 5～10mg，每日 1～2 次，可连用 1 个月以上。④治疗严重三叉神经痛：有时需加大剂量至每次 5～20mg，肌肉注射。⑤血栓闭塞性脉管炎：每次静脉注射 10～15mg，每日 1 次。口服：每日 3 次，1 次 5～10mg。皮肤或黏膜局部使用，无刺激性。

【不良反应】 口干、面颊潮红、轻度扩瞳、视远物模糊、偶有心跳加快、排尿困难、皮疹等。

【禁忌证】 脑出血急性期与青光眼患者忌用；解毒方法同阿托品。

【老年患者用药】 老年患者可出现皮肤潮红、高热、抽搐、呼吸加快。

【制剂与规格】 注射剂：每支 2mg、5mg、10mg、20mg。片剂：每片 5mg、10mg。

四、其他抗休克药物

乌司他丁

【药品名称】 国际通用名：乌司他丁。商用名：尿抑制素、天普洛安。英文通用名：ulinastatin。

【药理作用】 本品属蛋白酶抑制剂，对胰蛋白酶、α-糜蛋白酶等丝氨酸蛋白酶及粒细胞弹性蛋白酶、透明质酸酶、巯基酶、纤溶酶等多种酶有抑制作用。另具有稳定溶酶体膜，抑制溶酶体酶的释放，抑制心肌抑制因子（MDF）产生，清除氧自由基及抑制炎症介质释放的作用。本品还可改善手术刺激引起的免疫功能下降、蛋白代谢异常和肾功能降低，防止手术刺激引起的对内脏器官与细胞的损伤及改善休克时的循环状态等。

【药代动力学】 乌司他丁静脉注射后血浆浓度迅速下降，主要分布在肾脏、肝脏和胰腺。几乎从所有组织中消除，生物半衰期约为24min，消除半衰期约40min。给药6h后以低分子代谢物从尿中排泄，排泄量24%。连续给药7d未见蓄积。

【适应证】 出血性休克、感染性休克、外伤性休克、烧伤性休克、急性胰腺炎（包括外伤性、术后及内窥镜逆行性胰胆管造影术后的急性胰腺炎）、慢性复发性胰腺炎的急性恶化期。本品也广泛用于胸外科手术、消化系统手术、肿瘤手术、器官移植、器官切除手术；本品还用于治疗与预防肿瘤化疗产生的肾功能障碍。

【用法与用量】 急性循环衰竭时，以10万U溶于2ml生理盐水中缓慢静脉注射，对于急性胰腺炎、慢性复发性胰腺炎急性恶化期，以10万U溶于500ml 5%葡萄糖或生理注射液中静脉滴注，1～2h滴完，1～3次/天，以后随症状消退而减量。

【不良反应】 ①血液：偶见白细胞减少或嗜酸粒细胞减少或嗜酸粒细胞增多；②肝：偶见AST，ALT上升；③消化器官：偶见恶心、呕吐、腹泻；④注射部位：偶见血管疼痛、发红、瘙痒感、皮疹等；⑤偶见过敏，出现过敏应立即停药，并适当处理。

【禁忌证】 本品过敏者禁用；有药物过敏史、对食品过敏者或过敏体质患者慎用。

【注意事项】 本品用于急性循环衰竭时，应注意不能代替一般的休克疗法（输液法、吸氧、外科处理、抗生素等），休克症状改善后即终止给药。

【儿童用药】 儿童用药的安全性尚未确定。

【老年患者用药】 高龄患者应适当减量。

【药物相互作用】 避免与加贝酯或gelobulin制剂混合使用。

【制剂与规格】 注射剂：2.5万U/瓶，5万U/瓶，10万U/瓶。

甲 氧 明

【药物名称】 国际通用名：甲氧明。商用名：甲氧胺。英文通用名：vasoxine。英文商用名：Methoxamine hydrocoloride。

【药理作用】 本品为α受体激动剂，有明显的血管收缩作用，它能通过提高外周阻力，使收缩压和舒张压均升高，而对心脏无兴奋作用。另适用于大出血、创伤、外科手术所引起的低血压及脊髓麻醉前预防低血压症、室上性阵发性心动过速。也可用于手术后的循环衰竭和因周围循环衰竭所引起的低血压休克。

【药代动力学】 静脉注射后1～2min起效，持续5～15min。肌内注射后15～20min起效，维持1～1.5h。

【适应证】 外科手术时维持或恢复动脉压，也用于脊椎麻醉、周围循环衰竭所致的血压降低。

【用法用量】 肌内注射，成人5～20mg/次，儿童每次0.25mg/kg，每0.5～2h可重复1次。静脉注射，3～10mg/次。极量，肌内注射20mg/次，60mg/d；静脉注射，10mg/次。

【不良反应】 有高血压、心动过缓、头痛、出汗、尿急等。

【禁忌证】 甲亢、高血压、主动脉瘤、动脉硬化、心动过速或心动过缓、心肌病等患者禁用。

【注意事项】 酸中毒或缺氧时本品疗效可能减弱，应先予纠正。

【孕妇及哺乳期妇女用药】 孕妇及哺乳期妇女慎用。

【儿童用药】 儿童慎用。

【老年患者用药】 老年患者慎用。

【相互作用】 α受体阻滞剂可拮抗本品的作用。与降压药合用两者作用均减弱，但与利血平或胍乙啶合用可增强本品的升压作用。与洋地黄合用可产生心律失常，与麦角胺合用可引起周围血管严重缺血。

【制剂与规格】 注射剂：每支 10mg/ml、20mg/ml。

美 芬 丁 胺

【药品名称】 国际通用名：美芬丁胺。商用名：甲苯丁胺，恢压敏。英文通用名：mephentermine sulfate。英文商用名：Wyamine。

【药理作用】 本品具有直接及间接兴奋α受体及β受体作用，以β受体为主。能增强心肌收缩力，提高心率和心排血量，增加尿量，还能增加静脉紧张度，轻度收缩外周血管。升压作用主要是增加心排血量所致。但对脑、肺、肾及冠状血管有缓慢持久的扩张作用。

【药代动力学】 肌内注射 5～15min 起效，持续 1～4h。静脉注射作用维持 15～30min。

【适应证】 椎管麻醉时防治低血压。出血性休克补充血容量之前应急升压。

【用法与用量】 椎管麻醉时低血压，静脉注射 20～40mg/次，必要时重复注射 30mg/次；预防，麻醉前 10～20min 或手术结束时肌内注射 20～40mg。小儿，每次 0.4mg/kg 肌内注射或静脉注射，必要时重复。静脉滴注，用 5%葡萄糖注射液配成 0.1%溶液，开始滴速稍快，待血压稳定后再行调整。

【不良反应】 焦虑、精神兴奋甚至惊厥等中枢兴奋症状及血压过高、心律失常等，余参见盐酸肾上腺素。

【禁忌证】 代谢性酸中毒、高碳酸血症、心血管疾病及甲状腺功能亢进患者慎用。

【注意事项】 反复使用会发生耐药现象。不能替代血容量补充。

【孕妇及哺乳期妇女用药】 孕妇及哺乳期妇女忌用。

【儿童用药】 儿童慎用。

【老年患者用药】 老年患者慎用。

【药物相互作用】 利血平等萝芙木类生物碱可拮抗本品作用，与麦角类制剂合用使血管收缩加强。

【制剂与规格】 注射剂：每支 20mg/ml。

（翟姗姗　樊朝美）

第十五章 调 血 脂 药

血脂异常（dislipidemia）是动脉粥样硬化的重要危险因素。血脂通常指胆固醇、甘油三酯、磷脂和非游离脂肪酸，在血液中血脂与不同的蛋白质结合，以"脂蛋白"形式存在。胆固醇大部分由人体合成，少部分来自饮食；甘油三酯则相反，大部分从饮食中吸收，少量为人体合成。血脂在维持人体正常生理功能中起重要的作用。然而，血脂过高则可在血管壁上沉积，逐渐形成动脉粥样硬化斑块，"斑块"增多、增大可使血管内径变狭窄，甚至因斑块破裂导致血管完全闭塞。上述情况如发生在心、肾、脑、眼底血管或下肢血管，则可引起冠心病、心肌梗死、脑梗死、脑出血、肾动脉狭窄、肾功能衰竭、眼底出血、视力下降、下肢溃烂、坏死等。可见合理调整血浆脂蛋白水平，对于减少心脑血管粥样硬化及其并发症、减少和消除动脉粥样硬化斑块具有重要意义。

动脉粥样硬化（AS）是冠心病、脑卒中和周围血管病共同的病理学基础。AS 及其相关的血栓形成导致的心脑血管事件是目前全球致死和致残的最主要原因。大规模流行病学研究已证实，胆固醇水平升高是心肌梗死和冠心病死亡的独立危险因素之一。Framingham 研究表明，总胆固醇（TC）水平越高，发生心脑血管事件的危险越大，血胆固醇升高 1%，冠心病危险因素增加 2%。来自美国、荷兰等 7 国 16 个队列共计 12 763 例 40~59 岁男性随访 10 年的数据表明，心血管死亡率随着 TC 水平升高而上升。MRFIT 队列前瞻性研究纳入 361 662 例患者，经过 5 年随访观察显示，胆固醇降低 1%，冠心病危险降低 2%。

许多大样本研究已经证实，调节血脂治疗能更有效地降低血浆中低密度脂蛋白胆固醇（LDL-C），同时降低 TC、载脂蛋白 B（ApoB），并且显著增加高密度脂蛋白胆固醇（HDL-C）。不仅如此，在心血管疾病的二级预防和一级预防中，调节血脂治疗可降低冠心病的发病率和死亡率，减缓动脉粥样硬化斑块的进展，甚至使斑块消退，令存在不同程度心血管疾病风险的患者在其调脂治疗中获益。

第一节 调血脂药物的分类、应用原则和目标

一、调血脂药物的分类与应用原则

调节血脂药物一般通过如下几个途径实现其药理作用：①阻止胆酸或胆固醇从肠道吸收，促进胆酸或胆固醇酯随粪便排除；②抑制胆固醇的体内合成，或促进胆固醇的转化；③促进细胞膜上 LDL 受体功能增强和合成增加，加速脂蛋白分解；④激活脂蛋白代谢酶类，促进甘油三酯的水解；⑤阻止其他脂质在体内合成或促进其他脂质的代谢。调血脂药物也是遵循其药理学作用的原理进行分类的。

调节血脂治疗的基本措施是膳食控制和消除危险因素，通常经过调整饮食及改善生活方式后 3~6 个月，若血清总胆固醇（TC）、甘油三酯（TG）、高密度脂蛋白胆固醇（HDL-C）、低密度脂蛋白胆固醇（LDL-C）仍在需要药物调整的水平上，则应根据心血管病危险分层及血脂代谢异常的类型选择适当地调血脂药物。

二、血脂异常调脂治疗指征和目标值

自 1988 年以来，美国国家胆固醇教育计划成人治疗组三次制定血脂异常治疗指南及 20 世纪 90 年代以来国际上五项里程碑式的临床试验结果为血脂异常治疗指南的制定奠定了基础。目前国内外的调脂治疗指南均强调根据有无冠心病和冠心病危险因素的多少进行分层治疗。

1993 年美国国家胆固醇教育计划成人治疗组（ATP）第二次制定的目标值（ATPⅡ）建议，对于无冠心病但有少于 2 个冠心病危险因素者调脂治疗的目标值 LDL-C＜160mg/dl，≥2 个以上危险因素的非冠心病患者 LDL-C＜130mg/dl；冠心病患者药物调脂治疗应使 TC＜180mg/dl，LDL-C＜100mg/dl，这一标准已被众多国家采纳。2001 年公布的 ATPⅢ关于冠心病防治的分层治疗中 LDL-C 标准仍沿用了 ATPⅡ的建议，并再次明确规定冠心病患者调脂治疗的 LDL-C 目标值，提出对冠心病等危症的强化降脂治疗。

2011 年 ACCF/AHA/SCAI PCI 推荐对 ACS 患者应用他汀进行二级预防治疗。该指南指出：PCI 术后患者应使用他汀进行二级预防（Ⅰ类推荐，A 级证据）。极高危患者他汀治疗使 LDL-C＜1.8mmol/L（Ⅱa 类推荐，B 级证据）。

2012 年 ESC STEMI 指南推荐：他汀在二级预防中的获益已毋庸置疑，入院后早期开始他汀治疗可以增加患者出院后他汀治疗依从性。STEMI 长期他汀治疗的 LDL-C 目标≤1.8mmol/L（Ⅱa 类推荐，C 级证据）。该指南强调，ACS 患者早期强化他汀治疗的，更早带来心血管事件风险降低的获益。

我国的血脂异常防治指南借鉴了美国的 ATPⅡ和其他亚洲国家和地区的方案，冠心病患者接受调脂治疗，其血 TC 和 LDL-C 应达到的目标值与 ATPⅢ相同。2001 年发表的 ATPⅢ建议将调整 TG 水平＜150mg/dl 作为理想的目标值。HDL-C 目标值 ATPⅢ建议至少应＞40mg/dl。

全面评价动脉粥样硬化性心血管疾病（ASCVD）总体风险是防治血脂异常的必要前提。我国血脂异常防治指南首次明确中国人群的胆固醇理想水平是 LDL-C＜2.6mmol/L。评价个体 ASCVD 总体危险，不仅有助于确定血脂异常患者调脂治疗的决策，也有助于临床医生针对多重危险因素，制订出个体化的综合治疗决策，从而最大程度降低患者 ASCVD 总体危险。

根据《2016 中国成人血脂异常防治指南》，对血脂异常人群进行 ASCVD 危险分层，详见表 15-1。

表 15-1　2016～2017 年各国血脂异常管理指南中对 ASCVD 危险分层及降脂治疗目标

符合下列任意条件者，可直接列为高危或极高危人群

极高危：ASCVD 患者

高危：（1）LDL-C≥4.9mmol/L 或 TC≥7.2mmol/L

　　　（2）糖尿病患者 1.8mmol/L≤LDC＜4.9mmol/L（或）3.1mmol/L≤TC＜7.2mmol/L

　　　且年龄≥40 岁

不符合者评估 10 年 ASCVD 风险

危险因素个数	血清胆固醇水平分层（mmol.L）		
	3.1＜TC＜4.1（或）1.8≤LDL-C＜2.6	4.1＜TC＜5.2（或）2.6≤LDL-C＜3.4	5.2≤TC＜7.2（或）3.4≤LDL-C＜4.9
无高血压 0～1 个	低危（＜5%）	低危（＜5%）	低危（＜5%）
2 个	低危（＜5%）	低危（＜5%）	中危（5%～9%）
3 个	低危（＜5%）	中危（5%～9%）	中危（5%～9%）
有高血压 0 个	低危（＜5%）	低危（＜5%）	低危（＜5%）
1 个	低危（＜5%）	中危（5%～9%）	中危（5%～9%）
2 个	中危（5%～9%）	高危（≥10%）	高危（≥10%）
3 个	高危（≥10%）	高危（≥10%）	高危（≥10%）

ASCVD10 年发病危险为中危且年龄小于 55 岁者，评估余生危险

具有以下任意 2 项及以上危险因素者，定义为高危

· 收缩压≥160mmHg 或舒张压≥100mmHg

· 非 HDL-C≥5.2mmol/L（200mg/dl）

· HDL-C＜1.0mmol/L（40mg/dl）

· BMI≥28kg/m^2

· 吸烟

　　凡临床上诊断为 ASCVD（包括急性冠状动脉综合征、稳定性冠心病、血运重建术后、缺血性心肌病、缺血性脑卒中、短暂性脑缺血发作、外周动脉粥样硬化病等）患者均属极高危人群。

　　而在非 ASCVD 人群中，则需根据胆固醇水平和危险因素的严重程度及其数目多少，进行危险评估，将其分为高危、中危或低危，由个体心血管病发病危险程度决定需要降低 LDL-C 的目标值。不同危险人群需要达到的 LDL-C 或非 HDL-C 目标值有很大不同（表 15-2，Ⅰ类推荐，B 级证据）。

表 15-2　不同 ASCVD 危险人群降 LDL-C 或非 HDL-C 治疗达标标准

危险等级	LDL-C	非 HDL-C
低危、中危	<3.4mmol/L（130mg/dl）	<4.1mmol/L（160mg/dl）
高危	<2.6mmol/L（100mg/dl）	<3.4mmol/L（130mg/dl）
极高危	<1.8mmol/L（70mg/dl）	<2.6mmol/L（100mg/dl）

　　LDL-C 升高是导致 ASCVD 发生、发展的关键因素。大量临床研究反复证实，无论采取何种药物或措施，只要能使血清 LDL-C 水平显著降低，就可稳定、延缓甚至逆转动脉粥样

表 15-3　各国血脂异常管理指南对 ASCVD 危险分层及降脂治疗目标

指南		血脂异常危险分层	LDL-C 治疗目标
2016 中国成人血脂异常管理指南	极高危	ASCVD 患者	<1.8mmol/L（<70mg/dl）或降非 HDL-C<2.6mmol/L（100mg/dl）
	高危	（1）LDL-C≥4.9mmol/L 或 TC≥7.2 mmol/L （2）DM 患者 1.8mmol/L≤LDL-C<4.9mmol/L（或）3.1mmol/L≤TC<7.2mmol/L 且年龄≥40 岁	<2.6mmol/L（<100mg/dl）或降非 HDL-C<3.4mmol/L（130mg/dl）
	中危	详见表 15-1 评估流程	<3.4mmol/L（<130mg/dl）或降非 HDL-C<4.1mmol/L（160mg/dl）
	低危	详见表 15-1 评估流程	<3.4mmol/L（<130mg/dl）或降非 HDL-C<4.1mmol/L（160mg/dl）
2016 ESC 血脂异常管理指南（风险评估采用 SCORE 系统）	极高危	（1）明确 CVD：MI、ACS、PCI/CABG、脑卒中和 TIA、PAD 及影像学检查发现斑块 （2）DM 合并靶器官损伤 （3）严重慢性肾病[GFR<30ml/（min·1.73m²）] （4）10 年致命心血管风险≥10%	<70mg/dl（<1.8mmol/L）或降幅至少达 50%（基线 LDL-C 为 70～135mg/dl）
	高危	（1）单一危险因素显著提高：尤其 TC>8mmol/L（310mg/dl，如家族性高胆固醇血症）或 BP≥180/110mmHg （2）大多数其他糖尿病患者（一些年轻 I 型 DM 可能属于中危） （3）慢性肾病 3 期[GFR 30～59ml/（min·1.73m²）] （4）10 年致命心血管风险≥5%但<10%	<100mg/dl（<2.6mmol/L）或降幅至少达 50%（基线 LDL-C 为 100～200mg/dl）
	中危	10 年致命心血管风险≥1%但<5%	<115mg/dl（<3.0mmol/L）
	低危	10 年致命心血管风险<1%	<115mg/dl（<3.0mmol/L）
2017AACE/ACE 2 型糖尿病综合管理指南	极高危	糖尿病合并临床确诊的 CVD	LDL-C<55mg/dl，非 HDL-C<80mg/dl，TG<150mg/dl，ApoB<70mg/dl
	很高危	糖尿病合并 1 项以上 ASCVD 危险因素（高血压、家族史、低 HDL-C、吸烟、3 期或 4 期慢性肾病）	LDL-C<70mg/dl，非 HDL-C<100mg/dl，TG<150mg/dl，ApoB<80mg/dl
	高危	有糖尿病而无其他心血管危险因素和（或）年龄<40 岁	LDL-C<100mg/dl，非 HDL-C<130mg/dl，TG<150mg/dl，ApoB<90mg/dl

硬化病变，并能显著减少 ASCVD 的发生率、致残率和死亡率。我国指南推荐以 LDL-C 为首要干预靶点（Ⅰ类推荐，A 级证据）。对极高危患者，LDL-C 基线较高不能达目标值者，LDL-C 应至少降低 50%；若 LDL-C 基线在目标值以内者，仍须将 LDL-C 降低 30%以上。

血脂异常与饮食和生活方式有密切关系，饮食治疗和改善生活方式是血脂异常治疗的基础。无论是否选择药物调脂治疗，均须坚持饮食控制和改善生活方式。

多项大规模临床试验结果一致显示，他汀类药物在 ASCVD 一级预防和二级预防中均能显著降低心血管事件危险。为了调脂达标，他汀类已成为防治这类疾病最为重要的首选药物（Ⅰ类推荐，A 级证据）。

目前国内临床应用的他汀主要有阿托伐他汀、辛伐他汀、瑞舒伐他汀、普伐他汀、氟伐他汀、匹伐他汀、血脂康和洛伐他汀等。不同种类与剂量的他汀降胆固醇幅度有较大差别。然而，任何一种他汀剂量倍增时，LDL-C 水平进一步降低幅度仅约 6%，即所谓"6%他汀效应"。他汀类药物是血脂异常药物治疗的基石，我国指南推荐将中等强度的他汀作为中国血脂异常人群的常用药物。如未能达标，应考虑调整药物剂量或种类，他汀不耐受、胆固醇水平未达标者或严重混合型高脂血症者应推荐联合应用调血脂药，首先推荐常规剂量他汀联合依折麦布治疗方案。联合治疗时密切观察调血脂药物的不良反应。

上述指南均推荐（表 15-3）他汀类药物为降脂治疗的一线用药，当 LDL-C、非 HDL-C 在单用他汀类药物治疗仍不达标时，可在其基础上加用其他调脂药物，如抑制肠道胆固醇吸收的依折麦布、调节 LDL 受体再循环的 PCSK 9 抑制剂、高选择性胆汁酸耦合剂（BASs）考来维仑、贝特类、烟酸类及膳食中的鱼和 Omega-3 鱼油。

依折麦布、BASs、贝特类、烟酸类降低 LDL-C 作用较小，其疗效不及他汀类，但在他汀类药物治疗基础上联用上述药物可进一步降低 LDL-C 水平。甘油三酯极高的患者可摄入较低脂肪，减少简单的碳水化合物，开始贝特类、处方级 Omega-3 脂肪酸和（或）烟酸联合治疗以降低甘油三酯，从而预防胰腺炎的发生。

第二节　苯氧乙酸衍生物

氯 贝 丁 酯

【药品名称】　国际通用名：氯贝丁酯。商用名：氯贝特、安妥明、冠心平、祛脂乙酯。英文通用名：clofibrate。

【药理作用】　本品是一种支链脂肪酸衍生物。其作用有①降血脂作用：可以显著的降低血浆甘油三酯和极低密度脂蛋白（VLDL），较小程度的降低胆固醇和低密度脂蛋白（LDL）。其可能机制为，通过增强脂蛋白酯酶的活性，加速 VLDL 的降解，使其转化为 LDL，加速 VLDL 的清除速度，显著地降低 TG 和 VLDL；抑制腺苷环化酶，使脂肪细胞中的 cAMP 含量减少，抑制脂肪组织水解，使肝脏 VLDL 合成及分泌减少。抑制肝细胞对胆固醇的合成及增加胆固醇从肠道的排泄，使血中总胆固醇含量减少，长期应用可使机体胆固醇库存量显著减少，黄色瘤减轻。②其他药理作用：可以降低血浆纤维蛋白原含量，增加纤维蛋白溶解酶活性，以及降低血小板黏附和聚集性，减少血栓的形成。氯贝丁酯还具有抗利尿作用，可能是增加抗利尿激素分泌的缘故。同时还有增加尿酸排泄的作用。临床试验提示，长期服用氯贝特可以使血浆甘油三酯下降 22%～50%，而胆固醇下降近 6%～20%。同时，能够增加血浆 HDL-C 和 ApoA I 的水平。除 I 型高脂血症和纯合子型家族性高脂血症外，氯贝丁酯适用于任何其他类型的高脂血症的治疗，对于 III 型疗效显著，可使胆固醇和甘油三酯分别下降 50% 和 80%，黄色瘤消失。

【循证医学证据】 世界卫生组织协作试验（WHO cooperative trial）和冠心病药物治疗方案（coronary drug project，CDP）两项研究分别表明，接受氯贝丁酯治疗，非致命性冠心病发生率下降 25.2%，冠心病死亡率无明显减低（$P > 0.05$），且总死亡率反而明显增加；后者显示氯贝丁酯治疗组 TC 和 TG 分别下降 6.5% 和 22.3%，降低心肌梗死发生的危险性，但增加总死亡率，而且长期观察发现增加胆结石的发病率，故已趋于淘汰。

【药代动力学】 口服后完全吸收，在体内迅速水解为活性产物氯苯丁酸，95% 与血浆蛋白结合。服药后 1.5～4h 达高峰血浓度，治疗血浓度为 50～250ng/ml，药物的 85% 从尿中排出，其中 92%～98% 以水溶性葡萄糖醛酸结合形式排出，半衰期为 12～15h。氯贝丁酯可通过胎盘，可由乳汁排出。

【适应证】 高甘油三酯血症、TG 增高为主的混合型高脂血症。

【用量与用法】 每次 0.25～0.5g，每日 3 次，饭后服用。

【不良反应】 主要不良反应为恶心、腹胀和腹泻等胃肠道症状，偶见头痛、乏力、皮疹、脱发、阳痿、性欲减退和乳房压痛。个别患者服药后发生肌痛、肌无力、肌挛缩、肌强直，同时血中肌酸激酶（CK）活性明显增高。偶有一过性转氨酶（GPT）升高。长期服药，可使胆结石的发生率明显增高。服药期间应定期复查肝肾功能及肌酸激酶，如有明显异常，应及时减低剂量或停药。

【禁忌证】 严重肝脏损害、低白蛋白血症、胆汁淤积性肝硬化患者禁用。

【注意事项】 肾功能不全者慎用，轻症者可延长给药间隔时间。

【孕妇及哺乳期妇女用药】 孕妇和哺乳期妇女及有妊娠可能的妇女应忌用。

【药物相互作用】 可竞争性地与血浆蛋白结合，从而增强华法林等抗凝药的血浆浓度，所以同时服用抗凝药时，应注意调整剂量。同理也可增加 D860、苯妥英等药物的血浆浓度，应予注意。

【制剂与规格】 片剂：每片 0.25g。

非 诺 贝 特

【药品名称】 国际通用名：非诺贝特。商用名：力平之、降脂异丙酯、普鲁脂芬。英文通用名：fenofibrate。英文商用名：Lipanthyl。

【药理作用】 本品为第三代苯氧乙酸类调血脂药物，药理作用类同于氯贝丁酯，但其降脂作用强，可以通过激活核受体，如过氧化物酶激活型增殖体受体（peroxisome proliferator-activated receptor，PPAR），增加 ApoA I、ApoA II 及脂蛋白酯酶（LPL）的基因表达，减少 ApoC III 的基因表达，从而增加血中 ApoA I、ApoA II、HDL 和 LPL 的浓度，降低血中 ApoC III 的浓度，加速乳糜微粒及 VLDL 降解，降低 TG 和 LDL 水平，有利于防止动脉粥样硬化病变的发生与发展。长期应用毒性小，无蓄积作用，不与 DNA 结合，无致基因突变作用。

【循证医学证据】　国外大规模临床试验证明，能够降低 TG50%～60%、降低 TC19.6%～24.7%、LDL-C 26% 和 VLDL 63%，并且能升高 HDL-C。除其调脂作用外，还能够降低血浆尿酸、纤维蛋白原并增加抗凝剂的效力。

【药代动力学】　口服后迅速吸收，体内分布符合二室模型，服药后 4～7h 血药浓度达峰值（20～30μg/ml），α 相半衰期为 4.9h，β 相半衰期为 26.6h。体内迅速被组织和血浆酶分解，形成与蛋白紧密结合的游离酸，仅 10% 为原形。80% 所服剂量在 94h 内排出体外，6d 内大于 90% 的代谢产物由尿排出，小部分随粪排出。长期服药未发现有蓄积作用。另外，微粒化非诺贝特吸收好、耐受性强、疗效更佳，不良反应相对较小。

【适应证】　适用于除 I 型高脂蛋白血症和纯合子家族性高胆固醇血症外的各种高脂蛋白血症的治疗。最适用于治疗高甘油三酯血症及以 TG 增高为主的混合型高脂血症。

【用法与用量】　普通制剂：0.1 克/次，每日 3 次，饭后服用。微粒化非诺贝特（力平之）200mg 吸收好，服用方便，常用剂量 200mg，每晚 1 次。

【不良反应】　服药后偶有口干、食欲减退、大便次数增多、湿疹、失眠、乏力和性欲减退，停药后可消失。个别病例可见一过性转氨酶及尿素氮或肌酐升高，一般停药后能迅速回到正常。

【禁忌证】　严重肝肾功能不全者和孕妇不宜使用。

【孕妇及哺乳期妇女用药】　孕妇不宜使用，哺乳期妇女尚未见研究资料。

【药物相互作用】　可能增强华法林等抗凝药的作用，同时服用抗凝药时，应监测凝血指标，注意调整剂量。

【注意事项】　参见氯贝丁酯。

【制剂与规格】　普通片剂：每片 0.1g；微粒化胶囊：每粒 200mg。

苯 扎 贝 特

【药品名称】　国际通用名：苯扎贝特。商用名：必降脂、脂康平、降脂苯酚、氯苯乙酚。英文通用名：bezafibrate。英文商用名：Bzalip retard。

【药理作用】　显著抑制 HCG 辅酶 A 还原酶，活化肝脏蛋白脂肪酶，增强 VLDL 的分解代谢，加速甘油三酯降解，从而降低甘油三酯。增加 II 型高脂蛋白血症患者的 LDL 受体数量和活性，降低 LDL 胆固醇和总胆固醇，并使 Lp（a）水平降低。同时可增加 ApoA I 和 ApoA II，从而增加 HDL 胆固醇。此药还具有抑制血小板聚集的作用及增强抗凝血药物的作用，降低血浆纤维蛋白原和血浆黏度，增强纤溶活性。还具有降低空腹血糖的作用（约 10%）。调节血脂的能力比氯贝丁酯强。

【循证医学证据】　本品对青年男性心肌梗死后冠心病进展影响研究（BECAIT），评价了 45 岁以下男性心肌梗死患者血脂异常，进行治疗后对延缓或阻止动脉粥样病变的作用。治疗组服用苯扎贝特 200mg，每日 3 次。分别在试验开始、治疗 2 年和 5 年时进行冠脉造影，以平均最小管腔直径变化为主要观察指标。结果治疗组血管直径变窄较对照组减少 0.13mm；治疗组总 CHD 事件发生率明显减少。治疗组血浆 TC、VLDL-C 和 TG 分别较对照组降低 9%、35% 和 37%；血浆纤维蛋白原降低 12%；HDL-C 升高 9%；但 LDL-C 无明显变化。在苯扎贝特心肌梗死预防（BIP）研究中，对伴有 HDL-C 低下的冠心病患者给苯扎贝特缓释片（0.4g/d）治疗，随访 6.2 年。结果表明，与安慰剂组比较，苯扎贝特治疗组升高 HDL-C 达 18%，降低甘油三酯达 21%，但对一级终点（致死性心肌梗死或猝死）相对危险性仅降低 7.3%。

【药代动力学】 本品口服后从胃肠道吸收迅速而完全。缓释片血浆峰浓度相当普通片的 76%，普通片的消除半衰期为 1.6h，缓释片为 26h。健康人服药（单剂 300mg）后约 2h 血浆药物浓度达高峰，95% 与蛋白质结合，24h 内 94% 的药物由肾脏排出，其中以原药从尿中排出占 40% 以上。肾功能不全者应注意调整剂量，以防止药物蓄积中毒。

【适应证】 参见氯贝丁酯。主要用于 Ⅰ、Ⅲ、Ⅳ 和 Ⅴ 型高脂蛋白血症。

【用法与用量】 服用普通片剂 0.2g/次，每日 3 次。缓释片剂 0.4g，每晚 1 次。可以有效地降低 Ⅱa、Ⅱb 和 Ⅳ 型高脂蛋白血症患者的血清 TG、TC、LDL-C 水平，并升高 HDL-C。另外，苯扎贝特还可降低血清 Lp（a）浓度，并可见血浆纤维蛋白原及与纤维蛋白相关的其他因子水平下降 20%～30%。

【不良反应】 常见的不良反应主要有食欲不振、恶心和胃部不适等胃肠道症状，一般多为一过性，症状较轻者不需停药。少数患者有轻度皮肤瘙痒、荨麻疹、皮疹、脱发、头痛、头晕、失眠、性欲减退，多见于服药之初的几个月之内，通常继续服药可自行消失，若症状明显，则应减低剂量或停药。偶见个别患者伴有血清 CK 活性增高的肌炎样肌痛、肌肉抽搐，严重者可发生药物性横纹肌溶解症，如发生这样的情况应及时停药。

【禁忌证】 严重肝肾功能不全者和孕妇、儿童均不宜使用。

【注意事项】 本品可能加重肾功能不全，同时肾功能不全也可导致药物蓄积，故肾功能不全者慎用此药，使用时剂量宜小。严重肝肾功能不全者均不宜使用。苯扎贝特可增高胆汁中的胆固醇浓度，有增加胆结石的危险，但少见。

【孕妇及哺乳期妇女用药】 孕妇和哺乳期妇女不宜使用。

【儿童用药】 儿童不宜使用。

【药物相互作用】 可增强双香豆素类抗凝剂的作用，同时服用时应减少服用抗凝剂剂量约 30%；可增强胰岛素或磺胺类降糖药物的作用。不可与哌克昔林或单胺氧化酶抑制剂合用，若与胆汁酸结合树脂合用时，为防止树脂影响苯扎贝特的吸收，两药应隔开至少 2h 服用。

【制剂与规格】 普通片剂：每片 200mg；缓释片剂：每片 400mg。

吉 非 贝 齐

【药物名称】 国际通用名：吉非贝齐。商用名：诺衡、湘江诺衡、康利脂、洁脂。英文通用名：gemfibrozil。英文商用名：Gemnpid、Lopid。

【药理作用】 作用机制目前尚未完全阐明。一般认为是通过激活脂蛋白酯酶活性，加速 VLDL 和 TG 的降解；抑制脂肪组织库存的甘油三酯分解和减少肝脏对游离脂肪酸的摄取，从而减少 VLDL 及 TG 的合成和分泌，最终使血清 TG 与 TC 水平下降。可轻度升高 HDL-C。本品能使 6-酮前列腺素 FLα 及血浆纤维蛋白自然溶解活性（FA）明显上升，

而血栓素 B_2（TXB_2）及血浆纤维蛋白原（Fg）明显下降。

【循证医学证据】 吉非贝齐冠心病冠脉造影试验（LOCAT）表明，服用吉非贝齐1200mg/d，随访 32 个月，患者血浆 TG 降低 40%、TC 降低 9%、LDL-C 降低 6%、HDL-C升高 9%，移植血管或自身血管的粥样硬化狭窄病变进程明显减慢，新的病变发生率明显减少。赫尔辛基心脏研究（Helsinki heart study，HHS）表明，服用吉非贝齐胶囊600mg，每日 2 次，随访 5 年。治疗 6 个月后，患者 TC、LDL-C 与 TG 分别较对照组减少11%、10%、40%，HDL-C 增高 15%，但以后其血脂回升，最终 TC、LDL-C 与 TG 分别下降 8%、8%与 35%，HDL-C 上升 10%，而且能降低中年高脂血症患者心血管事件发生率，但不影响总死亡率。本品可使甘油三酯下降 40%～50%，最大效应见于用药后 3～4 周。研究表明，本品对肾病综合征和尿毒症患者也有显著的降低甘油三酯的作用。

【药代动力学】 口服吸收迅速且完全，1～2h 后血药浓度达高峰，然后进入肝肠循环。血浆半衰期为 1.5h。血药浓度与口服剂量呈正比。口服剂量的 50%于 24h 内主要与葡萄糖醛酸结合并由肾脏排出，少量（6%）随粪便排出。体内无蓄积现象。

【适应证】 Ⅳ、Ⅱ型高脂蛋白血症。

【用法与用量】 通常是每次 0.6g，每日 2 次，或上午服 0.6g，下午服 0.3g。尤其适宜饮食控制无效、TG 显著升高且出现腹痛或有胰腺炎倾向者。

【不良反应】 约 5%的患者有恶心、胃灼热、呕吐、食欲缺乏、腹痛和腹泻等消化道症状，偶见嗜酸性粒细胞减少、皮肤红斑、皮疹、肌肉疼痛、视物模糊及轻度贫血。研究表明，服用本品一年后有 1%～1.5%的患者发生胆结石，略高于人群患病率。另外，可见一过性转氨酶及 CK 活性增高，一般停药后即恢复正常。

【禁忌证】 严重肝肾功能损害者禁用，孕妇禁用。

【注意事项】 参见氯贝丁酯。

【儿童用药】 尚未见资料。

【药物相互作用】 与抗凝剂有协同作用，并可升高血糖，服药时应注意调整抗凝药及降血糖药的剂量。与他汀类合用时，可能增加肌病或肾脏功能损害。

【制剂与规格】 片剂：每片 0.3g、0.6g。

益 多 酯

【药物名称】 国际通用名：益多酯。商用名：特调酯、洛尼特、羟乙基茶碱安妥明。英文通用名：etofylline。英文商用名：Clofibrate、Duolip。

【药理作用】 本品调脂的机制至今尚未完全阐明。氯贝酸具有明显影响脂质转运的作用，茶碱有缓和的扩张冠状动脉和轻度利尿作用。一般能使 TC 降低 18.6%～25%，TG降低 27.6%～35%，LDL-C 降低 29%，HDL-C 升高 26%～42%。

【药代动力学】 口服后吸收完全，1h 后起效，体内被水解成氯贝酸和羟乙基茶碱两个部分，血药浓度达峰时间分别为 2.5h 和 6.6h。血浆半衰期分别约为 12h 和 6h。代谢产物经尿排出，8h 内约排出理论量的 10%。本品对肝脏的毒性作用明显低于氯贝丁酯及非诺贝特。

【适应证】 高甘油三酯增高为主的高脂蛋白血症（Ⅰ、Ⅲ、Ⅳ型）。

【用法用量】 0.25g/次，每日 2～3 次。

【不良反应】 明显小于氯贝丁酯。常见不良反应有轻度消化道症状、皮肤瘙痒、白细胞减少、一过性转氨酶活性升高、肝功能异常，血尿素氮及肌酐暂时性增高。

【禁忌证】 孕妇禁用。

【注意事项】 定期监测肝肾功能，复查白细胞计数。溃疡病及肝肾功能不全者慎用此药。

【药物相互作用】 可增强香豆类抗凝血药的作用，长期服用时注意调整抗凝血药的用量。

【制剂与规格】 胶囊剂：每粒 250mg。

第三节　HMG 辅酶 A 还原酶抑制剂

三羟基-三甲基-戊二酰辅酶 A（HMG-CoA）还原酶抑制剂（以下简称他汀类制剂）是体内胆固醇生物合成限速酶的抑制剂。

他汀类药物调脂的可能机制如下：在脂质代谢过程中，VLDL 中的甘油三酯经脂蛋白脂肪酶水解后，转变成为 VLDL 残粒和 LDL，肝细胞表面有特异的 LDL 受体，是循环中 VLDL 残粒及 LDL 清除的主要途径，通常，血浆 VLDL 残粒的大部分及 LDL 的 60%～80% 由肝细胞膜中的 LDL 受体清除。研究证明，他汀类药物抑制肝细胞内的胆固醇合成，增加肝细胞合成 LDL 受体活性及数目表达，进而减少 VLDL 和 LDL 的合成。另外，通过抑制细胞合成胆固醇，干扰脂蛋白的生成，降低总胆固醇水平；同时，血甘油三酯水平也有一定程度的下降；并且血 HDL - C 水平也有轻度升高，但目前机制尚不明了。

他汀类药物的主要适应证如下：①冠心病合并高脂血症患者，降低冠心病死亡及非致死性心肌梗死的风险；②冠状动脉搭桥手术及经皮冠状动脉球囊扩张成形术后，延缓冠状动脉粥样硬化的进程；③脑卒中和短暂性脑缺血；④高脂血症：对于原发性高胆固醇血症、杂合子家族性高胆固醇血症、混合性高脂血症患者，当饮食疗法及其他非药物治疗不理想时，可辅以本药治疗；⑤纯合子家族性高胆固醇血症。

此类药物宜晚上服用，因为人类肝细胞内胆固醇合成早期阶段的限速酶，即 HMG-CoA 还原酶在夜间时活性最高，因而在晚上服用他汀类就有可能产生最大的降胆固醇效果，较白天服用时增大 3%～5%。患者在接受本药治疗之前，应接受标准低胆固醇饮食，并在治疗过程中继续使用，此类药物疗效呈剂量依赖性，宜从小剂量开始服用。

洛 伐 他 汀

【药品名称】 国际通用名：洛伐他汀。商用名：美降之、乐瓦汀、洛之达、洛特。英文通用名：lovastatin。

【药理作用】 洛伐他汀通过以下可能机制来调节血脂：①抑制肝细胞内的胆固醇合成，增加肝细胞 LDL 受体的合成，减少 VLDL 和 LDL 的合成；②抑制细胞合成胆固醇，干扰脂蛋白的生成，降低血总胆固醇水平；③血甘油三酯水平也有一定程度的下降；④血 HDL-C 水平也有轻度升高，但目前机制尚不明了。

【循证医学证据】 洛伐他汀疗效和耐受性研究(ETLS)表明,每日口服洛伐他汀 20～80mg,1个月后 TC 下降 19%,LDL-C 下降 27%,TG 下降 10%,HDL-C 增加 6%,疗效持续至试验结束。加拿大冠状动脉粥样硬化干预试验(CCAIT)中,本品剂量同上,随访 2 年,结果使 TC 下降 21%,LDL-C 下降 29%,TG 下降 8.1%,HDL-C 增加 7.3%,ApoA I 上升 5.6%,ApoB 下降 21%,并能延缓冠脉粥样硬化病变的进展和防止新粥样硬化病变发生。空军/得克萨斯冠状动脉粥样硬化预防研究(AFCAPS/TexCAPS)表明,65 岁以上的正常血浆胆固醇浓度的非冠心病者,服用洛伐他汀 5.2 年(20～40mg/d),LDL-C 可降低 25%,TG 降低 15%,HDL-C 升高 6%;并使主要冠心病事件的风险降低 37%,心肌梗死发生的风险降低 40%。

【药代动力学】 为无活性的内酯,服后在肝内迅速转变成有活性的 β-羟酸和其他两种 6-羟基衍生物。口服吸收率约为 30%,肝脏首过效应明显,在血浆中约 95%与血浆蛋白结合,仅 5%进入体循环,70%由肝脏排入胆汁,其代谢产物主要经胆道排泄,不到 10%的洛伐他汀经肾脏从尿中排出。该药可能影响细胞色素 P450 酶 3A4 的功能。

【适应证】 以 TC 升高为主的混合型高脂血症,可用于 I 型高脂蛋白血症及纯合子家族性高胆固醇血症的治疗。

【用量与用法】 常用剂量为每次 10～80mg,每晚顿服。

【不良反应】 通常患者对此药的耐受性良好。主要不良反应为腹痛、腹泻、便秘、皮疹、乏力、肌肉痉挛、白内障、视物模糊等。

【禁忌证】 对本类药物过敏者、血转氨酶持续显著增高无原因可解释者、活动性肝病、严重肝脏损害、低白蛋白血症、胆汁淤积性肝硬化、妊娠和哺乳期妇女及有生育可能的妇女应忌用。

【孕妇及哺乳期妇女用药】 孕妇和哺乳期妇女忌用。

【儿童用药】 不宜使用。

【药物相互作用】 与烟酸、环孢素、雷公藤制剂、环磷酰胺合用有可能增加或加重肝肾功能或(和)肌肉损害;与双香豆素类抗凝药物合用,可延长药物的作用时间,应注意调整抗凝药物的剂量,与环孢素、贝特类、红霉素类合用时,可能导致肌病的发生。

【注意事项】 与环孢素、抗真菌唑类(依曲康唑和酮康唑)、大环内酯类抗生素(红霉素和克拉霉素)、HIV 蛋白酶抑制剂及抗抑郁药奈法唑酮合用时,剂量应减半。一般开始治疗剂量宜小。每 4 周复查血脂,并同时监测转氨酶和肌酸磷酸激酶。对一过性转氨酶增高,尤其在脂肪肝患者,无重要临床意义,若患者肌肉疼痛、乏力严重,肌酸磷酸激酶活力显著增高时,应警惕肌病,需及时停药。

【制剂与规格】 片剂:每片 10mg、20mg。

辛 伐 他 汀

【药品名称】 国际通用名:辛伐他汀。商用名:舒降之。英文通用名:simvastatin。

【药理作用】 本品为羟甲基戊二酰辅酶 A(HMG-COA)还原酶抑制剂,抑制内源性胆固醇的合成,为血脂调节剂。有降低高脂血症家兔血清、肝脏、主动脉中 TC 的含量,降低 VLDL-C、LDL-C 水平的作用。

【循证医学证据】

1. 北欧辛伐他汀研究（4S）　是一项国际多中心、随机、双盲、安慰剂对照研究，旨在评价辛伐他汀治疗的总死亡率。共纳入了 4444 例冠心病患者，基线总胆固醇水平为 212～309mg/dl（5.5～8.0mmol/L），中位随访时间 5.4 年。研究结果显示，辛伐他汀分别降低总死亡率、冠心病死亡率和经医院证明的非致死性心肌梗死的风险分别达 30%、42% 和 37%。辛伐他汀降低 37% 的需进行冠状动脉旁路移植术或经皮腔内冠脉成形术的风险。在糖尿病患者中，辛伐他汀可以降低 55% 的主要冠脉事件发生的风险。此外，辛伐他汀显著降低致死性或非致死性脑血管事件的发生达 28%。

2. 心脏保护研究（HPS）　是一项国际多中心、随机、双盲、安慰剂对照研究，旨在评价在大规模的冠心病高危人群中，应用他汀类药物治疗后，胆固醇水平的降低是否可以降低冠心病的死亡率。共 20 556 例 40～80 岁、总胆固醇（TC）>3.5mmol/L（135mg/dl）的心血管高危（陈旧性心肌梗死、确诊冠心病或动脉粥样硬化性血管疾病、糖尿病或高血压）患者入选，分别给予辛伐他汀 40mg/d 和安慰剂，治疗随访 5 年。结果表明，无论患者的基线 TC 或 LDL-C 水平，辛伐他汀治疗均使高危患者的 LDL-C 降低近 40%，使主要心脏终点事件降低 20% 左右，总死亡率降低 13%，即使对基线血胆固醇不高（LDL-C<2.6mmol/L）的高危患者，辛伐他汀 40mg 也有获益。基于 HPS 研究结果，美国食品与药物管理局（FDA）在 2003 年批准辛伐他汀 40mg/d 作为冠心病和冠心病高危患者治疗的起始剂量。

3. AtoZ 研究　是一项国际多中心、随机、双盲、平行对照试验，共纳入非 ST 段抬高急性冠状动脉综合征（ACS）患者 4500 例，A 期使用低分子量肝素和替罗非班作为基础治疗，Z 期所有患者分为早期强化干预（辛伐他汀 40mg，共 4 个月，随后 80mg）和延迟一般干预（安慰剂 4 个月，随后辛伐他汀 20mg）。两组前 4 个月的研究结果显示，辛伐他汀组（40～80mg/d）与安慰剂组主要终点事件（心血管死亡、非致死性心肌梗死、脑卒中或再发 ACS）发生率无显著差异，分别为 8.2% 和 8.1%[危险比（HR）1.01，*P*=0.89]，而 4 个月后早期强化组主要终点事件明显下降（6.8%vs9.3%）。两组基线 LDL-C 为 2.9mmol/L，治疗后两组 LDL-C 下降幅度相差为 14%（2.1mmol/L vs 1.7mmol/L）。证实了早期强化治疗的益处。

【药代动力学】　口服吸收较完全（80%），在肝脏内首过效应强，食物的存在不影响其吸收。本品为无活性的前体药，口服后主要在肝脏转变成有活性的 β-羟酸形式，其中 95% 与血浆白蛋白相结合，只有 5% 口服剂量的辛伐他汀活性结构在外周组织中发现。半衰期约 15.6h，代谢产物主要经胆道和肾脏排出。

【适应证】

1. 高脂血症　①对于原发性高胆固醇血症、杂合子家族性高胆固醇血症或混合性高胆固醇血症的患者，当饮食控制及其他非药物治疗不理想时，辛伐他汀可用于降低升高的 TC、LDL-C、ApoB 和 TG，且辛伐他汀升高 HDL-C，从而降低 LDL-C/HDL-C 和 TC/HDL-C 的比率。②对于纯合子家族性高胆固醇血症患者，当饮食控制及非饮食疗法不理想时，辛伐他汀可用于降低升高的 TC、LDL-C 和 ApoB。

2. 冠心病　对冠心病患者，辛伐他汀用于：①降低死亡风险。②减少冠心病死亡及非致死性心肌梗死的风险。③减少脑卒中和短暂性脑缺血的高危风险。④减少心血管再灌注治疗的手术（冠状动脉搭桥术及经皮气囊冠状动脉成形术）风险。⑤延缓动脉粥样硬化的进展。

【用量与用法】　口服：如需要可掰开服用。

1. 高胆固醇血症　一般始服剂量为每日 10mg，晚间顿服。对于胆固醇水平轻中度升高的患者，始服剂量为每日 5mg。若需调整剂量则应间隔 4 周以上，最大剂量为每日 40mg，晚间顿服。当 LDL-C 水平降至 75mg/dl（1.94mmol/L）或 TC 水平降至 140mg/dl（3.6mmol/L）以下时，应减低辛伐他汀的服用剂量。

2. 纯合子家族性高胆固醇血症　根据对照临床研究结果，对纯合子家族性高胆固醇血症患者，建议辛伐他汀 40mg/d，晚间顿服，或 80mg/d，分早晨 20mg、午间 20mg，晚间 40mg 3 次服用。

【不良反应】　最常见不良反应是胃肠道症状，包括便秘、腹痛、消化不良、腹胀和恶心。本品引起肝脏受损并不常见，主要表现为血清转氨酶轻度升高。长期接受辛伐他汀治疗者约有 3.5%出现转氨酶一过性升高。连续两次或多次实验室检查发现转氨酶升高超过正常值 3 倍的病例少见。大约 5%接受辛伐他汀治疗的患者可出现肌酸激酶（CK）一过性轻度升高（大于正常参考值的 3 倍），通常无临床意义。少数服用 HMG-CoA 还原酶抑制剂者可发生肌炎，伴或不伴血清 CK 水平升高，但这种肌炎常为自限性。

【禁忌证】　①对任何成分过敏者；②活动性肝炎或无法解释的持续血清氨基转移酶升高者；③与四氢萘酚类钙离子通道阻滞剂米贝地尔合用。

【孕妇及哺乳期妇女用药】　①妊娠期妇女禁用辛伐他汀。②尚不了解辛伐他汀及其代谢产物是否经人乳分泌，因为许多药物经人乳分泌且有潜在的严重不良反应，故服用辛伐他汀的妇女不宜给予母乳。

【儿童用药】　儿童用药的安全性和有效性已经确定。2008 年 SFDA 批准适合杂合子家族性高胆固醇血症儿童患者（10～17 岁），对其推荐的起始剂量为每日 10mg，晚间 1 次服用。剂量范围为每日 10～40mg。所用剂量应根据推荐的治疗目标进行个体化调整。

【老年患者用药】　在老年患者（大于 65 岁）应用辛伐他汀的对照临床试验中，其对于降低总胆固醇和低密度脂蛋白胆固醇的效果与其他人群的结果相同，而不良反应和试验室检查异常的出现频率也无明显增多。

【药物相互作用】

1. 当辛伐他汀与其他在治疗剂量下对细胞色素 P450 3A4 有明显抑制作用的药物（如环孢素、米贝地尔、伊曲康唑、酮康唑、红霉素和克拉霉素）或纤维酸类衍生物或烟酸合用时，导致横纹肌溶解的危险性增高。

2. 本品与贝特类及烟酸合并用药会增加肌病的发生率和严重程度，这些药物包括吉非贝齐和其他贝特类，以及降脂剂量的烟酸（≥1g/d）。此外，血浆中高水平的 HMG-COA 还原酶抑制剂的活性增高也会增加肌病的危险。辛伐他汀和其他 HMG-COA 还原酶抑制剂由细胞色素 P450 的同工酶 3A4 所代谢。多种在治疗剂量对此代谢途径有明显抑制作用的药物能增高 HMG-COA 还原酶抑制剂的血药水平，并因而增加肌病的危险。这些药物包括环孢素、四氢萘酚类、钙离子通道阻滞剂米贝地尔、伊曲康唑、酮康唑及其他抗真菌唑类、大环内酯类抗生素红霉素和克拉霉素，以及抗抑郁药奈法唑酮。

3. 香豆类衍生物 临床研究曾发现辛伐他汀能中度提高香豆类抗凝剂的抗凝效果。故成人早期应用抗凝血治疗及并用辛伐他汀时应多次检查凝血酶原时间，借以确定凝血酶原时间没有显著改变。当服用香豆类衍生物的患者，已有一个稳定的凝血酶原时间后，仍推荐在固定的期间内继续监测凝血酶原时间。如果辛伐他汀的剂量有变动，应同样执行以上的程序。在未服用抗凝血剂的患者中，辛伐他汀治疗从未有报道对出血或凝血酶原时间有影响。

【注意事项】

1. 患者接受辛伐他汀治疗以前应接受标准低胆固醇饮食并在治疗过程中继续使用。

2. 肝脏反应 本药应慎用于大量饮酒和（或）有肝病病史的患者。有活动性肝病或无法解释的氨基转移酶升高者应禁用辛伐他汀。

3. 肌肉反应 应用辛伐他汀治疗的患者普遍有肌酸激酶（CK，来自骨骼肌）轻微的一过性升高，但这些并无任何临床意义。对于有弥漫性的肌痛、肌无力或（和）显著的CK升高（大于正常值10倍以上）的情况应考虑为肌病。若发现CK显著上升或诊断或怀疑肌痛，应立即停止辛伐他汀的治疗。

4. 眼科检查 即使在没有任何药物治疗时，随着年龄增长晶状体混浊的发病率也会增加，长期临床研究资料显示，辛伐他汀对人体晶状体无不良作用。

5. 纯合子型家庭性高胆固醇血症 由于纯合子型家族性高胆固醇血症的患者低密度脂蛋白受体完全缺乏的缘故，辛伐他汀对此类患者的治疗效果不太理想。

6. 高甘油三酯血症 辛伐他汀只有中等程度降低甘油三酯的效果，而不适合治疗以甘油三酯升高为主的血脂异常（如Ⅰ、Ⅳ及Ⅴ型高脂血症）。

7. 对乙醇饮用量过大和（或）有既往肝脏病史的患者，应谨慎使用本品。

【制剂与规格】 片剂：每片5mg、20mg。

【贮藏】 密闭，在30℃以下保存。防止瞬间温度超过50℃。

普伐他汀

【药品名称】 国际通用名：普伐他汀。商用名：帕瓦停、普拉固、美百乐镇。英文通用名：pravastatin。

【药理作用】 参见辛伐他汀。

【循证医学证据】 普伐他汀多国研究（PMS）观察1062例高胆固醇血症患者的降脂效果，表明普伐他汀（20mg/d）治疗13周，可使TC、LDL-C和TG分别降低19%、26%和12%。冠状动脉粥样病变消退分析研究（REGRESS）以普伐他汀40mg/d治疗2年，结果表明普伐他汀使TC平均下降20%，LDL-C下降29%，HDL-C上升10%，TG下降7%。并可明显减缓冠心病患者冠脉病变进展。WOSCOPS、CARE和LIPID研究均证实每日40mg的普伐他汀，可使TC下降18%～20%，LDL-C降低25%～28%，HDL-C增加5%，TG降低11%～14%。同时明显降低冠心病死亡率和致残率，并且证实可降低脑卒中发生的风险。

【药代动力学】 本品是亲水性制剂，通过多途径代谢，不需细胞色素P450酶系作用，具有高度肝脏选择性。口服吸收迅速，吸收率为34%。在血浆中的蛋白结合率为50%左右，主要通过胆汁排泄，但尚有部分以原形形式经肾脏排泄。

【适应证】 参见辛伐他汀。

【用量与用法】 常用剂量为每次 10～40 mg，每晚顿服。

【不良反应】 主要不良反应为肝脏转氨酶升高，且与药物剂量有关。患者可出现肌病、无力、不能站立。CK 可明显升高，大于正常上限 10 倍。罕有横纹肌溶解和免疫性肌病。

【禁忌证】【孕妇及哺乳期妇女用药】【儿童用药】【药物相互作用】和【注意事项】 参见辛伐他汀。

【制剂与规格】 片剂：每片 5mg、10mg。

氟 伐 他 汀

【药品名称】 国际通用名：氟伐他汀。商用名：来适可。英文通用名：fluvastatin。英文商用名：Lescol。

【药理作用】 参见辛伐他汀。

【循证医学证据】

1. 氟伐他汀干预预防研究（lescol intervention prevention study，LIPS） 是一项随机、双盲、安慰剂对照试验，参加研究的冠心病患者年龄 18～80 岁，基础 TC 水平 3.5～7.0mmol/L。给予氟伐他汀（844 例患者）每日 80mg，治疗 4 年，与对照组（833 例患者）相比，氟伐他汀组显著减少了首次主要心血管事件（MACE）达 22%（$P=0.013$）。特别是在糖尿病和多支血管病变的患者中，这种益处更为突出，且独立于基线胆固醇水平。氟伐他汀可以显著降低心源性死亡和（或）心肌梗死的危险达 31%（$P=0.065$）。因此，可将氟伐他汀钠用于冠状动脉介入治疗后的二级预防，减少主要不良心血管事件的发生（心源性死亡、非致死性心肌梗死和冠状动脉重建）。研究证实了氟伐他汀在冠状动脉介入治疗后对主要不良心血管事件的二级预防作用。

2. DECREASE Ⅲ研究 是一项随机、双盲、安慰剂对照研究，旨在评价术后 30 天内氟伐他汀对心肌缺血发生率的影响。研究共纳入 497 例患者，随机分为两组，分别给予氟伐他汀 80mg/d（$n=250$）或安慰剂（$n=247$）。患者平均年龄为 65.7 岁，研究结果显示，主要终点即术后 30d 内心肌缺血的发生率在氟伐他汀组相比安慰剂组显著降低 47%（10.9%vs18.9%，OR=0.53，$P=0.016$）。次级终点即心血管死亡与非致死性心肌梗死联合终点显著下降 52%（4.8%vs10.1%，OR=0.48，$P=0.039$）。择期非心脏血管手术患者，围手术期间应用氟伐他汀治疗，可显著降低心肌缺血发生率，以及心肌梗死与心血管疾病死亡复合终点的发生率。围手术期氟伐他汀治疗，不会增加不良反应，如肝功能异常或肌病的发生率。氟伐他汀可能被推荐作为血管外科手术患者围手术期用药。

3. FLARE 研究 是一项随机、双盲、安慰剂对照研究。在 FLARE 试验中，服用氟伐他汀 80mg/d，26 周后，LDL-C 下降 33%，氟伐他汀治疗组死亡或心肌梗死发生率显著低于安慰剂组（1.5%vs4%）。

4. LISA 研究 是一项随机、双盲、安慰剂对照研究。在 LISA 试验中，服用氟伐他汀组比安慰剂组的心血管事件发生率明显减少。氟伐他汀（每日 20～40mg）治疗原发性高胆固醇血症，可降低 LDL-C19%～31%、总胆固醇 15%～21%、甘油三酯 1%～12%，增加 HDL-C 2%～10%。氟伐他汀剂量增加至每日 40～80mg，可使 LDL-C 继续降低 6%以上。

【药代动力学】

1. 吸收 健康志愿者空腹服用氟伐他汀钠后，吸收迅速且完全（98%）。若餐后服用，吸收减慢。服用氟伐汀钠胶囊 20mg 或 40mg 后，1h 达到血浆峰浓度。其血浆峰浓度分别约为 140ng/ml 和 365ng/ml。无论是晚餐时服药还是餐后 4h 服药，曲线下面积（AUC）相同。根据体循环血药浓度计算，其绝对生物利用度为 24%。氟伐他汀的药代动力学为非线性；将剂量从 40mg 加倍至 80mg 后其 AUC 和峰浓度（C_{max}）约增加 50%。

2. 分布 表观分布容积（Vd）为 330L。超过 98%的循环药物与血浆蛋白结合，与血药浓度无关。

3. 代谢 氟伐他汀主要在肝脏中起作用，肝脏也是其主要代谢部位。循环中的药物主要为氟伐他汀原形和无药理学活性的代谢产物 N-去异丙基丙酸。羟化的代谢产物有药理学活性，但不进入血液循环。

4. 消除 健康志愿者服用 ^3H 标记的氟伐他汀后大约 6%的放射活性出现在尿中，93% 在粪便中，在体内的氟伐他汀只占不到总量的 2%。口服 40mg 后半衰期为（2.3±0.9）h。

5. 特殊情况下的药代动力学 由于氟伐他汀主要经胆汁排泄并且进入体循环前有显著的生物转化，因此在肝功能不全的患者不能排除蓄积的可能性。一般来说，氟伐他汀的血浆浓度与年龄和性别无关。

【适应证】 饮食治疗未能完全控制的原发性高胆固醇血症和原发性混合型血脂异常（Fredrickson Ⅱa 和 Ⅱb 型）。

【用量与用法】 在开始本品治疗前及治疗期间，患者必须坚持低胆固醇饮食。常规推荐剂量为 20mg 或 40mg（1 粒或 2 粒），每日 1 次，晚餐时或睡前顿服。要根据个体对药物和饮食治疗的反映及指南来调整剂量。胆固醇极高或对药物反应不佳者，可增加剂量至 40mg（2 粒），每日 2 次。给药后，4 周内达到最大降 LDL 的作用。长期服用持续有效。由于本品几乎完全由肝脏清除，仅有不到 6%的药物进入尿液，因此，对轻中度肾功能不全的患者不必调整剂量。严重肾功能不全的患者不能用本品治疗。

【不良反应】 头疼、消化不良、腹泻、腹痛、恶心、失眠。约 0.3%的患者出现无症状性肌酸磷酸激酶升高，若比正常上限高 10 倍，应立即停药。偶可引起肝功能异常，若转氨酶持续升高超过正常上限 3 倍，应立即停药。

【禁忌证】 参见辛伐他汀。

【孕妇及哺乳期妇女用药】 本品禁用于孕妇及哺乳期妇女，也禁用于未采用可靠避孕措施的育龄妇女。治疗期间如妊娠，必须停用本品。没有氟伐他汀在乳汁中分泌的资料，因此，哺乳期妇女不应服用本品。

【儿童用药】 由于在 18 岁以下年龄组缺乏使用氟伐他汀的临床经验，故 18 岁以下患者不推荐使用本品。

【老年患者用药】 老年患者的研究结果未显示耐受性降低或需要调整剂量。

【药物相互作用】

1. 食物 晚餐时或晚餐后 4h 服用氟伐他汀，其降血脂作用无明显差异。

2. 离子交换树脂 在服用考来烯胺后 4h 再服用本品，与两药单用相比会产生显著的协同作用。为了避免相互作用造成氟伐他汀同树脂结合，因此服用离子交换树脂（如考来烯胺）后至少 4h 才能给予本品。

3. 苯扎贝特 本品同苯扎贝特合用可使氟伐他汀的生物利用度增加约 50%。

4. 免疫抑制剂（包括环孢素）、吉非贝齐、红霉素 该类药物与本品合用的临床研究发现对耐受性无影响，但发生肌病的危险性增加，需密切观察。肾移植的患者使用环孢素可使氟伐他汀的 AUC 增加 94%，C_{max} 增加 30%。服用环孢素的肾移植患者，氟伐他汀钠剂量不要超过 40mg/d，且需密切监测环孢素浓度。对于合并真菌感染的患者，应尽量不用与氟伐他汀发生相互作用的药物。

5. 抗真菌制剂 健康志愿者服用伊曲康唑后对氟伐他汀（单剂）的 AUC 或 C_{max} 无显著影响。

6. 烟酸、普萘洛尔、氯沙坦 不影响本品的生物利用度。

7. 地高辛 本品不影响地高辛的血浆浓度。

8. 西咪替丁、雷尼替丁、奥美拉唑 该类药物会造成氟伐他汀的生物利用度增加，但无临床意义。

9. 利福平 与氟伐他汀合用会使其的生物利用度降低约 50%。

10. 香豆素类衍生物 健康志愿者服用单剂本品对华法林血浆浓度或凝血酶原时间无影响。但是，有同时服用本品同香豆素类衍生物的患者发生出血和（或）凝血酶原时间延长的个案报告。

11. 与其他药物合用 与血管紧张素转化酶抑制剂、β 受体阻滞剂、钙离子通道阻滞剂、口服硫脲类药物、阿司匹林、H_2 受体阻滞剂或非类固醇类抗炎药合用的临床研究中，未发现与临床相关的相互作用。

【**注意事项**】 参见辛伐他汀。

【**药物过量**】 意外过量服用氟伐他汀的患者建议给予活性炭口服。如果服药时间较短，可考虑洗胃，需对症治疗。

【**制剂与规格**】 片剂：每片 10mg、20mg。

阿托伐他汀

【**药品名称**】 国际通用名：阿托伐他汀。商用名：立普妥、阿乐。英文通用名：atorvastatin。英文商用名：Liptor。

【**药理及毒理作用**】

1. 作用机制 阿托伐他汀是 HMG-CoA 还原酶的选择性竞争性抑制剂。在动物模型中，阿托伐他汀通过抑制肝脏内 HMG-CoA 还原酶及胆固醇的合成而降低血浆胆固醇和脂蛋白水平，并通过增加肝脏细胞表面的低密度脂蛋白受体（LDLR）数以增强低密度脂蛋白的摄取和分解代谢；阿托伐他汀也降低某些纯合子型家族性高胆固醇血症（FH）患者的 LDL-C 水平，通常其他调血脂类药物对这类患者很少有临床疗效。

阿托伐他汀降低纯合子型和杂合子型家族性高胆固醇血症、非家族性高胆固醇血症和混合型血脂异常患者的 TC、LDL-C 和 ApoB 水平，也可降低 VLDL-C 和 TG 水平，并可使 HDL-C 和 ApoA1 水平有所升高。阿托伐他汀降低单纯高甘油三酯血症患者的 TC、LDL-C、VLDL-C、ApoB、TG 和 HDL-C，并增加 HDL-C，还可降低 β 脂蛋白异常患者的中间密度脂蛋白胆固醇。

2. 药效动力学 阿托伐他汀及其一些代谢产物在人体内具有药理学活性。肝脏是胆固醇合成和低密度脂蛋白清除的基本作用位点和主要部位。个体化给药剂量应根据治疗的疗效而定。

3. 非临床毒理学

（1）在大鼠中进行的一项长达 2 年的研究中，给予大鼠的剂量水平分别为 10mg/（kg·d）、30mg/（kg·d）和 100mg/（kg·d），在高剂量的雌性大鼠肌肉中发现 2 个罕见的肿瘤：一个是横纹肌肉瘤，另一个是纤维肉瘤。这个剂量显示的血浆曲线下面积值约为口服最大剂量 80mg 后人类平均血浆药物暴露量的 16 倍。

（2）在小鼠中进行的一项长达 2 年的致癌性研究中，给药剂量是 100mg/（kg·d）、200mg/（kg·d）或 400mg/（kg·d）。导致高剂量的雄性小鼠肝脏腺瘤和高剂量雌性小鼠肝癌显著增加，这些发现发生在血浆曲线下面积值约为口服剂量 80mg 后人体平均血浆药物暴露量的 6 倍。

（3）在体外研究中，阿托伐他汀在下列有或无代谢活性的实验中无致突变或致畸：用鼠伤寒沙门菌和大肠杆菌进行的 Ames 试验，在中国仓鼠肺细胞中进行的 HGPRT 促突变测定分析，以及在中国仓鼠肺细胞中进行的染色体畸变测定分析。阿托伐他汀在小鼠体内微核试验中是阴性的。

（4）在大鼠中进行的剂量高达 175mg/（kg·d）（人体暴露量的 15 倍）的研究中，阿托伐他汀未对动物的生育能力产生任何影响。给予 10 只大鼠阿托伐他汀 100mg/（kg·d）（为给予人 80mg 剂量时曲线下面积的 16 倍）共 3 个月，其中有 2 只大鼠附睾发育不全和无精；30mg/（kg·d）和 100mg/（kg·d）剂量组的睾丸重量显著下降，100mg 剂量组的附睾重量下降。在交配前给予雄性大鼠阿托伐他汀 100mg/（kg·d），共 11 周，精子活动力和精子细胞头部浓度下降，而畸形精子增加。给予犬 10mg/（kg·d）、40mg/（kg·d）或 120mg/（kg·d）阿托伐汀 2 年，对精液参数或生殖器官的组织病理学未产生不良影响。

【循证医学证据】 阿托伐他汀拥有近 20 年的真实世界使用经验，在 137 个国家正在使用，其疗效和安全性已在 400 多个临床试验和 2.3 亿患者的临床用药经验中得到证实。众多循证证据和临床实践一致证实阿托伐他汀 10～80mg 能强效降低 LDL-C，对于冠心病患者、缺血性脑卒中患者、糖尿病及高血压等心血管病高危患者，阿托伐他汀被证实能减少主要心血管病事件，并且被证实安全性良好。

1. 血管疾病的预防

（1）盎格鲁-斯堪地那维亚心脏终点研究（Anglo-Scandinavian cardiac outcomes trial，ASCOT 研究）是一项多中心、随机、双盲、安慰剂对照研究，旨在评估阿托伐他汀对致死和非致死性冠心病的疗效。共入选 TC≤6.5mmol/L、年龄为 40～80 岁（平均 63 岁）的高血压患者 10 305 例。随机分为阿托伐他汀治疗组（5168 例）和安慰剂对照组（5137 例），患者随访中位年为 3.3 年。3.3 年后两组的主要终点事件发生例数分别为 100 例和 154 例；总的心血管事件发生数两组分别为 389 例和 486 例；冠脉事件发生例数两组分别为 178 例和 247 例；两组死亡例数分别为 185 例和 212 例。

ASCOT 研究结果显示，阿托伐他汀组在第 1 年和第 3 年分别降低 TC1.3mmol/L 和 1.1mmol/L，该药可在短期内明显降低主要心血管事件的发生率。本品 10mg/d 对血脂水平的作用与以前临床研究的结果类似。本品显著降低冠脉事件的发生率，相对危险降低 36%[（阿托伐他汀组发生率 1.9%，安慰剂组为 3.0%），P=0.0005]。无论年龄、吸烟状况、肥胖或是否存在肾功能异常，均可降低危险。无论基线 LDL-C 水平如何，均可见阿托伐他汀的这一作用。阿托伐他汀也显著降低血管重建术的相对危险达 42%。

（2）阿托伐他汀积极降脂治疗对急性冠脉综合征早期复发性缺血事件的影响研究（MIRACL 研究）是多中心、随机、双盲、安慰剂对照研究，入选患者 3086 例，阿托伐他汀组 1538 例，安慰剂组 1548 例，旨在确定急性冠脉综合征后 24～96h 内开始服用阿托伐他汀（80mg/d）治疗能否降低死亡率和非致死性缺血事件的发生率。主要终点包括死亡、非致死性 MI、心搏骤停复苏、再发有客观证据需紧急住院治疗的症状性心肌缺血。结果表明：阿托伐他汀与安慰剂比较能显著降低 TC、LDL-C、TG 水平，降低主要终点发生风险 16%（P=0.048）。

（3）阿托伐他汀与血管重建术比较研究（atorvastatin versus revascularization treatment，AVERT），旨在比较积极降脂治疗与 PTCA 治疗稳定型冠心病的疗效。314 例稳定型心绞痛且有 PTCA 明确适应证的患者随机分为阿托伐他汀治疗组（80mg/d）和 PTCA+常规治疗组，随访 18 个月。阿托伐他汀治疗组的缺血事件比 PTCA 组减少 36%，至首次缺血事件的时间显著长于 PTCA 组。研究结果首次显示，至少在部分稳定性冠心病患者，强化降脂对心肌缺血的控制可能优于 PTCA。

（4）TNT 研究（治疗新靶点研究，treating to new targets）是一项国际多中心、随机、开放、平行对照临床研究，主要目的是评价对于稳定型冠心病患者，LDL-C 控制在 1.9mmol/L 与 2.6mmol/L 比较是否能降低心血管病事件。研究共入选 15 464 例冠心病且 LDL-C 为 130～250mg/dl 的患者，比较阿托伐他汀 10mg（常规调脂治疗）与 80mg（强化调脂治疗）的研究。平均随访 4.9 年。两组平均 LDL-C 分别降至 101mg/dl（2.6mmol/L）和 77mg/dl（2.0mmol/L），与常规调脂治疗组相比，强化调脂治疗组减少主要复合终点（包括冠心病死亡、非致死性心肌梗死、复苏的心搏骤停及致死性和非致死性脑卒中）22%（P=0.002）。研究结束时两组 LDL-C 降幅相差 24.5%。但是，阿托伐他汀 80mg 组在心血管系统预后改善的同时，不良反应发生率显著增加（8.1%vs5.8%，P＜0.001），非心源性死亡也有上升趋势。

（5）IDEAL 研究是一项前瞻性、随机、开放、盲法终点评价试验，旨在评价大剂量阿托伐他汀和常规剂量辛伐他汀治疗对主要冠状动脉事件的影响，共入选了 9689 例既往有心肌梗死病史的患者，比较阿托伐他汀 80mg/d 和常规剂量辛伐他汀 20mg/d 的疗效。治疗过程中如 24 周 TC 水平高于 4.9mmol/L，辛伐他汀的剂量可以增加到 40mg/d；而如 LDL-C 低于 1.0mmol/L，阿托伐他汀可减量到 40mg/d。平均随访 5 年后，强化治疗组 LDL-C 为 2.1mmol/L，对照组为 2.6mmol/L，主要终点为主要冠状动脉事件（包括冠心病死亡、非致死性急性心肌梗死和心搏骤停复苏）两组差异无统计学意义（HR=0.89，95%可信区间 0.78～1.01，P=0.07），其中强化治疗组非致死性心肌梗死明显降低（6.0%vs7.2%，HR=0.83，

95%可信区间 0.71～0.98，*P*=0.02）。但强化治疗组停药率较高，两组转氨酶升高分别导致43 例（1.0%）和 5 例（0.1%）患者停药。研究结束时两组 LDL-C 降幅相差 16.4%。

（6）PROVE-IT 研究是一项国际多中心、大样本、前瞻性、双盲、随机试验，旨在直接对比两个不同他汀类药物不同剂量对心血管预后终点的影响，共随机纳入 4162 例急性冠状动脉综合征的患者，分别接受普伐他汀（40mg/d）和阿托伐他汀（80mg/d），平均随访 24 个月。主要终点为总死亡、心肌梗死、需要住院的不稳定型心绞痛、再次血运重建和脑卒中。研究结果显示，强化治疗组明显优于一般治疗组，主要终点下降 16%（*P*=0.005），研究主要获益来自再次血运重建和因心绞痛住院。患者基线 LDL-C 为 2.7mmol/L，强化治疗组 LDL-C 达到 1.6mmol/L，一般治疗组为 2.5mmol/L，两组间 LDL-C 降幅相差 33%。

2. 治疗高胆固醇血症（杂合子家族性或非家族性）**及混合性高脂血症**（Fredrickcon Ⅱa 和Ⅱb 型）**的研究**　本品降低高胆固醇血症和混合型血脂异常患者的 TC、LDL-C、VLDL-C、ApoB 和 TG，可升高 HDL-C。在 2 周内可见疗效，通常在治疗 4 周内达到最大疗效，长期治疗可维持疗效。

本品在各种高胆固醇血症的患者群，无论是否伴高甘油三酯血症，男性和女性及老年人均有效。对儿童患者的使用经验仅限于纯合子型家族性高脂血症。

在两项针对高胆固醇血症患者的多中心、安慰剂对照、观察剂量-效应的研究中，单一剂量的本品给药 6 周显著降低 TC、LDL-C、ApoB 和 TG。

来自 24 项 Fredrickson Ⅱa 和Ⅱb 型高脂蛋白血症患者对照研究的汇总数据表明，与基线相比，本品 10mg、20mg、40mg 和 80mg 治疗对 HDL-C 的中位值（第 25 和第 75 个百分位数）百分比变化分别为 6.4（-1.4，14）、8.7（0，17）、7.8（0，16）和 5.1（-2.7，15）。此外，汇总数据分析显示 TC、LDL-C、TG、TC/HDL-C 及 LDL-C/HDL-C 也一致地显著降低。

3. 高甘油三酯血症（Fredrickson Ⅳ型）**中的应用**　在几项涉及 64 例单纯高甘油三酯血症者的临床研究中，阿托伐他汀可有效治疗单纯高甘油三酯血症患者，阿托伐他汀患者的三酰甘油基线水平中位数为 565mg/dl（267～1502mg/dl）。

4. β 脂蛋白异常血症中的作用（FredricksonⅢ型）　本品对 16 例 β 脂蛋白异常血症的（FredricksonⅢ型）患者（基因型：14 例 ApoE2/E2 和 2 例 ApoE3/E2）的开放交叉研究表明，本品可有效治疗 β 脂蛋白异常血症的患者。

5. 纯合子家族性高胆固醇血症　在一项没有对照组的研究中，29 例年龄 6～37 岁的纯合子型家族性高胆固醇血症患者接受本品每日最大剂量 20～80mg 的治疗。在这项研究中 LDL-C 平均降低 18%。25 例患者 LDL-C 降低的平均效应达 20%（范围为 7%～53%，中位值为 24%）；剩余的 4 例患者 LDL-C 增加 7%～24%。29 例患者中有 5 例 LDLR 功能缺失。在这 5 例患者中，2 例有门静脉与腔静脉分流的患者 LDL-C 降低不显著。剩余 3 例受体阴性的患者 LDL-C 平均降低 22%。

6. 杂合子家族性高脂血症儿童患者　在一项起始为双盲、安慰剂对照、之后为开放期的研究中，187 例年龄在 10～17 岁（平均年龄 14.1 岁）的杂合子型家族性高胆固醇血症或重度高胆固醇血症的男孩和初潮后的女孩随机接受本品（140 例）或安慰剂（47 例）治疗26 周，然后所有患者接受本品治疗 26 周。入选标准包括①基线 LDL-C 水平≥190mg/dl；

②基线 LDL-C 水平≥160mg/dl 和家族性高胆固醇血症阳性家族史或在一级或二级亲属中有确诊的早发冠心病阳性家族史，阿托伐他汀组的基线平均 LDL-C 为 218.6mg/dl（138.5～385.0mg/dl），安慰剂对照组为 230.0ng/dl（160.0～324.5mg/dl）。阿托伐他汀的剂量（每日1 次）第一个 4 周是 10mg，如果 LDL-C 水平大于 130mg/dl 则调整至 20mg。4 周后在双盲治疗期阿托伐他汀组需递增至 20mg 的患者达 57.1%。

在 26 周的双盲治疗期，阿托伐他汀显著降低血浆 TC、LDL-C、TG 和 ApoB 水平。26 周双盲期中，阿托伐他汀组平均 LDL-C 达到 130.7mg/dl（70.0～242.0mg/dl）而安慰剂组 LDL-C 水平为 228.5mg/dl（152.0～385.0mg/dl）。

阿托伐他汀剂量在 20mg 以上的安全性有效性尚未在儿童对照研究中进行，本品用于儿童时期治疗以减少成人时期的患病率和死亡率的长期有效性尚未被证实。

【药代动力学】

1. 药代动力学和药物代谢

（1）吸收：阿托伐他汀口服后吸收迅速，1～2h 血浆达峰浓度（C_{max}）、吸收程度随本品的剂量或正比例增加。无论一天中何时给药，LDL-C 的降低程度相同。

（2）分布：本品的平均分布容积约为 381L。血浆蛋白结合率≥98%。血液/血浆比约 0.25，提示仅有少量药物渗透入红细胞内。根据在大鼠中的观察，本品可能分泌入人乳中。

（3）代谢：阿托伐他汀广泛代谢成邻位和对位羟基衍生物及多种 β 氧化产物。对 HMG-CoA 还原酶的循环抑制活性约 70%是由活性代谢产物产生。体外研究显示了细胞色素 P450 3A4 在本品代谢中的重要性，同时服用已知的同工酶抑制剂红霉素与人体内阿托伐他汀的血浆浓度增加相一致。在动物中，邻位-羟基代谢产物经过进一步的葡萄糖醛酸化过程。

（4）排泄：本品及其代谢产物主要经肝脏和（或）肝外代谢后经胆汁清除，本品似无明显的肝肠再循环。本品人体平均血浆消除半衰期约为 14h，但因其活性代谢产物的作用，本品对 HMG-CoA 还原醇抑制活性的半衰期为 20～30h。本品口服给药后，尿回收率不到给药量的 2%。

2. 特殊人群的药代动力学

（1）老年患者：在健康老年人群（年龄≥65 岁）中，本品的血药浓度较青年人的高。临床数据显示，给予任意剂量的本品，在老年人群中其降低 LDL-C 的程度都要明显高于青年人。

（2）儿童：儿童人群中药代动力学数据尚不充分。

（3）性别：阿托伐他汀的血药浓度存在性别差异（就 C_{max} 而言女性比男性高约 20%，就 AUC 而言，女性较男性低 10%）。然而临床应用中，阿托伐他汀降低 LDL-C 作用不存在有临床意义的明显性别差异。

（4）肾功能不全患者：肾脏疾病对本品的血药浓度和降低 LDL-C 作用无影响，因此，肾功能不全的患者无须调整剂量。

（5）血液透析的患者：尽管仍未对终末期肾病的患者进行研究，但由于该药与血浆蛋白广泛结合，因此血液透析并不能显著提高本品的清除率。

（6）肝功能不全患者：在慢性酒精性肝病的患者中，本品的血药浓度显著增加，在

Childs-Pugh A 患者中，C_{max} 和 AUC 均增加了 4 倍，而在 Childs-Pugh B 患者 C_{max} 和 AUC 分别增加了 16 倍和 11 倍。

【适应证】

1. 高胆固醇血症 原发性高胆固醇血症患者，包括家族性高胆固醇血症（杂合子型）或混合性高脂血症（相当于 Fredrickson 分类法的 Ⅱa 和 Ⅱb 型）患者，如果饮食治疗和其他非药物治疗疗效不满意，应用本品可治疗其 TC 升高、LDL-C 升高、ApoB 升高和 TG 升高。

2. 纯合子家族性高胆固醇血症 阿托伐他汀钙可与其他降脂疗法（如 LDL 血浆透析法）合用或单独使用（当无其他治疗手段时），以降低 TC 和 LDL-C。

3. 冠心病 冠心病或冠心病等危症（如糖尿病、症状性动脉粥样硬化性疾病等）合并高胆固醇血症或混合型血脂异常的患者，本品可降低非致死性心肌梗死的风险、降低致死性和非致死性脑卒中的风险、降低血管重建术的风险、降低因充血性心力衰竭而住院的风险、降低心绞痛的风险。

【用量与用法】 患者在开始本品治疗前，应进行标准的低胆固醇饮食控制，在整个治疗期间也应维持合理膳食。应根据 LDL-C 基线水平、治疗目标和患者的治疗效果进行剂量的个体化调整。常用的起始剂量为 10mg，每日 1 次。剂量调整时间间隔应为 4 周或更长。本品最大剂量为 80mg，每日 1 次。阿托伐他汀可在一天内的任何时间 1 次服用，并不受进餐影响。

1. 原发性高胆固醇血症和混合性高脂血症的治疗 大多数患者服用阿托伐他汀钙 10mg，每日 1 次，其血脂水平可得到控制。治疗 2 周内可见明显疗效，治疗 4 周内可见最大疗效。长期治疗可维持疗效。

2. 杂合子型家族性高胆固醇血症的治疗 患者初始剂量为 10mg/d。应遵循剂量的个体化原则并每 4 周为时间间隔逐步调整剂量至 40mg/d。如果仍然未达到满意疗效，可选择将剂量调整至最大剂量 80mg/d 或以 40mg，每日 1 次本品配用胆酸螯合剂治疗。

3. 纯合子型家族性高胆固醇血症的治疗 在一项由 64 例患者参加的慈善性用药研究中，其中 46 例患者有确认的 LDL 受体信息。这 46 例患者的 LDL-C 平均下降 21%。本品的剂量可增至 80mg/d。

对于纯合子型家族性高胆固醇血症患者，本品的推荐剂量是 10～80mg/d。阿托伐他汀钙应作为其他降脂治疗措施（如 LDL 血浆透析法）的辅助治疗。若无这些治疗条件时，本品可单独使用。

4. 肾功能不全患者用药剂量 肾脏疾病既不会对本品的血浆浓度产生影响，也不会对其降脂效果产生影响，所以无须调整剂量。

【不良反应】 横纹肌溶解肌病、肝酶异常的严重不良反应在【注意事项】部分另有详细描述。

1. 临床不良反应 临床试验实施过程中受试者病情复杂，因此两种不同药物在临床研究中获得的不良反应发生率不能直接进行比较，同时可能不能反映临床实践中不良反应的发生率。

本品与安慰剂对照临床试验共纳入 16 066 例患者（阿托伐他汀 n=8755，安慰剂 n=7311，年龄为 10～93 岁，39%为女性，91%为白种人，3%为黑种人，2%为亚洲人，4%为其他人种），中位治疗期为 53 周，在不考虑因果关系的情况下，阿托伐他汀组和安慰剂组分别有9.7%和 9.5%患者因不良反应停药。导致患者停药且阿托伐他汀组发生率高于安慰剂组最常见的 5 种不良反应分别是肌痛（0.7%），腹泻（0.5%），恶心（0.4%），ALT 升高（0.4%）和肝酶升高（0.4%）。

在不考虑因果关系的情况下，阿托伐他汀与安慰剂对照试验（8755）中最常见（≥2%）且发生率高于安慰剂的不良反应依次为鼻咽炎（8.3%），关节痛（6.9%），腹泻（6.8%），四肢痛（6.0%）和泌尿道感染（5.7%）。在安慰剂对照研究中报告的其他不良反应包括：①全身：身体不适、发热；②消化系统：腹部不适、嗳气、胃肠胀气、肝炎和胆汁淤积；③肌肉骨骼系统：骨骼肌痛、肌肉疲劳、颈痛和关节肿胀；④营养和代谢系统：转氨酶升高、肝功能检查异常、血碱性磷酸酶升高、肌酸磷酸激酶升高及高血糖；⑤神经系统：梦魇；⑥呼吸系统：鼻衄；⑦皮肤及附属物：荨麻疹；⑧特殊感觉：视物模糊、耳鸣；⑨泌尿生殖系统：尿白细胞阳性。

2. 上市后报告　以下不良反应来自阿托伐他汀批准上市应用后的报告。因为上市后不良反应报告为患者主动报告，并且不确定实际用药人群数量。因此，无法计算这些不良反应的确切发生率，同时这些不良反应与药物之间的因果关系也无法确定。

在不考虑因果关系的情况下，阿托伐他汀上市后未在上述列出的相关不良反应包括过敏反应，血管神经性水肿，大疱疹（包括多形性红斑，Stevens-Johnson 综合征和中毒性表皮坏死松解），横纹肌溶解，疲劳感，肌腱断裂，肝功能衰竭，头晕，记忆力减退，抑郁及外周神经病变。

3. 儿童患者（年龄 10～17 岁）　在为期 26 周涉及男孩和初潮后女孩的对照研究中，阿托伐他汀 10～20mg/d（$n=140$，31%为女孩；92%高加索白种人，1.6%黑种人，1.6%亚洲人，4.8%其他人种）的安全性和耐受性与安慰剂相似。

【禁忌证】　①活动性肝脏疾病，可包括原因不明的肝脏转氨酶持续升高；②已知对本品中任何成分过敏；③妊娠：本品禁止孕妇或妊娠可能的育龄女性用药；④哺乳期妇女服用本品时禁止哺乳。

【孕妇及哺乳期妇女用药】

1. 妊娠　禁止孕妇或可能受孕的育龄女性服用阿托伐他汀。正常妊娠状态下体内血清胆固醇和甘油三酯水平升高，而胆固醇或胆固醇衍生物是胎儿发育的必需物质。动脉粥样硬化为慢性病变过程。因此，原发性高胆固醇血症患者在妊娠期间停用降脂药物治疗对动脉粥样硬化疾病长期转归影响甚微。

目前缺乏足够的本品在孕期应用的对照研究。罕见因宫内暴露于他汀类药物引起先天异常的报告。一项包含约 100 例暴露于其他他汀类药物的孕妇随访研究发现，先天性异常、自发性流产和胎儿死亡或死产的发生率未超过一般人群的预期值，但本研究仅能排除先天异常基础发病率 3～4 倍的风险，同时 89%的患者妊娠前即开始用药，但获知妊娠后的 3个月内停止用药。

阿托伐他汀通过大鼠的胎盘在胎鼠肝脏中达到与母体血浆相同的药物水平。当大鼠剂量高达 300mg/（kg·d），兔剂量高达 100mg/（kg·d），阿托伐他汀未产生致畸作用。依据体表面积（mg/m²）计算，这些剂量约为人类暴露用量的 30 倍（大鼠）或 20 倍（兔）。

在一项研究中，大鼠的给药剂量是 20mg/（kg·d）、100mg/（kg·d）或 225mg/（kg·d），从妊娠第 7 天至哺乳期第 21 天。雌鼠的给药剂量为 225mg/（kg·d）时，幼畜新生、断奶和成熟期的存活率降低；雌鼠的给药剂量为 100mg/（kg·d），幼畜第 4 天和第 21 天的体重下降；雌鼠的给药剂量为 225mg/（kg·d），在出生第 4 天，第 21 天和第 91 天的幼畜体重下降，幼畜发育延迟[剂量为 100mg/（kg·d）出现罗特尔综合征，而 225mg/（kg·d）出现听觉惊跳反应，剂量为 225mg/（kg·d）出现耳郭分离和眼裂]。这些剂量相当于人每日服用 80mg 剂量时曲线下面积的 6 倍[100mg/（kg·d）]和 22 倍[225mg/（kg·d）]。

他汀类药物在给予妊娠女性时可能危害胎儿。育龄妇女只有在妊娠可能性极小和已被告知药物对孕妇的潜在危险时方可服用本品。服用本品的妇女一旦受孕，应立即停药并告知对胎儿的潜在危险，在妊娠期间继续用药缺少已知的临床获益。

2. 哺乳期妇女　阿托伐他汀是否经人乳分泌尚不清楚，但另外一种同类药物能够少量分泌到乳汁中。被哺乳的幼鼠血浆和肝脏的阿托伐他汀药物浓度分别为母乳中药物浓度的50% 和 40%。动物乳汁药物浓度水平可能不能准确反映人类乳汁药物浓度水平。因为另外一种同类药物可通过人类乳汁分泌，同时他汀类药物可能使接受哺乳的新生儿造成严重不良反应。因此，服用本品的母亲不应哺乳。

【儿童用药】　本品应只由专科医生在儿童中使用。本品在儿童的治疗经验仅限于少数（4～17 岁）患有严重脂质紊乱，如纯合子家族性高胆固醇血症的患者。本品在这一患者人群的推荐起始剂量为 10mg/d。尚无本品对该人群生长发育的安全性资料。

【老年患者用药】　临床研究中 39 828 例服用本品的患者，15 813 例（40%）≥65 岁，2800 例（7%）≥75 岁。这两个人群与年轻受试者的整体安全性和有效性无差异。其他临床使用经验报告也显示老年人群和年轻人群没有差异。但不能排除某些老年患者对药物敏感性更高，高龄（≥65 岁）是肌病的一个易感因素。因此，本品应用于老年人群应谨慎。

【药物相互作用】　在应用他汀类药物治疗期间，与下列药物合用可增加发生肌病的危险性，如纤维酸衍生物、调脂剂量的烟酸、环孢素或 CYP3A4 强抑制剂（如克拉霉素、HIV 蛋白酶抑制剂及伊曲康唑）。

1. CYP 3A4 强抑制剂　阿托伐他汀通过细胞色素 P450 3A4 代谢。本品与 CYP3A4 强抑制剂联合用药可引起本品血浆浓度升高。药物相互作用的程度和作用增强取决于不同产品对 CYP3A4 的影响程度。

（1）克拉霉素：与阿托伐他汀单独用药比较，本品 80mg 与克拉霉素（500mg，每日 2 次）联合用药时阿托伐他汀 AUC 显著增加。因此，应用克拉霉素的患者，本品用量＞20mg 时应谨慎使用。

（2）与蛋白酶抑制剂合用：与阿托伐他汀单独用药比较，本品 40mg 与利托那韦+沙奎那韦（400mg，每日 2 次）联合用药或本品 20mg 与洛匹那韦+利托那韦（400mg+100mg，每日 2 次）联合用药时，本品 AUC 显著增加。因此，应用 HIV 蛋白酶抑制剂患者，本品用量＞20mg 时应谨慎使用。

（3）伊曲康唑：阿托伐他汀 40mg 与伊曲康唑 200mg 联合用药时，本品 AUC 显著增加。因此应用伊曲康唑的患者，本品用量＞20mg 时应谨慎使用。

2. 葡萄柚汁 包含抑制细胞色素 P450 3A4 的一种或更多成分，能增加阿托伐他汀的血浆浓度，尤其当摄入大量葡萄柚汁时（每日饮用超过 1.2L）。

3. 环孢素 阿托伐他汀及其代谢产物是 OATPIB1 载体的底物。OATPIB1 抑制剂（如环孢素）能增加阿托伐他汀的生物利用度。与阿托伐他汀单独用药比较本品 10mg 与环孢素 5.2mg/（kg·d）联合应用使本品的 AUC 显著增加。在本品与环孢素合用的情况下，本品的剂量不应该超过 10mg。

4. 利福平其他细胞色素 P450 3A4 诱导剂 阿托伐他汀与细胞色素 P450 3A4 诱导剂（如依法韦仑、利福平）联合应用能使本品血浆浓度产生不同水平的降低。由于利福平的双重相互作用机制，在利福平给药后延迟给予本品与阿托伐他汀血浆浓度的显著降低有关，因此建议本品与利福平同时给药。

5. 地高辛 当多剂量阿托伐他汀与地高辛合用时，地高辛的稳态血浆浓度增加约 20%，患者服用地高辛时应适当地监测。

6. 口服避孕药 阿托伐他汀与口服避孕药合用时，分别增加炔诺酮和炔雌醇的药时曲线下面积 AUC 约 30% 和 20%。当服用本品的妇女选择口服避孕药时应考虑到 AUC 的增加。

7. 华法林 当患者接受华法林长期治疗时，本品对凝血酶原时间无临床显著影响。

【注意事项】

1. 骨骼肌 阿托伐他汀和其他他汀类药物偶有少数因横纹肌溶解引起肌红蛋白尿继发急性肾功能衰竭的病例报告。肾损害可能是出现横纹肌溶解的一个危险因素，这类患者需密切监测药物对骨骼肌的影响。与其他他汀类药物一样，阿托伐他汀偶可引起肌病（肌病定义为肌肉疼痛或肌肉无力，同时伴有肌酸磷酸激酶 CPK 超过正常值上限 10 倍以上）。高剂量阿托伐他汀与某些特定药物，如环孢素或 CYP3A4 强抑制剂（如克拉霉素、伊曲康唑和 HIV 蛋白酶抑制剂）联合用药可增加肌病或横纹肌溶解症的风险。

对于任何弥漫性肌痛、肌肉压痛或无力和（或）显著的肌酸磷酸激酶升高的患者应考虑为肌病。应建议患者及时报告原因不明的肌肉疼痛、肌肉压痛或肌肉无力，尤其是伴有不适或发热时。如果出现肌酸磷酸激酶水平显著升高或确诊（疑诊）肌病，应中断本品治疗。

在这类药物治疗期间如果同时应用环孢素 A，纤维酸衍生物（贝特类药物），红霉素，克拉霉素，利托那韦加沙奎那韦或洛匹那韦加利托那韦联用，烟酸或咪唑类抗真菌药则增加肌病的危险。医生在考虑联合应用阿托伐他汀和纤维酸衍生物（贝特类药物）、红霉素、克拉霉素、利托那韦与沙奎那韦或洛匹那韦与利托那韦联用、免疫抑制药，咪唑类抗真菌药或调脂剂量的烟酸治疗时，应仔细权衡潜在的利益和风险，并应认真监测患者的任何肌肉疼痛、肌肉压痛或肌肉无力的体征和症状，尤其是在治疗开始的数月及任何一种药物剂量上调期间。当阿托伐他汀与前面提到的药物同时应用时，应考虑降低阿托伐他汀的起始剂量和维持剂量。在这种情况下，要考虑定期进行肌酸磷酸激酶的测定，但这样的监测不能确保可以预防严重肌病的发生。

任何患者如有急性、严重情况预示肌病或有危险因素（如严重急性感染，低血压，大的外科手术，创伤，严重代谢、内分泌和电解质紊乱，未控制的癫痫发作）易诱发继发于横纹肌溶解的肾功能衰竭，应暂停或中断本品治疗。

2. 肝功能异常 同其他降脂治疗一样，他汀类药物可引起肝功能生化指标异常。临床试验结果显示接受阿托伐他汀治疗的患者有 0.7% 出现血清转氨酶持续升高（2 次或 2 次以上超过正常值上限 3 倍）。用药剂量为 10mg、20mg、40mg 和 80mg 的患者转氨酶异常的发生事分别为 0.2%、0.2%、0.6% 和 2.3%。

临床试验中服用阿托伐他汀的患者观察到以下结果：1 例患者出现黄疸，其他患者肝功能检查（LFT）指标的升高与黄疸及其他临床体征或症状无关。降低用药剂量，药物中断或停止用药后，转氨酶水平恢复或接近治疗前水平而无后遗症。30 例肝功能检查指标持续升高的患者 18 例在降低本品用药剂量的情况下继续治疗。

治疗前、治疗开始后 12 周及剂量增加后 12 周应检查肝功能，此后应定期（如每半年）检查。通常肝酶异常发生在阿托伐他汀治疗前 3 个月内，患者的转氨酶升高应当监测直至恢复正常。如果 ALT 或 AST 持续升高超过正常值上限 3 倍以上，建议减低本品用药剂量或停止用药。

本品应慎用于过量饮酒和（或）曾有肝脏疾病史患者。活动性肝病或原因不明的转氨酶持续升高禁用本品。

3. 内分泌功能 他汀类药物能干扰胆固醇合成，从理论上说可抑制肾上腺和（或）性腺类固醇物质的合成。临床研究表明，阿托伐他汀不减少基础血浆皮质醇浓度或损害肾上腺储备。他汀类药物对男性生育能力的影响尚无足够的病例研究，对闭经前妇女垂体-性腺轴的影响目前尚不清楚。当他汀类药物与能够降低内源性类固醇激素水平或活性的药物如酮康唑、螺内酯和西咪替丁合用时应谨慎使用。

4. 中枢神经系统毒性 在一只给予阿托伐他汀 120mg/（kg·d）3 个月的雄性犬中出现脑出血。增加剂量给予另一只雌性犬阿托伐他汀 280mg/（kg·d）11 周后，在濒死状态处死，也发现脑出血和视神经空泡形成。每公斤体重 120mg 的剂量如按人类最大给药量每日 80mg 计算，则其全身暴露量约为人血浆曲线下面积（AUC，0～24h）的 16 倍。在一项为期 2 年的研究中，观察到 2 只雄性犬，一只给药剂量为 10mg/（kg·d），另一只为 120mg/（kg·d）各出现一次强直性惊厥。在长期给药 2 年，剂量最大达 400mg/（kg·d）的小鼠和剂量达 100mg/（kg·d）的大鼠中未观察到中枢神经系统损害，按推荐的人类最大给药量每日 80mg 计算，这些给药量是人体曲线下面积（0～24h）的 6～11 倍（小鼠）和 8～16 倍（大鼠）。

在给予其他他汀类药物时，观察到犬中枢神经系统血管损害，特征为血管周围的出血、水肿和血管周围单核细胞浸润。在临床正常的犬中，化学结构相似的另一类药物血浆药物水平约高于推荐的人最大剂量 30 倍时，以剂量依赖性方式产生视神经变性（视网膜-膝状体纤维 Wallerian 变性）。

5. 在近期有脑卒中或短暂脑出血发作患者中的应用 SPARCL 研究（强化降胆固醇治疗预防脑卒中研究）共纳入 4731 例近 6 个月内有脑卒中或短暂性脑缺血发作但没有冠心病的患者，接受本品 80mg 或安慰剂治疗。该研究事后分析显示，本品 80mg 组患者出血性脑卒中发生率高于安慰剂组[分别为 55 例（2.3%）和 33 例（1.4%）；HR=1.68；95% 可信区间（CI）：1.09～2.59，P=0.0168），两组患者致死性出血性脑卒中发生率相似（阿托伐他汀和安慰剂组分别为 17 例和 18 例），阿托伐他汀组非致死性出血性脑卒中发生率（38 例，1.6%）高于安慰剂组（16 例，0.7%）。阿托伐他汀组出血性脑卒中发生率较高与研究开始时患者的某些基线特征（包括出血性脑卒中和腔隙性脑梗死）有关。

【药物过量】 本品过量尚无特殊治疗措施。一旦出现药物过量，患者应根据需要采取对症治疗及支持性治疗措施。由于本品与血浆蛋白广泛结合，血液透析不能明显增加本品的清除。

【制剂与规格】 片剂：每片 10mg。

瑞舒伐他汀

【药品名称】 国际通用名：瑞舒伐他汀。商用名：可定。英文通用名：rosuvastatin。英文商用名：Crestor。

【药理及毒理作用】

1. 药理作用 瑞舒伐他汀是一种选择性、竞争性的 HMG-CoA 还原酶抑制剂。动物试验与细胞培养试验结果显示，瑞舒伐他汀被肝脏摄取率高，并具有选择性，肝脏是降低胆固醇的作用靶器官。体内、体外试验结果显示，瑞舒伐他汀能增加细胞表面的肝 LDL 受体数量，由此增强对 LDL 的摄取和分解代谢，并抑制肝脏 VLDL 合成，从而减少 VLDL 和 LDL 颗粒的总数量。对于纯合子与杂合子家族性高胆固醇血症患者、非家族性高胆固醇血症患者、混合型血脂异常患者，瑞舒伐他汀能降低 TC、LDL-C、ApoB、非 HDL-C 水平。瑞舒伐他汀也能降低 TG 水平、升高 HDL-C 水平。对于单纯高甘油三酯血症患者，瑞舒伐他汀能降低 TC、LDL-C、VLDL-C、ApoB、非 HDL-C、TG 水平，并升高 HDL-C 水平。尚未确定瑞舒伐他汀对心血管发病率与死亡率的影响。

2. 毒理研究

（1）中枢神经系统毒性：几个同类药物的犬试验中发现 CNS 血管损伤，可见血管周围出血、水肿、血管周围单核细胞浸润。与本类药物结构相似的一个药物，在犬血浆药物浓度高于人最大推荐剂量下平均浓度 30 倍的剂量时，出现剂量依赖性视神经退变（视网膜-膝状体纤维 Wallerian 变性）。

（2）遗传毒性：瑞舒伐他汀在 Ames 试验、小鼠淋巴瘤试验、CHL 细胞染色体畸变试验、小鼠微核试验中的结果均为阴性。

（3）生殖毒性：在大鼠生育力试验中，雄性大鼠自交配前 9 周至交配期间、雌性大鼠自交配前 2 周至妊娠第 7 天经口给予 5mg/（kg·d）、15mg/（kg·d）、50mg/（kg·d），最高剂量下（按 AUC 推算，全身暴露量相当于人 40mg/d 暴露量的 10 倍）未见对生育力的不良影响。犬经口给予瑞舒伐他汀 30mg/（kg·d）连续 1 个月，睾丸中可见巨精细胞（spermatidicgiantcell）。猴经口给予瑞舒伐他汀 30mg/（kg·d）连续 6 个月，可见巨精细胞、输精管上皮空泡化。犬与猴的上述剂量按体表面积推算分别相当于人 40mg/d 的 20 倍和 10 倍。同类药物也可见类似现象。雌性大鼠交配前至交配后 7d 经口给予 5mg/（kg·d）、15mg/（kg·d）、50mg/（k·d），高剂量组（按 AUC 推算，全身暴露量相当于人（40mg/d 暴露量的 10 倍）可见胎仔体重减轻、骨化延迟。大鼠自妊娠第 7 天至哺乳第 21 天（离乳）经口给予 2mg/（kg·d）、10mg/（kg·d）、50mg/（kg·d），高剂量组（按体表面积推算，大约等于人 40mg/d 的 12 倍）可见幼仔存活率降低。家兔自妊娠第 6 天至哺乳第 18 天（离乳）经口给予 0.3mg/（kg·d）、1mg/（kg·d）、3mg/（kg·d）（按体表面积推算，与人 40mg/d 相当），可见胎仔存活率降低，母体动物死亡。瑞舒伐他汀剂量在大鼠中≤25mg/（kg·d）、家兔≤3mg/（kg·d）未见致畸性（分别按 AUC 和体表面积推算，与人 40mg/d 的暴露量相当）。

（4）致癌性：在大鼠 104 周致癌性试验中，经口给药剂量为 2mg/（kg·d）、20mg/（kg·d）、60mg/（kg·d）和 80mg/（kg·d）。80mg/（kg·d）（按 AUC 推算，全身暴露量相当于人 40mg/d 暴露量的 20 倍）剂量组雌性动物可见子宫息肉发生率显著升高，低剂量下未见发生率升高。在小鼠 107 周致癌性试验中，经口给药剂量为 10mg/（kg·d）、60mg/（kg·d）和 200mg/（kg·d）。200mg/（kg·d）（按 AUC 推算，全身暴露量相当于人 40mg/d 暴露量的 20 倍）剂量组动物可见肝细胞腺瘤或癌发生率增加，低剂量下未见发生率升高。

【循证医学证据】

1. 心血管事件研究

（1）JUPITER 试验是一项在 26 个国家的 1315 个中心进行的国际多中心、随机、双盲、安慰剂对照研究，旨在评估瑞舒伐他汀对主要心血管事件的风险影响，共入选 17 802 例患者，男性≥50 岁，女性≥60 岁，无心血管事件或糖尿病，LDL 胆固醇<130mg/dl，高敏 C 反应蛋白（HSCRP）≥2.0mg。研究结果发现，瑞舒伐他汀可使血脂正常、但 HSCRP 增高的人群发生的主要心血管事件风险减半。该研究对一级预防具有重要意义。具有较低心血管事件风险但未达到目前指南要求进行降脂治疗的患者，应用瑞舒伐他汀可明显降低心血管事件发病率和死亡率。受试者随机接受瑞舒伐他汀 20mg 或安慰剂，监测主要终点心血管事件（非致死性 MI、非致死性脑卒中、不稳定心绞痛、血运重建或心血管死亡复合事件）。次级终点是主要终点加任何原因引起的死亡的分终点。试验在平均随访 1.9 年后提前终止，当时，瑞舒伐他汀组发生 142 例主要心血管事件，安慰剂组发生 251 例。在研究期间，瑞舒伐他汀使 LDL 胆固醇降低 50%，HSCRP 降低 37%。瑞舒伐他汀治疗明显降低主要终点事件，也明显降低了其他终点事件，包括心肌梗死（HR=0.46）、脑卒中（HR=0.52）、血运重建或不稳定心绞痛（HR=0.53）、非致死性 MI、非致死性脑卒中或心血管死亡（HR=0.53）和全因死亡率（HR=0.80）。瑞舒伐他汀具有剂量依赖性的降低 LDL-C 的作用，临床试验表明，服用 10～80mg 剂量范围的药物，能够降低 LDL-C 达 65%。在 502 例患者的对比研究中，每日用 5～10mg 的瑞舒伐他汀，可降低 LDL-C42%～49%。

（2）意大利学者报告了一项对 NET-SCA 登记库中 12 家医院连续 3056 例急性冠脉综合征（ACS）患者接受强化降脂治疗情况的统计分析。结果显示，超过 2/3 的 ACS 患者在住院期间接受了强化降脂治疗，其中 27% 的患者应用瑞舒伐他汀治疗（62% 的患者用药剂量为 20～40mg）。出院后 90d 76.1% 患者继续他汀治疗，接受 20～40mg 剂量瑞舒伐他汀强化降脂治疗的患者能继续长期用药的比例更高，为 82.2%。该数据表明，瑞舒伐他汀以强效降脂和依从性良好成为达到降脂目标的有力保证。

（3）VOYAGER 荟萃分析研究对 37 项试验、32 259 例患者进行研究，荟萃分析结果表明，20mg 剂量瑞舒伐他汀可使 LDL-C 下降（49.5%±0.5%），这一降幅能满足极高危患者的治疗需求。不同 LDL-C 基线水平的患者服用瑞舒伐他汀后的降脂达标率均较阿托伐他汀和辛伐他汀有所提高。VOYAGER 荟萃分析研究为瑞舒伐他汀的降脂优势提供了有力证据。VOYAGER 研究中有高达 67.1% 的患者合并存在心血管疾病、糖尿病、三酰甘油 >1.7mmol/L（150mg/dl）或高密度脂蛋白胆固醇（HDL-C）<1.0mmol/L（40 mg/dl），因此，该研究的达标率数据在一定程度上可为临床极高危患者的血脂管理提供参考。

2. 逆转动脉粥样硬化斑块研究 大血管动脉粥样硬化斑块的核心成分与胆固醇水平关系密切。循证医学证据表明，合理的他汀治疗可使颅外动脉粥样硬化斑块逐渐趋于稳定，延缓斑块进展，甚至逆转斑块。瑞舒伐他汀可显著降低 LDL-C 水平，并可通过逆转动脉粥样硬化斑块，影响相关疾病的进程。

APOLLO 研究探索了瑞舒伐他汀降脂治疗对择期 PCI 合并高脂血症的日本人群冠脉斑块的影响。研究纳入择期 PCI 患者 142 例，分为瑞舒伐他汀组（96 例）和非他汀对照组（46 例）。APOLLO 研究的主要终点设定为通过定量冠脉造影（QCA）观察非他汀冠脉病变的最小管腔直径（MLD）及平均管腔直径（ALD）的变化。结果显示，瑞舒伐他汀组较非他汀对照组可显著延缓 24 个月后非罪犯病变处冠状动脉管腔的直径变化（瑞舒伐他汀组 MLD：-0.079mm vs 非他汀对照组-0.135mm，$P=0.022$；瑞舒伐他汀组 ALD：0.062mm vs 非他汀对照组-0.109mm，$P=0.025$），提示瑞舒伐他汀治疗在日本患者中同样可延缓冠脉斑块进展。同时，相对于金属裸支架，药物洗脱支架（DES）更易诱发继发性血栓和新生动脉粥样硬化。APOLLO 研究也为瑞舒伐他汀对 DES 患者的获益提供了证据：瑞舒伐他汀组较非他汀治疗组可显著延缓 DES 患者冠脉 MLD 的变化（-0.046mm vs -0.133mm，$P=0.009$）。

3. 大血管动脉粥样硬化斑块逆转研究

（1）ASTEROID 研究是一项为期 2 年的开放性、非对照研究，共纳入 507 例冠状动脉造影显示有冠心病的患者，其研究结果显示，强化降脂治疗可显著逆转冠心病患者动脉管壁的脂质斑块沉积。瑞舒伐他汀（40mg）治疗使整段目标血管的动脉粥样硬化斑块总体积缩小 6.8%，在病变最严重的 10mm 节段，使动脉粥样硬化斑块总体积缩小 9.1%，伴 LDL-C 降低 53% 和 HDL-C 水平升高 15%。

（2）COSMOS 研究评价了瑞舒伐他汀对动脉粥样硬化斑块的影响，结果显示，常规剂量瑞舒伐他汀（平均日剂量为 16.9mg）治疗 76 周后，可使 60% 受试者的动脉粥样硬化斑块发生显著逆转，动脉粥样硬化斑块总体积平均缩小 5.1%。这些结果从不同种族人群证实了瑞舒伐他汀强效降脂并逆转动脉粥样硬化斑块的良好疗效。

4. 对于肾功能的影响尚存争议

（1）TRACK-D 研究是一项评估瑞舒伐他汀对造影剂诱发的急性肾脏损伤（CI-AKI）预防作用的大样本、多中心、随机对照研究，入组接受过冠脉或外周动脉血管造影的糖尿病合并慢性肾病（CKD）患者 2998 例，随机分为瑞舒伐他汀组（10mg/d）或空白对照组，造影后第 4 天两组均服用瑞舒伐他汀 10mg/d 至 30d 研究结束。主要终点为 72h 内 CI-AKI 的发生。TRACK-D 研究显示，短期瑞舒伐他汀治疗对糖尿病合并 CKD 患者发生 CI-AKI 具有预防作用，可显著降低其发生风险。

（2）PRATO-ACS 研究是一项首次探讨早期大剂量他汀对 ACS 患者发生 CI-AKI 预防作用的研究。研究显示，在标准治疗（水化和 N-乙酰半胱氨酸）基础上早期使用大剂量瑞舒伐他汀，可有效预防 CI-AKI 的发生，CI-AKI 发生率较安慰剂组显著降低（6.7%vs15.1%，*P*=0.001），30d 累计不良事件也明显下降。

（3）PLANET 研究是一项多中心、随机、双盲、平行对照试验，旨在探讨阿托伐他汀与瑞舒伐他汀对高胆固醇血症合并或不合并糖尿病但有蛋白尿患者的肾脏保护作用。PLANET I 研究共纳入 353 例糖尿病合并蛋白尿[尿蛋白/肌酐比（UPCR）为 500～5000mg/g，为大量蛋白尿]并接受血管紧张素转化酶抑制剂（ACEI）和（或）血管紧张素受体拮抗剂（ARB）治疗的患者，随机分配至阿托伐他汀 80mg 组（*n*=111）、瑞舒伐他汀 10mg 组（*n*=118）和瑞舒伐他汀 40mg 组（*n*=124）随访 52 周。主要终点为组内 52 周时的 UPCR 变化。PLANET II 研究共纳入 237 例有中度蛋白尿但无糖尿病的患者，随机分配至瑞舒伐他汀 10mg 组、瑞舒伐他汀 40mg 组和阿托伐他汀 80mg 组，随访 52 周，主要终点同样为组内 52 周时的 UPCR 变化。

PLANET I 结果显示：与基线相比，瑞舒伐他汀 10mg 组和瑞舒伐他汀 40mg 组 52 周时的 UPCR 分别为 1.02（95%可信区间：0.88～1.18；*P*=0.83）和 0.96（95%可信区间：0.83～1.11；*P*=0.53），对蛋白尿无显著影响；阿托伐他汀 80mg 组 UPCR 为 0.87（95%可信区间：0.77～0.99；*P*=0.033），较基线有改善作用并达到统计学差异；PLANET II 研究显示，阿托伐他汀减少患者蛋白尿 24.6%（*P*=0.003），而瑞舒伐他汀对蛋白尿没有明显影响。

PLANET 研究的临床指导价值：虽然 PLANET 研究在一定意义上推动了他汀类药物的研究，但其在设计方面的一些局限性大大削弱了其结果的临床价值。

【药代动力学】

1. 普通人群药代动力学

（1）吸收：本品口服 5h 后血药浓度达到峰值。绝对生物利用度为 20%。

（2）分布：瑞舒伐他汀被肝脏大量摄取，肝脏是胆固醇合成及 LDL-C 清除的主要部位。瑞舒伐他汀的分布容积约为 134L。瑞舒伐他汀的血浆蛋白结合率（主要是白蛋白）约为 90%。

（3）代谢：瑞舒伐他汀发生有限的代谢（约 10%）。用人肝细胞进行的体外代谢研究显示，瑞舒伐他汀是细胞色素 P450 代谢的弱底物。参与代谢的主要同工酶是 CYP-2C9，CYP-2C19、CYP-3A4 和 CYP-2D6 参与代谢的程度较低。已知的代谢产物为 N 位去甲基和内酯代谢物。N 位去甲基代谢物的活性比瑞舒伐他汀低 50%，而内酯代谢物被认为在临床上无活性。对循环中的 HMG-CoA 还原酶的抑制活性，90%以上来自瑞舒伐他汀。

（4）排泄：约 90%剂量的瑞舒伐他汀以原形随粪便排出（包括吸收的和未吸收的活性物质），其余部分通过尿液排出。尿中约 5%为原形。血浆清除半衰期约为 19h。清除半衰期不随剂量增加而延长。血浆清除率的几何平均值约为 50L/h（变异系数为 21.7%）。和其他 HMG-CoA 还原酶抑制剂一样，肝脏对瑞舒伐他汀的摄取涉及膜转运子 OATP-C。该转运子在肝脏对瑞舒伐他汀的清除中很重要。

2. 特殊人群的药代动力学

（1）年龄和性别：年龄或性别对于瑞舒伐他汀的药代动力学不产生有临床意义的影响。

（2）肾功能不全：在一项对不同程度肾功能损害患者进行的研究中，轻度和中度肾脏疾病对瑞舒伐他汀或 N-去甲基代谢物的血浆浓度没有影响。但是与健康受试者相比，严重肾功能损害（肌酐清除率<30ml/min）患者的血药浓度增加 3 倍，N-去甲基代谢物的血药浓度增加 9 倍。血液透析患者瑞舒伐他汀的稳态血药浓度比健康志愿者高约 50%。

（3）肝功能不全：在一项对不同程度肝功能损害患者进行的研究中，没有证据表明 Child-Pugh 评分不超过 7 的受试者的暴露量有升高。但 2 例 Child-Pugh 评分为 8 和 9 的患者，他们的瑞舒伐他汀暴露量比 Child-Pugh 评分值低的患者增高至少 2 倍。尚无 Child-Pugh 评分超过 9 的受试者的使用经验。国外的药代动力学研究显示，亚洲人（包括中国人）受试者的血药浓度-时间曲线下面积（AUC）中位值和峰浓度（C_{max}）约为西方高加索人受试者的 2 倍。人群药代动力学分析显示，在高加索人和黑种人组中，药代动力学无临床相关的差异。

（4）中国人健康志愿者药代动力学研究的结果：本研究对 5mg、10mg 和 20mg 瑞舒伐他汀钙片单次给药和多次给药后的中国人健康受试者的药代动力学参数进行了测定。单次给药后，T_{max} 中位值的范围在 2.5～5h，随后呈指数降低。半衰期（$t_{1/2}$）为 11～12h 左右。多次给药的第 3 天，血药浓度达到稳态。多次给药后的药物蓄积很少，且与剂量无关。

【适应证】 本品适用于经饮食控制和其他非药物治疗（如运动治疗、减轻体重）仍不能适当控制血脂异常的原发性高胆固醇血症（Ⅱa 型，包括杂合子家族性高胆固醇血症）或混合型血脂异常症（Ⅱb 型）。本品也适用于纯合子家族性高胆固醇血症的患者，作为饮食控制和其他降脂措施（如 LDL 去除疗法）的辅助治疗，或在这些方法不适用时使用。

【用量与用法】 常用剂量为每次 5～10mg，每晚 1 次。

【不良反应】

1. 本品所见的不良反应通常是轻度的和短暂性的。在对照临床试验中，因不良事件而退出试验的患者不到 4%。不良事件的频率按如下次序排列：常见（发生率>1/100，<1/10）；少见（>1/1000，<1/100）；罕见（>1/10 000，<1/1000）；极罕见（<1/10 000）。

（1）免疫系统异常：罕见过敏反应，包括血管神经性水肿。

（2）神经系统异常：常见头痛、头晕。

（3）胃肠道异常：常见便秘、恶心、腹痛。

（4）皮肤和皮下组织异常：少见瘙痒、皮疹和荨麻疹。

（5）骨骼肌、关节和骨骼异常：常见肌痛，罕见肌病和横纹肌溶解。

（6）全身异常：常见无力。

2. 同其他 HMG-CoA 还原酶抑制剂一样，本品的不良反应发生率有随剂量增加而增加的趋势。

（1）对肾脏的影响：在接受本品的患者中观察到蛋白尿（试纸法检测），蛋白大多数来源于肾小管。约 1% 的患者在 10mg 和 20mg 治疗期间的某些时段，蛋白尿从无或微量升高至"++"或更多，在接受 40mg 治疗的患者中，这个比例约为 3%。在 20mg 剂量治疗中，观察到蛋白尿从无或微量升高至"+"的轻度升高。在大多数病例，继续治疗后蛋白尿自动减少或消失。

（2）对骨骼肌的影响：在接受本品各种剂量治疗的患者中均有对骨骼肌产生影响的报道，如肌痛、肌病，以及罕见的横纹肌溶解，特别是在使用剂量大于 20mg 的患者中。

（3）服用本品的患者中观察到肌酸激酶（CK）水平的升高呈剂量相关性，大多数病例是轻度的、无症状的和短暂的。若 CK 水平升高（＞5×ULN），应中止治疗。

（4）对肝脏的影响：同其他 HMG-CoA 还原酶抑制剂一样，在少数服用本品的患者中观察到剂量相关的转氨酶升高；大多数病例是轻度的、无症状的和短暂的。

（5）上市后经验：除上述反应外，在本品的上市后使用过程中报告了下列不良事件。肝胆系统疾病：极罕见黄疸；肝炎：罕见肝转氨酶升高；肌肉骨骼系统疾病：罕见关节痛；神经系统疾病：极罕见多发性神经病。

【禁忌证】 ①对瑞舒伐他汀或本品中任何成分过敏者；②活动性肝病患者，包括原因不明的血清转氨酶持续升高和任何血清转氨酶升高超过 3 倍的正常值上限（ULN）的患者；③严重的肾功能损害的患者（肌酐清除率＜30ml/min）；④肌病患者；⑤同时使用环孢素的患者；⑥妊娠期间、哺乳期间及有可能妊娠而未采用适当避孕措施的妇女。

【孕妇及哺乳期妇女用药】 本品禁用于孕妇及哺乳期妇女。有可能妊娠的妇女应该采取适当的避孕措施。由于胆固醇和其他胆固醇生物合成产物对胚胎的发育很重要，来自 HMG-CoA 还原酶抑制的危险性超过了对孕妇治疗的益处。动物研究提供了有限的生殖毒性的证据。若患者在使用本品过程中妊娠，应立即中止治疗。瑞舒伐他汀能分泌入大鼠乳汁。尚无有关瑞舒伐他汀分泌入人乳的资料。

【儿童用药】 本品在儿童的安全性和有效性尚未建立。儿科使用的经验局限于少数（年龄≥8 岁）纯合子家族性高胆固醇血症的患儿。因此，目前不建议儿科使用本品。

【老年患者用药】 无须调整剂量。

【药物相互作用】

1. 环孢素 本品与环孢素合并使用时，瑞舒伐他汀的 AUC 比在健康志愿者中所观察到的平均值高 7 倍（与服用本品同样剂量的相比）。合用不影响环孢素的血浆浓度。

2. 维生素 K 拮抗剂 同其他 HMG-CoA 还原酶抑制剂一样，对同时使用维生素 K 拮抗剂（如华法林）的患者，开始使用本品或逐渐增加本品剂量可能导致 INR 升高。停用本品或逐渐降低本品剂量可导致 INR 降低。在这种情况下，适当检测 INR 是需要的。

3. 吉非贝齐和其他降脂产品 本品与吉非贝齐同时使用，可使瑞舒伐他汀的 C_{max} 和 AUC 增加 2 倍。根据专门的相互作用研究的资料，预计本品与非诺贝特合用无药代动力学相互作用，但可能发生药效学相互作用。吉非贝齐、非诺贝特、其他贝特类和降脂剂量（≥1g/d）的烟酸与 HMG-CoA 还原酶抑制剂合用使肌病发生的危险增加，这可能是由于它们单独给药时能引起肌病。

4. 抗酸药 同时给予本品和一种含氢氧化铝镁的抗酸药混悬液，可使瑞舒伐他汀的血浆浓度降低约 50%。如果在服用本品 2h 后再给予抗酸药，这种影响可减轻。这种药物相互作用的临床意义尚未研究。

5. 红霉素 本品与红霉素合用导致瑞舒伐他汀的 $AUC_{(0-t)}$ 下降 20%、C_{max} 下降 30%。这种相互作用可能是由红霉素引起的胃肠运动增加所致。

6. 口服避孕药或激素替代治疗（HRT） 同时使用本品和口服避孕药，使炔雌醇和炔诺酮的 AUC 分别增加 26% 和 34%。在选择口服避孕药剂量时应考虑这些血药浓度的升高。尚无同时使用本品和 HRT 受试者的药代动力学数据，因此，不能排除存在类似的相互作用。但是，在临床试验中，这种联合用药很广泛，且被患者良好耐受。

7. 其他药物 根据来自专门的药物相互作用研究的数据，估计本品与地高辛不存在有临床相关性的相互作用。

8. 细胞色素 P450 酶 体外和体内研究的资料都显示，瑞舒伐他汀既非细胞色素 P450 同工酶的抑制剂，也不是酶诱导剂。另外，瑞舒伐他汀是这些酶的弱底物。瑞舒伐他汀与氟康唑（CYP2C9 和 CYP3A4 的一种抑制剂）或酮康唑（CYP2A6 和 CYP3A4 的一种抑制剂）之间不存在具有临床相关性的相互作用。与伊曲康唑（CYP3A4 的一种抑制剂）合用，瑞舒伐他汀的 AUC 增加 28%，这种增加不被认为有临床意义。因此，估计不存在由细胞色素 P450 介导的代谢所致的药物相互作用。

【注意事项】

1. 对肾脏的作用 在高剂量特别是 40mg 治疗的患者中，观察到蛋白尿（试纸法检测），蛋白大多数来源于肾小管，在大多数病例，蛋白尿是短暂的或断断续续的。

2. 对骨骼肌的作用 在接受本品各种剂量治疗的患者中均有对骨骼肌产生影响的报道，如肌痛、肌病，以及罕见的横纹肌溶解，特别是在使用剂量大于 20mg 的患者中。在临床研究中，没有证据表明在少数同时使用本品和其他治疗的患者中药物对骨骼肌的影响增加。但是已经发现，在其他 HMG-CoA 还原酶抑制剂与贝酸类衍生物（包括吉非贝齐）、环孢素、烟酸、吡咯类抗真菌药、蛋白酶抑制剂或大环内酯类抗生素合并使用的患者中，肌炎和肌病的发生率增高。吉非贝齐与一些 HMG-CoA 还原酶抑制剂同时使用，可增加肌病发生的危险。因此，不建议本品与吉非贝齐合用。应慎重权衡本品与贝特类或烟酸合用以进一步改善脂质水平的益处和这种合用的潜在危险。对任何伴有提示为肌病的急性重症或易于发生继发于横纹肌溶解的肾衰竭（如败血症、低血压、大手术、外伤、严重的代谢、内分泌和电解质异常，或未经控制的癫痫）的患者，不可使用本品。

3. 肌酸激酶检测 不应在剧烈运动后或存在可能引起 CK 升高的因素时检测 CK，这样会混淆对结果的解释。若 CK 基础值明显升高（>5×ULN），应在 5～7d 内再进行检测确认。若重复检测确认患者 CK 基础值>5×ULN，则不可以开始治疗。

4. 治疗前 和其他 HMG-CoA 还原酶抑制剂一样，有肌病或横纹肌溶解症易患因素的患者使用本品时应慎重。这些因素包括肾功能损害、甲状腺功能减退、本人或家族史中有遗传性肌肉疾病、既往有其他 HMG-CoA 还原酶抑制剂或贝特类的肌肉毒性史、酒精滥用、年龄>70 岁、可能发生血药浓度升高的情况、同时使用贝特类。对这些患者，应考虑治疗的可能利益与潜在危险的关系，建议给予临床监测。若患者 CK 基础值明显升高（>5×ULN），则不应开始治疗。

5. 治疗中 应要求患者立即报告原因不明的肌肉疼痛、无力或痉挛，特别是在伴有不适和发热时。应检测这些患者的 CK 水平。若 CK 值明显升高（>5×ULN）或肌肉症状严重并引起的不适（即使 CK≤5×ULN），应中止治疗。若症状消除且 CK 水平恢复正常，可考虑重新给予本品或换用其他 HMG-CoA 还原酶抑制剂的最低剂量，并密切观察。对无症状的患者定期检测 CK 水平是不需要的。

6. 对肝脏的影响 同其他 HMG-CoA 还原酶抑制剂一样，过量饮酒和（或）有肝病史者应慎用本品。建议在开始治疗前及开始后第 3 个月进行肝功能检测。若血清转氨酶升高超过正常值上限 3 倍，本品应停用或降低剂量。

7. 对继发于甲状腺功能低下或肾病综合征的高胆固醇血症，应在开始本品治疗前治疗原发疾病。

8. 人种 药代动力学研究显示，亚洲人受试者的药物暴露量高于高加索人。

9. 对驾驶车辆及操纵机器的影响 确定本品对驾驶车辆和操纵机器的影响的研究尚未进行。然而，根据药效学特性，本品不大可能影响这些能力。在驾驶车辆和操纵机器时，应考虑到治疗中可能会发生眩晕。

【药物过量】 本品过量时没有特殊治疗方法。一旦发生过量，应给予对症治疗，需要时采用支持性措施。应监测肝功能和 CK 水平。血液透析可能没有明显疗效。

【制剂与规格】 片剂：每片 5mg、10mg。

【贮藏】 密封，在干燥处保存。

匹 伐 他 汀

【药品名称】 国际通用名：匹伐他汀。商用名：力清之、冠爽。英文通用名：pitavastatin。英文商用名：Itavastatin、Nisvastatin。

【药理作用】 匹伐他汀钙是通过拮抗性抑制 HMG-CoA 还原酶，从而阻止肝脏内胆固醇的合成。其结果促进了肝脏内的 LDL 受体表达，使从血中到肝脏的 LDL 摄取增加，因此血浆总胆固醇下降。另外，由于肝脏内持续的胆固醇合成障碍，也导致了向血液中分泌的 VLDL 减少，从而血浆中的甘油三酯下降。

1. HMG-CoA 还原酶的抑制作用 匹伐他汀钙在利用大鼠的肝微粒体的试验中，对 HMG-CoA 还原酶具有拮抗性的阻断作用，阻断作用的 IC_{50} 值为 6.8nM（体外试验）。

2. 胆固醇的合成抑制作用 匹伐他汀钙在利用人肝癌细胞（HepG2）的试验中，对于胆固醇合成的抑制作用呈浓度相关性（体外试验）。另外，经口给药时，胆固醇合成抑制作用选择性地作用于肝脏（大鼠）。

3. 降血脂作用 口服匹伐他汀钙可显著降低血浆中的 TC 和 TG（犬、豚鼠）。

4. 抑制脂质蓄积和内膜肥厚的作用 匹伐他汀钙可以抑制载有氧化 LDL 的巨噬细胞（小鼠单球由来株细胞）内胆甾醇酯的蓄积（体外试验）。另外，经口服给药对于颈动脉磨损的模型也有明显的抑制内膜肥厚的作用（兔）。

5. 作用机制

（1）LDL 受体表达的促进作用：本品对于 HepG2 细胞的 LDL 受体 mRNA 的表达起促进作用，增加 LDL 的结合量、摄取量、ApoB 的分解量（体外试验）。另外，经口给药时，与用量正相关地促进 LDL 受体的表达（豚鼠）。

（2）VLDL 分泌降低作用：口服匹伐他汀钙，可显著地降低 VLDL-TG 的分泌（豚鼠）。

【循证医学证据】

1. 临床疗效

（1）在一项临床试验中，30 例家族性高胆固醇血症患者，服用本品每日 2mg，8 周后进一步增加为每日 4mg 持续 8 周。结果表明，每日服用 2mg，8 周后 LDL-C 显著降低 31%～40%。每日服用 4mg，8 周后 LDL-C 显著降低 37%～48%。然而，HDL-C 的增加没有达到统计学显著性水平。每日服用 4mg，TG 显著降低 23%。血浆 ApoB 水平也显著降低。另一方面，ApoA$_1$ 和 ApoA$_2$ 水平显著增加（6%～10%）。

（2）在另一项以高胆固醇血症患者（包括家族性高胆固醇血症患者）为研究对象进行的临床试验（包括双盲对照试验）中，每日 1 次给药匹伐他汀钙 1～4mg，给药 8～104 周，总共 862 例患者的统计结果证实了其确切的血清脂质改善效果。给药 8 周时的总胆固醇降低率为 28%，LDL-C 的降低率为 40%，给药前 TG 在 150mg/dl 以上的患者，其 TG 的降低率为 26%。老年患者中总胆固醇的降低率和非老年患者相比未见差异。

（3）以高胆固醇血症患者为研究对象进行的长期给药试验（28～52 周）中，证实了该药持续稳定的血清脂质改善效果。以家族性高胆固醇血症患者为研究对象进行的长期给药试验（52～104 周）中，也证实了其降低 TC、LDL-C 的效果。

（4）以高胆固醇血症的中国患者为研究对象，进行了随机化试验。通过应用匹伐他汀钙 2mg 或 4mg 进行 8 周的治疗，LDL-C 的降低率分别为 32%、36%。接受匹伐他汀钙 2mg 治疗的中国高胆固醇血症患者中有 70% 以上、接受匹伐他汀 4mg 治疗的中国高胆固醇血症患者中有约 85% 以上 LDL-C 和 TC 分别降低了 20% 以上。

2. 对老年患者血中甾体激素的影响 以 34 例年龄在 70 岁以上的高胆固醇血症患者为对象，每日 1 次连续 8 周口服匹伐他汀钙 2mg，未发现血中甾体激素的异常变动。

3. 对合并糖尿病患者的糖代谢影响 以 33 例合并有 2 型糖尿病的高胆固醇血症患者为研究对象，每日 1 次连续 8 周口服匹伐他汀钙 2mg，发现对血糖控制的影响很小。

【药代动力学】

1. 健康成人的体内动态

（1）单次口服给药的血药浓度：日本健康成年男性各 6 例空腹单次口服本品 2mg、4mg 时，血浆中主要存在原形药物和其主要代谢产物内酯体。食物对于原形药物药代动力学的影响，餐后单次给药和空腹单次给药相比，出现 T_{max} 延迟和 C_{max} 的下降，但餐前和餐后给药对 AUC 无明显差异。

在对健康成年中国男性进行的匹伐他汀钙 1～8mg 用量范围的 I 期临床试验表明，和日本人比较，虽血药浓度稍低，但本品任一用量均在给药后迅速进入血浆，达到 C_{max} 后，呈 2 相或 3 相性衰减。本试验中，未发现中国人和日本人药代动力学参数的明显差异，也未发现饮食对药代动力参数的影响。

（2）重复口服给药时的血药浓度：日本 6 例健康成年男性早餐后每日 1 次口服匹伐他汀钙 4mg，连续 7d 重复给药，重复给药引起的变动很小，$T_{1/2}$ 约为 11h。

另外，高龄者 6 例与非高龄者 5 例每日 1 次连续 5d 口服匹伐他汀钙 2mg 时，两组的药代参数无明显差异。在对健康成年中国男性进行的连续 7d 口服重复给药匹伐他汀钙 1～4mg 用量范围的 I 期临床试验中，匹伐他汀在给药的第 2～3 天达到稳态，几乎没有蓄积性。本试验中，未发现中国人和日本人药代动力学参数的明显差异。

（3）与环孢素合并用药时的血药浓度：健康成年日本男性 6 例，每日 1 次，口服给药匹伐他汀钙 2mg，连续给药 6d，在第 6 天本品给药前 1h，单次口服给药环孢素 2mg/kg，本品的血浆中浓度 C_{max} 增加到 6.6 倍、AUC 增加到 4.6 倍。

（4）与贝特类药物合并用药时的血药浓度（非日本人数据）：健康成人 24 例，每日 1

次，口服给药匹伐他汀钙 4mg，连续给药 6d，自第 8 天起，进行非诺贝特或吉非贝齐的 7d 联合给药。本品的血浆中浓度在联用非诺贝特时增加到 1.2 倍、联用吉非贝齐时增加到 1.4 倍。

2. 肝功能障碍者的体内动态

（1）肝硬化患者（非日本人数据）：肝硬化患者 12 例和健康成人 6 例单次口服匹伐他汀钙 2mg 时，血浆中浓度与健康成人相比 Child-Pugh grade A 的患者其 C_{max} 为 1.3 倍、AUC 为 1.6 倍、Child-Pugh grade B 的患者其 C_{max} 为 2.7 倍、AUC 为 3.9 倍。

（2）脂肪肝：日本肝功能障碍者（脂肪肝）6 例与肝功能正常者 6 例每日 1 次连续 7d 口服匹伐他汀钙 2mg，对于药物动态的影响很小。

3. 尿中排泄 日本健康成年男性各 6 例分别单次口服本品 2mg、4mg，其尿中的排泄率很低，原形药物不到 0.6%，内酯体不到 1.3%，合计不到 2%。日本健康成年男性 6 例连续 7d 每日 1 次口服匹伐他汀钙 4mg，其尿中原形药物和内酯体的排泄率从第 1 次给药到第 7d 给药没有增加，随着停止给药而迅速减少。

4. 代谢 匹伐他汀钙在体内通过环化为内酯体、侧链的 β 氧化、喹啉环的羟基化和葡萄糖醛酸或氨基乙磺酸内聚化等方法进行代谢，主要通过粪便排泄（大鼠、犬）。在人体内，发现血中有原形药物和其主要代谢产物内酯体，其他代谢产物如丙酸的衍生物，8 位羟基化体只发现极少量的存在。同样尿中也只发现极少量的原形药物、内酯体、脱氢内酯体、8 位羟基化体和它们的内聚体。

5. 药物代谢酶 匹伐他汀钙在采用人肝微粒体的代谢实验中，只有很少被代谢，主要由 CYP2C9 产生 8 位羟基体（体外试验）。在对于 CYP 分子种类的模型基质的抑制试验中，对 CYP2C9 基质的甲苯磺丁脲、CYP3A4 基质的睾酮的代谢没有影响（体外试验）。

6. 血浆蛋白结合率 匹伐他汀钙血浆蛋白结合率很高，与人血浆或 4%人血清白蛋白中血浆蛋白结合率为 99.5%～99.6%，与 0.06%人的 $α_1$-酸性糖蛋白结合率为 94.3%～94.9%（体外试验）。

【适应证】 高胆固醇血症、家族性高胆固醇血症。

对于冠心病、冠心病等危症及其他具有心血管疾病危险因素患者，遵循《中国成人血脂异常防治指南》的原则，匹伐他汀可用于降低 TC、LDL-C 和 TG，并升高 HDL-C，提高患者调脂治疗达标率。

对于原发性高胆固醇血症或以胆固醇升高为主的混合性血脂异常患者，当饮食控制及其他非药物治疗不理想时，匹伐他汀可用于降低 TC、LDL-C。

糖尿病及代谢综合征患者其血脂异常常表现为 TG 水平轻度升高及 HDL-C 水平降低，可选用匹伐他汀治疗使 LDL-C 达标的同时降低 TG 及升高 HDL-C。

【用量与用法】 成人晚餐后口服本品每日 1～2mg，根据年龄和症状调整剂量，若降 LDL-C 的疗效不理想，可增加剂量，最大日剂量为 4mg。常用剂量为每次 2～4mg，每晚 1 次。

【不良反应】 本药在日本批准上市前进行的临床试验，886 例中有 197 例（22.2%）出现了不良反应。自（他）觉症状的不良反应 50 例（5.6%），主要症状包括腹痛、皮疹、倦怠感、麻木、瘙痒等。临床检查值异常有 167 例（18.8%），主要是 γ-GTP 升高、CK（CPK）

升高、血清 ALT（GPT）和血清 AST（GOT）升高等。上市后的安全性监测显示，20 002 例中有 1210 例（6.0%）出现了不良反应。

在中国实施的进口临床试验中，在服用匹伐他汀的 227 例患者中，有 23 例（10.1%）出现了不良反应。其中主要表现为胃肠功能障碍，2mg 剂量组出现胃肠功能障碍的发生率为 6.3%，0.9%的患者在使用中肝脏转氨酶升高超过 3 倍以上，在 4mg 组有 1 例（1/109）出现 CK 大于 10 倍的升高。

严重不良反应有以下几种。

（1）横纹肌溶解症（发生率不明）：可能会出现以肌肉痛、乏力感、CK（CPK）升高、血及尿中的肌红蛋白升高为特征的横纹肌溶解症，伴随横纹肌溶解症的发生，可能会出现急性肾衰竭等严重的肾功能障碍，出现这种情况时，应停止给药。

（2）肌病（发生率不明）：可能会出现肌病，所以如出现广泛的肌肉痛、肌肉压痛或明显 CK（CPK）升高时须停止给药。

（3）肝功能障碍、黄疸（不到 0.1%）：可能会出现伴随 AST（GOT）、ALT（GPT）显著升高的肝功能障碍、黄疸，所以应定期进行肝功能检查，发现异常应停止给药，进行妥善处理。

（4）血小板减少（发生率不明）：可能会出现血小板减少，所以应注意进行血液检查，发现异常应停止给药，进行妥善处理。

【禁忌证】

1. 下列患者禁止给药　①对本制剂成分及其赋形剂有既往过敏史的患者；②重症肝病患者或胆道闭塞的患者；③正服用环孢素的患者；④孕妇及可能妊娠的妇女和哺乳期妇女。

2. 以下患者原则上禁止给药，但如有必要可慎用　肾功能相关的临床检查值异常的患者，只限于判断本药与贝特类药物在临床上不得不合并用药的情况。

【孕妇及哺乳期妇女用药】

1. 孕妇　对动物和人类的药物研究或人类用药的经验表明，药物对胎儿有危害，而且孕妇应用这类药物无益。因此，禁用于妊娠或可能妊娠的患者。人类在妊娠前 3 个月内服用了其他的 HMG-CoA 还原酶抑制剂后，有出现了胎儿先天性畸形的报告。

2. 哺乳期妇女　禁止给药。

【儿童用药】　儿童用药的安全性尚未得到证实。

【老年患者用药】　一般高龄患者都生理功能下降，如发现不良反应则应注意减量使用。

【药物相互作用】　本制剂几乎不被肝的药物代谢酶 P450（CYP）代谢（CYP2C9 有极少的代谢）。①合并用药禁忌（不要合并使用）：环孢素。②原则合并用药禁忌（原则上不合并使用）：肾功能检查值异常的患者，原则上是不能合并用药，只有在临床上判断为不得不使用的情况下才可以慎重合并使用，如贝特类药物（苯扎贝特）、烟酸、考来烯胺等。

【注意事项】

1. 慎重给药

（1）肝病患者或有既往肝病史的患者、酒精中毒者（本药物主要分布和作用于肝脏，有使肝功能进一步恶化的可能。另外，对酒精中毒者，有易出现横纹肌溶解症的报告）。

（2）肾病患者或有既往肾病史的患者（横纹肌溶解症的报告病例大多是有肾功能障碍的患者，另外发现伴随横纹肌溶解症可以发生急剧的肾功能恶化）。

（3）正在服用贝特类药物（苯扎贝特等）、烟酸的患者，易出现横纹肌溶解症。

（4）甲状腺功能低下症患者、遗传性肌疾病（肌营养障碍等）或有家族史患者、药物性肌障碍的既往史患者（有易出现横纹肌溶解症的报告）。

（5）老年患者（参照【老年患者用药】）。

2. 重要的基本注意事项　在使用本药的情况下以下几点要充分注意。

（1）使用本药前，首先采用治疗高胆固醇血症的基本疗法——食物疗法，以及减少如高血压、吸烟等引起缺血性心脏病的危险因素和进一步运动疗法。

（2）从服药开始到 12 周至少要检查肝功能 1 次，以后定期（如半年 1 次）检查。

（3）服药过程中定期检查血脂值，如发现对治疗无反应时应停止给药。

3. 使用注意事项　交付患者本药剂时，指导患者将 PTP 包装的药剂从 PTP 板中取出后服用（有由于误服 PTP 板，硬角刺入食道黏膜，引起穿孔，并发纵隔炎等严重合并症的报告）。

4. 其他注意事项　犬的经口给药试验[3mg/（kg·d）以上 3 个月、1mg/（kg·d）以上 12 个月]发现有白内障的发生，但其他动物（大鼠、猴）未见类似情况发生。

【药物过量】　药物过量尚无特殊治疗措施。一旦出现药物过量，应根据需要采取对症治疗及支持性治疗措施。由于大量匹伐他汀与血浆蛋白结合，血液透析不能明显加速匹伐他汀的清除。

【制剂与规格】　片剂：每片 2mg、4mg。

【贮藏】　密封避光保存。

血　脂　康

【药品名称】　国际通用名：血脂康。英文通用名：wenstardin。

【药理作用】　本品含羟甲基戊二酸单酰辅酶 A 还原酶抑制剂、多种不饱和脂肪酸及人体必需的多种氨基酸等有效物质。能抑制肝脏 HMG-CoA 还原酶，降低胆固醇合成，减少细胞内胆固醇贮存。促进低密度脂蛋白受体合成，增加 LDL 受体的活性和数量，加强 LDL 胆固醇的摄取与代谢，降低血中胆固醇浓度。抑制甘油三酯和脂肪酸合成，促进其代谢。

【循证医学证据】　血脂康美国 II 期临床研究共入选 116 例高脂血症患者，随机分为安慰剂组和高低剂量治疗组，观察 12 周。结果显示，血脂康能显著降低患者 LDL-C 水平，与化学他汀作用相似，同时升高 HDL-C，并且未发现有明显的肝酶异常等不良反应，安全性良好。国内血脂康临床试验结果表明，服用血脂康 1.2g/d，其短期调脂作用类同于辛伐他汀 10mg/d，不良反应也相似。

【药代动力学】【适应证】　参见洛伐他汀。

【用量与用法】　常用剂量为每次 0.6g，每日 2 次。

【不良反应】　2000 例患者连续服用 2 年除原有胃痛有加重外，未见其他显著的不良反应。

【禁忌证】【孕妇及哺乳期妇女用药】【儿童用药】【药物相互作用】【注意事项】　参见洛伐他汀。

【制剂与规格】　片剂：每片 0.6g。

第四节　胆汁酸螯合剂

考 来 烯 胺

【药品名称】　国际通用名：考来烯胺。商用名：消胆胺、降胆敏；英文通用名：cholestyamine。英文商用名：Questran。

【药理作用】　苯乙烯型强碱性阴离子交换树脂，不溶于水。口服后药物所含氯离子与胆酸交换，形成不稳定的络合物；抑制胆酸或胆固醇从肠道的吸收，增加胆酸或胆固醇从粪便排出。减少胆酸的肝肠循环，胆酸从肠道的吸收减少，刺激肝内胆固醇转化为胆酸，胆酸合成增加，肝细胞内胆固醇消耗增加，反馈刺激肝细胞膜加速合成 LDL 受体，使肝细胞膜 LDL 受体数目增多、活性增强，自血浆摄取的 LDL 增加，结果血浆 LDL 胆固醇浓度降低。LDL 重量的 45%左右是胆固醇，实际上血浆 LDL-C 及 TC 水平均降低。从肠道吸收胆固醇的过程中，需胆酸起乳化作用，胆酸被树脂吸附随粪便从肠道排出，势必影响胆固醇从肠道的消化吸收。

【循证医学证据】　在临床血脂研究与冠心病一级预防试验（lipid research clinics coronary primary prevention trial，LRC-CPPT）研究中，患者服用考来烯胺24g/d，平均 7.4年，结果 TC 和 LDL-C 分别下降 13.4%与 20.3%，CHD 死亡危险性减少 24%，非致死性急性心肌梗死发生危险性下降 19%。冠心病干预研究（coronary interventionsStudy，CIS）结果表明，服用考来烯胺（24g/d）治疗 5 年，TC、LDL-C 分别下降 17%和 26%，HDL-C 增加 8%。美国心肺血液研究所的干预试验第二项研究（NHLBI）观察到，服用考来烯胺（24g/d），TC、LDL-C 分别下降 17%和 26%，HDL-C 升高 8%。临床研究表明，长期使用胆酸螯合剂考来烯胺治疗高胆固醇血症患者，有明显降低 TC 和 LDL-C 的作用，可明显降低冠心病发生的危险性，并具有延缓冠状动脉粥样硬化病变进展的作用。

【药代动力学】　口服胃肠道不吸收，用药 4～7d 后出现降脂效应，服药后 2 周出现最大效应。服药后一般 TC 可降 10%～20%，LDL-C 可降 15%～25%，TG 稍有增加或无明显变化，血 HDL-C 可能有中等量增加，剂量效应呈正相关。

【适应证】　Ⅱa 型高脂血症，尤其伴 LDL 增高者（杂合子型家族性高胆固醇血症和多基因高胆固醇血症）。

【用法与用量】　每次 4～5g，每日 3 次，也可每日 6 次，总量每日不超过 24g。为了减少不良反应，增加患者的耐受性，多从小剂量用起，1～3 个月内逐渐加至最大耐受量。用水或饮料拌匀服用，一般在饭前或睡前服用。

【不良反应】　主要缺点是异味感，用量大时常引起消化道不良反应如恶心、腹胀、消化不良、食欲减退、便秘，可致痔疮加重。可有一过性三酰甘油增高和碱性磷酸酶增高。

因考来烯胺为氯离子型，可能发生高氯性酸中毒。剂量大时可影响脂溶性维生素的吸收。

【注意事项】 异味可用调味剂矫正，多进食含纤维素的食物可缓解便秘。长期服用者应及时补充维生素 A、维生素 D、维生素 K 及钙。生长期患者应每日补充叶酸 5mg。孕妇和哺乳期妇女应补充足量的多种维生素。

【孕妇及哺乳期妇女用药】 孕妇、哺乳期妇女应充足补充维生素。

【儿童用药】 此药可用于儿童，注意充分补给维生素。

【药物相互作用】 交换树脂在小肠也与其他一些药物结合，如叶酸、地高辛、华法林、氯噻嗪类、苯巴比妥、保泰松、口服抗凝药、甲状腺素、贝特类、他汀类等，应避免同时服用。一般可在服树脂前 1h 或 4h 后服用其他药物。

【制剂与规格】 粉剂。每包 10g。

考 来 替 泊

【药品名称】 国际通用名：考来替泊。商用名：降胆宁。英文通用名：cholestipol。

【药理作用】 本品为四乙烯五胺与环氧氯丙烷的缩聚物，另一种为可与胆汁酸结合的弱碱性阴离子交换树脂。作用参见考来烯胺。

【循证医学证据】 降低胆固醇和动脉粥样硬化研究-Ⅰ（cholesterol-lowering atherosclerosis study，CLAS-Ⅰ）观察服用考来替泊（30g/d）和烟酸（根据 TC 高低决定烟酸剂量的大小）2 年随访结果，TC、TG、LDL-C 分别降低 26%、22% 与 43%，HDL-C 增加 37%，并证实考来替泊和烟酸联合治疗可减轻冠脉和搭桥血管的动脉粥样硬化病变。家族性动脉粥样硬化治疗研究（FATS）则表明，联合应用洛伐他汀或烟酸，LDL-C 分别下降 46% 与 32%，HDL -C 分别升高 15% 与 43%。而单用考来替泊 LDL-C 降低 7%，HDL-C 升高 5%。

【药代动力学】 参见考来烯胺。

【适应证】 参见考来烯胺。本品更适用于Ⅱ型高脂血症。

【用法与用量】 起始用量每次 4～5g，每日 3～4 次。常用剂量每日 10～20g。服用考来替泊 5g，每日 3 次。高胆固醇患者用考来替泊 5g，每日 3 次。

【不良反应】 参见考来烯胺。较少发生便秘。

【药物相互作用】 与烟酸、洛伐他汀类合用可增加降脂疗效。其余同考来烯胺。

【注意事项】 参见考来烯胺。

【制剂与规格】 粉剂：每包 10g。

地 维 烯 胺

【药品名称】 国际通用名：地维烯胺。英文通用名：divisturamine。

【药理作用】 本品是一种阴离子交换树脂。参见考来烯胺。

【适应证】 该药的降血脂适应证与不良反应，均与考来烯胺相似，但临床应用不如考来烯胺与考来替泊广泛。

【用法用量】 每日 6～12g。

【制剂与规格】 粉剂：每包 6g。

第五节 烟 酸 类

烟 酸

【药品名称】 国际通用名：烟酸。英文通用名：nicotinic acid。英文商用名：Niacin。

【药理作用】 本品属于 B 族维生素。大剂量烟酸有明显的调节血脂作用，可迅速降低血甘油三酯和 VLDL-C、LDL-C。烟酸通过抑制脂肪组织中 cAMP 形成，降低甘油三酯酶的活性，减少肝脏甘油三酯的酯化，减少 VLDL-C 生成，结果也减少 LDL。还可增强脂蛋白脂酶的活力。能在辅酶 A 作用下与甘氨酸合成烟尿酸，阻止肝细胞利用辅酶 A 合成胆固醇，烟酸还具有促进脂蛋白脂酶的活性，加速脂蛋白中甘油三酯的水解，因而其降 TG 的作用明显强于其降胆固醇的作用。其升高 HDL-C 的作用机制不详。

【循证医学证据】 冠心病药物治疗方案（CDP）试验研究结果表明，冠心病患者服用烟酸（3.0g/d），使 TC 和 TG 分别下降 9.9% 和 26.1%，但研究结果提示烟酸不能降低冠心病患者的死亡率。家族性动脉粥样硬化治疗研究（FATS）中，患者服用烟酸（0.125g，2 次/天，2.5 年 LDL-C 降低 32%，HDL-C 升高 43%，并可防止冠脉病变的进展，促使已有的冠脉病变逆转，降低冠心病事件的发生率。降低胆固醇与动脉粥样硬化研究-Ⅰ（CLAS-Ⅰ）和 CLAS-Ⅱ 试验均表明烟酸和考来替泊联合降低血浆胆固醇治疗后，可减轻冠脉和旁路移植血管的动脉粥样硬化病变，长期联合治疗可明显延缓冠脉和搭桥血管动脉粥样硬化的进程。

【药代动力学】 自胃肠道吸收，口服后 30～60min 达血浆峰浓度，广泛分布于机体组织，半衰期短暂，约 45min。大剂量口服时，主要代谢产物为烟尿酸、N-甲基烟酰胺及 2-吡啶酮衍生物。2/3 以原形自尿排泄。

【适应证】 Ⅲ、Ⅳ、Ⅴ型高脂血症，也可用于 Ⅱ型高脂血症。

【用法与用量】 一般剂量 1～2g，每日 3 次。开始用药的两周内，宜从小剂量开始（每次 0.1～0.5 g，每日 4 次），以后酌情加量至 1～2g，每日 3 次。

【不良反应】 开始用药两周内，烟酸可引起较重的皮肤潮红或瘙痒反应，坚持几周后，多数患者这种反应可减轻，部分患者可因为不耐受而停药。如预先 30min 服 0.3g 阿司匹林，可显著减轻潮红。从小剂量开始，逐步增量，也可减轻此种反应。可引起食欲缺乏、腹泻等胃肠功能障碍表现，部分患者可诱发或者加重溃疡病。可使患者糖耐量下降，使非糖尿病患者血糖增高，或者加重糖尿病患者的病情。可使血尿酸增高，甚至出现痛风性关节炎，如出现上述改变，应停药。部分患者还可发生色素沉着、皮肤干燥等。个别患者可出现肝功能损害、SGPT 增高，甚至出现黄疸。

【禁忌证】 伴有溃疡病、肝功能损害、痛风或显著高尿酸血症、糖尿病、恶性心律失常者均禁用。

【注意事项】 服药过程中应定期复查肝功能、血糖和尿酸等生化指标。症状重者应停用烟酸。

【孕妇及哺乳期妇女用药】 不宜用于妊娠和哺乳期。

【药物相互作用】 可增加降压药的扩血管作用，可产生低血压。

【制剂与规格】　片剂：每片 50mg、100mg。

阿 昔 莫 司

【药品名称】　国际通用名：阿昔莫司。商用名：氧甲吡嗪、乐脂平。英文通用名：acipimox。

【药理作用】　为人工合成的烟酸衍生物。其降血脂机制可能是：①抑制脂肪组织的分解，减少游离脂肪酸的释出，减少甘油三酯的合成；②抑制 VLDL 和 LDL 的生成；③抑制肝脂肪酶活性，减少 HDL 胆固醇异化；④激活脂肪组织的脂蛋白脂肪酶，加速 LDL 分解，有利于 HDL 胆固醇增高。其降血脂作用较烟酸强。本品与胆汁酸结合树脂合用可增强降脂效果。可改善患者的葡萄糖耐量，降低空腹血糖 15%左右。

【循证医学证据】　临床研究表明，本品是一种安全、有效的血脂调节药物，可使 TC 降低 25%，TG 降低 50%，HDL-C 升高 20%。

【药代动力学】　口服吸收迅速。服药后 2h 左右可达血浆峰浓度，不与血浆蛋白结合，半衰期为 2h。在体内无显著代谢，基本上均以原形从尿中排泄。

【适应证】　Ⅱa、Ⅱb、Ⅲ、Ⅳ、Ⅴ型高脂蛋白血症。

【用法与用量】　饭后服药。对Ⅳ型患者每次 250mg，每日 3 次；对Ⅱ、Ⅲ、Ⅴ型患者可每次 250mg，每日 3 次，必要时最大量可用到每日 1200mg。

【不良反应】　不良反应明显小于烟酸。目前尚未发现有明显的肝肾功能损害情况；未见有明显的代谢紊乱现象；面部潮红、皮肤瘙痒的发生率约 6%。个别患者有上腹不适、胃灼热、恶心、腹泻。这些不良反应多在服药几天后逐渐自行减轻或消失。

【禁忌证】　严重溃疡病、肝功能严重损害者不宜使用。

【注意事项】　正在服用降血糖药物的糖尿病患者，服用本药时应注意监测血糖，适当调整降血糖药物用量。

【药物相互作用】　与口服降糖药、口服抗凝药合用尚未见有药物相互作用。

【制剂与规格】　胶囊：每粒 0.25g。

烟酸肌醇酯

【药品名称】　国际通用名：烟酸肌醇酯。英文通用名：inositol hexanicotinate。

【药理作用】　本品为人工合成的烟酸衍生物。能够调节血浆 TG 的水平，也能够降低 TC，但作用不显著。本品吸收后在体内缓慢分解为烟酸和肌醇而发挥各自的作用。烟酸有扩张血管作用，肌醇可以降低毛细血管脆性和防止胆固醇在肝脏沉着，从而防止血栓形成。

【适应证】　与烟酸相似。还可用于闭塞性动脉硬化症、肢端动脉痉挛症，冻疮及手足发绀等症。

【用法与用量】　口服每次 200～600mg，每日 2～3 次。

【不良反应】　明显小于烟酸。有恶心、发汗，有时会增强皮肤病的瘙痒感。

【制剂与规格】　片剂：每片 200mg。

第六节 选择性胆固醇吸收抑制剂

依折麦布

【药品名称】 国际通用名：依折麦布。商用名：益适纯。英文通用名：ezetimibe。

【药理作用】 本品是一种口服、强效的降脂药物，其作用机制与其他降脂药物不同（如他汀类，胆酸螯合剂及其树脂类，苯氧酸衍生物和植物性固醇酯化物）。本品附着于小肠绒毛刷状缘，抑制胆固醇的吸收，从而降低小肠中的胆固醇向肝脏中的转运，使得肝脏胆固醇贮量降低从而增加血液中胆固醇的清除。本品不增加胆汁分泌（如胆酸螯合剂），也不抑制胆固醇在肝脏中的合成（如他汀类）。与安慰剂比较，本品抑制小肠对胆固醇吸收的54%。他汀类减少肝脏合成胆固醇，与本品合用可以进一步降低胆固醇水平，优于两种药物的单独应用。本品选择性抑制胆固醇吸收的同时并不影响小肠对甘油三酯、脂肪酸、胆汁酸、孕酮、炔雌醇及脂溶性维生素 A、维生素 D 的吸收。本品和 HMG-CoA 还原酶抑制剂联合使用与任何一种药物单独治疗相比能有效改善血清中 TC、LDL-C、ApoB、TG 及 HDL-C 水平。依折麦布单独使用或与 HMG-CoA 还原酶抑制剂联合使用对心血管疾病发病率与死亡率的效果还未建立。

【循证医学证据】

1. 原发性高胆固醇血症的临床应用 在两项多中心、双盲、安慰剂对照、为期 12 周的研究中，1719 名原发性高胆固醇血症患者接受了每日 10mg 的本品治疗。结果表明，实验组较对照组的 TC、LDL-C、Apo B、TG 有明显的降低，并增加 HDL-C。在不同年龄、性别、种族和基础 LDL-C 水平的患者中，LDL-C 降低具有一致性。本品对脂溶维生素 A、维生素 D、维生素 E 的血浆浓度无影响，对凝血酶原时间无影响，不影响肾上腺皮质类固醇的生成。

2. 本品与他汀类联合用药 在 4 项多中心、双盲、安慰剂对照、为期 12 周的研究中，1187 名原发性高胆固醇血症患者接受了每日单独应用本品 10mg 治疗或联合应用阿托伐他汀、辛伐他汀、普伐他汀、洛伐他汀的治疗。联合用药的患者 LDL-C 降低程度与他汀类药物的种类和剂量无关。本品与最小剂量他汀类药物联合应用降低 LDL-C 的作用优于大剂量单独应用他汀类药物。

3. 在应用他汀类药物治疗过程中加入本品

（1）在一项多中心、双盲、安慰剂对照、为期 8 周的临床研究中，共有 769 名原发性高胆固醇血症患者参加。这些患者正在单独使用他汀类药物治疗，但尚未达到 NCEP 指定的 LDL-C 水平（100～160mg/dl，根据基线水平），在其进行的他汀类药物治疗中随机加服本品或安慰剂。在基线应用他汀类药物未达到 LDL-C 控制标准的患者中（约 82%），于研究终点 LDL-C 达到控制标准的在本品组及安慰剂组分别为 72% 和 19%。此研究表明，在应用他汀类药物治疗过程中加入本品的方案可明显降低 TC、LDL-C、Apo B、TG 血浆浓度，而提高 HDL-C 血浆浓度。本品与各类他汀类药物联合应用后降低 LDL-C 的效果相近。

（2）在一项多中心、双盲、安慰剂对照、为期 14 周的研究中，621 例正在服用阿托伐他汀且 LDL-C＞130mg/dl 的原发性高胆固醇血症患者被随机分为两组，一组接受每日阿托伐他汀 20mg 治疗，另一组接受每日阿托伐他汀 10mg+本品 10mg 的治疗。在未达控制指标的患者中（控制指标设定为 LDL-C＜100mg/dl），单独应用阿托伐他汀的患者可将用药剂量提高至 80mg，在联合应用阿托伐他汀和本品的患者，阿托伐他汀用量可提高到 40mg。在这组患者中，平均基准 LDL-C 为 187mg/dl，且其中 60%患者为杂合子家族性高胆固醇血症（HeFH）。研究结束时，单独用药组有 7%患者达到控制目标，联合用药组有 22%达到控制目标，差异非常显著。在第 4 周，两组 LDL-C 降低的程度已具有明显的差异（联合用药组降低率为 24%，单独用药组降低率为 9%）。在这些患者中，杂合子家族性高胆固醇血症的亚组患者在接受两种不同治疗方案后，控制 LDL-C 的效果同样符合上述研究结果。

（3）在一项设计方案类似的研究中，100 例患者接受辛伐他汀 20mg 治疗后未达到 LDL-C 的控制目标，将其分成两组，其中一组接受辛伐他汀+本品 10mg 的治疗，另一组只接受了辛伐他汀治疗。其结果与上述阿托伐他汀研究相似。例如，在达到 LDL-C 控制目标上有显著差异（单独应用辛伐他汀的患者达标率为 3%，联合用药的患者达标率为 27%）。单独用药的患者 LDL-C 的降低率平均为 11%，联合用药的患者 LDL-C 的降低率平均为 24%。

4. 与非诺贝特联合用药 在对混合性高脂血症患者进行的多中心、双盲、安慰剂对照的临床研究中，625 名患者治疗达 12 周，576 名患者再延续治疗 48 周。在 12 周的研究中患者随机接受安慰剂、单独使用本品、单独使用非诺贝特 160mg 或接受本品与 160mg 非诺贝特联合用药。12 周研究完成后，符合条件的患者被安排到本品与非诺贝特合用或非诺贝特单独使用组再治疗 48 周。本品与非诺贝特联合用药与单独使用非诺贝特相比，能显著降低 TC、LDL-C、ApoB 及非 HDL-C，TG 降低百分数及 HDL-C 升高百分数相当。

5. 纯合子家族性高胆固醇血症 一项用于评估本品对纯合子家族性高胆固醇血症的治疗效果的双盲、随机、为期 12 周的研究，50 例分别通过临床或基因型诊断为纯合子家族性高胆固醇血症的患者入选，这组患者的 LDL-C 并非全部异常，且均已接受了阿托伐他汀 40mg 或辛伐他汀 40mg 治疗。这些患者被分为三组，一组接受阿托伐他汀 40mg 或辛伐他汀 80mg，一组接受本品 10mg+阿托伐他汀 40mg 或辛伐他汀 40mg，还有一组接受本品 10mg+阿托伐他汀 80mg 或辛伐他汀 80mg。研究结果表明，本品与阿托伐他汀（40mg 或 80mg）或辛伐他汀（40mg 或 80mg）联合应用，其降低 LDL-C 的效果明显优于辛伐他汀或阿托伐他汀单独治疗（剂量 40～80mg）。

6. 纯合子谷甾醇血症（植物甾醇血症） 一项研究评价了本品治疗纯合子谷甾醇血症的疗效。在此多中心、双盲、安慰剂对照、为期 8 周的研究中，37 例患纯合子谷甾醇血症的患者被随机分到试验组（服用本品 10mg，$n=30$）和对照组（服用安慰剂，$n=7$）。本品可明显降低谷甾醇（降低 21%）和植物固醇（24%）在血中的含量。然而，接受安慰剂的患者，血中谷甾醇及植物固醇含量分别升高了 4%和 3%。在研究中，本品逐渐降低谷甾醇及植物固醇含量。接受本品同时接受胆汁酸螯合剂的患者（$n=8$）与只接受本品的患者（$n=21$），谷甾醇及植物固醇降低程度无差别。

【药代动力学】 口服后，依折麦布被迅速吸收，并广泛结合成具药理活性的酚化葡萄糖苷酸（依折麦布-葡萄糖苷酸）。依折麦布-葡萄糖苷酸结合物在服药后 1～2h 达到平均血浆峰浓度（C_{max}），而依折麦布则在 4～12h 出现平均血浆峰浓度。因依折麦布不溶于注射用水性介质中，故无法测得其绝对生物利用度。10mg 依折麦布片同食物（高脂或无脂饮食）一起服用并不影响其口服生物利用度。本品可以与食物一起或分开服用。

1. 分布 依折麦布及依折麦布-葡萄糖苷酸结合物与血浆蛋白结合率分别为 99.7% 和 88%～92%。

2. 代谢 依折麦布主要在小肠和肝脏与葡萄糖苷酸结合（Ⅱ相反应），并随后由胆汁及肾脏排出。在所有研究过的种属中，有极小量依折麦布进行氧化代谢（Ⅰ相反应）。依折麦布和依折麦布-葡萄糖苷酸结合物是血浆中检测到的主要药物衍生物，分别占血浆中总药物浓度的 10%～20% 和 80%～90%。血浆中依折麦布和依折麦布-葡萄糖苷酸结合物的清除较为缓慢，提示有明显肠肝循环。依折麦布和依折麦布-葡萄糖苷酸结合物的半衰期约为 22h。

3. 清除 受试者口服 ^{14}C 依折麦布（20mg）后，总依折麦布约占血浆总放射性的 93%。在 10d 的收集期内，从粪便和尿液中分别约可回收服用放射性的 78% 和 11%。48h 后，血浆中检测不到放射性。

4. 肝功能不全 轻度肝功能不全患者（Child-Pugh 评分 5 或 6）服用单剂量依折麦布 10mg 后，总依折麦布曲线下面积（AUC）较正常人群增加约 1.7 倍。在对中度肝功能不全（Child-Pugh 评分 7～9）的患者进行的为期 14d 的多次给药研究中，患者每日服用本品 10mg，在第 1 天及第 14 天总依折麦布的曲线下面积较正常人群高出 4 倍。轻度肝功能不全患者无须调整用药剂量。鉴于依折麦布暴露量增加对中度和重度肝功能不全（Child-Pugh 评分>9）患者的影响尚未明确，因此不推荐依折麦布用于这些患者。

5. 肾功能不全 严重肾功能不全[$n=8$；平均 CrCl≤30ml/（min·1.73m²）]患者单剂量应用 10mg 依折麦布后，其总依折麦布曲线下面积较正常人群（$n=9$）增加 1.5 倍。此结果并无临床显著性意义。故在肾功能损害患者中无须调整剂量。但该研究中的一例患者（接受肾移植并接受多种药物，包括环孢素）的总依折麦布暴露量较正常人群高出 12 倍。

6. 性别 女性总依折麦布血浆浓度较男性轻度升高（升高值<20%）。男性和女性患者用药安全性及用药后 LDL-C 降低程度相近。故不需要根据性别调整剂量。

7. 种族 根据药代动力学荟萃分析，在黑种人及白种人之间，药代动力学无差别。

【适应证】

1. 原发性高胆固醇血症 本品作为饮食控制以外的辅助治疗，可单独或与 HMG-CoA 还原酶抑制（他汀类）联合应用于治疗原发性（杂合子家族性或非家族性）高胆固醇血症，可降低 TC、LDL-C、ApoB。

2. 纯合子家族性高胆固醇血症（HoFH） 本品与他汀类联合应用，可作为其他降脂治疗的辅助疗法（如 LDL-C 血浆分离置换法），或在其他降脂治疗无效时用于降低 HoFH 患者的 TC 和 LDL-C 水平。

3. 纯合子谷甾醇血症（植物甾醇血症） 本品作为饮食控制以外的辅助治疗，用于降低纯合子家族性谷甾醇血症患者的谷甾醇和植物甾醇水平。

【用法与用量】 患者在接受本品治疗的过程中，应坚持适当的低脂饮食。本品推荐剂量为每日 1 次，每次 10mg，可单独服用、与他汀类联合应用或与非诺贝特联合应用。本品可在一天之内任何时间服用，可空腹或与食物同时服用。

1. 在老年患者中的应用 老年患者不需要调整剂量。

2. 在儿童患者中的应用 年龄≥10 岁的儿童及青少年不需要调整剂量。不推荐＜10 岁的儿童应用本品。

3. 轻度肝功能受损患者无须调整用药剂量。肾功能受损患者也无须调整用药剂量。

4. 与胆酸螯合剂合用 应在服用胆酸螯合剂之前 2h 以上或在服用之后 4h 以上服用本品。

【不良反应】

1. 在为期 112 周的临床研究中，患者每日单独（n=2396）或与他汀类（n=11 308）或与非诺贝特（n=185）联合应用本品 10mg，研究结果表明：患者普遍对本品耐受性良好，不良反应轻微且呈一过性，其不良反应的总体发生率与安慰剂相似，试验组由不良反应导致的试验终止率与安慰剂组相当。

在单独应用本品的患者（n=2396）中常见的（≥1/100，＜1/10）或不常见的（≥1/1000，＜1/100）与药物相关的不良反应发生率比安慰剂组（n=1159）高、与他汀类联合应用的患者（n=11 308）不良反应发生率高于单独应用他汀的患者（n=9361）。

（1）单独应用本品时 ALT 和（或）AST 升高并不常见。

（2）血液 CPK 升高：γ-谷氨酰基转移酶增加也不常见。

（3）呼吸系统异常：咳嗽不常见。

（4）消化系统异常：常见的是腹痛、腹泻和肠胃气胀。不常见的为消化不良、胃食管反流和恶心。

（5）肌肉骨骼和结缔组织方面的异常：不常见的是关节疼痛、肌肉痉挛和颈部疼痛。

（6）代谢和营养方面异常：食欲缺乏不常见。

（7）血管异常：潮热、高血压不常见。

（8）全身性异常和用药部位异常：常见疲倦。

（9）与他汀类联合应用：常见的为 ALT 升高、AST 升高。

（10）神经系统异常：常见的为头痛。不常见的为感觉异常。

（11）消化系统异常：不常见的为口干、胃炎。

（12）皮肤和皮下组织异常：不常见的为瘙痒、皮疹、风疹。

（13）肌肉骨骼和结缔组织方面的异常：常见的为肌痛。不常见的异常为背痛、肌性肌无力、肢体疼痛。

（14）全身性异常和用药部位异常：常见的为乏力、周围性水肿。

（15）本品与非诺贝特联合用药：消化系统常见异常为腹部疼痛。

2. 在对混合高脂血症患者进行的多中心、双盲、安慰剂对照的临床研究中，625 例患者治疗达 12 周，576 例患者再延续治疗 48 周。联合应用依折麦布和非诺贝特的耐受性良好。此项研究没有设计对治疗组间进行罕见事件比较。在非诺贝特单独使用及本品与非诺贝特联合用药时，血清转氨酶有临床显著升高（持续大于正常值上限 3 倍）的发生率（95% 可信区间）分别为 4.5%（1.9vs8.8）和 2.7%（1.2vs5.4）（根据治疗情况调整）。相应的胆囊切除发生率分别为 0.6%（0.0vs3.1）和 1.7%（0.6vs4.0）。该研究中依折麦布或非诺贝特单独用药或两者联合用药的患者数量不足以评价胆囊疾病的风险，此项研究中，在各项治疗组中均未出现 CPK 升高＞正常值上限 10 倍的情况。

3. 实验室指标 在本品单独应用的对照临床研究中，本品（0.5%）与安慰剂（0.3%）造成的转氨酶升高[ALT 和（或）AST≥正常值上限 3 倍]发生率相近。在本品与他汀类联合应用研究中，联合应用本品与他汀类的患者中转氨酶升高的发生率为 1.3%，单独应用他汀类的患者中发生率为 0.4%。但这种转氨酶升高并无临床表现，且与胆汁淤积无关，在中断或继续治疗后均降到正常值。

4. 单独应用本品或与他汀类联合应用所造成的 CPK 的升高（≥正常值上限 10 倍）分别与服用安慰剂或单独应用他汀类相似。

（1）血液和淋巴系统的异常：血小板减少症。

（2）神经系统异常：头晕、感觉异常。

（3）消化系统异常：胰腺炎、便秘。

（4）皮肤和皮下系统异常：多形性红斑。

（5）肌肉骨骼和结缔组织方面的异常：肌痛、肌病及横纹肌溶解症（见注意事项）。

（6）全身性异常和用药部位异常：无力。

（7）免疫系统异常：超敏反应，包括过敏反应、血管神经性水肿、皮疹和荨麻疹。

（8）肝脏系统异常：肝炎、胆结石和胆囊炎。

（9）精神异常：抑郁。

【禁忌证】 对本品任何成分过敏者。活动性肝病或不明原因的血清转氨酶持续升高的患者。所有 HMG-CoA 还原酶抑制剂被限制使用于妊娠期及哺乳期妇女。当本品与此类药物联合用药于有潜在分娩可能性的妇女时，应参考 HMG-CoA 还原酶抑制剂产品说明书（见【孕妇及哺乳期妇女用药】）。

【注意事项】 当本品与他汀类或非诺贝特联合应用时，请参考该他汀类或非诺贝特药物的使用说明书。

1. 肝酶作用 在本品与他汀类联合应用的对照研究中，曾发现血清转氨酶连续性升高（≥正常值上限 3 倍）。因此，当本品与他汀类联合应用时，治疗前应进行肝功能测定，同时参照他汀类的说明。

2. 骨骼肌在临床研究中，与对照组相比（安慰剂或单独使用他汀类药物），本品引起肌病与横纹肌溶解症未增加。而肌病变与横纹肌溶解症是他汀类药物和其他降脂药物已知的不良反应。本品引起 CPK 大于正常值上限 10 倍的发生率为 0.2%，安慰剂发生率为 0.1%，本品与他汀类药物联用发生率为 0.1%，单独使用他汀类药物发生率为 0.4%。本品上市后，已报告了肌病与横纹肌溶解症的病例（肌病与横纹肌溶解是否与药物相关尚不明确）。大多数出现横纹肌溶解症的患者服用本品前正在服用他汀类药物。但单独使用本品及本品与已知增加横纹肌溶解危险性的相关药物合用时，则很少报告横纹肌溶解症的病例。所有患者在开始本品的治疗时，应被告知肌病发生的危险性，并被告知要迅速报告任何不明原因的肌病、触痛或无力。如果患者被诊断为肌病或疑似肌病时，应立即停用本品及正在合用的任何一种他汀类药物。出现以上的症状及肌酸磷酸激酶（CPK）水平＞

10ULN 时表明发生肌病。

3. 肝功能不全 鉴于依折麦布长期应用对中度或重度肝功能不全患者的影响尚未明确，故不推荐此类患者应用本品（见【药代动力学】）。

4. 贝特类 目前本品与除非诺贝特外其他贝特类联合应用的安全性及有效性尚未确立，故不推荐此两种药物联合应用。

5. 环孢素 使用环孢素期间应谨慎使用本品。对接受本品与环孢素联合治疗的患者，应监测环孢素浓度。

6. 抗凝剂 如本品与华法林，其他香豆素类抗凝剂或氟茚二酮合用时，应适当监测国际标准化比值（INR）。

【孕妇及哺乳期妇女用药】 尚无关于孕期用药临床资料。动物实验表明，本品对妊娠、胚胎及胎儿发育、分娩及出生后新生儿发育均无直接或间接的不良影响。然而，孕妇仍应谨慎应用本品。

在对孕期鼠类的研究中，本品与洛伐他汀、辛伐他汀、普伐他汀、阿托伐他汀联合应用未发生胚胎或胎儿致畸作用。在对孕期家兔的研究中，可见少量的骨骼畸形发生。

对大鼠的研究发现，依折麦布可由大鼠母乳排泌。目前尚不确定依折麦布是否可经人类母乳排泌，因此，除非能够证明其潜在益处大于对婴儿潜在的危险性，本品不宜用于哺乳期妇女。

【儿童用药】 在儿童和青少年（10～18 岁）人群中本品的吸收及代谢与成年患者相近。根据总依折麦布的血浆浓度，青少年与成年人药代动力学并无差异。尚无小于 10 岁的儿童人群的药代动力学资料。儿童及青少年患者（9～17 岁）的临床资料仅限于在 HoFH 及谷甾醇血症患者中。

【老年患者用药】 老年患者（＞65 岁）总依折麦布的血浆浓度是年轻患者（18～45 岁）的两倍。用药后 LDL-C 的降低量和安全性在老年患者与年轻患者中无显著差别。因此，老年患者无须调整用药剂量。

【药物相互作用】 临床前研究表明本品无诱导细胞色素 P450 药物代谢酶的作用。未发现本品与已知的可被细胞色素 P450、CYP1A2、CYP2D6、CYP2C8、CYP2C9、CYP3A4 或转 *N*-乙酰酶代谢的药物之间有临床意义的药代动力学相互作用。

1. 本品与氨苯砜、右美沙芬、地高辛、口服避孕药（炔雌醇和左炔诺孕酮）、格列吡嗪、甲苯磺丁脲或咪达唑仑等药物联合应用时，未发现本品影响上述药物的药代动力学。西咪替丁与本品联合应用时，西咪替丁不影响本品的生物利用度。

2. 抗酸药 同时服用抗酸药可降低本品的吸收速度但并不影响其生物利用度。此吸收速率的降低无临床意义。

3. 考来烯胺 同时服用考来烯胺可降低总依折麦布(依折麦布+依折麦布葡萄糖苷酸)平均 AUC 约 55%。在考来烯胺基础上加用本品来增强降低 LDL-C 的作用时，其增强效果可能会因为上述相互作用而降低。

4. 环孢素 在一项研究中，8 例经过肾移植的患者其肌酐清除＞50ml/min，并在稳定服用环孢素，单次服用 10mg 依折麦布后，总依折麦布的平均 AUC 值与另一研究中（*n*=17）健康人群相比增加了 3.4 倍（2.3 倍～7.9 倍）。在另一研究中，1 例肾移植患者严重肾功能不全[肌酐清除<13.2ml/（min·1.73m^2）]并接受多种药物治疗，包括环孢素，其总依折麦布暴露量与对照组相比增加了 12 倍。在对 12 个健康受试者进行的二阶段交叉研究中，每人每日服用 20mg 本品 8d，单剂量应用 100mg 环孢素 7d 后，与单独应用环孢素相比，环孢素平均 AUC 值增加 15%（范围是−10%～+51%）。

5. 贝特类 本品与除非诺贝特外其他贝特类药物联合用药的研究还未进行。贝特类可增加胆汁中胆固醇的浓度，造成胆石症发生。在犬的临床前研究中，发现本品可增加胆汁中胆固醇的含量。在进行相关研究前暂不推荐本品与除非诺贝特外的贝特类药物联用。

（1）非诺贝特：在药代动力学研究中，本品与非诺贝特联合用药时，非诺贝特增加总的依折麦布浓度约 1.5 倍。如果患者接受本品与非诺贝特联合治疗时怀疑出现胆结石，则需进行胆囊检查，并考虑选择其他降脂治疗。

（2）吉非贝齐：在药代动力学研究中，本品与吉非贝齐联合用药时，吉非贝齐增加总的依折麦布浓度约 1.7 倍。目前尚无临床数据。

6. 他汀类 本品与阿托伐他汀、辛伐他汀、普伐他汀、洛伐他汀、氟伐他汀、瑞舒伐他汀联用未见有临床意义的药代动力学的相互作用。

7. 抗凝剂 在 12 个健康男性中的研究表明，本品（10mg/d）与华法林或氟茚二酮联合给药并未显著影响华法林的生物利用度及凝血时间。本品上市后，在与华法林联合使用的患者中，有国际标准化比值增加的报告。这些患者中大多数也正在接受其他药物治疗。

8. 药物过量 临床研究中，15 例健康受试者连续 14d 每日服用本品 50mg，18 名原发性高胆固醇血症患者连续 56d 每日服用本品 40mg，普遍耐受良好。有少数服用本品过量的报道，绝大多数未出现不良反应，所报道的不良反应均不严重。药物过量事件中，应进行对症支持治疗。

【制剂与规格】 片剂：每片 10mg。

【贮藏】 遮光密闭，干燥处保存。

第七节 PCSK9 抑制剂

前蛋白转化酶枯草杆菌蛋白酶/kexin 9 型（PCSK9）是一种与 LDL-C 代谢密切相关的蛋白，在调节血浆 LDL-C 水平中起关键作用。PCSK9 可能与溶酶体受体靶向结合，引发降解反应，影响 LDL 受体（LDLR）的重复利用过程，从而减少循环 LDL-C 的清除。2003年人们发现了第一个 PCSK9 变异基因，可引起常染色体显性高胆固醇血症（ADH）。携带功能获得型突变或 PCSK9 变异的患者，会因 LDL-C 水平升高而罹患家族性高胆固醇血症（FH）。与之相反，携带 PCSK9 功能缺失型突变或变异的个体中，LDL-C 水平下降，CAD风险降低。因此，PCSK9 逐渐成为降脂治疗的新靶点。

2017 美国心脏病学会（ACC）更新的非他汀类降脂治疗专家共识中，根据 PCSK9 抑制剂 Evolocumab 和 Bococizumab 最新 RCT 的数据，提出 PCSK9 抑制剂的临床应用建议。该专家共识推荐，如果决定在最大耐受剂量他汀治疗的基础上添加非他汀治疗，应基于想达到的额外 LDL-C 降低百分比、患者偏好、费用、给药途径和其他因素，可以考虑选择添加依折麦布或 PCSK9 抑制剂。临床医生应优先考虑这样的药物：RCT 显示其降低 ASCVD

风险益处超过其潜在不良反应和药物相互作用，同时应考虑患者意愿。

如果患者确诊 ASCVD 且有合并症，要求 LDL-C 进一步降低的百分比＞25%，或许应考虑优选 PCSK9 抑制剂作为起始的非他汀药物。临床医生与患者的讨论中应考虑到：ASCVD 风险降低净获益的现有证据，费用，皮下注射给药，每 14d 或每月给药计划，以及药物储存要求（冰箱保存）。需要注意，目前 PCKS9 抑制剂尚未在中国上市，目前仍缺乏中国人群在该药物的临床应用经验。

依洛尤单抗

依洛尤单抗（evolocumab）是一种 PCSK9 抑制剂。在过去近二十年中，他汀类药物一直是降脂治疗的主要药物，其通过降低 LDL-C 可有效降低心血管事件风险、发病率及死亡率。尽管如此，对于严重高胆固醇血症（如家族性高胆固醇血症）患者及他汀不耐受患者的替代治疗或联合治疗，PCSK9 抑制剂是一个有益的选择，尤其是将 LDL-C 控制在极低水平能带来更好的疗效和安全性时。2015 年欧盟委员会批准其为上市的首个新型调血脂药，为他汀类药物调血脂治疗不理想或不耐受患者提供了重要且具有创新性的治疗选择，同年 8 月美国 FDA 也批准其用于成人原发性高胆固醇血症或混合型血脂异常（可联用他汀或其他调血脂药）及 12 岁以上纯合子家族性高胆固醇血症患者的治疗。它为家族性高胆固醇血症或已有心血管疾病不耐受他汀类药物治疗患者降低 LDL-C 提供了新的治疗选择。

【药品名称】 国际通用名:依洛尤单抗。英文通用名:evolocumab。英文商用名:Repatha。

【药理及毒理作用】

1. 药理作用 肝脏分泌一种不活跃酶原，即人前蛋白转化酶枯草杆菌蛋白酶 Kexin9（PCSK9），它包含一个需要催化活性组成的三价残基。昼夜变化、空腹状态（PCSK9 下降）和性别（女性较男性更高）均可影响血液中 PCSK9 的水平。PCSK9 前体在内质网内经过分子内自动催化分离其 N 端代表前肽。当 PCSK9 分泌后，分离后的 N 端前区与催化区相连，允许成熟的 PCSK9 蛋白离开内质网并进入分泌途径。PCSK9 以磷蛋白形式在血浆中循环，分泌至细胞外后，可迅速与周围的低密度脂蛋白受体（LDLR）结合，并与 LDLR 共同进入细胞，也可直接进入循环。到达血流之后，PCSK9 可以调节 LDLR 在肝脏、肠、肾脏、肺、胰腺及脂肪组织等器官的再循环。并在细胞表面的第一表皮生长因子样区域与 LDLR 结合。PCSK9- LDLR 复合体可进入内涵体或溶酶体降解，从而导致细胞表面 LDLR 的下降。PCSK9 的这种生理学功能使 PCSK9 水平与 LDLR 呈负相关关系。

依洛尤单抗是一种直接作用于 PCSK9 的单克隆抗体。本品和 PCSK9 结合抑制循环中 PCSK9 与 LDLR 的结合，阻止 PCSK9 介导的 LDLR 降解和允许 LDLR 返回至肝细胞表面。通过抑制 PCSK9 与 LDLR 的结合，本品增加可得到从血液清除 LDL 的 LDLRs 数，因此可降低 LDL-C 水平。

2. 非临床毒理学

（1）致癌、致突变：在仓鼠中每 2 周给予剂量水平分别为 10mg/kg、30mg/kg 和 100mg/kg 的本品进行生存期评价，观察本品的潜在致癌作用。根据血浆 AUC，最高试验剂量分别相当于给药剂量达到人体最大推荐剂量（140 mg 每 2 周 1 次和 420mg 每月 1 次）的 38 倍和 15 倍时，未见与本品相关的肿瘤发生。未评价本品的潜在致突变作用。但是预期单克隆抗体并不对 DNA 或染色体产生影响。

（2）生育力受损：本品对生育能力没有不良影响，包括动情周期、精子分析、交配性能和胚胎发育。在一项生育力和早期胚胎发育毒理学研究中，分别给予仓鼠皮下注射本品 10mg/kg、30mg/kg 和 100mg/kg，每 2 周 1 次。根据血浆 AUC 水平，最高试验剂量分别相当于人体推荐剂量 140mg 每 2 周 1 次和 420mg 每月 1 次的 30 倍和 12 倍。此外，在一项为期 6 个月对性成熟猴的慢性毒理学研究中，给予本品皮下注射 3mg/kg、30mg/kg 和 300mg/kg，每周 1 次，未发现对生育力替代性标志（生殖器官组织学、月经周期或精子数量）有相关不良影响。

3. 动物毒理学和药理学　在一项成年猴 3 个月的毒理学研究期间，给予本品 10mg/kg 和 100mg/kg，每 2 周 1 次，并与 5mg/kg 每日 1 次瑞舒伐他汀联用，在 1～2 个月暴露后，本品对钥孔血蓝蛋白（keyhole limpet hemocyanin，KLH）体液免疫反应没有影响。根据血浆 AUC，最高试验剂量分别达到推荐人剂量 140mg 每 2 周 1 次和 420mg 每月 1 次的 54 倍和 21 倍。另外，在一项为期 6 个月的食蟹猴研究中，给药剂量为 300mg/kg 每周 1 次，根据血浆 AUC，此剂量分别相当于人体推荐剂量（140mg 每 2 周 1 次和 420mg 每月 1 次）的 744 倍和 300 倍，此剂量对钥孔血蓝蛋白体液免疫反应并无影响。

【**药效动力学**】　本品可直接与肝细胞 LDLR 结合，导致复合体发生溶酶体降解，LDL-R 循环数量降低。另外，PCSK9 可进入血液循环从而阻滞 LDLR 功能，导致 LDL-C 摄取降低。PCSK9 抑制剂可减少 LDLR 降解，增强机体 LDL-C 清除能力。PCSK9 抑制剂作用不受年龄、性别、BMI、LDL-C 及他汀使用情况的影响，可直接与肝细胞 LDLR 结合，导致复合体发生溶酶体降解，LDLR 循环数量降低。另外，本品可进入血液循环从而阻滞 LDLR 功能，导致 LDL-C 摄取降低。本品可减少 LDLR 降解，增强机体 LDL-C 清除能力。其作用不受年龄、性别、体表面积、LDL-C 及他汀使用情况的影响。

多项研究证实，本品可以降低 LDL-C、ApoB、non-HDL 及 Lp（a），但对三酰甘油及 HDL-C 影响甚微。单次皮下给予 140mg 或 420mg 本品后，循环未结合的 PCSK9 最大抑制水平发生在用药后 4h。当本品浓度降低小于定量低限值时未结合 PCSK9 浓度恢复至基线水平。

【**循证医学证据**】

1. FOURIER 研究　是一项国际多中心、随机、双盲、安慰剂加他汀治疗对照的Ⅲ期临床试验，旨在评估与安慰剂加他汀治疗相比依洛尤单抗联合他汀类药物治疗可否降低心血管事件。49 个国家或地区、1242 个机构参加试验，共纳入 27 564 例年龄在 40～85 岁（平均年龄 62 岁），临床上患有动脉粥样硬化性心血管疾病，如心肌梗死、缺血性脑卒中或有症状的外周动脉疾病的极高危患者，且均已接受优化的他汀类药物治疗（每日予以至少 20mg 阿托伐他汀或同等强度的其他他汀类药物，参试者中 69% 已服用高强度他汀类药物，5% 同时还服用了依折麦布），LDL-C≥1.82mmol/L（70mg/dl）或非高密度脂蛋白胆固醇≥2.60mmol/L（100mg/dl）。患者被随机分配至联合治疗组（n=13 784），皮下注射依洛尤单抗（每 2 周 140mg 或每月 240mg）组，或他汀类药物单药组（n=13 780），接受安慰剂（每 2 周或每月）组，以检验在他汀类药物治疗基础上应用 PCSK9 抑制剂能否进一步降低心血管事件风险。主要复合终点是首次发生心血管死亡、非致死性心肌梗死、非致死性脑卒中、不稳定心绞痛入院或冠脉血运重建。关键的次要终点为心血管死亡、非致死性MI 及非致死性脑卒中。随访 26 个月后（中位数随访时间）结果显示，与纳入研究时相比，他汀类药物单药组患者 LDL-C 水平无明显变化，他汀类药物依洛尤单抗联合治疗组患者 LDL-C 水平中位数为 0.78mmol/L（30mg/dl），降幅绝对值 1.46mmol/L（56mg/dl），降幅高达 59%，且效果持续。研究结束时，单用他汀类药物组与联用 PCSK9 抑制剂组比较，主要复合终点事件发生率分别为 11.3% 与 9.8%，联合治疗组降幅达 15%；关键二级终点事件发生率分别为 7.4% 与 5.9%，联合治疗组降幅达 20%。研究结果显示：在优化他汀治疗的基础上加用依洛尤单抗能够降低 LDL-C 水平，并降低心血管风险，达到了主要终点。结果证实本品对认知功能的影响不劣于安慰剂，但没有减少心血管死亡或全因死亡。FOURIER 试验的随访时间不够长，随访平均年龄相对比较年轻，未来仍需评估该药物的远期影响。

2. EBBINGHAUS 研究 是一项国际多中心、随机、双盲加他汀类药物治疗对照临床试验，旨在探讨依洛尤单抗对受试者认知功能的影响。研究共入选 1974 例来自 FOURIER 试验的受试者（平均年龄 63 岁，72% 为男性），基线时患者没有痴呆或认知功能障碍。在主要分析中，1204 例患者在基线时接受了认知测试，并至少接受了一次随访认知测试。全部患者都在基线、6 个月、12 个月、24 个月、48 个月和研究结束时接受了剑桥大学神经心理学测试。主要终点是执行功能的空间工作策略指数，次要终点包括空间工作记忆错误、配对联想学习能力和反应时间。研究结束时，患者每日接受认知测试。基线时安慰剂组的空间工作策略指数为 17.8，依洛尤单抗组为 17.6，基线之后为 17.5。两组的 Z 评分治疗差异接近于 0，远在非劣效性临界值 0.19 之下，所以本品的主要终点不劣于安慰剂（非劣效性 $P < 0.001$）。研究者还表示，两组患者的空间工作记忆错误（$P = 0.36$）、配对联想学习能力（$P = 0.49$）和反应时间（$P = 0.06$）均无明显差异。研究结果显示，依洛尤单抗联用他汀类药物并未导致受试者出现记忆丧失或对其他认知产生不良影响。无论患者应用本品后 LDL-C 水平如何，其认知不良事件发生率与安慰剂比较也无差异。由于胆固醇是脑细胞运转的必要成分，所以接受降脂治疗的患者也应该定期评估认知功能。EBBINGHAUS 试验结果消除了医生对降脂药不良认知影响的疑虑。研究数据显示，大脑可能不会受极低水平 LDL-C 的影响。

3. GAUSS-2 研究 是一项随机、双盲、安慰剂加阳性药平行对照Ⅲ期临床试验，旨在探讨依洛尤单抗与依折麦布比较，对不能耐受他汀类药物治疗的高胆固醇血症患者的安全性及有效性。研究共入选不能耐受他汀类药物治疗的高胆固醇血症患者 307 例，平均年龄 62 岁。平均 LDL-C 基线值 193mg/dl（5.0mmol/l），56% 患者具有冠心病高危风险。将其随机分成四组，分别接受安慰剂、依折麦布、他汀类药物或皮下注射本品治疗，依洛尤单抗每 2 周用药 1 次（140mg/次），或每月使用 1 次最高剂量（420mg/次）。试验的共同终点是第 12 周时 LDL-C 较基线值下降的百分数，以及在第 10 周和第 12 周时 LDL-C 较基线值下降的平均百分数。GAUSS-2 研究结果显示，依洛尤单抗治疗组基线 LDL-C 下降 53%～76%，较依折麦布治疗组的 LDL-C 水平平均下降 37%～39%。本品比依折麦布更显著降低 LDL-C 水平，同时显著降低致动脉粥样硬化脂蛋白 a（Lpa），并具有良好的耐受性。

4. LAPLACE-2 研究 共入选了 1896 例原发性高胆固醇血症及混合型血脂异常受试者。依洛尤单抗（每 2 周用药 1 次或每月 1 次最高剂量）与每日不同剂量他汀类药物合并用药。研究结果显示，与安慰剂相比，LDL-C 由基线值平均下降 55%～76%，与依折麦布治疗组比较，LDL-C 由基线值平均下降 33%～47%。

5. DESCARTES 试验 共入选 901 例高脂血症及有一系列心血管风险的患者，治疗周期为 52 周。研究结果显示，与安慰剂相比较，依洛尤单抗治疗组的 LDL-C 由基线值平均下降 57%。

6. MENDEL-2 研究 共入选了 614 例未使用他汀类药物的受试者。研究结果显示，使用本品治疗三个月后，与安慰剂相比，LDL-C 由基线值平均下降 55%～57%，与依折麦布治疗组比较，LDL-C 由基线值平均下降 38%～40%。

7. RUTHERFORD-2 研究 共入选 329 例杂合型家族性高胆固醇血症受试者。研究结果显示，PCSK9 抑制剂使 LDL-C 由基线值平均下降 59%～66%。

【药代动力学】

1. 本品与 PCSK9 的结合呈非线性动力学。在健康受试者中给予 140mg 本品，其平均 C_{max} 可达（18.6 ± 7.3）μg/ml，而平均 $AUC_{(0-t)}$ 可达（188 ± 98.6）（d·μg）/ml。在健康受试者中给予 420mg 的本品，其平均 C_{max} 可达（59.0 ± 17.2）μg/ml，而平均 $AUC_{(0-t)}$ 可达（924 ± 346）（d·μg）/ml。皮下分别给予本品 140mg 或 420mg 2 周后，本品的血清谷浓度（C_{min}）平均分别为（7.21 ± 6.6）μg/ml 和（11.2 ± 10.8）μg/ml，给药至 12 周时血清谷浓度接近稳态。

（1）吸收：在健康成年受试者单次皮下给予本品 140mg 或 420mg，在 3～4d 后达到中位血清峰值浓度，预测绝对生物利用度为 72%。

（2）分布：单次 420mg 静脉给予本品后，平均稳态分布容积估算为（3.3 ± 0.5）L。

（3）代谢和消除：本品有两个消除相。在低浓度时的消除主要是通过与 PCSK9 的饱和结合，而本品在较高浓度时的消除主要是通过非饱和蛋白水解途径。本品的有效消除半衰期为 11～17d。

2. 特殊人群 本品的药代动力学不受年龄、性别、种族或肌酐清除率的影响。本品的暴露量随体重减低。

（1）肾功能损害：已知单克隆抗体不通过肾途径消除，肾功能预期不影响本品的药代动力学。未曾在有严重肾受损患者[肾小球滤过率＜30ml/（min·1.73m^2）]中进行研究。在轻中度肾受损患者中无须剂量调整。未获得有严重肾功能受损患者临床数据。

（2）肝功能损害：在有轻中度肝功能受损的患者中单次皮下注射 140mg 的本品后，与健康受试者比较，肝功能受损患者本品的平均 C_{max} 降低 20%～30%，而平均 AUC 降低 40%～50%。在有轻中度肝功能受损（Child-Pugh A 或 B）患者中无须剂量调整。肝功能检测＞3 倍正常值上限（ULL）发生率低于 2%，肌酸激酶升高病例极为罕见。也未获得严重肝功能受损患者的临床数据。

（3）妊娠：未曾进行妊娠时本品的药代动力学研究。

（4）药物相互作用研究：在一个与高强度他汀药物的共同给药方案患者中，观察到本品的 C_{max} 和 AUC 水平降低接近 20%。这个差别在每个月出现临床意义，但并不影响给药建议。

【适应证】 2015 年美国 FDA 批准本品用于以下几种情况。

1. 原发性高脂血症 适用于有杂合子家族性高胆固醇血症或临床动脉粥样硬化心血管病成年患者，经膳食和最大耐受他汀类治疗后，仍需额外降低 LDL-C 水平的辅助治疗。

2. 纯合子家族性高胆固醇血症 适用于有纯合子家族性高胆固醇血症（HoFH），经膳食和其他降 LDL-C 治疗（如他汀类、依折麦布和 LDL 血浆分离置换）后，仍需额外降低 LDL-C 水平的辅助治疗。

3. 使用限制 未曾确定本品对心血管患病率和死亡率的影响。本品可安全、有效地用于动脉粥样硬化性心血管疾病、不耐受他汀或他汀禁忌的患者。

【用法与用量】

1. 推荐剂量 杂合子家族性高胆固醇血症（HeFH）或患有原发性高脂血症与确定的临床动脉粥样硬化患者，本品皮下注射推荐剂量为每次 140mg，每 2 周 1 次或每次 420mg，每月 1 次。当转换剂量方案时，在前一方案的下一次给药日期给予新方案的首次剂量。HoFH 患者的本品皮下注射推荐剂量为每次 420mg 每月 1 次。在 HoFH 患者中，开始使用本品 4～8 周后检测 LDL-C 水平，因为对治疗反应将依赖于 LDL-受体功能程度。

漏用每 2 周 1 次或每月 1 次剂量的处理：如果漏用后到下一次给药的时间大于 7d 尽可能立即给予本品或省略缺失剂量并按原给药时间表给予下一次剂量。

2. 重要给药指导 给予 420mg 剂量时，可在 30min 内连续给予 3 次本品皮下注射。使用本品前应对患者和（或）护理人员对如何准备和给予本品提供适当培训，包括无菌操作、阅读本品使用指导。本品应保存在冰箱内，使用前可加温至室温至少 30min。不要用任何其他方法加温。本品可在室温（25℃）下保持在原纸盒内。但是，在这些条件下，本品须在 30d 内使用。

3. 给药方法 经皮下注射给药。原发性高脂血症伴明确动脉粥样硬化或 HeFH 患者：每次 140mg 每 2 周 1 次或给予 420mg 每月 1 次，在 30min 内连续给予 3 次在腹部、大腿或上臂皮下注射。HoFH 患者：420mg 每月 1 次，在 30min 内连续 3 次在腹部、大腿或上臂皮下注射。①给药前肉眼观察药物有无颗粒和变色。本品是透明至乳白色，无色至淡黄色溶液。如溶液是云雾状或变色或含颗粒不要使用；②利用单次使用预装注射器或单次使用预装自动注射器通过皮下注射至没有触痛、瘀伤、红肿或硬皮处；③在腹部、大腿或上臂皮下注射本品；④不要在相同部位注射或与其他可注射药物共同给药；⑤每次注射轮转注射部位。

【不良反应】 在临床试验中本品常见不良反应为鼻咽炎、上呼吸道感染、流感、背痛和注射部位反应。

1. 临床试验经验 由于临床试验是在许多不同情况下进行，所以临床试验观察到不良反应率不能与另一种药的临床试验发生率直接比较，且可能不反映实践中观察到的发生率。

在一项 52 周随机、双盲、安慰剂对照研究不良反应试验中，599 例患者接受每月 1 次

420mg 本品的皮下注射。平均年龄 56 岁（22～75 岁），23%的患者大于 65 岁，52%是妇女，80%白种人，8%黑种人，6%亚裔和 6%西班牙裔。在研究中至少 3%的治疗患者有不良反应，比安慰剂治疗组患者发生不良反应更频繁。因不良反应导致终止治疗患者在本品治疗组和安慰剂治疗组的发生率分别为 2%和 1%。最常见导致终止治疗的不良反应是肌痛（其本品和安慰剂的发生率分别为 0.3%和 0%）。

在 7 项为期 12 周的合并随机、双盲、安慰剂对照观察不良反应试验中，993 例患者接受每次 140 mg 每 2 周 1 次的本品皮下注射，1059 例患者接受每次 420 mg 每月 1 次的本品皮下注射。平均年龄 57 岁（18～80 岁），29%大于 65 岁，49%为妇女，85%白种人，5%黑种人，9%亚裔和 5%西班牙裔。研究数据显示至少 1%本品治疗患者的不良反应更频发于安慰剂治疗组。在 8 项合并的对照试验不良反应（7 项 12 周试验和 1 项 52 周试验）研究表明，本品的均数和中位数暴露时间分别为 20 周和 12 周。

2. 局部注射部位反应　本品治疗与安慰剂治疗患者出现注射部位反应的发生率分别为 3.2%和 3.0%。最常见注射部位反应是红斑、疼痛和瘀伤。本品治疗与安慰剂治疗患者中，由于局部注射部位反应而需终止治疗患者的发生率分别为 0.1%和 0%。

3. 过敏反应　本品治疗与安慰剂治疗患者发生过敏反应的发生率分别为 5.1%和 4.6%。最常见过敏反应为皮疹（本品 1.0%vs 安慰剂 0.5%）、湿疹（0.4%vs0.2%）、红斑（0.4% vs0.2%）和荨麻疹（0.4%vs0.1%）。

4. 神经认知事件　在与安慰剂对照试验中，本品治疗和安慰剂治疗患者的神经认知事件≤0.2%。

5. 低 LDL-C 水平　在与安慰剂和阳性药物对照试验中，以及随后的开放延伸研究中，共 1609 例患者在给予本品治疗后出现至少一次 LDL-C 值＜25mg/dl。对出现低 LDL-C 值反应的患者，并没有修改治疗或中断本品给药。由于在这些试验中没有确定非常低的 LDL-C 不良后果，所以尚不知本品诱导 LDL-C 极低水平的长期影响。

6. 肌肉骨骼事件　有研究报道本品治疗患者发生肌肉骨骼不良反应的发生率为 14.3%，而安慰剂治疗组为 12.8%。发生率大于安慰剂的最常见不良反应是背痛（本品 3.2%vs 安慰剂 2.9%）、关节痛（本品 2.3%vs 安慰剂 2.2%）和肌痛（本品 2.0%vs 安慰剂 1.8%）。

7. 纯合子家族性高胆固醇血症患者中的不良反应　在一项为期 12 周的随机、双盲、安慰剂对照试验中，49 例患者有 HoFH，33 例患者接受每次 420mg 每月 1 次的本品皮下注射。平均年龄为 31 岁（13～57 岁），49%为妇女。比安慰剂治疗患者更频发的不良反应包括上呼吸道感染（9.1%vs6.3%）、流感（9.1%vs0%）、胃肠炎（6.1%vs0%）和鼻咽炎（6.1%vs0%）。

8. 免疫原性　如同所有治疗性蛋白，本品具有潜在的免疫原性。利用免疫荧光桥接筛选分析检测评价本品的免疫原性。在一项安慰剂和合并阳性药对照临床试验中，0.1%被本品治疗的患者至少一剂测试为阳性。对测试血清结合抗体阳性患者进行进一步评价中和抗体，没有证据表明存在抗药结合抗体会影响本品药代动力学图形、临床反应或安全性。但尚不知存在抗药结合抗体时，继续本品治疗的长期影响。抗体形成的检测高度依赖于分析仪器的灵敏度和特异性。此外，在某个分析观察到抗体阳性的发生率可能也受多种因素的影响，包括分析方法学、样品处置、采样时间、同时合并药物和所患疾病。基于这些原因，本品抗体发生率与其他产品抗体的发生率比较时可能产生误导。

【禁忌证】 对本品及其赋形剂有严重过敏反应病史的患者。

【警告和注意事项】 过敏反应：有报道在本品治疗过程中，曾发生超敏性反应（如皮疹和荨麻疹），如发生严重过敏反应的体征或症状时，应立即终止本品治疗，并按照标准给予医治和监测，直至病情缓解。

【孕妇及哺乳期妇女用药】

1. 妊娠 在妊娠妇女中尚未得到本品使用风险的相关数据。在动物生殖研究中，当给予猴皮下注射本品，从器官形成期至分娩的剂量暴露至人体最大推荐剂量（420mg 每月 1 次）的 12 倍时，对妊娠或新生猴、婴猴发育没有影响。在一项用 PCSK9 抑制剂的相似研究中，在子宫内暴露至该药所用剂量的婴猴中观察到体液免疫抑制。在婴猴中发生免疫抑制的剂量大于临床预期。尚未对婴猴中使用本品进行免疫抑制评估。在婴猴出生时可测量到与母体血清相同水平的本品浓度，表明本品像其他 IgG 抗体一样，可以通过胎盘屏障。FDA 在人用单克隆抗体的经验表明在妊娠第一个月、第三个月单克隆抗体可能不能通过胎盘屏障。但是，此后随着剂量的增加，其可能会通过胎盘屏障。在对妊娠妇女处方本品前，应充分考虑本品的获益和风险及对胎儿造成的可能风险。在美国一般人群中，主要出生缺陷和在临床上公认妊娠中流产的估算背景风险分别为 2%～4% 和 15%～20%。

2. 动物数据 在食蟹猴中，在器官形成期至分娩期间通过皮下途径给予本品 50mg/kg 每 2 周 1 次，相当于人体推荐剂量（根据血浆 AUC 暴露，人体推荐剂量为 140mg 每 2 周 1 次和 420mg 每月 1 次）的 30 倍和 12 倍时，未观察到对胚胎、胎儿或产后发育有不良影响（至 6 个月的月龄）。在婴猴中未用本品进行体液免疫测试。

3. 哺乳 尚无本品在对人乳汁生成影响的数据资料。哺乳喂养的发育和健康获益应与母亲对本品临床需要和给哺乳喂养婴儿带来任何潜在不良影响一起考虑。在人乳汁中存在人体 IgG，但已发表的数据提示乳汁抗体并不能进入新生儿和婴儿的血液循环。

【儿童用药】 在一项为期 12 周需额外降低 LDL-C 的青少年 HoFH 的安慰剂对照试验中，包括 10 例年龄 13～17 岁有 HoFH 的青少年，研究旨在确定本品与膳食和其他降低 LDL-C 治疗联用的安全性和有效性。7 例青少年接受皮下注射本品每次 420mg 每月 1 次和 3 例青少年接受安慰剂治疗。研究结果显示，本品对 LDL-C 的影响与有 HoFH 的成年患者相似。包括来自开放、无对照研究经验，总共 14 例有 HoFH 的青少年患者接受本品治疗，中位暴露时间为 9 个月。在这些青少年中本品的安全性与 HoFH 的成年患者相似。

未曾确定在小于 13 岁有 HoFH 儿童患者中本品的安全性和有效性。未曾确定在有原发性高脂血症或 HeFH 儿童患者中用本品的安全性和有效性。

【老年患者用药】 在对照研究中，1420 例用本品治疗患者≥65 岁，171 例≥75 岁。这些患者和较年轻患者间未观察到安全性或有效性的总体差别。而其他临床研究报告也没有确定老年和较年轻患者的安全性或有效性之间存在差别，但不能排除有些老年个体对本品更为敏感。

【药物相互作用】

1. 他汀类药物 已有多项研究探讨他汀与 PCSK9 代谢和分泌的关系，研究发现，他汀类药物可使 PCSK9 的浓度升高 14%～47%，存在剂量依赖关系，并且与他汀类药物治疗时间成正比。

2. 胆固醇吸收抑制剂 FOURIER 研究亚组分析结果表明，已服用依折麦布的患者，联用依洛尤单抗却没能产生额外获益，这提示依折麦布与依洛尤单抗无协同作用。

【**制剂与规格**】 注射液：140mg/ml 溶液预装在一个单次使用的注射器中。140mg/ml 溶液预装在一个单次使用的 SureClick® 自动注射器中。

【**贮藏**】 本品应可在室温（25℃）下保持在原纸盒内。

阿里尤单抗

阿里尤单抗是一种新型 PCSK9 抑制剂，也是 2015 年美国 FDA 批准上市的首个新型调血脂药，这为家族性高胆固醇血症或已有心血管疾病不耐受他汀类药物治疗的患者降低 LDL-C 提供了又一新的治疗选择。同年欧洲药品管理局（EMA）人用药品委员会（CHMP）批准该药上市，推荐适应证为他汀类药物不能有效降低 LDL-C 者和不能耐受他汀类药物者。其他适应证为杂合子家族性高胆固醇血症和非家族性高胆固醇血症或混合型血脂异常饮食控制的辅助治疗。但本品对心血管疾病发病率和死亡率的效果尚未确定。

【**药品名称**】 国际通用名：阿里尤单抗。英文通用名：alirocumab。英文商用名：Praluent。

【**药理毒理**】

1. 药理作用 阿里尤单抗是一种靶向前蛋白转化酶枯草杆菌蛋白酶 9（PCSK9）的人单克隆抗体（IgG1 同工型）。本品为 PCSK9 的抑制剂通过重组 DNA 技术在中国仓鼠卵巢细胞悬浮培养中生产。

本品是一种人单克隆抗体结合至前蛋白转化酶枯草杆菌蛋白酶 9 型（PCSK9）。PCSK9 结合至肝细胞表面的低密度脂蛋白受体（LDLR）促进 LDLR 在肝内降解。LDLR 是清除循环的 LDL 的主要受体，因此通过 PCSK9 导致血 LDL-C 水平增高，LDLR 水平减低。通过抑制 PCSK9 与 LDLR 结合，本品可增加清除 LDL 的 LDLRs 数，从而降低 LDL-C 水平。

本品以一种浓度-依赖方式减低游离型 PCSK9。单次皮下给予本品 75mg 或 150mg 后，游离 PCSK9 的最大抑制率发生在 4～8h。当本品浓度减少至定量低限时，游离 PCSK9 浓度返回至基线浓度。

2. 非临床毒理学

（1）致癌、致突变和生育力受损：未曾用本品进行致癌性研究。未曾进行本品的致突变性评价，但是，预期单克隆抗体不改变 DNA 或染色体。在性成熟猴皮下给药在 5mg/（kg·w）、15mg/（kg·w）和 75mg/（kg·w），根据血清 AUC 皮下临床剂量 150mg 每 2 周 1 次时，全身暴露至 103 倍的一项 6 个月慢性毒理学研究，发现本品对生育力替代指标没有不良影响（如动情周期性、睾丸体积、射精量、精子活动或每次射精精子总计数）。此外，在 6 个月大鼠或猴毒理学研究中，全身暴露量分别至人体推荐剂量（根据血清 AUC 或 150mg 每 2 周 1 次剂量）的 11 倍和 103 倍时，在生殖组织中没有发现与本品相关的病理解剖学或病理组织学改变。

（2）动物毒理学和（或）药理学：在成年猴一项 13 周毒理学研究期间，75mg/kg 每周 1 次本品与 40mg/kg 每日 1 次阿托伐他汀联用，根据人体 AUC 和最大推荐剂量 150 mg 每 2 周 1 次相当于暴露剂量的 100 倍，1～2 个月后，对钥孔血蓝蛋白体液免疫反应并无影响。

【循证医学证据】

1. 在五项双盲安慰剂对照试验中纳入 3499 例患者研究阿里尤单抗的疗效；36%是杂合子家族性高胆固醇血症（HeFH）患者和 54%是非 FH 临床动脉粥样硬化心血管病患者。五项试验的三项试验只在有 HeFH 患者中进行。所有患者正在接受一个他汀类最大的耐受剂量，有或无其他脂质修饰治疗。在纳入有 HeFH 患者的试验中，通过基因分型或临床标准做出 HeFH 的诊断。随访时间至少 52 周，在 24 周时评估主要疗效终点（LDL-C 从基线变化均数百分率）。

三项研究用最初剂量 75mg 每 2 周 1 次，对在 8 周时未达预先确定目标的 LDL-C 患者在 12 周时，调整至 150mg 每周 2 次。大多数患者（57%～83%）治疗至少 12 周时无须向上滴定调整。两项研究只使用一个 150mg 每周 1 次。

2. Long-Term 研究 是一项回顾性析因分析研究，旨在观察阿里尤单抗对主要心血管事件的影响，并在 ODYSSEY OUTCOMES 研究中观察阿里尤单抗对主要心血管事件发病率及死亡率的影响。本研究共纳入了 2341 例家族性杂合子高胆固醇血症或有心血管事件高危风险、已服用最大耐受剂量他汀类药物、但 LDL-C 仍＞70mg/dl 的患者。患者随机分到本品 150mg 每 2 周 1 次治疗组或安慰剂组。一级有效性终点是用药后 24 周 LDL-C 降低，评估用药 1 年后的结果。试验主要终点包括冠心病死亡、任何非致死性心肌梗死、致死性和非致死性缺血性脑卒中和不稳定型心绞痛需住院治疗；次要重点包括任何冠心病事件的初次发作、主要冠心病事件、任何心血管事件和全因死亡率。本品使 LDL-C 从基线平均降低 61.0%。无论基线风险如何，用药 24 周后，有 79%的患者 LDL-C 降至＜70mg/dl。治疗 65 周后的结果显示，与安慰剂组和最大耐受量他汀组相比，阿里尤单抗显著降低了主要心血管事件风险。阿里尤单抗组的主要心血管事件发生率是 1.4%，安慰剂组是 3.0%，相对风险下降 54%。ODYSSEY OUTCOMES 研究仍在入选患者，完整的结果将在 2018 年公布，试验将入选 18 000 例急性冠脉综合征的患者，随机分为理想药物治疗组和理想药物加阿里尤单抗治疗组，随访至 64 个月。

3. COMBO 研究 共入选 720 例存在高危心血管事件风险并已服用最大耐受剂量他汀类药物的患者。每 2 周接受 1 次阿里尤单抗 75mg 注射治疗，如用药 8 周后 LDL-C 仍然＞70mg/dl，可将剂量增加至 150mg 每 2 周 1 次。对照组患者除接受最大剂量他汀类药物外，加用依折麦布每日 10mg 口服，同时注射安慰剂。研究结果表明，本品能够使 LDL-C 从基线下降 50.6%，而依折麦布治疗组仅下降 20.7%。用药后 24 周和 52 周的结果表明，阿里尤单抗组的 LDL-C 分别降至 51.6mg/dl 和 53.3mg/dl。阿里尤单抗组有 18.4%的患者用药剂量上调至 150mg。

4. FHⅠ和Ⅱ研究 共入选 735 例杂合子家族性高胆固醇血症、已服用最大耐受剂量的他汀类药物，但 LDL-C 没有达到＜70mg/dl（存在心血管疾病）或＜100mg/dl（没有心血管疾病家族史）的患者。随机分到阿里尤单抗 75mg 每 2 周 1 次治疗组和安慰剂组，如用药 8 周后患者的 LDL-C 仍大于 70mg/dl，将本品加量至 150mg 每 2 周 1 次。研究结果表明，阿里尤单抗可将 LDL-C 从基线降低近 49%，40%的家族性杂合子高胆固醇血症患者用药剂量为 150mg，平均 LDL-C 水平在 24 周和 52 周接近 70mg/dl。

【药代动力学】

1. 吸收 皮下注射本品 5～150mg 后，血清达峰浓度的中位时间（t_{max}）为 3～7d。单次皮下注射本品 75mg 至腹部、上臂或大腿后，本品的药代动力学相似。通过群体药代动力学分析，皮下给药后本品的绝对生物利用度约为 85%。在皮下注射本品 2～3 剂后达到稳态浓度。

2. 分布 静脉给药后，分布容积为 0.04～0.05L/kg，表明本品主要分布在循环系统。

3. 代谢和消除 未进行特异性代谢研究，因为本品是一种蛋白，预期本品降解为小肽和单个氨基酸。在临床研究中，本品与阿托伐他汀或瑞苏伐他汀联用给药，在重复给予本品后，未观察到他汀类药物浓度的相关变化，表明细胞色素 P450 酶（主要为 CYP3A4 和 CYP2C9）和转运蛋白（如 P-gp 和 OATP）不受本品影响。

观察到本品有两个消除相。低浓度时的消除主要是通过与靶蛋白（PCSK9）饱和性结合，而较高浓度的消除主要是通过非饱和的蛋白水解通路。

根据群体药代动力学分析，患者在接受皮下注射本品剂量 75mg，每 2 周 1 次或 150mg 每 2 周 1 次，达到稳态浓度时，其中位表观半衰期为 17～20d。

4. 特殊人群 进行一项来自 2799 例受试者数据群体药代动力学的分析结果显示，年龄、体重、性别、种族和肌酐清除率均不显著地影响本品的药代动力学。建议对这些人不做剂量调整。

【特殊人群中使用】

1. 妊娠妇女 尚未得到在妊娠妇女中使用可以告知药物相关风险的数据。在动物生殖研究中，在大鼠器官形成期间皮下给予本品，在剂量暴露至最大推荐人用剂量 150mg 每 2 周 1 次的 12 倍时，对胚胎-胎儿发育没有影响。在对猴的研究中，在婴猴器官形成期至分娩期间给予本品，在剂量达最大推荐人用剂量 150mg 每 2 周 1 次暴露的 13 倍时，可观察到抑制体液免疫反应。在剂量达最大推荐人用剂量 150mg 每 2 周 1 次暴露的 81 倍时，未观察到对妊娠或新生婴猴发育另外的影响。在婴猴出生时，可观察到测量的本品血清浓度与母体血清浓度水平相似，显示本品其他 IgG 抗体可以透过胎盘屏障。FDA 在人类中用单克隆抗体的经验表明其在第 1 个月很可能不透过胎盘；但是在第 2 个和第 3 个月抗体量增加可能透过胎盘屏障。在对妊娠妇女处方本品前考虑本品的获益和风险及对胎儿可能的风险。

在美国一般人群，临床上公认的妊娠主要出生缺陷和流产的估算背景风险分别为 2%～4% 和 15%～20%。

2. 动物数据 在 Sprague Dawley 大鼠中，在妊娠第 6 天和第 12 天当通过皮下途径给予本品剂量至 75mg/（kg·w），根据血清 AUC 在最大推荐人用剂量 150mg 每 2 周 1 次暴露的 12 倍时，对胚胎-胎儿发育未观察到影响。在食蟹猴中，在器官形成至分娩期间，通过皮下途径给予本品 15mg/（kg·w）和 75mg/（kg·w），根据血清 AUC 相当于在最大推荐人用剂量 150mg 每 2 周 1 次时，此剂量相当于人体暴露量的 13 和 81 倍，在 4～6 个月月龄婴猴中，观察到对钥孔血蓝蛋白抗原的体液免疫反应抑制作用。当本品是通过皮下途径给予剂量至 75mg/（kg·w），根据血清 AUC 相当于在最大推荐人用剂量 150mg 每 2 周 1 次时，此剂量相当于母体暴露的 81 倍。在婴猴中未观察到另外的胚胎-胎猴产前或产后效应，也未观察到母体效应。

3. 哺乳　关于人乳汁中阿里尤单抗的存在对哺乳喂养婴儿的影响，或对乳汁生成的影响都没有资料。哺乳喂养的发育和健康获益应与母亲的本品临床需求和对哺乳喂养婴儿来自阿里尤单抗或来自母体任何潜在不良影响一起考虑。人 IgG 存在于人乳汁中，但发表数据提示哺乳乳汁 IgG 抗体不以实质数量进入新生儿和婴儿血液循环。

4. 儿童　在儿童患者中未曾研究本品。

5. 肾功能受损　已知单克隆抗体不通过肾途径消除，预期本品不影响肾功能。尚未能得到有严重肾功能受损患者的数据。

6. 肝功能受损　单次剂量 75mg 给药后，在有轻中度肝受损受试者中，本品药代动力学图形与有正常肝功能受试者相似。尚未能得到在有严重肝受损患者中使用本品的数据。

【**药物相互作用**】　当给予一种他汀类药物时，本品的中位表观半衰期减低至 12d；但这个差别并无临床意义，也不影响给药建议。

【**适应证**】　2015 年美国 FDA 和欧洲药品管理局（EMA）人用药品委员会（CHMP）批准该药上市。

1. 原发性高脂血症　适用于有杂合子家族性高胆固醇血症或临床动脉粥样硬化心血管病成年患者，经膳食和最大耐受他汀类治疗后，仍需额外降低 LDL-C 水平的辅助治疗。

2. 使用限制　尚未确定本品对心血管发病率和死亡率的影响。

【**用法与用量**】

1. 本品推荐起始剂量为 75 mg 皮下注射，每 2 周 1 次。大多数患者使用此剂量可达到 LDL-C 降低。如 LDL-C 反应不佳，剂量可调至最大剂量 150mg，皮下注射，每 2 周 1 次。开始用药的第 4～8 周需测量 LDL-C 水平或需要时及时调整本品，评估治疗反应和调整剂量。

如在 7d 内漏用一剂给药时，应指导患者补注一剂缺失剂量，然后恢复至患者原用药时间表。如缺失剂量没有在 7d 内给予，指导患者等待直至原用药时间表的下一次用药时间给药。

2. 重要给药指导

（1）使用前按照使用指导对患者和（或）护理人员对本品的制备提供适当培训。在每次使用时，应指导患者和（或）护理人员阅读和遵循给药指导。

（2）使用前允许本品加温至室温共 30～40min。加温后尽可能立即使用本品。如果它曾在室温[77°F（25℃）]放置共 24h 或更长时，不要使用本品。

（3）非肠道药品在给药前应肉眼观察有无颗粒物质和变色。如溶液变色或含可见颗粒物质，不应使用该溶液。

（4）每次给予本品应遵循无菌术。

（5）本品利用一个单剂量预装笔或单剂量预装注射器通过皮下注射至大腿、腹部或上臂皮下。

（6）每次注射轮换注射部位。

（7）不要注射本品至有活动性疾病或损伤的区域，如烧伤、皮疹、炎症或皮肤感染部位。

（8）本品不要与其他可注射药物在相同注射部位共同给药。

【**不良反应**】　最常发生不良反应（≥5%用阿里尤单抗治疗的患者或发生更频于安慰剂）是鼻咽炎、注射部位反应和流感。

1. 临床试验经验 因为临床试验是在不同情况下广泛进行的，临床试验观察到的不良反应率不能与另一种药临床试验发生率直接比较而且可能不反映实践中观察到的发生率。在 9 项安慰剂对照试验的 2476 例用本品治疗患者中，包括 2135 例暴露共 6 个月和 1999 例暴露共大于 1 年（中位治疗时间 65 周），评价本品的安全性。人群平均年龄为 59 岁，40% 是妇女，高加索人占 90%，黑种人或非洲裔美国人占 4% 和亚裔占 3%。在基线时，37% 患者有杂合子家族性高胆固醇血症，66% 有临床动脉粥样硬化心血管病。

（1）终止治疗发生率：本品治疗和安慰剂治疗患者因不良反应导致终止治疗的发生率分别为 5.3% 和 5.1%。用本品治疗和安慰剂治疗患者导致治疗终止的最常见不良反应是过敏反应，发生率分别为 0.6% 和 0.2%。肝酶升高的发生率分别为 0.3% 和 <0.1%。

（2）局部注射部位反应：使用本品治疗患者的注射局部反应包括红斑、发红、瘙痒、肿痛或触痛。本品和安慰剂局部反应发生率分别为 7.2% 和 5.1%。因为注射局部反应终止治疗发生率分别为 0.2% 和 0.4%，但接受本品治疗患者比接受安慰剂患者有更多数量的注射局部反应，平均反应时间更长。

（3）过敏反应：接受本品治疗患者比接受安慰剂患者有更多过敏反应发生率（本品 8.6% vs 安慰剂 7.8%）。由于过敏反应终止治疗患者的比例在用本品治疗患者中较高（0.6% vs 0.2%）。在对照临床试验中使用本品患者出现了严重性过敏反应，如超敏性、钱币状湿疹和超敏性血管炎。

（4）神经认知事件：接受本品和安慰剂治疗患者的神经认知事件发生率分别为 0.8% 和 0.7%。错乱或记忆受损在接受本品和安慰剂治疗患者的发生率分别为 0.2% 和 <0.1%。

（5）肝相关疾病与肝酶异常：在接受本品和安慰剂治疗患者中，出现肝相关疾病与肝酶异常的发生率分别为 2.5% 和 1.8%，分别导致 0.4% 和 0.2% 患者治疗终止。接受本品治疗患者 1.7% 和用安慰剂治疗患者 1.4% 发生血清转氨酶增加大于正常上限 3 倍。

（6）低 LDL-C 值：在一项安慰剂和阳性药物对照的临床试验中，796 例接受本品治疗患者有两次连续的低 LDL-C 值。

（7）免疫原性：如同所有治疗性蛋白一样，本品存在潜在的免疫原性。在 10 项安慰剂和阳性药合并对照试验中，在开始治疗后用本品治疗患者 4.8% 新检测到抗药抗体（ADA），与之比较用对照药治疗组患者检出率为 0.6%。发生 ADA 患者与不发生 ADA 患者相比，注射局部反应发生率较高（10.2% vs 9%）。免疫原性数据高度依赖于分析仪的灵敏度和特异性，其他因子包括样品处置、采样时间、合并用药和所患疾病。基于这些原因，对本品抗体发生率与对其他产品抗体发生率的比较可能会产生误导。

2. 肾功能受损 对有轻度或中度肾功能受损患者无须剂量调整。不能得到严重肾功能受损患者数据。

3. 肝功能受损 对有轻度或中度肝功能受损患者无须剂量调整。不能得到严重肝功能受损患者数据。

【禁忌证】 对本品或其赋形剂产生严重超敏性反应病史者禁用（见警告和注意事项）。

【警告和注意事项】 过敏反应。用本品治疗曾有超敏性反应报道（如瘙痒、皮疹、荨麻疹），包括有些严重事件（如超敏性血管炎和超敏性反应需要住院）。如发生严重过敏反应的体征和症状，终止使用本品，按照标准医护治疗并监视，直至体征和症状消失。

【孕妇及哺乳期妇女用药】

1. 妊娠 尚未得到在妊娠妇女中使用可以告知药物相关风险的数据。本品对人类婴儿的影响尚不明确。考虑到他汀类药物禁用于妊娠早期，因此本品也不适宜用于妊娠早期。

2. 哺乳 尚无本品在对人乳汁生成、哺乳喂养婴儿影响的数据资料。哺乳喂养的发育和健康获益应与母亲对本品临床需要和给哺乳喂养婴儿带来任何潜在不良影响一起考虑。在人乳汁中存在人体 IgG，但已发表的数据提示乳汁 IgG 抗体并不能进入新生儿和婴儿的血液循环。

【儿童用药】 尚未确定在儿童患者中的安全性和疗效。

【老年患者用药】 在对照研究中，1158 例用本品治疗患者年龄≥65 岁。241 例用本品治疗患者年龄≥75 岁。这些受试者和较年轻受试者间未观察到安全性或有效性的总体差别。其他临床经验报告也没有确定老年和较年轻患者之间的安全性或有效性差别，但不能排除某些老年个体对本品反应更敏感。

【药物相互作用】

1. 他汀类药物 已有多项研究探讨他汀与 PCSK9 代谢和分泌的关系，研究发现，他汀类药物可使 PCSK9 的浓度升高 14%～47%，存在剂量性依赖关系，并且与他汀类药物治疗时间成正比。

2. 依折麦布 本品与胆固醇吸收抑制剂依折麦布可能无协同作用。

【制剂与规格】 本品是一种透明，无色至浅黄色注射溶液。单剂量预装笔：每支 75mg/ml；每支 150mg/ml。单剂量预装注射器：每支 75mg/ml；每支 150mg/ml。

【贮藏】 本品应可在室温（25℃）下保持在原纸盒内。在 25℃超时制冷不要超过 24h。

第八节　其他调节血脂药物

普 罗 布 考

【药品名称】 国际通用名：普罗布考。商用名：丙丁酚。英文通用名：probucol。

【药理作用】 本品能够降低 TC、LDL-C，但同时也降低 HDL-C，其降低高密度脂蛋白胆固醇的临床意义未明。对 TG 的影响很小，最大疗效见于服药后三个月。普罗布考可使胆固醇酯自 HDL 向 LDL 的转运增加 30%，这有利于胆固醇自外周组织向肝脏的逆向转运，表现为黄色瘤在治疗后的消退。也有人认为，此药可以抑制 ApoB 的合成，从而减少 LDL 的生成，并促进 LDL 的分解和血中的胆固醇进入胆汁随粪便排出。普罗布考还是一种有效的抗氧化剂，可阻止 LDL 的氧化修饰作用，抑制巨噬细胞对脂质的吞噬，阻止动脉粥样硬化病变的发生和进展。

【药代动力学】 口服后约 10%被吸收，与食物同服可增加血药浓度，但其降血脂作用与血药浓度无密切关系，药物脂溶性强，可长时间滞留在脂肪组织。血药峰浓度出现在服药后 24h，停药 6 个月尚可在脂肪组织中测得药物。主要经胆汁和粪便排出。

【适应证】 高 LDL-C 血症，尤其是 LDL 受体缺陷的纯合子家族性高胆固醇血症。

【用法与用量】 饭后服药。每次 500mg，每日 2 次。早、晚餐时服用。

【不良反应】 ①本品最常见的不良反应为胃肠道不适，腹泻的发生率大约为 10%，还有胀气、腹痛、恶心和呕吐。②其他少见的反应有头痛、头晕、感觉异常、失眠、耳鸣、皮疹、皮肤瘙痒等。③有报道发生过血管神经性水肿的过敏反应。④罕见的严重不良反应有心电图 Q-T 间期延长、室性心动过速、血小板减少等。

【禁忌证】

1. 对普罗布考过敏者禁用。

2. 用本品可引起心电图 Q-T 间期延长和严重室性心律失常，故在下列情况忌用：①近期心肌损害，如新近心肌梗死者；②严重室性心律失常，如心动过缓者；③有心源性晕厥或有不明原因晕厥者；④有 Q-T 间期延长者；⑤正在服用延长 Q-T 间期的药物；⑥血钾或血镁过低者。

【注意事项】 ①服用本药时应调整饮食结构，采用低胆固醇、低脂肪饮食。②服用本品对诊断有干扰：可使血氨基转移酶、胆红素、肌酸磷酸激酶、尿酸、尿素氮短暂升高。③服用本品期间应定期检查心电图 Q-T 间期。④服用三环类抗抑郁药、Ⅰ 类及 Ⅲ 类抗心律失常药和吩噻嗪类药物的患者服用本品发生心律失常的危险性大。

【孕妇及哺乳期妇女用药】 对孕妇、哺乳期妇女的安全性尚不清楚，不宜使用。

【儿童用药】 不宜使用。

【老年患者用药】 肾功能减退时本品剂量应减少。本品用于 65 岁以上老年人，其降胆固醇和低密度脂蛋白胆固醇的效果较年轻患者更为显著。

【药物相互作用】 ①本品与可导致心律失常的药物，如三环类抗抑郁药、Ⅰ 类及 Ⅲ 类抗心律失常药和吩噻嗪类药物合用时，应注意不良反应发生的危险性增加。②本品能加强香豆素类药物的抗凝血作用。③本品能加强降糖药的作用。④本品与环孢素合用时，与单独服用环孢素相比，可明显降低后者的血药浓度。

【制剂与规格】 片剂：每片 0.25g。

【贮藏】 遮光密闭，干燥处保存。

多 廿 烷 醇

【药品名称】 国际通用名：多廿烷醇。英文通用名：policosanol。

【药理及毒理作用】

1. 作用机制 多廿烷醇为从蔗蜡中提取的含有八种高级脂肪醇的混合物。动物试验发现，多廿烷醇可以降低正常及内源性高胆固醇动物的血清中胆固醇和 LDL-C 水平。多种动物模型研究显示，多廿烷醇能降低肝脏、脂肪组织、心脏中的胆固醇。非临床模型显示，多廿烷醇通过抑制胆固醇的生物合成而发挥作用。此外，多廿烷醇增加 LDL 与受体的结合和内在化过程，促进 LDL-C 的分解代谢，从而降低血浆中 LDL-C 的水平。多廿烷醇还可增加高密度脂蛋白（HDL-C）水平，降低甘油三酯及极低密度脂蛋白（VLDL-C）水平。

2. 毒理研究 临床前研究表明，口服多廿烷醇几乎没有急性毒性。大鼠、小鼠及家兔的 LD_{50} 高于 5000mg/kg。Macaca arctoides 猴多次给药的耐受性研究表明，最高剂量（500mg/kg）没有导致临床学、血液学及血液生化指标的任何改变。

3. 遗传毒性 多廿烷醇 Ames 试验、小鼠微核试验、显性致死试验结果均为阴性。

4. 生殖毒性　大鼠和家兔在多廿烷醇剂量达 1000mg/kg 时，未发现致畸作用。两代生育力和生殖毒性研究试验，未见多廿烷醇对生殖力和胎仔发育的影响。

5. 致癌性　大鼠（50～500mg/kg）与小鼠致癌性试验中，连续给药 24 个月和 18 个月，未见肿瘤发生率增加。同样，Macaca arctoides 猴口服给药（0.25mg/kg、2.5mg/kg 及 25mg/kg）54 周，未发现与药物毒性相关的生物化学及组织生理学的变化。给予 Beagle 犬每日 30mg 或 180mg 多廿烷醇也得到同样的结果。

【循证医学证据】　本品国外的注册临床试验和上市后临床试验基本显示了本品降低胆固醇具有一定的安全和有效性。在中国申请进口注册的临床研究中，采用多中心、随机、双盲、阳性对照（对照药为普伐他汀）的方法，评价其降胆固醇疗效及安全性，共入选高脂血症患者 238 例（试验组和对照组各 119 例），试验组口服多廿烷醇 10mg/d，对照组口服普伐他汀 10mg/d。主要疗效观察指标为治疗 12 周 TC、LDL-C 降低的幅度，同时记录实验过程的不良事件及实验室检查变化情况的评价安全性。实验证明：10mg/d 多廿烷醇降脂效果与普伐他汀 10mg/d 疗效相当，均能明显降低 TC、LDL-C、TG-LDL-C/HDL-C、ApoA、Lpa；多廿烷醇的安全性优于普伐他汀。

【药代动力学】　实验动物（大鼠、家兔、猴子）单剂量口服给药本品，在不同物种中，药物吸收达峰时间为 30min～2h。口服吸收率大约为 11%（大鼠）～28%（家兔），在所有物种中，该药主要通过粪便排泄，尿排泄可以忽略不计。管饲法大鼠实验研究表明，该药口服后主要通过胆汁排泄。人类受试者的药代动力学研究数据表明，该药吸收迅速，口服 1h 后，出现第一个峰值，第二个最大峰值出现在 4h 之后。与动物实验结果相似，健康受试者单剂量给药，该药绝大部分通过粪便排泄，只有大约 1% 通过尿液排出体外。

【适应证】　多廿烷醇为降胆固醇药物，适用于 Ⅱa（TC 及 LDL-C 升高）和 Ⅱb（TC、LDL-C 甘油三酯升高）的高脂血症患者。

【用法与用量】　推荐起始剂量为每日 5mg，晚餐前服用。因为胆固醇的生物合成在晚上较为活跃，如果效果不明显，剂量可以增加至 10mg/d（中午晚上各 1 次），增加剂量可增加疗效，但安全性及耐受性不变。顽固性患者可能需要的剂量为 20mg/d（每日 2 次）。这是目前为止治疗的最大剂量。在治疗期间，患者必须坚持低胆固醇饮食。在用药期间，须每三个月定期检查血浆胆固醇量。因为肾排泄几乎可以忽略不计，所以肾功能不全患者无须调整剂量。

【不良反应】　多廿烷醇安全且耐受性极好，到目前为止，未发现与药物有关的临床及生物化学不良反应。在短期双盲对照临床研究中，用药剂量 5～20mg/d，只有 0.1% 的患者因不良反应（皮疹）退出试验。在一年的长期临床研究中，多廿烷醇所报道的不良反应轻微、短暂，与空白对照组无显著差别。通过包括 6114 例患者的上市后调查，确证了上述结论，只有 0.2% 的患者发生轻微不良反应。

【禁忌证】　对该药任何一种成分过敏者。

【注意事项】　①儿童用药：儿童使用多廿烷醇的有效性及安全性未确定，所以，目前不推荐给儿童用多廿烷醇。②老年人用药：对患高脂血症的老年患者无特殊限制。③孕期及哺乳期用药：虽然多廿烷醇既无致畸作用（鼠及家兔），也不会影响鼠的生育及生殖力，但不推荐给孕妇使用，其受限的原因是胆固醇及其代谢产物是胎儿发育必需的。④用多廿烷醇治疗前，应排除其他原因引起的高胆固醇血症，如未良好控制的糖尿病、肾病综合征、甲状腺功能减退或活动性肝脏疾病等。

【孕妇及哺乳期妇女用药】 虽然多廿烷醇既无致畸作用（鼠及家兔），也不会影响鼠的生育及生殖力，但不推荐给孕妇使用，其受限的原因是胆固醇及其代谢产物是胎儿发育必需的。

【儿童用药】 儿童使用多廿烷醇的有效性及安全性未确定，所以目前不推荐给儿童用多廿烷醇。

【老年患者用药】 对患高脂血症的老年患者无特殊限制。

【药物相互作用】

1. 抗凝血剂 多廿烷醇与肝素药物相互作用的研究表明，单剂量或多剂量给大鼠口服多廿烷醇，对纤维蛋白溶解与出血时间无显著影响。

2. 安替比林和茶碱 给予 Beagle 犬口服多廿烷醇，对安替比林及茶碱的药代动力学无显著影响。这表明多廿烷醇不影响药物经肝微粒体酶系统的代谢过程。

3. 硝苯地平 在动物模型中，多廿烷醇多次给药，对硝苯地平的抗缺血及降压作用无影响，与硝苯地平无药物间的药理作用。

4. 普萘洛尔 多廿烷醇多次给药，对普萘洛尔的负性心率作用无影响，不仅如此，在动物模型中，适量的多廿烷醇，可中度增强普萘洛尔的降压作用。

5. 阿司匹林（ASA） 在不同的实验模型中，多廿烷醇与阿司匹林在抗血栓形成方面有协同作用。在实验模型中，单独使用多廿烷醇有抗血小板凝集、抗血栓形成、抗缺血作用。在实验中，选择多廿烷醇和 ASA 单用无效的剂量，合用时，显示了协同作用。另一方面，多廿烷醇可预防 ASA 导致的胃溃疡。多廿烷醇可提高血液中前列环素的水平（其具有抗溃疡作用）。然而，多廿烷醇与 ASA 合用的有效性未得到确证。

6. 其他联合用药 尽管没有进行专门的临床研究以评价药理方面的相互作用，但是在所有长期和短期的临床研究中，多廿烷醇可以与下列药物合用，没有出现任何临床上与相互作用有关的不良反应：钙离子通道阻滞药、β 受体阻滞药、甲丙氨酯、利尿药、硝酸酯类扩血管药、非甾体类抗炎药、抗焦虑药、抗抑郁药、抗精神病药、口服降糖药、地高辛。超过 6000 例服用多廿烷醇的患者的随后调查显示了极低的不良反应，这一结果支持了上述的结论。

【药物过量】 健康受试者 1 次服用量（1000mg），是最大推荐量（20mg）的 50 倍，未产生不良反应。

【制剂与规格】 片剂：每片 10mg，每盒 7 片。

【贮藏】 遮光保存。

泛 硫 乙 胺

【药品名称】 国际通用名：泛硫乙胺。商用名：潘特生。英文通用名：pantethine、pantosin。

【药理作用】 本品是辅酶 A 的组成部分，可促使脂质的正常代谢，改善脂肪肝和乙醇中毒的肝脏损害，抑制氧化脂质和血小板聚集，防止胆固醇在血管壁的沉积，且具有促进肾上腺皮质激素的生成及提高胆碱乙酰化的作用。

【临床应用】 国外临床应用表明，口服 0.2 克/次，每日 3 次，能够降低 TC 5.2%～15.2%、TG 23.6%～31.7%，升高 HDL-C 10.0%～20.5%。

【适应证】 各种类型的高脂蛋白血症。

【用法与用量】 成人口服：0.2 克/次，每日 3 次。

【不良反应】 有时肠蠕动增加，大便次数增加。腹泻、食欲缺乏、腹痛、转氨酶升高等。

【制剂与规格】 胶囊：每粒 0.1g。

弹 性 酶

【药品名称】 国际通用名：弹性酶。英文通用名：elastase。

【药理作用】 本品是由胰腺提取或由微生物发酵产生的一种易溶解的弹性蛋白酶。能够阻止胆固醇的合成，促进胆固醇转化成胆酸，使血清 TC 下降。同时，它还具有抗动脉粥样硬化和抗脂肪肝的作用。

【适应证】 除纯合子家族性高脂蛋白血症以外的高胆固醇血症。

【用法与用量】 成人口服：每次 300 单位，每日 3 次。

【不良反应】 无明显不良反应。

【制剂与规格】 胶囊：每粒 100 单位。

多 烯 康

【药品名称】 国际通用名：多烯康。商用名：二十碳五烯酸、浓鱼油降脂丸、脉适宝。英文通用名：natural marine fish oil，epanol，ecom-er，amello。

【药理作用】 该药降脂成分为二十碳五烯酸（EPA）与二十二碳六烯酸（DHA），能够抑制肝内脂质及脂蛋白的合成，促进胆固醇从粪便中排出。可显著降低血浆甘油三酯和胆固醇含量，并能提高血浆高密度脂蛋白（HDL）浓度。此外，还有抑制血小板聚集、减少血栓形成的作用。适用于各型高脂蛋白血症，特别适用于严重的甘油三酯过多症。此外，还可用于防治动脉粥样硬化和血栓病。

【作用与用途】 该药降脂成分为二十碳五烯酸（EPA）与二十二碳六烯酸（DHA）。可显著降低血浆甘油三酯和胆固醇含量，并能提高血浆高密度脂蛋白（HDL）浓度。此外，还有抑制血小板聚集、减少血栓形成的作用。适用于各型高脂蛋白血症，特别适用于严重的甘油三酯过多症。此外，还可用于防治动脉粥样硬化和血栓病。

【适应证】 除纯合子家族性高脂蛋白血症以外的高胆固醇血症。

【用法与用量】 成人口服：每次 1.8g，每日 3 次。

【不良反应】 无明显不良反应。

【注意事项】 ①常见不良反应为胃肠不适，甚至出现腹泻。②该药能增强香豆素类药物及乙酸水杨酸的抗凝作用。③服用量过多，有出血倾向。因该药能增加中性类固醇排出，在胆汁中较易产生结石。

【制剂与规格】 胶囊剂：0.45 克/粒。

（董秋婷 项志敏 樊朝美）

参 考 文 献

Battaggia A, Donzelli A, Font M, et al, 2015. Clinical efficacy and safety of ezetimibe on major cardiovascular endpoints: systematic review and meta-analysis of randomized controlled trials. PLoS One, 10(4): e0124587.

Hassan M, Yacoub M, 2014. GAUSS-2, RUTHERFORD-2, LAPLACE-2, DESCARTES, and TESLA Part B: PCSK9 inhibitors gain momentum. Glob Cardiol Sci Pract, (4): 360-366.

Jakulj L, Vissers M N, Groen A K, et al, 2010.Baseline cholesterol absorption and the response to ezetimibe/simvastatin therapy: a post-hoc analysis of the ENHANCE trial. J Lipid Res, 51 (4): 755-762.

KasteleinJ, Ginsberg H, Langslet G, 2015. ODYSSEY FH I and FH II: 78 week results with alirocumab treatment in 735 patients with heterozygous familial hypercholesterolaemia. Eur Heart J, 36(43): 2996-3003.

Ma N, Cui L. 2015. Comparative efficacy of pitavastatin and simvastatin in patients with hypercholesterolemia: a meta-analysis of randomized controlled clinical trials. Drug Des Devel Ther, 9: 1859-1864.

Node K, Inoue T, Boyko V, et al, 2009. Long-term effects of peroxisome proliferator-activated receptor ligand bezafibrate on N-terminal pro-B type natriuretic peptide in patients with advanced functional capacity impairment. Cardiovasc Diabetol, 8: 5.

Sexton T, Wallace E, Macaulay T, et al, 2015.The effect of rosuvastatin on thromboinflammation in the setting of acute coronary syndrome. J Thromb Thrombolysis, 39: 186-195.

Simes J, Voysey M, O'Connell R, et al, 2009. A novel method to adjust efficacy estimates for uptake of other active treatments in long-term clinical trials. PLoS One, 5 (1): e8580.

Wieczorek-Surdacka E, Świerszcz J, Surdacki A, 2016. Effects of atorvastatin dose and concomitant use of angiotensin-converting enzyme inhibitors on renal function changes over time in patients with stable coronary artery disease: a prospective observational study. Int J Mol Sci, 17 (2): 106.

第十六章 抗血小板药

血小板在止血、血栓形成、动脉粥样硬化等过程中起着重要作用。众多的循证医学证据表明，尽早、充分、持久的抗血小板治疗对于急性冠状动脉综合征患者的疾病进展及预后具有重要意义。抗血小板聚集药物是具有治疗和预防作用的抗血栓药物，在抗血栓领域中具有非常重要的地位。口服抗血小板药是目前抗血栓治疗的主要策略，经典的抗血小板药物包括阿司匹林（血小板血栓素合成抑制剂）和氯吡格雷（血小板 ADP P2Y12 受体拮抗剂），二者联合的双联抗血小板治疗是急性冠脉综合征和冠脉介入术后抗血小板的标准治疗。阿司匹林可抑制环氧合酶-1（COX-1）和阻碍 TXA2 的生成，氯吡格雷可抑制 P2Y12 的 ADP 受体，两者都减少血小板活化和聚集。多通道并行阻断血小板聚集对比单用阿司匹林，可在各种心血管疾病患者中更多地减少缺血性心血管事件发生，但双联抗血小板药物疗法也会增加出血风险。同时，阿司匹林作为二级预防基础药物，可减少高危患者心肌梗死、心脏性猝死及脑卒中，但在规律服用治疗剂量阿司匹林的情况下，仍有心脑血管事件的发生，被称为阿司匹林治疗反应多态性，又称为阿司匹林抵抗（aspirin resistance）。氯吡格雷为前体物质，产生活性代谢产物需经生物转化，其最大程度抑制血小板作用出现在服药至少 6h 后，而且其血小板抑制逆转缓慢，停药后血小板功能恢复至少需要 5～7d，临床上也有氯吡格雷治疗反应多态性的现象发生。针对上述情况，目前各大制药公司研制了多种新型抗血小板药物，以弥补传统抗血小板聚集药物的不足。抗血小板药物进展很快，包括新型 P2Y12 受体拮抗剂、血小板 Ⅱb/Ⅲa 受体拮抗剂、凝血酶受体拮抗剂等。

新型血小板 ADP P2Y12 受体拮抗剂包括与氯吡格雷同类的噻吩吡啶类血小板 ADP P2Y12 受体拮抗剂普拉格雷和非噻吩吡啶类的 ADP P2Y12 受体拮抗剂替格瑞洛。普拉格雷的作用特点是起效更快、抗血小板作用更强，但同时带来的出血风险相应地有所增加，特别是潜在的脑出血风险增加。因此，普拉格雷的应用适合于缺血风险大、出血风险小的急性冠脉综合征患者。

第一节　血小板的结构与功能

正常血小板止血是一个复杂的过程，涉及血小板、血管内皮、凝血因子和相互作用的细胞。止血通常分为三个阶段：首先，通过血小板与血管内皮的相互作用形成血小板栓（主要止血过程）；其次，通过凝血因子加强血小板栓与交联纤维蛋白的网状结构，从而形成血栓（二级止血过程）；最后，血纤维蛋白溶酶分解纤维蛋白并消除血栓（纤维蛋白溶解过程）。形成短暂的血小板栓是止血的第一步，但血小板栓稳定时间很短，没有纤维蛋白的强化，血栓不会形成。

当暴露于受损的血管内皮，血小板将通过多种配体和受体开始黏附。在高剪切条件下，血小板黏附于血管内皮下膜，主要通过受体与血管性血友病因子（vWF）和胶原蛋白结合。血小板黏附开始于糖蛋白（GP）Ibα 与 vWF 的结合，从而使流动的血小板减速。减速的血小板开始沿着内皮滚动，从而使另外的受体结合，如胶原蛋白与血小板上的胶原蛋白受体（GP Ⅵ和 $\alpha_2\beta_1$ 整合素（GP Ⅰa/Ⅱa））、vWF 与 GP Ⅱb/Ⅲa 复合物（也称为整合素 αⅡbβ_3）结合。GP Ⅰb-Ⅸ-Ⅴ复合物是介导血小板与 vWF 相互作用的主要受体，同时有能力结合黏附蛋白，如胶原蛋白和血小板反应蛋白 1。

随着受体的结合和血小板黏附，快速的胞内信号转导引起血小板激活，这通常包括血小板形状的变化，跨膜受体的表达，血栓素 TXA_2 合成和分泌，以及血小板颗粒的释放。当激活时，血小板形态从一个简单的盘状转变为球体，伸出许多长伪足，提供额外的表面积给凝血因子，使凝血酶产生、纤维蛋白沉积及血栓形成。激活的血小板也会表达一些跨膜整合蛋白，提供血小板黏附和聚集的条件。此外，血小板合成和分泌 TXA_2，并释放血小板颗粒物质。血小板颗粒包含多种蛋白质，以提高血小板黏附，促进细胞间的相互作用及刺激血管修复。血小板分泌和释放的激动剂在局部积累，招募更多的血小板，引起血管收缩，降低血流量，最终增加活化的血小板、凝血因子和受损的血管内皮下膜的作用时间。激动剂与跨膜受体的结合将启动血小板激活，即使没有与内皮下膜黏附。无论初始路径是血小板与内皮的粘连或在招募过程中的受体结合，血小板激活的最后一步及介导血小板聚集的关键是跨膜糖蛋白 GP Ⅱb/Ⅲa 的构象发生变化，激活纤维蛋白原与血小板的结合形成稳定的血小板栓。GP Ⅱb/Ⅲa 复合物的表达和构象变化可以在黏附过程中通过 vWF 直接与受体结合或者通过激动剂 TXA_2、ADP 与血小板受体结合诱导。因此，血小板受体与通路的激活能成为抑制血小板功能的目标靶点。随着血小板的黏附和激活，血栓形成的下一步就是血小板聚集和血小板栓形成，通过与内皮细胞的空隙及交联纤维蛋白网状结构，结合白细胞和其他细胞形成血栓。

第二节 抗血小板药的分类

抗血小板药物主要通过抑制花生四烯酸（AA）代谢，增加血小板内 cAMP 浓度等机制而抑制血小板黏附、聚集和分泌功能。抗血小板治疗是减少心脑血管疾病患者再发事件和死亡的重要用药之一。抗血小板治疗也是心脑血管疾病预防与治疗的关键，随着新型抗血小板药物的问世及近期欧美和我国各大临床指南推荐的更新，对各类抗血小板药物的特点和临床适用范围的全面了解和更新，将有助于对抗血小板药物的合理选择和规范化应用，从而控制出血风险，将抗缺血治疗临床获益最大化。

血小板在动脉粥样硬化血栓形成和发展中起着重要作用，抗血小板药主要通过不同的途径抑制血小板黏附、聚集和释放反应，防止血栓形成和发展。常用抗血小板药物根据其作用机制分以下几种。

一、血栓素合成抑制剂类

血栓素合成抑制剂是目前应用最广泛的抗血小板聚集药物，通过选择性抑制血栓素 A2（TXA2）的合成，阻止血管收缩和血小板聚集。代表性药物如阿司匹林，抑制环氧合酶，阻止血小板 AA 衍变为血栓素 A2。阿司匹林是目前临床上应用最广泛的血栓素抑制剂，也是当今抗血小板治疗的基本药物。它通过对环氧酶（cyclooxygenase，COX）的作用直接抑制 TXA2 合成，抑制血小板黏附聚集活性。

二、二磷酸腺苷 P2Y12 受体拮抗剂

常用的二磷酸腺苷（ADP）P2Y12 受体拮抗剂如噻氯匹定、氯吡格雷。ADP 存在于血小板内的高密度颗粒中，与止血及血栓形成有关。血小板 ADP 受体调控 ADP 浓度，人类血小板有三种不同 ADP 受体：P2Y1、P2Y12 和 P2X1 受体。其中 P2Y12 受体在血小板活化中起最重要的作用。P2Y12 受体拮抗剂通过抑制 P2Y12 受体，干扰 ADP 介导的血小板活化。P2Y12 受体拮抗剂又可分为噻吩吡啶类和非噻吩吡啶类药物。

1. 噻吩吡啶类药物　噻氯匹定和氯吡格雷均是前体药物，需肝脏细胞色素 P450 酶代谢形成活性代谢物，与 P2Y12 受体不可逆结合。噻氯匹定虽有较强抗血小板作用，但起效慢且有皮疹、白细胞减低等不良反应。其后研发出的氯吡格雷具有抗血栓强和快速起效的特性，氯吡格雷在 ST 段抬高型心肌梗死、不稳定型心绞痛、非 ST 段抬高型心肌梗死及经皮冠状动脉介入治疗的患者中广泛应用，但由于受肝脏代谢酶基因多态性影响，部分患者氯吡格雷标准剂量无法获得满意疗效。普拉格雷也是噻吩吡啶类前体药物，需在肝脏代谢转变为活性产物发挥抗血小板效应，目前的临床研究表明，普拉格雷的抗血小板效能强于且快于氯吡格雷，但其出血风险高于氯吡格雷。

2. 非噻吩吡啶类药物　为新研发的 P2Y12 受体拮抗剂。替格瑞洛是环戊基五氮杂茚，它对 P2Y12 受体的拮抗作用是可逆的，由于它独特的药效动力学和药代动力学特性，与氯吡格雷相比，它可提供更快捷和更完全的抗血小板作用，抗血小板效能强于氯吡格雷。但其出血风险亦略高于氯吡格雷，还有其他不良反应。

三、血小板糖蛋白 Ⅱb/Ⅲa 受体拮抗剂

临床常用的血小板糖蛋白（GP）Ⅱb/Ⅲa 受体拮抗剂，如阿昔单抗、替罗非班等可提供最强的抗血小板作用。阿昔单抗是与血小板 GP Ⅱb/Ⅲa 受体非特异性结合的嵌合单克隆抗体。但鉴于阿昔单抗对血小板 GP Ⅱb/Ⅲa 受体的免疫原性、不可逆性和非特异性等不足，陆续研发出一些小分子类新型血小板 GP Ⅱb/Ⅲa 受体拮抗剂，包括环七肽的依替巴肽及非肽类拮抗剂替罗非班和拉米非班。

血小板 GP Ⅰb 受体拮抗剂、血小板血清素受体拮抗剂及血小板凝血酶受体拮抗剂等，目前尚未在临床上广泛应用。

四、增加血小板内环腺苷酸类的药物

临床常用的增加血小板内环腺苷酸（cAMP）的药物，如前列环素（PGI2）、前列腺素 E1 及衍生物、双嘧达莫、西洛他唑等。西洛他唑的药理作用主要是抑制磷酸二酯酶活性使血小板内 cAMP 浓度上升，抑制血小板聚集，并可使血管平滑肌细胞内的 cAMP 浓度上升，

使血管扩张，增加末梢动脉血流量。

五、5-羟色胺受体拮抗剂

5-羟色胺受体拮抗剂如沙格雷酯对血小板及血管平滑肌的 5-HT2 受体具有特异性拮抗作用，因而发挥抗血小板及抑制血管收缩的作用。

六、凝血酶受体拮抗剂

沃拉帕沙（vorapaxar）是第一代凝血酶受体拮抗剂，也是非肽类竞争性的蛋白酶激活受体 1（PAR-1）拮抗剂，其不影响止血过程及出血时间，旨在抑制血凝凝块的形成。PAR-1 是一种可被凝血酶激活的受体，而凝血酶是一种有效的血小板激活剂。沃拉帕沙能够抑制血小板上 PAR-1 受体，从而抑制凝血酶诱导的血小板聚集。沃拉帕沙也是这类药物中首个 FDA 批准的新型抗血小板药物。沃拉帕沙新药申请数据来自一项随机、双盲、安慰剂对照，涉及 26 449 例患者的 TRA 2P-TIMI 50 试验，研究纳入对象为有心肌梗死、缺血性脑卒中或外周动脉疾病史的患者。平均随访时间为 2.5 年。该药在Ⅱ期临床试验中显示出良好的安全性，并且其亚组分析可以在目前标准的双联抗血小板方案（阿司匹林+氯吡格雷）基础上使 PCI 术后患者进一步获益。该药已获准用于降低有心肌梗死或外周动脉疾病史患者的再次心肌梗死、脑卒中、心血管死亡及冠脉血运重建术。

第三节　抗血小板药的作用机制

目前使用的抗血小板药物主要通过抑制血小板黏附、激活、聚集所需的不同途径发挥作用，主要通过抑制环氧化酶（COX）、二磷酸腺苷（ADP）P2Y12 受体、磷酸二酯酶（PDE）、凝血酶受体（PAR）、血小板糖蛋白（GP）Ⅱb/Ⅲa 受体等。

通过不可逆地抑制环氧合酶 COX1 的活性，如阿司匹林，从而影响血栓素 TXA2 的产生，抑制了血小板的激活。血栓素 TXA2 由花生四烯酸通过 COX 途径产生，它能在血小板膜上扩散并激活膜上的 TXA2 受体，激活磷脂酶 C，最终使细胞内的 Ca^{2+} 增加。TXA2 激活导致血小板形状发生改变，增强了血小板的招募和向原始血栓的聚集。

通过抑制二磷酸腺苷（ADP）P2Y12 受体，如氯吡格雷、普拉格雷等，同样能抑制血小板的激活。P2Y12 受体的激活抑制了腺苷酸环化酶，从而使环腺苷酸（cAMP）减少。P2Y12 受体的激活也能引起细胞内 Ca^{2+} 的增加，Ca^{2+} 作为胞内信使与血小板的激活和脱颗粒有关。ADP 与 P2Y12 受体的结合导致信号级联反应，引起血小板的聚集和血栓的增长与稳定。P2Y12 受体还参与其他引起血小板聚集放大的反应，包括 TXA2 与凝血酶。因此抑制 P2Y12 受体能起到有效抗血小板的作用。

磷酸二酯酶（PDE）是一类可水解细胞内第二信使 cAMP 和 cGMP 的酶类，从而限制环核苷酸的抑制作用。血小板表达三种磷酸二酯酶同工酶：水解 cAMP 的 PDE2、PDE3 和水解 cGMP 的 PDE5。增加血小板 cAMP 或 cGMP 水平能抑制信号转导和血小板的激活。

血小板 cAMP 或 cGMP 增加可以通过以下两种机制：①内源性分子抑制血小板，如前列环素和一氧化氮等结合到它们相应的受体；②通过阻断内部血小板第二信使蛋白的分解。磷酸二酯酶抑制剂药物，通过提高内部血小板 cAMP 和 cGMP 的浓度起到抑制血小板功能的作用。

凝血级联反应产生的凝血酶是体内强大的血小板激活剂。凝血酶活化血小板主要通过血小板表面 G 蛋白偶联受体 PARs（protease-activated receptors）介导。人类血小板表面表达 PAR1 与 PAR4 两种受体，凝血酶能连接并切割 PAR1 或 PAR4，暴露新的 N 端，N 端作为一个固定配基与受体结合，从而激发跨膜信号传导，引起血小板聚集、血小板释放及膜糖蛋白的一系列改变。通过抑制 PAR 受体能抑制凝血酶介导的血小板激活。

多种途径导致血小板激活，所有受体激动剂增加细胞内钙水平和减少 cAMP，最终刺激血小板糖蛋白（GP）Ⅱb/Ⅲa 活化。血小板糖蛋白（GP）Ⅱb/Ⅲa 受体拮抗剂是通过抑制血小板糖蛋白（GP）Ⅱb/Ⅲa 受体与细胞外配体的结合，包括纤维蛋白原和血管性血友病因子 vWF，抑制血小板聚集。

第四节　抗血小板药物治疗反应多态性及其意义

临床实践中经常遇到同等剂量的抗血小板药物，对于某些患者疗效甚佳，但对另一部分患者却疗效有限，这时往往需增大抗血小板药的剂量才能取得临床疗效，抗血小板药物对有些患者几乎无效。究其原因可能是不同个体对抗血小板药物治疗反应存在较大的差异，这就是抗血小板药治疗反应的多态性。

一、抗血小板药治疗反应多态性

抗血小板药物治疗反应多态性是指患者接受抗血小板药物治疗时，不同个体对抗血小板药物治疗反应存在较大的差异。这种差异可以通过相关实验室检查得以证实。其中低反应和无反应者经抗血小板药物治疗后测得的相关实验室指标与未经治疗者相近或无变化。早期研究常将这种现象称为阿司匹林抵抗或者氯吡格雷抵抗，即患者个体对抗血小板药物有抵抗作用，使其无法发挥临床疗效。近年来，学术界多以个体对抗血小板治疗反应降低或抗血小板治疗后残余血小板活性增高取代抵抗一词，但在许多文献和研究中，仍然习惯性使用"抗血小板治疗抵抗"一词。

二、测定抗血小板治疗反应降低的检测法

量化、可测定的实验室指标对于明确患者是否为抗血小板治疗反应降低至关重要。目前，相关的用于评价血小板 P2Y12 受体阻滞剂疗效的实验室检查方法主要有如下几种。

1. VerifyNow 快速血小板功能检测法　2006 年美国 FDA 批准将该法用于血小板功能的检测。其最大的优点是操作简单，且为标准化操作方案，耗时短、重复性好。其缺点在于价格较高，不适合我国国情，目前在国内普及程度不高。该法对出血风险的预测也具有

一定的价值，故具有良好的发展前景。

2. 血管扩张刺激磷酸蛋白（VASP）法 VASP 法的优点：操作标准化、准确率高、稳定性和可重复性较强。近来在欧美国家应用较为普遍。在原理上是氯吡格雷药效最特异性的监测指标。劣势是 VASP 法的操作技术过程烦琐，对设备要求高，测定时需要流式细胞仪，且价格相对较贵，故难以进行临床大样本量的检测，在基层医院开展也有较大的困难。

3. Multiplate 法 根据电阻法原理进行检查，标本为全血，且测定时间 10min 左右，其标准化操作较为简便。但对于 Multiplate 法血小板反应性测定的准确性存疑。目前多在欧洲等多国应用。

4. 光学比浊法（LTA） 是测定血小板反应性的金标准，准确率较高，对设备要求低，费用相对低廉，在我国仍然有很大的应用空间。但 LTA 法的不足在于其血样采集、标本处理和检测过程较为烦琐，且缺乏标准化检测流程，无法进行方便、快捷的床边检测，目前在欧美等国已被其他方法取代。

三、血小板功能检测评估抗血小板治疗预后的意义

既往研究显示，血小板反应性是冠心病缺血和出血事件的强预测因素，但因人种、基因、并发症等情况存在极大的个体差异。多项研究确定了高血小板反应性（HTPR）与缺血事件的关联。ADAPT-DES 等研究证实了低反应者的高血栓风险和高反应者的高出血风险。2017 年公布的 TROPICAL-ACS 研究，应用其他血小板功能检测来进行个体化抗血小板降级治疗的方案，同样无优效性推荐。虽然床旁血小板功能检测对我们理解和认识血小板反应性有巨大的意义，但目前试验的阴性结果并不支持常规使用血小板监测来评估预后。

近年来多个大样本随机对照试验均显示血小板功能检测在评估抗血小板治疗预后方面呈阴性结果。2017 年欧洲心脏病学会/欧洲心胸外科学会（ESC/EACTS）的冠心病 DAPT 指南已将血小板功能监测降级为 Ⅲ 类推荐。

TROPICAL-ACS 研究是一项欧洲多中心大样本、个体化抗血小板治疗随机对照研究，入选人群为来自 33 个欧洲中心的急性冠脉综合征并成功实施经皮介入治疗的患者。全部患者随机分配至对照组（无血小板功能监测、应用普拉格雷 12 个月）和个体化治疗组（根据 Multiplate analyzer 血小板监测进行降级治疗、短期应用普拉格雷后降级为氯吡格雷）。主要终点为 1 年的全因心血管死亡、心肌梗死、非致死性脑卒中及欧美出血学术研究会（BARC）定义的 ≥2 级出血。研究结果显示，随访 1 年时，个体化组和对照组主要终点事件无优效性差异（7.3% vs 9.0%，非劣效性 $P=0.0004$，优效性 $P=0.1202$）。随着随访时间延长，两组主要不良心血管事件（MACE）事件小幅增加，但仍无显著差异。此外，个体化组与对照组在全因心血管死亡、心肌梗死、非致死性脑卒中（HR=0.77；95%可信区间：0.48～1.21；非劣效性 $P=0.0115$）和 BARC≥2 级出血（HR=0.82，95%可信区间：0.59～1.13，$P=0.2257$）也未见明显差异。

第五节　常用的抗血小板药

一、血栓素合成抑制剂

阿 司 匹 林

【药品名称】　国际通用名：阿司匹林。商用名：巴米尔、益络平、伯基。英文通用名：aspirin。

【药理作用】　抑制血小板聚集的作用：通过抑制血小板的环氧合酶，减少血栓素的生成而起作用。阿司匹林能与环氧合酶活性部分丝氨酸发生不可逆的乙酰化反应，使酶失活，抑制花生四烯酸代谢，减少对血小板有强大促聚集作用的血栓烷 A2（TXA2）的产生，使血小板功能抑制，同时也抑制血管内皮产生前列环素（PGI2），同时，前列环素对血小板也有抑制作用。然而阿司匹林对血小板中环氧合酶的抑制是不可逆的，只有当新的血小板进入血液循环才能恢复。而血管内皮细胞中环氧合酶因基因表达而较快恢复。因此，每日口服 75mg 的阿司匹林就能引起最大抗血小板作用。

【循证医学证据】

1. 阿司匹林一级预防研究

（1）内科医生健康研究（physicians health study，PHS）是一项随机、双盲、安慰剂对照的临床试验，也是阿司匹林一级预防的里程碑研究，旨在确定小剂量阿司匹林能否减少心血管疾病的死亡率。研究共入选 22 071 例受试者，平均随访时间 60.2 个月。阿司匹林组隔日口服阿司匹林 325mg，结果表明：阿司匹林组心肌梗死发生率显著降低了 44%；致死性和非致死性心肌梗死发生率均显著下降，其中致死性心肌梗死的死亡率降低了 66%（$P < 0.007$）；阿司匹林使糖尿病患者首次心肌梗死相对危险降低 61%。阿司匹林组的出血性脑卒中发生率和胃肠道不良事件发生率略有升高，但与安慰剂组比较无显著性差异，提示小剂量阿司匹林是安全的。该试验原计划进行 8 年，但由于阿司匹林疗效显著，伦理委员会在研究进行到第 5 年时提前中止试验，以保护安慰剂组受试者的利益。

（2）女性健康研究（women's health study，WHS）是一项针对女性最大规模的随机、双盲、安慰剂对照研究。研究共入选 39 876 例健康女性受试者。阿司匹林组隔日口服阿司匹林 100mg，平均随访 10.1 年。对于 65 岁以上老年女性的亚组分析结果显示，阿司匹林使首次心脑血管事件危险降低 26%，其中心肌梗死危险降低 34%，缺血性脑卒中危险降低 30%，均与安慰剂组有显著性差异（$P < 0.05$）。在 WHS 中，阿司匹林组的出血性脑卒中发生率与安慰剂组无显著性差异，但胃肠道出血发生率较试验组更高（相对风险 1.40；95% 可信区间 1.07~1.83；$P < 0.02$）。研究结果表明，小剂量阿司匹林在降低健康女性心肌梗死和脑卒中风险的同时，未增加出血性脑卒中的风险和心血管疾病所致死亡的发生率，其获益远大于风险。因此，健康女性也可以安全服用阿司匹林，并获得重要收益。

（3）美国预防服务工作组（USPSTF）于 2016 年发布了阿司匹林作为心血管疾病和结直肠癌一级预防的指南。该指南推荐 50~69 岁有高危心血管疾病风险的人群可以长期服用低剂量阿司匹林。同时，肯定了阿司匹林对结直肠癌的预防作用。指南推荐 10 年冠心病风险≥6 的患者长期服用阿司匹林 75～160mg/d 作为一级预防用药。

美国心脏协会（american heart association，AHA）指南推荐 10 年冠心病风险≥10 的患者长期服用阿司匹林 75～160mg/d 作为一级预防用药。

美国胸科医师协会（ACCP）对有中等冠状动脉事件风险的患者（10 年风险≥10）推荐服用阿司匹林 75～160mg/d 作为一级预防用药。

2. 阿司匹林二级预防研究　抗血栓治疗预防高危患者死亡、心肌梗死及脑卒中的随机临床试验协作荟萃分析（antithrombotic trialists' collaboration，ATC 荟萃分析）总结了 287 项阿司匹林二级预防的临床试验结果。对 12 项研究的 20 006 例心肌梗死患者进行荟萃分析，结果显示抗血小板治疗使发生心脑血管事件的危险降低 25%。对 15 项研究的 19 302 例急性心肌梗死患者进行荟萃分析，结果表明抗血小板治疗可使患者发生心脑血管事件的危险显著降低达 30%。对相关研究进行荟萃分析，发现抗血小板治疗分别能使不稳定型心绞痛、冠状动脉血运重建和稳定型心绞痛患者心脑血管事件发生危险显著降低分别达 46%、53 %和 33%。ATC 研究结论表明：阿司匹林能使此类高危人群获益。阿司匹林或其他抗血小板药物可使严重血管事件的风险下降约 25%。这不仅是在稳定型心绞痛或不稳定型心绞痛、急性心肌梗死、缺血性脑卒中及短暂性脑缺血发作患者中，而且在其他具有冠状动脉及外周动脉疾病和栓塞高风险患者中也一样。抗血小板治疗的绝对益处远远超出了导致致死性及严重非致死性出血的绝对风险。

3. 阿司匹林降低心肌梗死后死亡率

（1）一项纳入 3 项临床试验的荟萃分析显示，长期服用阿司匹林（直至 2 年）可以显著地降低主要不良心血管事件发生率 46%。

（2）CURRENT-OASIS7 研究（clopidogrel and aspirin optimal dose usage to reduce recurrent events-seventh organization to assess strategies in ischaemic syndromes）共入选 25 086 例接受有创治疗策略的 ACS 患者（包括 NSTE-ACS 和 STEMI 患者），结果显示，高剂量（300～325mg/d）与低剂量（75～100mg/d）阿司匹林没有显著性差异。建议阿司匹林的口服负荷剂量为普通片剂（非肠溶片）150～300mg，静脉负荷剂量为 150mg。无须监测阿司匹林的效果。

4. 阿司匹林预防脑卒中的循证医学证据　1977 年美国 *Stroke* 杂志上首次发表一项研究证明阿司匹林可以预防脑卒中。循证医学证据如下所示。

（1）用于脑卒中急性期治疗：阿司匹林可以明显降低脑卒中急性期死亡率，获益远远大于风险。2003 年的 Cochrane 系统评价纳入 9 项关于缺血性脑卒中急性期抗血小板治疗的随机对照试验，共包括 41 848 例急性缺血性脑卒中患者。其中最大的 2 项评价阿司匹林治疗急性缺血性脑卒中的试验为国际脑卒中研究（International stroke trial，IST）和中国急性脑卒中研究（Chinese acute stroke trial，CAST）。这两项研究证明了缺血性脑卒中患者急性期使用阿司匹林（早期二级预防）肯定有效。IST 和 CAST 共 4 万例受试者荟萃分析显示缺血性脑卒中急性期应用阿司匹林可使每 1000 例患者中脑卒中再发人数减少 9 例，如果持续阿司匹林治疗（平均 29 个月），这一数字将增至每 1000 例患者减少 36 例。阿司匹林显著降低急性期缺血性脑卒中患者死亡率及脑卒中复发率，而出血性脑卒中与安慰剂组无显著性差异。

（2）用于脑血管疾病一级预防：可使人群的缺血性脑卒中危险下降24%，阿司匹林获益远远大于风险。

（3）用于脑卒中二级预防：阿司匹林获益远远大于风险。WHO 脑血管疾病二级预防推荐用药指出，如无明确禁忌证，所有有短暂性脑缺血发作（TIA）史或推测容易出现脑卒中的患者均应接受长期阿司匹林治疗。

5. 阿司匹林联合氯吡格雷治疗　氯吡格雷治疗动脉粥样硬化性血栓形成试验（management of atherothrombosis with clopidogrel in high-risk patients with recent TIA or ischaemic attack or ischaemic stroke，MATCH）研究是在 7599 例近期缺血性脑卒中或 TIA 并伴有至少其他 1 种血管性危险因素的高危患者中进行的双盲、随机、安慰剂对照研究。MATCH 试验对阿司匹林联合氯吡格雷治疗与氯吡格雷单药治疗进行了比较，所有患者均接受氯吡格雷 75mg/d，比较阿司匹林（75mg/d）与安慰剂的疗效。结果表明，阿司匹林联合氯吡格雷组出现主要终点事件 595 例，单独使用氯吡格雷组 636 例。联合治疗组的危险性降低 6.4%，但没有显著性统计学意义，然而阿司匹林和氯吡格雷发生严重出血的概率比氯吡格雷明显升高，MATCH 研究表明每 1000 例缺血性脑卒中或 TIA 高危患者联合应用阿司匹林和氯吡格雷可以使缺血性事件再发降低 10 人次，但却使致命性出血事件增加了 13 人次。这一结果说明在最近有过缺血性脑卒中或 TIA 的高危患者中，氯吡格雷与阿司匹林联合应用与单用氯吡格雷相比，对重要血管事件的发生没有产生有统计学意义的降低，同时也使危及生命的出血和严重出血的风险增高。

6. 小剂量阿司匹林联合缓释双嘧达莫

（1）欧洲脑卒中预防研究 2（European stroke prevention study 2，ESPS2）是一项随机、双盲、安慰剂对照研究。共纳入脑卒中或 TIA 患者 6000 例，随机分为安慰剂组、阿司匹林组（25mg，2 次/天）、双嘧达莫缓释剂组（ER-DIP，200mg，2 次/天）和联合治疗组（阿司匹林+双嘧达莫缓释剂），随访 2 年，评价指标为脑卒中复发和（或）死亡的发生率。结果表明，安慰剂组、双嘧达莫缓释剂组、阿司匹林组和联合治疗组的脑卒中发生率分别为 15.8%、13.2%（RRR=16%）、12.9%（RRR=18%）和 9.9%（RRR=37%）。各组的脑卒中复发率、脑卒中和（或）死亡的发生率有统计学差异（$P < 0.001$），联合治疗组较其他单药治疗组 RRR 下降 23%，阿司匹林组与联合治疗组的出血风险无明显差异。研究证明，在缺血性脑卒中二级预防治疗中阿司匹林和双嘧达莫比安慰剂有效，而且阿司匹林和双嘧达莫联合应用能够带来额外的益处。这是迄今为止仅有的一项说明抗血小板联合治疗能显著降低非心源性缺血性脑卒中复发的试验。

（2）有效避免脑卒中复发的预防试验（prevention regimen for effectively avoiding second strokes，PRoFESS）是全球规模最大的缺血性脑卒中二级预防临床试验，来自 35 个国家的 695 个医疗中心参与了该项研究，共纳入 20 332 例缺血性脑卒中患者。该研究的目的为在抗高血压治疗的基础上，比较双嘧达莫（200mg）和阿司匹林（25mg）复合制剂 aggrenox 与氯吡格雷，以及替米沙坦与安慰剂在预防脑卒中再发方面的疗效和安全性。结果表明，虽然治疗组血压较安慰剂组显著下降，但死亡、生活依赖及复发率均无显著性差异。

【药代动力学】　口服后吸收迅速、完全。在胃内已开始吸收，在小肠上部可吸收大部分。吸收率和溶解度与胃肠道 pH 有关。食物可降低吸收速率，但不影响吸收量。肠溶片剂吸收慢。本品与碳酸氢钠同服吸收较快。吸收后分布于各组织，也能渗入关节腔和脑脊液中。阿司匹林在胃肠道、肝及血液内大部分很快水解为水杨酸盐，在肝脏代谢。代谢物主要为水杨尿酸及葡萄糖醛酸结合物，小部分为龙胆酸。阿司匹林大部分以结合的代谢物、小部分以游离的水杨酸从肾脏排出。阿司匹林的蛋白结合率低，但水解后的水杨酸盐蛋白结合率为65%～90%。血药浓度高时结合率相应地降低。肾功能不全及妊娠时结合率也低。半衰期为15～20min。

【适应证】 缺血性脑卒中、一过性脑缺血发作、心肌梗死、心房颤动、人工心脏瓣膜、动静脉瘘或其他手术后的血栓形成、慢性稳定型心绞痛及不稳定型心绞痛。

【用法与用量】

1. 抑制血小板聚集则应用小剂量，如每日75～300mg，每日1次。

2. 阿司匹林在早期和晚期就诊的冠心病患者中疗效是一致的，一旦就诊，治疗应尽早开始。不同情况下的剂量略有差异。

（1）NSTE-ACS患者：即刻75～300mg口服，随后均长期治疗，每日75～150mg。

（2）STEMI患者：疑为STEMI的胸痛患者，应该给予阿司匹林150～300mg嚼服，非肠溶制剂较肠溶制剂经口腔黏膜吸收更快，除非有禁忌证或已经服用；STEMI患者无论是否接受纤溶治疗，初诊时阿司匹林150～300mg嚼服，随后长期使用，每日75～150mg。

（3）稳定型、慢性冠状动脉疾病患者：每日75～150mg；NSTE-ACS或STEMI后，CABG术前不应停药，且CABG术后应尽快（24h内）开始服用阿司匹林（75～300mg）；PCI术前至少2h给予阿司匹林75～300mg。若应用小剂量阿司匹林（75～100mg）至少应于术前24h服药。

【阿司匹林治疗反应多态性】 阿司匹林在防治血栓栓塞性血管病方面被广泛应用，但在临床上发现服用该药后仍然会发生血栓事件，这种现象被称为阿司匹林抵抗（AR）或称为阿司匹林治疗反应多态性。由于检测的方法不同，AR的发生率相差甚远，估计有5.2%～40%服用阿司匹林的患者存在一定程度的耐受性差异。抗血小板药物的抵抗可能广泛存在，发生AR的机制尚不清楚。许多临床、细胞、基因等方面的因素都可导致血小板的过度激活。某些疾病、用药剂量大小及年龄性别等因素都可能导致AR。AR已成为临床不能忽视的问题。但是，不能因为AR而放弃抗血小板治疗。目前，还不推荐常规应用实验室方法测定血小板功能以评价阿司匹林的抗血小板作用。

【不良反应】 可以出现恶心、呕吐、上腹部不适或疼痛等胃肠道反应，可出现可逆性耳鸣、听力下降和肝肾功能损害，可有过敏反应表现为哮喘、荨麻疹、血管神经性水肿或休克。

【禁忌证】 对本品过敏、活动性溃疡病或其他原因引起的消化道出血和血友病或血小板减少症患者禁用。

【注意事项】

1. 交叉过敏反应 对本品过敏时也可能对另一种非甾体抗炎药过敏，但非绝对，必须警惕交叉过敏的可能性。

2. 对诊断的干扰 长期每日用量超过2.4g时，硫酸铜尿糖试验可出现假阳性，葡萄糖氧化酶尿糖试验可出现假阴性；可干扰尿酮体试验；用荧光法测定尿5-羟吲哚乙酸

（5-HIAA）时可受本品干扰；由于本品抑制血小板聚集，可使出血时间延长。剂量小到 40mg/d 也会影响血小板功能，但是临床上尚未见小剂量（＜150mg/d）引起出血的报道；大剂量应用，尤其是血药浓度＞300μg/ml 时凝血酶原时间可延长；每日用量超过 5g 时血清胆固醇可降低；由于本品作用于肾小管，使钾排泄增多，可导致血钾降低；大剂量应用本品时，用放射免疫法测定血清甲状腺素（T_4）及三碘甲腺原氨酸（T_3）可得较低结果；由于本品与酚磺酞在肾小管竞争性排泄，而使酚磺酞排泄减少（即 PSP 排泄试验）。

3. 下列情况应慎用 ①有哮喘及其他过敏性反应时；②葡萄糖-6-磷酸脱氢酶缺陷者（本品偶见引起溶血性贫血）；③痛风（本品可影响排尿酸药的作用，小剂量时可能引起尿酸潴留）；④肝功能减退时可加重肝脏毒性反应，加重出血倾向，肝功能不全和肝硬化患者易出现肾脏不良反应；⑤心功能不全或高血压患者（大量用药时可能引起心力衰竭或肺水肿）；⑥肾功不全时有加重肾脏毒性的危险；⑦血小板减少者。

4. 长期大量用药时应定期检查血细胞比容、肝功能及血清水杨酸含量。

【孕妇及哺乳期妇女用药】 慎用。

【儿童用药】 慎用。

【老年患者用药】 老年患者由于肾功能下降服用本品易出现毒性反应。

【药物相互作用】 ①与其他非甾体抗炎镇痛药同用时，疗效并不加强。②与任何可引起低凝血酶原血症、血小板减少、血小板聚集功能降低或胃肠道溃疡出血的药物合用时，可有加重凝血障碍及引起出血的危险。③与抗凝血药（双香豆素、肝素等）、溶栓药（链激酶、尿激酶）合用，可增加出血的危险。④尿碱化药（碳酸氢钠等）、抗酸药（长期大量应用）可增加本品自尿中排泄，使血药浓度下降。但当本品血药浓度已达稳定状态而停用碱性药物时，又可使本品血药浓度升高到毒性水平。⑤尿酸化药可减低本品的排泄，使其血药浓度升高。⑥本品与激素长期合用，尤其是大量应用时，有增加胃肠溃疡和出血的危险性。⑦胰岛素或口服降糖药物的降糖效果可因与本品合用而加强。

【药物过量】 过量或中毒表现如下所示。①轻度：即水杨酸反应（salicylism），多见于风湿病用本品治疗者，表现为头痛、头晕、耳鸣、耳聋、恶心、呕吐、腹泻、嗜睡、精神紊乱、多汗、呼吸深快、烦渴、手足不自主运动（多见于老年人）及视力障碍等；②重度：可出现血尿、抽搐、幻觉、重症精神紊乱、呼吸困难及无名热等，儿童患者的精神及呼吸障碍更明显，过量时实验室检查可有脑电图异常、酸碱平衡改变（呼吸性碱中毒及代谢性酸中毒）、低血糖或高血糖、酮尿、低钠血症、低钾血症及蛋白尿。处理：按常规方法解救。

【制剂与规格】 ①肠溶片剂（拜阿司匹林：每片 50mg）；②水溶片剂（巴米尔：每片 0.1g、0.3g 和 0.5g）；③肠溶缓释胶囊（伯基：每粒 100mg，益欣雪：每粒 75mg）；④缓释片剂（协美达：每片 50mg，塞宁：每片 50mg）。

奥 扎 格 雷

【药品名称】 国际通用名：奥扎格雷。英文通用名：sodium ozagrel。

【药理及毒理作用】

1. 药理作用 本品为血栓烷（TX）合成酶抑制剂，能阻碍前列腺 H2（PGH2）生成血栓烷 A2（TXA2），促使血小板所衍生的 PGH2 转向内皮细胞。内皮细胞用以合成 PGI2，从而改善 TXA2 与前列腺素 PGI2 的平衡异常。理论上能抑制血小板的聚集和扩张血管作用。

本品能改善脑血栓急性期的运动障碍，改善脑缺血急性期的循环障碍及改善脑缺血时能量代谢异常。动物试验表明，静脉给药能降低血浆 TXB2 水平，6-Keto-PGF1α/TXB2 比值上升，对不同诱导剂所致血小板聚集均有抑制作用，对大鼠中脑动脉阻塞引起的脑梗死有预防作用。

本品对人血小板聚集的本数抑制浓度 IC_{50} 较低，为 4nmol/L。用自身血注入蛛网膜下腔出血模型的试验表明，本品连续注入静脉，具有抑制血中 TXB2 浓度及脑血管痉缩等作用。

2. 急性毒性 LD_{50}（mg/kg） 大鼠静脉注射为 1150（雄），1300（雌）；口服为 5900（雄），5700（雌）；皮下注射为 2300（雄），2250（雌）。

3. 亚急性、慢性毒性 静脉注射本品，大鼠高剂量组除发现轻度尿电解质排泄上升外，未见其他异常。最大耐受量大鼠 125mg/kg，犬 10～12.5mg/kg。

4. 其他毒性 大鼠、兔生殖毒性试验结果表明，本品高剂量时发生抑制近亲系动物体重等毒性症状，胚胎、胎仔死亡，胎仔发育抑制，新生仔死亡等现象。另外，在大鼠 Seg II 试验中发现，高剂量组有内脏异常和骨骼异常的畸胎仔数轻度增加，抗原性、变异性及局部刺激性试验均为阴性。

以蛛网膜下腔出血术后患者为对象，在术后早期开展给予本品 10～14d，在该药的高剂量组（每日 400mg）、低剂量组（每日 80mg）及普拉西泮对照组中进行双盲试验。结果低剂量组、高剂量组的有效率及疗效都明显优于对照组。另外，高剂量组脑血管痉缩发生频率也较对照组明显低。

【循证医学证据】 目前对该药开展的临床研究主要集中在缺血性神经系统疾病领域。2009 年 Shinohara 等发表了一项旨在比较奥扎格雷和依达拉奉治疗急性非心源性脑卒中。该研究为多中心、随机、平行、开放标签研究。共入选 401 例患者，研究结果表明，两种药物疗效无显著差异。

2012 年，Zhang 等在 *Neurol Res* 杂志对既往发表的奥扎格雷治疗急性脑卒中的各项研究进行了 META 分析，分析结果表明，奥扎格雷可显著改善急性脑卒中患者的神经系统功能损害，但没有证据表明其可减少急性脑梗死患者的死亡，改善其长期预后。其疗效仍需进一步更多的大规模临床研究来证实。

Wada 等对相关大数据进行回顾分析后，发表了一项治疗评估奥扎格雷治疗急性脑卒中的回顾性配对研究。该研究采用日本治疗措施联合数据库的数据，将患者按照用药情况分为奥扎格雷组和非奥扎格雷组，研究共纳入 2010 年 7 月至 2012 年 3 月入院的急性脑梗死患者共 4338 例。研究结果表明，奥扎格雷是一种安全的药物，但似乎并不能改善脑梗死患者的神经系统功能。

综上，奥扎格雷是一种较为安全的药物，有研究表明其可改善急性脑梗死患者的神经系统功能，但也有研究得出相反的结论。目前，仍需要更多可信的前瞻性、随机、双盲、对照研究来明确其有效性。

【药代动力学】

1. 重复给药毒性 大鼠、犬静脉注射本品，大鼠高剂量组发现尿中电解质排泄量轻度增加，未见其他异常反应。大鼠最大耐受量为125mg/kg，犬最大耐受量为10～12.5mg/kg。

2. 生殖毒性 大鼠、兔本品静脉注射给药，结果动物体重增加受到抑制，大剂量时出现胚胎死亡、胎仔发育抑制和新生动物死亡等现象。大鼠的致畸敏感期试验中，高剂量组出现内脏和骨骼畸形的胎仔轻度增加。

本品静脉滴注后，血液浓度-时间曲线符合二室开放模型，$t_{1/2\beta}$ 为（1.22±0.44）h，V_d 为（2.32±0.62）L/kg，AUC 为（0.47±0.08）（μg·h）/ml，Cl 为（3.25±0.82）L/h/kg，单次静脉注射本品，在血中消失较快。血中主要成分除该药的游离形式外，还有其 β-氧化体和还原体。本品代谢物几乎没有药理活性。本品连续静脉注射时，2h 内达到血浓稳定状态。受试者半衰期最长为 1.93h，血药浓度可测到停药后 3h。本品大部分在 24h 内排泄，停药 24h 几乎全部药物经尿排出体外。

【适应证】 用于治疗急性血栓性脑梗死和脑梗死所伴随的运动障碍及改善蛛网膜下腔出血手术后的脑血管痉挛收缩和并发的脑缺血症状。

【用法与用量】 成人每次 80mg，溶于适当量电解质或 5%葡萄糖溶液中，每日 2 次，连续静脉滴注，2 周为一疗程。另外，根据年龄、症状适当增减用量。

【不良反应】 ①血液：由于有出血的倾向，要仔细观察，出现异常立即停止给药。②肝肾：偶有 GOT、GPT、BUN 升高。③消化系统：偶有恶心、呕吐、腹泻、食欲缺乏、胀腹感。④过敏反应：偶见荨麻疹、皮疹等，发生时停止给药。⑤循环系统：偶有室上心律不齐、血压下降，发现时减量或终止给药。⑥其他：偶有头痛、发烧、注射部位疼痛、休克及血小板减少等。⑦严重不良反应可出现出血性脑梗死、硬膜外血肿、脑内出血、消化道出血、皮下出血等。

【禁忌证】 ①对本品过敏者；②脑出血或脑梗死合并出血者；③有严重心、肺、肝、肾功能不全者，如严重心律不齐；④有血液病或有出血倾向者；⑤严重高血压，收缩压超过 26.6kPa（即 200mmHg）以上者。本品避免与含钙输液（如格林溶液等）混合使用，以免出现白色混浊。

【注意事项】 本品与抑制血小板功能的药物并用有协同作用，必须适当减量。本品避免与含钙输液（格林溶液等）混合使用，以免出现白色混浊。

【孕妇及哺乳期妇女用药】 孕妇或有可能妊娠妇女慎用。

【儿童用药】 儿童慎用。

【老年患者用药】 未进行老年用药实验且无可靠参考文献。

【药物相互作用】 本品与抗血小板聚集剂、血栓溶解剂及其他抗凝药合用，可增强出血倾向，应慎重合用。

【药物过量】 未进行本品过量实验且无可靠参考文献。一旦发生药物过量，需进行对症处理，保持支持治疗，重点注意监测出凝血功能，并及时适当处理。

【制剂与规格】 注射液规格 2ml：20mg、40mg、80mg。1 瓶/盒，2 瓶/盒，40 瓶/盒，10 瓶/盒。

【贮藏】 遮光贮藏，密封保存（10～30℃）。

二、P2Y12 受体拮抗剂

噻 氯 匹 定

【药品名称】　国际通用名：噻氯匹定。商用名：抵克力得。英文通用名：ticlopidine。

【药理作用】　本品为抗血小板聚集药物 P2Y12 受体拮抗剂，主要机制为干扰二磷酸腺苷（ADP）介导的血小板活化，从而发挥抗血小板效应。能抑制 ADP、胶原、凝血酶、花生四烯酸及前列腺素内过氧化物等多种诱导剂引起的血小板聚集，能抑制外源和内源性 ADP 诱导的血小板聚集反应。

【循证医学证据】　CATS 研究中，1027 例脑卒中患者接受噻氯匹定治疗，结果表明心血管死亡的危险降低 23%。1991 年首个 P2Y12 受体拮抗剂噻氯匹定首先获得美国 FDA 批准。然而，噻氯匹定因起效慢、骨髓抑制等不良事件（AEs）发生率高，很快被 1997 年获批上市的 P2Y12 受体拮抗剂氯吡格雷替代。氯吡格雷与噻氯匹定疗效相当，而在安全性和耐受性方面更胜一筹。

噻氯匹定在脑卒中二级预防的研究：关于噻氯匹定在脑卒中二级预防方面的大型随机对照研究主要有以下三项。噻氯匹定与阿司匹林脑卒中研究（ticlopidine aspirin stroke study，TASS）、加拿大美洲噻氯匹定研究（the Canadian American ticlopidine study，CATS）和非洲裔美国人中抗血小板预防脑卒中再发研究（African-American antiplatelet stroke prevention study，AAASPS）。TASS 研究证实在缺血性脑卒中二级预防中噻氯匹定比阿司匹林更有效。CATS 研究证明噻氯匹定能够降低脑卒中再发的风险。AAASPS 研究随访 2 年，没有发现在预防再发脑卒中、心肌梗死或血管性死亡方面噻氯匹定优于阿司匹林。以上研究已经证明噻氯匹定能够有效降低脑卒中发生的危险，但由于噻氯匹定严重的不良反应，而限制其长期应用。

【药代动力学】　口服后易吸收，在血浆中迅速消除，主要在肝脏代谢，仅一小部分以原形药由粪便中排出。活性成分的 60% 转化为代谢物从尿中排出，其代谢物可能具有活性作用。在服用后 1～2h 达到血浆峰浓度，其血浆半衰期为 6h，其药效作用不与血药浓度相关，给予噻氯匹定 250mg，每日 2 次，7～10d 后可达到稳态浓度。噻氯匹定终末清除半衰期为 30～50h。

【适应证】　脑血管、心血管及周围动脉硬化伴发的血栓栓塞性疾病，包括首发与再发脑卒中、暂时性脑缺血发作与单眼视觉缺失。

【用法与用量】　口服 0.25 克/次，每日 1～2 次，就餐时服用以减少胃肠道反应。

噻氯匹定目前正作为抗血小板药物用于冠心病的治疗和预防。氯吡格雷与噻氯匹定抑制血小板效果相当，但由于噻氯匹定毒性反应，中性粒细胞、血小板减少风险更大，现较少使用。

【不良反应】　本品常见的不良反应为用药 3 个月之内出现粒细胞减少、粒细胞缺乏、血小板减少、胃肠功能紊乱及皮疹。偶见用药数年后发生粒细胞减少、血小板减少及血栓形成性血小板减少性紫癜。此外罕见肝炎、胆汁淤积性黄疸、血管神经性水肿、脉管炎、狼疮综合征及过敏性肾病、肝功能损害。

【禁忌证】 ①出血性的血液病。②有出血倾向的器质性疾病，如十二指肠溃疡或急性出血性脑血管事件。③对本品过敏者。④白细胞总数减少，血小板减少或有粒细胞减少病史者。⑤严重肝功能不全者。

【注意事项】 ①用药最初 3 个月内，需每两周检查白细胞和血小板计数，当发现计数减低时，应停药，并继续监测至恢复正常。②为避免外科及口腔科择期手术中出血量增多，术前 10～14d 应停用本药。若术中出现紧急情况可输新鲜血小板以帮助止血。静脉注射甲泼尼松龙 20mg 可使出血时间在 2h 内恢复正常。③严重的肾功能损害患者，由于肾清除率降低，导致血药浓度升高，从而加重肾功能损害。故使用本品时应密切监测肾功能，必要时可减量。④本品宜于进餐时服药，因食物可提高其生物利用度并减低胃肠道的不良反应。⑤服用本品时若患者受伤且有导致继发性出血的危险时，应暂停服本药。⑥用药过程中若发生出血合并症，输血小板可帮助止血。

【孕妇及哺乳期妇女用药】 本品可以通过胎盘并进入母乳，故应避免用于孕妇及哺乳期妇女。

【儿童用药】 儿童中应用本品的安全性和有效性尚不明确。

【老年患者用药】 慎用。老年人中应用本品的安全性和有效性尚不明确。

【药物相互作用】 虽然未发现本品对凝血时间产生影响，但最好避免同血小板聚集抑制剂、溶栓剂、导致低凝血酶原血症的药物、血小板减少的药物、茶碱、环孢素或苯妥英钠合用。在必须联合使用时，需对患者进行追踪检查（凝血酶原时间、复钙时间、出血时间等）和血药浓度监测。本品与地高辛合用时可使后者血药浓度轻度下降（约15%），但一般不会影响地高辛的临床疗效。

【制剂与规格】 片剂：每片 0.25g。双铝包装，6 片/板，10 片/板，每盒 1 板。

【贮藏】 避光、密封保存。

氯 吡 格 雷

【药品名称】 国际通用名：氯吡格雷。商用名：波立维、泰嘉。英文通用名：clopidogrel。

【药理作用】 本品为血小板聚集抑制剂，能选择性地拮抗 ADP 与血小板 P2Y12 受体的结合，随后抑制激活 ADP 与 GPⅡb/Ⅲa 复合物，从而抑制血小板的聚集。本品也可抑制非 ADP 引起的血小板聚集，不影响磷酸二酯酶的活性。本品通过不可逆地改变血小板 ADP 受体，使血小板的寿命受到影响。本品的血小板抑制作用是剂量依赖性的，这在 1 次口服给药 2h 后可观察到。从第一天起，每日重复给本品 75mg，抑制 ADP 诱导血小板聚集，抑制作用在 3～7d 达到稳态。在稳态，每日服用本品 75mg 平均抑制水平维持在 40%～60%，在治疗中止后，一般约在 5d 内血小板聚集和出血时间逐渐回到基线。

【循证医学证据】 氯吡格雷是迄今临床应用最广、时间最长和研究证据最多的 P2Y12 拮抗剂。早在 1996 年，CAPRIE 研究就在高危缺血事件[新发缺血性脑卒中、心肌梗死（MI）或有症状的周围血管病（PAD）]患者中比较评估了氯吡格雷和阿司匹林的疗效和安全性，证实氯吡格雷组缺血性脑卒中、MI 或血管性死亡发生率显著低于阿司匹林组，胃肠道出血等 AEs 发生率也低于阿司匹林组。

其后，CURE 研究证实，与阿司匹林单药治疗相比，阿司匹林基础上联合氯吡格雷双联抗血小板治疗（DAPT）显著降低 ST 段抬高型 ACS（NSTE-ACS）患者心血管死亡、非致死性 MI 或脑卒中的主要复合终点事件发生率达 20%，且患者致死性出血事件或出血性脑卒中发生率无显著差异。CURE 研究标志着阿司匹林基础上联合 P2Y12 受体拮抗剂氯吡格雷的 DAPT 时代到来。

1. 氯吡格雷治疗 NSTE-ACS 循证医学证据

（1）CAPRIE 研究（氯吡格雷与阿司匹林预防缺血事件的比较研究，CAPRIE clopidogrel versus aspirin patients at risk of ischemic events）是一项国际多中心、随机、双盲临床研究。共纳入新发缺血性脑卒中、心肌梗死或有症状的周围血管病患者 19 185 例，随机分为氯吡格雷治疗组和阿司匹林治疗组，分别服用氯吡格雷 75mg/d 或阿司匹林 325mg/d。随访时间 3 年，平均 1.91 年。意向治疗分析显示，氯吡格雷组每年缺血性脑卒中、心肌梗死或血管性死亡发生率为 5.32%，而阿司匹林组每年为 5.83%。与阿司匹林组相比，应用氯吡格雷的患者相对风险下降 8.7%（$P=0.043$）。两组在安全性方面无显著差异。与阿司匹林相比，氯吡格雷组胃肠道出血发生率更低，且并未出现更多的中性粒细胞减少。

（2）CURE 研究（不稳定型心绞痛患者服用氯吡格雷预防复发事件研究）是一项国际多中心、随机、双盲、平行对照研究。研究共计纳入 12 562 例急性发作 24h 内的 NSTE-ACS 患者，随机分组后分别给予阿司匹林+氯吡格雷（300mg 负荷剂量，继以 75 mg/d 维持）或阿司匹林单药治疗 3～12 个月。主要终点为心血管死亡、非致死性心肌梗死或脑卒中组成的复合终点。研究旨在探索阿司匹林联合氯吡格雷双联抗血小板与单用阿司匹林抗血小板可否进一步降低急性冠状动脉综合征（ACS）患者的短期及长期缺血事件的再发风险。此研究开创双联抗血小板治疗 ACS 的先河。

研究结果显示，与阿司匹林单药治疗相比，阿司匹林联合氯吡格雷双联抗血小板治疗显著降低主要终点事件发生率 20%（9.3% vs 11.4%，$P<0.001$）。主要终点事件或难治性缺血事件发生率方面，联合抗血小板治疗组也显著低于阿司匹林单药治疗组（16.5% vs 18.8%，$P<0.001$）。进一步分析显示，氯吡格雷的获益在随机化后数小时内即体现出来，随机化后 24h 内联合治疗组心血管死亡、非致死性心肌梗死、脑卒中、难治性或严重缺血均明显低于阿司匹林单药治疗组（1.4% vs 2.1%；风险比=0.66；95%可信区间，0.51～0.86）。安全性方面，阿司匹林联合氯吡格雷双联抗血小板治疗组的严重出血更为常见（3.7% vs 2.7%，相对风险比=1.38，$P=0.001$），但两组威胁生命的出血事件（$P=0.13$）或出血性脑卒中发生率无显著差异。

2002 年欧洲心脏病学会(ESC)NSTE-ACS 指南据此 CURE 研究建议：对于 NSTE-ACS 患者，推荐使用氯吡格雷用于急性期的治疗，及长期维持治疗 9～12 个月（Ⅰ类推荐，证据水平 B 级）。

2002 版美国心脏病学会/美国心脏协会（ACC/AHA）不稳定型心绞痛和非 ST 段抬高型心肌梗死（UA/NSTEMI）指南同样引用了该研究结果，并推荐 NSTE-ACS 患者入院后尽快在阿司匹林基础上加用氯吡格雷治疗，至少 1 个月（Ⅰ，A），可用至 9 个月（Ⅰ类推荐，证据水平 B 级）。

ACC/AHA 指南推荐 PCI 术后进行 9 个月的双联抗血小板治疗，因为这是 CURE 研究中的中位治疗时间，而 CURE 研究中最长的治疗时间为 1 年，也就是说，氯吡格雷治疗 9

个月以上在生物学上是合理的。

2. 氯吡格雷在经皮冠状动脉介入治疗的循证医学证据

（1）PCI-CURE 研究（2001 年）是一项国际多中心随机、双盲平行对照研究。也是世界上第一个验证双联抗血小板治疗对于经皮冠状动脉介入（PCI）患者疗效及安全性的研究。对 2658 例行经皮冠状动脉介入治疗的 NSTE-ACS 患者分析结果显示，与单用阿司匹林相比，患者住院期间行 PCI 之前（中位时间：6d）预先给予氯吡格雷联合阿司匹林治疗（中位时间：10d），可显著减少 PCI 后 30d 内主要终点事件发生率 30%（心血管死亡、心肌梗死和靶血管血运重建组成的复合终点，4.5% vs 6.4%，P=0.03）。两组严重出血事件发生率无显著差异（P=0.64）。PCI 术后，两组患者揭盲后 80% 应用氯吡格雷 4 周，随访 8 个月结果显示，与单用阿司匹林相比，双联抗血小板治疗也可使心血管死亡、心肌梗死和靶血管血运重建事件发生率显著降低（18.3% vs 21.7%，P=0.03）。

该研究提示，择期接受 PCI 的患者应预先给予氯吡格雷，并持续长期给药，以减少早期和晚期缺血性心血管事件。PCI-CURE 研究为 PCI 术后超过 4 周的持续氯吡格雷加阿司匹林的双联抗血小板治疗的获益提供了迄今为止最好的数据。

2002 版 ESC NSTE-ACS 指南引用了最新发表的 PCI-CURE 研究结果，并指出，该研究结果提示，置入支架的患者术后尽快进行阿司匹林联合氯吡格雷双联抗血小板并维持 8 个月，与心血管死亡、心肌梗死及血运重建的发生率降低相关。

2002～2012 版 ACC/AHA 的 UA/NSTEMI 指南同样引用了该研究结果，同时明确氯吡格雷对于 NSTE-ACS 患者的重要性，并推荐：择期 PCI 的 NSTE-ACS 患者，若无高出血风险，则应进行氯吡格雷治疗至少 1 个月（Ⅰ类推荐，证据水平 A 级），可持续至 9 个月（Ⅰ类推荐，证据水平 B 级）。

（2）CREDO 研究（氯吡格雷在观察研究中降低事件发生研究）探讨并评估了 PCI 术前给予氯吡格雷预处理与及 PCI 术后长期治疗（12 个月）的获益。这项研究奠定氯吡格雷在 PCI 患者术前预处理及术后长期应用的地位。

CREDO 研究入组来自北美 99 个中心的 2116 例 PCI 患者，于术前 3～24h 在阿司匹林治疗基础上随机分组给予负荷剂量氯吡格雷（300mg）或安慰剂治疗；术后，氯吡格雷组继续氯吡格雷（75mg/d）维持治疗 1 年，而安慰剂组则在氯吡格雷维持治疗 28d 后转换为安慰剂治疗。研究结果显示，氯吡格雷（75mg/d）长期（1 年）治疗显著降低死亡、心肌梗死和脑卒中复合终点事件 26.9%（8.45% vs 11.48%，P=0.02）。安全性方面，与安慰剂组相比，氯吡格雷未显著增加 1 年大出血发生风险（8.8% vs 6.7%，P=0.07）。研究者进一步分析了 CREDO 研究中术前应用 300mg 负荷剂量氯吡格雷的最佳时间。结果显示，术前应用氯吡格雷的时间越早，减少 28d 主要终点事件（死亡、心肌梗死和急性靶血管血运重建）的获益越明显。与安慰剂组相比，氯吡格雷应用时间>15h 组可降低主要终点事件 58.8%（P=0.028）。

CREDO 研究结果不仅提示了术后氯吡格雷+阿司匹林双联抗血小板治疗 1 年能显著降低 PCI 患者血栓事件，同时也表明，氯吡格雷充足的剂量及 PCI 术前预处理可以提供良好的抗血小板效果以预防 PCI 相关急性血栓并发症的发生，提示临床：越早的氯吡格雷负荷量使用，可带来越大的临床获益。

CREDO 研究数据进一步证实进行氯吡格雷预处理非常重要，尤其是在术前至少 15 h 给药更好。由于医疗环境的限制，一些患者是在进行血管造影诊断并转院后才进行 PCI，这为氯吡格雷预处理提供了充足的时间。CREDO 研究为这些人群 PCI 术前抗血小板治疗提供了重要启示。

2005 年 ESC 发布 PCI 指南建议：计划行 PCI 治疗的患者给予负荷剂量（300mg）氯吡格雷，药物洗脱支架（DES）置入后建议氯吡格雷应用 6～12 个月（Ⅰ类推荐，证据水平 C 级）。

2007 年 ACC/AHA 发布 UA/NSTEMI 指南建议：对于置入金属裸支架的患者，术后氯吡格雷应用至少 1 个月，最好 1 年（Ⅰ类推荐，证据水平 B 级）；置入 DES 的患者，建议术后氯吡格雷应用至少 1 年（Ⅰ类推荐，证据水平 B 级）。

3. 氯吡格雷治疗 STEMI 的循证医学证据 2005 年 COMMIT-CCS2 研究（氯吡格雷和美托洛尔心肌梗死研究——第二项中国心脏病研究）共纳入 45 852 例发病 24h 内住院的中国急性心肌梗死（AMI）患者，随机分为阿司匹林联合氯吡格雷 75mg/d 组或阿司匹林联合安慰剂组。其中 93% 的患者心电图表现为 ST 段抬高或束支传导阻滞。研究旨在评价在阿司匹林基础上加用氯吡格雷对于 STEMI 患者的影响。

研究结果显示，与阿司匹林单用相比，阿司匹林与氯吡格雷联合应用显著降低复合终点（死亡、再发心肌梗死、脑卒中）的相对风险 9%（9.2% vs 10.1%，P=0.002）。同时显著降低死亡风险 7%（7.5% vs 8.1%，P=0.03），无论患者是否接受溶栓治疗均可获益。所有患者，包括年龄≥70 岁的患者或行溶栓治疗的患者，均未观察到两组间致死性出血、需输血的出血或颅内出血风险的显著差异。COMMIT-CCS2 研究提示，在阿司匹林或溶栓等基础治疗上，中国 AMI 患者常规加用氯吡格雷（75mg/d）可安全减少院内死亡和大血管事件发生。该研究充分肯定氯吡格雷在中国急性心肌梗死患者中的疗效和安全性。研究结果 2005 年发表于 *The Lancet* 杂志。在阿司匹林基础上增加氯吡格雷抗栓治疗，有利于闭塞血管的持续灌注。该研究结果证实了 STEMI 患者起始溶栓时即常规给予氯吡格雷的价值。令人惊喜的是，氯吡格雷带来的这种获益在用药第 1 天即显示出来。

4. 氯吡格雷治疗缺血性脑卒中的循证证据

（1）1996 年发表的氯吡格雷与阿司匹林在缺血事件高危患者中的比较（clopidogrel versus aspirin in patients at risk of ischemic events，CAPRIE）研究第一次证明氯吡格雷的效果优于阿司匹林。

（2）CAPRIE 研究是在既往有缺血性脑卒中或心肌梗死（myocardial infarction，MI）或外周动脉病（peripheral arterial disease，PAD）病史的 19 185 例患者进行的大样本双盲随机对照研究。随机分为阿司匹林 325mg/d 组或氯吡格雷 75mg/d 组，平均随访 1.91 年，随后每年缺血性脑卒中、心肌梗死或血管性死亡的风险阿司匹林组为 5.8%，氯吡格雷组为 5.3%，与阿司匹林相比，氯吡格雷能够使相对危险度降低 8.7%。因此，在既往有缺血性脑卒中或 MI 或 PAD 病史的患者中，预防血管性事件联合终点方面，氯吡格雷比 ASA 略微有效。在有 ASA 禁忌证或 ASA 不良反应的患者中，可以选择氯吡格雷进行抗血小板治疗。

（3）MATCH 研究（management of atherothrombosis with cloidogrel in high-risk patients with recent transientis-chemic attack or ischemic stroke）是一项缺血性脑卒中或短暂性脑缺血发作（TIA）高危患者的多中心、随机、双盲、平行对照试验，旨在评价缺血性脑卒中或TIA高危患者在联合氯吡格雷（75mg/d）与阿司匹林（75mg/d）治疗（n=3797）和单独应用氯吡格雷治疗（n=3802）时，缺血性脑卒中、MI、血管性死亡或继发血管事件而再住院的发生率。共入选发病在3个月内的缺血性脑卒中或TIA高危患者（同时合并3年内的缺血性脑卒中病史、MI、心绞痛、糖尿病或症状性PAD病史）7599例。疗程为18个月，主要结局终点为联合事件，包括缺血性脑卒中、MI、血管性死亡或继发血管事件而再住院者。研究结果显示联合用药组预防主要联合事件的疗效并未优于单独应用氯吡格雷组（RRR=6.4%；P=0.244），然而安全性上，联合治疗组出现威胁生命的大的出血事件的比例却高达单独用药组的2倍（2.6% vs 1.3%；P<0.0001）。

（4）CHARISMA研究（clopidogrel for high atheroth rombotic risk and ischemic stabilization，management and avoidance）是一项确诊心血管疾病患者或动脉血栓性事件的高危患者的多中心、随机、双盲、平行对照试验，旨在评价心血管疾病患者或动脉血栓性事件的高危患者在联合氯吡格雷（75mg/d）与阿司匹林（75～162mg/d）治疗和单独应用阿司匹林（75～162mg/d）治疗时，缺血性脑卒中、MI或心血管性死亡的发生率。研究共入选既往5年确诊冠心病、PAD、缺血性脑卒中或TIA患者15 603例。疗程为28个月，主要联合事件终点为缺血性脑卒中、MI或心血管性死亡，两组比较并未显示出具有统计学意义的差别。但在预先设定的亚组人群中（既往5年确诊冠心病、PAD、缺血性脑卒中或TIA；n=12 153），联合治疗组轻度降低了主要联合事件率，差别具有统计学意义（联合治疗组与阿司匹林单用组分别为6.9%和7.9%；RR=0.88；P=0.046）。在联合治疗组中度出血的比例较单独使用阿司匹林组显著增加（2.1% vs 1.3%；RR=1.62；P<0.001）。

5. 氯吡格雷治疗急性脑卒中/TIA的循证证据　急性脑卒中/TIA治疗与预防研究（fast assessment of stroke and transient ischemic attack to prevent early recurrence，FASTER）为首个用于探索急性期（24h）小卒中TIA人群，早期联合氯吡格雷与阿司匹林相对于阿司匹林单用安全性及有效性评价的随机对照试验研究，研究采用2×2析因设计（同时评价辛伐他汀早期强化干预的效果），这个预试验纳入390例患者，90d主要终点事件脑卒中发生率：联合治疗组7.1%；阿司匹林组10.8%，RR降低3.8%（95%可信区间：9.1～1.9，P=0.19），该预试验虽限于样本量，未得出阳性结果。

【**药代动力学**】　氯吡格雷主要由肝脏代谢。血中主要代谢产物是羧酸盐衍生物，其对血小板聚集无影响，占血浆中药物相关化合物的85%。人体口服^{14}C标记的氯吡格雷以后，在5d内约一半由尿液排出，约46%由粪便排出，1次和重复给药后，血浆中主要代谢产物的消除半衰期为8h。与血小板共价结合的代谢产物占放射性标记的2%，其半衰期为11d。

1. 食物的影响　通过对血浆中主要代谢物的药代动力学计算，本品与食物同时服用，不显著改变氯吡格雷的生物利用度。

2. 吸收分布　口服重复剂量75mg，吸收很快，给药1h后主要代谢物达血浆峰浓度（约3mg/L）。在50～150mg范围内，主要代谢物药代动力学为线性增长（血浆浓度与剂量成正比）。氯吡格雷及其主要代谢物可以在体外与人体的血浆蛋白可逆性结合（分别为98%

和 94%），在体外浓度达到 100g/ml 仍未饱和。

3. 代谢和消除 本品快速水解成羧酸衍生物，在血浆和尿液中，可观察到羧酸衍生物的葡萄糖醛酸化物。

【适应证】 有过近期发作的脑卒中、心肌梗死和外周动脉疾病、预防动脉粥样硬化性事件的发生（如心肌梗死、脑卒中和血管性死亡）。

【用法与用量】 推荐剂量为 75mg/d，可与食物同服也可单独服用。对于急性冠脉综合征的患者，可采用负荷剂量的方法，即首剂口服 300mg，2h 可达到作用平台（相当于口服 75mg/d，3～7d 稳定的血小板抑制水平），此后每日 75mg 维持。

服用氯吡格雷的患者，如准备进行 CABG，可能的情况下，至少停用 5d，最好 7d，除非血运重建紧急程度大于出血危险。拟行择期冠状动脉旁路移植手术的患者，建议择期手术前停用氯吡格雷 5～7d。

【不良反应】 可出现出血、过敏和胃肠道反应（如腹痛、消化不良、胃炎和便秘），也可发生粒细胞和血小板减少。

【禁忌证】 对本品任一成分过敏和活动性出血如消化性溃疡或颅内出血者禁用。

【注意事项】 严重肝病的患者应慎用。服用时，应注意监测白细胞和血小板计数。

【孕妇及哺乳期妇女用药】 由于对妊娠及哺乳期妇女没有足够的临床研究，对妊娠妇女只有在必须应用时才可应用。动物研究显示，本品可进入乳汁，所以应以用药对哺乳期妇女的重要性来决定是停止哺乳还是停药。

【儿童用药】 尚没有儿童用药的安全性资料。

【老年患者用药】 老年人在血浆中主要代谢物浓度明显高于年轻健康志愿者，但较高的血浆浓度与血小板聚集及出血时间的差异无关，故没有必要对老年人调整剂量。

【药物相互作用】 ①阿司匹林：阿司匹林不改变氯吡格雷介导的，由 ADP 诱导的血小板聚集抑制作用。伴随本品使用阿司匹林 500mg，每日服用 2 次，并不显著增加本品引起的出血时间延长。本品增强了阿司匹林对胶原诱导血小板聚集的作用效果，长期同时服用阿司匹林和本品的安全性还没有定论。②肝素：在健康志愿者的研究中，本品不改变肝素对凝血的作用，无须改变肝素的剂量。同时服用肝素不影响本品诱导的对血小板聚集的抑制效果。由于同时应用的安全性没有确立，因此使用时应谨慎。③非甾体解热镇痛药：健康志愿者同时服用萘普生和本品与潜在的胃肠道出血有关，非甾体解热镇痛药品和本品同时口服时应小心。④华法林：本品与华法林同时服用的安全性没有明确，因此两药同时应用应小心。⑤其他药物：本品与阿替洛尔及硝苯地平，单独或两者同时合用，没有发现显著的临床上药效学相互影响。本品与苯巴比妥、西咪替丁或雌二醇的合用不显著影响本品的药效学活性。与本品合用，地高辛和茶碱的药代动力学特性没有改变。

【药物过量】 健康志愿者 1 次口服 600mg（相当于 8 倍 75mg 片）无不良反应报道。如果需要快速逆转时，输入血小板可能是一种扭转本品药理作用效果的合适方法。

【制剂与规格】 片剂：每片 75mg。

替 格 瑞 洛

【药品名称】 通用名：替格瑞洛。商用名：倍林达。英文通用名：ticagrelor，英文商用名：Brilinta。

【药理及毒理研究】 替格瑞洛是一种新型的环戊基三唑嘧啶类（CPTP）口服抗血小板药物，本品为非前体药，无须经肝脏代谢激活即可直接起效，与P2Y12 ADP受体可逆性结合。

1. 药理及药效特性 替格瑞洛是一种选择性二磷酸腺苷（ADP）受体拮抗剂，作用于P2Y12 ADP受体，以抑制ADP介导的血小板活化和聚集，与噻吩并吡啶类药物（如氯吡格雷）的作用机制相似。但不同的是，替格瑞洛与血小板P2Y12 ADP受体之间的相互作用具有可逆性，没有构象改变和信号传递，并且在停药后血液中的血小板功能也随之快速恢复。替格瑞洛与噻吩并吡啶类药物是一种不同化学分类的药物。

2. 毒理研究 基于常规安全药理学、单次及重复剂量毒理和潜在遗传毒性研究，替格瑞洛及主要代谢产物的临床前数据未显示对人体存在无法接受的不良反应风险。

（1）遗传毒性：替格瑞洛Ames试验、小鼠淋巴瘤试验、大鼠微核试验结果均为阴性。替格瑞洛活性 O-脱甲基代谢产物 Ames试验与小鼠淋巴瘤试验结果均为阴性。

（2）生殖毒性：雄性大鼠和雌性大鼠经口给予替格瑞洛剂量分别达 180mg/（kg·d）与 200mg/（kg·d）[按AUC计算，相当于60kg人推荐使用剂量90mg，每日2次（MRHD）时暴露量的15倍]，未见对生育力的明显影响。雌性大鼠在剂量≥10mg/（kg·d）（按AUC计算，相当于MRHD时暴露量的1.5倍）时可见动情周期异常发生率增加。

妊娠大鼠胚胎胎仔发育毒性试验中，经口给予替格瑞洛 20～300mg/（kg·d）[按 mg/m^{2}计算，20mg/（kg·d）相当于MRHD]。300mg/（kg·d）（按 mg/m^{2}计算，相当于MRHD的16.5倍）剂量组可见子代异常，包括肝叶与肋骨增多、胸骨骨化不完全、盆骨关节错位及胸骨畸形。妊娠家兔给予替格瑞洛 21～63mg/（kg·d），高剂量（按 mg/m^{2}计算，相当于MRHD的6.8倍）下可见胆囊发育延迟及舌骨、耻骨与胸骨骨化不完全。

围产期毒性试验中，妊娠大鼠给予替格瑞洛 10～180mg/（kg·d），高剂量（按 mg/m^{2}计算，相当于MRHD的10倍）下可见幼仔死亡和对幼仔生长的影响。10mg/（kg·d）与60mg/（kg·d）（按 mg/m^{2}计算，相当于MRHD的1.5和3.2倍）可见相对轻微的影响，包括耳郭张开、眼睑开开时间延迟。

（3）致癌作用：小鼠与雄性大鼠经口给予替格瑞洛剂量分别达 250mg/（kg·d）和120mg/（kg·d）（按AUC计算，分别相当于MRHD时暴露量的19倍和15倍），未见给药相关的肿瘤发生率增加。雌性大鼠在剂量为 180mg/（kg·d）（按AUC计算，相当于MRHD时暴露量的29倍）时，可见子宫癌、子宫腺癌和肝细胞腺瘤发生率增加，剂量为60mg/（kg·d）（MRHD时AUC的8倍）时未见肿瘤发生率增加。

【循证医学证据】

1. 2012年欧洲心脏病学会（ESC）更新的ST段抬高急性心肌梗死治疗指南建议 替格瑞洛或普拉格雷与阿司匹林的双重抗血小板治疗优于氯吡格雷联合阿司匹林。指南同时建议，当患者不能获得普拉格雷或替格瑞洛治疗时或禁忌使用时才推荐氯吡格雷。

2. 2016年《替格瑞洛临床应用中国专家共识》建议

（1）急性ST段抬高型心肌梗死（STEMI）患者临床应用建议：①替格瑞洛应尽早使用，推荐在首次医疗接触时给予负荷剂量180mg，然后维持剂量90mg，每日2次；②若患者无法整片吞服，可将替格瑞洛碾碎冲服或鼻胃管给药；③替格瑞洛应与阿司匹林联合使用至少 12 个月。

（2）非 ST 段抬高急性冠脉综合征（NSTE-ACS）患者临床应用建议：①对于缺血风险中高危及计划行早期侵入性诊治的患者，应尽快给予替格瑞洛（负荷剂量180mg，维持剂量 90mg，每日 2 次）；②对于行早期保守治疗的患者，推荐应用替格瑞洛（负荷剂量180mg，维持剂量90mg，每日2次）；③替格瑞洛应与阿司匹林联合使用至少 12 个月。

（3）拟行冠状动脉旁路移植术（CABG）的 ACS 患者临床应用建议：①急性冠脉综合征（ACS）患者择期行 CABG，术前常规停用替格瑞洛 5d；如患者存在缺血高危因素（如左主干或近端多支病变），可不停用替格瑞洛；出血和缺血风险均较高时，可于术前 5d 停用替格瑞洛，用静脉血小板糖蛋白Ⅱb/Ⅲa 受体抑制剂（GPI）过渡治疗；②术后认为安全时应尽快恢复替格瑞洛使用；③CABG 术后优先推荐阿司匹林联合替格瑞洛治疗。

（4）ACS 特殊人群临床应用建议：①对于血栓事件风险相对较高的 ACS 患者，如糖尿病、慢性肾脏病（CKD）及复杂冠状动脉病变等，抗血小板治疗首选替格瑞洛（负荷剂量 180mg，维持剂量 90mg，每日 2 次）与阿司匹林联合应用至少 12 个月。②对于肾功能不全的患者，替格瑞洛无须根据肾功能调整使用剂量。鉴于替格瑞洛在接受透析治疗的患者中使用经验较少，使用时需谨慎。③对于≥75 岁的高龄患者，鉴于其出血风险较高，使用替格瑞洛时需评估出血风险。④对于已知 CYP2C19 中间代谢型、慢代谢型的患者，或血小板功能检测提示有残余高反应者，如无出血高危因素，在进行双联抗血小板治疗时应优先选择替格瑞洛。

（5）ACS 和（或）PCI 术后行非心脏外科手术患者临床应用建议：①抗血小板方案的调整应充分权衡外科手术的紧急程度和患者出血-血栓的风险，需多学科医生会诊选择优化的治疗方案；②对于支架置入术后 4~6 周行紧急非心脏外科手术的患者，建议继续双联抗血小板治疗，除非出血的相对风险超过预防支架血栓的获益；③择期手术尽量推迟至裸金属支架置入后 4 周（最好 3 个月）、药物洗脱支架（DES）置入后 12 个月（新一代 DES 术后 6 个月）；④对于心脏事件危险较低的患者，术前 5~7d 停用阿司匹林和替格瑞洛，术后保证止血充分后重新用药；⑤对于心脏事件危险较高的患者，建议不停用阿司匹林，替格瑞洛停用 5d；其中出血风险低危者，建议不停用阿司匹林和替格瑞洛。

3.《2017 年 ESC/EACTS 冠心病 DAPT 指南》更新替格瑞洛推荐 在 DAPT 药物选择方面，新版指南再次强调了替格瑞洛在 ACS 治疗中的优先地位，同时基于PEGASUS-TIMI 54研究增加了替格瑞洛在稳定性冠心病及心肌梗死后患者中的相关推荐。①对于没有禁忌的 ACS 患者，无论初始治疗策略如何，推荐替格瑞洛（180mg 负荷剂量，90mg 每日 2 次）与阿司匹林联用，包括使用氯吡格雷预治疗的患者（Ⅰ类推荐，证据水平 B）。②拟行侵入性治疗的 NSTE-ACS 患者，诊断明确后尽快给予替格瑞洛，在不能使用替格瑞洛时才给予氯吡格雷（Ⅱa 类推荐，证据水平 C）。③NSTE-ACS 患者预治疗优先推荐，确诊后就应尽快给予替格瑞洛。在该次指南中 PCI 前 P2Y12 受体阻滞剂预治疗提升为 Ⅰ类推荐，证据水平 A。④PCI 术后的稳定性冠心病患者，在考虑缺血和出血风险后，可考虑给予替格瑞洛或普拉格雷替代氯吡格雷（Ⅱb 类推荐，证据水平 C）。高缺血风险的心肌梗死患者，若可耐受 DAPT 且无出血，推荐替格瑞洛 60mg，每日 2 次联合阿司匹林用于 12 个月以上延长治疗（Ⅱb 类推荐，证据水平 B）。

（1）PLATO 研究（platelet inhibition and patient outcomes trial，血小板抑制和患者预后研究）是一项国际多中心、随机、双盲、双模拟、平行、事件驱动的临床Ⅲ期研究，旨在验证替格瑞洛的临床疗效和安全性。研究共入选 18 624 例 ACS 患者，涵盖了全部 ACS 患者类型（不稳定型心绞痛、非 ST 段抬高心肌梗死和 ST 段抬高心肌梗死）及初始接受药物治疗或用经皮冠状动脉介入治疗（PCI）或用冠状动脉旁路移植术（CABG）治疗的患者。该研究头对头比较了替格瑞洛（负荷剂量 180mg，此后 90mg 每日 2 次）和氯吡格雷（负荷剂量 300～600mg，此后 75mg，每日 1 次）用于 ACS 患者的抗血小板治疗的疗效与安全性。研究结果显示，在每日使用阿司匹林的背景下，与氯吡格雷相比，替格瑞洛治疗 12 个月显著降低心血管死亡或心肌梗死或脑卒中复合终点事件风险达 16%，获益主要出现在心血管死亡、心肌梗死这两项指标上，其相对风险分别下降 21% 和 16%。此外，在治疗早期即出现效果[30d 时绝对风险（ARR）下降 1.0%，相对风险（RRR）下降 12%]，并且疗效在 12 个月内持续存在。多项的亚组分析表明（包括体重、性别、糖尿病病史、短暂性缺血发作或非出血性脑卒中或血运重建、合并用药治疗、指示事件的最终诊断和随机时拟进行的治疗途径）：替格瑞洛的治疗作用优于氯吡格雷。在安全性方面，替格瑞洛组和氯吡格雷组的主要出血发生率相似（分别为 11.6% 和 11.2%，$P=0.43$）。但替格瑞洛可以显著降低支架内血栓的发生率。替格瑞洛除了轻微增加非 CABG 相关的严重出血发生率以外，不良反应还包括呼吸困难（不包括支气管痉挛）、增加无症状心室停搏发生率及尿酸水平。

基于替格瑞洛治疗给 ACS 患者带来的获益，国内外的相关指南均推荐将替格瑞洛用于 ACS 患者抗血小板的一线治疗。在欧洲心脏病学会的 ESC 2011 年的 NSTE-ACS 指南和 2012 年的 STEMI 指南中均指出，在不能接受替格瑞洛治疗的患者中才能使用氯吡格雷。

（2）三种 P2Y12 拮抗剂治疗急性冠脉综合征患者的不良事件研究（2017 年）：该研究旨在通过美国 FDA 不良事件报告系统（federal adverse event reporting system，FAERS）数据库，评估 2015 年度三种口服 P2Y12 受体拮抗剂（氯吡格雷、普拉格雷和替格瑞洛）在治疗急性冠脉综合征患者时的不良事件、总体死亡率和 2015 年度死亡率。

研究第一部分从 FAERS 数据库中选取了与口服 P2Y12 受体拮抗剂共同报告的不良事件，将所有不良事件按《ICH 国际医学用语词典》（MedDRA）高级别组术语进行分类：心脏性、血栓性、出血性、全因死亡及其他。主要终点为三种 P2Y12 受体拮抗剂之间不良事件的比例报告比（PRR）、报告比值比（ROR）和卡方值的差异。研究结果表明，2015 年度报告的不良事件数量分别为氯吡格雷 13 234 例、普拉格雷 2927 例和替格瑞洛 2627 例。不同药物之间的不良事件有显著差异。与氯吡格雷相比，替格瑞洛血栓性不良事件和死亡风险更高。氯吡格雷的出血风险显著低于普拉格雷（$P<0.0001$）。与普拉格雷相比，替格瑞洛心脏不良事件、血栓性不良事件、全因死亡均更高（$P<0.0001$），而出血较少。

研究第二部分通过 FAERS 数据库比较了三种口服 P2Y12 受体拮抗剂的死亡率，包括总体死亡率和 2015 年度死亡率。主要终点为三种 P2Y12 受体拮抗剂之间死亡率的 PRR、ROR 及卡方值的差异。研究结果显示，不同 P2Y12 受体拮抗剂之间的 2015 年度不良事件存在明显差异。替格瑞洛的全因死亡、心脏性不良事件和血栓性不良事件风险均显著高于氯吡格雷及普拉格雷，较氯吡格雷显著增加死亡率达 40%。普拉格雷最主要的不良事件为出血，氯吡格雷的出血风险相对更小。

研究者认为，FAERS 整体和 2015 年度数据库结果一致表明，替格瑞洛相关死亡率显著高于氯吡格雷和普拉格雷。这对此前的 PLATO 研究结果提出了严重质疑，这些令人吃惊的数据值得 FDA 重视，建议进一步审核替格瑞洛的安全性。

（3）ONSET/OFFSET 研究是一项多中心、随机、双盲对照研究，旨在比较替格瑞洛和氯吡格雷用于稳定型冠心病患者的抗血小板效果。该研究共纳入稳定型冠心病患者 123 例。所有患者均有阿司匹林治疗背景。其中，57 例随机接受替格瑞洛治疗，54 例接受氯吡格雷治疗，另有 12 例接受安慰剂治疗。对患者服药后的药效动力学指标进行观察。研究结果表明，接受阿司匹林治疗的稳定性冠心病患者中，替格瑞洛显示出快速起效的药理作用，180mg 负荷剂量替格瑞洛与 600mg 负荷剂量氯吡格雷 30min 内的血小板聚集抑制率（IPA）分别为 41% 和 8%；给予负荷剂量 2h 后，替格瑞洛组 98% 患者达到，同 IPA 相比 >50%，而氯吡格雷组仅 31% 的患者能达到。替格瑞洛给药 2～4h 后达到最大 IPA 作用的 89%，此作用可保持 2～8h。

（4）PRINCIPLE-TIMI 44 研究（the prasugrel in comparison to clopidogrel for inhibition of platelet activation and aggregation-thrombolysis in myocardial infarction 44 trial）是一项随机、双盲交叉研究。研究旨在比较普拉格雷与氯吡格雷的药效学差异。该研究共纳入因拟行 PCI 术而接受心导管检查的患者 201 例，观察患者药代动力学指标。研究结果显示，在因拟行 PCI 术而接受心导管检查的患者中，60mg 普拉格雷符合剂量较 600mg 氯吡格雷负荷剂量血小板抑制作用更强。在维持治疗方面，使用普拉格雷 10mg/d 的维持治疗也比 150mg/d 氯吡格雷抗血小板作用更强。与氯吡格雷相比，普拉格雷能更快、更强地抑制血小板聚集。

【药代动力学】

1. 一般人群药代动力学

（1）吸收：替格瑞洛吸收迅速，中位 T_{max} 约为 1.5h。替格瑞洛可生成其主要循环代谢产物 AR-C124910XX（也是活性物质），中位 T_{max} 约为 2.5h（1.5～5.0）。在所研究的剂量范围（30～1260mg）内，替格瑞洛与其活性代谢产物的 C_{max} 和 AUC 与用药剂量大致成比例增加。替格瑞洛的平均生物利用度约为 36%（范围为 25.4%～64.0%）。摄食高脂肪食物可使替格瑞洛的 AUC 增加 21%、活性代谢物的 C_{max} 下降 22%，但对替格瑞洛的 C_{max} 或活性代谢物的 AUC 无影响。一般认为这些微小变化的临床意义不大。因此，替格瑞洛可在饭前或饭后服用。

（2）分布：替格瑞洛的稳态分布容积为 87.5L。替格瑞洛及其代谢产物与人血浆蛋白广泛结合（>99%）。

（3）代谢：替格瑞洛主要经 CYP3A4 代谢，少部分由 CYP3A5 代谢。替格瑞洛的主要代谢产物为 AR-C124910XX，经体外试验评估显示其也具有活性，可与血小板 P2Y12 ADP 受体结合。活性代谢产物的全身暴露量约为替格瑞洛的 30%～40%。

（4）排泄：替格瑞洛主要通过肝脏代谢消除。通过使用替格瑞洛放射示踪测得放射物的平均回收率约为 84%（粪便中含 57.8%，尿液中含 26.5%）。替格瑞洛及其活性代谢产物在尿液中的回收率均小于给药剂量的 1%。活性代谢产物的主要消除途径为经胆汁分泌。替格瑞洛的平均 $t_{1/2}$ 约为 7h，活性代谢产物为 9h。

2. 特殊人群

（1）老年人：群体药代动力学分析显示，与年轻受试者相比，替格瑞洛在老年 ACS 患者（>75 岁）中的暴露量增加（C_{max} 和 AUC 均约增加 25%），活性代谢产物的暴露量也增加。这些差异无临床意义。

（2）儿童患者：尚未在儿童人群中对替格瑞洛进行评估。

（3）性别：与男性患者相比，女性患者对替格瑞洛（C_{max} 和 AUC 分别为 52% 和 37%）及其活性代谢产物（C_{max} 和 AUC 均约为 50%）的暴露量较高。这些差异无临床意义。

（4）肾功能损害：与肾功能正常的受试者相比，替格瑞洛及其活性代谢产物在严重肾损害（肌酐清除率<30ml/min）患者中的暴露量低 20%。

（5）肝功能损害：与健康受试者相比，替格瑞洛在轻度肝损害患者中的 C_{max} 和 AUC 分别高 12% 和 23%。目前尚未在中度或重度肝损害的患者中对替格瑞洛进行研究。

（6）种族：亚裔患者的平均生物利用度比高加索裔患者高 39%。自我确认为黑种人患者的替格瑞洛生物利用度比高加索裔患者低 18%。在临床药理学研究中，替格瑞洛在日本人受试者中的暴露量（C_{max} 和 AUC）约比高加索人高 40%（校正体重后约为 20%），替格瑞洛在健康中国受试者中暴露量比高加索人高 40%。

【适应证】 本品用于急性冠脉综合征（不稳定型心绞痛、非 ST 段抬高心肌梗死或 ST 段抬高心肌梗死）患者，包括接受药物治疗和经皮冠状动脉介入（PCI）治疗的患者，可以降低血栓性心血管事件的发生率。与氯吡格雷相比，本品可以降低心血管死亡、心肌梗死或脑卒中复合终点的发生率，两治疗组之间的差异来源于心血管死亡和心肌梗死，而在脑卒中方面无差异。

在 ACS 患者中，对本品与阿司匹林联合用药进行了研究。结果发现，阿司匹林维持剂量大于 100mg 会降低替格瑞洛减少复合终点事件的临床疗效，因此，阿司匹林的维持剂量不能超过每日 100mg。

【用法与用量】 口服。可在饭前或饭后服用。起始剂量为单次负荷量 180mg（90mg×2 片），此后每次 1 片（90mg），每日 2 次。除非有明确禁忌，本品应与阿司匹林联合用药。在服用首剂负荷阿司匹林后，阿司匹林的维持剂量为每日 1 次，每次 75～100mg。已经接受过负荷剂量氯吡格雷的 ACS 患者，可以开始使用替格瑞洛。

治疗中应尽量避免漏服。如果患者漏服了一剂，应在预定的下次服药时间服用 1 片（90mg）（患者的下一个剂量）。

本品治疗时间可长达 12 个月，除非有临床指征需要中止本品治疗。超过 12 个月的用药经验目前尚有限。

急性冠脉综合征患者过早中止任何抗血小板药物（包括本品）治疗，都可能会使基础病引起的心血管死亡或心肌梗死的风险增加。因此，应避免过早中止治疗。

【不良反应】

1. 在一项大规模Ⅲ期研究（PLATO 研究）中，对替格瑞洛在急性冠脉综合征[不稳定型心绞痛（UA）、非 ST 段抬高的心肌梗死（NSTEMI）和 ST 段抬高的心肌梗死（STEMI）]患者中的安全性进行了评估，对接受替格瑞洛治疗的患者（起始剂量为 180mg，维持剂量为 90mg 每日 2 次）与接受氯吡格雷治疗的患者（起始剂量为 300～600mg，维持剂量为

75mg 每日 1 次）进行了比较，两种治疗均联合使用阿司匹林（ASA）和其他标准疗法。在 10 000 例患者中对替格瑞洛片的安全性进行了评价，其中包括治疗期超过 1 年的 3000 多例患者。在替格瑞洛治疗的患者中，常报告的不良反应为呼吸困难、挫伤和鼻出血，这些事件的发生率高于氯吡格雷组患者。

2. 其他常见不良反应为胃肠道出血、皮下或真皮出血、瘀斑及操作部位出血。偶见不良反应为颅内出血、头晕头痛、眼出血、咯血、呕血、胃肠道溃疡出血、痔疮出血、胃炎、口腔出血、呕吐、腹泻、腹痛、恶心、消化不良、瘙痒、皮疹及尿道和阴道出血、操作后出血。罕见不良反应为高尿酸血症、意识混乱、感觉异常、耳出血、眩晕、腹膜后出血、便秘、关节积血、血肌酐升高、伤口出血、创伤性出血。在 PLATO 研究中，替格瑞洛组急性期出现室性期前收缩的患者为 6.0%；1 个月后室性期前收缩的发生率为 2.2%。

3. 实验室检查

（1）肌酐水平升高：在 PLATO 研究中，替格瑞洛组、氯吡格雷组分别有 25.5%、21.3% 的患者血清肌酐浓度显著增加＞30%；分别有 8.3%、6.7% 的患者血清肌酐浓度显著增加＞50%。肌酐升高＞50% 的情况在＞75 岁的患者（替格瑞洛 13.6% vs 氯吡格雷 8.8%）、基线时即有重度肾损伤（替格瑞洛 17.8% vs 氯吡格雷 12.5%）和接受 ARB 合并用药治疗的患者（替格瑞洛 11.2% vs 氯吡格雷 7.1%）中为显著。在这些亚组人群，两组中导致停用研究药物的肾相关严重不良事件和不良事件相似。替格瑞洛组报告的肾不良事件总数为 4.9%，氯吡格雷组为 3.8%，但研究者认为与治疗有因果关系的事件发生概率两组相似：替格瑞洛组有 54 例（0.6%），氯吡格雷组有 43 例（0.5%）。

（2）尿酸水平升高：在 PLATO 研究中，替格瑞洛组、氯吡格雷组分别有 22%、13% 患者的血清尿酸浓度升高超出正常上限，替格瑞洛组平均血清尿酸浓度约升高 15%，氯吡格雷组约为 7.5%，而在停止治疗后，替格瑞洛组下降至约 7%，而氯吡格雷组没有下降。替格瑞洛组报告的高尿酸血症不良事件的发生率为 0.5%，氯吡格雷组为 0.2%。在这些不良事件中，研究者认为替格瑞洛组有 0.05% 与治疗有因果关系，氯吡格雷组为 0.02%。替格瑞洛组报告的痛风性关节炎不良事件为 0.2%，氯吡格雷组为 0.1%，研究者评估认为这些不良事件均与治疗无因果关系。

【黑框警告】

1. 出血风险

（1）与其他抗血小板药物相同，替格瑞洛可导致显著的、有时甚至是致命的出血。

（2）请勿在患有活动性病理性出血或具有颅内出血病史的患者中使用替格瑞洛。

（3）请勿在计划接受急诊冠状动脉旁路移植术（CABG）的患者中使用替格瑞洛，如可能，应在任何手术前至少 7d 停用替格瑞洛。

（4）对于在近期接受冠状动脉血管造影术、经皮冠状动脉介入疗法（PCI）、CABG 或其他外科手术过程中应用替格瑞洛的任何患者，如出现低血压，则怀疑有出血。

（5）如可能，请在不停用本品的情况下对出血进行治疗。停用本品会增加后续心血管事件的风险。

2. 阿司匹林维持剂量和本品的疗效

阿司匹林维持剂量大于 100mg 会降低替格瑞洛减少复合终点事件的临床疗效，因此，在给予任何初始剂量后，阿司匹林维持剂量为 75～

100mg/d。

【禁忌证】 ①对替格瑞洛或本品任何辅料成分过敏者。②活动性病理性出血（如消化性溃疡或颅内出血）的患者。③有颅内出血病史者。④中重度肝脏损害患者。⑤因联合用药可导致替格瑞洛的暴露量大幅度增加，禁止替格瑞洛片与强效 CYP3A4 抑制剂（如酮康唑、克拉霉素、萘法唑酮、利托那韦和阿扎那韦）联合用药。

【注意事项】

1. 出血风险 在Ⅲ期关键性试验（PLATO 血小板抑制和患者结果，18 624 例患者）中，关键排除标准包括过去 6 个月内发生出血风险增加、具有临床意义的血小板减少或贫血、既往颅内出血、胃肠道出血，或过去 30d 内接受了大手术。在用替格瑞洛和阿司匹林联合治疗的急性冠脉综合征患者中，非 CABG 主要出血的风险增加，需要临床关注的出血（非致死性或危及生命的"主要+次要 PLATO 出血"）也多见。因此，应衡量替格瑞洛用药对患者带来的已知出血风险增加与预防动脉粥样硬化血栓事件获益之间的平衡。如有临床指征，以下患者应慎用替格瑞洛：①有出血倾向（如近期创伤、近期手术、凝血功能障碍、活动性或近期胃肠道出血）的患者慎用替格瑞洛。②有活动性病理性出血的患者、有颅内出血病史的患者、中重度肝损害的患者禁用替格瑞洛。③在服用替格瑞洛片后 24h 内联合使用其他可能增加出血风险药品[如用非甾体抗炎药（NSAIDS）、口服抗凝血药和（或）纤溶剂]的患者，慎用替格瑞洛。

目前尚无有关替格瑞洛对血小板成分输血时止血作用的数据；循环中的替格瑞洛可能会抑制已输注的血小板。由于合并使用替格瑞洛和去氨加压素不会降低模板式出血时间，因此去氨加压素可能对临床出血事件没有作用。

抗纤维蛋白溶解疗法（氨基己酸或氨甲环酸）和（或）重组因子Ⅶa 可能会增强止血作用。在确定出血原因且控制出血后，可重新使用替格瑞洛片。

2. 手术 应告知每一位患者，在他们将要接受任何预定的手术之前和服用任何新药之前，应告诉医师和牙医其正在使用替格瑞洛。

在 PLATO 研究中，对于进行冠状动脉旁路移植术（CABG）的患者，当在手术前一天停药时，替格瑞洛引起的出血事件多于氯吡格雷，但是，在手术前 2d 或多天停药时，则两组的主要出血事件发生率相当。对于实施择期手术的患者，如果抗血小板药物治疗不是必需的，应在术前 7d 停止使用替格瑞洛。

3. 处于心动过缓事件危险中的患者 由于在早期临床研究中经常观察到无症状的室性间歇，因此在评估替格瑞洛安全性和有效性的主要研究 PLATO 中，均排除了心动过缓事件风险很大的患者（如患有病态窦房结综合征、二度或三度房室传导阻滞或心动过缓相关晕厥但未装起搏器的患者）。由于在这些患者中的临床经验有限，因此需要谨慎使用替格瑞洛。

此外，在替格瑞洛与已知可引起心动过缓的药物联合用药时也应该小心。但在 PLATO 试验中，在与一种或多种已知可引起心动过缓的药物（如 β 受体阻滞剂、钙离子通道阻滞剂地尔硫䓬和维拉帕米及地高辛）合用后，却未观察到具有临床意义的不良事件发生。

PLATO 的 Holter 亚组研究期间，在 ACS 急性期，替格瑞洛组发生室性间歇>3s 的患者多于氯吡格雷组。在 ACS 急性期内的替格瑞洛治疗中，Holter 监测发现慢性心力衰竭

（CHF）患者室性间歇的增加高于总体研究人群，但是在用替格瑞洛治疗1个月或与氯吡格雷相比却未出现此类状况。在此患者人群中，未出现与此不平衡情况（包括晕厥和起搏器植入术）相关的不良临床结果。

4. 呼吸困难 本品治疗的患者中有 13.8%报告有呼吸困难，氯吡格雷治疗的患者中有7.8%。研究者认为有 2.2%的患者发生的呼吸困难与替格瑞洛有因果关系。通常为轻中度呼吸困难，无须停药即可缓解。哮喘或慢性阻塞性肺疾病（COPD）患者在替格瑞洛治疗中发生呼吸困难的风险可能加大，有哮喘和（或）COPD 病史的患者应慎用替格瑞洛。替格瑞洛导致呼吸困难的机制目前仍不清楚。如果患者报告出现了新的、持续的或加重的呼吸困难，那么应该对其进行仔细研究，如果无法耐受，则应停止替格瑞洛治疗。

在一项亚组研究中，对 PLATO 试验中的 199 例患者（无论是否报告有呼吸困难）进行了肺功能检查，结果发现两治疗组之间的 FEV_1 不存在显著差异。对 1 个月或至少 6 个月的长期治疗后测得的肺功能无不良影响。

5. 停药 应避免中断替格瑞洛片治疗。如果必须暂时停用替格瑞洛（如治疗出血或择期外科手术），则应尽快重新开始给予治疗。停用替格瑞洛将会增加心肌梗死、支架血栓和死亡的风险。

6. 肌酐水平升高 在替格瑞洛治疗期间，肌酐水平可能会升高，其发病机制目前仍不清楚。治疗一个月后需对肾功进行检查，以后则按照常规治疗需要而进行肾功能检查，需要特别关注≥75 岁的患者、中重度肾损害患者和接受 ARB 合并治疗的患者。

7. 血尿酸增加 在 PLATO 研究中，替格瑞洛治疗患者的高尿酸血症发病风险高于氯吡格雷治疗患者。对于既往有高尿酸血症或痛风性关节炎的患者应慎用替格瑞洛。为谨慎起见，不建议尿酸性肾病患者使用替格瑞洛。

8. 其他

（1）基于在 PLATO 试验中观察到的阿司匹林维持剂量对于替格瑞洛相较于氯吡格雷疗效的关系，不推荐替格瑞洛与维持剂量＞100mg 的阿司匹林联合用药。

（2）应避免替格瑞洛与 CYP3A4 强抑制剂合并使用（如酮康唑、克拉霉素、萘法唑酮、利托那韦和阿扎那韦），因为合并用药可能会使替格瑞洛的暴露量显著增加。不建议替格瑞洛与 CYP3A4 强诱导剂（如利福平、地塞米松、苯妥英钠、卡马西平和苯巴比妥）联合用药，因为合并用药可能会导致替格瑞洛的暴露量和有效性下降。

（3）不建议替格瑞洛与治疗指数窄的 CYP3A4 底物（即西沙必利和麦角生物碱类）联合用药，因为替格瑞洛可能会使这些药物的暴露量增加。

（4）不建议替格瑞洛与＞40mg 的辛伐他汀或洛伐他汀联合用药。

（5）在地高辛与替格瑞洛合并用药时，建议进行密切的临床和实验室监测。

（6）尚无替格瑞洛与强效 P-糖蛋白（P-gp）抑制剂（如维拉帕米、奎尼丁、环孢素）联合用药可能会增加替格瑞洛暴露量的数据。如果无法避免联合用药，则用药时应谨慎。

（7）对驾驶和操作机器能力的影响：目前还无替格瑞洛对驾驶和机械操作能力影响的研究。替格瑞洛对驾驶和机械操作能力无影响或只具有微小的影响。据报道在急性冠脉综合征治疗期间会出现头晕和意识模糊症状，因此，出现这些症状的患者在驾驶或操作机械时应格外小心。

【孕妇及哺乳期妇女用药】

1. 妊娠 尚无有关妊娠期妇女使用替格瑞洛治疗的对照研究。动物研究显示，母体接受 5～7 倍人体推荐用药剂量（MRHD，根据体表面积）时，替格瑞洛会引发胎儿畸形。只有潜在获益大于对胎儿的风险时，才能在妊娠期间使用替格瑞洛。

2. 哺乳 替格瑞洛或其活性代谢产物是否会分泌到人乳中仍是未知。替格瑞洛可通过大鼠乳汁分泌。由于许多药物可分泌至人乳中，且替格瑞洛对哺乳婴儿有潜在严重不良反应可能，因此，应在考虑替格瑞洛对母亲的重要性后，再决定是停止哺乳还是中止药物。

【儿童用药】 对 18 岁以下儿童的安全性和有效性尚未确立。

【老年患者用药】 老年患者无须调整剂量。见用法用量。

在 PLATO 研究中，43%的患者≥65 岁，15%的患者≥75 岁。各治疗组和年龄组的相对出血风险是相似的。

老年患者与年轻患者的安全性或有效性总体无差异。然而，根据临床经验并不能确定老年患者与年轻患者之间的药效差异是一致的，某些老年患者对药物更为敏感的情况不能排除。

【药物相互作用】 替格瑞洛主要经 CYP3A4 代谢，少部分由 CYP3A5 代谢。

1. 其他药物对替格瑞洛的影响

（1）CYP3A 抑制剂：合并使用酮康唑可使替格瑞洛的 C_{max} 和 AUC 分别增加 2.4 倍和 7.3 倍，活性代谢产物的 C_{max} 和 AUC 分别下降 89%和 56%；其他 CYP3A4 的强抑制剂也会有相似的影响。应避免替格瑞洛与 CYP3A 强效抑制剂（酮康唑、伊曲康唑、伏立康唑、克拉霉素、萘法唑酮、利托那韦、沙奎那韦、奈非那韦、茚地那韦、阿扎那韦和泰利霉素等）联合使用（见【禁忌证】和【药代动力学】）。

（2）CYP3A 诱导剂：合并使用利福平可使替格瑞洛的 C_{max} 和 AUC 分别降低 73%和 86%，活性代谢产物的 C_{max} 未发生改变，AUC 降低 46%。预期其他 CYP3A4 诱导剂（如地塞米松、苯妥英钠、卡马西平和苯巴比妥）也会降低替格瑞洛的暴露量。替格瑞洛应避免与 CYP3A 强效诱导剂联合使用。

（3）阿司匹林：与大于 100mg 维持剂量阿司匹林合用时，会降低替格瑞洛减少复合终点事件的临床疗效。

（4）其他：临床药理学相互作用研究显示，替格瑞洛与肝素、依诺肝素、阿司匹林或去氨加压素合用时，与替格瑞洛单独用药相比，对替格瑞洛或其活性代谢产物的 PK、ADP 诱导的血小板聚集没有任何影响。

2. 替格瑞洛对其他药物的影响 替格瑞洛是 CYP3A4/5 和 P-糖蛋白转运体的抑制剂。

（1）辛伐他汀、洛伐他汀：因为通过 CYP3A4 代谢，替格瑞洛可使其血清浓度升高。替格瑞洛使辛伐他汀的 C_{max} 增加 81%、AUC 增加 56%，辛伐他汀酸的 C_{max} 增加 64%、AUC 增加 52%，有些患者会增加至 2～3 倍。辛伐他汀对替格瑞洛的血浆浓度无影响。替格瑞洛可能对洛伐他汀有相似的影响。在与替格瑞洛合用时，辛伐他汀、洛伐他汀的给药剂量不得大于 40mg。

（2）阿托伐他汀：阿托伐他汀和替格瑞洛联合用药，可使阿托伐他汀酸的 C_{max} 增加 23%、AUC 增加 36%。所有阿托伐他汀酸代谢产物的 AUC 和 C_{max} 也会出现类似增加。考虑这些增加没有临床显著意义。

（3）通过 CYP2C9 代谢的药物：替格瑞洛和甲苯磺丁脲联合用药，两种药物的血浆浓度均无改变，提示替格瑞洛不是 CYP2C9 的抑制剂，不太可能改变 CYP2C9 介导的药物（如华法林和甲苯磺丁脲）的代谢。

（4）口服避孕药：替格瑞洛与左炔诺孕酮和炔雌醇合用时会使炔雌醇的暴露量增加约 20%，但不会改变左炔诺孕酮的 PK。当替格瑞洛与左炔诺孕酮和炔雌醇合并使用时，预期不会对口服避孕药的有效性产生具有临床意义的影响。

（5）地高辛：替格瑞洛和地高辛联合用药可使后者的 C_{max} 增加 75% 和 AUC 增加 28%。因此建议替格瑞洛与治疗指数较窄的 P-gp 依赖性药物（如地高辛、环孢素）联合使用时，应进行适当的临床和（或）实验室监测。

3. 替格瑞洛与其他药物联合治疗

（1）已知可诱导心动过缓的药物：由于观察到无症状的室性间歇和心动过缓，因此在替格瑞洛与已知可诱导心动过缓的药物联合用药时，应谨慎用药。

（2）在 PLATO 研究中，常常将替格瑞洛与阿司匹林、质子泵抑制剂、他汀类药物、β 受体阻滞剂、血管紧张素转化酶抑制剂和血管紧张素受体拮抗剂联合用药用于伴随疾病的长期治疗，与肝素、低分子量肝素和静脉 GP Ⅱ b/Ⅲ a 抑制剂联合用药用于伴随疾病的短期治疗。未观察到与这些药物有关的有临床意义的不良作用出现。

替格瑞洛与肝素、依诺肝素或去氨加压素联合用药对活化部分凝血酶时间（aPTT）、活化凝血时间（ACT）或 Xa 因子含量测定无影响。但是由于潜在的药效学相互作用，当替格瑞洛与已知可改变止血的药物合用时应谨慎。

（3）由于 5-羟色胺再摄取抑制剂（SSRI）治疗中报告有出血异常（如帕罗西汀、舍曲林和西酞普兰），因此建议 SSRI 应慎与替格瑞洛合用，合用可能会增加出血风险。

【妊娠分级】　　C 级：动物研究证明药物对胎儿有危害性（致畸或胚胎死亡等），尚无设对照的妊娠妇女研究，或尚未对妊娠妇女及动物进行研究。本类药物只有在权衡对孕妇的益处大于对胎儿的危害之后，方可使用。

【药物过量】　　目前还没有逆转替格瑞洛作用的解毒药，预计替格瑞洛不可通过透析清除。应根据当地标准医疗实践处置用药过量。出血为可以预期的药物过量药理效应，如发生出血，应采取适当的支持性治疗措施。

本品单剂量给药高达 900mg 可很好耐受。单剂量递增研究结果显示，本品的剂量限制反应为胃肠道毒性，包括恶心、呕吐、腹泻等。药物过量可能引起的具有临床意义的其他不良反应包括呼吸困难和室性停搏，应进行心电图监测。

【制剂与规格】　　片剂：每片 90mg。

【贮藏】　　30℃以下保存。

普 拉 格 雷

【药品名称】　　国际通用名：普拉格雷。英文通用名：prasugrel，英文商用名：Efient。

【药理作用】　　本品为新一代强效噻吩并吡啶类抗血小板药，是 P2Y12 ADP 受体介导的血小板活化和集聚抑制剂。普拉格雷（负荷剂量 60mg，维持剂量 10mg/d）也是一种前体药物，不可逆地抑制血小板 P2Y12 受体，并且比氯吡格雷起效更迅速、抑制程度更强。通过对健康志愿者的观察及在稳定型心绞痛和急性冠状动脉综合征介入手术中应用，发现其比氯吡格雷有更快更强更持久的抗血小板作用，能显著减少缺血事件的发生率，但出血的危险性有所增加。在临床使用中应注意识别血栓高危患者和出血风险高危人群。

【循证医学证据】

1. 对稳定型冠心病患者的循证医学证据 一项对稳定型冠心病患者的普拉格雷研究，同样显示出普拉格雷比氯吡格雷更强的疗效。该研究将已经服用阿司匹林的稳定型冠心病患者随机分成双盲的两组，每组 55 例，分别服用普拉格雷（负荷量/维持量），60mg/10mg 和氯吡格雷（负荷量/维持量），600mg/75mg，28d，测定两种药物的活性代谢产物浓度。负荷量 2h 后，普拉格雷与氯吡格雷相比，平均最大血小板聚集（maximal platelet aggregation，MPA）分别为 31% 和 55%（$P<0.001$）。平均血小板反应指数（platelet reactivity index，PRI）分别为 8.3% 和 55.9%（$P<0.001$）。在维持量期间（第 14~28 天），两组平均 MPA 分别为 42% 和 54%（$P<0.001$），平均 PRI 分别为 25% 和 51%（$P<0.001$）。活性代谢产物的峰值和对血小板 P2Y12 受体抑制在普拉格雷组出现得更早更强（$P<0.001$）。所以，在已服用阿司匹林的冠心病患者中，普拉格雷 60mg/10mg 比氯吡格雷 600mg/75mg 能更快更强更持久地发挥抗血小板作用，因为前者有效活性代谢产物的浓度更高。

2. 对冠心病介入治疗安全性研究的循证证据 JUMBO TIMI26 研究是一项关于普拉格雷在择期和急诊冠脉介入治疗中以氯吡格雷作为对照的安全性 II 期临床试验，904 例患者被随机双盲分为四组，普拉格雷有三组剂量方式（负荷量/维持量），40mg/7.5mg，60mg/10mg 和 60mg/15mg，氯吡格雷组（负荷量/维持量）为其标准剂量 300mg/75mg。观察了 30d 的出血情况和临床事件。结果出血事件两药总体相似：1.7% vs 1.2%（HR=1.42，95%可信区间 0.40~0.58）。但是普拉格雷在缺血事件方面有下降趋势。该试验主要是关于普拉格雷的安全性试验，研究结果表明，普拉格雷与氯吡格雷一样安全，为以后的 III 期临床试验（TRITONTIMI 38）奠定了基础。

3. 冠心病介入治疗的 III 期临床试验的循证医学证据 一项大样本 III 期临床研究显示，普拉格雷减少进行 PCI 的 ACS 患者重大心血管疾病的危险（按心血管疾病死亡、非致死性心脏病发作或非致死性休克的综合评判）优于氯吡格雷。

The New England Journal of Medicine 关于普拉格雷与氯吡格雷的临床对照试验，其结果表明普拉格雷与氯吡格雷相比，前者更能有效地降低非致死性心脏病和脑卒中导致的死亡，但导致患者出血更多。研究共纳入 13 608 例需置入支架的急性冠脉综合征患者，患者被随机分配为两组：一组患者术前予以氯吡格雷 300mg 负荷量，然后每日 75mg 维持 1 年；另一组术前予以普拉格雷负荷量 60mg，每日 10mg 维持 1 年。总体来看，普拉格雷不仅显著减少早期支架内血栓（支架置入 30d 内），同时减少晚期支架内血栓（支架置入 30d 后）。对于金属裸支架，普拉格雷较氯吡格雷的支架内血栓风险明显下降（1.3% vs 2.4%，RR=0.52，$P=0.009$），对于药物支架来说，普拉格雷仍优于氯吡格雷（0.8% vs 2.3%，RR=0.36，$P<0.001$）。在消除了患者自身和手术过程的差异后，普拉格雷的优势仍有高度的统计学意义。

但是，有脑卒中病史的患者服用普拉格雷时发生再次脑卒中的可能性更高。同时普拉格雷带来的严重出血事件风险明显较高。

由于较高的出血风险，普拉格雷的标签上会有黑框警告以警示出血风险，并建议患有活动性病理性出血、短暂性脑缺血发作或脑卒中病史或需要手术包括冠状动脉搭桥手术的患者不要服用此药。

4. TRITON-TIMI 38 研究（prasugrel compared with clopidogrel in patients undergoing percutaneous coronary intervention for ST-elevation myocardial infarction，TRITON-TIMI 38，普拉格雷与氯吡格雷用于拟行 PCI 的 ST 段抬高型心肌梗死患者的比较）　该研究是一项双盲、随机对照研究，旨在比较拟行 PCI 治疗的 STEMI 患者应用普拉格雷与氯吡格雷的效果。研究在 30 个国家的 707 个中心进行。利用交互式语音应答系统将 3 534 例 STEMI 患者随机分为两组，服用普拉格雷（负荷剂量 60mg，维持剂量 10mg；n=1769）或氯吡格雷（负荷剂量 300mg，维持剂量 75 g；n= 1765）。医患双方均不了解分组情况。主要终点事件是心血管性死亡、非致死性心肌梗死或非致死性脑卒中。采用意向治疗方法进行疗效分析。随访 15 个月，在 30d 时进行次级分析。研究结果表明，在 30d 时，普拉格雷组和氯吡格雷组中出现主要终点事件的患者数分别为 115 例（6.5%）和 166 例（9.5%）（HR=0.68；95%可信区间 0.54～0.87；P= 0.0017）。这一相对效果持续到 15 个月时[174 例（10.0%）vs 216 例（12.4%）；HR=0.79；95%可信区间 0.65～0.97；P=0.0221]。30d 时，普拉格雷组的主要次级终点事件（心血管性死亡、心肌梗死或紧急靶血管血运重建）发生率明显较低（HR=0.75；95%可信区间 0.59～0.96；P=0.0205），15 个月时同样如此（HR=0.79；95%可信区间 0.65～0.97；P=0.0250）；普拉格雷组的支架血栓形成也明显减少。与冠状动脉搭桥（CABG）手术无关的心肌梗死溶栓（TIMI）严重出血事件，两组之间在 30d（P=0.3359）和 15 个月（P=0.6451）时无明显差异。危及生命的 TIMI 严重出血及 TIMI 严重或轻微出血的情况在两组间相似；普拉格雷组仅见 CABG 术后的 TIMI 严重出血显著增加（P=0.0033）。研究结论表明，在拟行 PCI 治疗的 STEMI 患者中，与氯吡格雷相比，普拉格雷更有效降低心血管死亡、心肌梗死和脑卒中的复合终点事件发生率，而且出血风险并无明显增加。

【药代动力学】　普拉格雷是第 3 代噻吩并吡啶类的抗血小板药。普拉格雷的作用靶点也是 PZY12 受体，能选择性地抑制 ADP 与血小板受体的结合。本品是一种前体药物，口服后迅速被吸收，在小肠水解为 R-95913，随后通过肝脏细胞色素 P450 系统（CYP450）转化为活性代谢产物 R-138727。它有 2 个手性中心，是 4 个立体异构体的混合物，在体内具有生物活性。普拉格雷通过不可逆地改变血小板 ADP 受体，使血小板的寿命受到影响。主要经肾脏排出（70%）。其通过选择性地抑制 ADP 与血小板受体的结合，随后抑制激活 ADP 与糖蛋白 GP Ⅱb/Ⅲa 复合物，从而抑制血小板的聚集，抑制率达 70%以上。不同之处主要在它抑制血小板聚集的能力更强、更有效。

尚无普拉格雷在孕妇中充分、良好的对照研究。在生殖和发育毒理学动物研究中，没有发现对胎儿有伤害的证据，在母体毒性剂量有轻微降低胎儿体重作用，但没用结构畸形的发生。因此，仅当普拉格雷对母亲的潜在益处大于其对胎儿的风险时才可用于孕妇。儿童用药的安全性和有效性尚未确定。老年患者服用普拉格雷后，会增加出血的风险，同时由于 75 岁以上老人应用本品后作用的不确定性。因此，不建议 75 岁以上老人使用，但伴有糖尿病、心肌梗死病史的高危人群可以考虑使用本品。

【适应证】 2009 年 2 月欧盟委员会 EMEA 批准普拉格雷用于预防已接受急诊和将进行延迟经皮冠脉干预术的急性冠脉综合征患者。这是普拉格雷在全球范围内首次获得批准。2009 年 7 月美国 FDA 批准普拉格雷上市。FDA 心血管和肾脏药物咨询委员会一致认为该药的获益超出了其风险。

普拉格雷适用于急性冠状动脉综合征患者用经皮冠状动脉介入疗法（PCI）减低血栓性心血管事件（包括支架血栓形成）：即不稳定型心绞痛或非 ST 段升高心肌梗死（NSTEMI）；ST 段升高心肌梗死（STEMI）用初期或延迟 PCI 处理患者。

【用法与用量】 初始负荷剂量为 60mg 一次性口服，此后持续维持剂量为每日 10mg。使用普拉格雷的患者需同时使用阿司匹林（75～325mg/d）。可在进餐时和非进餐时服用。

低体重患者的用药：相对于体重≥60kg 的患者，体重<60kg 的患者受普拉格雷活性代谢产物影响较大，如使用每日 10mg 普拉格雷治疗，出现风险显著增加。故应当考虑将此类患者维持剂量降为每日 5mg。但尚未有前瞻性研究证实每日 5mg 治疗的安全性和有效性。

【不良反应】 出血是普拉格雷最常见的不良反应（2%～5%）。其他不良反应还包括严重的血小板减少、贫血、肝功能异常、过敏反应、血管性水肿、血栓性血小板减少性紫癜、高血压、高脂血症、头痛、呼吸困难、恶心、头昏、低血压、疲劳、非心性胸痛、心房颤动、心动过缓、白细胞减少、皮疹、发热、外周性水肿、指端疼痛、腹泻等。

【黑框警告】 出血风险：可引起明显的、有时致死的出血；急性病理性出血或短暂缺血发作或脑卒中患者因增加致死和颅内出血及效益不确定不要使用本品；不推荐≥75 岁的患者使用本品，除高危者（糖尿病或既往心肌梗死）外，此时作用似乎较大可考虑使用；很可能进行冠状动脉旁路手术（CABG）时不要开始用本品。有可能时，任何手术前 7d 中断普拉格雷。以下情况增加出血风险：①体重<60kg；②出血倾向；③同时使用增加出血风险的药物。用本品时，任何低血压和近期进行冠状动脉血管造影、PCI、CABG 或其他手术应怀疑出血。如可能处理出血，不停用。急性冠状动脉综合征后，特别是头几周后停用本品增加随后心血管事件风险。

【禁忌证】 由于 TRITON-TIMI38 研究显示普拉格雷可能对既往脑卒中或短暂性脑缺血发作的患者有害，因此，普拉格雷禁用于此类患者。另外，该研究还表明普拉格雷对于年龄>75 岁或低体重（<60kg）的患者可能无明显获益。普拉格雷禁用于：①活动性病理性出血；②既往短暂缺血发作或脑卒中；③对本品过敏者。

【注意事项】

1. 总体出血风险 包括普拉格雷在内的噻吩并吡啶药物会增加出血的风险。根据 TRITON-TIMI 38 研究的给药方案，普拉格雷组主要 TIMI 出血事件（显著的临床出血，伴有血红蛋白显著下降≥5g/dl 或颅内出血）或次要 TIMI 出血事件（显著出血，血红蛋白下降≥3g/dl 但<5g/dl）均显著大于氯吡格雷组。在开始初始治疗时，出血风险最大。

如患者近期接受过冠状动脉造影、PCI、CABG 及其他外科手术，出现了低血压的症状，即使没有明显的出血征象，也应当考虑出血。在既往 TIA、脑卒中及活动性出血时，不要使用普拉格雷。

其他的出血危险因素如下所示。

（1）年龄≥75 岁。因为在此年龄段患者出血风险加大，且药物有效性不确切，故对于上述患者不推荐使用普拉格雷。但如患者合并有高危的临床状况如糖尿病、既往心肌梗死的病史，可考虑使用普拉格雷，因为有研究表明普拉格雷对于合并这些临床状况的患者疗效更佳。

（2）CABG 或者其他的外科手术。

（3）体重小于 60kg，考虑使用较低的维持剂量（5mg）。

（4）具有出血倾向（如近期创伤、近期手术、近期反复消化道出血、活动性胃溃疡或严重的肝脏损伤）。

（5）出血风险的治疗措施（如口服抗凝药物，长期使用 NSAIDs 及溶纤维蛋白药物）。在 TRITON-TIMI38 研究中，一般都使用了阿司匹林和肝素。

噻吩并吡啶类药物在整个血小板生存期（7～10d）通过拮抗血小板聚集起效，故预扣剂量对于管理出血事件和与侵入性医疗操作相关性出血风险无效。因为普拉格雷活性代谢产物的半衰期较短，故予以外源性血小板输注对于止血可能有效。然而，在6h 内输注负荷剂量的血小板或在 4h 内输入维持量的血小板可能止血效果欠佳。

2. CABG 术相关性出血　如服用普拉格雷的患者接受 CABG 手术，其出现风险显著增加，且普拉格雷组这种出血风险增加在最后一次给药后 7d 内一直存在。故如果可能的话，应当在 CABG 术前至少 7d 停止服用普拉格雷。如患者在 CABG 术前 3d 内使用了噻吩并吡啶类药物，在普拉格雷组中，主要和次要出血发生率为 26.7%，而氯吡格雷组为 5.0%。如患者在 CABG 术前 4～7d 内服用了噻吩并吡啶类药物，普拉格雷组主要和次要出血发生率降为 11.3%，氯吡格雷组降为 3.4%。

如果患者可能要接受 CABG 治疗，不要给予普拉格雷。如患者发生 CABG 相关性出血，可考虑采用血制品治疗，包括红细胞和血小板治疗。

3. 普拉格雷的停药　如患者出现活动性出血、拟行选择性外科手术、出现脑卒中或 TIA，需停用噻吩并吡啶类药物，包括普拉格雷。如患者拟行 PCI，过早地停用抗血小板药物，包括噻吩并吡啶类药物，可导致支架内血栓、心肌梗死及死亡的风险增加。总之，过早停用抗血小板药物可导致不良心脏事件发生率增加。尽量避免治疗失误，如果患者因为某种严重不良事件的发生，需要临时停药，则应当予以尽可能快地恢复给药。

4. 血栓性血小板减少性紫癜　有文献报道使用普拉格雷的患者出现了血栓性血小板减少性紫癜（thrombotic thrombocytopenic purpura，TTP）。TTP 是一种严重的临床状况，需要紧急治疗，包括血浆置换。TTP 的症状包括血小板减少、微血管溶血性贫血、神经系统症状、肾功能减退和发热。

【孕妇及哺乳期妇女用药】　尚无普拉格雷在孕妇中充分、良好的对照研究。在生殖和发育毒理学动物研究中，没有发现对胎儿有伤害的证据，在母体毒性剂量有轻微降低胎儿体重的作用，但没用结构畸形的发生。因此，仅当普拉格雷对母亲的潜在益处大于其对胎儿的风险时才可用于孕妇。

【儿童用药】　儿童用药的安全性和有效性尚未确定。

【老年患者用药】　老年患者服用普拉格雷后，会增加出血的风险，同时由于 75 岁以上老人应用本品后作用的不确定性，因此不建议 75 岁以上老人使用，但伴有糖尿病、心肌梗死病史的高危人群可以考虑使用本品。

【药物相互作用】

1. 其他药物对普拉格雷的影响　临床研究表明，CYP3A 抑制剂和诱导剂、其他 CYP450 诱导剂及 CYP3A4 底物对普拉格雷活性代谢物的药动学没有显著影响。合用升高胃 pH 的药物如雷尼替丁或兰索拉唑时，普拉格雷活性代谢物的 P_{max} 分别减少 14% 和 29%，但 AUC 和 t_{max} 无变化。临床上可以合用。肝素、阿司匹林（150mg/d）、华法林（15mg/d）不影响普拉格雷活性代谢物的药动学及其血小板凝集抑制作用，可与其合用，但应警惕出血时间延长。

2. 普拉格雷对其他药物的影响　体外实验证实，普拉格雷的主要循环代谢产物不会引起具有临床意义的 CYP1A2、CYP2C9、CYP2C19、CYP2D6、CYP3A 抑制或 CYP1A2、CYP3A 诱导作用。普拉格雷是弱的 CYP2B6 抑制剂，对主要由 CYP2B6 代谢的药物的药动学预期没有显著影响。普拉格雷作为 P 糖蛋白底物的潜在作用尚未评价。本品对 P 糖蛋白无抑制作用，不改变地高辛的清除。

【药物过量】

1. 症状和体征　普拉格雷导致血小板迅速且不可逆的抑制，且在整个血小板生存周期内，这种抑制一直存在，但似乎普拉格雷药物过量并不会导致这种抑制效应的增加。在大鼠试验中，给药达到 2000mg/kg 可观察到动物死亡、肝细胞萎缩。大鼠急性中毒的体征包括瞳孔散大、不规则呼吸、运动能力下降、眼睑下垂、蹒跚步态及流泪。

2. 药物过量特殊治疗的推荐　血小板输注可能能够改善凝血功能。透析似乎不能降低普拉格雷代谢物的活性。

【**制剂与规格**】　薄膜包衣片：普拉格雷 5mg/片、10mg/片。

【**贮藏**】　保持贮藏器密封，储存在阴凉、干燥处。

坎 格 雷 洛

【**药品名称**】　国际通用名：坎格雷洛。英文通用名：cangrelor。英文商用名：Kengreal。

【**药理及毒理作用**】

1. 药理作用及机制　坎格雷洛是一种三磷酸腺苷类似物的静脉内给药的直接 P2Y12 血小板受体拮抗剂，可阻断 ADP 诱发的血小板激活和集聚。坎格雷洛与 P2Y12 受体选择性地和可逆性地结合阻止进一步信号和血小板激活。

2. 非临床毒理学

（1）癌发生：未进行致癌性研究。

（2）突变发生：在遗传毒理学研究中，包括体外细菌基因突变试验，小鼠淋巴瘤胸苷激酶测定，在人外周血淋巴细胞染色体畸变试验和小鼠体内骨髓微核试验，坎格雷洛是非致突变性和非致染色体断裂的。

（3）生育力受损：坎格雷洛对雄性或雌性大鼠生育力处理共 28d，或其稳态血浆浓度约与 MRHD 在 PCI 情况中达到浓度相同时对早期胚胎发育没有显著影响。

【循证医学证据】

1. CHAMPION-PHOENIX 试验 是一项 PCI 治疗稳定型心绞痛和急性冠脉综合征（包括 ST 段抬高型心肌梗死）患者使用坎格雷洛的随机化、双盲临床研究，共纳入 11 000 例患者，旨在意向测试在 PCI 时用坎格雷洛的快速血小板抑制作用与氯吡格雷抗血小板效应，比较是否减低围手术期血栓形成事件概率。其中有冠状动脉疾病患者（稳定型心绞痛，UA/NSTEMI，STEMI）需要 PCI 和接受标准治疗包括阿司匹林和肝素或比伐卢定被随机化 1∶1 至本品（n=5 472）或至氯吡格雷 300mg 或 600mg（n=5470）。主要终点是随机化后 48h 内终点为任何的首次发生下列情形之一者：全因死亡率，心肌梗死（MI），缺血导致血运重建（IDR）和支架血栓形成。

给予本品 30μg/kg 静脉注射，随后给予 4μg/（kg·min）静脉滴注共 2～4h。在随机化至坎格雷洛患者中本品滴注结束时立即给予氯吡格雷 600mg。在随机化至氯吡格雷患者中，PCI 前短时间或其后短时间给予氯吡格雷 300mg 或 600mg。与氯吡格雷比较，坎格雷洛显著减低主要组合终点事件的发生（相对风险减低 22%）。在 MIs 的 PCI 术后检测到的效应大多数仅 CK-MB（肌酸激酶同工酶）升高的减低。本品不减低死亡的风险。

2. 一项荟萃分析汇总了在 NSTE-ACS 患者中进行的 CHAMPION-PCI、CHAMPION-PLATFORM 和 CHA MPION-PHOENIX 三项研究，给 NSTE-ACS 患者静脉注射坎格雷洛后可迅速高效地抑制 ADP 诱导的血小板聚集，并且停药后 1～2h 内血小板的功能即可恢复正常。共入选了 24 910 例患者的 3 项研究观察了在 PCI 开始时使用坎格雷洛[30μg/kg 静脉注射后 4μg/（kg·min）持续静脉注射]的效果。CHAMPION-PLATFORM 研究 在 PCI 结束时给予 600mg 的氯吡格雷口服，CHAMPION-PHOENIX 研究则根据每家医院习惯的不同，在 PCI 开始前或结束时给予 300～600mg 的氯吡格雷，所有的患者都未预先使用 P2Y12 受体拮抗剂或血小板糖蛋白 Ⅱb/Ⅲa 受体抑制剂（表 16-1）。一项荟萃分析汇总结了以上 3

表 16-1 在 CHAMPION PHOENIX 研究中重大出血结果（非 CABG 相关出血）

CHAMPION PHOENIX	KENGREAL（n=5529）	氯吡格雷（n=5527）
任何 GUSTO 出血，n（%）	857（15.5）	602（10.9）
严重，危及生命 [a]	11（0.2）	6（0.1）
中度 [b]	21（0.4）	14（0.3）
轻度 [c]	825（14.9）	582（10.5）
任何 TIMI 出血，n（%）	45（0.8）	17（0.3）
重大 [d]	12（0.2）	6（0.1）
次要 [e]	33（0.6）	11（0.2）

a. 颅内出血或出血导致实质性血流动力学损害需要治疗

b. 需要输血但未导致血流动力学损害

c. 未包括在严重或中度的所有其他出血

d. 任何颅内出血，或任何明显出血伴血红蛋白减低≥5g/dl（或当不能得到血红蛋白，一个血细胞比容≥15%）

e. 任何明显出血的体征（包括通过影像技术观察）是伴随血红蛋白减低≥3g/dl 和<5g/dl（或当不能得到血红蛋白，一个血细胞比容≥9%和<15%）

项研究，其中69%的ACS患者接受了PCI，坎格雷洛将围手术期死亡、心肌梗死、缺血导致的再次血运重建和支架内血栓的相对风险降低了19%（坎格瑞洛 vs 氯吡格雷：3.8%vs4.7%；比值比，0.81；95%可信区间，0.71～0.91；$P=0.007$），其中支架内血栓的相对风险降低了39%（坎格雷洛 vs 氯吡格雷：0.5%vs0.8%；比值比，0.61，95%可信区间，0.43～0.80；$P=0.008$）。虽然坎格雷洛增加了 TIMI 严重和轻微出血发生率（坎格瑞洛 vs 氯吡格雷：0.9%vs0.6%；比值比，1.38；95%可信区间，1.03～1.86；$P=0.007$），但是，并没有增加输血率。因此，2015年3月欧洲药物管理局批准坎格雷洛上市。

坎格雷洛为第一个静脉注射的P2Y12受体拮抗剂，由于该药 $t_{1/2}$ 仅为 2～6min，尤其适用于围手术期抗血小板治疗。但是Champion-PCI与Champion-PLAT FORM两项临床Ⅲ期研究尚未能证明坎格雷洛优于氯吡格雷。

【药代动力学】 坎格雷洛是一种静脉内给药的血小板 P2Y12 受体阻滞剂，与口服P2Y12受体阻滞剂氯吡格雷相比具有起效迅速、半衰期短的特点。在停止静脉滴注后，坎格雷洛的临床效应可维持约1h，而口服抗血小板药物在停药后临床效应会持续1d。

在健康志愿者和患者中静脉给予本品药代动力学呈线性。本品被迅速地分布和代谢，在静脉注射（给药）2min 后达到 C_{max}。

1. 分布 在一项健康志愿者研究中，给予本品剂量 30 μg/kg，以 4μg/（kg·min）的速度静脉滴注显示分布容积为 3.9L。本品的血浆蛋白结合率为 97%～98%。

2. 代谢 本品在循环中通过去磷酸化作用被迅速地代谢为其主要代谢物——一个核苷，有可忽略的抗血小板活性。本品的代谢与肝功能无关且它不受被肝酶代谢的其他药物的干扰。

3. 消除 静脉给予本品后在尿中回收 58%的放射性。剩余 35%的放射性是在粪中，推测其在胆汁排泄。本品的平均消除半衰期是 3～6min。

4. 特殊人群 本品药代动力学不受性别、年龄、肾功能或肝功能影响。对这些因子无须剂量调整。

5. 体重 虽然体重对 PK 是一个显著协变量，本品在较重患者中有较高清除率，通过使用基于体重计算的剂量给药考虑体重对药物暴露量的影响。

【药物-药物相互作用】 在健康受试者中正式研究坎格雷洛与普通未分级肝素、阿司匹林和硝酸甘油的共同给药，没有对坎格雷洛的 PK/PD 影响的证据。在临床试验中坎格雷洛静脉曾与比伐卢定、低分子量肝素、氯吡格雷、普拉格雷、替卡格雷共同给药无临床上可检测到的相互作用。

坎格雷洛静脉滴注期间时给予氯吡格雷或普拉格雷，一个 600mg 负荷剂量的氯吡格雷或一个 60mg 负荷剂量的普拉格雷期望的抗血小板效应被阻断。相反，坎格雷洛静脉滴注期间给予替卡格雷，一个 180mg 替卡格雷负荷剂量的抗血小板效应没有显著变化。

坎格雷洛静脉滴注终止时，给予不可逆的 P2Y12 血小板抑制剂氯吡格雷和普拉格雷后导致 IPA 一小时减低，接着在大约一小时开始血小板集聚抑制作用的增加。这个血小板抑制作用的时间过程反映坎格雷洛的药代动力学，接着氯吡格雷和普拉格雷被吸收和代谢为活性代谢物。坎格雷洛静脉滴注终止后，给予一个可逆性 P2Y12 血小板抑制剂替卡格雷，坎格雷洛静脉滴注期间导致血小板抑制作用的最小减低共约 0.5h。坎格雷洛静脉滴注期间给予替卡格雷不减弱替卡格雷的抗血小板效应。

体外研究提示在治疗浓度的坎格雷洛及其主要代谢物也不抑制肝脏 CYP 同工酶的活性。因此，坎格雷洛给药期望不会被同时给予的其他肝脏代谢的治疗药物干扰。

【适应证】 本品是一种 P2Y12 血小板拮抗剂。在未曾用过 P2Y12 血小板拮抗剂和没有正在给予一种糖蛋白Ⅱb/Ⅲa 抑制剂患者中适用为一种辅助经皮冠状动脉介入治疗（PCI），可减低围手术期心肌梗死（MI）、冠状动脉血运重建和支架血栓形成（ST）的风险。

【用法与用量】

1. 制备 在 50mg 瓶内注入 5ml 注射用无菌水，轻轻旋转直至所有物质被溶解。避免剧烈混合。确保小瓶内容物完全溶解为无色至淡黄色溶液。勿使用未稀释坎格雷洛。给药前每个重建小瓶须进一步用生理盐水或 5%葡萄糖注射液进一步稀释。从重建小瓶抽吸本品溶液加至 250ml 生理盐水袋。达到 200μg/ml 足够 2h 给药。100kg 及以上患者将需要最少 2 袋。

2. 给药 ①建立专用静脉给药通路。迅速地给予注射（<1min），然后从稀释袋通过手工静脉注射或泵入。确保在开始 PCI 前完全地注射给予。在注射给药后立即开始静脉滴注。②PCI 前给予 30 μg/kg 静脉注射，接着立刻通过 4μg/（kg·min）静脉滴注至少 2h 或至手术操作前，以较长者为准。③为维持血小板抑制效果，本品静脉滴注终止后，应继续给予 P2Y12 受体拮抗剂。

3. 给予以下口服 P2Y12 受体拮抗剂之一。①替卡格雷：180mg，在本品静脉滴注期间或终止后立即给予。②普拉格雷：在本品终止使用后立即给予 60mg。本品终止前不要给予普拉格雷。③氯吡格雷：本品终止后立即给予 600mg。本品终止前不要给予氯吡格雷。

【不良反应】 最常见不良反应是出血。因为各项临床试验背景各不相同，故一项临床试验观察到的不良反应发生率不能与另一种临床试验发生率直接比较，且临床试验不良反应发生率可能不能反映医学实践中所观察到的发生率。

参加对照实验的 13 301 例受试者，其中 5529 例是在 CHAMPION PHOENIX 试验中评价坎格雷洛的安全性。

1. 出血 使用坎格雷洛比使用氯吡格雷，出血的发生率较高。

用本品较用氯吡格雷出血的发生率高。在本品治疗患者中冠状动脉夹层、穿孔和呼吸困难是导致终止最频繁的事件。

2. 非出血不良反应

（1）过敏：坎格雷洛发生过敏反应、过敏性休克、支气管痉挛、血管水肿和哮喘较频繁。

（2）肾功能减低：3.2%的本品患者有严重肾受损（肌酐清除率<30ml/min），与之比较 1.4%的氯吡格雷患者有严重肾脏受损。

（3）呼吸困难：本品治疗患者（1.3%）比用对照品（0.4%）更频繁地报道呼吸困难。

【禁忌证】 ①显著活性性出血。②对本品或产品任何组分过敏者。

【注意事项】 出血：如抑制血小板 P2Y12 功能的其他药物，本品可增加出血的风险。

【孕妇及哺乳期妇女用药】 妊娠类别 C。在妊娠妇女中没有坎格雷洛的适当和对照良好研究。在大鼠或兔的生殖研究中坎格雷洛不产生畸形，故不认为是致畸剂。在大鼠胚胎-胎儿发育研究中，在 PCI 情况最大推荐人剂量（MRHD）中实现浓度约 5 倍时坎格雷洛产生剂量相关的胎儿生长延迟，特征为不完全骨化和未骨化的后肢跖骨发生率增加。在兔中，其血浆浓度高于 PCI 时 MRHD 约 12 倍时，本品伴随流产和胎儿宫内丢失发生率增加和胎儿生长延迟。尚不知本品是否排泄在人乳汁中。

【儿童用药】 尚未确定在儿童患者中的安全性和有效性。

【老年患者用药】 在 CHAMPION-PHOENIX 中，18%患者≥75 岁。这些患者和那些<75 岁的患者间未观察到安全性和有效性的总体差别。

【药物相互作用】 坎格雷洛静脉滴注期间不要给予氯吡格雷和普拉格雷。本品静脉滴注期间给予氯吡格雷或普拉格雷，它们将无抗血小板效应。

【药物过量】 没有特殊治疗逆转本品的抗血小板效应，但这个效应在药物终止后 1h 内消失。

在临床试验中，36 例患者接受过量本品治疗，范围是 36～300μg/kg（静脉注射）或 4.8～13.7μg/（kg·min）（滴注剂量）。接受最大量为 PCI 注射剂量的 10 倍或在 4 例患者中为 PCI 注射剂量的 3.5 倍。本品治疗完成后未注意到作为过量结果的临床后遗症。

【制剂与规格】 注射剂：静脉使用。单次使用，10ml 小瓶含重建冰冻干燥粉 50 mg。注射用坎格雷洛是一种无菌白色至灰白色冰冻干燥粉为静脉滴注。

【贮藏】 控制在室温 20～25℃。

三、血小板糖蛋白Ⅱb/Ⅲa 受体拮抗剂

血小板糖蛋白（GP）Ⅱb/Ⅲa 受体拮抗剂包括单克隆重组鼠-人嵌合抗体阿昔单抗、合成肽类拮抗剂埃替非巴肽、合成非肽类拮抗剂替罗非班。三者均为静脉制剂，通过拮抗血小板上纤维蛋白原的受体 GPⅡb/Ⅲa，抑制其与血小板的结合，目前国内市场上主要药物是替罗非班。我国指南推荐在血栓负荷重，同时无高危出血风险的 ACS 患者拟实施 PCI 时，尤其是需要转运行急诊 PCI 者，术中开始使用替罗非班。并可以考虑术中冠脉内注射替罗非班 500～750μg/次，每次间隔 3～5min，总量 1500～2250μg。由于其与肝素抗凝药物合用虽然能够降低缺血事件，但是出血机会增加，所以应用时应注意出血风险的评估。

阿 昔 单 抗

【药品名称】 国际通用名：阿昔单抗。商用名：抗血小板凝聚单克隆抗体。英文通用名：abciximab。英文商用名：Reopro。

【药理作用】 阿昔单抗是一种生物药品制剂，为血小板聚集抑制剂——抗血小板膜 GPⅡb/Ⅲa 受体的单克隆抗体。是应用基因工程技术制备的重组鼠-人嵌合抗体，对血小板

膜糖蛋白 GPⅡb/Ⅲa 受体具有特异性，可拮抗血小板膜 GPⅡb/Ⅲa 受体，通过阻断纤维蛋白原介导的血小板的交互连接，阻滞所有激动剂引起的聚集反应。

静脉注射本品后，游离血小板数量迅速下降，主要发生在第一个半衰期（10min）内和第二个半衰期（30min）内，作用快可能是因为该药与血小板糖蛋白Ⅱb/Ⅲa 受体结合迅速。与以每分钟 10mg 阿司匹林给药的患者作对照，本品静脉滴注（0.25mg/kg）2h 后，抑制了 90%以上的血小板凝集。给药 10d 后，仍出现少量的糖蛋白Ⅱb/Ⅲa 受体阻断。

【循证医学证据】

1. 1999 年 Antman 等公布 TIMI14 临床试验研究结果，该研究共纳入 888 例发作时间在 12h 内的急性 ST 段抬高型心肌梗死患者，随机分为阿替普酶（rt-pA）联合阿昔单抗组合及阿替普酶单药对照组。研究结果表明，以 35mg rt-PA 联用血小板膜糖蛋白 GPⅡb/Ⅲa 受体单克隆抗体阿昔单抗，90min 时 71%达到 TIMI 3 级血流，链激酶 150 万 U，联用阿昔单抗，80%以上达到 TIMI 2 级和 3 级血流。

2. EPIC 试验（1996 年） 探讨了高危 PTCA 患者用阿昔单抗的安全性和有效性。该研究为多中心、双盲、安慰剂对照研究，研究对象为经皮腔内冠状动脉血管成形术或粥样斑块切除术（PTCA）冠状血管突发闭塞高危患者，共入选患者 2099 例，随机患者分配至治疗：①静脉注射阿昔单抗+滴注阿昔单抗 12h；②静脉注射阿昔单抗+滴注安慰剂；③静脉注射安慰剂+滴注安慰剂。所有患者均使用肝素。主要终点是死亡、心肌梗死或随机化 30d 内复发性缺血紧急干预的联合终点。研究表明，静脉注射+滴注阿昔单抗可明显降低死亡、急性心肌梗死或紧急血管重建事件，但严重出血并发症的发生率也升高了一倍。

3. CAPTURE 研究 是对常规治疗无反应，计划用 PCI 的不稳定型心绞痛患者使用阿昔单抗的随机、双盲、多中心、安慰剂对照试验。该研究共入选 1265 例患者，随机分为安慰剂组（n=635）和阿昔单抗组（n=630），分别在 PCI 前 18～24h 开始给予安慰剂或阿昔单抗，并继续用至完成干预治疗后 1h。研究结果表明，阿昔单抗可降低 TnT 阳性的不稳定心绞痛患者 6 个月死亡或非致死性心肌梗死的发生率。

4. ISAR-REACT 和 ISAR-SWEET 研究 曾显示 GPⅡb/Ⅲa 拮抗剂阿昔单抗对于低危的 PCI 患者不必要。ISAR-REACT2 研究探讨了在 600mg 氯吡格雷基础上应用阿昔单抗对进行 PCI 的高危 ACS 患者的作用，2022 例入选前 48h 有心绞痛发作并且伴肌钙蛋白升高或 ST 段压低超过 0.1mV 或一过性 ST 段抬高超过 0.1mV（<20min）或新出现束支传导阻滞，原位血管或静脉桥具有明显的病变可进行 PCI，至少术前 2h 应用大剂量氯吡格雷。与安慰剂组比较，阿昔单抗组主要终点事件 30d 内的死亡、MI、缺血导致目标血管紧急血运重建下降（8.9%vs11.9%）。住院期间的严重出血（均为 1.4%）和轻微出血事件均没有显著差异。

5. EPISTENT 研究 评估了阿昔单抗对植入支架的患者疗效。该研究共纳入 2399 例择期或者紧急 PCI 的患者，随机分为阿昔单抗组+支架植入组、阿昔单抗+PTCA 组，安慰剂+支架植入组。结果显示，两个阿昔单抗组对 PCI 的 30d 内死亡、心肌梗死或紧急干预试验的联合终点都比单独支架组更有益，且这种获益还能保持更长时间，阿昔单抗可使支架置入患者的 1 年病死率降低 58%。

综合上述研究成果，阿昔单抗可使急性冠状动脉综合征患者的临床事件下降 35%～50%。现有的临床试验证据支持阿昔单抗适用于 PCI 患者抗栓治疗。

近年来，阿昔单抗治疗冠心病的研究持续进展。Piccolo 等的研究纳入了 473 例合并糖尿病的急性 ST 段抬高型心肌梗死患者，并对冠状动脉内给药和静脉内给药的疗效进行了对比。结果表明，对于糖尿病患者来说，冠状动脉内给药可显著降低患者死亡风险和支架内血栓形成，而非糖尿病患者两种给药方式预后无显著差异。

目前，北美已批准使用三种静脉 GPⅡb/Ⅲa 受体拮抗剂：单克隆抗体阿昔单抗（abciximab）、肽类抑制剂埃替非巴肽（eptifibatide）及非肽类抑制剂替罗非班（tirofiban）。可使急性冠状动脉综合征患者的临床事件下降 35%～50%。应用 GPⅡb/Ⅲa 抑制剂所要考虑的主要问题之一是药物种类。现有的临床试验证据支持阿昔单抗和埃替非巴肽用于 PCI 患者抗栓治疗，而埃替非巴肽和替罗非班则被批准应用于 NSTE-ACS 患者。NSTE-ACS 急性期治疗在常规抗血小板和抗凝治疗的基础上应用 GPⅡb/Ⅲa 拮抗剂的获益不确定，而出血并发症可能增加。已报道了 GPⅡb/Ⅲa 拮抗剂在肌钙蛋白水平升高的高危患者中良好的疗效，部分是因其在介入治疗中的价值。中高危患者的早期，在阿司匹林及肝素基础上加用埃替非巴肽或替罗非班。不准备作 PCI 者，不建议使用阿昔单抗。STEMI 最初，许多溶栓联合应用 GPⅡb/Ⅲa 受体拮抗剂的临床试验都采用全剂量，结果再灌注率提高，但出血风险也增加。随后进行了部分剂量纤溶药物和 GPⅡb/Ⅲa 受体拮抗剂联合应用的试验。联合治疗中发现开通率增加，进一步减少死亡率并优于传统纤溶治疗。联合用药组比标准治疗组再梗死绝对减少 1.2%，对 30d 的死亡率几乎没有影响。联合用药组严重出血明显高于纤溶治疗组（13.3%vs4.1%）。因此年龄大于 75 岁的患者，不宜采用溶栓联合应用 GPⅡb/Ⅲa 受体拮抗剂。GPⅡb/Ⅲa 拮抗剂主要降低 PCI 的急性缺血事件，如存在残余夹层、血栓或干预效果欠佳时，常常在 PCI 术中或术后即刻使用阿昔单抗来进行补救，但是这种做法并没有经过前瞻性研究验证。在 PCI 尤其是直接 PCI 者或顽固性心绞痛、其他高危患者，使用 GPⅡb/Ⅲa 拮抗剂（阿昔单抗或埃替非巴肽），若伴有肌钙蛋白水平升高接受 PCI 的 NSTEMI/UA 患者，在介入干预前 24h 内开始使用阿昔单抗。GPⅡb/Ⅲa 受体拮抗剂在 STEMI 患者中的使用是有争议的。接受 PCI 的 STEMI 患者，阿昔单抗优于埃替非巴肽，替罗非班或埃替非巴肽的研究资料有限。

【药代动力学】　由于阿昔单抗可迅速结合于血小板膜糖蛋白 GPⅡb/Ⅲa 受体，其半衰期约 10min。当静脉内给予剂量为 0.25mg/kg 的阿昔单抗（达到＞80%的血小板膜糖蛋白 GPⅡb/Ⅲa 受体被阻滞）时，阿昔单抗可抑制血小板聚集并延长出血时间达 30min。阿昔单抗在静脉注射 2h 达到最大抑制作用，在 24～36h 血小板功能恢复正常，但在 14d 后仍能在循环中检测出少量的阿昔单抗。其作用呈剂量依赖性。阿昔单抗由肾脏排出。

【适应证】

1. 经皮穿刺冠状血管成形术或动脉粥样硬化切除术，作为防止患者突然发生冠状血管堵塞引起心肌急性缺血的辅助治疗。

2. 对正在进行的血管成形术有抗血栓形成的活性并可预防血管再狭窄的发生。

3. 处于突然发生堵塞的高危患者，至少要伴有以下情况之一，本品与阿司匹林和肝素是必须使用的：①不稳定的心绞痛或无 Q 性心肌梗死；②在 12h 内发作的急性 Q 性心肌梗死；③在 PCI 时Ⅱ型血管损伤；④至少 65 岁以上的妇女，在扩张动脉时Ⅰ型血管损伤；⑤糖尿病患者扩张动脉时Ⅰ型血管损伤或与 7d 内发生的心肌梗死有关的血管成形术。

【用法与用量】 冠状动脉血管成形术前，在 10～60min 静脉注射 0.25mg/kg 阿昔单抗，随后 10μg/min[或 0.125μg/（kg·min）]阿昔单抗静脉滴注 12h。

【不良反应】 主要是出血、过敏、罕见白细胞减少、粒细胞缺乏及血栓性血小板减少症。

【禁忌证】 对本品成分或鼠蛋白过敏者、近期有活动性出血者（如消化性溃疡或颅内出血）；有严重高血压、肾衰竭和细胞减少症患者；急性内出血；近期（6 周）内胃肠道出血或泌尿道出血；2 年内的脑意外损伤；脑损伤出现明显的神经系统缺陷；7d 内口服抗凝药（除非凝血时间低于对照组的 1.2 倍）；血小板减少症（＜100 000 cells/μl）；近期（6周）内做过大的外科手术或有严重损伤；颅内肿瘤；动静脉畸形或动脉瘤；严重的失控性高血压；有脉管炎史；经皮透腔血管成形手术前或手术中注射了右旋糖酐者。

【注意事项】

1. 本品可能发生血小板减少，故给予本品前后应监测血小板。给予本品后 2～4 周可能产生抗体。因此，当再用本品或其他单克隆抗体后可能发生过敏反应，故不宜重复给予本品治疗。单次给予本品未发现过敏反应，但是这种可能性应当注意。

2. 以下情况需加用本品（虽会增加出血的危险）。经皮穿刺冠脉血管成形术后 12h 发生急性心肌梗死；手术时间延长（70min 以上）；手术失败。肝素等抗凝药也会增加出血的危险。若出现严重出血，本品和合用的肝素应立即停用。

3. 肾功能不全者使用本品须调整剂量。由于其半衰期短，血浆清除率快，故若需逆转本品的药理作用停药即可，若急需逆转本品的药理作用，可进行血小板静脉滴注。用药期间应注意监测异常出血情况、白细胞和血小板计数。由于创伤、手术或其他病理原因引起出血增多的患者、患有易出血病（如溃疡）的患者和严重肝病患者慎用。

【孕妇及哺乳期妇女用药】 由于对妊娠期及哺乳期妇女没有足够的临床研究，对妊娠期妇女只有在必须应用时才可应用。

【儿童用药】 尚没有儿童用药的安全性资料。本品对儿童的安全情况尚未确定，故不宜使用。

【老年患者用药】 65～75 岁患者与较年轻的患者比较时，安全性和有效性无差别。临床经验不足以确定 75 岁或以上患者的反应是否不同于较年轻的患者。

【药物相互作用】 由于本品有抑制血小板凝集的作用，故在与其他影响凝血的药物合用时要谨慎。这些药物包括溶血栓药、口服抗凝药、非甾体抗炎药及双嘧达莫等。本品不能与低分子右旋糖酐合用，在 11 例既用本品又用低分子右旋糖酐的病例中，5 例发生大出血，4 例发生轻微出血，而 5 例以安慰剂合用低分子右旋糖酐的患者未出现出血。与阿司匹林和肝素合用时，比单独使用阿司匹林和肝素时更易发生出血现象。

【药物过量】 最常见的表现是出血。包括消化道出血、颅内出血和脑卒中。在人试验中，尚无药物过量的经验。

【制剂与规格】 静脉注射剂：每支 5ml（2mg/ml）、20ml（2mg/ml）。

【贮藏】 本品应冷藏密封保存，但不可冻结或振摇。

埃 替 巴 肽

【药品名称】 国际通用名：埃替巴肽。商用名：依替巴肽、依非巴肽。英文通用名：eptifibatide。英文商用名：Integrilin。

【药理及毒理作用】

1. 药理作用 本品为具有抗血小板凝集作用的 GP Ⅱ b/Ⅲ a 受体拮抗剂、纤维蛋白原受体拮抗剂。可选择性可逆阻断黏着蛋白与 GP Ⅱ b/Ⅲ a 的结合，通过阻断纤维蛋白原介导的血小板的交互联接，阻滞所有激动剂引起的聚集反应，其作用呈剂量依赖性。

犬和狒狒的血栓形成模型实验：在犬的冠状动脉损伤模型以本品平均剂量（2.85±1.8）μg/（kg·min）静脉给药时，完全抑制环流的变化。一项电击伤引起的犬动脉血栓形成模型试验中，本品 4μg/（kg·min）可预防血管的闭合。在同样的动物模型本品 4μg/（kg·min）也减少了由链激酶介导的血凝块溶解时间近 30%，并防止了犬股动脉的再闭合。当较低剂量的本品 2.5μg/（kg·min）与直接凝血酶抑制剂 hirudin10μg/（kg·min）联合应用也观察到协同作用，减少再闭合率近 25%。本品也被应用于犬的模型体外循环，先给犬静脉注射 90μg/kg，然后在低体温外循环下 2.5h 以 2μg/（kg·min）静脉滴注本品。接受本品静脉滴注的动物比对照组有明显的防止血小板凝集的功能。但是本品治疗组动物也有较小的术后出血。

在狒狒的研究中，体外本品 160nmol/L 可抑制狒狒血小板功能 50%（IC_{50}）。在开始静脉滴注本品 2～10μg/（kg·min）15min 内，可产生体内血小板稳定的抑制，提示在体内半衰期短暂，为测定本品的抗血栓作用，给狒狒静脉滴注本品 5μg/（kg·min）和 10μg/（kg·min），用 λ-闪烁照相机记录铟-Ⅲ血小板堆积在股动静脉短路中人工涤纶血管移植物上血栓形成数。这两种剂量在 75min 减少其后血栓形成分别为 24% 和 55%。当此短路在本品静脉滴注后 15min 放入时，两种剂量分别减少血小板沉积约 47% 和 80%。测定对照动物的出血时间平均为（4.4±0.2）min，而静脉滴注 5μg/（kg·min）组动物出血时间延长到（7.3±1.3）min；静脉滴注 10μg/（kg·min）动物出血时间延长到（11.7±1.2）min。

2. 毒理作用 以大鼠、家兔和猴进行本品安全性评价，未发现任何意外的毒性作用。经猴静脉注射本品 7.2mg/（kg·d）直到 28d，未发现任何毒性。在一项更高剂量[72mg/（kg·d）]的研究中，观察到挫伤过多的出血和出血点。这些作用是由于本品的强效血小板凝集抑制作用。

【循证医学证据】

1. PRICE 研究 是一项随机、对照研究，旨在选择性 PCI 术中对比依替巴肽与阿西单抗的经济花费和临床效果。研究结果表明：埃替巴肽在总住院费用和 30d 的医疗费用方面都要比阿昔单抗低。而出院时和 30d 时的临床终末点（死亡、心肌梗死、急性血运重建）并无差异（5.1%vs4.9%，P=0.84）。

2. IMPACT-Ⅱ研究 是一项大规模随机、对照研究，旨在评价埃替巴肽对 PCI 患者的安全性和有效性，共入选择期、急诊 PCI 治疗的患者 4010 例，所有患者均常规应用阿司匹林和肝素，将患者随机分为安慰剂组、低剂量埃替巴肽[静脉注射 135μg/kg 后滴注

0.5μg/（kg·min）]组和高剂量埃替巴肽[静脉注射 135μg/kg 后滴注 0.75μg/（kg·min）]组，于术前 10～60min 开始给药，持续 20～24h。主要终点是 30d 时总死亡率、心肌梗死发生率或急性血运重建术比率。研究结果表明，术后 30d 低剂量组、高剂量组终点事件发生率分别比安慰剂组降低 31.3% 和 28.1%，且埃替巴肽治疗组没有增加主要出血事件发生率。

3. ESPRIT 研究 是一项随机、安慰剂对照研究，旨在评价在非急诊冠状动脉支架植入术中，较高剂量的埃替巴肽静脉注射（2 次 180μg/kg，10min 内）和持续静脉滴注[2μg/（kg·min）]进行辅助治疗的效果和安全性。这项研究中埃替巴肽的剂量是 IMPACT-Ⅱ研究中的 3～4 倍，共入选 2064 例患者。研究提前终止。与安慰剂组对比，埃替巴肽组主要复合终点（48h 内死亡率、心肌梗死率、急性血运重建术比率、急性血栓形成）显著减少（6.6%vs10.5%，$P=0.0015$）。主要的出血事件发生率不高，但埃替巴肽组比安慰剂组多（1.3%vs0.4%，$P=0.027$）。

4. PURSUIT 研究 共录入 10 948 例非 ST 段抬高的 ACS 患者，与安慰剂组对比，依替巴肽组的主要终末点（30d 内死亡或者心肌梗死）绝对减少 1.5%（14.2%vs15.7%，$P=0.04$）。依替巴肽组出血事件更常见，不过出血性脑卒中的发生率没有增加。PURSUIT 研究接受 PCI 的患者中，术后第一个 72h，埃替巴肽组的复合终末点显著低于安慰剂组（11.6%vs16.7%，$P=0.01$），但在没有实行 PCI 术的患者中则差别不大。不过由于参与分析的患者随机分布在美国各州，有些地区的患者接受介入治疗概率比另外一些地区高。埃替巴肽组临床终末点减少的程度与患者是否能够早期接受 PCI 治疗有很大关系（早期 PCI 临床终末点减少 19%，$P=0.036$）。所以，依替巴肽在某种程度上加强了那些能够早期接受 PCI 术患者的治疗效果。

5. EARLY-ACS 研究 是探索埃替巴肽在高危的 NSTE-ACS 患者中的治疗效果。共入选 10 000 多例发病 24h 以内胸痛患者，有 ECG 改变或肌钙蛋白阳性，并准备在 12～72h 内行血管介入治疗，随机分为埃替巴肽组和安慰剂对照组。主要终末点是 96h 内死亡、心肌梗死、复发心肌缺血和血栓形成性危象的发生率。

6. IMPACT-AMI 研究 在静脉注射全量的组织纤溶酶原激活剂（tPA）后，联合应用增量的本品治疗，观察到 TIMI-3 级的血管开通率比安慰剂组更高（66%vs39%，$P=0.006$）。联合治疗组出血并发症未增加。

7. SK-AMI 研究 是一项寻找埃替巴肽合适剂量的研究。本品与全量的链激酶（150 万 U，1h 内）合用，增加了 90min 血管开通率（44%vs31%，$P=0.07$），但出血并发症增多，主要发生在导管介入侧。入选病例很少，但没有发生颅内出血。

8. INTRAO-AMI 研究 一部分病例尝试了 rtPA 与几种剂量的埃替巴肽组合，目的是寻找本品的合适剂量。这是探索两种不同药物在用药时机上的唯一研究。结果表明不管在溶栓剂之前或之后应用本品，都未观察到更高的血管开通率。至于寻找合适剂量的那部分研究，每组各 100 例患者，第一组用半量的 rtPA 和 2 次静脉注射量的本品（10min 内，2 次快速静脉注射本品 180/90（μg·kg）），第二组用标准量的 rtPA。在 60min 时观察，第一组比第二组有较高的 TIMI 3 级的血管开通率，并能进一步改善 TIMI3 级血管的框架结构。在出血并发症上没有显著区别。

【药代动力学】 埃替巴肽为静脉制剂，无肝脏首过效应，吸收率为 100%。静脉用药

5min 后，血浆浓度达峰值。用药 4～6h 后，血浆浓度达稳定值。当埃替巴肽静脉注射在 90～250μg/kg 时，血浆浓度峰值与剂量成正相关。埃替巴肽的血浆浓度与其抗血小板聚集作用成正相关，它进入血循环后，25%药物与血浆蛋白相结合。稳定状态下，埃替巴肽的血浆分布容积为 0.23L/kg。健康人埃替巴肽总清除率为 9.67L/h。药物主要经肾脏排泄。药物半衰期为 1～1.5h。严重肾功能不全患者药物清除减慢，血浆浓度升高。老年人药物清除略有减慢。血液透析可增加药物清除。

【适应证】　本品适用于冠脉综合征患者，且无须考虑是否有急性冠脉症状（不稳定型心绞痛和无 Q 波心肌梗死），以及那些有急性冠脉症状和正在使用药物治疗的患者和行经皮冠状动脉手术（PCI）的患者。

【用法与用量】　①急性冠脉综合征：首剂静脉注射 180μg/kg，随后以 2μg/（kg·min）静脉滴注，直至患者出院或做冠状动脉搭桥手术，最长可达 72h。②冠脉血管成形术：在开始做 PCI 前，首剂立即静脉注射本品 135μg/kg，随后 0.5μg/（kg·min）持续静脉滴注 1d。③埃替巴肽合并用肝素：体重大于 70kg 的患者给予 5000U 肝素静脉注射，随后 1000U/h 肝素静脉滴注；体重小于 70kg 的患者给予 60U/kg 肝素静脉注射，随后 12U/（kg·h）肝素静脉滴注。

【不良反应】　所有糖蛋白Ⅱb/Ⅲa受体拮抗剂都增加出血的危险性，最常见的出血部位是接近动脉处。在不同的研究中，由于药物不同，大出血的发生率为 1.1%～16.6%。但是未发现本品有使颅内出血增加的情况。①心血管系统：可出现血压降低。②血液系统：可出现瘀斑（7%）、血肿（6%）、血尿（0.6%）、血小板减少。有报道可出现股动脉穿刺部位的大出血（5%～11%）、胃肠道出血（8%）、泌尿生殖道出血（4%）、颅内出血（2%）。③中枢神经系统：可出现脑卒中，多为非出血性（脑梗死），尤其是心率过快、年龄偏大、曾患前壁心肌梗死、暂时性脑缺血或脑卒中、糖尿病病史者。

【禁忌证】　以下患者禁用：①对本品过敏者。②近 30d 内有异常活动性出血（如消化性溃疡或颅内出血）或有出血倾向者。③有出血性脑卒中的病史或近 30d 内发生脑卒中的患者。④肾衰竭、肾透析患者。⑤难以控制的严重高血压患者，收缩压大于 26.7kPa（200mmHg）或舒张压大于 14.7kPa（110mmHg）。⑥近 6 周内做过大手术的患者。⑦血肌酸酐大于或等于 4mg/dl 者。⑧血小板计数低于 $100×10^9$ 个/L 者。⑨同时胃肠外使用其他糖蛋白Ⅱb/Ⅲa抑制药的患者。

【注意事项】　①老人无须调整剂量，但体重小于 50kg 者，有加重出血的危险性；②埃替非巴肽妊娠安全分级为 B 级；③宜尽量减少血管及其他部位创伤，避免在不易压迫止血部位静脉给药；④股动脉穿刺部位止血后及患者停用埃替非巴肽和肝素后，应至少观察 4h；⑤只有活化部分凝血酶原时间（APTT）小于 45s 时，才可拔掉动脉导管鞘，接受 PCI 的患者，应在停用肝素并使其药效消失后才可拔掉动脉导管鞘；⑥如发生不能控制的出血，应立即停用埃替非巴肽和肝素；⑦使用本品期间应注意观察心电图的变化和出血倾向。

【孕妇及哺乳期妇女用药】

1. 妊娠　尚无有关妊娠妇女使用本品治疗的对照研究。动物研究显示，只有潜在获益大于对胎儿的风险时，才能在妊娠期间使用本品。

2. 哺乳　由于许多药物可分泌至人乳中，因此，应在考虑本品对母亲的重要性后，再决定是停止哺乳还是中止药物。

【儿童用药】 对 18 岁以下儿童的安全性和有效性尚未确立。

【老年患者用药】 老年患者无须调整剂量，见用法用量。

【药物相互作用】

1. 与阿加曲班、噻氯匹定、双嘧达莫、低分子量肝素、萃布地尼、孕古树脂、维生素 A、软骨素、多昔单抗、非甾体类抗炎药（如阿司匹林）、抗凝药、溶栓药合用，有增加出血的危险性。

2. 与当归、茴香、山金车、小櫟树、月见草、绣线菊、小白菊、越橘、红醋栗、墨角藻、睡菜、波多、琉璃苣、猫爪草、芹菜、姜黄素、大蒜、黄芪、辣椒素、生姜、蒲公英、银杏、丁香油、卡法、山楂、甘草、益母草、黄芩、丹参、大黄、红花油合用，有增加出血的可能性。

3. 本品和呋塞米存在配伍禁忌，但可与阿替普酶、阿托品、多巴酚丁胺、利多卡因、哌替啶、美托洛尔、咪达唑仑、吗啡、硝酸甘油、氯化钾、葡萄糖、氯化钠配伍。

【药物过量】 参见阿昔单抗。

【制剂与规格】 注射剂：用于静脉注射每支 20mg（10ml），用于静脉滴注每支 75mg（100ml）、200mg（100ml）。

【贮藏】 本品应在 2～8℃条件下密封保存。

替 罗 非 班

【药品名称】 国际通用名：替罗非班。英文通用名：tirofiban。

【药理及毒理作用】 本品为血小板聚集抑制剂，模拟 RGD 序列的非肽类，对血小板膜糖蛋白 GPⅡb/Ⅲa 受体具有特异性，可逆地拮抗血小板膜糖蛋白 GPⅡb/Ⅲa 受体，通过阻断纤维蛋白原介导的血小板的交互联接，阻滞所有激动剂引起的聚集反应。

1. 抗血小板聚集作用 体外研究表明，本品可剂量依赖性地抑制 ADP、胶原、花生四烯酸、血栓烷类似物和凝血酶引起的人体外血小板聚集，而对瑞斯托菌素引起的血小板聚集无影响。其中对 $2\mu g/ml$ 胶原或 $3.4\mu mol/L$ ADP 引起血小板聚集的半数抑制浓度（IC_{50}）分别为（66 ± 8）nmol/L 和（39 ± 4）nmol/L。此外，本品可竞争性抑制 ^{125}I-人体纤维蛋白原与 ADP 活化血小板的结合，IC_{50} 为（10.0 ± 4.2）nmol/L，抑制常数 K_i 为（2.1 ± 1.0）nmol/L。

体内研究表明，犬快速静脉注射 10～500μg/kg 或在 360min 内连续静脉滴注 1～10μg/（kg·min）盐酸替罗非班，对 ADP 和胶原诱导的血小板聚集有抑制作用，停止滴注后 30～90min 血小板止血功能恢复正常，表明盐酸替罗非班对血小板无直接的长期作用。快速静脉注射盐酸替罗非班后 ADP 引起的血小板聚集作用消失，出血时间无明显延长。

2. 抗血栓形成作用 Joseph.等研究表明，快速注射 300μg/kg 和 1000μg/kg 盐酸替罗非班，可使犬冠状动脉左旋支狭窄引起血小板依赖性循环血流减少（CFRs）模型全部消除的作用时间分别达（18 ± 1）和（37 ± 5）min。在电损伤引起的冠状动脉左旋支闭塞性血栓模型中，静脉注射 10.0μg/（kg·min）盐酸替罗非班即可防止 3 只犬形成闭塞性血栓，使血栓形成时间延长，血栓重量减少，于对照组相比有显著差异。当与肝素（HEP）合用作为溶栓辅助药治疗电损伤引起冠状动脉左旋支闭塞性血栓时，在给予组织型纤维蛋白溶解酶原激活物（t-PA）或链激酶（STK）前 15min 静脉注射盐酸替罗非班可增加再灌注的发生率，减少连续用药期间急性血栓再闭塞的发生率。

3. 毒理作用 经一系列体内外试验证实，盐酸替罗非班无致突变作用和生殖毒性作用。

【循证医学证据】 国外临床研究表明，盐酸替罗非班与 HEP 合用治疗急性冠脉综合征，包括不稳定型心绞痛或无 Q 波心肌梗死患者，以及行经皮腔内冠状动脉成形术（PTCA）或动脉粥样斑块切除术的患者，疗效确切，耐受性好，不良反应少。

1. Ⅰ期临床研究 采用双盲、安慰剂对照、剂量递增的试验方法，给健康男性志愿者分别静脉滴注本品 1h 或 4h，并将 ADP 和胶原诱导的血小板聚集（APA 或 CPA）及出血时间作为评估指标对盐酸替罗非班体内活性和耐受性进行了研究。结果盐酸替罗非班呈剂量依赖性抑制血小板聚集，延长出血时间，在 $0.4\mu g/(kg \cdot min)$ 时可完全抑制 APA 和 CPA，停药后 3h 聚集率分别恢复至基础值的 55% 和 89%，出血时间从给药前的（5.0±1.3）min 延长至药后的（22.7±6）min（$P<0.01$），停药后 3h 恢复正常。静脉滴注本品 4h 试验，结果表明，在 $0.15\mu g/(kg \cdot min)$ 和 $0.2\mu g/(kg \cdot min)$ 时可完全抑制血小板聚集，在 $0.2\mu g/(kg \cdot min)$ 剂量下，出血时间由给药前（4.4±1.2）min 延长至给药后的（23.9±4.3）min（$P<0.01$），停药后 3h 为（7.2±1.8）min。在所有接受盐酸替罗非班的 33 名受试者中均未见任何不良反应发生。

在目前完成的三项大规模Ⅱ期和Ⅲ期临床研究中，有 7288 例急性冠脉综合征（ACS）患者参加，研究期间均同时接受阿司匹林。

2. PRISM 研究 入选非 ST 段升高的 ACS 患者 3231 例，患者使用盐酸替罗非班或肝素，使用盐酸替罗非班的患者在治疗 2d 发生死亡、心肌梗死或难治性缺血症的可能性减少 32%，治疗 30d 可能性减少 36%，与对照组相比有显著差异（$P=0.02$）。

3. PRISM-PLUS 研究 入选严重非 ST 段升高的 ACS 患者 815 例，给予患者单独使用盐酸替罗非班、HEP 或二者合用，联合用药组治疗 30d 后死亡或非致死性心肌梗死的发生率减少 27%，与对照组相比有显著差异（$P=0.027$）。

4. RESTORE 研究 入选 PCTA 患者 2141 例。以死亡率、心肌梗死发生率和一个月内需再次行血管成形术为终点观察指标，患者合用本品与肝素进行治疗，结果与单独用肝素对照组相比，治疗组第 2 天终点事件减少 38%，心肌梗死事件下降 39%，治疗 7d，终点事件减少 27%，心肌梗死事件下降 32%；1 个月内需行血管成形术者减少 39%，两组比较有统计学差异。以上研究结果表明，本品与肝素及阿司匹林合用，能明显减少心血管并发症等不良事件和心肌梗死发生率及死亡率，降低难治性心绞痛和需反复冠状动脉血管成形术等的心血管病变。

【药代动力学】 健康志愿者在常规推荐剂量下，血药浓度峰值与静脉滴注期间稳态血药浓度相近。半衰期约为 2h，主要经肾脏排泄，经尿、粪排泄分别为给药剂量的 65% 和 25%，而且多以原形排泄。在 0.01～25μg/ml 剂量范围内，本品的血浆蛋白结合率为 65%，与浓度无关，游离型药物占血浆的 35%，稳态分布容积为 22～42L。在健康志愿者中，本品血浆清除率为 213～314ml/min，肾清除率占血浆清除率的 39%～69%；冠状动脉疾病患者服用本品后血浆清除率为 152～267ml/min，肾清除率占血浆清除率的 39%。本品在男性和女性冠状动脉疾病患者中的血浆清除率相近，在 65 岁以上老年患者中的血浆清除率与

65 岁以下患者相比下降 19%～26%。本品在轻中度肝功能不全患者中的血浆清除率与健康志愿者相比无明显差异；本品在严重肾功能不全患者（肌酐清除率＜30ml/min，包括需血液透析的患者）中的血浆清除率下降 50%以上。

【适应证】 本品与肝素联用，适用于不稳定型心绞痛或非 Q 波心肌梗死患者，预防心脏缺血事件，同时也适用于冠脉缺血综合征患者进行冠脉血管成形术或冠脉内斑块切除术，以预防与经治冠脉突然闭塞有关的心脏缺血并发症。

【用法与用量】 首先在 30min 内静脉给予 0.4mg/(kg·min)，随后以 0.1mg/(kg·min)静脉滴注 24h，若肌酐清除率小于 30ml/min，则将剂量减半。应用时须合并用肝素。

本品仅供静脉使用，需有无菌设备。本品可与肝素联用，从同一液路输入。建议用有刻度的输液器输入本品。必须注意避免长时间负荷量输入。还应注意根据患者体重计算静脉注射剂量和滴注速率。

临床研究中的患者除有禁忌证外，均服用了阿司匹林。

1. 不稳定型心绞痛或非 Q 波心肌梗死 盐酸替罗非班注射液与肝素联用由静脉滴注，起始 30min 滴注速率为 0.4μg/(kg·min)，起始滴注量完成后，继续以 0.1μg/(kg·min)的速率维持滴注。在验证疗效的研究中，本品与肝素联用滴注一般至少持续 48h，并可达108h。患者平时接受本品71.3h。在血管造影期间可持续滴注，并在血管成形术或动脉内斑块切除术后持续滴注 12～24h。当患者激活凝血时间小于 180s 或停用肝素后 2～6h 应撤去动脉鞘管。

2. 血管成形术或动脉内斑块切除术 血管成形术或动脉内斑块切除术患者开始接受本品时，本品应与肝素联用由静脉注射，起始注射量为 10μg/kg，在 3min 内注射完毕，而后以 0.15μg/(kg·min)的速率维持滴注。本品维持量滴注应持续 36h。以后停用肝素。如果患者激活凝血时间小于 180s 应撤掉动脉鞘管。

3. 严重肾功能不全患者 对于严重肾功能不全的患者（肝素清除率小于 30ml/min），本品的剂量应减少 50%。

4. 其他患者 对于老年患者或女性患者不推荐调整剂量。

5. 使用说明 使用之前应肉眼检查颗粒及变色。按体重调整适当的给药速度。任何剩余溶液都须丢弃。

本品可以与下列注射药物在同一条静脉输液管路中使用，如硫酸阿托品、多巴酚丁胺、多巴胺、盐酸肾上腺素、呋塞米、利多卡因、盐酸咪达唑仑、硫酸吗啡、硝酸甘油、氯化钾、盐酸普萘洛尔及法莫替丁。但是本品不能与地西泮（安定）在同一条静脉输液管路中使用。

【不良反应】

1. 根据文献资料，本品与肝素和阿司匹林联合治疗时，与药物有关的最常见不良事件是出血（研究者的报告通常是渗出或轻度出血）。

（1）除有禁忌证外，患者均接受阿司匹林治疗。血红蛋白下降大于 50g/l，伴或不伴有一个确定部位的出血、颅内出血或心包填塞。

（2）血红蛋白下降 30g/L，伴有已知部位的出血、自发性肉眼血尿、呕血或咯血。

（3）在 PRISM-PLUS 研究中盐酸替罗非班与肝素联合治疗组或对照组（接受肝素治疗）均未报告有颅内出血。在 RESTORE 研究中颅内出血的发生率在盐酸替罗非班与肝素联合治疗组为 0.1%，而对照组（接受肝素治疗）为 0.3%。在 PRISM-PLUS 研究中，腹膜后出血的发生率在盐酸替罗非班与肝素联合治疗组和对照组分别为 0.0% 和 0.1%。在 RESTORE 研究中，腹膜后出血的发生率在盐酸替罗非班与肝素联合治疗组和对照组分别为 0.6% 和 0.3%。

（4）接受盐酸替罗非班和肝素联合治疗或肝素单独治疗的女性和老年患者分别较男性和年轻患者有较高的出血并发症。不考虑年龄和性别因素，接受盐酸替罗非班与肝素联合治疗的患者与肝素单独治疗的患者相比，其出血的危险性增加相似。对这些人群不须调整剂量。

（5）接受盐酸替罗非班和肝素联合治疗的患者较对照组更易出现血小板计数下降，这种下降在中断盐酸替罗非班治疗后可逆转。血小板下降到小于 90 000 个/mm^3 的患者百分比为 1.5%。血小板下降到小于 50 000 个/mm^3 患者百分比为 0.3%。血小板下降见于无血小板减少症病史并再次使用血小板糖蛋白 II b/III a 受体拮抗剂的患者。

（6）在盐酸替罗非班和肝素联合治疗组最常见的（发生率大于1%）与药物相关的非出血性不良反应有恶心（1.7%）、发热（1.5%）和头痛（1.1%）；在对照组中它们的发生率分别为 1.4%、1.1% 和 1.2%。

（7）在临床研究中，不良事件的发生率在不同的种族，有无高血压、糖尿病或高胆固醇血症的患者中通常是相似的。

（8）非出血性不良事件的总发生率在女性患者（与男性患者相比）和老年患者（与年轻患者相比）中较高。但是，这些患者的非出血性不良事件的发生率在盐酸替罗非班与肝素联合治疗组和肝素单独治疗组是相似的。

2. 以下不良反应在上市后也有报道

（1）出血：颅内出血、腹膜后出血、心包积血、肺（肺泡）出血和脊柱硬膜外血肿。致命性出血罕见。

（2）全身：急性及（或）严重血小板计数减少可伴有寒战、轻度发热或出血并发症。

（3）超敏感性：严重变应性反应包括过敏性反应。在替罗非班输注第一天，初次治疗时以及再次使用时均有过敏性病例发生的报道。有些病例伴有严重的血小板减少症（血小板计数＜10 000 个/mm^3）。

（4）实验室化验结果：接受盐酸替罗非班与肝素联合治疗的患者最常见的实验室不良事件与出血相关，发现有血红蛋白、血球压积和血小板计数下降，也可见尿和大便隐血增加。

【禁忌证】 下列患者禁用本品：对本品过敏者、有活动性出血、血小板减少症及出血史、有颅内出血、颅内肿瘤、动静脉畸形或动脉瘤及有急性心包炎史的患者，用本品前 1 个月内有脑卒中史或有任何出血性脑卒中发作者及行主要器官手术者或有严重外伤需手术治疗者，有分割性支脉瘤史、严重高血压及同时服用其他静脉用 GP II b/III a 受体拮抗剂的患者。

【注意事项】 本品应慎用于下列患者。

1. 近期（1 年内）出血，包括胃肠道出血或有临床意义的泌尿生殖道出血。

2. 已知的凝血障碍、血小板异常或血小板减少病史。

3. 血小板计数小于 150 000 个/mm³。

4. 1 年内的脑血管病史。

5. 1 个月内的大的外科手术或严重躯体创伤史。

6. 近期硬膜外的手术。

7. 病史、症状或检查结果为壁间动脉瘤。

8. 严重的未控制的高血压（收缩压大于 180mmHg 和（或）舒张压大于 110mmHg）。

9. 急性心包炎。

10. 血性视网膜病。

11. 慢性血液透析。

12. 出血的预防。

13. 因为本品抑制血小板聚集，所以与其他影响止血的药物合用时应当谨慎。本品与溶栓药物联用的安全性尚未确定。

14. 本品治疗期间，应监测患者有无潜在的出血。当出血需要治疗时，应考虑停止使用本品。也要考虑是否需要输血。

15. 曾有报道发生致命性出血。股动脉穿刺部位：本品可轻度增加出血的发生率，特别是在股动脉鞘管穿刺部位。当要进行血管穿刺时要注意确保只穿刺股动脉的前壁，避免用 Seldinger（穿透）技术使鞘管进入。鞘管拔出后要注意正确止血并密切观察。

16. 实验室监测：在本品治疗前、静脉注射或负荷静脉滴注后 6h 内，以及治疗期间至少每天要监测血小板计数、血红蛋白和血球压积（如果证实有显著下降需更频繁）。在原先接受过血小板糖蛋白 Ⅱb/Ⅲa 受体拮抗剂的患者应当考虑尽早监测血小板计数。如果患者的血小板计数下降到小于 90 000 个/mm³ 时，则需要再进行血小板计数以排除假性血小板减少。如果已证实有血小板减少，则须停用本品和肝素，并进行适当监测和治疗。

17. 在治疗前应测定活化部分凝血酶原时间（APTT），并且应当反复测定 APTT，仔细监测肝素的抗凝效应并据此调整剂量（见用法用量）。有可能发生潜在致命性出血，特别是肝素与影响止血的其他产品如血小板糖蛋白 Ⅱb/Ⅲa 受体拮抗剂联用时尤其可能发生。

18. 严重肾功能不全：在临床研究中，已证明有严重肾功能不全（肌酐清除率小于 30ml/min）的患者其替罗非班血浆清除率下降。对于这样的患者应减少本品的剂量。

【孕妇及哺乳期妇女用药】　孕妇及哺乳期妇女的安全性尚未证实，只有在无其他更加适当的选择时才使用本品，哺乳期妇女在服药期间应停止哺乳。

【儿童用药】　儿童用药的安全性和有效性尚未确定。

【老年患者用药】　在临床研究中，盐酸替罗非班对老年患者（≥65 岁）的有效性与对年轻人（<65 岁）的相似。老年患者接受本品和肝素联合治疗或者肝素单独治疗比年轻患者有较高的出血发生率。不考虑年龄因素，接受盐酸替罗非班与肝素联合治疗的患者与单独应用肝素的患者相比其出血发生率的增加相似。非出血性不良事件的总发生率在老年患者要高一些（与年轻患者相比）；但在老年患者当中，盐酸替罗非班与肝素联合治疗和肝素单独治疗相比，非出血性不良事件的发生率相似。不需要调整剂量。

【药物相互作用】　对于本品与阿司匹林和肝素的相互作用已进行了研究。本品与肝素和阿司匹林联用时，比单独使用肝素和阿司匹林出血的发生率增加（参见**【不良反应】**）。

当本品与其他影响止血的药物（如华法林）合用时应谨慎。在临床研究中本品已与 β 受体阻滞剂、钙离子通道阻滞剂、非甾体类抗炎药（NSAIDs）及硝酸酯类联用，未见有临床意义的不良相互作用。在 PRISM 研究（血小板受体抑制剂对缺血综合征的治疗）一个亚组的患者（$n=762$）中，接受下列药物之一的患者的替罗非班血浆清除率与未接受这些药物的患者的血浆消除率相似。这些药物对替罗非班的血浆清除率没有具临床意义的相互作用。这些药物是普萘洛尔、对乙酰氨基酚、阿普唑仑、氨氯地平、阿司匹林、阿替洛尔、溴西泮、卡托普利、地西泮、地高辛、地尔硫䓬、多库酯钠、依那普利、呋塞米、格列本脲、肝素、胰岛素、异山梨酯、左甲状腺素、劳拉西泮、洛伐他汀、甲氧氯普胺、美托洛尔、吗啡、硝苯地平、硝酸酯类、奥美拉唑、奥沙西泮、氯化钾、雷尼替丁、辛伐他汀、硫糖铝和替马西泮。

【药物过量】　参见阿昔单抗。

【制剂与规格】　注射剂：每支 50ml（0.25mg/ml）、500ml（0.05mg/ml）。

四、增加血小板内环腺苷酸的药物

西 洛 他 唑

【药品名称】　国际通用名：西洛他唑。商用名：培达。英文通用名：cilostazol。

【药理作用】　西洛他唑可抑制血小板及平滑肌磷酸二酯酶的活性，使血管平滑肌内环腺苷酸（cAMP）浓度上升，因此具有抗血小板聚集及血管扩张的作用，抑制血栓素 A2 引起的血小板聚集，但不影响血小板的花生四烯酸代谢。增加肢体血流量，改善末梢血流状态，抑制血栓形成。

【药代动力学】　口服后，在肠道内迅速被吸收，3h 后达到血药浓度的峰值。成人 1 次口服 100mg，最高血药浓度为 736.9ng/ml，吸收半衰期为 2.2h，清除半衰期为 18h。连续给药 4d，每日 2 次，未发现血药浓度蓄积上升。动物实验证实：给药 1～4h 后，几乎在所有组织内达到最高浓度，尤其胃、肝、肾处浓度较高，以后伴随血药浓度的降低而迅速下降。给药 48h 后，胆汁中的排泄率为 31.7%。给药 72h 后，给药量的 42.7% 经尿，61.7% 经粪便排泄。

【适应证】　慢性动脉闭塞症引起的溃疡、肢痛、冷感及间歇性跛行等缺血性症状。动脉粥样硬化、血栓闭塞性脉管炎、大动脉炎、糖尿病所致肢体缺血症。

【用法与用量】　成人 50～100mg/次，每日 2 次，根据年龄和症状可适当增减。

【不良反应】　偶见皮疹、荨麻疹、瘙痒感。心悸、脉频、血压低；发热、头晕、头重、眼花、失眠或困倦、水肿、疼痛、倦怠、乏力；胃部不适、恶心、呕吐、食欲缺乏、腹泻、上腹部痛、腹部胀满感；谷草转氨酶、谷丙转氨酶、乳酸脱氢酶、尿素氮、肌酐、尿酸升高；消化道出血、鼻出血、皮下出血、眼底出血、血尿等出血倾向和血小板减少。

【禁忌证】　对本品过敏者、血友病、毛细血管脆弱症、上消化道出血、尿路出血、咯血、玻璃体出血等。

【注意事项】　慎用于使用抗凝血药物（华法林）或抗血小板药物（阿司匹林、噻氯匹定）的患者。使用时必须进行血液凝固能力检查。月经期妇女、伴有出血倾向的患者和严重肝功能、肾功能障碍的患者慎用。

【孕妇及哺乳期妇女用药】 哺乳期妇女在服药期间应停止哺乳。

【儿童用药】 儿童用药的安全性尚未确立。

【老年患者用药】 慎用。

【制剂与规格】 片剂：每片 50mg。

双 嘧 达 莫

【药品名称】 国际通用名：双嘧达莫。商用名：潘生丁。英文通用名：dipyridamole。

【药理作用】 本品具有抗血栓形成作用。双嘧达莫抑制血小板聚集，高浓度（50μg/ml）可抑制血小板释放。作用机制可能为：①抑制血小板、上皮细胞和红细胞摄取腺苷，治疗浓度（0.5~1.9μg/dl）时该抑制作用呈剂量依赖性。局部腺苷浓度增高，作用于血小板的 A2 受体，刺激腺苷酸环化酶，使血小板内环腺苷酸（cAMP）增多。通过这一途径，血小板活化因子（PAF）、胶原和二磷酸腺苷（ADP）等刺激引起的血小板聚集受到抑制。②抑制各种组织中的磷酸二酯酶（PDE）。治疗浓度抑制环磷酸鸟苷-磷酸二酯酶（cGMP-PDE），对 cAMP-PDE 的抑制作用弱，因而强化内皮舒张因子（EDRF）引起的 cGMP 浓度增高。③抑制血栓烷素 A2（TXA2）形成，TXA2 是血小板活性的强力激动剂。④增强内源性 PGI$_2$ 的作用。双嘧达莫对血管有扩张作用。犬经十二指肠给予双嘧达莫 0.5~4.0mg/kg，产生剂量相关性体循环和冠状血管阻力降低，体循环血压降低和冠脉血流增加。给药后 24min 起效，作用持续约 3h。在人体观察到相同的血流动力学效应。但急性静脉给药可使狭窄冠脉远端局部心肌灌注减少。

【循证医学证据】

1. PRoFESS 研究（prevention regimen for effectively avoiding second strokes，PRoFESS，脑卒中二级预防有效性试验） 是一项缺血性脑卒中二级预防的国际多中心、随机、双盲、平行、双模拟、安慰剂对照试验，旨在观察在抗高血压治疗的基础上，比较双嘧达莫（200mg）和阿司匹林（25mg）的复合制剂与氯吡格雷，以及替米沙坦与安慰剂在预防脑卒中复发方面的安全性和有效性。研究入选患者 20 332 例，随访间期 4 年，平均年龄（66.1±8.6）岁。研究结果表明：在两个抗血小板药物双嘧达莫和氯吡格雷的比较中，主要终点两组无明显区别，HR=1.01（0.92~1.11），P=0.787。次要终点两组也无显著性差异，HR=0.99（0.92~1.07），P=0.825。颅内出血双嘧达莫组明显高于氯吡格雷组，HR=1.42（1.11~1.83），P=0.006。同时，因服药头痛而终止治疗的比例在双嘧达莫组（5.9%）明显高于氯吡格雷组（0.9%）。两组 3 个月 mRS 评价量表也没有明显区别。

2. ESPS-2 与 ESPRIT 的 Meta 分析，两项 Meta 分析系统综述了 6 项大样本、随机对照试验，结果显示阿司匹林与缓释双嘧达莫复方制剂相对于单独应用阿司匹林的联合事件（包括血管性死亡、非致死性脑卒中或非致死性心肌梗死）发生风险相对降低 18%（95% 可信区间 9%~26%）。并推荐阿司匹林与缓释双嘧达莫复方制剂用于脑卒中或 TIA 事件人群预防复发的一线用药。但与双嘧达莫应用相关的"头痛"不良事件明显增高，并显著影响了试验人群药物依从性。

【药代动力学】 口服吸收迅速，平均达峰浓度时间约 75min，血浆半衰期为 2~3h。

与血浆蛋白结合率高。在肝内代谢，与葡萄糖醛酸结合，从胆汁排泄。

【适应证】 慢性冠脉循环功能不全、心肌梗死和弥散性血管内凝血。

【用法与用量】 口服：成人 25～50mg/次，每日 3 次，血栓栓塞性疾病，口服 100mg/次，每日 4 次。

【不良反应】 治疗剂量时，不良反应轻而短暂，长期服用最初的不良反应多消失。常见的不良反应有头晕、头痛、呕吐、腹泻、脸红、皮疹和瘙痒，罕见心绞痛和肝功能不全。不良反应持续或不能耐受者少见，停药则可消除。上市后的经验报告中，罕见不良反应有喉头水肿、疲劳、不适、肌痛、关节炎、恶心、消化不良、感觉异常、肝炎、秃头、胆石症、心悸和心动过速。

【禁忌证】 过敏和休克患者禁用。

【注意事项】 除葡萄糖注射液外，本品不宜与其他药物混合注射。低血压时慎用，休克禁用。

【孕妇及哺乳期妇女用药】 哺乳期妇女在服药期间应停止哺乳。

【儿童用药】 慎用。

【老年患者用药】 慎用。

【药物相互作用】 与茶碱合用可降低静脉注射本品的扩血管作用。与抗凝剂、头孢孟多、头孢替坦、丙戊酸等合用可加重出血倾向。与吲哚美辛合用可出现水肿。

【药物过量】 如果发生低血压，必要时可用升压药。急性中毒症状在啮齿类动物有共济失调、运动减少和腹泻，在犬有呕吐、共济失调和抑郁。双嘧达莫与血浆蛋白高度结合，透析可能无益。

【制剂与规格】 片剂：每片 25mg。

五、5-羟色胺受体拮抗剂

沙格雷酯

【药品名称】 国际通用名：沙格雷酯。英文通用名：sarpogrelate。

【药理作用】

1. 作用机制 本品对于血小板及血管平滑肌的 5-HT2 受体具有特异性拮抗作用，因而显示抗血小板及抑制血管收缩的作用。

2. 抑制血小板凝聚作用 ①对于健康成人及慢性动脉闭塞症患者，本品可抑制由于同时添加 5-羟色胺和胶原蛋白所导致的血小板的凝聚（exovivo 试验）。②在 invitro 试验中，发现本品可抑制胶原蛋白所导致的血小板凝聚及 ADP 或肾上腺素所导致的继发性凝聚。另外，由胶原蛋白所导致的血小板凝聚会因 5-羟色胺有所增强，本品可抑制这一现象。

3. 抗血栓作用 ①在使用周围动脉闭塞症模型（通过注射月桂酸导致大白鼠周围动脉闭塞）的试验中，本品可抑制其病症的发作。②在使用动脉血栓模型（血管内皮损伤导致的小白鼠动脉血栓、聚乙烯管置换大白鼠动脉血栓）的试验中，本品可抑制其血栓的形成。

4. 抑制血管收缩作用 在使用大白鼠血管平滑肌进行的 invitro 试验中，发现本品可抑制 5-羟色胺导致的血管平滑肌收缩。另外，血管平滑肌会伴随血小板凝聚而发生收缩，使用本品可抑制这种收缩。

5. 微循环改善作用 本品可使慢性动脉闭塞症患者的透皮性组织氧分压及皮肤表面温度升高。在使用侧支血液循环障碍模型（大白鼠）的试验中，本品可改善其循环障碍。

【循证医学证据】

1. 沙格雷酯在治疗外周动脉疾病疗效的研究 2016 年 Soga 等发表了一项旨在探讨沙格雷酯治疗腘动脉介入后患者疗效的研究。该研究为多中心、随机、开放标签临床研究，共纳入 186 例患者，随机分为阿司匹林联合沙格雷酯组及阿司匹林单药治疗组，一级终点为一年初始通畅率，二级终点为靶血管再血管化率及再通率。研究结果表明，联合治疗组一年初始通畅率为 66%，阿司匹林单药治疗组一年初始通畅率为 56%，但两者无显著统计学差异（*P*=0.33）。同时二级终点也无显著差异。研究结果表明沙格雷酯未能改善腘动脉疾病介入患者的预后。

2. 沙格雷酯对冠状动脉疾病疗效的研究 2008 年，Tamura 等对比了沙格雷酯和噻氯匹定治疗裸支架术后患者疗效的研究。此研究为随机研究，共纳入 450 例成功植入裸支架的患者，按照 1∶1 随机分为两组：噻氯匹定联合阿司匹林组及沙格雷酯联合阿司匹林组，至少治疗四周，六个月后复查冠状动脉造影。一级终点为严重药物不良反应导致停药或者支架内再狭窄，二级终点为支架内血栓形成。研究结果表明，沙格雷酯组患者严重药物不良反应时间显著低于噻氯匹定组，两组间支架内再狭窄及亚急性血栓的发生率无显著差异。

3. 沙格雷酯治疗 PCI 术后患者疗效的研究 一项旨在探讨沙格雷酯或西洛他唑联合阿司匹林和替格瑞洛治疗 PCI 术后患者疗效的回顾性队列研究，共纳入 93 876 例缺血性心脏病患者，均有 PCI 病史。根据用药情况将患者分为三组：阿司匹林联合替格瑞洛双联治疗组，阿司匹林、替格瑞洛联合西洛他唑三联治疗组及阿司匹林、替格瑞洛联合沙格雷酯三联治疗组，观察三组间主要心脑血管事件（如死亡、心肌梗死、靶血管再血管化、缺血性脑卒中）的发生率。该研究结果表明，包括沙格雷酯在内的三联抗血小板治疗在降低主要不良心脑血管事件发生率方面和传统双联抗血小板治疗相当，且严重和致命性出血的风险并未显著增加。

4. 沙格雷酯治疗脑血管疾病疗效的研究 2008 年 Shinohara 等在 *Stroke* 杂志发表了一项旨在探讨沙格雷酯用于脑卒中二级预防疗效和安全性的研究。该研究为随机、双盲、阿司匹林对照研究。将 1510 例近期脑卒中患者随机分为沙格雷酯组和阿司匹林组，平均随访 1.59 年。研究结果表明，沙格雷酯组在脑卒中二级预防方面相对于阿司匹林并无优势，但出血事件显著低于阿司匹林。上述循证证据表明，沙格雷酯相对安全，但在抗血栓方面较其他抗血小板药物并无显著优势。在临床中，需权衡利弊，正确选择药物。

【药代动力学】

1. 吸收 健康成人 1 次服用本品 100mg 时的血药浓度变化及药代动力学参数如下所示：健康成人（*n*=6）C_{max}（µg/ml），0.54±0.10；T_{max}（h），0.92±0.59；$T_{1/2}$（h），0.69±0.14；$AUC_{0 \to \infty}$[（µg·h）/ml]，0.58±0.19。

2. 代谢、排泄 健康成人 1 次服用本品 100mg 时，服用后 24h 内在尿与粪便中未发现药物原形。另外，从尿中及粪便中的排泄总计分别为 44.5% 和 4.2%。

3. 有关动物的吸收、分布、代谢、排泄 给大白鼠口服 ^{14}C-盐酸沙格雷酯时，大部分组织内放射性浓度在 15～30min 达到最高值，而且肝脏、肾脏及肺中的放射性浓度分布要高于血液中。^{14}C-盐酸沙格雷酯在各组织内的消失也很迅速。用药后 96h 之内从尿中排泄 30%～40%、从粪中排泄 60%～70%。

【适应证】 改善慢性动脉闭塞症引起的溃疡、疼痛及冷感等缺血性诸症状。

【用法用量】 以盐酸沙格雷酯计，通常成人每日 3 次，每次 100mg，饭后口服。但应根据年龄、症状的不同适当增减药量。

【不良反应】 在 4807 病例中，发现有不良反应的为 107 例（2.23%）（包括临床检验值异常在内）。主要的不良反应有恶心 12 例（0.25%）、胃灼热 10 例（0.21%）。腹痛 9 例（0.19%）（本项包括因根据主诉而不能计算出频率的不良反应报告在内）。

1. 严重不良反应 脑出血（0.1%以下）、消化道出血（0.1%以下）：曾发现有脑出血、吐血和便血等消化道出血的不良反应，因此在使用本品时需要进行充分观察，当发现有异常情况时，应停止用药并进行适当处理。

2. 血小板减少 曾发现有血小板减少的不良反应，因此在使用本品时需要进行充分观察，当发现有异常情况时，应停止用药并进行适当处理。

3. 肝功能障碍、黄疸 曾发现有伴随 AST（GOT）、ALT（GPT）、Al-P、γ-GTP、LDH 升高的肝功能障碍、黄疸等不良反应，因此在使用本品时需要进行充分观察，当发现有异常情况时，应停止用药并进行适当处理。

4. 其他不良反应 发现有粒细胞缺乏症等不良反应，因此需要注意。出现此种症状时，应停止用药。

对患者进行充分观察，当发现有异常情况时，应采取停止用药等适当措施。

【禁忌证】 ①出血性患者（血友病、毛细血管脆弱症、消化道溃疡、尿道出血、咯血、玻璃体出血等，有加剧出血的可能）。②孕妇或有可能妊娠的妇女。

【注意事项】 慎重用药（下列患者慎用）：①月经期间的患者（有加剧出血的可能）。②有出血倾向及出血因素的患者（有加剧出血的可能）。③正在使用抗凝剂（华法林等）或者具有抑制血小板凝聚作用的药物（阿司匹林、盐酸噻氯匹定、西洛他唑等）的患者（有加剧出血的可能）。④有严重肾病的患者（有影响排泄的可能）。

重要基本注意事项：在使用本品期间，应定期进行血液检查。

使用方法注意事项：交付患者药物时应指导患者在服用 PTP 包装的药剂时，从药座中取出后服用（据报告表明，由于误饮 PTP 药座，坚硬的锐角刺入食管黏膜引起穿孔，并发了纵隔窦道炎等严重合发症）。

【孕妇及哺乳期妇女用药】 对孕妇、产妇、哺乳期妇女等的用药：①孕妇或已有可能妊娠的妇女不可使用此药[动物实验（大白鼠）报告表明有胎儿死亡率增加及新生儿生存率降低的情况]。②对哺乳期的妇女最好不使用此药，不得不使用此药时，应停止哺乳[动物实验（大白鼠）报告表明，药物成分可以进入乳汁]。

【儿童用药】 对小儿等用药的安全性尚未确立（没有用药经验）。

【老年患者用药】 对老年患者用药应从低剂量开始（如 150mg/d），边观察患者情况边慎重用药（一般老年患者多数由于其肝肾生理功能下降，有可能出现血药浓度持续偏高的现象）。

【药物相互作用】　抗凝血药、华法林等有加剧出血的可能；会增强相互间作用的药物具有抑制血小板凝聚作用的药物阿司匹林、盐酸噻氯匹定、西洛他唑等。

【药物过量】　尚不明确。

【规格】　每片含盐酸沙格雷酯 100mg。

【包装】　100mg：9 片（9×1）PTP；10 片（10×1）PTP；100 片（10×10）PTP。

【贮藏】　室温保存。

六、凝血酶受体拮抗剂

沃拉帕沙是一种新型抗血小板药物，是第一代血小板膜蛋白上蛋白酶激活受体 1 拮抗剂，其在动脉粥样硬化斑块和经皮冠状动脉介入治疗（PCI）后常发生的再狭窄过程中的血管修复作用已在试验中被证实，2014 年 5 月美国 FDA 批准其上市。沃拉帕沙的上市为抗血小板治疗提供了新的选择。

沃 拉 帕 沙

【药品名称】　国际通用名：沃拉帕沙。英文通用名：vorapaxar sulfate。英文商用名：Zontivity。

【药理及毒理作用】

1. 药理作用　硫酸沃拉帕沙（vorapaxar sulfate）是第一代首创的、可逆性、高选择性、具有强大竞争力凝血酶受体拮抗剂，也是非肽类竞争性地表达在血小板膜蛋白上的蛋白酶激活受体 1（PAR-1）拮抗剂。PAR-1 是一种可被凝血酶激活的受体，而凝血酶是一种有效的血小板激活剂。沃拉帕沙能够抑制血小板上 PAR-1 受体，从而有效抑制凝血酶诱导的血小板聚集、抑制血凝块的形成。一定剂量的沃拉帕沙可抑制凝血酶受体激活肽（TRAP）诱导的血小板聚集。本品在不影响凝血酶生成纤维蛋白能力的条件下产生抗血小板作用。此外，本品不影响 ADP、TXA2、胶原介导的血小板聚集，也不影响凝血酶原时间和活化部分凝血活酶时间。沃拉帕沙也是这类药物中首个美国 FDA 获批的药物。

2. 毒理作用

（1）致癌：在大鼠和小鼠给予口服本品两年进行致癌性研究。在雄性和雌性大鼠给予剂量 0.3mg/（kg·d）、10mg/（kg·d）或 30mg/（kg·d），在雄性和雌性全身暴露（AUC）分别是在人推荐剂量（RHD）人全身暴露的 9 倍和 29 倍时，显示无致癌性可能。在雄性和雌性小鼠给予剂量 0.1mg/（kg·d）、5mg/（kg·d）和 15mg/（kg·d），在全身暴露（AUC）直至人全身暴露 30 倍时，本品也未显示致癌性作用。

（2）致突变：在 Ames 细菌回复突变试验表明，本品无致突变作用。体外腹腔给药后体内小鼠微核试验不产生致染色体断裂作用。

（3）生育力受损：在大鼠生育力研究显示本品剂量加至 50mg/（kg·d），这一剂量在雄性和雌性大鼠全身暴露（AUC），分别相当于 RHD 全身暴露的 40 倍和 67 倍时，对雄性或雌性大鼠生育力无影响。

（4）动物药理学：阿司匹林加沃拉帕沙给药时出血时间被略延长。阿司匹林、沃拉帕沙和氯吡格雷三联合用时，产生的出血时间显著延长。注射人含富血小板血浆后，出血时间正常。体外用花生四烯酸诱导血小板聚集部分恢复，但用 ADP 或 TRAP 无此作用。

【药效动力学】 在沃拉帕沙推荐剂量治疗开始 1 周内，可达到≥80% TRAP 诱导的血小板聚集抑制作用。在健康志愿者研究中，单次或多剂量（28d）给予沃拉帕沙后血小板 P-选择素和可溶性 CD40 配体表达或凝血试验参数（PT、APTT、ACT、ECT）没有发生变化。沃拉帕沙在单剂量直至推荐剂量的 48 倍时对心电图的 QTc 间期没有影响。

【循证医学证据】

1. TRA2oP-TIMI 50 试验 是一项 32 个国家 1032 家医院参加的国际多中心、随机、双盲、安慰剂对照试验，共入选 26 449 例稳定的动脉粥样硬化患者，按 1∶1 随机给予蛋白酶激活受体-1（PAR-1）拮抗剂沃拉帕沙（每日 2.5mg）或安慰剂。随访 3 年时，与安慰剂组比较，沃拉帕沙组主要复合终点事件（心血管死亡、心肌梗死或脑卒中导致紧急冠状动脉血运重建）、次要终点事件（心血管死亡、心肌梗死、脑卒中）明显减少。但与安慰剂组比较，沃拉帕沙组 GUSTO 定义的中重度出血明显增加（4.2%vs2.5%，$P<0.001$）。无脑卒中史患者中，沃拉帕沙组主要终点为 8.3%，而安慰剂组为 9.6%（$P<0.001$）。沃拉帕沙对心血管死亡、心肌梗死或脑卒中的获益在各亚组（包括使用或不使用噻吩并吡啶类药物）无差异。两组致死性出血发生率相当（0.3%vs0.2%，$P=0.19$），但沃拉帕沙组颅内出血率明显高于安慰剂组（1.0%vs0.5%，$P<0.001$）。研究显示，沃拉帕沙可明显降低心血管死亡、心肌梗死和脑卒中，但中重度出血风险增大（包括颅内出血），因而提示需要进一步的研究确定使用沃拉帕沙可以明显获益的患者。该药在 Ⅱ 期临床试验中显示出良好的安全性，并且其亚组分析可以在目前标准的双联抗血小板方案（阿司匹林+氯吡格雷）基础上使 PCI 术后患者进一步获益。

2. 凝血酶原抑制剂在急性冠脉综合征患者中减少临床事件研究（TRACER） 是一项随机、双盲、多中心临床试验，旨在评价高风险的非 ST 段抬高型急性冠脉综合征（NSTE-ACS）患者在接受标准治疗同时服用本品，比较其与安慰剂的临床疗效。12 944 例 NSTE-ACS 患者在标准治疗下，随机分组,药物组首日服用负荷剂量40mg，后每日 2.5mg 的本品与安慰剂组对照。每组各约有 87% 的患者应用双联抗血小板聚集药物，40% 的患者应用至少 100 mg/d 的阿司匹林。中位疗程为 379d，比既往二联抗血小板研究中的疗程长。主要终点事件包括心血管疾病、心肌梗死、脑卒中、复发性缺血所致的再次住院率或急诊 PCI。次要终点事件包括心血管死亡、心肌梗死及脑卒中。药物组和安慰剂组主要终点事件的发生率没有显著性差异，分别为 15.9%（1031/6473）vs17.0%（1102/6471）。Kaplan-Meier 2 年比率：18.5%vs19.9%（$P=0.07$）；试验进行到第 2 年时，由于药物组的主要出血并发症风险增加，包括颅内出血增加。该研究在安全性审查后被提前终止。该项研究表明 ACS 患者在标准治疗的基础上加用沃拉帕沙不能减少主要复合终点事件，反而显著增加严重出血（包括颅内出血）的风险。

3. Tan 等对目前沃拉帕沙临床研究进行了荟萃分析，该荟萃分析纳入的临床研究共包括 31 888 名冠心病患者。荟萃分析结果表明，与安慰剂相比，在双联抗血小板治疗的基础上加用沃拉帕沙，可显著降低患者主要严重心脏不良事件（包括心脏性猝死、心肌梗死、脑卒中、急性再血管化及因反复发作的心肌缺血而住院）的发生，但沃拉帕沙组出血风险也显著增加。

沃拉帕沙已获准用于降低有心肌梗死或外周动脉疾病史患者的心肌梗死、脑卒中、心血管死亡及需要冠脉血运重建术风险。

【药代动力学】

1. 吸收 口服迅速而完全被胃肠道吸收，在负荷剂量下，抗血小板作用峰值为服药后2 h。临床上，食物会增加暴露组药物的延迟吸收，与高脂肪餐共同摄入可导致 AUC 减低和峰浓度时间延迟（45min）。但是其影响甚微。绝对生物利用度约 100%。此外，抑酸剂也会在沃拉帕沙暴露组的药物吸收和最大血清浓度中产生不显著的临床差异，因此，进食及抑酸剂不影响其药物吸收。

2. 分布 沃拉帕沙的表观分布容积接近 424L（95%CI：351～512）。主要循环活性代谢产物与人血浆蛋白结合（≥99%）。

3. 代谢 本品代谢主要由细胞色素 P450（CYP）3A4 酶介导，代谢主要通过胆道和胃肠道。本品的清除缓慢，半衰期超过 7d（159～311h），其药代动力学和药效学在种族中的差异尚未被列入研究。

4. 排泄 清除的主要途径是粪便，极少量通过肾脏排泄（少于给予剂量的 5%）。

5. 特殊人群 无须根据年龄、种族、性别、体重和中度肾功能不全调整剂量。严重肝受损患者、有出血风险患者不建议使用本品。

【适应证】 美国食品药品监督管理局和欧洲药品管理局批准了沃拉帕沙用于降低有心肌梗死既往史患者的缺血事件，在阿司匹林和氯吡格雷基础上使用沃拉帕沙有中等程度获益。本品适应于心肌梗死或外周动脉疾病、脑卒中、心血管死亡及需要冠脉血运重建术的患者。

【用法与用量】 ①没有单独使用本品作为抗血小板药物治疗的经验。②每日 1 次，每次 1 片口服。③按其适应证或标准医护与阿司匹林和（或）氯吡格雷使用。④与其他抗血小板药物联合给药：本品只曾研究联合给药阿司匹林和（或）氯吡格雷，与其他抗血小板药物联合给药的临床经验有限。

【不良反应】 出血，包括致命性出血，是最常见报道的不良反应。

【禁忌证】 ①对本品过敏者；②脑卒中、TIA 或颅内出血史；③活动性病理性出血。

【黑框警告】 脑卒中或短暂性脑缺血发作史和颅内出血史是本品的禁忌证。

【注意事项】 ①如其他抗血小板药物，沃拉帕沙联合给药会增加出血风险。②避免使用强 CYP3A 抑制剂或诱导剂。

【孕妇及哺乳期妇女用药】

1. 妊娠 没有在妊娠期妇女中使用本品的对照研究。

2. 哺乳期妇女 尚未知本品或其代谢产物是否在人乳汁中排泄，但在大鼠乳汁中发现本品或其代谢产物。婴儿服用沃拉帕沙可能有潜在严重不良反应，故应终止哺乳。

【儿童用药】 尚未确定沃拉帕沙在儿童患者中的安全性和疗效。

【老年患者用药】 在 TRA 2°P 试验中，MI 后或 PAD 无脑卒中或 TIA 病史患者，33%患者≥65 岁，9%的患者≥75 岁。老龄组出血的相对风险（本品与安慰剂比较）相似。老龄患者和年轻患者间未观察到安全性或有效性总体差别。因为老年患者具有较高的出血风险，开始口服本品前应考虑患者年龄。

【药物相互作用】 本品的消除主要通过 CYP-3A4 和 CYP-2J2 代谢。其他药物也对本品有影响。

1. 强 CYP-3A4 抑制剂 避免本品与强 CYP-3A4 抑制剂同时使用，如酮康唑、伊曲康唑、泊沙康唑、克拉霉素、萘法唑酮、利托那韦、沙奎那韦、萘非那韦、茚地那韦、波普瑞韦、特拉匹韦、泰利霉素、尼卡地平、奎尼丁和考尼伐坦。同时避免与 CYP3A 的强诱导剂使用，如利福平、波生坦、卡马西平和苯妥英钠。

2. 抗凝剂和抗血小板药物 阿替普酶、瑞替普酶、替奈普酶、抗凝血酶Ⅲ、阿加曲班、比伐卢定、重组水蛭素、阿司匹林、氯吡格雷、华法林、普拉格雷、依度沙班与沃拉帕沙合用时均可增加其抗血小板或抗凝作用，合用期间应密切监测，以避免潜在出血发生。

3. 本品对其他药物的影响 体外代谢研究显示本品或代谢产物 M20 可能不导致有临床意义的抑制或诱导主要 CYP 同工型或 OATP1B1、OATP1B3、BCRP、OAT1、OAT3 和 OCT2 转运蛋白的抑制作用。

【药物过量】 无已知的逆转沃拉帕沙抗血小板过量治疗的作用，而且如果过量后发生出血，不能期望透析，也不能期望血小板注射获益。终止正常给药后预期血小板聚集的抑制作用数周后消失。

【制剂与规格】 黄色片剂：2.08mg。

【贮藏】 贮存在 $20\sim25\,^{\circ}\!C$（$68\sim77\,^{\circ}\!F$），外出允许 $15\sim30\,^{\circ}\!C$（$59\sim86\,^{\circ}\!F$）。

（王　淼　樊朝美）

第十七章 抗凝血药

正常人由于有完整的血液凝固系统和抗凝及纤溶系统，所以血液在血管内既不凝固也不出血，始终保持自由流动完成其功能。但是，当机体处于高凝状态或抗凝系统及纤溶系统减弱时，则发生血栓栓塞性疾病。抗凝血药是指通过影响凝血过程中的某些凝血因子从而阻止凝血过程的药物。它可用于防治血管内栓塞或血栓形成的疾病，预防脑卒中或其他血栓性疾病。临床使用频率最高的抗凝血药包括非肠道用药抗凝血剂（如肝素）、肠道用药抗凝血剂——香豆素抗凝血剂类（如华法林）、新型口服抗凝血药（如利伐沙班）等。

第一节 抗凝血药物的分类

抗凝血药的分类如下所示。

1. 间接凝血酶抑制剂（抗凝血酶Ⅲ依赖性） 肝素、低分子量肝素和类肝素。间接 Xa 因子抑制剂，主要是通过诱导抗凝血酶构象变化，从而增加其对 Xa 因子的灭活能力作用，包括磺达肝素（fondaparinux）、艾卓肝素（idraparinux），主要为注射用制剂。

2. 直接凝血酶抑制剂（direct thrombin inhibitors，DTIs） 凝血酶是一种丝氨酸蛋白酶，在凝血级联反应的最后阶段通过使纤维蛋白原转化成纤维蛋白而起着关键作用。它还可以活化Ⅺ、Ⅻ因子和血小板蛋白酶活化受体，并且可以通过活化Ⅷ和Ⅴ因子放大其自身效应。因此，抑制凝血酶的活性被视为有效抗凝的关键步骤。

直接凝血酶抑制剂包括来匹卢定、比伐卢定、阿加曲班等，DTIs 与凝血酶的活性部位结合，防止其与底物相互作用促进凝血。二价的 DTI 能够封闭凝血酶的活性部位和外部位，DTI 的独特机制使其能够抑制可溶性及与纤维蛋白结合的凝血酶的活性。水蛭素含有 65 个氨基酸，能与凝血酶分子的底物识别部位形成几乎不可逆的结合。通过对水蛭素进行结构修饰，可延长其半衰期并降低其不良反应。其中重组水蛭素来匹卢定目前已被批准用于肝素诱导的血小板减少症患者的抗凝治疗。比伐卢定的多肽序列中脯氨酸-精氨酸键可被凝血酶水解而失活，所以它对凝血酶的抑制作用具有可逆性且持续时间较短暂。

直接凝血酶抑制剂更有效、更安全。现有的直接凝血酶抑制剂有注射和口服两种剂型，前者包括重组水蛭素（hirudin）及其衍生物（hirulong、hirugen）合成的低分子凝血酶活性部位抑制物、比伐卢定、阿加曲班（argatroban）等，主要用于外科手术、缺血性心脏病的急性抗凝治疗。重组水蛭素和阿加曲班已被批准用于治疗 HIT 患者，而比伐卢定则作为肝素的替换，批准用于经皮冠状动脉介入治疗的患者；口服用于心房颤动抗凝的药物有希美加群和达比加群酯。直接凝血酶抑制剂可抑制循环中的凝血酶和结合的凝血酶。与肝素依赖抗凝血酶抑制凝血酶和香豆素类维生素 K 拮抗剂通过降低凝血因子Ⅱ、Ⅶ、

Ⅸ和Ⅹ减少凝血酶产生不同，直接凝血酶抑制剂通过占据凝血酶的催化位点或（和）纤维蛋白结合位点直接抑制凝血酶的活性。阿加曲班是 L-精氨酸衍生物，与凝血酶活性丝氨酸催化位点结合，抑制循环和结合的凝血酶，用于需要抗凝的伴有肝素诱发血小板减少症患者的预防和治疗。

3. 凝血酶生成抑制剂 口服Ⅹa因子和Ⅱa直接抑制剂，前者包括利伐沙班（rivaroxaban）、阿哌沙班（apixaban/eliquis）、依度沙班、达瑞沙班（darexaban）、贝曲沙班（betrixaban）等都是可口服的Ⅹa因子直接抑制剂，后者有达比加群酯。这两类药物都是针对单个有活性的凝血因子，抗凝作用不依赖于抗凝血酶，口服起效快，相对于华法林，半衰期较短，具有良好的剂效关系，与食物和药物之间很少有相互作用，口服使用无须监测常规凝血指标，可以减少或者尽量避免因用药不当造成的药物疗效下降或者出血不良事件，且剂量个体差异小，只需固定剂量服用，对医生及患者均极为方便。

利伐沙班是全球首个口服Ⅹa因子直接抑制剂，对Ⅹa因子具有高度的选择性，它与Ⅹa因子的亲和力比凝血酶高上万倍，可以同时作用于处于游离和结合状态的Ⅹa因子，对血小板聚集没有直接作用。利伐沙班生物利用度高（80%），可每日1次固定剂量服用，口服后 2.5～4.0h 药物浓度达到峰值，半衰期 5～9h，通过胆、肾两种途径代谢。利伐沙班量效关系稳定，与食物和药物相互作用小，配量不受性别和体重的影响，是比较理想的新型抗凝药物。2010 年 10 月，美国 FDA 批准利伐沙班用于心房颤动患者的一级预防。2011 年美国心脏协会（AHA）心房颤动指南推荐利伐沙班替代华法林用于心房颤动抗凝治疗，推荐级别为Ⅰ类推荐（证据水平 B 级）。

达比加群酯也是口服前体药，在体内经血浆酯酶转化为达比加群而起作用，达比加群是凝血酶可逆的强效竞争性抑制剂。其代谢不通过 CYP450 途径。因此，不易与食物和其他药物发生相互作用，且不易受基因多态性的影响，其药代动力学及药效参数均可预测。2010 年 10 月，美国 FDA 批准达比加群酯用于心房颤动患者的一级预防。2011 年 AHA 心房颤动指南推荐达比加群酯替代华法林用于心房颤动抗凝治疗，推荐级别为Ⅰ类推荐（证据水平 B 级）。

阿哌沙班是高效、可逆、选择性的Ⅹa因子的直接抑制剂，对游离及结合状态Ⅹa因子均有抑制作用。可每日 2 次固定剂量给药，在心房颤动患者中预防脑卒中的最适宜剂量仍在临床实验研究阶段。阿哌沙班口服后起效期为 3h，半衰期为 8～15h。多代谢途径，肝肾疾病的患者也能很好地耐受。ARISTOTLE 研究是有关阿哌沙班随机、双盲的Ⅲ期临床实验，主要研究阿哌沙班在非瓣膜病心房颤动和至少有一项脑卒中危险因素的患者中预防脑卒中的效果。结果显示阿哌沙班的疗效及安全性均优于华法林。贝曲沙班也是一种口服的直接Ⅹa因子抑制剂，具有高度选择性，通过与Ⅹa因子的特异性结合，阻止了凝血酶原向凝血酶的转化，继而阻碍纤维蛋白的形成，有效地抑制了血栓的形成和扩大，且经肾脏排泄很少，在一系列研究中显示出良好的治疗前景。

4. 维生素 K 依赖性抗凝剂 主要为香豆素类，如华法林，为口服维生素 K 还原酶抑制剂。香豆素类抗凝血药主要通过抑制维生素 K 氧化还原酶来降低维生素 K 的生物合成，华法林主要在肝脏微粒体内抑制维生素 K 依赖性凝血因子Ⅱ、Ⅶ、Ⅸ、Ⅹ的合成，因而降低凝血酶原和其他维生素 K 依赖的凝血因子的浓度。使肝脏合成凝血酶原及凝血因子Ⅶ、

IX和X减少而抗凝，因为用药开始体内仍有足量凝血因子，故只有当这些因子耗尽后才能发挥抗凝作用。所以，其作用开始较慢，但作用持续时间较长，适用于需较长时间抗凝者，如深静脉血栓形成和肺栓塞等，当用量不当引起出血时，除给维生素 K 外，最主要的是输新鲜血以补充凝血因子。

5. 重组内源抗凝剂 活化的蛋白 C、抗凝血酶Ⅲ、肝素辅因子Ⅱ、组织因子途径抑制物。

6. 凝血酶受体拮抗剂 凝血酶受体拮抗肽。

第二节 抗凝血药的作用机制

正常人有完整的血液凝固系统和抗凝及纤溶系统，故血液在血管腔内既不会发生凝固，也不会发生出血。血液始终处于自由流动状态并完成其功能。但是，当两种系统功能紊乱平衡失调，机体处于高凝状态或抗凝及纤溶作用减弱时，就会出现血液循环的病理变化，容易发生血栓栓塞性疾病。

血液凝固是一个复杂的蛋白质水解活化的连锁反应，最终使可溶性的纤维蛋白原变成稳定、难溶的纤维蛋白，网罗血细胞而成血凝块。参与的凝血因子包括以罗马数字编号的 12 个凝血因子和前激肽释放酶（prekallikrein，Pre-K）、激肽释放酶（kallikrein，Ka）、高分子激肽原（high molecular weight kininogen，HMWK）、血小板磷脂（PL 或 PF3）等。可用于防治血管内栓塞或血栓形成的疾病，预防中风或其他血栓性疾病。抗凝血药（anticoagulants）是通过影响凝血过程中的某些凝血因子来阻止凝血过程的药物，可用于预防和治疗脑卒中、血管内栓塞或血栓性疾病。近年来新的抗凝药物层出不穷，很多新型抗凝药物具有可预见的药代动力学和药效学参数，也具有不易与食物及其他药物发生相互作用，不受基因多态性影响的特点，还可按固定剂量每日 1～2 次口服给药，无须定期监测凝血功能及判断是否需要调整用量，弥补了处于传统统治地位的华法林的局限性。各种新抗凝药疗效、用途、安全性、研究进展各不相同，其中疗效比较肯定、安全性好、研究较为成熟、可以口服、有可能代替华法林用于心房颤动的抗凝血药主要有利伐沙班、达比加群酯和阿哌沙班等。

抗凝血药的主要机制：人体血液有一套凝血系统，包括 12 个凝血因子，用罗马数字编号（Ⅰ～ⅩⅢ，其中因子Ⅵ并不存在）。当机体发生损伤时，它们便依次激活，使血液凝固。凝血过程是一系列凝血因子被相继酶解激活的过程，最终生成凝血酶，形成纤维蛋白凝块。按激活方式、凝血途径分为外源性和内源性两种。内源性凝血途径是指参加的凝血因子全部来自血液（内源性），从因子Ⅻ激活到因子Ⅹ激活的过程。外源性凝血途径是指参加的凝血因子并非全部存在于血液中，还有外来的凝血因子参与止血。这一过程是从组织因子（存在于多种细胞质膜中的一种特异性跨膜蛋白）暴露于血液而启动，到因子Ⅹ被激活的过程。外源性凝血所需的时间短，反应迅速。外源性凝血途径主要受组织因子途径抑制物（TFPI）调节。TFPI 是存在于正常人血浆及血小板和血管内皮细胞中的一种糖蛋白。内源凝血和外源凝血途径可以相互活化。从因子Ⅹ被激活至纤维蛋白形成，是内源、外源凝血的共同凝血途径，主要包括凝血酶生成和纤维蛋白形成。激活的因子Ⅹ和因子Ⅴ

形成促凝血球蛋白复合物，将凝血酶原转化为凝血酶，凝血酶将纤维蛋白原转化为纤维蛋白单体，纤维蛋白单体聚合形成交叉结合的纤维蛋白网，并由激活的因子XIII稳定。通过正反馈机制，凝血酶通过因子V和因子VIII进一步产生。凝血酶也激活了因子V、因子VIII和因子XI，导致更多的凝血酶产生。

抗凝药的机制主要是直接作用于凝血级联反应的相关位点，从而干扰凝血过程。不同的抗凝药针对凝血级联反应的不同环节，但是都有抑制凝血酶的产生或活性的效应。目前可注射的抗凝药包括间接凝血酶抑制剂普通肝素、低分子量肝素，间接的因子Xa拮抗剂如磺达肝癸钠，直接凝血酶抑制剂如水蛭素、比伐卢定、阿加曲班。目前可用的口服抗凝药主要是维生素K拮抗剂华法林。这些药物主要抑制凝血过程的始动或发展，或以凝血酶为靶点，抑制纤维蛋白的形成来实现抗凝效果。

第三节　抗凝血药的临床应用

一、抗凝血药应用的适宜人群

抗凝血药主要应用于下列人群：①心房颤动、脑卒中患者预防；②治疗瓣膜性心脏病、心房颤动患者；③对非瓣膜性心脏病、心房颤动、脑卒中的预防；④人工心脏瓣膜置换术后的应用；⑤心房颤动复律或围导管消融期的抗凝治疗；⑥急性肺栓塞的治疗；⑦静脉血栓栓塞防治中的应用；⑧防治心腔内血栓形成；⑨在抗磷脂综合征中的应用。

二、抗凝治疗的脑卒中风险评估

2012年ESC针对2010年欧洲心房颤动管理指南进行了更新，用$CHA_2DS_2-VAS_c$（表17-1）评分替代了CHA_2DS_2评分。CHA_2DS_2评分比较简单且许多其他常见的脑卒中危险因素并未纳入CHA_2DS_2评分中，$CHA_2DS_2-VAS_c$评分则包含了更多的常见脑卒中危险因素。许多证据显示，$CHA_2DS_2-VAS_c$评分在确定"真正低风险"心房颤动患者中更有优势，并且与$GHADS_2$评分一样，甚至能更好地确定可能发生脑卒中和血栓栓塞的患者。针对非瓣膜性心房颤动患者，通常采用$CHA_2DS_2-VAS_c$评分与CHA_2DS_2评分评估此类患者心房颤动血栓栓塞风险。CHA_2DS_2评分有助于识别血栓栓塞的高危患者，其局限性在于不能识别真正低危的患者。研究证明$CHA_2DS_2-VAS_c$评分较CHA_2DS_2评分改进了对中低危患者的评估，有助于识别真正血栓栓塞低危患者。因而2014年AHA/ACC/HRS心房颤动指南推荐采用$CHA_2DS_2-VAS_c$评分取代沿用的CHA_2DS_2评分对心房颤动血栓栓塞风险进行评估。指南推荐有脑卒中、短暂性脑缺血发作（TIA）病史或$CHA_2DS_2-VAS_c \geq 2$的心房颤动患者服用口服抗凝药：华法林或达比加群酯、利伐沙班、阿哌沙班（Ⅰ类）；如果患者口服华法林无法维持国际标准化比值（INR）目标值时，推荐直接凝血酶抑制剂或Xa因子抑制剂。与2012年ESC指南最明显的区别在于$CHA_2DS_2-VAS_c=1$分的患者，2014年指南提出，可不抗凝，也可使用抗凝药，也可使用阿司匹林（Ⅱb类建议）。其目的是根据患者的情况有足够的空间进行选择，而ESC指南只是建议应用抗凝药物。

表 17-1 CHA$_2$DS$_2$-VAS$_C$ 评分

危险因素	评分
充血性心力衰竭/左心室功能障碍（C）	1
高血压（H）	1
年龄＞75 岁（A）	2
糖尿病（D）	1
脑卒中/短暂脑缺血发作/血栓-栓塞（S）	2
血管性疾病（V）	1
年龄 65～74 岁（A）	1
性别（女性）（S$_c$）	1
	最高评分 9

注：因为年龄相关的评分可能为 0、1 或 2，所以最高评分为 9；血管性疾病指心肌梗死、外周动脉疾病、主动脉斑块形成等。

三、抗凝治疗的出血风险评估

抗凝治疗的出血风险评估目前多采用 HAS-BLED 评分。许多证据显示，应用简单出血风险评估 HAS -BLED 评分有以下优点：①和 ATRIA 等评分系统相比，具有更强的预测性，是唯一对颅内出血具有显著预测意义的评分标准；②和其他评分标准相比，HAS-BLED 评分包括可以进行积极管理以降低出血风险的危险因素；③与出血及大出血或颅内出血事件具有更强的临床相关性；④其有效性在多项独立的队列研究中得到证实。

HAS-BLED 评分的一个重要意义是可以使患者也了解可纠正的出血危险因素，如未控制的血压、伴随阿司匹林或非甾体类抗炎药应用、不稳定的国际标准化比值（INR）等。HAS-BLED 评分≥3 分的患者建议其谨慎和正规随访，努力纠正可逆转的潜在出血危险因素。

建议采用 HAS-BLED 评分（见表 17-2）对心房颤动患者进行出血风险评估。

表 17-2 HAS-BLED 出血风险评分

字母	危险因素	评分
H	高血压（SBP＞160mmHg）	1
A	肝功能异常（肝酶升高 3 倍，胆红素升高 2 倍以上）	1
	肾功能异常（肌酐≥200μmol/L）	1
S	脑卒中史	1
B	出血史（包括既往出血、出血体质、贫血等）	1
L	INR 不稳定（包括过高、不稳定或不达标占 60%）	1
E	65 岁以上	1
D	药物（抗血小板药物联用，非类固醇类抗炎药）	1
	酗酒	1
	最高积分	9

注：≥3 分提示出血高危，高危患者应谨慎接受华法林或阿司匹林治疗。当评分≥3 分时，患者服用抗凝药物应非常小心谨慎。当心房颤动患者的 CHA$_2$DS$_2$-VAS$_c$ 评分≥2 分，且 HAS-BLED 评分大于 2 分，仍应给予抗凝治疗。

第四节 常用的抗凝血药物

一、间接凝血酶抑制剂

肝　素

【药品名称】　国际通用名：肝素。商用名：肝素钠注射液、肝素钙注射液。英文通用名：heparin calcium injection。

【药理作用】　普通肝素和低分子量肝素与抗凝血酶结合增强了对凝血因子的抑制。在没有肝素存在的情况下，抗凝血酶（AT）灭活凝血因子的速度非常缓慢，肝素能够催化灭活凝血因子 II a、IX a、X a 及凝血酶，这是肝素抗凝作用的主要机制。肝素也能激活肝素辅助因子 II 而直接灭活凝血因子 II a。

普通肝素属抗凝血药，可影响凝血过程的许多环节。本品通过与抗凝血酶 III（AT-III）结合形成复合物，加速 AT-III 对凝血因子（主要是凝血酶和活化的 X 因子）的灭活作用，从而抑制凝血酶原激酶的形成，并能对抗已形成的凝血酶原激酶的作用。本品能阻抑血小板的黏附和聚集，阻止血小板崩解而释放血小板第 3 因子及 5-羟色胺。肝素的抗凝作用与其分子中具有强阴电荷的硫酸根有关，如硫酸基团被水解或被带强阳电荷的鱼精蛋白中和后，迅即失去抗凝活性。近年来的研究发现，肝素还有调血脂、抗炎、抗补体、抗过敏、免疫调节等多种非抗凝方面的药理作用。

【循证医学证据】　ISAR-REACT3 研究（intracoronary stenting and antithrombotic regimen—rapid early action for coronary treatment-3）旨在评价经皮冠脉介入术（PCI）前接受 600 mg 氯吡格雷治疗的肌钙蛋白阴性的患者，术中应用比伐卢定对心脏不良事件的影响是否优于普通肝素（UFH）。对比分析肌钙蛋白阴性患者 PCI 术前应用氯吡格雷后，应用比伐卢定和普通肝素作为辅助抗凝药物的疗效。本试验共入选 4570 例生物学标记物阴性并且接受 PCI 治疗的患者，随机分为比伐卢定组（n=2289）和 UFH 组（n=2281）。所有患者 PCI 术前两小时均应用 600mg 氯吡格雷和 ≥325mg 阿司匹林进行预处理，术中分别接受 UFH 或比伐卢定进行辅助抗凝治疗。研究结果显示，相比传统剂量肝素（140U/kg），100U/kg 肝素可通过减少出血风险给肌钙蛋白阴性的急性冠脉综合征患者带来净获益。低剂量肝素的疗效并不劣于比伐卢定。两组主要终点事件复合发生率近似。次要终点事件发生率两组近似。比伐卢定组主要出血事件发生率较普通肝素组降低 33%，小出血事件发生率也明显降低。两组输血和血小板减少症的发生率近似。

【药代动力学】　口服不吸收，皮下或静脉注射吸收良好。分布于血细胞和血浆中，部分可弥散到血管外组织间隙。在肝内代谢，经肝内肝素酶的作用部分分解为尿肝素，肝素的半衰期和剂量相关，平均大约 60min，大量静脉给药，则 50% 可以原形由尿液排出。慢性肝肾功能不全者，肝素代谢排泄延迟，有体内潴留的可能。起效时间与给药方式有关，静脉给药即刻发挥最大抗凝效应，3～4h 后血凝恢复正常，皮下注射 20～60min 发挥作用。

【适应证】　防治血栓形成或栓塞性疾病（如心肌梗死、血栓性静脉炎、肺栓塞等），各种原因引起的弥散性血管内凝血（DIC），也用于血液透析、体外循环、导管术、微血管手术等操作中及某些血液标本或器械的抗凝处理。

【用法与用量】 ①皮下注射：深部皮下注射：7500U，每 12h 1 次，5～7d。②静脉注射：首次 5000U，以后每 4h 根据活化部分凝血酶原时间（APTT）监测结果调整剂量（APTT 维持在 50～70s），48h 后改为皮下注射。以氯化钠注射液 50～100ml 稀释。③静脉滴注：每日 20 000～40 000U，加至氯化钠注射液 1000ml 中持续滴注。滴注前可先静脉注射 5000U 作为初始剂量。④预防性治疗：高危血栓形成患者，大多是用于腹部手术之后，以防止深部静脉血栓。在外科手术前 2h 先给 5000U 肝素皮下注射，术后每隔 8～12h 给予 5000U，持续 7d，注意麻醉方式应避免硬膜外麻醉。

【不良反应】 ①局部刺激：可见注射局部小结节和血肿，数日后自行消失。②长期用药可引起出血、血小板减少、肝素抵抗及骨质疏松等。③过敏反应较少见。

【禁忌证】 对肝素过敏、有自发出血倾向者、血液凝固迟缓者（如血友病、紫癜、血小板减少）、溃疡病、创伤、产后出血者及严重肝功能不全者禁用。

【注意事项】 肝肾功能不全、出血性器质性病变、视网膜血管疾患、孕妇、服用抗凝血药者应慎用。

【孕妇及哺乳期妇女用药】 妊娠后期和产后用药，有增加母体出血的危险，须慎用。

【儿童用药】 ①静脉注射：按体重 1 次注入 50U/kg，以后每 4h 给予 50～100U；②静脉滴注：按体重注入 50U/kg，以后按体表面积 24h 给予每日 20 000U/m²，加入氯化钠注射液中缓慢滴注。

【老年患者用药】 60 岁以上老年人，尤其是老年妇女对该药较敏感，用药期间容易出血，应减量并加强随访。

【药物相互作用】

1. 本品与下列药物合用，可加重出血危险：①香豆素及其衍生物，可导致Ⅸ因子的严重缺乏从而引起出血；②阿司匹林及非甾体消炎镇痛药，如甲芬那酸、水杨酸等均能抑制血小板功能，合用可能诱发胃肠道溃疡并出血；③双嘧达莫、右旋糖酐等可能抑制血小板功能；④肾上腺皮质激素、促肾上腺皮质激素等易诱发胃肠道溃疡出血；⑤其他药物如组织纤溶酶原激活物（t-PA）、尿激酶、链激酶等。

2. 肝素并用碳酸氢钠、乳酸钠等纠正酸中毒的药物，可促进肝素的抗凝作用。

3. 肝素与透明质酸酶混合注射，既能减轻肌注痛，又可促进肝素吸收。但肝素可抑制透明质酸酶活性，故两者应临时配伍使用，药物混合后不宜久置。

4. 肝素可与胰岛素受体作用，从而改变胰岛素的结合和作用。已有肝素致低血糖的报道。

5. 下列药物与本品有配伍禁忌：卡那霉素、阿米卡星、柔红霉素、乳糖酸红霉素、硫酸庆大霉素、氢化可的松琥珀酸钠、多黏菌素 B、阿霉素、妥布霉素、万古霉素、头孢孟多、头孢哌酮钠、头孢噻吩钠、氯喹、氯丙嗪、异丙嗪、麻醉性镇痛药。

【药物过量】 可用硫酸鱼精蛋白中和肝素活性：1mg 鱼精蛋白可中和 100U 的肝素钙或中和 150U 肝素钠。

【制剂与规格】 注射剂：肝素钙注射液，每支 10 000U；肝素钠注射液，每支 1000U、5000U、12 500U。

低分子量肝素

【药品名称】 国际通用名：低分子量肝素。商用名：速碧林、法安明、吉派林、克塞。英文通用名：low molecular weight heparin（LMWH）。

【药理作用】 本品具有持久的抗血栓形成作用，是预防和治疗血栓栓塞性疾病的新药。临床前动物试验及临床研究表明，本品抗血栓形成活性强于抗凝血活性。静脉注射或皮下注射给药，在大鼠或家兔几种体内血栓模型中都表现出较强的抑制血栓形成作用，而抗凝和体外抗血栓活性则较普通肝素弱。本品作用机制在于通过与抗凝血酶Ⅲ（AT-Ⅲ）及其复合物结合，加强 AT-Ⅲ对活化的 X 因子（Xa因子）和凝血酶（Ⅱa）的抑制作用。但由于本品的分子链较普通肝素短，不能同时与 ATⅢ及凝血酶Ⅱa结合，对凝血酶抑制作用较强。本品抗Xa活性和抗Ⅱa活性比值为（2～4）：1，远大于普通肝素。在临床应用中显示其抗Xa活性强且持久，而延长 APTT 的作用微弱。因而，表现出抗栓作用强、出血危险性小的特点。另外，本品还能促进纤溶作用，通过与血管内皮细胞结合，保护内皮细胞，增强抗栓作用，对血小板功能及脂质代谢影响也较普通肝素小。

【循证医学证据】

1. ESSENCE 试验 是一项大样本、多中心、前瞻、随机双盲、安慰剂对照的Ⅲ期临床研究，其中包括北美、南美和欧洲 176 个临床中心，入选 3171 例不稳定型心绞痛和非 Q 波心肌梗死患者，随机分入低分子量肝素组和普通肝素持续静点组，低分子量肝素组心脏事件 14d 的发生率明显低于用普通肝素者。ESSENCE 试验还发现，在已经应用了低分子量肝素抗凝的患者进行经皮冠状动脉干预是安全的，不增加严重出血的发生率。

2. TIMI-11B 试验 入选 3910 例急性心肌梗死患者，随机分为低分子量肝素组、普通肝素组，前组 43d 时，心脏事件（死亡、心肌梗死或急诊冠脉血运重建）的发生率明显低于普通肝素组（分别为 17.3%和 19.7%，P=0.048），低分子量肝素也不增加严重出血的发生率。

3. 一项纳入了 23 项临床研究共 30 966 例患者的荟萃分析显示，PCI 时应用低分子量肝素比普通肝素的安全性和有效性都更好，其中死亡（比值比 0.66，95%可信区间 0.57～0.7，$P<0.001$）、死亡或心肌梗死的联合终点（比值比 0.68，95%可信区间 0.51～0.81，$P<0.001$）、心肌梗死（比值比 0.75，95%可信区间 0.6～0.85，$P<0.001$）和严重出血（比值比 0.80，P=0.009）发生率均显著性降低。

【药代动力学】 皮下注射吸收快，生物利用度 80%～90%，大于普通肝素（15%～25%）。主要通过肾脏消除，血浆清除率低，半衰期长。按临床验证结果，静脉注射在慢性肾衰竭接受血液透析患者的半衰期为 4～5h，显著长于普通肝素。

【适应证】 预防和治疗血栓栓塞性疾病，在血液透析中预防血凝块形成。

【用法与用量】 ①预防血栓栓塞性疾病：一般预防，每日 1 次，每次 0.3ml，通常至少持续 7d，所有病例中，在整个危险期均应预防性用药，直到患者能活动。普外手术首剂应在术前 2～4h 给药。②骨科：首剂应于术前 12h 及术后 12h 给予。此后每日 1 次，总共应持续至少 10d。对所有病例，在整个危险期均应预防性用药，直至患者可以活动。③治疗血栓栓塞性疾病：皮下注射，每日 2 次（每 12h 1 次），通常持续 5～7d，剂量可根据体重调整（克塞：1mg/kg；吉派林和法安明：120U/kg；速碧林：0.1ml/10kg）。

【不良反应】 可见血小板减少、肝功能异常和注射部位出血及瘀斑。偶见转氨酶及碱性磷酸酶变化。有部分报道鞘内硬膜外麻醉和术后置留硬膜外导管的患者使用本药可导致脊柱内出血，脊柱内出血会引起不同程度的神经损伤，包括长期或永久性的麻痹。

【禁忌证】 急性细菌性心内膜炎、大出血、血小板减少症、依诺肝素体外凝聚实验阳性、消化系统活动性溃疡、脑卒中（系统性栓塞所致的除外）、对本药过敏和有出血倾向者禁用。

【注意事项】 治疗剂量的低分子量肝素一般不会引起凝血系统受损，也不改变出血时间，但需注意不能用于肌内注射。

【孕妇及哺乳期妇女用药】 孕妇禁用。哺乳期妇女使用应密切注意，避免乳房出血。

【儿童用药】 剂量可根据体重调整。

【老年患者用药】 剂量可根据体重调整。

【药物相互作用】 慎与非类固醇抗炎药、阿司匹林、抗血小板凝集剂、右旋糖酐和抗维生素K的药物合用，因为有潜在出血的危险性。

【药物过量】 出现过量情况时，可用静脉注射盐酸鱼精蛋白或硫酸鱼精蛋白中和其抗凝作用，1mg鱼精蛋白可中和速碧林0.1ml、克塞1mg、吉派林或法安明120U。

【制剂与规格】 注射剂：速碧林，每支0.2ml、0.3ml、0.4ml、0.6ml、0.8ml和1.0ml；克塞，每支20mg、40mg、60mg、80mg和100mg；吉派林或法安明：每支3000U、5000U和10 000U。

磺达肝癸钠

【药品名称】 国际通用名：磺达肝癸钠。商用名：安卓。英文通用名：fondaparinux。英文商用名：Arixtra。

【药理作用】 磺达肝癸钠是一种人工合成的、经皮下注射的间接Ⅹa因子选择性抑制剂。它包含一种戊多糖序列，能够与抗凝血酶以高亲和力结合，刺激抗凝血酶不可逆地抑制因子Ⅹa，但它的分子链太短不能桥接AT和凝血酶，故对凝血酶无直接抑制作用。其抗血栓活性是抗凝血酶Ⅲ（AT-Ⅲ）介导的对Ⅹa因子选择性抑制的结果。通过选择性结合于AT-Ⅲ，磺达肝癸钠增强了（大约300倍）AT-Ⅲ对Ⅹa因子原来的中和活性。而对Ⅹa因子的中和作用打断了凝血级联反应，并抑制了凝血酶的形成和血栓的增大。磺达肝癸钠不能灭活凝血酶（活化因子Ⅱ），并对血小板没有作用。

磺达肝癸钠在2.5mg剂量时，不影响常规凝血实验如活化部分凝血活酶时间（APTT）、活化凝血时间（ACT）或者血浆凝血酶原时间（PT）/国际标准化比值（INR），也不影响出血时间或纤溶活性。但是，也有2.5mg剂量升高APTT的罕见自发报告。

磺达肝癸钠不会与来自肝素诱导血小板减少症患者的血浆发生交叉反应。

临床前安全性资料基于传统的药物安全性、重复剂量毒性和生殖毒性研究，非临床的研究数据显示其对人类没有特殊的危害。由于有限的药物暴露，动物研究数据还不足以表明其对生育方面的毒性作用的情况。磺达肝癸钠更具安全性，这归因于其较低水平的抗凝作用：有研究表明其可50%地减少Ⅹa因子的活动及凝血酶的产生。

【循证医学证据】

1. 预防静脉血栓 一项大样本、随机、双盲临床试验，旨在评价磺达肝癸钠预防静脉血栓的疗效，纳入 839 例患者，并将其随机分为磺达肝癸钠 2.5mg 每日 1 次或安慰剂治疗达 6～14d。该研究包括急性患病患者、年龄≥60 岁、预期需要卧床休息至少达 4d、由于充血性心力衰竭 NYHA 心功能分级Ⅲ级或Ⅳ级和（或）急性呼吸道疾病和（或）急性感染或炎症疾病而住院。与安慰剂组相比，磺达肝癸钠能显著减少静脉血栓栓塞症总体发生率[磺达肝癸钠组和安慰剂组分别为 18 例（5.6%）和 34 例（10.5%）]。大多数事件为无症状远端深静脉血栓栓塞症。磺达肝癸钠也能显著减少裁定的致死性肺栓塞的发生率[磺达肝癸钠组和安慰剂组分别为 0 例（0.0%）和 5 例（1.2%）]。每组各观察到 1 例患者发生大出血（0.2%）。

2. UA/NSTEMI 治疗 OASIS5（fifth organization to assess strategies in acute ischaemic syndromes）是一项随机、双盲、非劣效治疗 UA/NSTEMI 患者的研究，共入选 UA/NSTEMI 患者 20 078 例。接受皮下注射磺达肝癸钠 2.5mg，每日 1 次或皮下注射依诺肝素 1mg/kg，每日 2 次。所有患者接受 UA/NSTEMI 标准药物疗，34%患者接受 PCI 术，9%患者接受 CABG。磺达肝癸钠组和依诺肝素组平均治疗时间分别为 5.5d 和 5.2d。如果接受 PCI 术，根据最后 1 次皮下给药的时间和是否计划使用 GPⅡb/Ⅲa 受体拮抗剂的情况，患者术中接受静脉内磺达肝癸钠（磺达肝癸钠组患者）或接受根据体重校正的静脉内普通肝素（依诺肝素组患者）作为辅助治疗。患者平均年龄为 67 岁，大约 60%的患者至少 65 岁。大约分别有 40%和 17%的患者有轻度（肌酐清除率=50～80ml/min）或中度（肌酐清除率=30～50ml/min]肾功能损害。主要终点为随机化 9d 内死亡、心肌梗死和难治性缺血联合发生率。在第 9 天时，磺达肝癸钠组和依诺肝素组患者 1 次事件的发生率分别为 5.8%和 5.7%（危险比，1.01；95%CI，0.90～1.13；单侧非劣势 P=0.003）。第 30 天时，全因死亡率的发生率显著减少，从依诺肝素组的 3.5%减少到磺达肝癸钠组的 2.9%（危险比，0.83；95%CI，0.71～0.97，P=0.02）。磺达肝癸钠和依诺肝素对心肌梗死和难治性缺血发生率的作用没有统计学意义。在第 9 天时，磺达肝癸钠和依诺肝素组中大出血的发生率分别为 2.1%和 4.1%（危险比，0.52；95%CI，0.44～0.61，P=0.001）。在使用磺达肝癸钠或依诺肝素治疗的亚组中，那些接受 PCI 术的患者分别有 8.8%和 8.2%在随机化 9 天内发生死亡、心肌梗死或难治性缺血（危险比，1.08；95%CI，0.92～1.27）。在该亚组中，磺达肝癸钠或依诺肝素组在第 9 天时大出血的发生率分别为 2.2%和 5.0%（危险比，0.43；95%CI，0.33～0.57）。

3. STEMI 治疗 OASIS6（the safety and efficacy of fondaparinux versus control therapy in patients with ST segment elevation acute myocardial infarction，NCT00064428）是一项大规模、多中心、前瞻、随机双盲、安慰剂对照的临床研究，旨在评价 ST 抬高心肌梗死（STEMI）患者中磺达肝癸钠 2.5mg 每日 1 次和常规治疗[安慰剂（47%）或普通肝素（53%）]的疗效和安全性。所有患者接受 ST 抬高心肌梗死的标准治疗，包括直接 PCI（31%）、溶栓药物（45%）或非再灌注治疗（24%）。在接受溶栓药物治疗的患者中，84%的患者接受了非纤维特异性溶栓药物（主要为链激酶）。磺达肝癸钠的平均治疗时间为 6.2d，大约 40%为 65 岁以上，分别有大约 40%和 14%的患者有轻度（肌酐清除率=50～80ml/min）或中度（肌酐清除率=30～50ml/min）肾功能损害。主要终点为 30d 内死亡和再发心肌梗死联合终点。磺达肝癸钠组和对照组相比，在第 30 天时死亡或再发心肌梗死的发生率明显减少，自对照组的 11.1%减少至磺达肝癸钠组的 9.7%（危险比，0.86；95%CI，0.77～0.96，$P=0.008$）。在预先定义的层组中比较了本品和安慰剂的临床治疗情况[即比较使用非纤维特异性溶栓剂（77.3%）、无再灌注治疗（22%）、纤维特异性溶栓剂（0.3%）、直接 PCI（0.4%）治疗患者的情况]，在第 30 天时死亡或再发心肌梗死的发生率自安慰剂组的 14.0%减少到磺达肝癸钠组的 11.3%（危险比，0.80；95%CI，0.69～0.93；$P=0.003$）。在比较磺达肝癸钠和普通肝素的预先定义的层组中[使用直接 PCI（58.5%）、纤维特异性溶栓剂（13%）、非纤维特异性溶栓剂（2.6%）及无再灌注治疗（25.9%）的患者]，在第 30 天时，磺达肝癸钠和普通肝素对死亡或再发心肌梗死的发生率的作用无统计学差异：分别为 8.3%和8.7%（危险比，0.94；95%CI，0.79～1.11；$P=0.460$）。然而，在该层组中，在有接受溶栓治疗或非再灌注治疗适应证的亚组患者（即没有接受直接 PCI 的患者）中，在第 30 天时死亡或再发心肌梗死的发生率自普通肝素组的 14.3%减少到磺达肝癸钠组的 11.5%（危险比，0.79；95%CI，0.64～0.98；$P=0.03$）。在第 30 天时全因死亡率自对照组的 8.9%明显减少至磺达肝癸钠组的 7.8%（危险比，0.87；95%CI，0.77～0.98；$P=0.02$）。死亡率方面的差异在层组 1 中有统计学意义（安慰剂比较），但在层组 2（普通肝素比较）中无统计学意义。这种磺达肝癸钠组所显示的死亡率方面的益处一直持续直至第 180 天随访结束时。在使用溶栓剂进行血运重建的患者中，磺达肝癸钠明显减少了第 30 天时死亡或再发心肌梗死的发生率，即自对照组的 13.6%减少至 10.9%（危险比，0.79；95%CI，0.68～0.93；$P=0.003$）。在那些最初没有进行再灌注治疗的患者中，在第 30 天时死亡或再发心肌梗死的发生率明显减少，即自对照组的 15%减少至磺达肝癸钠组的 12.1%（危险比，0.79；95%CI，0.65～0.97；$P=0.023$）。在接受直接 PCI 治疗的患者中，在第 30 天时死亡或再发心肌梗死的发生率在两组之间无统计学意义的差异（磺达肝癸钠组的 6.0%和对照组的 4.8%；危险比，1.26；95%CI，0.96～1.66）。第 9 天时，使用磺达肝癸钠治疗的患者和使用对照药物的患者中分别有 1.1%和 1.4%的患者发生了严重的出血。在给予溶栓剂治疗的患者中，严重出血的发生率在磺达肝癸钠组和对照组分别为 1.3%和 2.0%。在最初没有接受再灌注治疗的患者中，严重出血的发生率在磺达肝癸钠组和对照组分别为 1.2%和 1.5%。对于接受直接 PCI 的患者，严重出血的发生率在磺达肝癸钠组和对照组分别为 1.0%和 0.4%。疗效的结果及严重出血的结果在预先设定的各亚组如老年组、肾功能损害组、合并各种抗凝集药物组（阿司匹林，噻吩并吡啶类药物）中是一致的。

【药代动力学】

1. 吸收 皮下给药后，磺达肝癸钠能完全快速地被吸收（绝对生物利用度为 100%）。年轻健康受试者皮下单次注射本品 2.5mg 后，血浆峰浓度（平均峰浓度，$C_{max}=0.34mg/L$）在给药后 2h 达到。给药后 25min 达到血浆平均峰浓度值的半数值。

2. 分布 本品的分布容积是有限的（7～11L）。体外，磺达肝癸钠以剂量依赖血浆浓度结合的形式高度特异地结合于抗凝血酶蛋白（在 0.5～2mg/L 的浓度范围内为 98.6%～97.0%）。磺达肝癸钠与其他血浆蛋白结合不明显，包括血小板因子 4。由于磺达肝癸钠与 AT-Ⅲ 以外的血浆蛋白结合不明显，预期不会与其他药物发生蛋白结合置换方面的相互作用。

3. 代谢 尽管没有得到全面的评价,没有有关本品代谢,特别是形成活性代谢物的证据。本品在体外不会抑制 CYP450(CYP1A2、CYP2A6、CYP2C9、CYP2C19、CYP2D6、CYP2E1 或 CYP3A4)。因此,预期本品在体内不会通过抑制 CYP 介导的代谢与其他药物发生相互作用。

4. 排泄/消除 在年轻和老年的健康受试者中的消除半衰期大约分别为 17h 和 21h。磺达肝癸钠 64%～77% 被肾脏以原形药物排泄。

5. 肾功能损害患者 与具有正常肾功能的患者相比(肌酐清除率>80ml/min),轻度肾功能损害(肌酐清除率 50～80ml/min)的患者其血浆清除率低 1.2～1.4 倍,中度肾功能损害(肌酐清除率 30～50ml/min)的患者其血浆清除率平均低 2 倍。在重度肾功能损害(肌酐清除率<30ml/min)的患者其血浆清除率比正常肾功能患者低 5 倍。在中度肾功能损害和重度肾功能损害的患者中,相关的终末半衰期值为 29h 和 72h。采用接受磺达肝癸钠的下肢骨科大手术(MOSLL)患者数据,包括肌酐清除率低至 23.5ml/min 患者的数据,建立群体药代动力学模型。经模型模拟显示,预计肌酐清除率为 20～30ml/min 患者接受 2.5mg 隔日给药的平均磺达肝癸钠暴露量,与轻中度肾功能损伤(肌酐清除率 30～80ml/min)患者接受 2.5mg 每日 1 次给药的暴露量相似。

6. 肝功能损害者 预期在轻中度肝脏功能受损的患者中,非结合磺达肝癸钠浓度无改变,因此根据药代动力学资料不需要调整用药剂量。与正常肝功能受试者比较,在中度肝脏功能受损(Child-Pugh 分级 B)的患者中,单次皮下给予磺达肝癸钠后,C_{max} 和 AUC 分别降低 22% 和 39%。在肝脏功能受损受试者中,血浆磺达肝癸钠浓度较低应归因于 AT-Ⅲ 血浆浓度较低,因为与 AT-Ⅲ 的结合降低,所以导致磺达肝癸钠的肾脏清除率增加。

7. 儿科患者 磺达肝癸钠未在该人群中进行研究。

8. 在老年健康受试者中,磺达肝癸钠经过皮下途径给药后,在 2～8mg 剂量范围内其药代动力学参数呈线性关系。每日 1 次给药后,稳态血浆浓度在给药后 3～4d 获得,C_{max} 和 AUC 增加 1.3 倍。老年患者:由于肾功能会随年龄增大而降低,老年人对磺达肝癸钠的消除能力会减低。大于 75 岁的老年人在进行骨科手术时,其血浆清除率比小于 65 岁的患者低 1.2～1.4 倍。

9. 髋关节置换术后患者接受磺达肝癸钠 2.5mg 每日 1 次后平均稳态药代动力学参数估计值:C_{max}(mg/L)-0.39(31%),T_{max}(h)-2.8(18%)及 C_{min}(mg/L)-0.14(56%)。在髋关节骨折的患者中,磺达肝癸钠稳态血浆浓度:C_{max}(mg/L)-0.50(32%),C_{min}(mg/L)-0.19(58%),这与他们的年龄大有关系。

10. 性别 根据体重调整后没有观察到性别差异。

11. 种族 对由于种族不同可能导致的药代动力学差异没有进行前瞻性的研究。然而,在亚洲(日本)健康受试者中进行的研究与白种人健康受试者相比没有显示药代动力学方面的差异。类似地,在进行骨科手术的黑种人和白种人之间没有观察到血浆清除率的差异。

12. 体重 本品血浆清除率随体重增加而增加(每增加 10kg 体重,其血浆清除率增加 9%)。

【适应证】 本品用于进行下肢重大骨科手术如髋关节骨折、重大膝关节手术或者髋关节置换术等患者,预防静脉血栓栓塞事件的发生。用于无指征进行紧急(<120min)侵

入性治疗（PCI）的不稳定型心绞痛或非 ST 段抬高心肌梗死（UA/NSTEMI）患者的治疗。用于使用溶栓或初始不接受其他形式再灌注治疗的 ST 段抬高心肌梗死患者的治疗。

【用法与用量】

1. 一般人群

（1）接受重大骨科手术的患者：本品的推荐剂量为 2.5mg，每日 1 次，手术后皮下注射给药。假设手术后已经止血，初始剂量应在手术结束 6h 后给予。

治疗应持续直至静脉血栓栓塞的风险已减少，通常直至患者起床走动，至少术后 5～9d。经验显示：在接受髋关节骨折手术的患者中，静脉血栓栓塞的风险持续至术后 9d 以上。在这些患者中，应延长预防使用磺达肝癸钠的时间，需再增加 24d。

（2）不稳定型心绞痛/非 ST 段抬高心肌梗死（UA/NSTEMI）的治疗：磺达肝癸钠的推荐剂量为 2.5mg，每日 1 次，皮下注射给药。做出诊断后应尽早开始治疗，治疗持续最长为 8d，如果不到 8d 出院则直至出院为止。

（3）接受经皮冠脉介入治疗（PCI）患者：应根据患者潜在的出血风险、距最后一次给予磺达肝癸钠的时间及在术中使用普通肝素剂量综合考虑。应基于临床判断来确定拔除鞘管后再次皮下给予磺达肝癸钠的时间。在主要的 UA/NSTEMI 临床试验中，再次开始使用磺达肝癸钠治疗均不早于鞘管拔除后 2h。

（4）STEMI 的治疗：本品推荐剂量为 2.5mg 每日 1 次。首剂应静脉内给药，随后剂量通过皮下注射给药。治疗应在诊断确立后尽早给药，治疗持续最长为 8d，如果不到 8d 出院则直至出院为止。

如果患者将接受非直接 PCI 术，应根据当地临床实践，并考虑到患者潜在的出血风险及距最后一次给予磺达肝癸钠的时间，在术中使用普通肝素。应基于临床判断来确定拔除鞘管后再次皮下给予磺达肝癸钠的时间。在主要的 STEMI 临床试验中，再次开始使用磺达肝癸钠治疗均不早于鞘管拔除后 3h。

在 STEMI 或 UA/NSTEMI 患者中，那些将接受冠状动脉旁路移植术（CABG）的患者中，如果可能的话，在手术前的 24h 内不应该给予磺达肝癸钠，可以在手术后 48h 再次开始给药。

2. 特殊人群

（1）预防外科手术后的静脉血栓栓塞：在接受重大骨科手术的患者中，年龄≥75 岁和（或）体重＜50kg 和（或）肾功能损害即肌酐清除率范围为 20～50ml/min 的患者应严格遵守首次注射磺达肝癸钠的时间。磺达肝癸钠首剂给药应不早于手术结束后的 6h 内。该时间内不应注射给药，除非已经确定止血。

（2）肾功能损害：①静脉血栓栓塞预防，磺达肝癸钠不应该用于肌酐清除率＜20ml/min 的患者。肌酐清除率为 20～50ml/min 的患者中，给药剂量应减少至 1.5mg，每日 1 次。轻度肾功能损害（肌酐清除率＜50ml/min）患者不需要减少给药剂量。②UA/NSTEMI 和 STEMI 的治疗，磺达肝癸钠不应该用于肌酐清除率＜20ml/min 的患者。肌酐清除率＞20ml/min 的患者不需要减少给药剂量。

3. 给药方法

（1）皮下给药：磺达肝癸钠通过皮下注射给药，患者取卧位。给药部位应在腹壁左右前外侧位和左右后外侧位交替。为了避免药品的损失，在使用预灌式注射器时，注射前不要排出其中的气泡。注射针的全长应垂直插入由拇指和示指提起的皮肤皱褶中，整个注射过程中应维持皮肤皱褶的存在。

（2）静脉内给药（只有 ST 段抬高心肌梗死患者首剂使用）：静脉内给药应通过现有的静脉内通道直接给予或使用小容量（25ml 或 50ml）0.9%生理盐水袋。为了避免药品的损失，在使用预灌式注射器时，注射前不要排出其中的气泡。静脉通道在注射后应使用生理盐水进行冲洗以保证所有药品的给予。如果通过小容量输液袋给药，输注时间应在 1～2min。

【不良反应】 出血是 UA/NSTEMI 和 STEMI 患者中较常报道的事件。在 UA/NSTEMI 患者的Ⅲ期研究中，使用磺达肝癸钠和依诺肝素治疗达 9d 时，裁定大出血事件的发生率分别为 2.1%（磺达肝癸钠）和 4.1%（依诺肝素）；在 STEMI 患者Ⅲ期研究中，使用磺达肝癸钠和依诺肝素治疗达 9d 时，根据修订 TLMI 标准裁定的严重出血事件的发生率分别为 1.1%（磺达肝癸钠）和 1.40%[对照药物（普通肝素或安慰剂）]。

在 UA/NSTEMI 患者的Ⅲ期研究中，最常报道的非出血性不良事件（在使用磺达肝癸钠的患者中至少有 1%的发生率）为头痛、胸痛和心房颤动。在 STEMI 患者的Ⅲ期研究中，最常报道的非出血性不良事件（在使用本品的患者中至少有 1%的发生率）为心房颤动、发热、胸痛、头痛、室性心动过速、呕吐和低血压。

【禁忌证】 ①已知对磺达肝癸钠或本品中任何赋形剂成分过敏者；②具有临床意义的活动性出血；③急性细菌性心内膜炎；④肌酐清除率＜20ml/min 的严重肾脏损害者。

【注意事项】

1. 磺达肝癸钠不能通过肌内注射。

2. 出血 出血风险增加的患者如先天性或获得性出血异常（如血小板计数＜50 000/mm³）、胃肠道活动性溃疡疾病及近期颅内出血或脑、脊髓或眼科手术后不久，以及下列特殊的患者群中，磺达肝癸钠的使用应谨慎。

（1）对于静脉血栓栓塞的防治，任何能增加出血风险的药物都不应与磺达肝癸钠合并使用。这些药物包括地西卢定、溶栓药物、GPⅡb/Ⅲa 受体拮抗剂、肝素、肝素类似物或低分子量肝素。必要时，应根据病情需要合并使用维生素 K 拮抗剂。其他抗血小板药物（阿司匹林、双嘧达莫、磺吡酮、噻氯匹定或氯吡格雷）及非甾体抗炎药物应谨慎使用。如果有必要合用，应严密监测。

（2）对于不稳定心绞痛或非 ST 段抬高型心肌梗死和 ST 段抬高型心肌梗死的治疗，磺达肝癸钠应谨慎使用于那些正在同时接受其他能增加出血风险的药物治疗的患者（如 GPⅡb/Ⅲa 受体拮抗剂或溶栓剂）。

（3）经皮介入治疗（PCI）及导引导管血栓风险：在接受直接 PCI 的 ST 段抬高心肌梗死患者中，不推荐在 PCI 术前和术中使用磺达肝癸钠。类似地，在不稳定型心绞痛或非 ST 段抬高型心肌梗死患者出现需要紧急血运重建的危及生命的情况时，不推荐在 PCI 术前和术中使用磺达肝癸钠。这些患者为难治性心绞痛或反复发作心绞痛，伴动态 ST 段改变的患者，以及心力衰竭、危及生命的心律失常或血流动力学不稳定的患者。

（4）在接受非直接 PCI 的不稳定型心绞痛或非 ST 段抬高型心肌梗死和 ST 段抬高型

心肌梗死患者中，不建议在 PCI 术中使用磺达肝癸钠作为单一抗凝药物，因此应根据当地的临床治疗情况使用普通肝素。

（5）有关使用磺达肝癸钠治疗的患者在接受非直接 PCI 术期间使用普通肝素的资料有限。那些接受非直接 PCI 术的患者，在使用最后一次磺达肝癸钠 6～24h 后，普通肝素的中位数剂量为 8000U，大出血的发生率为 2%（2/98）。那些接受非直接 PCI 术的患者，在使用最后一次磺达肝癸钠 6h 内，普通肝素的中位数剂量为 5000U，大出血的发生率为 4.1%（2/49）。

临床试验表明，与对照药物相比，在 PCI 术期间使用磺达肝癸钠进行抗凝治疗的患者发生导引导管血栓的风险低但有所增加。不稳定型心绞痛或 ST 段抬高型心肌梗死在接受非直接 PCI 术时的发生率为 1.00% 和 0.3%（磺达肝癸钠和依诺肝素），ST 段抬高型心肌梗死在接受直接 PCI 时的发生率为 1.2% 和 0%（磺达肝癸钠和对照药物）。

3. 脊椎或硬膜外麻醉 在接受重大骨科手术的患者中，同时使用磺达肝癸钠和脊椎或硬膜外麻醉或脊椎穿刺时，不能除外可导致长期或永久瘫痪的硬膜外或脊椎血肿的发生。手术后使用留置硬膜外导管或合并使用其他影响止血的药品时，这些罕见事件的风险可能会较高。

4. 老年患者 出血风险会增加。由于肾功能通常随年龄增加而降低，老年患者可以表现消除功能的降低而增加磺达肝癸钠的暴露量。磺达肝癸钠在老年患者中应谨慎使用。

5. 低体重患者 体重<50kg 的患者出血风险增加。磺达肝癸钠的消除随体重减轻而减低。磺达肝癸钠在这些患者中应谨慎使用。

6. 肾功能损害 已知磺达肝癸钠主要通过肾脏排出。在肾功能损害患者中，特别是肌酐清除率<30ml/min 者，发生大出血和静脉血栓栓塞的风险都增加。

7. 预防静脉血栓栓塞 肌酐清除率<50ml/min 的患者出血风险增加，应谨慎使用。在肌酐清除率<20ml/min 的患者中使用磺达肝癸钠预防静脉血栓，现有临床资料有限。因此，在这些患者中，不推荐使用磺达肝癸钠预防静脉血栓。

8. 不稳定型心绞痛或 NSTEMI 和 STEMI 的治疗 治疗不稳定型心绞痛或 NSTEMI 和 STEMI，有关肌酐清除率为 20～30ml/min 的患者使用本品 2.5mg 每日 1 次的现有的临床数据有限。因此，内科医生应确定治疗的益处是否超过风险。

9. 严重肝功能受损 使用本品不需要进行剂量调整。然而，由于严重肝功能受损的患者存在凝血因子的缺乏而使出血风险增加，因此应谨慎使用本品。

10. 肝素诱发血小板减少症的患者 本品不能与血小板因子 4 结合，也不与来自 II 型肝素诱导血小板减少症患者的血清发生交叉反应。本品的疗效和安全性没有在 II 型肝素诱导血小板减少症患者中进行过正式的研究。已经收到在本品治疗患者中出现肝素诱发血小板减少症（HIT）的罕见自发报告。迄今，尚未确立本品和 HIT 发生之间的因果关系。

11. 橡胶过敏反应 预灌装注射器的外用针套含有天然固体乳胶，在乳胶过敏的个体中可能会造成过敏反应。

12. 对驾车和操作机械能力的影响 本品对驾车和操作机械能力的影响尚无研究。

13. 配伍禁忌 由于没有配伍禁忌方面的研究，所以本品不能与其他药物混用。

【**孕妇及哺乳期妇女用药**】 有来自孕妇使用磺达肝癸钠的适当的资料。动物研究由于药物暴露量有限而不足以说明本品对妊娠、胚胎、胎儿发育、分娩和产后生长的影响。除非明确需要，本品不应用于孕妇。本品可泌入大鼠乳汁中，但尚不知磺达肝癸钠是否能分泌入人乳中。在使用磺达肝癸钠治疗期间不推荐哺乳。

【儿童用药】 本品在17岁以下患者中的安全性和疗效尚没有研究。

【老年患者用药】 由于肾功能会随年龄增大而降低，所以老年人对磺达肝癸钠的消除能力会减低。大于75岁的老年人在进行骨科手术时，其血浆清除率比＜65岁的患者低1.2～1.4倍。

【药物过量】 本品使用推荐剂量以上的剂量可能导致出血风险的增加。与出血并发症相关的药物过量应终止治疗，并寻找主要原因。应考虑进行适当的治疗如外科止血、血液置换、输注新鲜血浆及血浆置换。

【制剂与规格】 注射剂：每支 2.5mg。

【储存】 遮光，密封，不能冷冻贮存。

二、直接凝血酶抑制剂

来 匹 卢 定

【药品名称】 国际通用名：来匹卢定。英文通用名：lepirudin。英文商用名：Refludan。

【药理作用】 来匹卢定是重组水蛭素，能高亲和地与凝血酶按1∶1的比例结合而特异地抑制凝血酶活性，抑制凝血酶所催化和诱导的反应，且不需要抗凝血酶Ⅲ（AT-Ⅲ）的存在。

【循证医学证据】 欧洲一项多中心研究对重组水蛭素来匹卢定与肝素治疗非ST段抬高型急性心肌缺血的疗效进行比较，共入选不稳定型心绞痛患者或疑似非ST段抬高型急性心肌梗死患者909例。371例患者随机接受肝素治疗，271例随机接受低剂量水蛭素，267例患者随机接受中等剂量重组水蛭素治疗，研究表明中等剂量重组水蛭素在预防不稳定型心绞痛和急性心肌梗死的缺血事件方面优于肝素。

【药代动力学】 静脉注射后迅速被清除，半衰期为60min，95%以原形从肾脏排出，口服不被吸收。

【适应证】 肝素诱发血小板减少症患者的血栓形成。

【用法与用量】 推荐剂量为静脉注射来匹卢定 0.4mg/kg 后，静脉滴注 0.15mg/（kg·h）。

【不良反应】 出血为主要的不良反应。

【禁忌证】 ①有出血性的血液病；②有出血倾向的器质性疾病，如十二指肠溃疡或急性出血性脑血管事件；③对本品过敏者。

【注意事项】 ①用药后，应注意监测 APTT。②肝肾功能损害者，使用本品时应减量。

【孕妇及哺乳期妇女用药】 慎用。

【儿童用药】 尚没有儿童用药的安全性资料。

【老年患者用药】 没有必要对老年人调整剂量。

【药物过量】 若应用来匹卢定过量，无特效药纠正，需停用来匹卢定。

【制剂与规格】 注射剂：每支 50mg。

【贮藏】　贮藏于 2～8℃。

比 伐 卢 定

【药品名称】　国际通用名:比伐卢定。英文通用名:bivalirudin。英文商用名:Angiomax。

【药理作用】　比伐卢定是水蛭素的衍生物,是由 20 个氨基酸组成的多肽,能高亲和地与凝血酶结合而特异地抑制凝血酶活性,抑制凝血酶所催化和诱导的反应。比伐卢定不仅能与血浆游离的凝血酶结合,也能与血块相连的凝血酶结合,此结合是可逆的,且不需要 AT-Ⅲ 的存在。比伐卢定可以灭活和纤维蛋白结合的凝血酶及游离的凝血酶,具有较强的抗凝作用,其抗凝效果的可预测性比普通肝素更好。对多种动物动脉和静脉模型均有抗血栓作用。比伐卢定可使部分凝血活酶时间(APTT)、凝血酶时间(PT)和活化凝血时间(ACT)延长。抗凝活性与活化部分凝血活酶时间和活化凝血时间具有良好的相关性。

【循证医学证据】

1. ACUITY 研究　旨在观察比伐卢定为基础的抗凝治疗对中高危 NSTE-ACS 患者在行 PCI 治疗中的联合缺血终点和严重出血发生率,共入选行有创治疗的中高危 NSTE-ACS 患者 13 819 例。静脉注射比伐卢定 0.1mg/kg 后 0.25mg/(kg·h)持续静脉滴注。PCI 前追加 0.5mg/kg 的比伐卢定静脉注射,然后 1.75mg/(kg·h)持续静脉滴注直至 PCI 结束。将患者随机分为 3 组:普通肝素或低分子量肝素联合 GPⅡb/Ⅲa 受体抑制剂组、比伐卢定联合 GPⅡb/Ⅲa 受体抑制剂和单用比伐卢定组(仅补救性使用 GPⅡb/Ⅲa 受体抑制剂)。比伐卢定联合 GPⅡb/Ⅲa 受体抑制剂组 30d 联合缺血终点与普通肝素或低分子量肝素联合 GPⅡb/Ⅲa 受体抑制剂组比较,没有显著性差异(7.3%vs7.7%,相对风险 1.07,95%可信区间 0.92～1.23,P=0.39);严重出血发生率也没有显著性差异(5.7%vs5.3%,相对风险 0.93,95%可信区间 0.78～1.10,P=0.38)。单用比伐卢定组的联合缺血终点也不劣于普通肝素或低分子量肝素联合 GPⅡb/Ⅲa 受体抑制剂组(7.8%vs7.3%,相对风险 1.08,95%可信区间 0.93～1.24,P=0.32),但是显著降低了严重出血发生率(3.0%vs5.7%,相对风险 0.53,95%可信区间 0.43～0.65,P<0.0001)。PCI 术前未使用氯吡格雷的患者,与普通肝素或低分子量肝素联合糖蛋白Ⅱb/Ⅲa 受体抑制剂组比较,比伐卢定组的联合缺血事件显著增加(9.1%vs7.1%,相对风险 1.29,95%可信区间 1.03～1.63)。

2. ISAR-REACT4 研究(intracoronary stenting and anti-thrombotic regimen-rapid early action for coronary treatment)　也得出了相同的结果。ISAR-REACT3 研究是目前唯一一项比较比伐卢定和普通肝素(140U/kg)头对头的研究,入选了 4570 例计划行 PCI 的稳定性冠心病或生物标志物阴性的 NSTE-ACS 患者。结果显示,两种药物组的死亡、心肌梗死或紧急血运重建发生率相似(比伐卢定 vs 普通肝素:5.9%vs5.0%,相对风险 1.16,95%可信区间 0.91～1.49,P=0.23)。但是,比伐卢定降低了出血发生率(3.1%vs4.6%,相对风险 0.66,95%可信区间 0.49～0.90,P=0.008)。

3. EUROMAX 研究(2013 年)　对拟行 PCI 手术的 STEMI 患者转运途中使用比伐卢定的疗效和安全性进行评估。用药方案为比伐卢定:0.75mg/kg 静脉注射,继以 1.75mg/(kg·h),持续至 PCI 后 4h[PCI 术后的给药剂量为 0.25mg/(kg·h)]。对照组:肝素(89.9%)100U/kg(不和 GPⅡb/Ⅲa 受体拮抗剂联用),60U/kg(和 GPⅡb/Ⅲa 受体拮抗剂联用);依诺肝素

（8.5%）0.5mg/kg 静脉注射。结果：比伐卢定组主要终点优于对照组，比伐卢定可降低大出血，但急性支架血栓的风险更高。研究结果提示，拟行 PCI 患者在转运途中接受比伐卢定治疗可降低患者大出血风险，改善患者 30d 时临床预后，但是急性支架血栓发生风险升高。

4. HEAT-PPCI 研究 是一项在英国进行的单中心、双组、前瞻性、开放标签、随机对照研究，旨在比较肝素（70U/kg）和比伐卢定[0.75mg/kg 静脉注射后 1.75mg/（kg·h）持续静脉滴注至 PCI 手术结束]用于直接 PCI 患者的抗凝疗效和安全性。两组均为补救性应用 GP Ⅱ b/Ⅲ a 受体拮抗剂，比例分别为 13.5%、15%；结果：比伐卢定主要心血管事件（MACE）事件发生率高于肝素，两组大出血发生率相当，肝素组绝对风险下降 3%，相对风险下降 52%。从 MACE 事件组成看出：再发心肌梗死和急性支架内血栓对 MACE 发生率差异贡献最大，比伐卢定组支架内血栓发生率显著高于肝素组。HEAT-PPCI 研究是第一个在同等应用 GP Ⅱ b/Ⅲ a 受体拮抗剂背景下头对头比较两者的研究，结果还是发现 24h 内急性支架内血栓比伐卢定组是普通肝素组的 4 倍，这和比伐卢定以往的研究（EUROMAX 研究）结果相似。

5. MATRIX 研究 旨在探讨以比伐卢定为基础的抗凝治疗（常规使用，术后不延长应用时间）与以肝素为基础的抗凝治疗在行 PCI 治疗的患者中的应用效果，并确定 PCI 患者的最佳入径方法是经股动脉还是经桡动脉途径。

MATRIX 试验在意大利、荷兰、西班牙和瑞典的 78 家医学中心开展，总共纳入了 7213 例计划接受 PCI 的 ST 段抬高型心肌梗死（STEMI）或非 STEMI-ACS 患者。第一项试验"MATRIX 抗凝血酶"评估了 3610 例被随机分配至接受比伐卢定及 3603 例接受普通肝素的患者的结局。结果表明：对于接受血管造影和 PCI 的 ACS 患者，桡动脉入径比股动脉入径预后更好；与普通肝素相比，比伐卢定并未降低 MACE，应用比伐卢定治疗的患者出血并发症发生率降低，但是支架内血栓发生率升高。

在第二项试验"MATRIX 治疗持续时间"中，比伐卢定组被进一步随机分配至接受 PCI 后比伐卢定静脉滴注（1799 例）或 PCI 后不静脉滴注（1811 例）。MATRIX 研究进一步评估了 PCI 后继续使用比伐卢定的重要性，得出了相互矛盾的结论。MATRIX 研究发现，PCI 后延长比伐卢定使用时间不能使患者获益。相比中等剂量肝素使用（70～100U/kg，如 HEAT-PPCI 研究），比伐卢定使用并不能为患者带来显著净获益。类似地，BRAVE-4 研究证实，对于 STEMI 患者，肝素（70～100U/kg）联合氯吡格雷疗效并不劣于比伐卢定联合普拉格雷（研究中糖蛋白抑制剂使用率为 4.6%）。

上述研究发现，当与糖蛋白 Ⅱ b/Ⅲ a 抑制剂联用时，相比肝素，对于 PCI 患者，比伐卢定应作为首选抗凝剂。大规模研究（如 HORIZONS-AMI、ACUITY 和 EUROMAX）证实，使用比伐卢定后，患者出血并发症及缺血事件发生率下降。但是，令人担忧的是，使用比伐卢定后，支架内血栓发生率增高。

【药代动力学】 比伐卢定不结合于血浆蛋白（除了凝血酶），在静脉注射比伐卢定时，剂量与血浆浓度呈线性关系。静脉注射比伐卢定 1mg/kg 和静脉滴注 2.5mg/（kg·h）4h 后，比伐卢定血浆浓度达稳态。比伐卢定是通过肾脏以蛋白水解方式中从血浆中清除，肾功能正常者的清除半衰期约为 25min，中重度的肾功能不全患者的清除半衰期延长。25% 的比伐卢定可被透析掉。须监测 APTT。

【适应证】 不稳定型心绞痛患者接受 PTCA 术。

【用法与用量】 推荐剂量为静脉注射比伐卢定 1mg/kg 后,静脉滴注 2.5mg/(kg·h) 4h,须合用阿司匹林。

【不良反应】 出血为主要的不良反应,也可出现背痛、恶心、低血压和头痛。过敏反应的发生率为 14%。用比伐卢定治疗不稳定心绞痛患者停药后可出现心绞痛,及时给予足量阿司匹林可避免。

【禁忌证】 参见来匹卢定。

【注意事项】 用药后,尤其是中重度的肾功能不全患者应注意监测 APTT 值。

【孕妇及哺乳期妇女用药】 由于对妊娠及哺乳期妇女没有足够的临床研究,所以对妊娠期妇女只有在必须应用时才可应用。动物研究显示,本品可进入乳汁,所以应以用药对哺乳期妇女的重要性来决定是停止哺乳还是停药。

【儿童用药】 尚没有儿童用药的安全性资料。

【老年患者用药】 没有必要对老年人调整剂量。

【药物相互作用】 临床用华法林治疗时以凝血酶时间(PT)作为监测,比伐卢定可延长 PT,故两药合用可影响华法林的治疗监测。肝素和阿加曲班均延长 APTT。阿司匹林与比伐卢定合用不影响阿加曲班的血浆浓度。

【药物过量】 若应用比伐卢定过量,无特效药纠正,须停用比伐卢定。

【制剂与规格】 注射剂:每支 250mg。

阿 加 曲 班

【药品名称】 国际通用名:阿加曲班。英文通用名:argatroban、acova。

【药理作用】 阿加曲班是精氨酸的衍生物,分子量 526,能高亲和地与凝血酶催化部位相结合而特异地抑制凝血酶活性,抑制凝血酶所催化和诱导的反应。阿加曲班不仅能与血浆游离的凝血酶结合,也能与血块相连的凝血酶结合,此结合是可逆的。阿加曲班具有抗凝作用,对多种动物动脉和静脉模型均有抗血栓作用。它还具有纤溶活性,在家兔股动脉血栓以单链尿激酶溶栓治疗中,阿加曲班和肝素均增强单链尿激酶溶栓活性。阿加曲班对凝血酶诱导的血小板聚集有抑制作用。给健康志愿者静脉滴注阿加曲班后 APTT 和 ACT 延长,终止静脉滴注后 2～4h,APTT 和 ACT 恢复至原水平,肝功能不全患者停药后可长达 20h APTT 和 ACT 才恢复至原水平。

【循证医学证据】 在两项多中心临床试验中(NCT01304238、NCT00861692),对肝素诱发血小板减少症和肝素诱发伴有血栓血小板减少症的患者,静脉滴注阿加曲班 2μg/(kg·min),可较原水平延长 APTT 1.5～3 倍,且在停用肝素第 3 天约 50%患者血小板可恢复,但出血不良反应与对照组无区别。

【药代动力学】 在静脉滴注阿加曲班 40μg/(kg·min)时,剂量与血浆浓度呈线性关系。作用出现迅速,约 30min 即出现。在给药 2h 后血浆浓度达峰值。持续静脉滴注,在 1～3h 内血浆浓度达稳态。阿加曲班在体内分布容积是 174ml/kg,主要是在细胞外分布,它的血浆蛋白结合率为 54%。阿加曲班主要是在肝脏代谢,约 65%被代谢为 4 个代谢产物。主要代谢产物的抗凝活性较原药弱 3～5 倍,其他 3 个代谢产物在尿中含量甚低,在血浆和粪中未检测出。阿加曲班主要是通过胆汁从粪中排出，健康志愿者的清除半衰期为 40～50min。药物监测指标为 APTT，控制在原水平 1.5～3 倍。

【适应证】 肝素诱发血小板减少症患者的血栓形成。

【用法与用量】 对出现肝素诱发血小板减少的患者，应先停用肝素治疗，并测基础的 APTT 值，推荐剂量为首先以阿加曲班 2μg/（kg·min）静脉滴注，此后根据 APTT 值调整剂量，最大不超过 10μg/（kg·min）。对于中度肝功能不全患者，首先以阿加曲班 0.5μg/（kg·min）静脉滴注，此后根据 APTT 值调整剂量。

【不良反应】 出血为主要的不良反应。也可出现呼吸困难、低血压和发热。过敏反应的发生率为 14%。以阿加曲班治疗不稳定心绞痛患者停药后可出现心绞痛，及时给予阿司匹林可避免。

【禁忌证】 参见比伐卢定。

【注意事项】 ①用药后，应注意监测 APTT 值。②肝功能损害者，使用本品时应减量。

【孕妇及哺乳期妇女用药】【儿童用药】【老年患者用药】和【药物相互作用】 参见比伐卢定。

【药物过量】 若应用阿加曲班过量，无特效药纠正，须停用阿加曲班后 2～4h APTT 和 ACT 恢复至原水平。

【制剂与规格】 注射剂：每支 250mg。

三、凝血酶生成抑制剂
利伐沙班

【药品名称】 国际通用名：利伐沙班。商用名：拜瑞妥。英文通用名：rivaroxaban。

【药理作用】 利伐沙班是一种口服，具有生物利用度的 Xa 因子抑制剂，其选择性地阻断 Xa 因子的活性位点，且不需要辅因子（如抗凝血酶Ⅲ）发挥活性。通过内源性及外源性途径活化 X 因子为 Xa 因子（FXa），在凝血级联反应中发挥重要作用。

利伐沙班在人体剂量依赖性抑制 Xa 因子活性，应用 Neoplastin® 试剂测定的凝血酶原时间（PT）、活化部分凝血活酶时间（APTT）及 HepTest® 肝素定量检测可见剂量依赖性延长。抗 Xa 因子活性同样受利伐沙班影响。

【循证医学证据】

1. 预防非瓣膜病房颤脑卒中及栓塞的循证证据 ROCKET-AF 研究是一项全球、多中心、随机的对照研究，旨在明确利伐沙班在预防非瓣膜病心房颤动脑卒中及栓塞方面是否不劣于华法林。该研究在全球范围内共纳入 14 264 例既往有脑卒中、短暂脑缺血发作或体循环栓塞病史，或至少合并 2 种脑卒中独立危险因素的非瓣膜性心房颤动患者，随机分为利伐沙班组合华法林组，利伐沙班组给予利伐沙班（20mg，1 次/日）或华法林，华法林用量根据 INR 调整，目标 INR 为 2.0～3.0，中位数随访 19 年，本研究将脑卒中与全身性栓塞定义为主要终点。研究结果表明，利伐沙班主要终点发生率为 1.7%/年，不劣于华法林（2.2%/年，非劣效检验 $P<0.001$）。在大出血和临床相关非大出血方面，两组发生

率相当（*P*=0.442），但利伐沙班组颅内出血风险显著降低达 33%（*P*=0.019），重要器官出血风险显著降低达 31%（*P*=0.007），出血相关死亡风险显著降低 50%（*P*=0.003），相对于华法林组，利伐沙班组心肌梗死发生率有降低的趋势。

2. 治疗稳定型冠状动脉疾病的循证医学证据 COMPASS 研究（cardiovascular outcomes for people using anticoagulation strategies，COMPASS）是一项国际多中心、大样本、随机、双盲对照试验，旨在探讨利伐沙班及阿司匹林的三种不同治疗方案，包括联合使用利伐沙班和阿司匹林，以及单独使用利伐沙班或阿司匹林，在稳定型冠状动脉疾病（CAD）或外周动脉疾病（PAD）患者发生心肌梗死、脑卒中和心血管死亡风险的疗效和安全性，研究的主要终点为发生心肌梗死、脑卒中和心血管死亡所组成的复合终点。研究纳入来自美国北部及南部、亚洲（包括中国 1000 余例）、西欧和东欧、南非和澳大利亚等 33 个国家、558 个中心的冠状动脉疾病（CAD）或外周动脉疾病（PAD）患者 27 395 例。在纳入外周动脉疾病（PAD）的 7470 例患者中，1/3 为吸烟者，44%的患者患有糖尿病，同时，吸烟和糖尿病也是发生外周动脉疾病（PAD）的两大主要危险因素，本研究始于 2013 年 2 月，原计划随访 5 年。因联合使用利伐沙班和阿司匹林治疗组患者获益显著，该研究于 2017 年 2 月提前终止。平均随访时间 21 个月。患者随机分为三组：第一组是利伐沙班 2.5mg，每日 2 次和 100mg 阿司匹林每日 1 次联合使用；第二组是 5.0mg 利伐沙班每日 2 次；第三组（对照组）是 100mg 阿司匹林每日 1 次。研究结果显示，与使用单药阿司匹林组相比，阿司匹林联合低剂量利伐沙班（每日 5mg）治疗可降低 24%心血管死亡、脑卒中或心脏病发作的风险，并提高 18%的存活率。然而，利伐沙班 5mg，每日 2 次单药治疗的效果却并不优于阿司匹林单药治疗。利伐沙班联合阿司匹林治疗可增加出血的风险，最常见的出血部位是胃或肠，但是并没有显著增加死亡或脑出血的风险。

与使用单药阿司匹林组相比，阿司匹林联合低剂量利伐沙班治疗可使 PAD 患者发生心肌梗死、脑卒中和心血管死亡风险降低 31%，其中，PAD 患者发生心血管死亡、脑卒中或心肌梗死风险降低 28%，肢体致命性缺血（包括截肢）的风险降低 46%。与阿司匹林单药治疗相比，利伐沙班单药治疗并不能降低重大不良心血管事件的发生，但可降低重大不良肢体事件的发生。然而，心血管不良事件与肢体不良事件的复合终点上，利伐沙班单药治疗的效果并不优于阿司匹林。虽然阿司匹林联合小剂量利伐沙班治疗 PAD 患者可增加大出血的风险，但并没有增加致命或关键器官出血的风险，而且最主要的是大出血是可治疗的。COMPASS 研究结果表明，使用阿司匹林联合小剂量利伐沙班可改善稳定型心血管疾病患者结局。

3. 治疗急性冠脉综合征的循证医学证据 ATLAS-ACS 2 TIMI51 研究是一项旨在探讨利伐沙班治疗急性冠脉综合征疗效的随机、多中心、双盲、对照研究。本研究共纳入全球 15 570 例 ACS 入院患者，在均接受标准抗血小板治疗的基础上，将患者随机分为利伐沙班组和安慰剂组。利伐沙班组口服利伐沙班（2.5mg，2 次/日或利伐沙班 5mg，2 次/日），共随访 13～31 个月，结果显示，利伐沙班（2 个剂量组）与标准治疗+安慰剂组比较显著降低心血管死亡、心肌梗死或脑卒中的复合终点相对风险达 16%（*P*=0.008），显著降低支架血栓相对风险 31%。利伐沙班 2.5mg，每日 2 次可显著降低心血管死亡和全因死亡相对风险（34%，32%）；利伐沙班 5mg，每日 2 次组显著减少心肌梗死，但未减少死亡。

安慰剂组、利伐沙班 2.5mg，每日 2 次组及 5mg，每日 2 次组的非 CABG 相关大出血发生率分别为 0.6%，1.8%，2.4%（P＜0.001），利伐沙班组致死性出血与致死性颅内出血风险无增加。研究表明，56 例 ACS 患者在标准治疗基础上服用利伐沙班 2 年即可避免 1 例死亡。

4. 预防下肢深静脉血栓及肺栓塞的循证医学证据

（1）RECORD 研究是一项大规模、多中心、随机对照研究，旨在对骨科手术后利伐沙班和依诺肝素预防下肢深静脉血栓及肺栓塞疗效进行对比。本研究包括 4 项 III 期临床试验。主要疗效终点包括成人静脉血栓形成（DVT）、非致死性肺栓塞和全因死亡的复合终点，主要安全性终点是大出血。RECORD 1 和 RECORD2 试验分别纳入了 4541 例和 2509 例全髋关节置换术（THR）患者，而 RECORD3 和 RECORD4 分别纳入了 2531 例和 3148 例全膝关节置换术（TKR）患者。RECORDl4 研究中试验组均为口服利伐沙班 10mg，每日 1 次，对照组给予皮下注射依诺肝素 40mg，每日 1 次（RECORDl/2/3 研究）或 30mg，每日 2 次（RECORD4 研究）。这 4 项研究结果均表明，主要疗效终点事件利伐沙班组均显著优于依诺肝素组，大出血发生率两组差异无统计学意义。

（2）MAGELLAN 研究是一项国际多中心、随机平行试验，旨在比较利伐沙班与依诺肝素在内科住院的急重症药物治疗患者预防静脉血栓栓塞的有效性及安全性。该研究共入选来自 52 个国家的 8101 例患者，入选标准为年龄≥40 岁、急症入院、活动受限且存在下肢深静脉血栓风险的患者，随机分组至利伐沙班 10mg，每日 1 次，[（35±4）d]或依诺肝素 40mg，每日 1 次[（10±4）d，以后用安慰剂]，随访至第 90 天。主要疗效终点包括 10d（非劣效性检验）和 35d（优效性检验）时无症状性近端深静脉血栓、症状性深静脉血栓、症状性非致命性肺栓塞和深静脉血栓相关死亡的复合终点，主要安全性终点包括大出血和临床相关非大出血。研究结果表明：疗效终点 10d 时利伐沙班不劣于对照组，而 35d 时利伐沙班延长治疗优效于对照组（4.4%vs5.7%；95%CI，0.62～0.96；P=0.02），然而利伐沙班出血发生率（包括大出血及致死性出血）显著高于对照组（第 10 天：2.8%vs1.2%；第 35 天：4.1%vs1.7%，均 P＜0.001）。本研究中，利伐沙班对总体人群未见到阳性临床净获益，但并不排除对某些患者仍可能有益。

（3）EINSTEIN 研究旨在比较利伐沙班和依诺肝素在治疗症状性血栓栓塞的疗效，本研究包括 3 项 III 期临床试验：EINSETIN-DVT 研究、EINSTEIN-PE 研究和 EINSTEIN-extension 研究。主要疗效终点是症状性复发性静脉血栓形成（VTE）事件；其中 EINSETIN-DVT 研究的主要安全性终点是起始治疗期间大出血或临床相关非大出血和持续治疗期间大出血事件；EINSTEIN-PE 研究的主要安全性终点是大出血或临床相关非大出血事件。EINSETIN-DVT 入选了 3449 例急性症状性近端 DVT 患者[除外症状性肺栓塞（PE）]，主要疗效终点利伐沙班与对照组相当（非劣效检验 P＜0.001），主要安全性终点发生率两组均为 8.1%。EINSTEIN-PE 研究共入选 4832 例急性症状性 PE 患者（伴或不伴有 DVT），主要疗效终点利伐沙班组与对照组相当（非劣效检验 P=0.003），主要安全性终点两组无显著性差异，大出血事件利伐沙班组比对照组的相对风险下降 51%（P=0.003）。EINSTEIN-extension 研究入选 1 196 例已完成 6～12 个月 VTE 治疗的症状性 DVT 或 PE 患者，试验组给予利伐沙班 20mg，每日 1 次，对照组给予安慰剂，治疗时间为 6 个月或 12 个月。结果显示利伐沙班的主要疗效终点复发性 VTE 事件显著优于安慰剂组（P＜

0.001），相对风险下降 82%，大出血发生率两组差异无统计学意义。

（4）VENTURE-AF 试验（对进行导管消融的非瓣膜性心房颤动患者不间断使用利伐沙班与不间断使用维生素 K 拮抗剂的疗效比较）是首个对导管消融（catheter ablation，CA）的非瓣膜性心房颤动（non-valvular atrial fibrillation，NVAF）患者不间断使用利伐沙班与不间断使用维生素 K 拮抗剂（vitamin K antagonists，VKAs）疗效进行比较的前瞻性、随机研究，旨在比较非瓣膜性心房颤动患者不间断使用利伐沙班与不间断使用维生素 K 拮抗剂的疗效。共 250 例非瓣膜性心房颤动患者入选，在进行 CA 前和 CA 后的 4 周内，248 例 NVAF 患者随机分配不间断使用利伐沙班（20mg，每日 1 次）或不间断使用 VKA。主要终点是 CA 后的大出血事件。此药终点包括血栓栓塞事件（由脑卒中、全身性栓塞、心肌梗死和血管性死亡组成的复合终点）和其他事件或手术引起的事件。患者为（59.5±10）岁，71%为男性，74%患有阵发性 AF，$CHA_2DS_2-VAS_c$ 评分为 1.6 分。利伐沙班组和 VKA 组相比，用来达到目标活化凝血时间（activeted clotting time，ACT）的平均总的肝素剂量略高（13.871 vs 10.964，$P<0.001$），达到的平均 ACT 水平略低（302s vs 332s，$P<0.001$），大出血的发生率很低（0.4%，1 例大出血事件）。同样，血栓栓塞时间的发生率也很低（0.8%，1 例缺血性脑卒中和 1 例血管性死亡）。所有时间均发生在 VKA 组和 CA 后。两组间任何判定时间的数量（26vs25）、任何出血事件（21vs18）和任何其他手术引起的事件（5vs5）均相似。研究证实：在因 AF 而进行 CA 的患者中，不间断使用口服利伐沙班是可行的，事件发生率与不间断使用 VKA 治疗的患者相似。

【药代动力学】

1. 吸收 利伐沙班吸收迅速，服用后 2～4h 达到最大浓度（C_{max}）。

口服利伐沙班几乎完全吸收。无论是在空腹还是在饱餐状态下，10mg 片剂的绝对生物利用度高（80%～100%）。进餐对利伐沙班 10mg 片剂的 AUC 无影响。因此，服用利伐沙班 10mg 片剂的时间不受就餐时间的限制。

空腹条件下服用利伐沙班 20mg 片剂后，由于吸收程度降低，口服生物利用度为 66%。利伐沙班 20mg 片剂与食物同服之后，与空腹服药相比，平均 AUC 提高 39%，C_{max} 升高 76%，提示几乎完全吸收，有较高的口服生物利用度。利伐沙班 15mg 和 20mg 应与食物同服。

空腹条件下，利伐沙班药代动力学几乎呈线性升高，直至达到约 15mg（每日 1 次）。在饱腹条件下，利伐沙班 10mg、15mg 和 20mg 片剂的吸收显示出与剂量成比例。在较高剂量水平时，利伐沙班的吸收受到限制；随着剂量的升高，生物利用度及吸收率均出现下降。

利伐沙班药代动力学的变异性中等，个体间变异性（CV%）范围是 30%～40%，但在手术当日和术后第一天暴露中变异性高（70%）。

利伐沙班的药代动力学并不因胃部 pH 的改变而受到影响。利伐沙班（30mg 单剂量）与 H_2 受体拮抗剂雷尼替丁（150mg，每日 2 次）、氢氧化铝或氢氧化镁抗酸剂（10ml）或利伐沙班（20mg，单剂量）与质子泵抑制剂（PPI）奥美拉唑（40mg，每日 1 次）同时给药并未显示出对利伐沙班生物利用度及暴露量的影响。

利伐沙班的吸收取决于药物在胃肠道中释放的部位。当利伐沙班颗粒在近端小肠释放时，AUC 及 C_{max} 相比片剂降低 29%及 56%。当药物在远端小肠或升结肠中释放时，暴露量进一步降低。避免在胃远端进行利伐沙班给药，这可能导致吸收及相关药物暴露量的降低。

在一项 44 例健康受试者的研究中，将压碎的 20mg 利伐沙班药片与苹果酱混合后口服，平均 AUC 和 C_{max} 数值与整片吞服是相似的。然而，将压碎的药片放入水中制备成混悬液，通过鼻胃管给药，随后给予流质食物，以这种方式给药后，只有平均 AUC 与整片吞服是相似的，而 C_{max} 降低 18%。

2. 分布　利伐沙班与人体血浆蛋白（主要是血清白蛋白）的结合率较高，为 92%～95%。分布容积中等，稳态下分布容积约为 50L。

3. 生物转化和消除　在利伐沙班用药剂量中，约有 2/3 通过代谢降解，然后其中一半通过肾脏排出，另外一半通过粪便途径排出。其余 1/3 用药剂量以活性药物原形的形式直接通过肾脏在尿液中排泄，主要是通过肾脏主动分泌的方式。

利伐沙班通过 CYP3A4、CYP2J2 和非依赖 CYP 机制进行代谢。吗啉酮部分的氧化降解和酰胺键的水解是主要的生物转化部位。体外研究表明，利伐沙班是转运蛋白 P-gp（P-糖蛋白）和 Bcrp（乳腺癌耐药蛋白）的底物。

利伐沙班原形是人体血浆内最重要的化合物，尚未发现主要的或具有活性的循环代谢产物。利伐沙班全身清除率约为 10L/h，为低清除率物质。以 1mg 剂量静脉给药后的清除半衰期约为 4.5h。口服给予利伐沙班片后，药物消除受到吸收率的限制。利伐沙班从血浆内消除的终末半衰期如下：年轻人为 5～9h，老年人体内为 11～13h。

4. 特殊人群

（1）性别：在药代动力学和药效学方面，男性和女性患者之间不存在有临床意义的差异。

（2）老年人：老年患者的血浆浓度比年轻患者高，其平均 AUC 值约为年轻患者的 1.5倍，主要是由于老年患者（表观）总肾脏清除率降低。老年人的剂量需要依据出血风险、肾功能及全身状态决定，多数情况下无须调整剂量。年龄相关的肾功能变化可能在这一年龄影响中起到一定作用。在老年人中的终末消除半衰期为 11～13h。

5. 体重差异　极端体重（＜50kg 或＞120kg）对利伐沙班的血浆浓度有轻微影响（小于 25%）。

6. 种族差异　在白种人、非洲裔美国人、拉丁美洲人、日本人或中国人患者中，未观察到利伐沙班药代动力学和药效学具有显著临床意义的种族间差异。

7. 肝功能损害　在轻度肝功能损害（Child Pugh A 类）的肝硬化患者中，利伐沙班药代动力学仅发生轻微变化（平均 AUC 升高 1.2 倍），与健康对照组相近。在中度肝功能损害（Child Pugh B 类）的肝硬化患者中，利伐沙班的平均 AUC 与健康志愿者相比显著升高了 2.3 倍。非结合 AUC 升高了 2.6 倍。与中度肾功能损害患者相似，中度肝功能损害患者的利伐沙班肾脏清除降低。

尚无重度肝功能损害患者的数据。

与健康志愿者相比，在中度肝损害患者中对于 Xa 因子活性的抑制作用升高了 2.6 倍；与之类似，PT 也延长了 2.1 倍。中度肝损害患者对利伐沙班更加敏感，导致浓度和 PT 之间 PK/PD 关系的斜率更高。

利伐沙班禁用于伴有凝血异常和临床相关出血风险的肝病患者，包括肝损害达到Child
Pugh B 级和 C 级的肝硬化患者。

8. 肾功能损害 通过对肌酐清除率的测定，发现利伐沙班血药浓度的增加与肾功能的
减退相关。利伐沙班血浆浓度（AUC）在轻度（肌酐清除率 50～80ml/min）、中度（肌酐
清除率 30～49ml/min）和重度（肌酐清除率 15～29ml/min）肾功能损害患者中分别升高 1.4
倍、1.5 倍和 1.6 倍。药效的相应增强更为明显。与健康受试者相比，在轻度、中度和
重度肾功能损害患者中对 Xa 因子的总抑制率分别增加了 1.5 倍、1.9 倍和 2.0 倍；与
之类似，凝血酶原时间分别延长了 1.3 倍、2.2 倍和 2.4 倍。尚无肌酐清除率<15ml/min
的患者的数据。

由于利伐沙班的血浆蛋白结合率较高，因此利伐沙班不易被透析。

预防择期髋关节或膝关节置换手术成年患者的静脉血栓形成对于轻度（肌酐清除率：
50～80ml/min）或中度肾脏损害（肌酐清除率：30～49ml/min）的患者，无须调整利伐沙
班剂量。关于严重肾功能损害（肌酐清除率：15～29ml/min）患者的有限临床资料表明，
利伐沙班的血药浓度在这一患者人群中明显升高。因此，这些患者应避免使用利伐沙班。
不建议肌酐清除率<15ml/min 的患者使用利伐沙班。

治疗 DVT，降低急性 DVT 后 DVT 复发和 PE 的风险在 CrCl<30ml/min 的患者中应
避免使用利伐沙班。

非瓣膜性心房颤动成年患者，降低脑卒中和全身性栓塞风险不建议肌酐清除率
<15ml/min 的患者使用利伐沙班。利伐沙班慎用于肌酐清除率为 15～29ml/min 的患者。

患者药代动力学数据：在服用 10mg，每日 1 次利伐沙班预防 VTE 的患者中，给药后
2～4h（90%的预测区间）和 24h（大致代表给药间期的最高浓度和最低浓度）的几何平均
浓度分别为 101（7～273）μg/L 和 14（4～51）μg/L。

在使用 20mg（每日 1 次）利伐沙班治疗急性 DVT 的患者中，给药后 2～4h 及约 24h
时（大致代表给药期间的最高浓度和最低浓度），浓度的几何平均值（90%预测区间）分别
为 215（22～535）μg/L 和 32（6～239）μg/L。

【药代动力学与药效学关系】 宽范围剂量（5～30mg，每日 2 次）给药之后评价了利
伐沙班血浆浓度与多个药效学终点（Xa 因子抑制、PT、APTT、 Heptest）之间的药代动
力学满效学（PK/PD）关系。通过 Emax 模型可以最佳地描述利伐沙班浓度和 Xa 因子活
性之间的关系。对于 PT，使用线性截距模型通常可以更好地描述数据。根据所使用的
PT 试剂不同，斜率有相当大的差异。使用 Neoplas-tin®PT 时，基线 PT 约为 13s，斜率
为 3～4s/（100μg·L）。Ⅱ期和Ⅲ期研究中 PK/PD 分析结果与在健康受试者中所确定的数
据一致。在患者中，基线因子 Xa 和 PT 会受到手术影响，导致手术后第一天和稳态之间的
浓度-PT 斜率有差异。

【适应证】 ①用于择期髋关节或膝关节置换手术成年患者，以预防静脉血栓形成
（VTE）。②用于治疗成人静脉血栓形成（DVT），降低急性 DVT 后 DVT 复发和肺栓塞（PE）
的风险。③用于具有一种或多种危险因素（如充血性心力衰竭、高血压、年龄≥75 岁、糖
尿病、脑卒中或短暂性脑缺血发作病史）的非瓣膜性心房颤动成年患者，以降低脑卒中和

全身性栓塞的风险。

【用法与用量】 口服。利伐沙班 10mg 可与食物同服，也可以单独服用。利伐沙班 15mg 或 20mg 片剂应与食物同服。

1. 非瓣膜性心房颤动成年患者预防脑卒中和全身性栓塞 推荐剂量为 20mg，每日 1 次，该剂量同时也是最大推荐剂量，对于 CrCl 为 15～49ml/min、低体重和高龄（＞75 岁）的患者，医师可根据患者的情况，酌情使用 15mg，每日 1 次。在利伐沙班预防脑卒中和全身栓塞的获益大于出血风险的情况下，应接受长期治疗。如果发生漏服，患者应立即服用利伐沙班，并于次日继续接受每日 1 次给药。不应为了弥补漏服的剂量而在一日之内将剂量加倍。

2. 治疗肺栓塞和 DVT 与预防急性肺栓塞和 DVT 的复发 急性肺栓塞（PE）和 DVT 的初始治疗推荐剂量是前三周 15mg，每日 2 次，之后维持治疗及降低 DVT 和 PE 复发风险的剂量为 20mg，每日 1 次，如表 17-3 所示。

表 17-3　利伐沙班片用于 PE 和 DVT 的给药方案

给药天数	剂量方案	最大日剂量
第 1～21 天	15mg，每日 2 次	30mg
第 22 天和以后	20mg，每日 1 次	20mg

在谨慎评估治疗获益与出血风险之后，应根据个体情况确定治疗持续时间。应基于一过性危险因素（如近期接受手术、创伤、制动）进行短期治疗（3 个月），并应基于永久性危险因素或者特发性 DVT 进行长期治疗。对于该适应证，使用利伐沙班超过 12 个月的经验不充足。

如果在 15mg，每日 2 次治疗期间（第 1～21 天）发生漏服，患者应立即服用利伐沙班，以确保每日服用 30mg 利伐沙班。这种情况下可能需 1 次服用 2 片 15mg 片剂。之后，应依照用药建议继续接受常规的 15mg，每日 2 次给药。

如果在 20mg 每日 1 次治疗期间（第 22 天和以后）发生漏服，患者应立即服用利伐沙班，之后应依照推荐剂量继续接受每日 1 次给药。不应为了弥补漏服的剂量而在一日之内将剂量加倍。

3. 预防择期髋关节或膝关节置换手术成年患者的静脉血栓形成 推荐剂量为口服利伐沙班 10mg，每日 1 次。如伤口已止血，首次用药时间应在手术后 6～10h。对于接受髋关节大手术的患者，推荐治疗疗程为 35d。对于接受膝关节大手术的患者，推荐治疗疗程为 12d。如果发生漏服，患者应立即服用利伐沙班，并于次日继续每日服药 1 次。

因手术及其他干预治疗而停药：如果为了降低手术或其他干预过程的出血风险而必须停止抗凝治疗，则必须在干预之前的至少 242h 停止使用利伐沙班，以降低出血风险。考虑到利伐沙班起效快，在手术或其他干预过程之后，一旦确定已充分止血，应该立即重新使用利伐沙班。如果在手术干预期间或之后无法服用口服药物，考虑给予非口服抗凝剂。如伤口已止血，首次用药时间应在手术后 6～10h。

4. 急性冠状动脉综合征后的二级预防 对于伴有心肌标志物升高的 ACS 患者，可与标准抗血小板治疗药联合使用。推荐剂量为口服利伐沙班 2.5mg，每日 2 次。

5. 电复律时预防脑卒中和全身性栓塞 非瓣膜性心房颤动成年患者在给予电复律时，给予口服利伐沙班预防脑卒中和全身性栓塞。

（1）经食管超声心动图指导下的电复律：在电复律前≥4h 开始给予口服利伐沙班，推荐剂量为 20mg，每日 1 次。心房颤动转复为窦性心律后，继续给予利伐沙班治疗≥4 周，每次 20mg，每日 1 次。

（2）未经食管超声心动图指导下的电复律：在电复律≥3 周前给予口服利伐沙班，推荐剂量为 20mg，每日 1 次。心房颤动转复为窦性心律后，继续给予利伐沙班治疗≥4 周，每次 20mg，每日 1 次。

6. 经导管消融术 在给予非瓣膜性心房颤动成年患者导管消融术治疗时，给予口服利伐沙班预防脑卒中和全身性栓塞。

（1）经食管超声心动图指导下的导管消融术治疗：在导管消融术治疗前 1~7d 开始给予口服利伐沙班，推荐剂量为 20mg，每日 1 次。经导管消融术治疗心房颤动转复为窦性心律后，继续给予利伐沙班治疗≥4 周，每次 20mg，每日 1 次。

（2）未经食管超声心动图指导下的导管消融术治疗：在经导管消融术治疗≥3 周前给予口服利伐沙班，推荐剂量为 20mg，每日 1 次。经导管消融术治疗心房颤动转复为窦性心律后，仍继续给予利伐沙班治疗≥4 周，每次 20mg，每日 1 次。

1）给药选择：对于不能整片吞服的患者，可在服药前将 10mg、15mg 或 20mg 利伐沙班片压碎，与苹果酱混合后立即口服。在给予压碎的利伐沙班 15mg 或 20mg 片剂后，应当立即进食。

2）通过鼻胃管（NG）或胃饲管给药：当确定胃管在胃内的位置后，也可将 10mg、15mg 或 20mg 利伐沙班片压碎，与 50ml 水混合成混悬液，通过鼻胃管或胃饲管给药。由于利伐沙班的吸收依赖于药物释放的部位，应避免在胃远端给药，因为在胃远端给药可能会使药物吸收下降，从而降低药物的暴露量。在给予压碎的利伐沙班 15mg 或 20mg 片剂后，应当立即通过肠内营养方式给予食物。压碎的 10mg、15mg 或 20mg 利伐沙班片在水或苹果酱中可稳定长达 4h。体外相容性研究表明，利伐沙班没有从混悬液中吸附至 PVC 或硅胶鼻胃管。

7. 从维生素 K 拮抗剂（VKA）转换为利伐沙班注意事项

（1）对降低脑卒中和全身性栓塞风险的患者，应停用 VKA，在国际标准化比值（INR）≤3.0 时，开始利伐沙班治疗。

（2）对治疗 DVT 及降低急性 DVT 后 DVT 复发和 PE 风险的患者，应停用 VKA，在国际标准化比值（INR）≤2.5 时，开始利伐沙班治疗。

（3）将患者接受的治疗从 VKA 转换为利伐沙班时，INR 值会出现假性升高，但其并不是衡量利伐沙班抗凝活性的有效指标，因此，不建议使用 INR 来评价利伐沙班的抗凝活性。

（4）从利伐沙班转换为 VKA：利伐沙班转换为 VKA 期间可能出现抗凝不充分的情况。转换为任何其他抗凝剂的过程中都应确保持续充分抗凝作用。应注意利伐沙班可促进 INR 升高。

（5）对于从利伐沙班转换为 VKA 的患者，应联用 VKA 和利伐沙班，直至 INR≥2.0。在转换期的前两天，应使用 VKA 的标准起始剂量，随后根据 INR 检查结果调整 VKA 的给药剂量。患者联用利伐沙班与 VKA 时，检测 INR 应在利伐沙班给药 24h 后、下一次利伐沙班给药之前进行。停用利伐沙班后，至少在末次给药 24h 后，可检测到可靠的 INR 值。

（6）从非口服抗凝剂转换为利伐沙班：对正在接受非口服抗凝剂的患者，非持续给药的（如皮下注射低分子肝素）应在下一次预定给药时间前 0～2h 开始服用利伐沙班，持续给药的（如静脉给药的普通肝素）应在停药时开始服用利伐沙班。

（7）从利伐沙班转换为非口服抗凝剂：停用利伐沙班，并在利伐沙班下一次预定给药时间给予首剂非口服抗凝剂。

8. 特殊人群

（1）肾功能损害的患者：轻度肾功能损害（肌酐清除率 50～80ml/min）的患者，无须调整利伐沙班剂量。中度（肌酐清除率 30～49ml/min）或重度肾功能损害（肌酐清除率 15～29ml/min）患者，推荐下列剂量。

1）对于择期髋关节或膝关节置换术的成年患者预防静脉血栓形成时，中度肾功能损害（肌酐清除率 30～49ml/min）者无须调整剂量。避免在 CrCl<30ml/min 的患者中使用利伐沙班。

2）用于治疗 DVT 后 DVT 复发和 PE 的风险时，前三周，患者应接受 15mg，每日 2 次。此后，推荐剂量为 20mg，每日 1 次。如果评估得出患者的出血风险超过 DVT 复发及 PE 的风险，必须考虑将剂量从 20mg 每日 1 次，降为 15mg 每日 1 次。使用 15mg 的建议基于 PK 模型，尚无临床研究。在 CrCl<30ml/min 的患者中应避免使用利伐沙班。

3）用于非瓣膜性心房颤动成年患者以降低脑卒中和全身性栓塞的风险时，推荐剂量为 15mg 每日 1 次。不建议肌酐清除率<15ml/min 的患者使用利伐沙班。

（2）肝功能损害的患者：有凝血异常和临床相关出血风险的肝病患者，包括达到 Child Pugh B 级和 C 级的肝硬化患者，禁用利伐沙班。

9. 性别 无须调整剂量。

【不良反应】

1. 出血 使用利伐沙班时最常见的不良反应为出血（参见【注意事项】）。

2. 上市后不良反应 如下不良反应是在利伐沙班被批准后发现的。由于这些反应来自自发报告（群体人数不确定），往往不能准确评估它们的频率及与药物暴露量的因果关系。①血液及淋巴系统疾病：粒细胞缺乏症、血小板减少；②胃肠道疾病：腹膜后出血；③肝胆疾病：黄疸、胆汁淤积、肝炎（含肝细胞损伤）；④免疫系统疾病：超敏反应、过敏反应、过敏性休克、血管性水肿；⑤神经系统疾病：脑出血、硬膜下血肿、硬膜外血肿、轻偏瘫；⑥皮肤及皮下组织：Stevens-Johnson 综合征。

【禁忌证】 禁用于下述患者。

1. 对利伐沙班或片剂中任何辅料过敏的患者。

2. 有临床明显活动性出血的患者。

3. 具有大出血显著风险的病灶或病情，如目前或近期患有胃肠道溃疡，存在出血风险较高的恶性肿瘤，近期发生脑部或脊椎损伤，近期接受脑部、脊椎或眼科手术，近期发生颅内出血，已知或疑似的食管静脉曲张、动静脉畸形、血管动脉瘤或重大脊椎内或脑内血管畸形。

4. 除了从其他治疗转换为利伐沙班或从利伐沙班转换为其他治疗的情况，或给予维持中心静脉或动脉导管所需的普通肝素（UFH）剂量之外，禁用任何其他抗凝剂的伴随治疗，如 UFH、低分子量肝素（依诺肝素、达肝素等）、肝素衍生物（磺达肝癸钠等）、口服抗凝剂（华法林、阿哌沙班、达比加群酯等）。

5. 伴有凝血异常和临床相关出血风险的肝病患者，包括达到 Child Pugh B 级和 C 级的肝硬化患者。

6. 孕妇及哺乳期妇女。

【**注意事项**】 推荐在整个抗凝治疗过程中密切观察。

1. 提前停用利伐沙班将使血栓栓塞时间风险升高 在无充分的替代抗凝治疗的情况下，提前停用任何口服抗凝剂包括利伐沙班，将使血栓栓塞事件风险升高。临床试验中，在非瓣膜性心房颤动患者中从利伐沙班转换为华法林期间，观察到脑卒中发生率的升高。如果因病理性出血或已完成治疗之外的原因而必须提前停用利伐沙班，则考虑给予另一种抗凝剂。

2. 出血风险 利伐沙班将使出血的风险升高，且可能引起严重或致死性的出血。在决定是否为具有较高出血风险的患者应用利伐沙班时，必须权衡血栓栓塞事件的风险与出血的风险。

与其他抗凝剂一样，谨慎观察服用利伐沙班的患者，以发现出血体征。建议在出血风险较高的情况下谨慎使用。如果发生严重出血，必须停用利伐沙班。

临床研究中，与 VKA 治疗相比，接受利伐沙班长期治疗的患者中出现更多黏膜出血（即鼻衄、牙龈出血、胃肠道出血、泌尿生殖道出血）和贫血。因此，除进行充分的临床观察之外，对血红蛋白和血细胞比容的实验室检查结果做出恰当判断，可有助于发现隐匿性出血。

对于一些出血风险较高的患者，治疗开始后，要对这些患者实施密切监测，观察是否有出血并发症和贫血体征与症状。而对于术后人群，可以通过定期对患者进行体格检查，对手术伤口引流液进行密切观察及定期测定血红蛋白来及时发现出血情况。

对于任何不明原因的血红蛋白或血压降低都应寻找出血部位。

应及时评估失血的体征及症状并考虑血液替代治疗的必要性。在有活动性病理性出血的患者中停用利伐沙班。在年龄 20～45 岁的健康受试者中利伐沙班的终末消除半衰期为 5～9h。

合并使用影响止血的其他药物将使出血风险升高。这些药物包括阿司匹林、P2Y12 血小板抑制剂、其他抗血栓剂、纤溶药及非甾体类抗炎药（NSAIDs）。

合并使用联合 P-gp 及强效 CYP3A4 抑制剂（如酮康唑及利托那韦），将使利伐沙班暴露量增加并可能使出血风险升高。

尽管并不需要对利伐沙班治疗进行日常暴露量监测，特定情况下，如药物过量及急诊手术，利伐沙班的水平可使用抗Ⅹa 因子标准试剂盒分析测得，了解利伐沙班暴露量有助于临床决策。

3. 抗凝作用的逆转 尚无针对利伐沙班的特异性的制剂。由于与血浆蛋白的高度结合，利伐沙班无法透析。硫酸鱼精蛋白及维生素 K 预期不会影响利伐沙班的抗凝活性。在健康受试者中给予凝血酶原复合物浓缩剂（PCC）后，观察到凝血酶原时间延长有部分逆转。

4. 脊椎穿刺或硬膜外麻醉 在采用硬膜外麻醉或脊椎穿刺时，接受抗血栓药预防血栓形成并发症的患者有发生硬膜外血肿或脊柱血肿的风险，这可能导致长期性瘫痪。

术后使用硬膜外留置导管或伴随使用影响止血作用的药物可能提高发生上述事件的风险。创伤或重复硬膜外麻醉或脊椎穿刺也可能提高上述风险。应对患者实施经常性观察是否有神经功能损伤的症状和体征，如背痛、感觉或运动神经损害（麻木、刺痛或下肢无力），肠或膀胱功能障碍。如果观察到神经功能损伤，必须立即进行诊断和治疗。对于接受抗凝治疗的患者和为了预防血栓计划接受抗凝治疗的患者，在实施脊椎穿刺之前，医师应意识到存在的潜在风险。

利伐沙班末次给药 18h 后才能取出硬膜外导管。取出导管 6h 后才能服用利伐沙班。

如果进行了创伤性穿刺，利伐沙班给药需延迟 24h。

如果医生决定在硬膜外麻醉、脊髓麻醉、脊椎镇痛或脊椎穿刺时给予抗凝剂，应当密切监测神经损伤的体征或症状。如果怀疑有脊椎血肿的体征或症状，应开始紧急诊治，包括进行脊髓减压，即便这种治疗不能预防或者逆转神经系统后遗症。

5. 肾功能损害 预防择期髋关节或膝关节置换手术成年患者的静脉血栓形成。

避免在 CrCl＜30ml/min 的患者中使用利伐沙班，因为在这一患者人群中预期将引起利伐沙班暴露量的升高及药效学作用的增强。在 CrCl 为 30～50ml/min 的患者中密切观察并及时评估任何失血的体征及症状。服用利伐沙班期间发生急性肾功能衰竭的患者必须停止治疗。

治疗 DVT，降低急性 DVT 后 DVT 复发和 PE 的风险：避免在 CrCl＜30ml/min 的患者中使用利伐沙班，因为在这一患者人群中预期将引起利伐沙班暴露量的升高及药效学作用的增强。

用于非瓣膜性心房颤动成年患者，降低脑卒中和全身性栓塞的风险：避免在 CrCl＜15ml/min 的患者中使用利伐沙班，因为药物暴露量将升高。根据临床指征定期评估肾功能（即在肾功能可能减弱的情况下更频繁地评估）并对治疗进行相应调整。在使用利伐沙班期间，如发生急性肾功能衰竭，则停用利伐沙班。

6. 与其他药物的相互作用

（1）对于应用吡咯类抗真菌药（如酮康唑、伊曲康唑、伏立康唑和泊沙康唑）或 HIV 蛋白酶抑制剂（如利托那韦）等全身用药的患者，不推荐同时使用利伐沙班。因为以上药物是 CYP3A4 和 P-gp 的强效抑制剂。因此，联合使用可能会引起有临床意义的利伐沙班血药浓度升高（平均 2.6 倍），增加出血风险。

（2）在合并使用影响止血作用的药物（如 NSAIDs、阿司匹林、血小板聚集抑制剂）的患者中，需小心用药。对于存在溃疡性胃肠疾病发生风险的患者，应考虑采取适当的预防性治疗。

7. 其他出血风险

（1）与其他抗栓药物一样，不推荐以下出血风险较高的患者使用利伐沙班：先天性或获得性出血性疾病；未控制的严重高血压；其他不伴活动期溃疡但可导致出血并发症的胃肠道疾病（如炎症性肠病、食管炎、胃炎和胃食管反流病）；血管源性视网膜病；支气管扩张症或肺出血史。

（2）髋部骨折手术的静脉血栓预防：尚无利伐沙班用于髋部骨折手术患者的干预性临床研究以评价利伐沙班的疗效和安全性。

（3）使用人工心脏瓣膜患者：尚未在使用人工心脏瓣膜的患者中研究利伐沙班的安全性和疗效；因此，没有任何数据支持利伐沙班 20mg（中度或重度肾功能损害患者的剂量为 15mg）可为这一患者人群提供充分抗凝作用。不推荐将利伐沙班应用于此类患者。

8. 有创性操作和手术治疗之前及之后的剂量建议 如果需要接受有创性操作或手术治疗，在情况允许并基于医生的临床判断下，应在利伐沙班停药至少 24h 之后再实施干预。如不能将这一操作推迟，应权衡出血风险升高与干预的紧急性。有创性操作或手术完成之后，如临床状况允许且已达到充分止血，应尽早重新开始利伐沙班治疗。

9. 辅料信息 利伐沙班片内含有乳糖。有罕见的遗传性乳糖或半乳糖不耐受、Lapp乳糖酶缺乏或葡萄糖-半乳糖吸收不良的患者不能服用该药物。

10. 对驾驶及操作机器能力的影响 利伐沙班对驾车和机械操作能力的影响很小。曾报告过晕厥（少见）和头晕（常见）等不良反应。患者出现这些不良反应时，不宜驾车或操作机械。

【孕妇及哺乳期妇女用药】

1. 妊娠期 尚未确定利伐沙班用于妊娠期妇女的安全性和疗效。动物研究显示有生殖毒性。由于潜在的生殖毒性、内源性的出血风险及利伐沙班可以通过胎盘，因此，利伐沙班禁用于妊娠期妇女。

2. 分娩 尚未在临床试验中研究利伐沙班在分娩期间的安全性及有效性。然而，在动物研究中，在 40mg/kg 的利伐沙班剂量下，发生了母体出血及母体及胎儿死亡。

3. 哺乳期 尚未确定利伐沙班用于哺乳期妇女的安全性和疗效。动物研究的数据显示利伐沙班能进入母乳。因此利伐沙班禁用于哺乳期妇女。必须使用时应决定究竟是停止哺乳还是停止利伐沙班治疗。

4. 生育力 尚未在人体中进行过评价利伐沙班对生育力产生影响的专门研究。在对雄性大鼠和雌性大鼠生育力所做的一项研究中，未观察到任何影响。

5. 育龄妇女 育龄妇女在接受辛伐沙班治疗期间应避孕。需要抗凝治疗的育龄妇女必须咨询医师。

【儿童用药】 尚无任何证据明确利伐沙班用于 0~18 岁儿童的安全性和有效性。因此，不推荐将利伐沙班用于 18 岁以下的儿童。

【老年患者用药】 老年人的剂量需要依据出血风险、肾功能及全身状态决定，多数情况下无须调整剂量。

在利伐沙班 RECORD Ⅰ~Ⅲ临床研究的所有患者中，约有 54% 为 65 岁和大于 65 岁的患者，其中约有 15% 大于 75 岁。

在 ROCKET AF 研究中，约有 77% 为 65 岁和大于 65 岁的患者，其中约有 38% 大于 75 岁。在 einstein DVT、PE 及 extension 研究中，约有 37% 的患者为 65 岁和大于 65 岁的患者，其中约有 16% 大于 75 岁。临床试验中，在老年人（65 岁或 65 岁以上）中利伐沙班的疗效与在小于 65 岁的患者中观察到的疗效接近。在这些老年患者中，血栓形成及出血事件的发生率均较高，但风险特征在所有年龄组中评价均为获益。

【药物相互作用】

1. CYP3A4 和 P-gp 抑制剂 将利伐沙班和酮康唑（400mg，每日 1 次）或利托那韦（600mg，每日 2 次）联用时，利伐沙班的平均 AUC 分别升高了 2.6 倍和 2.5 倍，利伐沙班的平均 AUC 分别升高了 1.7 倍和 1.6 倍，同时药效显著提高，可能导致出血风险升高。因此，不建议将利伐沙班与吡咯类抗真菌剂（如酮康唑、伊曲康唑、伏立康唑和泊沙康唑）或 HIV 蛋白酶抑制剂全身用药时合用。这些活性物质是 CYP3A4 和 P-gp 的强效抑制剂。

作用于利伐沙班两条消除途径之一（CYP3A4 或 P-gp）的强效抑制剂将使利伐沙班的血药浓度轻度升高，如被视为强效 CYP3A4 抑制剂和中度 P-gp 抑制剂的克拉霉素（500mg，每日 2 次）使利伐沙班的平均 AUC 升高了 1.5 倍，使 C_{max} 升高了 1.4 倍。以上升高并不视为具有临床意义。

中度抑制 CYP3A4 和 P-gp 的红霉素（500mg，每日 3 次）使利伐沙班的平均 AUC 和 C_{max} 升高了 1.3 倍。以上升高并不视为具有临床意义。

与肾功能正常者相比，在轻度肾功能损害者中使用红霉素（500mg，每日 3 次）可使利伐沙班的平均 AUC 增加 1.8 倍，C_{max} 升高 1.6 倍。与肾功能正常者相比，在中度肾功能损害者中使用红霉素可使利伐沙班的平均 AUC 增加 2.0 倍。C_{max} 升高 1.6 倍。肾功能损害程度可累加红霉素的效应。

氟康唑（400mg 每日 1 次，中度 CYP3A4 抑制剂）导致利伐沙班平均 AUC 升高 1.4 倍，平均 C_{max} 升高 1.3 倍。上述升高并不视为具有临床意义。

由于决奈达隆的临床数据有限，因此应避免与利伐沙班联用。

2. 抗凝剂 联用依诺肝素（40mg，单次给药）和利伐沙班（10mg，单次给药），在抗 Xa 因子活性上有相加作用，而对凝血试验（PT，APTT）无任何相加作用。依诺肝素不影响利伐沙班的药代动力学。

如果患者同时接受任何其他抗凝剂治疗，由于出血风险升高，应小心用药。

（1）非甾体抗炎药或血小板聚集抑制剂：将利伐沙班（15mg）和 500mg 萘普生联用，未观察到出血时间有临床意义的延长。尽管如此，某些个体可能产生更加明显的药效学作用。将利伐沙班与 500mg 阿司匹林联用，并未观察到有临床意义的药代动力学或药效学相互作用。氯吡格雷（300mg 负荷剂量，随后 75mg 维持剂量）并未显示出与利伐沙班片（15mg）有药代动力学相互作用，但是在一个亚组的患者中观察到了相关的出血时间的延长，它与血小板聚集、P 选择蛋白或 GPⅡb/Ⅲa 受体水平无关。

（2）华法林：患者从维生素 K 拮抗剂华法林（INR2.0～3.0）换为利伐沙班（20mg）或者从利伐沙班（20mg）转换为华法林（INR2.0～3.0）治疗时，凝血酶原时间/INR（Neoplastin®）的延长情况超过叠加效应（可能观察到个体 INR 值高达 12），而对活化部分凝血活酶时间（APTT）产生的效应、对 Xa 因子活性和内源性凝血酶生成潜力（ETP）的抑制作用具有叠加效应。

若要在换药期间检测利伐沙班的药效学作用，可以采用抗 Xa 因子活性、PiCT 和 Heptest，因为这些检测方法不受到华法林影响。在华法林末次给药后的第 4 天，所有检测（包括凝血酶原时间、APTT、对 Xa 因子活性和 ETP 的抑制作用）都仅反映利伐沙班产生的效应。

如果要在换药期检测华法林的药效，可以在利伐沙班的谷浓度时（上一次摄入利伐沙班之后的 24h）使用 INR 测定，因为在此时间点该检查受到利伐沙班的影响最小。

未观察到华法林和利伐沙班之间存在药代动力学相互作用。

3. CYP3A4 诱导剂　强效 CYP3A4 诱导剂利福平与利伐沙班合并使用时，使利伐沙班的平均 AUC 下降约 50%，同时药效也平行降低。将利伐沙班与其他强效 CYP3A4 诱导剂（如苯妥英钠、卡马西平、苯巴比妥或圣约翰草）合用，也可使利伐沙班血药浓度降低。因此，除非对患者的血栓形成的体征和症状进行密切观察，否则应避免同时使用强效 CYP3A4 诱导剂和利伐沙班。

4. 其他合并用药　将利伐沙班与咪达唑仑（CYP3A4 底物）、地高辛（P-gp 底物）或阿托伐他汀（CYP3A4 和 P-gp 底物）、奥美拉唑（质子泵抑制剂）联用时，未观察到有临床意义的药代动力学或药效学相互作用。利伐沙班对于任何主要 CYP 亚型（如 CYP3A4）既无抑制作用也无诱导作用。

5. 未观察到利伐沙班 10mg 与食物之间有临床意义的相互作用。

6. 实验室参数　凝血参数（如 PT、APTT、HepTest）受到利伐沙班作用方式的影响。

【药物过量】　曾报告过少数用药过量病例（最高达 600mg），但没有出血并发症或其他不良反应。由于吸收程度有限，因此给予 50mg 或更高的超治疗剂量利伐沙班之后，预期会观察到上限效应，平均血药暴露水平不会进一步升高。

尚无对抗利伐沙班药效的特异性拮抗剂。利伐沙班用药过量后可考虑使用活性炭减少其吸收。

出血的处理：如果接受利伐沙班的患者发生出血并发症，应适当延迟利伐沙班的下一次给药时间，或者应停药。利伐沙班半衰期为 5～13h。应根据出血严重程度和部位给予个体化的处理方式。应根据需要采取适当的对症治疗，如机械压迫（如针对重度鼻衄）、采用出血控制流程进行手术止血、补液和血流动力学支持、血液制品（浓缩红细胞或新鲜冷冻血浆，取决于相关的贫血或凝血异常）或血糖。

如果上述措施无法控制出血，应考虑使用特定的促凝血逆转剂，如凝血酶原复合物（PCC），活化的凝血酶原复合物（APCC）或重组因子Ⅶa（r-FⅦa）。但是，目前将这些药物用于利伐沙班治疗患者的临床经验非常有限。上述建议是基于有限的非临床数据。可根据出血改善情况，考虑调整重组Ⅶa 因子剂量。

硫酸鱼精蛋白和维生素 K 不会影响利伐沙班的抗凝活性。尚无将抗纤维蛋白溶解药（氨甲环酸，氨基己酸）用于使用利伐沙班的患者的经验。对服用利伐沙班的患者使用全身止血剂，如去氨加压素的获益缺乏科学依据和经验。由于利伐沙班的血浆蛋白结合率较高，不易被透析。

【制剂与规格】　铝塑水泡眼包装。每片：10mg、15mg、20mg。5 片/盒，10 片/盒。

【贮藏】　常温（10～30℃）密封保存。将药品置于儿童触及不到的地方。

阿 哌 沙 班

【药品名称】　国际通用名：阿哌沙班。商用名：艾乐妥。英文通用名：apixaban。英文商用名：Eliquis。

【药理作用及毒理研究】

1. 药理作用　阿哌沙班是一种强效、口服有效的可逆、直接、高选择性的Ⅹa因子活性位点抑制剂，其抗血栓活性不依赖抗凝血酶Ⅲ。阿哌沙班可以抑制游离及与血栓结合的Ⅹa因子，并抑制凝血酶原酶活性。阿哌沙班对血小板聚集无直接影响，但间接抑制凝血酶诱导的血小板聚集。通过对Ⅹa因子的抑制，阿哌沙班抑制凝血酶的产生，并抑制血栓形成。在动物模型中进行的临床前试验结果显示，阿哌沙班在不影响止血功能的剂量水平下，具有抗血栓作用，可预防动脉及静脉血栓。

阿哌沙班的药效作用是其作用机制（抑制Ⅹa因子）的体现。由于阿哌沙班抑制了Ⅹa因子，所以可延长凝血试验的参数，如凝血酶原时间（PT）、INR及活化部分凝血活酶时间（APTT）。在预期治疗剂量下，这些凝血参数的变化幅度很小，且变异大，不建议用这些参数来评价阿哌沙班的药效作用。在利用多种市售的抗Ⅹa因子试剂盒体外研究中，可见阿哌沙班降低Ⅹa因子的酶活性，也提示了其抗Ⅹa因子活性；但不同试剂盒间研究结果不同。仅Rotachrom肝素发色分析法有临床试验数据，结果发现阿哌沙班的抗Ⅹa因子活性与其血浆浓度存在密切直接的线性相关关系，当血浆浓度达到高峰时，抗Ⅹa因子活性达到最大值。在一个很宽的剂量范围内，阿哌沙班的浓度与其抗Ⅹa因子活性都呈线性关系，Rotachrom测试的精确度达到临床实验室的要求。服用阿哌沙班后，其剂量及浓度变化引起的抗Ⅹa因子活性的变化较凝血参数变化更显著，变异更小。服用阿哌沙班 2.5mg每日2次后，预测其抗Ⅹa因子活性的稳态波峰与波谷数值分别为1.3U/ml及0.84U/ml，即在给药间隔内抗Ⅹa因子活性的波峰和波谷比值小于1.6。虽然服用阿哌沙班时，不需要对暴露量进行常规监测，但Rotachrom®抗Ⅹa因子分析在需要了解阿哌沙班的暴露量来帮助临床决策的特殊情况下可能有用，如药物过量和急诊手术。

2. 毒理研究

（1）遗传毒性：阿哌沙班Ames试验、中国仓鼠卵巢细胞染色体畸变试验、大鼠骨髓微核试验结果均为阴性。

（2）生殖毒性：大鼠生育力及早期胚胎发育毒性试验结果显示，阿哌沙班给药剂量达600mg/kg，母体毒性可见对凝血参数值的影响，未见对母体生育力的明显影响，未见对子代生长发育的明显影响。妊娠大鼠和妊娠家兔分别经口给予阿哌沙班达3000mg/（kg·d）和1500mg/（kg·d），未见药物相关的子代生长发育的明显异常。大鼠围产期生殖毒性试验结果显示，对母体生殖功能影响的无损害作用剂量（NOAEL）为1000mg/（kg·d），对子代生长发育影响的 NOAEL 为25mg/（kg·d）。

（3）致癌性：小鼠和大鼠经口给予阿哌沙班104周致癌性试验，雄性小鼠和雌性小鼠给药剂量分别达1500 mg/（kg·d）和3000mg/（kg·d），未见与给药相关的肿瘤发生率增加。大鼠经口给予阿哌沙班剂量达600mg/（kg·d），未见与药物相关的肿瘤发生率增加。

【循证医学证据】

1. APPRAISE-2 研究（Phase Ⅲ Acute Coronary Syndrome，NCT00831441） 是一项国际多中心、随机的对照研究，旨在明确阿哌沙班联合一种或两种抗血小板药物治疗急性冠状动脉综合征患者的疗效。研究共纳入 7364 例 ACS 患者，1369 例（18.6%）联用一种抗血小板药物，5995 例（81.4%）联用两种抗血小板药物治疗。研究结果显示，一种抗血小板药物治疗较两种抗血小板药物治疗的心血管事件和全因死亡风险增加，两种抗血小板药物治疗较一种抗血小板药物治疗出血风险增加。与安慰剂相比，阿哌沙班无论是联合一种或两种抗血小板药物治疗，均增加出血风险，但未减少缺血事件的发生。

2. ADVANCE-2 研究（study of an investigational drug for the prevention of thrombosis-related events following knee replacement surgery） 是一项国际多中心、大样本、随机、双盲临床试验，旨在评价阿哌沙班在全膝关节置换手术后预防 VTE 的疗效。该研究共纳入3057 例患者，给予阿哌沙班（2.5mg，口服，每日 2 次，术后 12～24h 起始治疗），并以依诺肝素 40mg，每日 1 次皮下注射（欧洲标准）作对照，持续用药 10～14d。与依诺肝素组相比，阿哌沙班组主要疗效终点事件（治疗期间无症状和有症状的深静脉血栓形成、非致死性肺栓塞和全因死亡的复合指标）相对发生风险显著降低了38%。此外，阿哌沙班使次要终点大静脉血栓栓塞事件（包括近端深静脉血栓形成、症状性非致死性肺栓塞和静脉血栓栓塞相关死亡的复合终点）相对发生风险显著降低 50%。结果显示，阿哌沙班比依诺肝素更加有效地预防 TKR 术后患者静脉血栓栓塞事件的发生，且不增加出血风险，口服方便，有利于提高患者依从性。在 ADVANCE-2 试验中，中国 6 个研究中心共 180 例患者被随机分入双盲研究药物治疗（每治疗组各 90 例）。在 ADVANCE-3 试验中，中国 7 个研究中心共 245 名患者被随机分入双盲研究药物治疗（阿哌沙班组 121 例，伊诺肝素组 124 例）。中国受试者中，阿哌沙班的总体安全性特征与全球研究中的安全性特征一致。

3. ADVANCE-3 研究（study of an investigational drug for the prevention of thrombosis-related events following hip replacement surgery，NCT00423319） 是一项评估阿哌沙班用于全髋关节置换（TKR）术后血栓相关疾病预防的疗效和安全性的国际多中心、大样本、随机、双盲、双模拟临床试验。5407 例接受 TKR 患者接受阿哌沙班（2.5mg，口服，每日2 次）或依诺肝素 40mg，皮下注射，每日 1 次）治疗。阿哌沙班在缝合手术切口后 12～24h 开始治疗；依诺肝素治疗在手术前 12h 开始预防性用药，持续至术后 32～38d，随后进行双侧静脉造影。与依诺肝素组相比，阿哌沙班组主要疗效终点事件（无症状或有症状的深静脉血栓形成、非致死性肺栓塞或治疗期间任何原因所致死亡组成的复合指标）相对发生风险显著降低了 64%（RR，0.36；95%可信区间，0.22～0.54，非劣效性检验和有效性检验的 P 值均小于 0.001）。研究结果表明，与依诺肝素相比，阿哌沙班能更有效地预防THR 术后患者静脉血栓栓塞事件的发生率，且不增加出血风险。

4. APROPOS 研究（study of apixaban for the prevention of thrombosis-related events following knee replacement surgery） 探索了阿哌沙班用于血栓预防的剂量-反应关系。1238例进行 TKR 的患者随机分入依诺肝素组、华法林组及不同剂量的阿哌沙班（2.5mg 每日 2次、5mg 每日 1 次、5mg 每日 2 次、10mg 每日 1 次、10mg 每日 2 次和20mg 每日 1 次）

组。结果显示，与依诺肝素和华法林相比，所有剂量的阿哌沙班组主要疗效终点的事件发生率均更低。随着阿哌沙班剂量的增加，VTE 或全因死亡复合终点发生风险随之降低，而出血事件增加。在每日总剂量相同的各阿哌沙班组中，每日 2 次组的主要终点事件点估计值均低于每天 1 次治疗组，VTE 及全因死亡的发生率更低。对于 TKR 术后患者，每天口服 5mg 阿哌沙班，无论 2.5mg 每日 2 次或是 5mg 每日 1 次，VTE 或全因死亡复合终点发生风险更低，同时，试验还观察到 2.5mg 每日 2 次严重出血发生率低于 5mg 每日 1 次。因此，2.5mg 每日 2 次方案成为Ⅲ期研究的优先选择。

【药代动力学】

1. 吸收 在高至 10mg 的剂量下，阿哌沙班的绝对生物利用度大约为 50%。阿哌沙班可以被快速吸收，其最大浓度出现在服用片剂 3～4h 后。与餐同服不会影响 10mg 阿哌沙班的 AUC。因此，阿哌沙班的服用时间不受进餐影响。

2. 分布 在人体中的血浆蛋白结合大约为 87%，分布容积（Vss）大约为 21L。

3. 代谢和清除 阿哌沙班有多种代谢途径。阿哌沙班的肾脏排泄占总清除率约 27%。此外，在临床和非临床研究中分别观察到了胆道及直接的肠道排泄。

4. 药代动力学与药效学关系 已对阿哌沙班血药浓度与几个药效学终点（抗Ⅹa 因子活性、INR、PT、APTT）之间的药代动力学/药效学（PK/PD）关系进行了评价，阿哌沙班的给药剂量范围为 0.5～50mg。阿哌沙班浓度与Ⅹa 因子活性之间的关系最符合线性模型。接受择期髋关节或膝关节置换术的患者中的 PK/PD 关系，与健康受试者中结果一致。

【适应证】 用于髋关节或膝关节择期置换术的成年患者，预防静脉血栓栓塞事件（VTE）。

【用法与用量】 本品推荐剂量为每次 2.5mg，每日 2 次口服，以水送服，不受进餐影响。首次服药时间应在手术后 12～24h。在这个时间窗里决定服药具体时间时，医生需同时考虑早期抗凝预防 VTE 的潜在益处和手术后出血的风险。

对于接受髋关节置换术的患者：推荐疗程为 32～38d。对于接受膝关节置换术的患者：推荐疗程为 10～14d。

如果发生 1 次漏服，患者应立即服用本品，随后继续每日服药 2 次。由注射用抗凝药转换为本品治疗时，可从下次给药时间点开始（反之亦然）。

【不良反应】 在一项Ⅱ期临床试验和三项Ⅲ期临床试验中评价了阿哌沙班的安全性，这些试验中共有 5924 例接受下肢骨科大手术（择期髋关节置换术或膝关节置换术）的患者，服用阿哌沙班 2.5mg，每日 2 次，最长接受 38d 的治疗。接受每日两次阿哌沙班 2.5mg 治疗的患者中，共计有 11% 发生了不良反应。与其他抗凝药物一样，当存在相关的危险因素，如易导致出血的器官损伤时，阿哌沙班治疗过程中可能出现出血。常见的不良反应包括贫血、出血、淤青及恶心。应结合手术背景对不良反应做出解释。

在下面的表 17-4 中，按照系统器官分类（MedDRA）和发生频率列出了上述Ⅱ期、Ⅲ期临床试验中的不良反应。

表 17-4 择期髋关节或膝关节置换术患者治疗过程中出现的不良反应

	常见（1/100～1/10）	偶见（1/1000～1/100）	罕见（1/10 000～1/1000）
血液与淋巴系统异常	贫血（术后贫血和出血性贫血及相应的实验室参数）	血小板减少症	—
免疫系统异常	—	—	过敏反应
眼部异常	—	—	眼出血（包括结膜出血）
血管性异常	出血（血肿、阴道及尿道出血）	低血压（包括术后低血压）	
呼吸系统，胸腔及纵隔异常		鼻衄	咯血
胃肠道异常	恶心	胃肠道出血（呕血及黑便）、便血	直肠出血，牙龈出血
肝、胆异常	—	转氨酶升高，天冬氨酸转氨酶升高，γ-谷氨酰转肽酶升高，肝功能检查异常，血碱性磷酸酶升高，胆红素水平升高	—
骨骼肌肉及结缔组织	—	—	肌肉出血
肾脏及泌尿系统异常	—	血尿（包括相应的实验室参数异常）	
损伤、中毒及手术并发症	淤青	术后出血（术后血肿、伤口出血、血管穿刺部位血肿及插管部位出血），伤口分泌物，切开部位出血（包括切口部位血肿），手术出血	—

　　与其他抗凝药物一样，阿哌沙班可能会引起一些组织或器官隐性或显性出血风险升高，从而可能导致出血后贫血。由于出血部位、程度或范围不同，出血的体征、症状和严重程度将有所差异。

　　【禁忌证】　对活性成分或片剂中任何辅料过敏；有临床明显活动性出血；伴有凝血异常和临床相关出血风险的肝病。

　　【注意事项】

　　1. 出血风险　与其他的抗凝药物一样，对服用阿哌沙班的患者，要严密监测出血征象。阿哌沙班应慎用于伴有以下出血风险的患者：先天性或获得性出血疾病、活动性胃肠道溃疡疾病、细菌性心内膜炎、血小板减少症、血小板功能异常、有出血性脑卒中病史、未控制的重度高血压、近期接受脑、脊柱或眼科手术。如果发生严重出血，应停用阿哌沙班。

　　2. 肾损害　轻度或中度肾损害患者无须调整剂量。在重度肾损害（肌酐清除率为 15～29ml/min）患者中的有限临床数据表明，该患者人群的阿哌沙班血浆浓度升高，由于可能增加出血风险，阿哌沙班单独或联合阿司匹林用于这些患者时应谨慎。由于尚无肌酐清除率<15ml/min 的患者或透析患者的临床资料，因此不推荐这些患者服用阿哌沙班。

　　3. 老年患者　阿哌沙班与阿司匹林联合用于老年患者的临床经验有限。因可能增加出血风险，老年患者联合服用这两种药应谨慎。

　　4. 肝损害　阿哌沙班禁用于伴有凝血异常和临床相关出血风险的肝病患者。

不推荐重度肝损害的患者服用阿哌沙班。对于轻度及中度肝损害的患者（Child Pugh A 级或 B 级），应当谨慎服用阿哌沙班。由于肝酶升高 ALT/AST＞2ULN 或总胆红素升高 ≥1.5ULN 的患者未入选临床试验，因此，阿哌沙班用于这些人群时应谨慎。术前应常规检测 ALT。

5. 与细胞色素 P450 3A4（CYP3A4）及 P-糖蛋白（P-gp）抑制剂的相互作用　服用强效 CYP3A4 及 P-gp 抑制剂进行全身性治疗的患者不推荐服用阿哌沙班；此类抑制剂包括吡咯类抗真菌药（如酮康唑、伊曲康唑、伏立康唑及泊沙康唑）和 HIV 蛋白酶抑制剂（如利托那韦）。这些药物可以使阿哌沙班的平均 AUC 提高 2 倍，若同时存在造成阿哌沙班暴露量增加的其他因素（如重度肾损害），则阿哌沙班的平均 AUC 会有更大幅度的升高。

6. 与 CYP3A4 及 P-gp 诱导剂的相互作用　阿哌沙班与 CYP3A4 及 P-gp 强诱导剂（如利福平、苯妥英钠、苯巴比妥或圣约翰草）合用时，可使阿哌沙班的平均暴露量降低约 50%。当与 CYP3A4 及 P-gp 强诱导剂合用时，应谨慎。

7. 阿哌沙班与抗血小板药物合用增加出血风险。当患者同时服用非甾体类抗炎药（NSAIDs），包括阿司匹林时，应特别慎重。手术后，不推荐阿哌沙班与其他血小板聚集抑制剂或其他抗栓药物联合使用。

8. 髋骨骨折手术　目前尚无临床试验评价接受髋骨骨折手术患者服用阿哌沙班的有效性及安全性。因此，不推荐这些患者服用阿哌沙班。

9. 辅料信息　本品中含有乳糖。有罕见的遗传性半乳糖不耐受、Lapp 乳糖酶缺乏症或葡萄糖-半乳糖吸收不良的患者，不应服用本品。

10. 对驾驶及机械操作能力的影响　阿哌沙班对驾驶及机械操作能力无影响或该影响可以忽略。

【孕妇及哺乳期妇女用药】

1. 妊娠　动物研究未发现本品有直接或间接的生殖毒性。目前尚无妊娠期妇女应用阿哌沙班的资料，妊娠期间不推荐应用阿哌沙班。

2. 哺乳期妇女　尚不清楚阿哌沙班或其代谢产物是否进入人乳。现有的动物实验数据显示阿哌沙班能进入母乳。在大鼠乳汁中，发现乳汁-母体血浆药物浓度比很高（C_{max} 约为 8，AUC 约为 30），可能是因为药物向乳汁中主动转运。对新生儿及婴儿的风险不能排除。必须决定究竟是停止母乳喂养还是停止或避免阿哌沙班治疗。

【儿童用药】　目前尚无在 18 岁以下患者中使用阿哌沙班安全性和有效性方面的数据。

【老年患者用药】　无须调整剂量。

【药物相互作用】

1. CYP3A4 及 P-gp 抑制剂　当阿哌沙班与 CYP3A4 及 P-gp 强效抑制剂酮康唑（400mg，每日 1 次）合用时，阿哌沙班的平均 AUC 升高 2 倍，平均 C_{max} 升高 1.6 倍。服用强效 CYP3A4 及 P-gp 抑制剂进行全身性治疗的患者不推荐服用阿哌沙班，此类抑制剂包括吡咯类抗真菌药（如酮康唑、伊曲康唑、伏立康唑及泊沙康唑）和 HIV 蛋白酶抑制剂（如利托那韦）。中度抑制阿哌沙班的消除途径（CYP3A4 或 P-gp）的活性物质可使阿哌沙班的血药浓度轻度升高。例如，地尔硫䓬（360mg，每日 1 次），一种中度 CYP3A4 及弱 P-gp 抑制剂，可使阿哌沙班的平均 AUC 升高 1.4 倍，平均 C_{max} 升高 1.3 倍。萘普生

（500mg，单次给药），一种 P-gp 抑制剂，但不抑制 CYP3A4，可使阿哌沙班的平均 AUC 升高 1.5 倍，平均 C_{max} 升高 1.6 倍。当阿哌沙班与非强效 CYP3A4 及（或）P-gp 抑制剂合用时，无须调整剂量。

2. CYP3A4 及 P-gp 诱导剂 阿哌沙班与 CYP3A4 及 P-gp 强效诱导剂利福平合用时，可使阿哌沙班的平均 AUC 降低 54%，平均 C_{max} 降低 42%。阿哌沙班与其他 CYP3A4 及 P-gp 强效诱导剂（如苯妥英钠、苯巴比妥或圣约翰草）合用时，也可能导致阿哌沙班的血药浓度降低。与上述药物合用时，无须调整剂量；但与一些强效 CYP3A4 及 P-gp 诱导剂合用时，应谨慎。

3. 抗凝药 在阿哌沙班（5mg，单次给药）与依诺肝素（40mg，单次给药）合用后，发现在抗 Xa 因子效应上有相加效应。如果患者联合使用了其他任何抗凝药物，由于出血风险增加，应加以关注。

4. 血小板聚集抑制剂及非甾体类抗炎药 阿哌沙班与阿司匹林（325mg，每日 1 次）合用时未观察到药代动力学或药效学的相互作用。

在 I 期试验中，阿哌沙班与氯吡格雷（75mg，每日 1 次）合用，或与氯吡格雷（75mg，每日 1 次）及阿司匹林（162mg，每日 1 次）合用时，与仅用抗血小板药比较，未发现出血时间、血小板聚集及凝血参数（PT、INR、APTT）的相应增加。

萘普生（500mg）是一种 P-gp 抑制剂，可使阿哌沙班的平均 AUC 升高 1.5 倍，C_{max} 升高 1.6 倍，从而使阿哌沙班引起凝血参数出现相应的延长。阿哌沙班合用萘普生后，未发现萘普生对花生四烯酸诱导的血小板聚集的作用有变化，也未观察到有临床意义的出血时间延长。

尽管有上述数据支持，但个别患者在联合服用抗血小板药物和阿哌沙班时，可能出现更明显的药效反应。阿哌沙班与 NSAIDs（包括阿司匹林）联合服用时应谨慎，因为这些药物一般可增加出血风险。在一项急性冠脉综合征患者的临床研究中，阿哌沙班、阿司匹林和氯吡格雷三联治疗可明显增加出血风险。不推荐阿哌沙班与可导致严重出血的药物合用，如普通肝素和肝素衍生物（包括低分子量肝素）、抑制凝血因子 Xa 的低聚糖（如磺达肝癸钠）、凝血酶 II 直接抑制剂（如地西卢定）、溶栓药、GP IIb/IIIa 受体拮抗剂、噻吩吡啶（如氯吡格雷）、双嘧达莫、右旋糖酐、磺吡酮、维生素 K 拮抗剂和其他口服抗凝药。

5. 其他合并服药 阿哌沙班与阿替洛尔或法莫替丁合用时，未观察到有临床显著性的药代动力学或药效学相互作用。合用 10mg 阿哌沙班和 100mg 阿替洛尔时，未对阿哌沙班的药代动力学产生有临床意义的影响，与单独服用阿哌沙班比较，阿哌沙班的平均 AUC 及 C_{max} 分别降低了 15% 和 18%。合用 10mg 阿哌沙班和 40mg 法莫替丁后，对阿哌沙班的 AUC 或 C_{max} 无影响。

6. 阿哌沙班对其他药物的影响 体外实验发现，在浓度远超出患者中的血浆浓度峰值时，阿哌沙班不抑制 CYP1A2、CYP2A6、CYP2B6、CYP2C8、CYP2C9、CYP2D6 或 CYP3A4 活性（$IC_{50} > 45\mu mol/L$），对 CYP2C19 活性有微弱的抑制作用（$IC_{50} > 20\mu mol/L$）。阿哌沙班浓度高达 20μmol/L 时，不诱导 CYP1A2、CYP2B6、CYP3A4、CYP3A5。因此，预期阿哌沙班不会改变以这些酶代谢的合并用药的代谢清除率。阿哌沙班不是一种显著的 P-gp

抑制剂。

在健康志愿者进行的试验中发现，阿哌沙班未对地高辛、萘普生或阿替洛尔的药代动力学产生有临床意义的影响。

（1）地高辛：同时服用阿哌沙班（20mg，每日 1 次）和 P-gp 底物地高辛（0.25mg，每日 1 次），对地高辛的 AUC 或 C_{max} 无影响。因此，阿哌沙班不会抑制 P-gp 介导底物的转运。

（2）萘普生：同时单剂服用阿哌沙班（10mg）及一种常用的非甾体类抗炎药萘普生（500mg），对萘普生的 AUC 或 C_{max} 无任何影响。

（3）阿替洛尔：同时单剂服用阿哌沙班（10mg）与一种常用的 β 受体阻滞剂阿替洛尔（100mg），未改变阿替洛尔药代动力学。

【药物过量】　尚无针对阿哌沙班的任何解毒剂。阿哌沙班过量可能导致出血风险升高。当出现出血并发症时，应立即停药，并查明出血原因。应考虑采取恰当的治疗措施，如外科手术止血、输入新鲜冰冻血浆等。

在一项对照临床试验中，健康志愿者口服高达 50mg 阿哌沙班 3～7d（25mg，每日 2 次，服用 7 天或 50mg，每日 1 次，服用 3d，相当于人每日最大推荐剂量的 10 倍），未出现有临床意义的不良反应。

一项用犬进行的临床前试验发现：阿哌沙班给药后 3h 内口服活性炭可以降低阿哌沙班的暴露量。因此，在处理阿哌沙班过量时可以考虑使用活性炭。

如果采用上述治疗措施无法控制危及生命的出血，可以考虑给予重组凝血因子Ⅶa。然而，目前尚无将重组因子Ⅶa 用于服用阿哌沙班患者的经验。可以考虑重组凝血因子Ⅶa 重复给药，并根据出血改善情况调整剂量。

【制剂与规格】　铝塑水泡眼包装，盒装。10 片/盒，14 片/盒，20 片/盒，60 片/盒。

【贮藏】　30℃以下保存。

达比加群酯

【药品名称】　国际通用名：达比加群酯。商用名：泰毕全。英文通用名：pradaxa。

【药理作用】　达比加群酯作为小分子前体药物，未显示有任何药理学活性。口服给药后，达比加群酯可被迅速吸收，并在血浆和肝脏经由酯酶催化水解转化为达比加群。达比加群是强效性、竞争性、可逆性、直接凝血酶抑制剂，也是血浆中的主要活性成分。

由于在凝血级联反应中，凝血酶（丝氨酸蛋白酶）使纤维蛋白原转化为纤维蛋白，抑制凝血酶可预防血栓形成。达比加群还可抑制游离凝血酶、与纤维蛋白结合的凝血酶和凝血酶诱导的血小板聚集。

动物的体内、体外试验显示：不同血栓形成动物模型中已经证实了达比加群静脉给药和达比加群酯口服给药后的抗血栓形成疗效和抗凝活性。

根据Ⅱ期研究结果，达比加群血浆浓度和抗凝效果密切相关。达比加群可延长凝血酶时间（TT）、ECT 和 APTT。

校准稀释 TT（dTT）检测提供了达比加群血浆浓度的估测，因此可与预期的达比加群血浆浓度进行对比。ECT 可提供直接凝血酶抑制剂活性的直接测量。

【循证医学证据】

1. RE-LY 研究 是一项多国、多中心、随机平行研究，主要目的是确定在伴有中度至高度脑卒中和 SEE 风险的心房颤动患者中，达比加群酯在减少复合终点脑卒中和 SEE 方面是否非劣效于华法林，同时分析其统计优效性。本研究将达比加群酯 2 种设盲剂量（110mg 和 150mg 每日 2 次）与开放华法林抗凝质量比较，共纳入 18 113 例患者并将其随机分组（为达比加群酯 110mg 每日 2 次、150mg 每日 2 次和华法林治疗组）患者平均年龄为 71.5 岁，CHADS2 评分平均为 2.1。研究结果显示，达比加群酯 110mg 每日 2 次在预防心房颤动患者脑卒中和 SEE 方面不劣于华法林（$P<0.001$），同时降低颅内出血（ICH）、总体出血和大出血风险（$P=0.003$）。与华法林相比，达比加群酯 150mg 每日 2 次显著降低缺血性脑卒中、出血性脑卒中、血管性死亡、颅内出血和总体出血的风险（$P<0.001$），且该剂量的大出血发生率与华法林相当。使用达比加群酯 110mg 每日 2 次和 150mg 每日 2 次与华法林相比心肌梗死发生率略增加，但无统计学差异（分别为危险比 1.29，$P=0.0929$ 和危险比 1.27，$P=0.1240$）。研究表明，华法林治疗组 INR 监测情况越差，达比加群酯相比华法林的获益越明显。

2. RE-DEEM 研究（急性冠脉综合征患者在双重抗血小板治疗基础上达比加群酯与安慰剂对比研究） 为多国多中心随机双盲对照研究，共入选全球 1861 例 ACS 患者，在双重抗血小板治疗基础上，随机化接受达比加群酯（50～150mg，每日 2 次）或安慰剂治疗，结果显示达比加群酯组出血事件呈剂量依赖性升高，线性趋势检验的 P 值为 0.001；第 1 周和第 4 周时，所有达比加群酯剂量组 D-二聚体浓度分别较安慰剂下降达 37% 和 45%（$P<0.001$）；但心血管死亡、心肌梗死或脑卒中的复合终点没有下降趋势。由于达比加群酯未见终点获益，且显著增加出血风险，此研究项目被停止，没有开展Ⅲ期临床研究。RE-ALIGN 研究早前结果显示，达比加群增加机械心脏瓣膜置换患者脑卒中、心肌梗死和瓣膜的血栓形成。

3. RE-ALIGN 试验 是一项多国多中心随机研究，旨在比较在心脏机械瓣膜置换术后人群中达比加群酯和华法林的抗凝效果。研究入选 10 国 39 个中心共 252 例主动脉瓣及（或）二尖瓣机械瓣换瓣术后患者，随机分为达比加群酯组（168 人）及华法林治疗组（84 人），其中达比加群酯组患者口服达比加群酯 150～300mg，每日 2 次，华法林组血栓低危患者抗凝目标为 INR2～3，高危患者抗凝目标为 INR2.5～3.5。结果达比加群酯组有 5% 的患者发生脑卒中，2% 的患者发生心肌梗死，而华法林组上述事件发生率为 0。3% 的达比加群酯组患者发生有症状的瓣膜血栓，相对应的，华法林组无人出现有症状瓣膜血栓。27% 的达比加群酯组患者和 12% 的华法林组患者发生出血事件（$P=0.01$）。因达比加群酯组栓塞及出血均高于对照组，故提前停止研究。分析其原因，可能与术后早期情况复杂，包括炎症激活、血小板激活、组织因子的大量产生导致凝血机制复杂有关，还可能与合并用药、药物吸收和肝肾功能诸多因素影响抗凝效果等有关。故研究人员认为，对于机械瓣膜患者，达比加群酯不适合替代华法林。

【药代动力学】 口服给药后，达比加群酯迅速且完全转化为达比加群，后者是本品在血浆中的活性成分。前体药物达比加群酯通过酯酶催化水解形成有效成分达比加群是主要代谢反应。本品口服给药后达比加群的绝对生物利用度约为 6.5%。健康志愿者口服本品后，达比加群在血浆中的药代动力学特点表现为血药浓度迅速增高，给药后 0.5~2.0h 达到峰浓度（C_{max}）。

【适应证】 预防存在以下一个或多个危险因素的成人非瓣膜性心房颤动患者的脑卒中和全身性栓塞（SEE）：①先前曾有脑卒中、短暂性脑缺血发作或全身性栓塞；②左室射血分数<40%；伴有症状的心力衰竭，纽约心脏病协会（NYHA）心功能分级≥2级；③年龄≥75岁；④年龄≥65岁，且伴有以下任一疾病：糖尿病、冠心病或高血压。

【用法与用量】 ①在开始本品治疗前应通过计算肌酐清除率对肾功能进行评估，并以此排除重度肾功能受损的患者（即 CrCl<30ml/min）。用一大杯水送服，餐时或餐后服用均可。请勿打开胶囊。②成人的推荐剂量为每日口服300mg，即每次1粒150mg的胶囊，每日2次。③存在高出血风险的患者，推荐剂量为每日口服220mg，即每次1粒110mg的胶囊，每日2次。

【不良反应】

1. 在关键部位或器官发生症状性出血 眼内、颅内、椎管内或伴有骨筋膜室综合征的肌肉内出血、腹膜后出血、关节内出血或心包出血。

2. 满足以下一项或一项以上标准的大出血被称为危及生命的出血 致死性出血、症状性颅内出血；伴有血红蛋白至少下降50g/L的出血；需要输血或血细胞至少达4个单位的出血，伴有低血压而需静脉使用升压药的出血；必须外科手术治疗的出血。

3. 与接受华法林治疗者相比，随机接受达比加群酯每次110mg每日2次和每次150mg每日2次的患者，总体出血、危及生命的出血和颅内出血风险显著下降（$P<0.05$）。与华法林相比，随机接受达比加群酯每次110mg，每日2次的受试者的大出血风险显著降低（危险比0.80，$P=0.0026$）。与华法林相比，随机接受达比加群酯每次150mg，每日2次的受试者的胃肠道大出血风险显著增加（危险比1.47，$P=0.0008$），这种情况主要出现在≥75岁的患者中。

4. 各亚组（如肾功能损害、年龄、抗血小板药物或P-gp抑制剂等联合用药）均表现出达比加群酯与华法林相比在预防脑卒中和全身性栓塞（SEE）方面的益处，以及颅内出血（ICH）风险的下降。在使用抗凝血药治疗时大出血风险增加的特定患者亚组中，达比加群酯的过高出血风险是由胃肠道出血导致，一般出现在达比加群酯治疗开始后的第3~6个月。

5. 心肌梗死在 RE-LY 研究中，达比加群酯的心肌梗死年化事件率为0.82%（达比加群酯110mg，每日2次）和0.81%（达比加群酯150mg，每日2次），华法林为0.64%。

表17-5为依据系统器官分类（SOC）列出并使用以下惯用发生频率定义进行分类。表17-6为预防心房颤动患者血栓栓塞性脑卒中和SEE研究中所观察到的不良反应。表17-7为研究中出血事件数量及年化事件率。

表 17-5　不良反应发生频率定义

十分常见	（≥1/10）
常见	（≥1/100，＜1/10）
偶见	（≥1/1000，＜1/100）
罕见	（≥1/10 000，＜1/1000）
十分罕见	（＜1/10 000）
不明确	（从现有数据无法估计）

表 17-6　RE-LY 试验中的不良反应

SOC/优先术语	达比加群酯 110mg 每日 2 次	达比加群酯 150mg 每日 2 次
治疗患者数量	5983	6059
血液和淋巴系统异常		
贫血	常见	常见
血红蛋白减少	偶见	偶见
血小板减少症	偶见	偶见
血细胞比容减少	罕见	罕见
免疫系统异常		
药物过敏反应	偶见	偶见
皮疹	偶见	偶见
瘙痒	偶见	偶见
荨麻疹	罕见	罕见
支气管痉挛	不明确	十分罕见
血管性水肿	罕见	罕见
过敏反应	不明确	不明确
神经系统异常		
颅内出血	偶见	偶见
血管异常		
血肿	偶见	偶见
出血	偶见	偶见
呼吸系统、胸部和纵隔异常		
鼻出血	常见	常见
咯血	偶见	偶见

续表

SOC/优先术语	达比加群酯 110mg 每日 2 次	达比加群酯 150mg 每日 2 次
胃肠道异常		
胃肠道出血	常见	常见
腹痛	常见	常见
腹泻	常见	常见
消化不良	常见	常见
恶心	常见	常见
直肠出血	偶见	偶见
痔疮出血	偶见	偶见
胃肠道溃疡	偶见	偶见
胃食管炎	偶见	偶见
胃食管反流性疾病	偶见	偶见
呕吐	偶见	偶见
吞咽困难	偶见	偶见
肝胆系统异常		
谷丙转氨酶升高	偶见	偶见
谷草转氨酶升高	偶见	偶见
肝功能异常/肝功能检查异常	常见	常见
肝酶升高	罕见	罕见
高胆红素血症	罕见	罕见
皮肤和皮下组织异常		
皮肤出血	偶见	偶见
肌肉骨骼、结缔组织和骨骼异常		
关节血肿	罕见	罕见
肾脏和泌尿系统异常		
泌尿生殖系统出血	偶见	常见
血尿	偶见	偶见
全身性和给药部位异常		
注射部位出血	罕见	罕见

续表

SOC/优先术语	达比加群酯 110mg	达比加群酯 150mg
	每日 2 次	每日 2 次
导管部位出血	罕见	罕见
损伤、中毒和手术并发症		
切口出血	偶见	偶见
创伤性出血	偶见	偶见

表 17-7　RE-LY 试验中的出血事件数量及年化事件率（%）

	达比加群酯 110mg，每日 2 次	达比加群酯 150mg，每日 2 次	华法林
随机化受试者	6015	6076	6022
大出血	342（2.87%）	399（3.32%）	421（3.57%）
颅内出血	27（0.23%）	38（0.32%）	90（0.76%）
胃肠道出血	134（1.14%）	186（1.57%）	125（1.07%）
致死性出血	23（0.19%）	28（0.23%）	39（0.33%）
小出血	1566（13.16%）	1787（14.85%）	193（16.37%）
任何出血	1754（14.74%）	1993（16.56%）	2166（18.37%）

【禁忌证】　已知对活性成分或本品任一辅料过敏者。重度肾功能受损（CrCl＜30ml/min）患者。

【注意事项】

1. 临床上显著的活动性出血　有大出血显著风险的病变或状况，如当前或近期消化道溃疡，高出血风险的恶性赘生物，近期脑或脊髓损伤，近期脑、脊髓或眼部手术，近期颅内出血，已知或可疑的食道静脉曲张，动静脉畸形，血管动脉瘤或主要脊柱内或脑内血管异常。

2. 联合应用任何其他抗凝药物应慎重，如普通肝素（UFH），低分子量肝素（依诺肝素、达肝素等），肝素衍生物（磺达肝癸钠等），口服抗凝药（华法林、利伐沙班、阿哌沙班等），除非在由该种治疗转换至本品或反之，以及 UFH 用于维持中心静脉或动脉置管通畅的必要剂量的这些情况下。

3. 有预期会影响存活时间的肝功能受损或肝病。

4. 联合使用环孢素、全身性酮康唑、伊曲康唑、他克莫司和决奈达隆应慎重。

5. 肝功能受损　心房颤动相关性脑卒中和 SEE 预防的临床试验中排除了肝酶增高＞2 ULN（正常值上限）的患者。对这一患者亚组无治疗经验，所以不推荐该人群使用本品。

6. 出血风险 与其他所有抗凝药物一样，出血风险增高时，应谨慎使用达比加群酯。在接受达比加群酯治疗的过程中，任何部位都可能发生出血。如果出现难以解释的血红蛋白和（或）血细胞比容或血压的下降，应注意寻找出血部位。

以下因素与达比加群血药浓度增高有关：肾功能下降（CrCl 30～50ml/min）、年龄≥75岁、低体重＜50kg或联合使用强效P-gp抑制剂（如胺碘酮、奎尼丁或维拉帕米）。

联合应用替格瑞洛会使达比加群的暴露量增加，并且可能表现出药效学相互作用，结果导致出血风险增加。

在一项预防非瓣膜性心房颤动成人患者的脑卒中和 SEE 研究中，达比加群与胃肠道（GI）大出血发生率较高相关，达比加群酯150mg每日2次给药后，大出血发生率出现统计学意义的增加，这种风险增加出现于老年患者（≥75岁）中。使用阿司匹林、氯吡格雷或非甾体类抗炎药（NSAIDs）及存在食管炎、胃炎或需要使用质子泵抑制剂（PPI）或组胺2（H_2）阻滞剂治疗的胃食管反流会增加胃肠道出血的风险。在这些心房颤动患者中，应考虑达比加群酯的剂量为每日220mg，即服用1粒110mg胶囊，每日2次。可考虑使用PPI预防GI出血。

联合应用选择性 5-羟色胺再摄取抑制剂（SSRIs）或选择性 5-羟色胺去甲肾上腺素再摄取抑制剂（SNRIs）的患者，出血风险可能增加。

建议在整个治疗期内进行密切临床监测（监测出血或贫血的体征），尤其是当存在合并危险因素时。

【孕妇及哺乳期妇女用药】

1. 妊娠 尚无关于妊娠女性暴露于本品的充分数据。动物研究已表明有生殖毒性中的毒理研究，但存在对人类的潜在风险未知。除非确实必需，否则妊娠女性不应接受本品治疗。

2. 哺乳 尚无达比加群酯对哺乳期婴儿影响的临床数据。使用本品治疗期间应停止哺乳。

3. 生育 尚无人体试验数据。在动物研究中，对雌性动物生育力的影响表现为70mg/kg（比患者血浆暴露水平高 5 倍的水平）时着床数下降和着床前损失增加。未观察到对雌性动物生育力有其他影响。对雄性动物生育力没有影响。在对母体有毒性的剂量下（比患者血浆暴露水平高 5～10 倍的水平），观察到大鼠和家兔胎仔体重和胚胎胎仔存活能力下降，而且胎仔变异性增加。在出生前和出生后研究中，在对母体有毒性的剂量水平下（比患者血浆暴露水平高 4 倍的水平），观察到胎仔死亡率增加。

【儿童用药】 由于缺乏 18 岁以下患者使用本品的安全性和有效性数据，所以不推荐本品用于 18 岁以下患者。

【老年患者用药】 80 岁及以上年龄的患者治疗剂量为每日 220mg，即每次 1 粒 110mg的胶囊，每日 2 次。

【药物相互作用】

1. 抗凝血药和抗血小板聚集药的相互作用 以下与本品联合使用时可能会增加出血风险，治疗缺乏经验或经验有限：抗凝药物如普通肝素（UFH）、低分子肝素（LMWH）和肝素衍生物（磺达肝癸钠、地西卢定）、溶栓药物、维生素 K 拮抗剂、利伐沙班或其他口服抗凝药，以及抗血小板聚集药物如 GPⅡb/Ⅲa 受体拮抗剂、噻氯匹定、普拉格雷、替格瑞洛、右旋糖酐、磺吡酮。

从 RE-LY 研究收集到心房颤动患者的数据发现，无论达比加群酯还是华法林，联合使用其他口服或注射用抗凝药物时，均使大出血发生率增加约 2.5 倍；联合使用抗血小板药物阿司匹林或氯吡格雷均可导致大出血发生率加倍。

（1）氯吡格雷：在一项纳入健康年轻男性志愿者的临床Ⅰ期研究中，与氯吡格雷单药治疗相比，联合使用达比加群酯和氯吡格雷并未导致毛细血管出血时间的进一步延长。此外，与两者的单药治疗相比，在联合用药时，达比加群 AUC 和 C_{max} 用于评估达比加群效应的凝血指标或用于评估氯吡格雷效应的指标，血小板聚集抑制作用等指标基本保持不变。在使用 300mg 或 600mg 氯吡格雷负荷量时，达比加群的 AUC 和 C_{max} 增加了 30%～40%。

（2）阿司匹林：在一项心房颤动患者中的Ⅱ期临床研究观察了达比加群酯和阿司匹林联合使用对患者出血风险的影响，该项研究中随机联合使用阿司匹林。基于 Logistic 回归分析，81mg 或 325mg 阿司匹林和达比加群酯 150mg 每日 2 次联合使用，可能会使出血风险从 12% 分别增至 18% 和 24%。

（3）NSAIDs：用于围手术期间短期镇痛治疗的 NSAIDs 与达比加群酯联合给药，已显示与出血风险增高无关。在 RE-LY 研究中，长期使用 NSAIDs 会使达比加群酯和华法林的出血风险增加约 50%。因此，由于出血的风险，尤其是使用消除半衰期＞12h 的 NSAIDs 时，建议对出血的体征进行密切观察。

（4）低分子量肝素：未对低分子量肝素（如依诺肝素）和达比加群酯的联合使用进行专门研究。从每日 1 次 40mg 依诺肝素皮下给药 3d 转为达比加群酯，依诺肝素最后一次给药 24h 后的达比加群暴露量稍微低于达比加群酯单独给药后（单次剂量 220mg）。依诺肝素预治疗后给予达比加群酯后观察到的抗 FⅩa/FⅡa 活性高于达比加群酯单独给药后。这可能是由于依诺肝素治疗的后遗作用，被认为无临床相关性。依诺肝素预治疗未使其他达比加群相关抗凝血检查产生显著变化。

2. 达比加群酯和达比加群代谢特性相关的相互作用 达比加群酯和达比加群不通过细胞色素 P450 系统代谢，而且对人细胞色素 P450 酶无体外作用。因此，预期不会发生与达比加群相关的药物相互作用。

3. 转运蛋白相互作用

（1）P-gp 抑制剂：达比加群酯是外流转运体 P-gp 的底物。预计与强效 P-gp 抑制剂（如胺碘酮、维拉帕米、奎尼丁、酮康唑、决奈达隆、克拉霉素和替格瑞洛等）的联合使用会导致达比加群血药浓度升高。如果另外没有专门描述，当达比加群与强效 P-gp 抑制剂联合使用时，要求进行密切的临床监测（监测出血或贫血的体征）。凝血检查有助于发现因达比加群暴露量增加而导致出血风险增加的患者。

禁止使用环孢素、全身性酮康唑、伊曲康唑、他克莫司和决奈达隆。与其他强效 P-gp 抑制剂（如胺碘酮、奎尼丁、维拉帕米和替格瑞洛）联合使用时应谨慎。

酮康唑：单次 400mg 给药可使达比加群总体 $AUC_{0-\infty}$ 和 C_{max} 分别增加至 138% 和 135%，酮康唑 400mg 每日 1 次连续给药可使达比加群总体 $AUC_{0-\infty}$ 和 C_{max} 分别增加达 153% 和

149%。酮康唑不影响本品达峰时间、终末半衰期和平均停留时间。禁止本品与全身性酮康唑联合使用。

决奈达隆：当同时给予本品和决奈达隆时，决奈达隆 400mg 每日 2 次连续给药可使达比加群总体 $AUC_{0-\infty}$ 和 C_{max} 分别增加 2.4 倍和 2.3 倍（136% 和 125 %），决奈达隆 400mg 单次给药可使达比加群总体 $AUC_{0-\infty}$ 和 C_{max} 分别增加 2.1 倍和 1.9 倍（114 %和 87 %）。达比加群的终末半衰期和肾脏清除率不受决奈达隆的影响。当服用达比加群 2h 后单剂量和多剂量给予决奈达隆，达比加群 $AUC_{0-\infty}$ 分别增加 1.3 倍和 1.6 倍。禁止本品与决奈达隆联合使用。

胺碘酮：当本品与单剂 600mg 胺碘酮口服联合使用时，胺碘酮及其活性代谢产物 DEA 吸收程度和吸收率基本无改变。达比加群的 AUC 和 C_{max} 则分别增高约 60%和 50%。相互作用的机制尚未完全阐明。鉴于胺碘酮的半衰期较长，在胺碘酮停药后数周还存在药物相互作用的可能性。当达比加群酯与胺碘酮联合使用时，尤其在发生出血时，建议进行密切的临床监测，轻度至中度肾功能受损患者尤其需要进行监测。

奎尼丁：奎尼丁 200mg 每 2 小时给药 1 次至总剂量为 1000mg，达比加群酯每日 2 次连续用药超过 3d，在第三天与奎尼丁联用或不联用。以上联合使用奎尼丁的情况下，达比加群 $AUC_{\tau,ss}$ 和 $C_{max,ss}$ 分别平均增加 53%和 56%。当达比加群酯与奎尼丁联合使用时，尤其在发生出血时，建议进行密切的临床监测，对轻度至中度肾功能受损患者尤其需要进行监测。

维拉帕米：当达比加群酯（150mg）与口服维拉帕米联合使用时，达比加群的 C_{max} 和 AUC 增高，但其变化幅度因维拉帕米给药时间和剂型不同而存在差异。

在达比加群酯给药前一小时口服给予首剂维拉帕米速释剂型，达比加群暴露量出现最大增高（C_{max} 增高约 180%，AUC 增加约 150%）。给予缓释剂型（C_{max} 增高约 90%，AUC 增加约 70%）或维拉帕米多次给药（C_{max} 增高约 60%，AUC 增加约 50%），该效应则依次下降。

当达比加群酯与维拉帕米联合使用时，尤其在发生出血时，建议进行密切的临床监测，对于轻度至中度肾功能损害患者尤其需要进行监测。

在达比加群酯给药两小时后给予维拉帕米则未观察到有意义的相互作用（C_{max} 增高大约 10%，AUC 增加大约 20%）。这可以被解释为达比加群酯在给药两小时后已被完全吸收。

克拉霉素：当健康志愿者联合使用克拉霉素 500 mg 每日 2 次与达比加群酯时，观察到 AUC 增加大约 19%，C_{max} 增高大约 15%，无任何临床安全性问题。但是，服用达比加群酯的患者联合使用克拉霉素时，不能排除临床相关相互作用。因此，当达比加群酯与克拉霉素联合使用时，尤其在发生出血时，应进行密切的监测，对于轻度至中度肾功能受损患者尤其需要进行密切监测。

替格瑞洛：当将 75mg 单次剂量的达比加群酯与起始剂量为 180mg 的替格瑞洛同时服用时，达比加群的 AUC 和 C_{max} 可分别增至 1.73 倍和 1.95 倍（73%和 95%）。在给予 90mg 每日 2 次的多次剂量替格瑞洛后，达比加群暴露量 C_{max} 和 AUC 则分别增至 1.56 倍和 1.46 倍（56%和 46%）。

未对以下强效 P-gp 抑制剂进行临床研究，但根据体外研究结果，预计与酮康唑有相似效果：伊曲康唑、他克莫司和环孢素，这些药物禁止与本品同时使用。未获得泊沙康唑的临床和体外研究结果，不建议泊沙康唑与本品联合使用。

（2）P-gp 诱导物：预计与 P-gp 诱导物[如利福平、贯叶连翘（金丝桃）、卡马西平或苯妥英钠等]联合使用会降低达比加群血药浓度，因此应该避免联合使用。

利福平：在达比加群酯给药前给予诱导物利福平 600mg 每日 1 次连续 7d，可使达比加群暴露峰值和暴露总量分别降低 65.5%和 67%。在利福平停药后第 7 天，诱导效应减小，从而使得达比加群暴露量接近参比值。再过 7d 之后，未发现生物利用度出现进一步的增高。

影响 P-gp 的其他药物：蛋白酶抑制剂（包括利托那韦及其与其他蛋白酶抑制剂的复方制剂）会影响 P-gp（作为抑制剂或诱导物）。未对它们进行过研究，因此不建议与本品联合使用。

（3）P-gp 底物

地高辛：在一项纳入 24 名健康人的研究中，当本品与地高辛联合使用时，未观察到对地高辛产生影响，也未观察到达比加群暴露量产生具有临床相关性的改变。

联合应用选择性 5-羟色胺再摄取抑制剂（SSRIs）或选择性 5-羟色胺去甲肾上腺素再摄取抑制剂（SNRIs）RE-LY 的所有治疗组中，SSRIs 和 SNRIs 均增加出血风险。

4. 胃内 pH

（1）泮托拉唑：当达比加群酯与泮托拉唑联合使用时，曾经观察到达比加群血药浓度时间曲线下面积出现大约 30%的下降。临床研究中曾经将泮托拉唑和其他质子泵抑制剂（PPIs）与本品联合使用，并未观察到对本品疗效方面的影响。

（2）雷尼替丁：雷尼替丁与达比加群酯联合使用未对达比加群吸收程度产生临床上相关性影响。

【药物过量】 达比加群酯超出推荐剂量会使患者的出血风险增加。在疑似药物过量的情况下，凝血检查有助于测定出血风险。校准定量（dTT）检查或重复性 dTT 检查可预测达到特定达比加群水平的时间，即使已经开始进行其他措施（如透析）。

如果出现过度抗凝，可能需要中断本品治疗。尚无针对达比加群的特定解毒剂。如果发生出血并发症，必须终止治疗，并查找出血来源。由于达比加群主要经由肾脏途径排泄，必须维持适度利尿。应该在医师的指导下采取合适的支持性治疗，如给予外科止血和补充血容量。

可考虑使用活化的凝血酶原复合浓缩物（如 FEIBA）或重组Ⅶa 因子，或凝血因子Ⅱ、Ⅸ或Ⅹ浓缩物。有一些实验证据支持这些药物逆转达比加群抗凝效果的作用，但其在临床实践中的有效性及导致血栓栓塞反弹的潜在风险数据有限。给予了这些逆转药物后，抗凝检测可能不可靠，因此进行这些检测时应谨慎。对于存在血小板减少症或已经使用长效抗血小板药物的病例，应考虑给予血小板浓缩物。所有对症治疗应根据医生的判断给予。

在大出血发生时，如有条件应考虑请抗凝专家会诊。因其蛋白结合率较低，达比加群可经透析清除，但在此情况下使用透析治疗的临床经验有限。

【制剂与规格】 剂型：胶囊剂。规格：每片 110mg（以达比加群酯计）和每片 150 mg

（以达比加群酯计）。包装：双铝泡罩包装，每盒 10 粒（1×10 粒/板）和每盒 30 粒（3×10 粒/板）胶囊。

【贮藏】 密封，在 25℃以下干燥保存。

依度沙班

【药品名称】 国际通用名：依度沙班。英文通用名：edoxaban。英文商用名：Lixiana、Savaysa。2015 年 6 月美国 FDA 和欧盟分别批准依度沙班作为新型口服抗凝药（NOAC）上市。

【药理作用】

1. 作用机制 本品为一种每日 1 次口服的选择性凝血因子 FXa 抑制剂。不需要抗凝血酶Ⅲ拮抗凝血因子 FXa。在凝血级联反应中 FXa 的抑制作用可减低凝血酶生成和减少血栓形成。

2. 致癌、致突变、生育力受损作用 依度沙班及其他特异性代谢物、M-4、在体外染色体畸变试验有遗传毒性。但体外细菌回复突变（Ames 试验）、体外人淋巴细胞微核试验、体内大鼠骨髓微核试验、体内大鼠肝微核试验、DNA 合成试验无遗传毒性。依度沙班对生育力和早期胚胎发育在大鼠中剂量直至 1000mg/（kg·d）显示并无影响。

3. 药效动力学 本品通过 FXa 的抑制作用延长凝血酶原时间（PT）和活化部分凝血活酶时间（APTT）。在预计治疗剂量时，可观察到在 PT、INR 和 APTT 的变化。在给予口服 1~2h 后达峰浓度（C_{max}）和相应的药效动力学效应。

4. 心脏电生理学 在年龄 19~45 岁健康男性和妇女一项彻底 QT 研究中，用依度沙班（90mg 和 180mg）未观察到 QTc 间隔延长。

5. 药效动力学相互作用 阿司匹林（100mg 或 325mg）和依度沙班的共同给药相对单独给药可增加出血时间。萘普生（500mg）和依度沙班共同给药相对单独给药可增加出血时间。

【循证医学证据】 2015 年欧盟已批准本品用于伴有一个或多个风险因素的非瓣膜性心房颤动（NVAF）成人患者预防脑卒中和全身性栓塞并用于治疗深静脉血栓（DVT）和肺栓塞（PE）及预防 DVT 和 PE 的复发。

治疗非瓣膜性心房颤动的循证医学证据。

（1）ENGAGE AF-TIMI 48 试验[EngageAFTIMI48 研究（global study to assess the safety and effectiveness of edoxaban(DU-176b)vs standard practice of dosing with warfarin in patients with atrial fibrillation]是一项多国、双盲、非劣效性研究。比较两个治疗剂量依度沙班（60mg 和 30 mg）与华法林（滴定调整剂量至 INR 2.0~3.0）的预防脑卒中和系统性栓塞的疗效和安全性。研究共纳入 21 105 例非瓣膜性心房颤动患者，研究数据显示，依度沙班的疗效优于华法林（60mg 依度沙班 vs 华法林：1.18% vs1.5%每年，$P<0.001$），而大出血及心血管死亡风险显著降低（60mg 依度沙班 vs 华法林：2.75% vs 3.43%每年，$P<0.001$）。

（2）Hokusai-VTE 研究[comparative investigation of low molecular weight（LMW）heparin/edoxaban tosylate vs（LMW）heparin/warfarin in the treatment of symptomatic deep-vein blood clots and/or lung blood clots，NCT00986154]纳入 8292 例有症状深静脉血栓（DVT）和（或）肺栓塞（PE）患者，比较了依度沙班和华法林治疗和预防症状性静脉血栓栓塞 VTE（包括 DVT 和 PE）复发的疗效和安全性。数据显示，依度沙班在群体患者中能够有效降低复发性 VTE（包括 DVT 和致死性及非致死性 PE）风险（60mg 剂量依度沙班 vs 华法林：3.2%vs3.5%（P<0.001）；此外，与华法林相比，依度沙班使 VTE 患者临床相关出血风险显著降低 19%（8.5% vs10.3%，P=0.004）。依度沙班Ⅲ期临床数据结果，依度沙班在预防脑卒中及特定血液栓塞方面比华法林更安全，同时也是血液抗凝剂类药物中出血事风险件更少的药物。随着抗血栓新药的问世，将为更多的血栓患者改善生存质量。

【药代动力学】 在健康受试者单次和重复给药分别剂量 15～150mg 和 60～120mg，依度沙班药代动力学显示与剂量成正比例。

1. 吸收 口服给药后，在 1～2h 内观察到依度沙班血浆浓度达峰。绝对生物利用度是 62%。食物对依度沙班总全身暴露没有影响。在 ENGAGE AF-TIMI 48 和 Hokusai VTE 试验有或无食物给予 SAVAYSA。关于依度沙班片破碎和（或）与食物、液体混合或通过胃食管对生物利用度没有相关数据。

2. 分布 处置为双相。稳态分布容积（Vdss）是 107L。体外血浆蛋白结合约 55%。每日 1 次给药没有临床相关依度沙班的积蓄。在 3d 内达稳态浓度。

3. 代谢 依度沙班原形是血浆中的主要形式。其部分通过羧酸酯酶 1 介导水解成代谢产物或被 CYP3A4 氧化。主要代谢物是 M-4。

4. 消除 依度沙班主要是以尿液形式被消除。药物原形经肾排泄为总清除率的 50%。代谢和胆或小肠排泄占剩余清除。口服给药后依度沙班的终末消除半衰期为 10～14h。

5. 特殊人群

（1）肝受损：在一项专门致力药代动力学的研究中，有轻度或中度肝受损患者（被分类为 Child Pugh A 或 Child Pugh B）与其匹配的健康对照组表现出相似药代动力学和药效动力学。没有在有严重肝受损患者中使用依度沙班的临床经验。

（2）肾受损：在一项专门致力药代动力学的研究中，对 CrCl50～80ml/min，CrCl 为 30～50ml/min，CrCl< 30ml/min，或正在进行腹膜透析的受试者对依度沙班全身总暴露，相对于 CrCl≥80ml/min 的受试者分别增加 32%、74%、72%和 93%。

（3）血液透析：一项 4h 血液透析阶段性减低总依度沙班暴露低于 7%。

（4）年龄：在一项群体药代动力学分析中，考虑肾功能和体重、年龄对依度沙班药代动力学没有临床意义影响。

（5）体重：在一项群体药代动力学分析中，中位低体重（55kg）患者与中位高体重（84kg）患者比较总暴露量增加 13%。

（6）性别：在一项群体药代动力学分析中，对体重、性别考虑后对依度沙班药代动力学没有临床意义影响。

（7）种族：在一项群体药代动力学分析中，亚洲患者和非亚洲患者依度沙班暴露量相似。

【适应证】 ①用于伴有一个或多个风险因素的非瓣膜性心房颤动（NVAF）成人患者预防脑卒中和全身性栓塞；②作为一种肠道外抗凝剂用于成人患者治疗深静脉血栓（DVT）和肺栓塞（PE）及预防 DVT 和 PE 的复发。

【用法与用量】

1. NVAF 的治疗 开始治疗前评估 CrCl，在 CrCl50～95ml/min 患者中推荐剂量是60mg/d，每日 1 次。CrCl>95ml/min 患者不宜使用本品。在肌酐清除率 15～50ml/min 患者中减低剂量至 30mg/d，每日 1 次。

2. DVT 和 PE 的治疗 推荐剂量是 60mg/d，每日 1 次。对 CrCl 为 15～50ml/min 或体重≤60kg 或使用某些 P-gp 抑制剂的患者推荐剂量是 30mg/d，每日 1 次。

【黑框警告】 抗凝剂、抗血小板药和溶栓剂的共同给药可能增加出血的风险，及时评价任何失血体征或症状如患者被同时用抗凝剂、阿司匹林及其他血小板聚集抑制剂和（或）NSAIDs 治疗。建议不要长期用本品和其他抗凝剂同时治疗，因为出血的风险会增加。①出血：严重和潜在的致命性出血；②机械性心瓣膜或中度至严重二尖瓣狭窄患者不建议使用；③在 NVAF 患者中本品可有增加脑卒中的风险；④在脊椎或硬膜麻醉或穿刺时使用本品将会导致最严重的出血，故应慎用。

【不良反应】 ①治疗 NVAF 时的最常见不良反应（≥5%）：出血和贫血。②治疗 DVT 和 PE 时的最常见不良反应（≥1%）：出血、皮疹、肝功能异常和贫血。③重大出血事件最常见的部位是胃肠（GI）道。④其他不良反应：与华法林相比较，本品 60mg 最常见的非出血不良反应是皮疹（4.2%vs4.1%），间质性肺炎（ILD）是另一种严重不良事件。

【禁忌证】 ①活动性病理学出血。②对本品任何成分过敏者。③在有肌酐清除率 CrCl>95ml/min 的患者中不宜使用本品。因为本品在最高剂量（60mg）与华法林比较时缺血性脑卒中的风险增加。

【注意事项】

1. 出血 重度和潜在的致命性出血。

2. 特殊人群中使用 ①哺乳期妇女：终止药物或终止哺乳。②肾功能受损（CrCl 为 15～50ml/min）时需减少剂量。③中度或严重肝受损：不建议使用。④机械性心瓣膜或中度至重度二尖瓣狭窄者不建议使用。

3. 对其他药物的影响 依度沙班同时给予地高辛 C_{max} 增加 28%；但是，AUC 未影响。依度沙班对奎尼丁没有影响。依度沙班同时给予维拉帕米减低 C_{max} 和 AUC 分别为 14%和16%。

【孕妇及哺乳期妇女用药】 妊娠类别 C。妊娠期间只有潜在获益超过对胎儿潜在危害时才可使用本品。阵痛和分娩：在临床研究中尚未研究阵痛和分娩期间本品的安全性和有效性。在这个情况中考虑使用依度沙班应平衡出血风险与血栓形成事件的风险。哺乳：尚不了解依度沙班是否排泄在人乳汁中。由于许多药物被排泄在人乳汁中，哺乳婴儿有受到本品潜在不良反应影响的可能。应依据药物对母亲的重要性，决定终止哺乳或停服药物。

【儿童用药】 尚未确定在儿童患者中的安全性和有效性。

【老年患者用药】 在临床试验中，65 岁或以上老年人和较年轻患者的疗效和安全性相似。

【药物相互作用】

（1）抗凝剂：避免与抗凝剂同时使用；本品与阿司匹林（低剂量≤100mg/d）或噻吩并吡啶类药物和 NSAIDs 同时使用会导致临床相关出血率增加。

（2）P-gp 诱导剂：避免本品与利福平同时使用。

（3）P-gp 抑制剂：ENGAGE AF-TIMI48 临床研究表明，NVAF 患者同时接受低剂量 P-gp 抑制剂会导致依度沙班血药浓度降低。因此，建议同时使用 P-gp 抑制剂时，无须减低剂量。

【药物过量】 本品过量时无特异性逆转剂并可导致出血风险增加。硫酸鱼精蛋白、维生素 K 不能逆转依度沙班的抗凝剂效应。血液透析对依度沙班清除作用有限。

【制剂与规格】 片剂：每片分别为 60mg（黄色圆形，薄膜衣片）、30mg（粉红圆形，薄膜衣片）和 15mg（橙色圆形，薄膜衣片）。

【贮藏】 贮存在 20～25℃（68～77℉）；外出允许 15～30℃（59～86℉）。

四、维生素 K 依赖性抗凝剂
华 法 林

【药品名称】 国际通用名：华法林钠。商用名：华法林、可密定。英文通用名：warfarin sodium。

【药理作用】 凝血因子 Ⅱ、Ⅶ、Ⅸ、Ⅹ需经过 γ-羧化后才能具有生物活性，而这一过程需要维生素 K 参与。华法林是一种双香豆素衍生物，通过抑制维生素 K 及其 2，3-环氧化物（维生素 K 环氧化物）的相互转化而发挥抗凝作用。羧基化能够促进凝血因子结合到磷脂表面，进而加速血液凝固。此外，华法林还因可抑制抗凝蛋白调节素 C 和 S 的羧化作用而具促凝血作用。华法林的抗凝作用能被维生素 K_1 拮抗。香豆素类药物还可以干扰在骨组织中合成的谷氨酸残基的羧化作用，可能导致妊娠期服用华法林的胎儿骨质异常。

【药代动力学】 华法林是两种不同活性的消旋异构体 R 型和 S 型异构体的混合物。华法林口服后经胃肠道吸收迅速而完全，生物利用度高达 100%。服药后 12～18h 起效，36～48h 达抗凝高峰，维持 3～6d，半衰期 36～42h，吸收后与血浆蛋白结合率达 98%～99%（主要是白蛋白），能透过胎盘，母乳中极少。主要在肺、肝、脾和肾中蓄积。由肝脏代谢，在肝脏中两种异构体通过不同途径代谢。代谢产物由肾脏排泄。华法林的量效关系受遗传和环境因素影响。

1. 遗传因素 达到同一 INR 水平，白种人和黄种人对华法林的耐受剂量明显不同，主要遗传因素包括：①华法林相关的药物基因多态性。国内外均有大量研究发现编码细胞色素 P450 2C9 和 VKORC1 某些位点的多态性可导致对华法林的需求量减少，还可能与不良反应增加有关。②华法林的先天性抵抗，先天性华法林抵抗的患者需要高出平均 5～20 倍的剂量才能达到抗凝疗效，可能与华法林对肝脏受体的亲和力改变有关。③凝血因子的基因突变。

2. 环境因素 药物、饮食、各种疾病状态均可改变华法林的药物动力学。因此，服用华法林的患者在加用或停用任何药物包括中药时应加强监测 INR。S-华法林异构体比 R-华法林异构体的抗凝效率高 5 倍。因此，干扰 S-华法林异构体代谢的因素更为重要。保泰松、磺吡酮、甲硝唑及磺胺甲氧嘧啶抑制 S-华法林异构体代谢，均可明显增强华法林对 PT 的作用。而西咪替丁和奥美拉唑抑制 R-华法林异构体的清除，仅轻度增强华法林对 PT 的作用。胺碘酮是 R 和 S 两种华法林异构体代谢清除的强抑制剂，可以增强华法林的抗凝作用。增强肝脏对华法林清除的药物，如巴比妥、利福平、卡马西平。长期饮酒可增加华法林清除，但是饮用大量葡萄酒却几乎对患者的 PT 不产生影响。饮食中摄入的维生素 K 是长期服用华法林患者的主要影响因素之一，应建议患者保持较为稳定的维生素 K 摄入，发生明显变化时应该加强监测。

服用华法林的患者，应避免与非甾体抗炎类药物同时服用，包括环氧合酶 2、选择性非甾体抗炎类药物和某些抗生素。避免与抗血小板药物同时服用，除非获益大于出血危险，如急性冠脉综合征患者或近期置入支架的患者。

可以影响华法林作用的疾病包括长期腹泻或呕吐、乏氧状态、化疗、发热和甲状腺功能亢进等。最重要的是肝功能异常，慢性肾功能不全时华法林的剂量需求也会降低。

【适应证】 华法林抗凝治疗中国专家共识推荐如下所示。

1. 预防和治疗静脉血栓栓塞症

（1）如果静脉血栓栓塞症（VTE）的发生为外科手术或一过性因素所致，推荐抗凝 3 个月。

（2）首次发生的 VTE，如果出血危险高，也建议抗凝治疗 3 个月。

（3）复发的 VTE，出血危险高的患者，应该抗凝治疗 3 个月；出血危险不高，应该长期抗凝。

（4）首次发生的没有原因的 VTE，出血危险不高，应长期抗凝。

（5）VTE 合并活动性肿瘤的患者，出血危险不高，应长期抗凝。

（6）有血栓形成倾向和复发的患者抗凝治疗时间也应该延长。

（7）所有慢性血栓栓塞性肺动脉高压（CTPH）患者，应用华法林终生治疗。

2. 心脏瓣膜病 心脏瓣膜病合并下列情况时应给予华法林抗凝。

（1）风湿性二尖瓣病合并窦性心律的患者，如左心房大于 55mm 或已经发现左心房血栓的患者。

（2）风湿性二尖瓣病合并心房颤动的患者或发生过栓塞的患者。

（3）原因不明的脑卒中合并卵圆口未闭或房间隔膜部瘤，如服用阿司匹林脑卒中复发的患者。

（4）植入人工生物瓣膜的患者，二尖瓣置换术后建议服用华法林 3 个月。

（5）植入人工机械瓣膜的患者，根据不同类型的人工瓣膜及伴随血栓栓塞的危险来进行抗凝。主动脉瓣置换术后 INR 目标为 2.0～3.0，而二尖瓣置换术后建议 INR 目标为 2.5～3.5，植入两个瓣膜的患者，建议 INR 目标为 2.5～3.5。

（6）植入人工瓣膜发生感染性心内膜炎的患者，应该首先停用华法林。

3. 非瓣膜病心房颤动 在确定患者是否适于进行抗凝治疗前应评估其获益风险比，当预防血栓栓塞事件的获益超过出血性并发症的风险时方可启动抗凝治疗。CHADS2 评分系统是临床应用最为广泛的评估工具。若无禁忌证，所有 CHADS2 评分≥2 分的心房颤动患者均应进行长期口服华法林。

4. 心腔内血栓形成

（1）前壁心肌梗死合并左心室血栓形成患者的抗栓治疗并没有直接的临床研究证据，基于观察性研究和华法林联合阿司匹林的临床证据推荐华法林联合抗血小板药物，但是联合治疗时间应该尽量短，即裸金属支架后 1 个月，药物涂层支架后 3～6 个月。

（2）前壁心肌梗死伴左心室血栓或左心室血栓高危（左室射血分数＜40%，心尖前壁运动异常）的患者。

（3）未置入支架：前 3 个月应用华法林联合低剂量阿司匹林 75～100mg/d。此后停用华法林，双联抗血小板治疗至 12 个月。

（4）置入裸金属支架：推荐三联治疗（华法林、低剂量阿司匹林、氯吡格雷 75mg/d）1 个月。第 2～3 个月，应用华法林加一种抗血小板治疗，此后停止华法林治疗，继续应用二联抗血小板治疗 12 个月。

（5）置入药物洗脱支架（DES）：建议三联治疗（华法林、低剂量阿司匹林、氯吡格雷 75mg/d）3～6 个月，此后停用华法林，继续应用双联抗血小板治疗至 12 个月。

（6）特殊情况下的治疗

1）外科围手术期的处理：临床经常会遇到长期服用华法林的患者需要进行有创检查或者外科手术。此时，患者继续或中断抗凝治疗都有危险，应综合评估患者的血栓和出血危险。完全停止抗凝治疗将使血栓形成的风险增加。正在接受华法林治疗的患者在外科手术前需暂时停药，并应用肝素进行桥接。桥接治疗是指在停用华法林期间短期应用普通肝素或低分子量肝素替代的抗凝治疗方法。

若非急诊手术，多数患者一般术前 5d 停用华法林，根据血栓栓塞的危险程度可采取以下几种方法。

血栓栓塞风险较低的患者，可不采用桥接，停药后术前 INR 可恢复到接近正常范围（INR＜1.5）；中度血栓栓塞风险的患者，术前应用低剂量 UFH 5000U 皮下注射或预防剂量的 LMWH 皮下注射，术后再开始低剂量 UFH（或 LMWH）与华法林联合。具有高度血栓栓塞风险的患者，当 INR 下降时（术前 2 日），开始全剂量 UFH 或 LMWH 治疗。术前持续静脉内应用 UFH，至术前 6h 停药，或皮下注射 UFH 或 LMWH，术前 24h 停用。

2）进行牙科操作的患者，可以用氨甲环酸、氨基乙酸漱口，不需要停用抗凝药物或术前 2～3d 停用华法林。

3）外科术后根据手术出血的情况，在术后 12～24h 重新开始肝素抗凝治疗，出血风险高的手术，可延迟到术后 48～72h 再重新开始抗凝治疗，并重新开始华法林治疗。

【用法与用量】 华法林给药有维持量给药法和饱和量给药法两种。

维持量给药法适用于不需要紧急抗凝的患者，为术后 1～2d 开始每日用小剂量（2.5～3mg）华法林，2～3d 后根据检验结果调整用药量，一般 7～14d 后可达到稳定抗凝效果。

饱和量给药法适用于抗凝治疗比较紧迫的患者，为术后 1～2d 开始使用肝素和华法林抗凝，华法林每日 5～10mg，连续应用 3d，当 4～5d 后 PT 达到治疗范围时停用肝素，以后华法林改为维持给药，再根据检验结果调整用药量。由于术后早期患者体内凝血因子仅及正常的 46%～62%，维持给药量的华法林并无栓塞的危险，而饱和量给药法可使凝血因子Ⅶ活性迅速降低，容易引起患者用药过量，在治疗的最初几天里患者有抗凝出血的危险，所以华法林抗凝采用维持量给药法更为安全和简便。通常于术后第 1 天或第 2 天患者能进食时，开始每日口服华法林 2.5mg，2～3d 后根据检查结果调整用药量，每两天测定 1 次，每次增减 1/4 或 1/3，一般 2 周左右即可达到稳定量。对于术后不能早期进食的患者，术后第 2 天开始使用肝素抗凝，每次静脉注射 0.5mg/kg，每 4～6h 1 次。待患者可进食后，再开始口服华法林同前。

【不良反应】

1. 出血　华法林导致出血事件的发生率因不同治疗人群而不同。在非瓣膜病心房颤动患者的前瞻性临床研究中，华法林目标为 INR 2～3 时严重出血的发生率为每年 1.40%～3.40%，颅内出血的发生率为 0.4%～0.8%。出血可以表现为轻微出血和严重出血，轻微出血包括鼻出血、牙龈出血、皮肤黏膜瘀斑、月经过多等；严重出血可表现为肉眼血尿、消化道出血，最严重的可发生颅内出血。肠壁血肿可致亚急性肠梗阻，也可见硬膜下颅内血肿和穿刺部位血肿。ATRIA 注册研究中，心房颤动患者服用华法林颅内出血的年发生率为 0.58%，未抗凝治疗的患者为 0.32%。

服用华法林患者的出血风险与抗凝强度有关，还与患者是初始用药还是长期抗凝和是否监测凝血有关。此外，与患者相关的最重要的出血危险因素为出血病史、年龄、肿瘤、肝脏和肾脏功能不全、脑卒中、酗酒、合并用药尤其是抗血小板药物。目前有多种评估方法应用于临床，其中 HAS-BLED 评分系统被推荐用于心房颤动患者。评分为 0～2 分者属于出血低风险患者，评分≥3 分时提示患者出血风险增高。出血风险增高者发生血栓栓塞事件的风险往往也增高，这些患者接受抗凝治疗的获益可能更大。因此，只要患者具备抗凝治疗适应证仍应进行抗凝药物治疗，而不应将出血危险因素视为抗凝治疗禁忌证。

2. 非出血不良反应　除了出血外，华法林还有罕见的不良反应：急性血栓形成，包括肢体坏疽。通常在用药的第 3～8 天出现，可能与蛋白 C 和蛋白 S 缺乏有关。此外华法林还能干扰骨蛋白的合成，导致骨质疏松和血管钙化。偶见不良反应有恶心、呕吐、腹泻、瘙痒性皮疹、过敏反应及皮肤坏死。大量口服甚至出现双侧乳房坏死、微血管病或溶血性贫血及大范围皮肤坏疽。

【禁忌证】　肝肾功能损害、严重高血压、凝血功能障碍伴有出血倾向、活动性溃疡、外伤、先兆流产、近期手术者禁用。妊娠期禁用。月经期应慎用。

【注意事项】　严格掌握适应证，在无凝血酶原测定的条件时，切不可滥用本品。个体差异较大，治疗期间应严密观察病情，并依据 INR 值调整用量。治疗期间还应严密观察口腔黏膜、鼻腔、皮下出血及大便隐血、血尿等，用药期间应避免不必要的手术操作，选期手术者应停药 7d，急诊手术者需纠正 INR 值≤1.6，避免过度劳累和易致损伤的活动。若发生轻度出血，或凝血酶原时间已显著延长至正常的 2.5 倍以上，应立即减量或停药。严重出血可静脉注射维生素 K_1 10～20mg，用以控制出血，必要时可输全血、血浆或凝血酶原复合物。由于本品是间接作用抗凝药，半衰期长，给药 5～7d 后疗效才可稳定，因此，维持量足够与否务必观察 5～7d 后方能定论。

1. 使用剂量和监测　华法林的有效性和安全性同其抗凝效应密切相关，而剂量-效应关系在不同个体有很大差异，因此必须密切监测防止过量或剂量不足。凝血酶原时间

（prothrombin time，PT）反映凝血酶原、因子Ⅶ、因子Ⅹ的抑制程度。在华法林治疗最初几天内，PT主要反映半衰期为6h的凝血因子Ⅶ的减少。随后，PT主要反映凝血因子Ⅹ和因子Ⅱ的减少。华法林抗凝强度的评价采用国际标准化比值（INR），INR是不同实验室测定的PT经过ISI校正后计算得到的。因此，不同实验室测定的INR可以比较。

2. 抗凝强度　华法林最佳的抗凝强度为INR2.0～3.0，此时出血和血栓栓塞的危险均最低。不建议低强度INR<2.0的抗凝治疗。在VTE和心房颤动患者进行的低强度抗凝与标准强度抗凝比较的临床随机对照研究很少。大规模的病例对照研究提示INR<2.0时心房颤动并发脑卒中的危险明显增加。本文中除特殊说明，华法林的强度均为INR目标范围2.0～3.0。

3. 初始剂量　随华法林剂量不同口服2～7d后出现抗凝作用。美国胸科医师学会抗栓治疗指南建议，对于较为健康的门诊患者，华法林初始剂量10mg，两天后根据INR调整剂量，主要来源于VTE的治疗研究。与西方人比较，亚洲人华法林肝脏代谢酶存在较大差异，中国人的平均华法林剂量低于西方人。中国人心房颤动的抗栓研究中华法林的维持剂量大约在3mg。

为了减少过度抗凝的情况，《华法林抗凝治疗中国专家共识》不建议给予负荷剂量。治疗不紧急（如慢性心房颤动）而在门诊用药时，由于院外监测不方便，为保证安全性，也不建议给负荷剂量。《华法林抗凝治疗中国专家共识》推荐中国人的初始剂量为1～3mg（国内华法林主要的剂型剂量为2.5mg和3mg），可在2～4周达到目标范围。

某些患者如老年、肝功能受损、充血性心力衰竭和出血高风险患者，初始剂量可适当降低。

如果需要快速抗凝，如VTE急性期治疗，给予普通肝素或低分子量肝素与华法林重叠应用5d以上，即在给予肝素的第1天或第2天即给予华法林，并调整剂量，当INR达到目标范围并持续2d以上时，停用普通肝素或低分子量肝素。

美国FDA2008年对华法林的说明书进行了更新，建议可通过基因多态性检测来帮助进行初始剂量的选择。基因多态性只能解释30%～60%的华法林个体差异，还需综合考虑患者的体表面积、肝肾功能和合并用药等因素来选择合适的剂量。目前，国外指南还不推荐对所有服用华法林的患者常规进行基因检测来决定剂量。

4. 剂量调整

（1）治疗过程中剂量调整应谨慎，频繁调整剂量会使INR波动。

（2）如果INR连续测得结果位于目标范围之外再开始调整剂量，一次升高或降低可以不急于改变剂量而寻找原因。

（3）华法林剂量调整幅度较小时，可以采用计算每周剂量，比调整每日剂量更为精确。

（4）INR如超过目标范围，可升高或降低原剂量的5%～20%，调整剂量后注意加强监测。

（5）如INR一直稳定，偶尔波动且幅度不超过INR目标范围上下0.5，可不必调整剂量，酌情复查INR，可数天或1～2周。

5. 监测频率　治疗监测的频率应该根据患者的出血风险和医疗条件灵活掌握。

（1）住院患者口服华法林2～3d后开始每日或隔日监测INR，直到INR达到治疗目标并维持至少2d。此后，根据INR结果的稳定性数天至1周监测1次，根据情况可延长，出院后可每4周监测1次。

（2）门诊患者剂量稳定前应数天至每周监测1次，当INR稳定后，可以每4周监测1次。如果需调整剂量，应重复前面所述的监测频率直到剂量再次稳定。

由于老年患者华法林清除减少，合并其他疾病或合并用药较多，应加强监测。长期服用华法林患者 INR 的监测频率受患者依从性、合并疾病、合并用药药物、饮食调整等因素影响。服用华法林 INR 稳定的患者最长可以 3 个月监测 1 次 INR。

【孕妇及哺乳期妇女用药】

1. 妊娠期间抗凝 华法林能通过胎盘并造成流产、胚胎出血和胚胎畸形，可致胎儿华法林综合征，在妊娠最初 3 个月华法林相对禁忌。遗传性易栓症孕妇应用本品治疗时，可给予小剂量肝素并接受严密的实验室监控。肝素不通过胎盘，是妊娠期较好的选择。妊娠期间有以下几种治疗选择：①妊娠全程应用普通肝素或低分子量肝素；②妊娠全程应用华法林，分娩时应用普通肝素或低分子量肝素；③妊娠前期应用肝素，而中后期应用华法林，直至分娩前再转换为普通肝素和低分子量肝素；④分娩前 12h 停用肝素和低分子量肝素，分娩后与华法林重叠使用 4～5d，华法林对哺乳婴儿没有抗凝作用。

瓣膜病心房颤动的妊娠患者血栓栓塞风险很高，应该在妊娠最初 3 个月和后 3 个月分别给予肝素抗凝，中间 3 个月可给予华法林，此时 INR 应该控制在 2.0～2.5，以减少对胚胎的影响。而对于植入人工机械瓣膜的患者，最佳的策略是给予华法林并严密监测 INR，因为普通肝素和低分子量肝素的疗效均不确切。欧洲指南认为妊娠期间华法林的剂量如果不超过 5mg/d，发生胚胎病的风险很低，可以应用华法林直至妊娠 36 周。美国指南推荐只在妊娠患者血栓风险极高时全程给予华法林抗凝，如二尖瓣置换术或有栓塞病史的患者。如果患者的华法林用量较大，也可考虑在妊娠第 6～12 周时给予普通肝素或低分子量肝素。此期间应用华法林应该每周监测。妊娠期间 VTE 的预防和治疗应该给予 LMWH，但是分娩后可以给予华法林。

2. 哺乳期妇女用药 少量华法林可由乳汁分泌，哺乳期妇女每日服 5～10mg，血药浓度一般为 0.48～1.8μg/ml，乳汁及婴儿血浆中药物浓度极低，对婴儿影响较小。

【儿童用药】 应按个体所需调整剂量。

【老年患者用药】 老年人应慎用，且用量应适当减少并个体化。

【药物相互作用】 增强本品抗凝作用的药物有阿司匹林、水杨酸钠、胰高血糖素、奎尼丁、吲哚美辛、保泰松、奎宁、依他尼酸、甲苯磺丁脲、甲硝唑、别嘌呤醇、红霉素、氯霉素、某些氨基糖苷类抗生素、头孢菌素类、苯碘达隆、西咪替丁、氯贝丁酯、右旋甲状腺素、对乙酰氨基酚等。降低本品抗凝作用的药物：苯妥英钠、巴比妥类、口服避孕药、雌激素、考来烯胺、利福平、维生素 K 类、氯噻酮、螺内酯、扑米酮、皮质激素等。不能与本品合用的药物：盐酸肾上腺素、阿米卡星、维生素 B_{12}、间羟胺、催产素、盐酸氯丙嗪、盐酸万古霉素等。本品与水合氯醛合用，其药效和毒性均增强，应减量慎用。维生素 K 的吸收障碍或合成下降也影响本品的抗凝作用。

【药物过量】 过量易引起出血。中等以上出血者可用维生素 K_1 维持输注或用新鲜血浆纠正。

【制剂与规格】 片剂：华法林钠，每片 2.5mg、3mg；可嘧啶，每片 1mg、2mg、3mg、5mg。

（樊朝美）

第十八章 溶血栓药

血栓形成是指血管中血块形成，阻塞循环系统中的血流。正常情况下当血管受损时，血小板及纤维蛋白组成血块以止血，是整个凝血过程的最终一环。而血管没受损时，在某些特殊情况下也能形成血块并随着血液循环全身，这便称为血栓。当血栓在特定部位形成或者循环到特定部位而阻碍这里的血流时，便会造成组织缺氧，甚至造成组织坏死。这种情况发生在脑血管就是脑梗死，发生在冠状动脉就是心肌梗死。一旦发生梗死，往往都是紧急的情况，而溶栓药物可以激活纤溶系统，使得血栓溶解，能够有效治疗血栓栓塞性疾病，及时恢复重要脏器的供血供氧。溶栓治疗通过溶解动脉或静脉血管中的新鲜血栓使血管再通，从而部分或完全恢复组织和器官的血流灌注，最大程度地减轻心肌坏死，达到减轻患者症状并改善患者预后的目的。

纤溶酶除能使纤维蛋白水解外，还能干扰纤维蛋白的单聚合作用，妨碍正常的血液凝固，还可水解凝血因子Ⅴ及Ⅶ，因此也可发生血液失凝及出血反应。由于现有溶栓药仍存在许多不足，因而促进了新一代溶栓药的开发，即在传统溶栓药物中研制其突变体（mutant）、变异体（variant），组成新的复合物、嵌合体（chimera）等，均致力于提高溶栓剂的效果、耐受性及使用的方便性。目前新型溶栓药物的研制正朝着与纤维蛋白亲和力更强、冠脉再通率更高、半衰期更长、适用单次或反复的弹丸式注射及出血发生率更低的方向发展。

第一节　溶血栓药物的分类及药理学特性

血栓的主要成分之一是纤维蛋白原，溶栓药物能够直接或间接激活纤维蛋白溶解酶原变成纤维蛋白溶解酶（纤溶酶）。纤溶酶能够降解不同类型的纤维蛋白（原），包括纤维蛋白原、单链纤维蛋白，促进血栓的裂解并达到开通血管的目的。但纤溶酶对交链纤维蛋白多聚体作用弱。同时，纤溶酶原激活剂抑制物也参与调节该过程，活化的纤溶酶受 α-抗纤溶酶的抑制以防止纤溶过度激活。溶栓药物多为纤溶酶原激活物或纤溶酶原类似物。

一、依据溶栓药物与纤维蛋白结合有无选择性分类

溶栓药物的发展经历从非选择性纤溶酶原激活剂到选择性纤溶酶原激活剂，从静脉持续滴注药物到静脉注射药物的过程。

1. 非选择性纤溶酶原激活剂　常用的代表性药物有链激酶和尿激酶。链激酶进入机体后与纤溶酶原结合成链激酶-纤溶酶原复合物而发挥纤溶活性，链激酶-纤溶酶原复合物对纤维蛋白的降解无选择性，常导致全身性纤溶活性增高。链激酶为异种蛋白，可引起过敏反应和毒性反应。应避免再次用链激酶。尿激酶是从人尿或肾细胞组织培养液中提取的一种双链丝氨酸蛋白酶，可以直接将循环血液中的纤溶酶原转变为活性的纤溶酶，非纤维蛋

白特异性。无抗原性和过敏反应，与链激酶一样对纤维蛋白无选择性。

2. 选择性纤溶酶原激活剂 临床最常用的为阿替普酶（重组人组织型纤溶酶原激活剂，rt-PA），通过基因工程技术制备，具有快速、简便、易操作、安全性高、无抗原性的特点（半衰期 4～5min）。可选择性激活血栓中与纤维蛋白结合的纤溶酶原，对全身性纤溶活性影响较小。因此，出血风险降低。目前，其他特异性纤溶酶原激活剂还包括基因工程改良的天然溶栓药物及 t-PA 的衍生物，主要特点是纤维蛋白的选择性更强，血浆半衰期延长，适合弹丸式静脉注射，药物剂量和不良反应均减少，使用方便。已用于临床的 t-PA 的突变体有瑞替普酶（r-PA），兰替普酶（n-PA）和替奈普酶（TNK-tPA）等。GUSTO 研究显示，rt-PA 加速给药组开通冠状动脉优于链激酶，每治疗 1000 例患者减少 10 例死亡。临床研究提示 r-PA 和 TNK-tPA 与 t-PA 加速给药疗效相似，但是给药方便，更适合院前溶栓。

二、依据发现溶栓药物的时间顺序和药物作用特点分类

根据发现时间的顺序和药物作用的特点，可将溶栓制剂分为四代，主要溶栓药物特征的比较见表 18-1。

表 18-1　三代溶栓药物

溶栓药发展	纤维蛋白特异性	非纤维蛋白特异性
第一代	—	尿激酶
	—	链激酶
第二代	重组型组织纤溶酶原激活剂（t-PA）	尿激酶原（scum-PA）
	阿替普酶（alteplase）	链激酶-纤溶酶原激活复合物（APSAC）
第三代	替奈普酶（TNK-tPA）	—
	瑞替普酶	—
	孟替普酶	—
	拉诺普酶	—
	帕米普酶	—
	葡激酶	—
	去氨普酶（bat-PA）	—
	嵌合溶栓	—

（一）第一代溶栓剂

1. 尿激酶（urokinase，UK）　UK 是从人尿或肾细胞组织培养液中提取的一种蛋白水解酶。本品能直接激活纤溶酶原成为纤溶酶，从而使纤维蛋白水解，血栓溶解。其与链激酶的主要区别在于尿激酶是直接作用于纤溶酶原激活因子，从而使纤溶酶原被激活为纤溶酶。但链激酶则是作用于纤溶酶原激活因子的前体物。尿激酶用途和链激酶类似，但是作

用稍弱。尿激酶克服了链激酶一个很大的缺点，其抗原性很弱，临床引发过敏反应少见。但是仍然存在与纤维蛋白结合有无选择性、会引起全身纤溶状态、溶栓速度慢、开通效率低、容易引发出血等问题。UK 无抗原性和过敏反应，且价格低廉，目前是国内常用的溶栓药物之一。

2. 链激酶（streptokinase，SK） SK 发现于 1949 年，是世界上最早发现的纤溶酶原激活剂，也是最早应用于临床治疗血栓性疾病的溶栓药物。链激酶是溶血性链球菌分泌的胞外酶，是从 B 型溶血链球菌培养液中提取的一种非蛋白酶的外源性纤溶酶原激活剂，能够与纤溶酶原以 1∶1 比例形成 SK-纤溶酶原复合物，催化纤溶酶原转化为纤溶酶，促使纤维蛋白溶解。SK 并不具有纤维蛋白的选择性，它对血液循环中及与血凝块结合的纤维蛋白（原）都起作用，有可能引起出血并发症。SK 具有一定抗原性，健康人群中多数可检测出 SK 抗体，也可引起过敏反应。链激酶疗效明确，价格便宜，但是也有一个重要的缺点，其具有抗原性，几乎每个人都被链球菌感染过。因此，体内一般都存在有抗链激酶抗体，使用链激酶易引发抗原抗体反应，从而降低链激酶作用，甚至引发出血综合征。近年来临床使用渐少。

（二）第二代溶栓剂

1. 组织型纤溶酶原激活剂（tissue type plasminogen activator，t-PA） 又称为组织型纤溶酶原激活物。t-PA 最初是从人黑色素瘤细胞培养液中提取的，目前临床上应用的阿替普酶（rt-PA）是用基因工程技术制备的重组 t-PA。阿替普酶的结构中含有两个环饼状结构（K 区），对纤维蛋白具有特异性的亲和力，故可选择性地激活血凝块中的纤溶酶原，使阿替普酶具有较强的局部溶栓作用。阿替普酶无抗原性，但由于半衰期短，其具有纤维蛋白选择性，一般不会引起循环系统纤维蛋白原和纤溶酶耗竭，因而不会出现全身纤溶状态。但是当大剂量应用时仍然可以引起纤维蛋白和纤溶酶原减少。由于其半衰期与一代溶栓药物一样仍然较短，需要持续静脉给药。阿替普酶是一种生理性溶栓药，可以防止血栓形成和增大。它是治疗冠状动脉血栓、肺血栓和缺血性脑卒中最常用的溶栓药。至今仍然是美国 FDA 唯一批准用于缺血性脑卒中的溶栓药物，被认为是脑卒中溶栓药物的"金标准"。阿替普酶不是由生物中提取，故而没有抗原性，可以反复使用。

2. 乙酰化纤溶酶原-链激酶激活剂复合物（acylated plasminogen- streptokinase activator complex，APSAC） APSAC 是人工制备的乙酰化纤溶酶原和链激酶的复合物，在纤溶酶原的活性中心人工接上一个乙酰基团，这种冻干的乙酰化基团在血液中会逐步水解而去乙酰化，纤溶酶活性中心暴露继而产生纤溶作用。虽然链激酶没有纤维蛋白特异性，但复合物中的纤溶酶原能够选择性与纤维蛋白结合，因此 APSAC 可发挥局部溶栓作用而不产生全身纤溶亢进，临床出血较少。

3. 单链尿激酶型纤溶酶原激活剂（single chain urokinase type plasminogen activator，scu-PA） scu-PA 也称前尿激酶，可由人尿或肾胚细胞培养液中提取，也可采用基因工程技术制备，称为重组 scu-PA。scu-PA 并无特异性纤维蛋白结合位点，但 scu-PA 与纤溶酶原具有很强的亲和力，纤溶酶原对纤维蛋白具有高度亲和力，scu-PA 通过纤溶酶原间接获得纤维蛋白特异性，scu-PA 无抗原性，无过敏反应。

（三）第三代溶栓剂

1. 瑞替普酶（重组人组织型纤溶酶原激酶衍生物，reteplase，r-PA） r-PA 是第三代溶栓药物的代表药物。相比前两代药物优势明显，其具有溶栓快速，对纤维蛋白特异性高，血浆中半衰期长，适合单次或者多次快速静脉注射，不需要根据体重调整剂量等优势。瑞替普酶是阿替普酶的中间缺失突变体，去除了与肝内灭活相关的部分结构。经过这一改造，瑞替普酶半衰期延长，可以通过静脉注射直接给药而无须持续静脉滴注，使用更加方便。且其与血栓结合力较弱，在一处发挥作用后可在其他部位再发挥作用，从而提高了溶栓活性。

2. 替奈普酶（tenecteplase，TNK-tPA） TNK-tPA 是 t-PA 的突变体，分子中 3 个位点 Th103、Asn117 和 Lys296-His-Arg-Arg299 分别被 Asn、Glu 和 Ala-Ala-Ala-Ala 代替。TNK-tPA 血浆清除呈双相性，起初半衰期为 20～24min，终末半衰期为 90～130min，临床上可单次静脉注射给药。TNK-tPA 对纤维蛋白特异性较 t-PA 强，对血凝块有较大的亲和力，拮抗纤溶酶原激活抑制剂-1（PAI-1）的能力也较 t-PA 强。

主要溶栓药特征的比较见表 18-2；不同溶栓药物的比较见表 18-3。

表 18-2　主要溶栓药特征的比较

项目	尿激酶	链激酶	阿替普酶	瑞替普酶	替奈普酶
	UK	SK	rt-PA	r-PA	TNK-tPA
剂量	150 万 U	150 万 U	100mg/90min	10MU×2 次	30～50mg
	30min	30～60min	根据体重	每次＞2min	根据体重
负荷剂量	无须	无须	需要	弹丸式静脉注射	弹丸式静脉注射

表 18-3　不同溶栓药物的比较

溶栓药发展	分子量（kDa）	免疫原性	血浆半衰期（min）	剂量	血浆清除率	血浆激活	纤维蛋白特异性	通畅率（TIMI-3 级血流）	级别
链激酶	47	无	18	1.5mU/h	10.8±8.8	间接	（－）	90min 时 30%	心肌梗死证实，脑卒中试验
复合纤溶链激酶	131	无	90～112	—	65±25	间接	（－）	90min 时 50%	心肌梗死证实
尿激酶	32～54	无	15	3mU/h	—	直接	（－）	—	心肌梗死证实
沙芦普酶	47	无	6～9	20mg bolus+60mg/60min	594±160	直接	（－）	60min 时 71.8%	脑卒中试验
阿替普酶	70	无	4～8	15mgbolus+3hr infusion upto 85mg	572±132	直接	（＋）	90min 时 46%～75%	脑卒中证实，心肌梗死证实
瑞替普酶	40	无	11～14	Double bolus（10+10U，30min apart）	103±138	直接	（＋）	90min 时 60%～63%	脑卒中概念验证心肌梗死证实
替奈普酶	70	无	20	0.5mg/kg single bolus	105	直接	（＋＋）	90min 时 63%	脑卒中临床前试验，心肌梗死证实
兰替普酶	54	？	37±11	120kU/kg single bolus	51±16	直接	（－）	90min 时 57%～83%	心肌梗死概念确认

续表

溶栓药发展	分子量（kDa）	免疫原性	血浆半衰期（min）	剂量	血浆清除率	血浆激活	纤维蛋白特异性	通畅率（TIMI-3级血流）	级别
孟替普酶	？	？	23	0.22mg/kg single bolus	？	直接（－）		60min 时53%～69%	临床前试验
去氨普酶	52	有	190	0.125mg/kg single bolus	23±62	直接（+++）		—	脑卒中临床前注册试验
葡激酶	16.5	有	6	15mg+15mg double bolus	270±100	间接（+++）		90min 时68%	脑卒中、心肌梗死注册临床试验

（四）第四代溶栓剂

第四代纤溶酶原激活剂具有直接溶解网状的纤维蛋白，同时稳定血栓，而不需要纤维蛋白溶解酶原的帮助，对末梢动脉等处形成的较持久的血栓供应量有限，有待进一步考证。

第四代溶栓药物主要为 PAI-1 抑制剂，从海洋微生物中提取，可抑制血小板脱颗粒，使血浆中 t-PA 浓度升高，增强溶栓活性。特点为可口服、药物半衰期长、不良反应少，但目前仍处于实验阶段，尚未应用于临床。

第二节　溶血栓药物的作用机制

溶栓药物常用于治疗多种静脉和动脉血栓栓塞性疾病，尤其是对急性心肌梗死有着良好的治疗效果。溶栓药物是一组通过将纤溶酶原转变为纤溶酶，从而激活纤溶系统，将已经形成的血栓溶解的药物。溶栓药本质上是一类纤溶酶原激活物，其通过促进血管系统内血栓纤溶系统中的活性酶（纤溶酶原、纤溶酶和自然纤溶剂等）的活性从而使纤维蛋白水解，血栓溶解。这些溶栓药物也表现出了良好的再灌注效果。

链激酶和尿激酶降解纤维活性的发现使得它们用于溶栓治疗，但是它们存在系统性出血的问题。第二代纤维蛋白溶酶原激活剂，如阿尼普酶（anistreplase）和 t-PA 部分缓解了出血问题。第三代溶栓药物主要采用分子生物学及基因工程技术研制出重组的组织型纤溶酶原激活剂突变体、嵌合体（两种 PA 有效成分融合）及抗体靶向药物，从而提高对纤维蛋白的特异性，延长药物半衰期，减少出血，提高溶栓药物的安全性和疗效。

第三节　临床常用的溶血栓药物

一、纤溶酶原激活剂

链　激　酶

【药品名称】　国际通用名：链激酶。英文通用名：streptokinase（SK）。

【药理作用】　本品是从 β-溶血性链球菌培养液中提纯精制而成的一种高纯度酶，具有促进体内纤维蛋白溶解系统活力的作用，使纤维蛋白溶酶原转变为活性的纤维蛋白溶酶，使血栓内部崩解和血栓表面溶解。当静脉使用时，其纤维蛋白亲和性不高。本品先与纤维蛋白溶酶原形成复合物，此复合物再激活纤溶酶原成为纤溶酶，溶解血块，对整个凝血系统各组分也有系统性作用。本品具抗原性，一年内不可重复使用。

【循证医学证据】 GISSI 试验开创了溶栓时代，此研究在 11 712 例急性心肌梗死患者中评价了链激酶（150 万单位，60min 内静脉滴注）的疗效。与标准治疗相比，在症状出现后 12h 内给予链激酶的患者，住院期间总死亡率降低 18%，统计学上差别非常显著。这种效益与开始治疗时间的早晚有关，在症状出现后 1h 和 3h 治疗的患者，住院期间死亡率分别降低 47% 和 23%。

【药代动力学】 静脉注射后主要分布于肝脏，其代谢产物主要从肾脏经尿液排泄。链激酶的半衰期约为 25min。

【适应证】 急性心肌梗死、急性肺栓塞、深静脉栓塞、周围动脉栓塞、血管外科手术后的血栓形成、视网膜中央动脉阻塞等。

【用法与用量】 对于急性心肌梗死患者，在无禁忌证情况下，发病 6h 内静脉给予链激酶 100～150 万 U，1h 内输完，然后以肝素静脉滴注维持 24～48h。本品也可用于急性肺栓塞，链激酶负荷量 25 万 U，静脉注射 30min，随后以每小时 10 万 U 持续静脉滴注 24h。

【不良反应】 出血是常见的不良反应，如穿刺部位出血、皮肤瘀斑、胃肠道、泌尿道或呼吸道出血和脑出血。还可出现发热、寒战和皮疹等过敏反应。低血压、过敏性休克罕见。也可发生恶心、呕吐、肩背痛。偶可引起溶血性贫血、黄疸、谷丙转氨酶升高和继发性栓塞（如肺栓塞、脑栓塞或胆固醇栓塞）。

【禁忌证】 两周内有出血、手术、外伤史、心肺复苏或不能实施压迫止血的血管穿刺患者，近期有溃疡病史、食管静脉曲张、溃疡性结肠炎或出血性视网膜病变患者、未控制的高血压（血压≥160/110mmHg 以上）或疑为主动脉夹层者、凝血障碍及出血性疾病患者、严重肝肾功能障碍患者、近期患过链球菌感染者禁用。二尖瓣狭窄合并心房颤动伴左心房血栓者、感染性心内膜炎患者及妊娠期妇女禁用。

【注意事项】 如出现过敏反应可给予抗过敏药，重症者可用氢化可的松或地塞米松，一般不在溶栓前常规给予抗过敏药治疗。治疗结束后 12h 用抗凝剂（如低分子量肝素皮下注射）以防血栓再形成。应避免肌内注射及动脉穿刺，以防血肿。溶解时轻摇，以防止效价降低。急性心肌梗死溶栓治疗应尽早开始。用链激酶后 5 天至 12 个月内不能重复使用 SK。若再次发生心肌梗死，可用其他溶栓药。

【孕妇及哺乳期妇女用药】 禁用。

【儿童用药】 尚未见报道。

【老年患者用药】 尚不清楚。

【药物相互作用】 与阿司匹林同时使用治疗急性心肌梗死具有良好的效果。同时或事先使用抗凝剂或右旋糖酐，可增加出血危险。

【药物过量】 如使用药物过量，易发生出血，如果出血量过大时，可用6-氨基己酸止血，输新鲜血浆或全血。

【制剂与规格】 注射剂：每支 10 万 U、50 万 U、150 万 U。

【贮藏】 遮光、密封保存，2～8℃保存。

重组链激酶

【药品名称】 国际通用名：重组链激酶。商用名：思凯通。英文通用名：recombinant streptokinase。

【药理作用】 本品与纤溶酶原以1∶1分子比结合成复合物，然后把纤溶酶原激活成纤溶酶，纤溶酶催化纤维蛋白水解，从而使血栓溶解，血管再通，同时其溶栓作用因纤维蛋白的存在而增强，因此能有效特异地溶解血栓或血块，能治疗以血栓形成为主要病理变化的疾病。

【循证医学证据】

1. 重组链激酶急性心肌梗死溶栓治疗临床试验是一项随机、单盲、对照试验，旨在观察国产重组链激酶在急性心肌梗死静脉溶栓治疗中的临床疗效和不良反应，评价其有效性及安全性。研究共纳入173例患者，分为重组链激酶组、链激酶组及重组链激酶开放组。研究显示，重组链激酶与链激酶的血管再通率与链激酶相近，过敏反应及低血压发生率低，出血并发症少，安全性好。

2. Indigenous recombinant streptokinase vs natural streptokinase in acute myocardial infarction patients 是一项随机双盲对照试验，比较了重组链激酶和天然链激酶在心肌梗死患者中使用的安全性及有效性。试验共入组150例患者。研究显示重组链激酶与天然链激酶的血管再通率相似，不良反应发生率相似。

【药代动力学】 静脉给药，进入体内后迅速分布全身，15min后主要分布在肝（34%）、肾（12%）、胃肠（7.3%），在血浆中的浓度呈指数衰减。从血浆中的消除有快慢两个时相，半衰期分别为5~30min和83min，主要从肝脏经胆道排出，仍保留生物活性。

【适应证】 急性心肌梗死等血栓性疾病。

【用法与用量】 急性心肌梗死静脉溶栓治疗：一般推荐本品150万U溶解于5%葡萄糖100ml，静脉滴注1h。对于特殊患者（如体重过低或明显超重），医生可根据具体情况适当增减剂量（按2万U/kg体重计）。

【不良反应】【禁忌证】【注意事项】【孕妇及哺乳期妇女用药】【儿童用药】【老年患者用药】【药物相互作用】和【药物过量】 参见链激酶。

【制剂与规格】 注射剂：每支10万U、50万U、150万U。

【贮藏】 2~8℃保存。

尿 激 酶

【药品名称】 国际通用名：尿激酶。英文通用名：urokinase（UK）。

【药理作用】 本药是一种糖蛋白，可激活纤溶酶原成为纤溶酶。当静脉使用时，其纤维蛋白亲和性不高。本品可直接激活纤溶酶原成为纤溶酶，溶解血块，对整个凝血系统各组分也有系统性作用。本品不具抗原性，可重复使用。

【循证医学证据】 急性缺血性脑卒中6h内的尿激酶静脉溶栓治疗试验分为2个阶段。第1阶段开放试验初步证实国产尿激酶（UK）的安全性，确定了UK使用剂量为100~150万U。第2阶段为多中心随机、双盲、安慰剂对照试验，将465例发病6h内的急性缺血性脑卒中患者随机分为 3 组，静脉给予 UK（150 万 U 组 155 例，100 万 U 组 162 例）组和安慰剂组（148 例）。结果显示 6h 内采用 UK 溶栓相对安全、有效。然而，Wardlaw 等人的 Cochrane 系统评价用随访期末的死亡率或残疾率作为疗效指标时，上述临床试验未显示尿激酶可以显著降低随访期末死亡或残疾的风险（OR，0.95；95% CI，0.64～1.62）。美国 AHA《成人缺血性脑卒中早期治疗指南》认为尿激酶只应限于在临床试验中使用（Ⅲ级推荐，C 级证据）。

《中国急性缺血性脑卒中诊治指南 2010》指出：发病 6h 内的缺血性脑卒中患者，如不能使用 rt-PA 可考虑静脉给予尿激酶，应根据适应证严格选择患者。用药期间应如前述严密监护患者（Ⅱ级推荐，B 级证据）。

【药代动力学】 静脉注射后迅速起效，15min 达高峰，可持续 6h。本品在肝脏中代谢清除。

【适应证】 急性心肌梗死、急性肺栓塞、脑栓塞、视网膜中央动脉阻塞及高凝、低纤溶状态如肾病综合征、肾功能不全等。

【用法与用量】

1. 急性心肌梗死 静脉滴注：2.2 万 U/kg 尿激酶溶于生理盐水或 5% 葡萄糖 100ml 中，于 30min 内静脉滴注，配合肝素皮下注射 7500～10 000U，每 12h 1 次或低分子量肝素皮下注射，每日 2 次。冠状动脉输注：20～100 万 U，溶于生理盐水或 5% 葡萄糖 20～60ml 中，以 1～2 万 U/min 的速度输入，剂量可依患者体重、体质情况及溶栓效果等情况作调整。

2. 急性肺栓塞 尿激酶负荷量 4400U/kg，静脉注射 10min，随后以 2200U（kg·h）持续静脉滴注 12h，另可考虑 2h 溶栓方案：2 万 U/kg 持续静脉滴注 2h。急性脑血栓、脑栓塞及外周动静脉血栓：2～4 万 U/d，1 次或分 2 次给药，溶于 20～40ml 生理盐水中，静脉注射，或溶于 5% 葡萄糖生理盐水或低分子右旋糖酐 500ml 静脉滴注。疗程一般为 7～10d，剂量可根据病情增减。

【不良反应】 剂量过大时，可见轻度出血如皮肤黏膜出血、肉眼及镜下血尿、血痰或小量咯血、呕血等；严重出血，如大量咯血或消化道大出血、腹膜后出血及颅内出血、脊髓出血、纵隔内出血或心包出血等。少数患者可出现过敏反应，发热（可用对乙酰氨基酚作退热药，不可用阿司匹林或其他有抗血小板作用的退热药），其他不良反应有恶心、呕吐、食欲缺乏、疲倦和谷丙转氨酶升高。

【禁忌证】 14d 内有活动性出血，如胃与十二指肠溃疡、咯血、痔疮，做过手术、活体组织检查、心肺复苏、不能实施压迫部位的血管穿刺及外伤史。控制不满意的高血压（血压≥160/110mmHg），疑为主动脉夹层者。有出血性脑卒中史者。对扩容和血管加压药无反应的休克。细菌性心内膜炎、二尖瓣病变合并心房颤动且高度怀疑左心腔内有血栓者。糖尿病合并视网膜病变者。出血性疾病或出血倾向，严重的肝肾功能障碍及进展性疾病。意识障碍患者。妊娠期妇女。

【注意事项】 应定时测定凝血时间，严重肝功能障碍、低纤维蛋白原血症及易出血者禁用。本品应新鲜配制，不宜用酸性溶液稀释。

【孕妇及哺乳期妇女用药】 禁用。

【儿童用药】 迄今尚无对儿童使用本药的经验。

【老年患者用药】 尚不清楚。

【药物相互作用】 与肝素同用时尿激酶活性受抑制，可交替给药。

【药物过量】 可用氨基己酸或氨甲苯酸等抗纤溶药救治。

【制剂与规格】 注射剂：每支 25 万 U、50 万 U。

【贮藏】 遮光、密闭、阴凉处保存。

茴酰化纤溶酶原链激酶激活剂复合物

【药品名称】 国际通用名：茴酰化纤溶酶原链激酶激活剂复合物。英文通用名：anisoylated plasminogen streptokinase activator complex（APSAC）、eminase。

【药理作用】 本品是一种新型纤溶酶原激活剂。其特点是通过茴酰化使纤溶酶原的活性部位得到保护，这样可避免注射时非特异性激活，进入体内缓慢脱茴酰而生效。本品也有抗原性。

【循证医学证据】

1. GREAT（grampian region early anistreplase trial）**研究** 是一项随机双盲对照试验，旨在研究早期使用 APSAC 是否可降低急性心肌梗死的死亡率。研究共入组 311 例患者。研究结果显示，早期院外给予 APSAC 组一年后的死亡率较院内溶栓治疗明显降低。

2. TEAM-2[effects of early thrombolytic therapy（anistreplase versus streptokinase）on enzymatic and electrocardiographic infarct size in acute myocardial infarction，APSAC 溶栓治疗急性心肌梗死临床试验-2] 研究是一项随机、双盲、对照研究，旨在对比 APSAC 和链激酶治疗急性心肌梗死溶栓后心肌标志物及心电图变化情况。研究显示 APSAC 组患者的心肌标志物水平较链激酶低，达峰时间及心电图变化无统计学差异，提示早期使用 APSAC 及链激酶均可以有效地减少梗死面积。

3. TEAM-3（anistreplase versus alteplase in acute myocardial infarction：comparative effects on left ventricular function，morbidity and 1-day coronary artery patency） 研究是一项多中心、随机、双盲、对照研究，旨在对比 APSAC 和 rt-PA 用于急性心肌梗死患者溶栓治疗后左心室功能恢复、死亡率、冠脉再通率。研究共纳入 325 例患者。研究结果显示 APSAC 和 rt-PA 使用后血管再通率及死亡率二者并无明显差异，但 APSAC 组的左心室功能较 rt-PA 组低。

根据 TEAM-2 研究，APSAC 5mg 于 2～5min 内静脉注射，其早期冠脉再通率为 72.1%。

【药代动力学】 本品血浆半衰期为 120min 左右。作用持续 4～6h，它主要经肝脏代谢，随尿排出。

【适应证】 急性心肌梗死、急性肺栓塞、深静脉栓塞、周围动脉栓塞、血管外科手术后的血栓形成、视网膜中央动脉阻塞等。

【用法与用量】 静脉滴注，1 次静脉注射 30mg 就能产生较好的溶栓效果。

【不良反应】【禁忌证】【注意事项】【孕妇及哺乳期妇女用药】【儿童用药】【老年患者用药】【药物相互作用】和【药物过量】 参见链激酶。

【制剂与规格】 注射剂：每支 30mg。

重组单链尿激酶型纤溶酶原激活剂

【药品名称】　国际通用名：重组单链尿激酶型纤溶酶原激活剂。英文通用名：r-scu-PA。

【药理作用】　本品是一种从天然存在的生理性蛋白酶获得的前体药，现由基因重组技术制造。本品为一含有 411 个氨基酸的单链多肽，在体内被纤溶酶部分转化成含有 276 个氨基酸的、有活性的、双链、低分子量形式的尿激酶。另外，其未被转化的部分也可直接激活纤溶酶原。

【循证医学证据】

1. PASS 研究（practical applicability of saruplase study）　是一项开放标签研究。研究探索了重组单链尿激酶型纤溶酶原激活剂在急性心肌梗死患者中使用的安全性及有效性。所有患者均接受了 20mg 重组单链尿激酶型纤溶酶原激活剂静脉注射后持续 60mg 泵入 1h，重组单链尿激酶型纤溶酶原激活剂使用前后均加用肝素抗凝。使用重组单链尿激酶型纤溶酶原激活剂后 53.1%患者取得了 TIMI3 级血流，17.4%患者取得了 TIMI2 级血流，5.4%患者使用时出现了出血，其中 1.2%因大出血需要输血治疗，颅内出血发生率为 0.5%，溶栓后 1 年死亡率为 8.4%，研究显示重组单链尿激酶型纤溶酶原激活剂在临床使用中安全且有效。

2. SESAM 研究（the study in Europe with saruplase and alteplase in myocardial infarction）是一项随机对照研究，研究对比了重组单链尿激酶型纤溶酶原激活剂和阿替普酶在急性心肌梗死患者中应用的有效性。研究共纳入 473 例患者，随机使用重组单链尿激酶型纤溶酶原激活剂和阿替普酶溶栓，45min、60min 及 90min 时两组血管通畅率无统计学差异，安全性指标两组无明显差异。研究显示，重组单链尿激酶型纤溶酶原激活剂在急性心肌梗死患者中使用与阿替普酶具有相同的安全性及有效性。

【药代动力学】　在体内的半衰期为 7～8min。它主要经肝脏代谢，随尿排出。r-scu-PA 的纤溶活性小于 SK，高于 rt-PA。

【适应证】　急性心肌梗死。

【用法与用量】　首次静脉注射 20mg，然后于 60min 内静脉滴注 60mg。

【不良反应】【禁忌证】【注意事项】【孕妇及哺乳期妇女用药】【儿童用药】【老年患者用药】【药物相互作用】和【药物过量】　参见尿激酶。

【制剂与规格】　注射剂：每支 10mg。

阿 替 普 酶

【药品名称】　国际通用名：阿替普酶（重组人组织型纤溶酶原激活剂）。商用名：艾通立、爱通立。英文通用名：alteplase（recombinant tissue plasminogen activator，rt-PA）。

【药理及毒理研究】

1. 药理研究　本药的活性成分是一种糖蛋白，可直接激活纤溶酶原转化为纤溶酶。当静脉给予时，本品在循环系统中表现出相对非活跃状态，一旦与其纤维蛋白结合后，本品被激活，诱导纤溶酶原转化为纤溶酶，导致纤维蛋白降解，血块溶解。由于本品具有纤维蛋白相对特异性，100mg 的本品可能导致循环中纤维蛋白原在 4h 内减少至 60%左右，但一般 24h 后可恢复到 80% 以上。4h 后纤溶酶原和 α-2-抗纤溶酶分别减少至 20% 和 35% 左右，24h 后可恢复到 80% 以上。只有少数患者出现明显的较长时间的循环纤维蛋白原水平下降。

2. 毒理研究 在大鼠和南美猴的亚急性毒理研究中，未发现其他预期之外的不良反应。致突变试验中未发现有致突变倾向。

【循证医学证据】

1. 急性心肌梗死的循证医学证据 GUSTO 试验（global utilization of streptokinaseand t-PA for occluded coronary artery trial，全球使用链激酶和组织纤维蛋白溶酶原激活物治疗闭塞性冠状动脉疾病的研究）是一项随机、双盲对照研究。该研究共纳入 40 000 余例急性心肌梗死患者。研究结果表明：治疗组给予组织型纤维蛋白溶酶原激活物，100mg 本品 90min 静脉滴注，同时静脉滴注肝素辅助治疗，30d 死亡率为 6.3%；对照组予以 150 万单位链激酶 60min 滴注，辅以皮下或静脉滴注肝素对比，其 30d 死亡率为 7.3%。同时 rt-PA 治疗的患者溶栓后 60min 和 90min 的血管再通率高于链激酶治疗的患者。在 180min 及以后时间的血管再通率 2 组没有差异。rt-PA 治疗的患者比未经溶栓治疗的患者 30d 死亡率低。与未经溶栓疗法的患者相比，rt-PA 治疗的患者总体心室功能及局部心肌壁运动功能受损较轻。

2. 急性肺栓塞的循证医学证据 急性大面积肺栓塞伴血流动力学不稳定的患者使用本品溶栓，可迅速缩小血栓，并降低肺动脉压。无死亡率的资料。

一项前瞻性、单组、多中心、超声引导导管低剂量 t-PA 治疗急性大面积和次大面积肺栓塞试验西雅图 II 研究（a prospective, single-arm, multicenter trial of ultrasound-facilitated, catheter-directed, low-dose fibrinolysis for acute massive and submassive pulmonary embolism: the SEATTLE II study）。研究纳入急性肺栓塞全身性纤溶降低心血管衰竭 150 例，其中急性大面积肺栓塞 31 例、急性次大面积肺栓塞 119 例。分为组织型纤溶酶原激活剂（t-PA）24mg（1mg/h）组和单导管（1mg/h，共 24h）或双侧导管（1mg/h，12h）组。主要安全结果是术后 72h 内无大出血。主要疗效终点是在胸部 CT 的变化测量 RV/LV 直径比。结果表明：超声导管低剂量 t-PA 治疗组可使减少右心室扩张，降低肺动脉高压（平均肺动脉收缩压由 51.4mmHg 降低至 36.9 mmHg；$P<0.0001$），而改良 Miller 指数评分（由 22.5 降至 15.8）和降低解剖血栓负荷，并减少颅内出血。

3. 急性缺血性脑卒中的循证医学证据 在 2 项美国试验（NINDS A/B）中，与安慰剂相比，使用本品预后良好（无功能缺陷或轻微功能缺陷）的患者比例明显增高。在 2 个欧洲试验和另外 1 个美国试验中未能证实上述发现，然而在这后 3 个试验中，大部分患者未能在脑卒中发作的 3h 内接受治疗。随后的分析表明在脑卒中发作 3h 内接受本品治疗的疗效是肯定的。尽管严重的和致命性的颅内出血的风险增高，但与安慰剂相比，预后良好的差值为 14.9%（95% 可信区间为 8.1%～21.7%）。此数据无法给出关于治疗对死亡率影响的确切结论。然而总体来说，如果在脑卒中症状发作的 3h 内给予本品且遵循说明书描述的各注意事项，则收益还是大于可能的风险的。随后进行的对所有临床数据的分析显示，与症状发作 3h 内就给予本品治疗的患者相比，在症状发作 3h 后（3～6h）才接受本品治疗的患者疗效差，而且风险增高，这导致其收益/风险比值落在原来 0～3h 内可接受的值以外。

我国进行的小剂量 rt-PA 与尿激酶治疗急性心肌梗死对比（TUCC）研究，以 50mg rt-PA 配合静脉应用肝素，90min 冠脉造影通畅率为 79.3%，TIMI 3 级 48.2%，明显高于尿激酶组（分别为 53%和 28%），轻度出血的发生率，rt-PA 组高于尿激酶，但需要输血的出血及脑出血发生率两组差异无显著性。

【药代动力学】 本品可从血循环中迅速清除，主要经肝脏代谢（血浆清除率 550～680ml/min），从尿排出。相对血浆 α 半衰期（$T_{1/2\alpha}$）是 4～5min，这意味着 20min 后，血浆中本品的含量不到最初值的 10%。其 β 半衰期为 40min。

有 5 项关于 r-PA 的药代动力学特点的试验，包括 3 项健康志愿者的试验和 2 项急性心肌梗死患者的试验。

健康志愿者：在这些研究中，r-PA 的剂量范围在 0.1125～6MU，当剂量增加时，r-PA 的血浆活性降低，并呈单指数方式下降；其半衰期为 11～16min；较 rt-PA 长 4～7 倍。AUC 和 C_{max} 的增加与剂量呈线性正相关。

在较高剂量，血浆中 r-PA 的抗原浓度降低呈一双指数方式，较其活性的减低需更长的时间。其抗原性的半衰期为 0.94～2.7h。这一结果是可以推测到的，因为抗原测定的是总的 r-PA 而不是有活性的 r-PA。在健康受试者，r-PA 的药代动力学在不同种族改变似乎不大，其中一项试验表明在日本人和高加索人之间，r-PA 的活性及抗原性的药代动力学参数无明显不同。

急性心肌梗死患者：在两项临床研究中，测定 r-PA 的药代动力学。将急性心肌梗死患者随机分组。在第一项试验中，以三种方式分别给药：①10MU（18mg）+5MU（9mg）二次间隔 30min，静脉注射；②10MU+10MU，间隔 30min，静脉注射；③15MU，静脉注射。在给予 r-PA 10MU 后，测①、②组的平均血浆浓度、平均最大及最小血浆浓度；另外，在给予第二次静脉注射后，测定血浆浓度增加的平均值。在给予全部剂量 15MU 后[（10+5）MU 及 15MU]，测得 AUC 分别为 684MU 及 719MU。在健康志愿者，发现这些药代动力学数据的个体差异不大，且具有合理的线性关系，患者的 r-PA 的活性呈双指数下降，平均终末半衰期为 1.63～4.15h；与前述健康志愿者的活性呈单指数下降不同，这一差别可能是用药剂量高的结果。在长期稳定的血浆浓度下及由于肝脏或肾脏功能损伤时，可导致排泄减少。

在健康受试者，观察到与排泄半衰期一致的平均血中半衰期（$t_{1/2}$）0.22～0.27h（12～16min）可以作为 r-PA 的有效半衰期，相当于总 AUC 的 80%以上，能够更好地反映全部 r-PA 的分布。在健康志愿者，尽管抗原及生化活性的减少速率都较低，但是 r-PA 的抗原活性较生化活性持续时间更长，在第二项研究中，给予 r-PA10MU 或 15MU 静脉注射，平均血浆浓度和药代动力学参数在 15MU 组与第一项试验结果相同，且血浆浓度 C_{max} 和 AUC 在 10MU 组与 15MU 组相同，排泄半衰期约为 0.20h（12min）与第一项试验中观察到的一致。

健康志愿者和患者的比较：尽管给予患者的剂量为健康志愿者的 3 倍，但观察到 AUC 及 C_{max} 与剂量间有一样的相关性。总之，r-PA 的药代动力学似乎与受试者的疾病情况无关。

【适应证】 急性心肌梗死、血流动力学不稳定的急性大面积肺栓塞、急性缺血性脑卒中的溶栓治疗。

1. 急性心肌梗死 对于症状发生 6h 以内的患者，采取 90min 加速给药法；对于症状发生 6～12h 以内的患者，采取 3h 给药法。本品已被证实可降低急性心肌梗死患者 30d 死亡率。

2. 血流动力学不稳定的急性大面积肺栓塞　可能的情况下应借助客观手段明确诊断，如肺血管造影或非侵入性手段如核素肺灌注扫描等。尚无证据显示对与肺栓塞相关的死亡率和晚期发病率有积极作用。

3. 急性缺血性脑卒中　必须预先经过恰当的影像学检查排除颅内出血之后，在急性缺血性脑卒中症状发作后的 3h 内进行治疗。

【用法与用量】

1. 急性心肌梗死的溶栓治疗

（1）心肌梗死发病 6h 内：采取 90min 加速给药法（即 GUSTO 方案）。静脉注射 15mg，其后 30min 内静脉滴注 50mg，剩余的 35mg 在 60min 内静脉滴注，直至最大剂量达 100mg。

（2）心肌梗死发病 6～12h 内：采取 3h 给药法。静脉注射 10mg，其后 1h 内静脉滴注 50mg，剩余的按 10mg/30min，至 3h 末静脉滴注完毕，直至最大剂量达 100mg。体重＜ 65kg 患者，给药总剂量不应超过 1.5mg/kg。

2. 鉴于东西方人群凝血活性可能存在差异，以及我国脑出血发生率高于西方人群，我国进行的 TUCC 临床试验证实，应用 50mg rt-PA（8mg 静脉注射，42mg 在 90min 内静脉滴注，配合肝素静脉应用，方法同上），也取得较好疗效，需要输血的出血及脑出血发生率与尿激酶无显著差异。

3. 急性肺栓塞　应在 2h 内给予 100mg，10mg 在 1～2min 内静脉注射，90mg 在 2h 内静脉滴注。

4. 急性缺血性脑卒中　在脑卒中症状发作后的 3h 内尽快给予 0.9mg/kg，最大剂量为 90mg。先将剂量的 10%静脉注射，剩余剂量在 1h 内静脉滴注。应在症状发生后尽快按以下指导剂量给药。无菌条件下将一小瓶爱通立干粉（10mg、20mg 或 50mg）用注射用水溶解为 1mg/ml 或 2mg/ml 的浓度。使用爱通立 20mg 或 50mg 包装中的移液套管完成上述溶解操作。如果是爱通立 10mg，则使用注射器。10mg 规格：干粉中加入注射用水 10ml，终浓度为 1mg/ml；干粉中加入注射用水 5ml，终浓度为 2mg/ml。20mg 规格：干粉中加入注射用水 20ml，终浓度为 1mg/ml；干粉中加入注射用水 10ml，终浓度为 2mg/ml。50mg 规格：干粉中加入注射用水 50ml，终浓度为 1mg/ml；干粉中加入注射用水 25ml，终浓度为 2mg/ml。配制好的溶液应通过静脉给药。配制的溶液可用灭菌生理盐水（0.9%）进一步稀释至 0.2mg/ml 的最小浓度。

5. 辅助治疗　症状发生后尽快给予阿司匹林，并在心肌梗死发生后的第 1 个月内持续给药，推荐剂量为 160～300mg/d。同时给予肝素 24h 或更长时间（加速给药法中至少应伴随给药 48h）。建议在溶栓治疗前静脉注射 5000U，然后以 1000U/h 持续静脉滴注。肝素剂量应根据反复测定的 APTT 值调整，APTT 值应为用药前的 1.5～2.5 倍。

【不良反应】　使用本品后的最常见不良反应是出血，导致血细胞比容和（或）血红蛋白下降。与溶栓治疗相关的出血可分成 2 种类型：①表面出血，常为穿刺部位或血管损伤处出血；②内出血，为胃肠道、泌尿生殖道、后腹膜、中枢神经系统或实质脏器出血。

死亡和永久残疾的报告见于发生脑卒中（包括颅内出血）和其他严重出血事件的患者。

以下不良反应（根据 MedDRA 系统脏器分类列表）是在与本品治疗可能有关的不良事件报告基础上获得。以下所列不良事件的发生频率得自于一项包含 8299 例患者使用本品治疗心肌梗死的临床研究。胆固醇结晶栓塞形成的分类未见于临床试验人群，而基于自发性报告数据所得。临床试验中，因肺栓塞和脑卒中（治疗时间窗：发作后 0～3h）而入选接受治疗的患者数量远少于上述因心肌梗死而入选的患者数量。因此，与来自大样本的心肌梗死研究的数据相比，那些数据缺乏明显差异可能是因样本较小所致。

除了治疗脑卒中时发生的颅内出血和治疗心肌梗死时发生的再灌注后心律失常，没有医学依据能够假设本品在治疗肺栓塞和急性缺血性脑卒中时的不良反应与其治疗心肌梗死时所发生的不良反应在数量和程度上有所不同。很常见：>10%；常见：>1%但≤10%；不常见：>0.1%但≤1%；罕见：>0.01%但≤0.1%；非常罕见：≤0.01%。

（1）心血管系统异常：很常见，再灌注后心律失常，可能危及生命并需要常规抗心律失常治疗。

（2）神经系统异常：常见，颅内出血，以症状性脑内出血为主（可多至10%的患者）。但并未显示整体致残率或死亡率因此上升。

（3）免疫系统异常：不常见，过敏样反应，通常为轻度，但在个别病例可危及生命。其表现可以是皮疹、荨麻疹、支气管痉挛、血管源性水肿、低血压、休克和其他与过敏反应有关的症状。一旦出现上述异常，应给予常规抗过敏治疗。在发生过敏样反应的患者中，有相对较大比例者同时服用血管紧张素转化酶抑制剂。目前尚不知晓确定的针对爱通立的过敏反应（IgE 介导）。在极少数病例中曾观察到一过性、低滴度本品抗体形成，但无法确立与之相关的临床意义。

（4）血管异常：很常见，出血；常见，瘀斑；不常见，血栓栓塞，可导致相关脏器发生相应后果；罕见，实质脏器出血，胆固醇结晶栓塞，可导致相关器官发生相应后果；非常罕见，眼出血。

（5）呼吸、胸部与纵隔异常：常见，鼻出血。

（6）胃肠道异常：常见，出血至胃肠道管腔内、恶心、呕吐。恶心和呕吐也是心肌梗死发作时的症状；不常见，腹膜后出血，牙龈出血。

（7）肾脏与尿道异常：常见，泌尿生殖道出血。

（8）全身和注射部位异常：很常见，体表出血，通常发生于穿刺处或血管损伤部位。

（9）未分类的不良反应：很常见，血压下降；常见，体温升高。

（10）需要手术和其他医学处理：常见，需要输血。

关于某些严重或常见事件的其他信息：在临床试验中，当根据临床常规治疗患者，即不行急诊左心导管插入术，则患者偶需输血。如果有潜在的出血危险尤其是脑出血，则应停止溶栓治疗。因本品的半衰期短，对凝血系统影响轻微，所以一般不必给予凝血因子。大多数出血患者，可经中断溶栓和抗凝治疗，扩容及人工压迫损伤血管来控制出血。如在出血发生的 4h 内已使用肝素，则应考虑使用鱼精蛋白。对于少数使用保守治疗无效的患者，可输注血制品，包括冷沉淀物、新鲜冻干血浆和血小板，每次使用后应做临床及实验室的再次评估。纤维蛋白原水平为 1g/L 时可输注冷沉淀物。抗纤维蛋白溶解剂可作为最后一种治疗选择。心肌梗死或肺栓塞患者可能会经历与疾病相关的其他不良事件，如心力衰竭、再缺血、心绞痛、心脏停搏、心源性休克、再梗死、瓣膜功能异常（如主动脉瓣破裂）和肺栓塞。在溶栓治疗中这些不良事件也曾有报道，可能有生命危险甚至导致死亡。

具有同类药理学活性物质的不良反应：与其他溶栓剂相同，个别病例报道发生中枢神经系统事件（如惊厥），这些事件通常与发生的缺血性或出血性脑血管事件有关。

【禁忌证】 本品不可用于有高危出血倾向的下列患者：①已知出血体质；②口服抗凝药，如华法林；③目前或近期有严重的或危险的出血；④已知有颅内出血史或疑有颅内出血；⑤疑有蛛网膜下腔出血或处于因动脉瘤而导致蛛网膜下腔出血状态；⑥有中枢神经系统病变史或创伤史（如肿瘤、动脉瘤及颅内或椎管内手术）；⑦最近（10d 内）曾进行有创的心外按压、分娩或非压力性血管穿刺（如锁骨下或颈静脉穿刺）；⑧严重的未得到控制的动脉高血压；⑨细菌性心内膜炎或心包炎；⑩急性胰腺炎；⑪最近 3 个月有胃肠溃疡史、食管静脉曲张、动脉瘤或动脉、静脉畸形史；⑫出血倾向的肿瘤；⑬严重的肝病，包括肝功能衰竭、肝硬化、门静脉高压（食管静脉曲张）及活动性肝炎；⑭最近 3 个月内有严重的创伤或大手术；

治疗急性心肌梗死时的补充禁忌：有脑卒中史。

治疗急性肺栓塞时的补充禁忌：有脑卒中史。

治疗急性缺血性脑卒中时的补充禁忌：①缺血性脑卒中症状发作已超过 3h 尚未开始静脉滴注治疗或无法确知症状发作时间；②开始静脉滴注治疗前神经学指征不足或症状迅速改善；③经临床（NIHSS＞25）和（或）影像学检查评价为严重脑卒中；④脑卒中发作时伴随癫痫发作；⑤CT 扫描显示有颅内出血迹象；⑥尽管 CT 扫描未显示异常，仍怀疑蛛网膜下腔出血；⑦48h 内曾使用肝素且凝血酶原时间高于实验室正常值上限；⑧有脑卒中史并伴有糖尿病；近 3 个月内有脑卒中发作；⑨血小板计数＜100×10^9 个/L；⑩收缩压＞185mmHg 或舒张压＞110mmHg，或需要强力（静脉内用药）治疗手段以控制血压；⑪血糖＜2.8mmol/L（50mg/dl）或＞22.2mmol/L（400mg/dl）。

【注意事项】 必须有足够的监测手段才能进行溶栓或纤维蛋白溶解治疗。只有经过适当培训且有溶栓治疗经验的医生才能使用本品，并且需有适当的设备来监测使用情况。建议在备有标准复苏装置和药物的地点使用爱通立进行治疗。老年患者颅内出血的危险增加，因此，对老年患者应仔细权衡使用本品的风险及收益。到目前为止，本品用于儿童的经验还很有限。如同其他所有溶栓剂，应该慎重权衡预期治疗收益和可能出现的危险，特别是对于以下患者：较小的近期损伤，如活组织检查、主要血管的穿刺、肌内注射及心外按压；在禁忌中未曾提及的出血倾向。避免使用硬质导管。

治疗急性心肌梗死时的补充注意事项：本品的用量不应超过 100mg，否则颅内出血的发生率可能增高。应确保本品的剂量遵从本说明书中用法用量的规定。本品重复用药的经验有限，使用本品一般不引起过敏反应。如发生过敏样反应，应停止滴注本品并给予相应的治疗。应该慎重权衡预期治疗收益和可能出现的危险，特别是对于收缩压＞160mmHg 的患者。

治疗急性肺栓塞时的补充注意事项：同急性心肌梗死治疗。

治疗缺血性脑卒中时的补充注意事项：特别注意，只有神经专科已经过培训的且有经验的医师才能进行相应治疗。

特殊注意事项，收益/风险比可能下降：与治疗其他适应证相比，本品用于急性缺血性脑卒中治疗时颅内出血的风险明显增加，因为出血主要发生在梗死部位。需特别注意以下情况：所有禁忌中包括的事项及所有可能增加出血风险的情况；微小的尚无症状的脑动脉瘤；预先经阿司匹林治疗且症状发生后没有及时给予本品治疗的患者可能有更大的脑出血的风险。在这种情况下，本品的用量不得超过 0.9mg/kg（最大剂量 90mg）。如果症状发生已超过 3h，则患者不得再用本品治疗，因为不良的收益/风险比值主要基于以下情况：随着时间推移，预期的阳性治疗效果会下降；预先经阿司匹林治疗的患者其死亡率增加；症状性出血的风险增加。临床经验证明，应当在治疗过程中进行血压监测且需延长至 24h。如果收缩压＞180mmHg 或舒张压＞105mmHg，建议进行静脉内抗高血压治疗。在有脑卒中史或其糖尿病未得到控制的患者，本品治疗的获益降低，但是这些患者仍然可以从治疗中受益。对于非常轻度的脑卒中患者，治疗风险超过收益。对于非常严重的脑卒中患者，其脑出血风险和死亡率均增高，不得使用本品治疗。广泛性梗死的患者其预后不良的风险很高，包括可能出现严重出血和死亡。对这些患者，应仔细权衡收益/风险比。随着患者年龄、脑卒中严重性和血糖水平的增高，其预后良好的可能性下降而发生严重功能缺陷、死亡或脑出血的可能性增加，与治疗本身无关。年龄 80 岁以上，严重脑卒中（经临床诊断或影像学诊断）及血糖基础值＜50mg/dl 或＞400mg/dl 的患者不得使用本品治疗。

其他特殊注意事项：缺血部位的再灌注可诱发梗死区域的脑水肿。由于可能导致出血风险增加，在本品溶栓后的 24h 内不得使用血小板聚集抑制剂治疗。

【孕妇及哺乳期妇女用药】　妊娠期和哺乳期妇女使用本品的经验非常有限。对于急性的危及生命的疾病，应权衡收益与潜在危险。静脉给予药理上的有效剂量对妊娠动物无致畸作用。每日按超过 3mg/kg 体重给药，可诱发家兔胚胎毒性反应（胚胎死亡、发育迟滞）。剂量超过每日 10mg/kg 体重，对大鼠围产期发育或生殖参数没有影响。目前尚不知晓爱通立是否能够泌入乳汁。

美国 FDA 妊娠分级：C 级。动物研究证明药物对胎儿有危害性（致畸或胚胎死亡等），尚未对妊娠妇女及动物进行研究。本类药物只有在权衡对孕妇的益处大于对胎儿的危害之后，方可使用。

【儿童用药】　儿童使用本品的经验还很有限。本品不能用于 18 岁以下的急性脑卒中患者治疗。

【老年患者用药】　本品不能用于 80 岁以上的急性脑卒中患者治疗。

【药物相互作用】　在应用本品治疗前、治疗同时或治疗后 24h 内使用香豆素类衍生物、口服抗凝剂、血小板聚集抑制剂、普通肝素、低分子量肝素和其他影响凝血的药物可增加出血危险。同时使用血管紧张素转化酶抑制剂可能增加过敏样反应的危险。

【药物过量】　尽管本品具有相对纤维蛋白特异性，但过量后仍会出现显著的纤维蛋白原及其他凝血因子的减少。大多数情况下，停用本品治疗后，生理性再生足以补充这些因子。然而，如发生严重的出血，建议输入新鲜冻干血浆或新鲜全血，如有必要可使用合成的抗纤维蛋白溶解剂。

【制剂与规格】　注射剂：每支 50mg。

【贮存】　避光，低于 25℃贮存。溶液配制后，推荐立即使用。已经证实配制好的溶液能够在 2～8℃保持稳定 24h，勿冷冻。

瑞替普酶

【药品名称】 国际通用名：瑞替普酶。商用名：派通欣。英文通用名：reteplase（r-PA）。

【药理及毒理作用】

1. 药理作用 r-PA 是非糖基化组织型纤溶酶原激活物的变异体，含有铰链区 2（kringle2）及人组织型纤溶酶原激活物的酶结合点，含有天然组织型纤溶酶原激活物 527 个氨基酸中的 355 个（氨基酸 1～3 和 176～527）。这种蛋白获取于大肠杆菌中无活性的包涵体，它在体外折叠后（空间结构改变）转为活性形式。这些突变导致 r-PA 半衰期延长，从而使瑞替普酶可用静脉注射法给药。本品可以使纤维蛋白溶解酶原激活为有活性的纤溶蛋白溶解酶，以降解血栓中的纤维蛋白而发挥溶栓作用。

2. 毒理作用

（1）生殖毒性：家兔给予人用剂量 3 倍（0.86MU/kg）时，r-PA 有致流产作用；大鼠剂量达人用剂量 15 倍（4.3IMU/kg）时，对胎儿未见引起异常；但妊娠家兔给予 r-PA 可引起生殖道出血而致妊娠中期流产。

（2）遗传毒性：多项染色体畸变、基因突变、微核试验结果均为阴性。

【循证医学证据】

1. 治疗急性心肌梗死的循证医学证据

（1）RAPID-1 研究（recombinant plasminogen activator angiographic phase Ⅱ international dose-finding study，瑞替普酶血管造影Ⅱ期国际剂量探索研究）是一项国际多中心、随机、双盲、平行对照试验。入选了 606 例 AMI 患者，以阿替普酶（rt-PA）作对照探讨与瑞替普酶给药方案的优劣，结果显示第一方案（10U+10U，分 2 次间隔 30min 静脉注射）溶栓疗效优于 1 次静脉注射 15U 或第 1 次静脉注射 10U，第 2 次静脉注射 5U 的方案。瑞替普酶第一方案与阿替普酶相比较（100mg/3h 静脉滴注），用药后 90min 两者血管再通率分别为 85.2% 及 77.2%，瑞替普酶疗效略高，但差异无显著性；用药后 90min 血管完全再通率两者分别为 62.7% 及 49%（$P<0.05$），出院时血管再通率分别为 87.8% 及 70.7%（$P<0.001$），瑞替普酶均显著优于阿替普酶。

（2）RAPID-2 研究（reteplase vs alteplase patency investigation during myocardial infarction）是一项国际多中心、随机、双盲、平行对照试验。研究进一步比较了瑞替普酶（10U+10U，分 2 次间隔 30min 静脉注射）与阿替普酶加速给药方案（100mg/90min 加速给药法）的优劣。324 例 AMI 患者用药后 90min 时瑞替普酶组 TIMI 达到 2 级及 3 级者，分别为 83.4% 和 59.9%，阿替普酶组仅为 73.3% 和 45.2%（$P<0.05$），瑞替普酶组比阿替普酶组再通率更高。瑞替普酶与阿替普酶死亡率分别为 4.1% 和 8.4%，再梗死率为 4.7% 和 4.5%，充血性心力衰竭发生率为 9.5% 和 12.3%，心肌梗死后心绞痛发生率为 29% 和 34%，两组之间均无显著性差异。两组在溶栓后 6h 需施行 PTCA 的比例分别为 12.4% 和 23.9%（$P<0.01$），瑞替普酶优于阿替普酶。

（3）INJECT 试验（international joint efficacy comparison of thrombolytics）是一项多中心、随机、平行对照临床试验。试验受试者为发病在 12h 以内的 AMI 患者。试验组予瑞

替普酶（10U+10U，分 2 次间隔 30min 静脉注射），对照组予链激酶（150 万 U 静脉滴注）。共入选患者 6010 例，用药 35d 后，瑞替普酶组死亡率为 9.02%，链激酶组为 9.53%；用药 6 个月后两组死亡率分别为 11.02% 和 12.05%，两组之间没有显著性差异。两组再梗死率、梗死后心绞痛发生率及房室传导阻滞、室上性心动过速、室性心动过速、心室纤颤的发生率相近，而心源性休克、心力衰竭、低血压、心房颤动的发生率瑞替普酶组低于链激酶组。

（4）国内瑞替普酶（重组人组织型纤溶酶原激酶衍生物）Ⅱ 期临床研究是一项多中心、随机、单盲、平行对照试验。国内有 12 家单位参加，入选 240 例 AMI 患者，随机分为瑞替普酶组和阿替普酶组。给药方式分别为瑞替普酶首次静脉注射 18mg，30min 后再静脉注射 18mg，阿替普酶以加速给药法的方式静脉滴注 100mg。试验结果显示，瑞替普酶组溶栓 90min 时，梗死相关血管的再通率（TIMI2 级+TIMI3 级）为 78.7%，完全再通率（TIMI3 级）为 56.5%，阿替普酶组梗死相关血管的再通率为 77.8%，完全再通率为 56.5%，两组之间无统计学差异，但瑞替普酶组 60min 的再通率为 50.9%，明显优于阿替普酶组的 39.3%（$P<0.05$）。溶栓后 35d 的随访期间，瑞替普酶组死亡率为 3.63%，阿替普酶组死亡率为 1.80%；与药物相关的严重不良事件瑞替普酶组为 0.9%，阿替普酶组为 2.7%，两组之间均无统计学差异。瑞替普酶组脑出血的发生率为 0.91%，阿替普酶组为 0.89%，两组之间没有统计学差异。瑞替普酶与阿替普酶相比增加了早期梗死相关冠状动脉再通率，临床使用疗效及安全性总体均无统计学差异。

2. 瑞替普酶在 STEMI 溶栓治疗的中国专家共识　瑞替普酶适用于成人 STEMI 患者溶栓治疗，可缩小心肌梗死面积，改善心肌梗死患者心脏功能，减少充血性心力衰竭的发生并降低死亡率。溶栓适应证如下所示。

（1）胸痛时间大于 30min，并且至少 2 个相邻胸导联或至少 2 个邻近肢体导联 ST 段抬高超过 0.1mV。

1）发病 12h 以内到不具备急诊 PCI 治疗条件的医院就诊、不能迅速转运、无溶栓禁忌证的患者应进行溶栓治疗。

2）发病 12～24h 仍有进行性缺血性疼痛和至少 2 个相邻胸导联或 2 个邻近肢体导联有 ST 段抬高＞0.1mV 的患者，若无急诊 PCI 条件，经过选择的患者也可溶栓治疗。

3）具备急诊 PCI 治疗条件，若患者就诊早（发病≤3h）而不能及时进行介入治疗（就诊至球囊扩张时间与就诊至溶栓开始时间相差＞60min），应优先考虑溶栓治疗。

（2）对症状发生时间 12h 以内并且新出现或推测新出现左束支传导阻滞的 STEMI 患者，可进行溶栓治疗。

【药代动力学】　其血浆半衰期为 14～18min，由于化学结构中缺乏葡萄糖及生长因子区等部分，因此肝脏代谢的特异性减低，需通过肝脏及肾脏两种途径代谢，清除率低，半衰期较长。

【适应证】　适用于成人由冠状动脉栓塞引起的急性心肌梗死的溶栓疗法，能够改善心肌梗死后的心室功能。本药应在症状发生后 12h 内，尽可能早期使用。发病后 6h 内比发病后 7～12h 之间使用，治疗效果更好。

【用法与用量】　急性心肌梗死静脉溶栓治疗：一般推荐本品 10MU 静脉注射，30min 后再予 10MU 静脉注射，发病 6～12h 内开始治疗。

r-PA 应该 10MU+10MU 分两次静脉注射，每次取本品 10MU 溶于 10ml 注射用水中，缓慢注射 2min 以上，两次间隔为 30min。注射时应该使用单独的静脉通路，不能与其他药物混合后给药，也不能与其他药物使用共同的静脉通路。没有多于两次给药的重复用药的经验。尽管没有足够的资料表明，在用药中或用药后合并使用抗凝药或抗血小板药是否有利，但 99% 的患者在溶栓治疗期间同时使用肝素，用药期间或用肝素后，可合并使用阿司匹林。

关于不合并使用肝素或阿司匹林对于 r-PA 的安全性及效果影响的研究还未进行。当配制溶液时，肝素和 r-PA 是有配伍禁忌的，不能在同一静脉通路给药，如需共用一条静脉通路先后注射时，使用两种药之间，应该用生理盐水或 5% 葡萄糖溶液冲洗管道。

【不良反应】

1. 最常见的不良反应用是出血，与溶栓治疗有关的出血可分为两个主要类型。①内脏出血：包括颅内、腹膜后或消化道、泌尿道、呼吸道出血。②浅表或体表出血：主要有穿刺或破损部位（如静脉切开插管部位、动脉穿刺部位、新近外科手术部位）出血。

根据国外临床研究结果报道，在 INJECT 临床试验中接受瑞替普酶的住院患者颅内出血的发生率为 0.8%，与其他溶栓药一样，颅内出血的风险随年龄的增大和血压的升高而增加。除颅内出血外，其他各种类型的出血总的发生率约为 21.1%。各次试验中，出血的范围不同，并与动脉导管插入及其他侵入性治疗的使用明显相关。一旦关键部位发生严重出血（颅内、消化道、呼吸道、心包），立即停用肝素、抗凝或抗血栓治疗，如第二次静脉注射 r-PA 还未进行，应立即停用。发生脑卒中（包括颅内出血）和其他严重出血事件的患者有可能导致死亡或永久性残疾。在 r-PA 治疗期间，由于注射部位形成血栓的纤维蛋白被溶解，所以必须仔细观察潜在出血部位（动脉穿刺、导管插入等）。

2. 过敏反应 在 INJECT 试验中，接受 r-PA 治疗的 3 例患者，出现严重过敏反应，其中一例出现呼吸困难和低血压。在早期临床试验的 3856 例患者中，无过敏反应发生；GUSTOⅢ 的先期结果表明，在 10 000 例接受 r-PA 治疗的患者中，有 3 例发生过敏反应。

3. 其他不良反应 心肌梗死患者在使用 r-PA 治疗时会出现许多心肌梗死本身也具有的其他症状。无法分清是否由 r-PA 引起。这些事件包括心源性休克、心律失常（窦性心动过缓、室上性心动过速、加速性室性心律、早期复极综合征、期前收缩、室性心动过速、心室纤颤、房室传导阻滞）、肺水肿、心力衰竭、心脏停搏、再发性心绞痛、再梗死、心脏穿孔、二尖瓣反流、心包渗出、心包炎、急性心脏压塞、静脉血栓形成及栓塞和电机械分离。有些并发症十分凶险，可以导致死亡，其他不良反应也有报道，如恶心、呕吐、发热及低血压。

【禁忌证】 注射用瑞替普酶禁忌以下患者禁用：①活动性内出血；②出血性脑卒中病史及 6 个月内的缺血性脑卒中；③新近（2 个月内）颅脑或脊柱的手术及外伤史；④颅内肿瘤、动静脉畸形或动脉瘤；⑤已知的出血体质；⑥严重的未控制的高血压。

【注意事项】 瑞替普酶引起的出血处理：一旦发生严重出血（局部无法加压止血），必须立即停用肝素、抗凝药及抗栓治疗。另外，如果出血发生在第一次静脉注射后，第二次静脉注射应该停用。

需用该药治疗的所有患者，用药前应仔细权衡治疗效果与潜在的危险性。在下列情况，用药的危险性可能增加，应该慎用：①最近（10d 内）大的外科手术：冠脉搭桥、产科分娩、器官移植、组织活检及不可压迫血管的穿刺；②脑血管疾病；③新近的消化道或泌尿道出血（10d 内）；④新近的外伤（10d 内）；⑤高血压，收缩压≥180mmHg 及（或）舒张压≥110mmHg；⑥高度怀疑存在左心栓子（二尖瓣狭窄伴心室纤颤）；⑦急性心包炎；⑧亚急性细菌性心内膜炎；⑨止血功能障碍，包括继发于严重肝肾疾病的凝血功能障碍；⑩严重的肝肾功能衰竭；⑪妊娠；⑫糖尿病引起的出血性视网膜病变或其他出血性眼病；⑬化脓性血栓性静脉炎，或在严重感染部位存在动静脉瘤；⑭高龄（＞70 岁）；⑮患者长期使用口服抗凝剂（如华法林等）；⑯其他，如潜在的难以止血的出血部位，或可能明显增加出血机会的各种情况。

胆固醇栓塞形成：用溶栓治疗的患者罕有胆固醇栓塞的报道，确切的发生率不清楚。最严重的情况是可以致死的。也可发生于侵入性检查及治疗过程中（心脏导管插入术、造影、血管外科等）和（或）抗凝治疗中。胆固醇栓塞可能的临床表现为网状（青）斑块、"紫色趾"综合征、高血压、急性肾功能衰竭、坏疽性指（趾）、心肌梗死、胰腺炎、脑梗死、脊髓梗死、肾动脉栓塞、肠动脉栓塞和横纹肌溶解。

心律失常：溶栓治疗可能引起再灌注性心律失常，这种心律失常（如窦性心动过缓、室上性心动过速、室性期前收缩、室性心动过速）与心肌梗死本身并发的心律失常无任何不同，应该采用常规的抗心律失常药治疗，建议在给药时合并使用抗心动过缓和（或）抗室性心律失常的药物。

【孕妇及哺乳期妇女用药】 当给予人用剂量 3 倍 r-PA 时对家兔有致流产作用（0.86MU/kg）。重复试验表明，在给予人用剂量 15 倍（4.31 MU/kg）时，家兔的胎儿未发生异常。但是，给予妊娠家兔 r-PA 可引起生殖道出血，导致妊娠中期流产。对于妊娠妇女，没有充分的良好对照的研究。最常见的溶栓治疗的并发症是出血，在某些患者，包括妊娠可以增加出血的危险性，故在妊娠期间，r-PA 必须在权衡效果及可能引起的流产后慎用。

不能确定 r-PA 是否与人乳一同分泌。因为许多药物可由人乳分泌，故 r-PA 用于哺乳期时有可能随乳汁分泌。因此，在哺乳期妇女中使用本品应极为慎重。

【儿童用药】 尚无 r-PA 在儿童使用时的安全性及疗效的研究资料。

【老年患者用药】 老年用药在患者≥70 岁时，尤其是收缩压≥160mmHg 时，使用 r-PA 应特别注意。

【药物相互作用】 没有研究 r-PA 与其他心脏活性药物的相互作用。在 r-PA 治疗前及治疗后使用肝素、维生素 K 拮抗剂及抗血小板药（阿司匹林，双嘧达莫等）可能增加出血的危险。

【药物过量】 没有 r-PA 过量的经验。使用 r-PA 时纤维蛋白原水平降低，可以预先监测纤维蛋白原的水平。纤维蛋白原及其他凝血成分的减少增加了出血的危险。如有严重出血发生，立即停用肝素及其他抗凝药、抗血栓药，必要时输入新鲜全血或血浆及抗纤溶药物。对抗肝素的作用可使用鱼精蛋白。

【制剂与规格】 注射剂：每支 5.0MU。

【贮藏】 贮藏置室温或冰箱（2～8℃）密封保存，切勿冷冻，避光保存。

替 奈 普 酶

【药品名称】 国际通用名：替奈普酶。英文通用名：tenecteplase（TNK-tPA）。

【药理作用】　替奈普酶是 t-PA 的突变体，具有高度的纤维蛋白选择性。对纤溶酶原激活物抑制剂-1（PAI-1）的抵抗作用及动脉血栓的溶解作用较强。若再将门冬酰胺 117 替换为谷胺酰胺将使清除率减慢 8 倍，对凝血酶原激活物抑制剂的抵抗作用增强 200 倍。经上述三种变化后即形成 TNK-tPA。动物研究表明：TNK-tPA 对于富含血小板的血栓有更强的溶栓作用，同时对于纤维蛋白原有稳定作用。

【循证医学证据】　TIMI-10B 试验（the thrombolysis in myocardial infarction -10B）是一项多中心、随机、平行对照研究。研究比较了不同剂量的替奈普酶与阿替普酶对急性心肌梗死患者冠脉再通率的影响。886 例急性心肌梗死患者随机分为 A 组（替奈普酶冲击量 30mg）、B 组（替奈普酶冲击量 40mg）及 C 组（rt-PA 治疗组），结果表明 90min 时，A 组、B 组及 C 组血管再通率（TIMI-血流 3 级）分别为 55%、63% 及 63%。

【药代动力学】　半衰期 15～19min，它主要经肝脏代谢，随尿排出，随着剂量的增加，由于肝脏受体的饱和，血浆清除率会下降。

【适应证】　急性心肌梗死等血栓性疾病。

【用法与用量】　根据体重，在 5～10s 内单次冲击量给药，推荐量是体重小于 60kg 的患者给予 30mg；体重在 60～69.6kg 的患者给予 35mg；体重在 70～79.9kg 的患者给予 40mg；体重 80～89.9kg 的患者给予 45mg；体重＞90kg 的患者给予 50mg。

【不良反应】【禁忌证】　参见重组组织型纤溶酶原激活剂。

【注意事项】　严重肝功能不良的患者，如凝血功能显著下降，则不应使用本药。

【孕妇及哺乳期妇女用药】【儿童用药】【老年患者用药】【药物相互作用】和【药物过量】　参见重组组织型纤溶酶原激活剂。

【制剂与规格】　注射剂：每支 10mg。

兰　替　普　酶

【药品名称】　国际通用名：兰替普酶。英文通用名：lanoteplse（n-PA）。

【药理作用】　兰替普酶是野生 t-PA 的缺失和点突变体，其结构缺失纤维蛋白指状域和内皮生长因子结构域，Asnll7 被 Ginll7 取代，导致环状糖基化结构域缺失，与纤维蛋白亲和力强。因此，可以避免肝脏的糖代谢清除作用，延长半衰期。动物实验表明，兰替普酶与阿替普酶相比，其溶栓作用是传统 t-PA 的 10 倍。该药在人体的活化半衰期为 37min，故适用于单次静脉注射给药。与阿替普酶相比，在临床试验中表现出了更好的血流再通疗效。但是其发生出血性脑卒中的风险明显高于阿替普酶。因此，现已停止投入市场使用。

【循证医学证据】　InTIME 试验（静脉注射 n-PA 早期治疗心肌梗死）是一项多中心、随机、平行对照研究。研究比较了不同剂量的兰替普酶与阿替普酶对急性心肌梗死患者冠脉再通率、30d 病死率、严重出血、非致命性再梗死及心力衰竭发生率的影响。临床观察 n-PA 3U/kg、15U/kg、20U/kg、60U/kg 和 120U/kg 与加速给药的 rt-PA 的血管通畅率，发现 n-PA 有明显量-效关系，最高剂量时 90min TIMI 3 级血流（57%）高于 rt-PA（46%），30d 病死率、严重出血、非致命性再梗死及心力衰竭发生率两者差别无显著性。

【药代动力学】　血浆半衰期为 23～37min，它主要经肝脏代谢，随尿排出，不被纤溶酶原激活剂的抑制物所抑制，适合于冲击量给药。

【适应证】 急性心肌梗死等血栓性疾病。

【用法与用量】 根据体重在 5～10s 内冲击量给药（120kU/kg）。

【不良反应】【禁忌证】【注意事项】【孕妇及哺乳期妇女用药】【儿童用药】【老年患者用药】【药物相互作用】和【药物过量】 参见重组组织型纤溶酶原激活剂。

【制剂与规格】 注射剂：每支 1200kU。

孟 替 普 酶

【药品名称】 国际通用名：孟替普酶。商用名：孟泰普酶。英文通用名：monteplase。

【药理作用】 孟替普酶也是一种 t-PA 的单氨基酸点突变体，它在表皮生长因子区域进行了氨基酸置换（胱氨酸 84 置换丝氨酸）。在内皮生长因子结构域中 Cys84 位点被 Ser 代替，生物半衰期为 23min，其也可以用于单次静脉注射给药。孟替普酶与导管结合治疗血栓栓塞性疾病非常安全、有效。目前常用于急性肺栓塞的治疗。

【循证医学证据】

1. 在日本的一项旨在比较孟替普酶（0.22mg/kg 冲击量给药）与 t-PA（60min 内持续静脉给予 28.8mg 组）对冠脉再通率的随机、双盲对照研究中发现,孟替普酶治疗组的 60min 冠脉再通率高于 t-PA 治疗组。

2. COMA（combining monteplase with angioplasty）研究是一项随机、双盲对照研究。比较急性心肌梗死患者中联合孟替普酶及冠脉血运重建术与直接冠脉血运重建术后的有效性。研究共纳入 154 例患者。研究显示联合使用孟替普酶及冠脉血运重建术对急性心肌梗死患者有效。

【药代动力学】 其血浆半衰期为 23min，使单次冲击量给药成为可能，可被纤溶酶原激活剂的抑制物所抑制。

【适应证】 急性心肌梗死、急性肺栓塞等血栓性疾病。

【用法与用量】 根据体重在 5～10s 内冲击量给药（0.22mg/kg）。

【不良反应】【禁忌证】【注意事项】【孕妇及哺乳期妇女用药】【儿童用药】【老年患者用药】【药物相互作用】和【药物过量】 参见重组组织型纤溶酶原激活剂。

【制剂与规格】 注射剂：每支 2.2mg。

葡 激 酶

【药品名称】 国际通用名：葡激酶。英文通用名：staphylokinase（SAK）。

【药理作用】 葡激酶由某种金黄色葡萄球菌培养产生，也可经基因克隆技术获得，称 r-SAK，具有抗原性。使用后抗体可持续 1～2 周，但其两种 SAK 变异体几乎不产生抗体。SAK 与 SK 的区别在于它对纤维蛋白具有高度的选择性，当存在纤维蛋白时，它先与血栓处纤溶酶结合成 SAK-纤溶酶复合物，该复合物将与血栓结合的纤溶酶原活化为纤溶酶，从而使血栓溶解。由于 SAK 不激活血循环中的纤溶酶原，当无纤维蛋白时，此复合物即被 α_2 抗纤溶酶中和，故很少产生全身纤溶激活状态。葡激酶对肺动脉内富含血小板血栓的溶栓效力强于 SK。

【循证医学证据】

1. 不同剂量的葡激酶与 rt-PA 对急性心肌梗死患者进行溶栓治疗，观察两药对冠脉再通率的影响，100 例急性心肌梗死患者随机分为 A 组（葡激酶 10mg）、B 组（葡激酶 20mg）及 C 组（rt-PA 治疗组），结果表明 90min 时 A 组、B 组及 C 组的血管再通率（TIMI-3 级）分别为 50%、74% 及 62%。

2. 重组葡激酶与重组组织型纤溶酶原激活剂治疗急性心肌梗死的随机多中心临床试验是一项多中心、随机、平行对照研究，旨在研究两种药物治疗急性心肌梗死的效果。研究共纳入 210 例患者。研究显示重组葡激酶组与重组组织型纤溶酶原激活剂组在冠脉再通率、非致死性心肌梗死、1 个月内死亡、心肌缺血再发及复合终点两组都无统计学差异，出血及致命性大出血风险两组无统计学差异。研究显示重组葡激酶在急性心肌梗死患者中使用安全且有效。

3. STAR（recombinant staphylokinase）**研究** 是一项随机对照开放标签研究，旨在比较重组葡激酶及重组组织型纤溶酶原激活剂在急性心肌梗死患者治疗中的作用。研究共纳入 100 例患者。研究结果显示葡激酶组及重组组织型纤溶酶原激活剂组在冠脉再通率、死亡率、并发症方面没有统计学差异。研究显示葡激酶在急性心肌梗死患者中使用安全且有效。

【药代动力学】 静脉滴注后迅速自血浆清除，半衰期为 6min 左右。它主要经肝脏代谢，随尿排出。

【适应证】 急性心肌梗死等血栓性疾病。

【用法与用量】 SAK 推荐剂量：半小时内静脉滴注葡激酶 15～30mg，如使用总量为 15mg 时，首剂先静脉注射 3mg，后 12mg 在 30min 内静脉滴注完。

【不良反应】【禁忌证】【注意事项】【孕妇及哺乳期妇女用药】【儿童用药】【老年患者用药】【药物相互作用】和【药物过量】 参见链激酶。

【制剂与规格】 注射剂：每支 10mg。

二、去纤维蛋白药

去 纤 酶

【药品名称】 国际通用名：去纤酶。英文通用名：defibrinogenase。

【药理作用】 本品是从蛇毒中提取的蛋白水解酶，是由 17 种氨基酸、263 个残基所组成的糖蛋白，分子量 33 500。pH7.4 时较为稳定。去纤酶能切断纤维蛋白原的 α 链，形成可溶性的纤维蛋白，血液中纤维蛋白原降低使血液趋于低凝。应用 1～3d 后，血浆纤维蛋白原减少，优球蛋白溶解试验时间缩短，凝血酶原时间和凝血时间延长，停用后 3～12d 恢复正常。本品对出血时间无影响。

【适应证】 血栓栓塞性疾病，如脑血栓、四肢动静脉血栓、视网膜静脉栓塞等，以及冠心病、心绞痛。

【用法与用量】 先做皮试，皮试阴性者方可用药。静脉滴注：每次 0.25～1NIH 凝血酶单位/千克，加于 250～500ml0.9% 氯化钠注射液或 5% 葡萄糖盐水中，静脉滴注 4h，每 4～7 日 1 次，3～4 次为 1 疗程。

【不良反应】 不良反应少见，很少引起出血。有抗原性，可发生过敏反应。

【禁忌证】 肝肾功能损害、严重高血压、凝血功能障碍伴有出血倾向、活动性溃疡、外伤、先兆流产、近期手术者禁用。对本品过敏者禁用。

【注意事项】 ①少数人有头晕、乏力、牙龈出血、皮下出血点，瘀斑及荨麻疹等，多在 24～48h 出现，3～5d 内自行消失。②用药后 5～10d 内，应少活动，以防意外创伤。

【孕妇及哺乳期妇女用药】 禁用。

【制剂与规格】 注射剂：每支 20NIH 凝血酶单位（2ml）。

降 纤 酶

【药品名称】 国际通用名：降纤酶。英文通用名：defibrase。

【药理作用】 ①降纤酶能直接作用于纤维蛋白原 α-链，释放出 A 肽，生成非交联的纤维蛋白。②分解纤维蛋白原，抑制血栓形成。③诱发 t-PA 的释放，增强 t-PA 的作用，促进纤维蛋白溶酶的生成。④间接溶解血栓。⑤改变血液流变学某些因素，如降低血液黏度，抑制红细胞聚集，抑制红细胞沉降，增强红细胞的血管通透性及变形能力，使血液流动性增强。⑥降低血管阻力，改善微循环。⑦对血小板计数，出血时间无影响。

【适应证】 急性脑梗死，包括脑血栓、脑栓塞，短暂性脑缺血发作（TIA）。心肌梗死、不稳定型心绞痛。四肢血管病，包括股动脉栓塞，血栓闭塞性脉管炎，雷诺综合征。血液呈高黏状态、高凝状态、血栓前状态、突发性耳聋和肺栓塞。

【用法与用量】 灭菌注射用水适量溶解，而后用 100～250ml 生理盐水稀释。急性发作期：静脉滴注 1 次 10U，每日 1 次，连用 2～3 日。非急性发作期：静脉滴注 1 次 5～10U，每日或隔日 1 次，2 周为一疗程。

【不良反应】 个别患者用药后可能出现少量瘀斑、牙龈出血或有一过性谷草转氨酶或谷丙转氨酶轻度上升，停药后自行消失。

【禁忌证】 正使用抗凝药物及抑制血小板药物者、正使用抗纤溶制剂者、严重肝肾功能不全者。

【注意事项】 本制剂有较强降纤维蛋白原（Fg）作用，如降至 800mg/L 以下或有出血者停止用药。用药期间及之后数天，尽量减少静脉穿刺，穿刺部位应延长压迫止血时间，避免损伤性操作（如胸穿、骨穿等）。高血压需控制在 160/100mmHg 以下方可使用；70 岁以上高龄患者慎用。用药前，原则上不做皮试，鉴于本品属异性蛋白，对高度过敏体质患者有可能出现过敏，应作抗过敏治疗，很快恢复。

【孕妇及哺乳期妇女用药】 妊娠期或有妊娠可能性的妇女，使用本药时，应在治疗上获益大于危险才能使用。哺乳期一般应避免使用本制剂，如果必须使用本制剂时应停止哺乳。

【儿童用药】 本制剂对儿童用药后的安全性尚未进行实验研究。

【老年患者用药】 慎用。

【药物相互作用】 使用本品应避免与水杨酸类药物（如阿司匹林）合用。抗凝血药可加强本品作用，引起意外出血，抗纤溶药可抵消本品作用，禁止联用。

【制剂与规格】 注射剂：每支 5U、10U。

【贮藏】 遮光、密封、10℃以下保存。

巴 曲 酶

【药品名称】 国际通用名：巴曲酶。商用名：东菱迪芙。英文通用名：batroxobin。

【药理作用】 本品能降低血中纤维蛋白原的含量。静脉给药后，能降低全血黏度，血浆黏度，使血管阻力下降，增加血流量。

【药代动力学】 健康成年人静脉滴注给药，每次 10BU，隔日 1 次，共 3 次。测定半衰期：首次给药为 5.9h，第二次给药为 3.0h，第三次给药为 2.8h。与初次给药比，第二次给药后的半衰期随纤维蛋白原浓度的下降而缩短，在纤维蛋白原浓度恢复后，给药半衰期与初次给药相同。动物实验表明，用 Wistar 大白鼠，静脉注射本品，检查体内分布情况，结果在肝、肾中分布较高，血液、脾、肺中也有分布，脑、脂肪、肌肉中分布较低，雌雄性别间无显著差异。胎儿有一过性肝功能障碍现象。健康成年人静脉给药（10BU）后，大部分代谢产物由尿排出。

【适应证】 急性脑梗死、闭塞性动脉硬化症、突发性耳聋、振动病等末梢及微循环障碍的疾病。

【用法与用量】 成人用量，首次剂量为 10BU，以后的维持剂量可减为 5BU，隔日 1 次，使用前用 100ml 以上的生理盐水稀释，静脉滴注 1h 以上。下列情况首次使用量应为 20BU，以后的维持剂量可减为 5BU：给药前血纤维蛋白原浓度达 400mg/ml 以上时和突发性耳聋的重症患者。通常疗程为 1 周，必要时可增至 3 周，慢性期治疗要增至 6 周，但在此期间每次用量减至 5BU，隔日静脉滴注。

【不良反应】 不良反应多为轻度。主要为注射部位出血、创面出血、头痛、头晕、耳鸣，偶有轻度皮下瘀斑、鼻衄、恶心、呕吐、上腹不适、皮疹、发热、血谷草转氨酶、谷丙转氨酶、尿素氮升高及尿潜血阳性。罕有引起休克的情况，故应仔细观察病情，发现异常时终止给药，并采取输血等措施。

【禁忌证】 有出血患者（凝血障碍性疾病、血管障碍所致出血倾向、活动性消化道溃疡、疑有颅内出血者等）、新近手术患者、有出血可能的患者（内脏肿瘤、消化道憩室炎、亚急性细菌性心内膜炎、重症高血压、重症糖尿病患者等）、正在使用具有抗凝作用及抑制血小板机能药物（如阿司匹林）者和正在使用抗纤溶性制剂者、用药前血纤维蛋白原浓度低于 100mg/dl 者、重度肝肾功能障碍，其他如乳头肌断裂、室间隔穿孔、心源性休克、多脏器功能衰竭症者和对本制剂有过敏史者。

【注意事项】 本制剂具有降低血纤维蛋白原的作用，用药后可能有出血或止血延缓现象。因此，治疗前及给药期间应对患者进行血纤维蛋白原和血小板凝集情况的检查，并密切注意临床症状。如患者有动脉或深静脉损伤时，该药有可能引起血肿。

【孕妇及哺乳期妇女用药】 慎用。

【儿童用药】 慎用。

【老年患者用药】 慎用。

【制剂与规格】 注射剂：每支 0.5ml，5BU。

【贮藏】 避光、5℃下保存（但应避免冻结）。

（樊朝美 王 淼）

第十九章 抗肺动脉高压新药

肺动脉高压（pulmonary hypertension，PH）是肺血管损伤导致肺动脉内压力异常增高的临床综合征。动脉型肺动脉高压曾被认为是"不治之症"。肺动脉高压在我国的流行病学资料尚不清楚，但有增多的趋势。此病发病年龄偏低，但它是对青少年危害极大的疾病，75%患者集中于 20～40 岁，如不予及时干预，其中位数生存时间仅为 2.8 年。该病自然预后较差，5 年的生存率仅为 21%。治疗动脉型肺动脉高压的药物研发较少，也是该病死亡率高的主要原因之一。目前我国肺动脉高压治疗还存在许多问题，虽然新型靶向治疗药物的应用使肺动脉高压的临床治疗效果取得了不小的成绩，但是由于有效的新型靶向治疗药物多为孤儿药、药价昂贵，且并未列入我国医保目录，这明显限制了此类药物的临床应用。我国肺动脉高压的钙离子通道阻滞剂也存在滥用问题。积累我国肺高压防治的临床经验，开发更加经济的肺动脉高压靶向治疗药物，加强肺动脉高压的规范化防治，才能使得更多的肺动脉高压患者获益。

随着对肺动脉高压发病机制认识的深入和新型靶向治疗药物的应用，本病患者临床症状得到控制，生存期得到有效延长，改变了既往药物治疗仅靠单纯使用扩血管药来降低肺动脉压的局面。临床对肺动脉高压并无特效治疗，当代药物治疗以肺动脉高压靶向药物为主。

第一节 肺动脉高压的概念与靶向治疗药物的作用机制

一、肺动脉高压的定义

肺动脉高压是由已知或未知原因引起肺动脉内压力异常升高的疾病或病理生理综合征，可导致右心力衰竭甚至死亡。2015 年欧洲心脏病学会（ESC）肺动脉高压诊断和管理指南将 PH 定义为静息时右心导管术（right heart catheterization，RHC）测定平均肺动脉压（mean pulmonary arterial pressure，PAPm）升高≥25mmHg。PAPm 介于 21～24mmHg 的临床意义尚不明确，如果患者 PAPm 位于这个区间，且有发展为 PH 的可能（如患者有结缔组织病、亲属中有罹患遗传性 PH 者），需密切随访。

根据静息时 RHC 检查得出的血流动力学参数，可将 PH 分为毛细血管前 PH、毛细血管后 PH，其中后者又可进一步细化分为单纯性毛细血管后 PH 及同时合并毛细血管前 PH 与毛细血管后 PH。具体 PH 血流动力学定义及其和临床分类的关系见表 19-1。

既往常有研究和文献将肺动脉高压和动脉型肺动脉高压（pulmonary arterial hypertension，PAH）相混淆，实际上这两者是完全不同的概念。PAH 是 PH 的一种，其血流动力学特征表现为毛细血管前 PH，即肺动脉楔压（pulmonary artery wedge pressure，PAWP）≤15mmHg，肺血管阻力（pulmonary vascular resistance，PVR）>3 个 wood 单位（woodunit，WU）。如患者为毛细血管前 PH，且排除了肺疾病相关型 PH、慢性血栓栓塞性 PH（chronic thromboembolic pulmonary hypertension，CTEPH）及不明机制和（或）多

种因素导致的 PH，可诊断为 PAH。

表 19-1 肺动脉高压的血流动力学定义 [a]

定义	特征	临床分类
PH	PAPm≥25mmHg	全部
毛细血管前 PH	PAPm≥25mmHg	1. PAH
	PAWP≤15mmHg	3. 肺疾病相关型 PH
		4. CTEPH
		5. 不明原因的或多种因素导致的 PH
毛细血管后 PH	PAPm≥25mmHg	2. 左心疾病导致的 PH
	PAWP>15mmHg	5. 不明原因的或多种因素导致的 PH
单纯性毛细血管后 PH	DPG<7mmHg 和（或）PVR≤3WU	
同时存在毛细血管前 PH	DPG≥7mmHg 和（或）PVR>3WU	
和毛细血管后 PH		

注：DPG，舒张期压力阶差（舒张期肺动脉压-平均肺动脉楔压）；PAPm，平均肺动脉压；PAWP，肺动脉楔压；PH，肺动脉高压；PVR，肺血管阻力；WU，wood 单位等同于 dynes.s.cm^{-5}。

a. 所有的值都是在静息状态下测得。

近年来，有部分学者提出了运动肺动脉高压的概念，特指那些在静息时肺动脉压力正常，但在运动负荷时肺动脉压力升高的患者。然而，鉴于缺乏可信的研究数据，目前的欧美一线指南均未采纳这一概念，仍然根据静息 RHC 检查结果做诊断。运动肺动脉高压这一概念仍有待进一步研究和探索。

二、肺动脉高压靶向治疗药物的作用机制

近十余年来，肺动脉高压靶向治疗药物的开发和临床研究使大量患者从中受益。PAH 发病过程主要由三个途径：前列环素途径、内皮素途径及 NO 途径。PAH 患者肺血管前列环素类物质减少、内皮素增多且活性增强、NO 合成减少，上述三种情况均会导致肺血管强烈收缩，促进 PAH 的产生。PAH 靶向治疗药物正是针对这三个主要途径：针对前列环素途径的前列环素类似物、针对内皮素途径的内皮素受体拮抗剂和针对 NO 途径的 5 型磷酸二酯酶抑制剂发挥作用。1990 年 PAH 靶向药物治疗依前列醇应用于临床，经多年开发，现已有波生坦、安立生坦、马西替坦、曲前列环素、伊洛前列素、西地那非、他达那非、伐地那非等诸多药物运用于临床，并取得了一定的疗效。近年来，新型靶向药物如利奥西呱、西来帕格等也逐步应用于临床，许多随机对照研究表明其安全、有效。

1. 前列环素途径 前列环素主要是由内皮细胞产生，有强烈的舒张血管、抗血小板聚集、保护血管、抗细胞增殖作用。PAH 患者常见前列环素代谢通路调节异常，表现为肺动脉中前列环素合酶表达降低，以致前列环素尿代谢物减少，最终导致肺血管内前列环素减少，其舒张血管、抗血小板、抗细胞增殖作用减弱，促进 PAH 的发生和发展。故针对此类患者给予前列环素及其类似物以弥补其内在前列环素的不足，可起到治疗 PAH 的效果。

许多临床试验表明，使用前列环素可改善患者临床症状、提高运动功能和血流动力学指标，部分研究还提示前列环素可改善患者生存率。PAH 靶向药物作用机制见图 19-1。

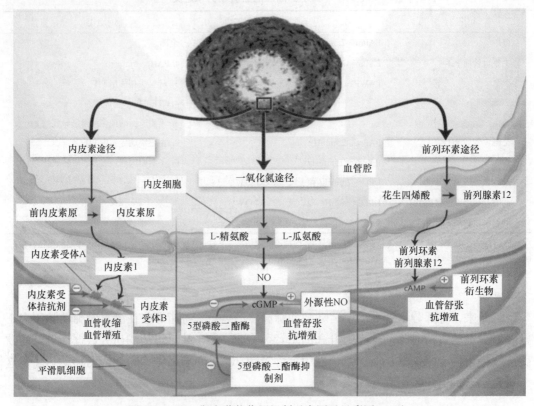

图 19-1　PAH 靶向药物作用机制示意图（见彩图 19-1）

前列环素类的代表性药物，如前列环素、依前列醇、贝前列环素、曲前列环素、伊洛前列素和赛来西帕等药物。

2. 内皮素途径　内皮素是有效的内源性血管收缩剂和平滑肌细胞促分裂素，可以使肺血管收缩和过度增生引起肺动脉高压。在人体，内皮素有 ET-1、ET-2 和 ET-3 三种亚型。ET 通过和血管平滑肌细胞上的内皮素 A 受体和 B 受体结合，发挥其生理作用——促进血管收缩、促有丝分裂和增殖等。在正常机体中，ET 和 ETB 受体结合后，可降低 ET 水平，减少血管收缩、增生和肥大，同时介导扩血管性物质释放，是一种负反馈调节。然而，在PAH 患者体内，ETB 受体在内皮细胞上的表达显著下调，负反馈调节缺失，同时 ETA 受体在平滑肌细胞的表达上调，进一步导致血管收缩、血管增生，促进 PAH 的发生和发展。ET 受体拮抗剂的原理就是针对 ET 途径阻断内皮素受体，从而抑制血管收缩、细胞增殖等病理过程，最终起到降低肺动脉压、抑制肺血管重塑的治疗作用。目前已应用于临床的药物有波生坦、安立生坦及马西替坦等。多项研究均证实其可以改善肺动脉高压患者的生活质量、WHO 功能分级、血流动力学状况，并能延迟临床恶化时间。

3. 一氧化氮-环磷鸟苷信号途径
（1）5 型磷酸二酯酶抑制剂：PAH 患者肺动脉内皮受损，NO 合成减少，导致血管收缩和血管内皮细胞的损害，促进 PAH 的发生和发展。NO 可直接激活可溶性鸟苷酸环化酶（cGMP），继而激活 cGMP 激酶，使血管平滑肌细胞钾离子通道开放，并抑制细胞外钙离子内流，使细胞内钙离子浓度降低，从而松弛肺血管平滑肌。因此，只要增加并维持血管平滑肌细胞中 cGMP 的含量，就可以达到舒张血管的效果。鉴于 cGMP 降解主要依赖 5 型磷酸二酯酶，所以 5 型磷酸二酯酶抑制剂可以在这一环节阻止 cGMP 的降解，从而增加 cGMP 的细胞内浓度，使得血管扩张。5 型磷酸二酯酶抑制剂治疗 PAH 的机制就在于此。目前在我国可应用的药物包括西地那非、伐地那非及他达拉非。

（2）鸟苷酸环化酶激动剂：利奥西呱（riociguat）是一种新型靶向药物，能激活鸟苷酸环化酶，促进环磷酸鸟苷合成，进而舒张肺血管，抑制肺动脉高压的进展。2013 年 10 月在美国 FDA 获批用于治疗肺动脉高压。需要注意的是，利奥西呱联合 5 型磷酸二酯酶抑制剂为治疗禁忌，此两者联用可导致严重的低血压和其他许多严重不良反应。

2015 年 ESC 肺动脉高压诊断和处理指南对于靶向药物单药治疗 PH 的推荐见表 19-2。

表 19-2　对不同程度世界卫生组织功能分级的 PAH 患者（1 类患者）单药治疗推荐

治疗措施		分级[a]—证据水平[b]					
		WHO 功能分级 II 级		WHO 功能分级 III 级		WHO 功能分级 IV 级	
钙离子通道阻滞剂		I	C[c]	I	C[c]	—	
内皮素受体拮抗剂	安立生坦	I	A	I	A	IIb	C
	波生坦	I	A	I	A	IIb	C
	马西替坦[d]	I	B	I	B	IIb	C
5 型磷酸二酯酶抑制剂	西地那非	I	A	I	A	IIb	C
	他达拉非	I	B	I	B	IIb	C
	伐地那非[f]	IIb	B	IIb	B	IIb	C
鸟苷酸环化酶激动剂	利奥西呱	I	B	I	B	IIb	
前列环素类似物	依前列醇 静脉注射[d]	—	—	I	A	I	A
	伊洛前列素 吸入	—	—	I		IIb	C
	静脉注射[f]	—	—	IIa	C	IIb	C
	曲前列环素 皮下注射	—	—	I		IIb	
	吸入[f]	—	—	I	B	IIb	C
	静脉注射[e]	—	—	IIa	C	IIb	
	口服[f]	—	—	IIb		—	
	贝前列环素[f]	—	—	IIb			
IP 受体激动剂	赛来西帕（口服）[f]	I	B	I	B	—	

注：WHO-FC=世界卫生组织功能分级。

a. 推荐级别；b. 证据水平；c. 仅适用于对急性血管反应试验有反应者。对于特发性 PAH、遗传性 PAH 和药源性 PAH，为 I 类推荐。对于 APAH 患者，为 IIa 类推荐；d. 随机对照试验以临床恶化时间作为主要终点或减少全因死亡率的药物；e. 如患者不能耐受皮下注射，行静脉注射；f. 此药物尚未被欧洲药品管理局批准。

4. 钙离子通道阻滞剂治疗肺动脉高压

（1）钙离子通道阻滞剂对肺动脉高压患者生存期的影响：在靶向治疗 PAH 疗法出现

以前，钙离子通道阻滞剂（calcium channel blocker，CCB）被长期运用于 PAH 的治疗中。使用 CCB 基于如下理论：CCB 可使肺血管舒张。然而，临床实践和大量研究充分表明，长期应用大剂量的 CCB 仅对部分患者有效，其仅能延长约 10%对该类药物敏感的 PAH 患者的生存期，而对于那些对钙离子通道阻滞剂不敏感的 PAH，使用 CCB 有害，长期服用可导致体循环低血压、心排血量减低、心律失常和水钠潴留，甚至导致死亡率的增加。鉴于此，对 PAH 患者需要慎重使用钙离子通道阻滞剂，对大多数患者而言，CCB 非但不能治疗肺动脉高压，反而会使患者的病情恶化，使用 CCB 需慎之又慎。只有那些急性血管反应试验阳性的患者，才适合接受 CCB 治疗。

（2）特发性肺动脉高压应用 CCB 对急性肺血管扩张试验的反应：大约有 10%的特发性肺动脉高压（IPAH）患者对急性肺血管扩张试验呈长期阳性反应。只有这些急性肺血管反应试验阳性的患者方可口服 CCB 治疗。有研究表明，这 10%对 CCB 呈长期敏感患者的生活质量和预后显著优于不敏感的患者，其 10 年生存率接近 100%，急性肺血管反应试验阴性的患者绝对禁止行 CCB 治疗。

需要注意的是，不是所有患者都对 CCB 治疗持续阳性。许多研究表明，约半数第一次急性肺血管反应试验阳性的患者，在 1 年后转为阴性。显然，这些患者无法继续从 CCB 治疗中获益，故应当及时停止 CCB 治疗。建议对初次急性肺血管反应试验检查阳性的患者在接受 CCB 治疗 1 年后再次行急性血管反应试验，结果仍阳性则表示该患者持续敏感，可继续给予 CCB 治疗。

（3）CCB 治疗注意事项：即使患者急性血管反应试验阳性，在行 CCB 治疗时，也需要注意如下事项。使用的 CCB 主要包括硝苯地平、地尔硫草及氨氯地平，特别是硝苯地平和地尔硫草。

临床一般根据患者的基础心率选择使用 CCB 的类型，如患者心率相对较慢，则选用硝苯地平和氨氯地平，如患者心率相对较快，则选用地尔硫草，兼顾控制患者的心率。

为了达到效果，一般每日使用 CCB 剂量较大：硝苯地平每日 120～240mg，地尔硫草每日 240～720mg，氨氯地平每日最大剂量可到 20mg。一般推荐在初始用药时使用相对较低的剂量，如硝苯地平缓释片 30mg，每日 2 次，地尔硫草 60mg，每日 3 次或氨氯地平 2.5mg，每日 1 次，然后逐渐小心增加剂量直到最大耐受量。限制药物加量的因素主要包括常出现的系统性低血压及下肢水肿等。

治疗中需密切观察，以确保患者的安全和药物的有效。治疗期间应当每 3～4 个月全面评估一次，评估措施包括右心导管检查。

（4）钙离子通道阻滞剂的不良反应：要充分了解 CCB 的不良反应：①通气/灌注失调加重，增加肺内分流，动脉血氧分压下降；②矛盾性肺动脉压升高；③低血压、外周水肿；④诱发心力衰竭、肺水肿或猝死。

（5）如何处理对 CCB 疗效不佳：如 CCB 治疗效果不理想（治疗效果理想定义为 WHO-FC 功能为Ⅰ～Ⅱ级，血流动力学显著改善并接近正常），需采取其他抗 PAH 治疗。

（6）钙离子通道阻滞剂治疗肺动脉高压的循证医学证据：2010 年发表在欧洲心脏病学杂志的一项关于 CCB 治疗 PAH 患者的研究是迄今为止最大规模的 CCB 用于合并其他疾患的肺动脉高压的研究，该研究入选了 663 例经右心导管证实的肺动脉高压的患者，对所有患者行急性血管反应实验,43 例患者(6.5%)呈阳性并给予初始剂量的 CCB(地尔硫䓬、硝苯地平、氨氯地平)单药治疗,其中 16 例患者临床效果良好(治疗后 3~4 月血流动力学有显著改善,1 年 NYHA 维持在 Ⅰ/Ⅱ级),对于反应良好的这 16 例患者继续给予大剂量的 CCB 单药治疗(13 例给予地尔硫䓬240~720mg/d,2 例给予硝苯地平 60~90mg/d,1 例给予氨氯地平 20mg/d)。结果表明,13.4%的减肥药相关性 PAH、12.2%的 PVOD/PCH、10.1%的结缔组织病相关性 PAH、1.6%的 HIV 相关性 PAH 和 1.3%的门脉高压性 PH 急性血管反应试验阳性,未发现先天性心脏病相关性 PAH 急性血管反应试验阳性。长期随访发现约 9.4%的减肥药相关性 PAH 患者可保持长期对 CCB 的敏感性,罕见 HIV 相关性 PAH、门脉高压性 PAH 和结缔组织病相关性 PAH 对 CCB 长期敏感,未见 PVOD/PCH 患者对 CCB 长期敏感。5 年后,所有长期对 CCB 敏感的患者都生存,此后该组患者才出现了 2 例非 PAH 相关性死亡。急性血管反应试验中将 mPAP<40mmHg 判断为对 CCB 长期敏感的特异性更强。

基于肺动脉高压疾病的特殊性,有关肺动脉高压的随机对照研究较少。2015 年 ESC 肺动脉高压诊治指南推荐:大剂量 CCB 可用于急性血管反应试验阳性的 IPAH、HPAH、DPAH 患者,Ⅰ类推荐,但证据水平为 C 级:证据来自小型研究或专家共识。具体推荐如下:建议对特发性、遗传性或药物诱导性肺动脉高压患者,在使用 CCB 前,首先需要进行急性血管反应试验,对于急性血管反应试验阳性的患者,推荐使用硝苯地平、氨氯地平、地尔硫䓬,尤其是地尔硫䓬和硝苯地平,心率较快者选择地尔硫䓬,心率较慢者选择硝苯地平和氨氯地平。可采用从小剂量开始(地尔硫䓬60mg 每日 3 次,硝苯地平缓释片 30mg 每日 2 次,氨氯地平 2.5mg 每日 1 次),逐渐加量的原则。推荐剂量:地尔硫䓬240~720mg/d,硝苯地平 120~240mg/d,氨氯地平 20mg/d。

重症肺动脉高压患者使用钙离子通道阻滞剂时应住院观察,并需密切观察用药反应,特别是用药早期和增加剂量时。开始用药期间须密切观察钙离子通道阻滞剂的安全性和有效性,大剂量用药需定期监测肺血流动力学并防止低血压,根据病情调整剂量。用药原则为基础心率快的患者考虑地尔硫䓬类药物,基础心率慢(<60 次/分)的患者考虑二氢吡啶类钙离子通道阻滞剂。

第二节 临床常用的抗肺动脉高压药物

一、前列环素类药物

依 前 列 醇

依前列醇(flolan)是天然存在的 PGI2 的钠盐合成制剂,它是最早上市的用于治疗肺动脉高压的前列环素类药物,需要采用输液泵持续静脉给药。使用依前列醇治疗 2 个月的特发性肺动脉高压的(IPAH)患者,肺循环血流动力学和运动耐量改善,且这种改善作用持续至少 1 年。依前列醇是在对照研究中证实能够降低死亡率的唯一一种治疗肺动脉高压的药物。基于以上证据,依前列醇(flolan)被批准用于 NYHA 心功能分级 Ⅲ~Ⅳ级的肺动脉高压患者,并在临床中,常常作为一线抢救药物治疗肺动脉高压严重失代偿的患者。

但是目前在我国没有上市。依前列醇的不足是患者治疗中需要严密监测其不良反应及导管感染的风险。突然中断给药可能会导致肺动脉高压的强烈反跳。

【药品名称】 国际通用名：依前列醇。商用名：佛罗兰。英文通用名：epoprostenol sodium for injection。英文商用名：Flolan。

【药理作用】 ①直接扩张肺动脉和体循环动脉血管床。对于原发性肺动脉高压患者和继发性肺动脉高压患者，依前列醇连续静脉滴注 15min，可呈剂量依赖性地增加心排血指数（CI）和每搏输出量（SV），并呈剂量依赖性地降低肺血管阻力（PVR）、总肺阻力（TPR）及平均体循环动脉压力（SAPm）。依前列醇对平均肺动脉压力（PAPm）的作用不肯定。②抑制血小板聚集。可通过增加血小板中的 cAMP 直接防止血小板接触非血管表面时发生活性和聚集。在体外循环时，可阻止血栓的形成，并有较强扩张血管作用，而使血压下降。用于心肺分流术及活性炭血液灌注时保护血小板功能，肾透析时代替肝素。低剂量时，出现迷走神经介导的缓慢性心律失常；大剂量时，因扩血管相关的低血压，而出现反射性心动过速。对心排血量无显著影响。

【循证医学证据】

1. 1996 年发表的一项前瞻性、随机、开放、对照试验，入选 81 例 NYHA 心功能分级 Ⅲ～Ⅳ级的 PAH 患者，患者随机分为常规治疗组 40 例（吸氧、口服华法林、利尿药和血管扩张剂）和依前列醇治疗组 41 例（在常规治疗基础上加用依前列醇静脉滴注）。12 周后，6min 步行距离（6MWD）依前列醇组增加 47 米，而常规组减少 64 米；依前列醇组 PAPm 降低 8%，常规组增加 3%；肺血管阻力两组分别降低 21% 和增加 9%。

2. 1998 年发表的另一项研究对依前列醇长期疗效做出评价。27 例 NYHA 心功能分级 Ⅲ～Ⅳ级的 PAH 患者给予依前列醇治疗，平均随访 16.7 个月。结果显示，26 例患者血流动力学参数和症状有明显改善，PAPm 下降 20%，肺循环阻力下降 53%。Shapiro 等报道应用依前列醇后 1 年、2 年、3 年的生存率分别为 80%、76%、49%，显著高于常规治疗组。

3. 2000 年一项多中心随机研究表明，系统性硬化症相关性 PAH 患者在接受长期依前列醇治疗后运动耐力有显著提高。12 周后 6MWD 依前列醇组增加 46m，而常规组减少 78m。

【药代动力学】 依前列醇在血液中性 pH 下迅速水解和酶解。动物实验表明，该药在体内清除快，半衰期短（2.7min）。依前列醇在人体内药代动力学情况尚不清楚。体外 37℃，pH 7.4 的人类血液中，依前列醇的半衰期约为 6min。据此推测，依前列醇在人体内的半衰期不超过 6min。

【适应证】 ①长期静脉应用适于治疗原发性肺动脉高压，以及硬皮病相关肺动脉高压，且 NYHA 心功能分级Ⅲ～Ⅳ级的对传统药物反应不佳的患者。②有抗血小板和舒张血管作用。可防止血栓生成。用于治疗某些心血管疾病时作为抗血小板药，以防止高凝状态。也用于严重外周血管性疾病、缺血性心脏病、原发性肺动脉高压、血小板消耗性疾病等。

【用法与用量】 依前列醇需要持续静脉输入。常温下性质不稳定，输入前需要低温保存。使用时应避光。一般从小剂量开始[2ns/（kg·min）]，随后根据药物的不良反应和患者的耐受性，以 1～2ng/（kg·min）速度逐渐上调剂量，剂量调整间隔不少于 15min，在临床试验中一般在 24～48h 或更长。多数患者稳态剂量在 20～40ng/（kg·min）。

1. 成人心肺分流术前每分钟连续静脉滴注　10ng/kg；在分流术中每分钟静脉滴注 20ng/kg，术毕即停注。

2. 活性炭血液灌注　先每分钟静脉滴注 2～16ng/kg，灌注时每分钟静脉注射 16ng/kg 于碳柱的近侧管内。

3. 肾透析　透析前每分钟静脉滴注 5ng/kg，透析时静脉滴注于透析器的动脉入口。

4. 对老年人用剂量尚未验证是否需要修正。

【不良反应】　①高剂量时可见血压下降、心搏徐缓、面部潮红、下颌痛、头痛，以及胃痉挛痛、恶心、呕吐、腹部不适、腿痛等。一般较轻且与剂量有关。②对自发性或药物性出血者，应考虑引起出血并发症的可能。

【禁忌证】　①严重左心室收缩功能不全导致的充血性心力衰竭。此类患者在抗肺动脉高压的传统药物基础上加用本品增加死亡率。②初始剂量时发生肺水肿的患者。③对药物成分过敏者。④有出血倾向者禁用。

【注意事项】　①在心肺分流术或血流灌注时不可代替肝素，仅在肾透析时代替肝素。若透析回路发生凝块，应停止透析。②超剂量使用可发生降压作用，应减量或停药。③不能与其他药物混合使用。④不宜突然停药。突然停药可导致部分患者肺动脉压力反弹，使症状恶化甚至死亡。⑤不能与其他静脉用药物混合使用。

【孕妇及哺乳期妇女用药】　妊娠分级 B。尚不清楚是否通过乳汁排泄。

【儿童用药】　尚不清楚。

【老年患者用药】　尚不清楚。

【药物相互作用】　依前列醇与抗凝剂、血管扩张药及影响心血管反射的药物并用时有协同作用，需慎重。

【药物过量】　本品过量可出现血压下降、心动过缓、面部潮红、头痛，以及胃痉挛痛、恶心、呕吐和腹部不适等。

【制剂与规格】　0.5mg（500 000ng）；1.5mg（1 500 000ng）

【贮藏】　15～25℃下密闭、避光保存。若不能立即使用，则置于 2～8℃下避光保存。切勿冻结，冻结后不能使用。

伊洛前列素

伊洛前列素（epoprostenol）是一种稳定的前列环素类似物，有吸入剂和静脉制剂两种剂型。吸入伊洛前列素对肺循环的扩张作用持续 1～2h。吸入型伊洛前列素与内源性前列环素结构类似，化学性质稳定，半衰期较短。

【药品名称】　国际通用名：伊洛前列素。商用名：万他维。英文通用名：veletri。英文商用名：Ventavis。

【药理及毒理作用】

1. 药效学特性　吸入用伊洛前列素溶液的活性成分伊洛前列素是一种人工合成的前列环素类似物。具有以下药理学作用：①抑制血小板聚集、血小板黏附及其释放反应；②扩张小动脉与小静脉；③增加毛细血管密度及降低微循环中存在的炎症介质，如 5-羟色胺或组胺所导致的血管通透性增加；④促进内源性纤溶活性；⑤抗炎作用，如抑制内皮损伤后白细胞的黏附及损伤组织中白细胞的聚集，并减少肿瘤坏死因子的释放。

2. 吸入型伊洛前列素的药理作用　直接扩张肺动脉血管床，可持续降低肺动脉压力与肺血管阻力，增加心排血量，使混合静脉血氧饱和度得到明显改善。对体循环血管阻力及动脉压力影响很小。

3. 药理毒理　临床前的安全性资料显示，在常规的安全药理学研究、重复给药的毒性研究、遗传毒性研究及致癌作用研究中，没有发现对人体有特别的危害，仅在远超过人类最大暴露量时，才能观察到临床前作用，这提示几乎不存在临床实际意义。

4. 全身毒性　急性毒性研究发现，口服或单次静脉给予超过静脉治疗量 2 个数量级（100 倍）的剂量，伊洛前列素可引起严重的中毒症状或死亡。考虑到伊洛前列素强大的药理作用及达到治疗目的所需的绝对剂量，在急性毒性研究中观察到的结果并不能表明在人体中出现急性不良反应的风险。与前列环素一样，伊洛前列素有血流动力学作用（如血管扩张、皮肤发红、低血压、抑制血小板功能和呼吸窘迫），以及常见的中毒症状如淡漠、步态异常及姿势改变。

在连续重复静脉滴注伊洛前列素的全身性毒性研究中，当剂量超过 14ng/（kg·min）时，可出现血压轻度下降。只有在极高剂量下才会出现严重的不良反应（如低血压、呼吸功能障碍）。

根据在大鼠中观察到的 C_{max} 值，在肠胃外给药研究中全身的暴露量大约是吸入给药所能达到的最大暴露量的 3.5 倍，正如在大鼠中进行的长达 26 周的吸入毒性研究中的评价，所能达到的最大剂量 48.7μg/（kg·d），也属于未观察到不良作用的浓度（NOVAEL）。

5. 潜在遗传毒性与致癌性　在伊洛前列素遗传性作用的体内与体外研究中，均未发现任何具有致突变性的证据。在对大鼠和小鼠致癌性研究中，未发现伊洛前列素有潜在致癌性。

6. 生殖毒性　在大鼠胚胎及胎毒性研究中，持续静脉给予伊洛前列素，可导致一些幼鼠发生前爪单一趾骨异常，不存在剂量依赖性。这些改变并不被认为是真正的致畸作用，但有可能与本品诱导的器官发生晚期生长迟缓相关，这是因为本品可导致胎儿胎盘的血液流变学发生改变。可以认为，这种生长迟缓多数情况是可逆的，并且在出生后的发育过程中可以被代偿。在兔及猴进行比较胚胎毒性研究中，本品在达到超过人体应用剂量数倍时，也并未引起指趾发育异常或其他明显的组织结构异常。在大鼠研究中发现乳汁中含有极微量的伊洛前列素。

【循证医学证据】

1. PPH 研究（inhaled iloprost to treat severe pulmonary hypertension. an uncontrolled trial，吸入伊洛前列素治疗重度肺动脉高压）　是一项早期针对肺动脉高压伴重度右心力衰竭的国际多中心、非对照、开放研究。研究共纳入 6 个中心的 19 例肺动脉高压伴重度右心力衰竭的患者，并进行了 3 个月的随访，研究结果显示，吸入伊洛前列素可以改善肺动脉高压伴重度右心力衰竭患者的血流动力学及心功能。

2. AIR 研究（inhaled iloprost for severe pulmonary hypertension，吸入伊洛前列素治疗中度肺动脉高压）　是一项较大的针对重度肺动脉高压患者（NYHA 心功能分级 Ⅲ～Ⅳ级）的随机、双盲、安慰剂对照研究。研究将来自 37 个中心的 203 例重度肺动脉高压（包括原发型肺动脉高压及继发型肺动脉高压）患者随机分为伊洛前列素组和安慰剂组，分别使用吸入伊洛前列素及安慰剂治疗 12 周，结果显示吸入伊洛前列素可以改善心功能，提高运动耐量，尤其是对于原发型肺动脉高压患者效果更佳。

3. AIR-Ⅱ研究（aerosolized randomized iloprost study Ⅱ，NCT00414687） 是一项为期两年的前瞻性、开放标签临床研究。研究对 63 例原发型肺动脉高压和继发型肺动脉高压患者予以吸入伊洛前列腺素，并进行两年的随访。研究结果显示，吸入型伊洛前列素最常见的不良反应是咳嗽及面色潮红，药物不良反应轻，长期使用耐受性好、安全性高。

4. 静脉伊洛前列素治疗特发性肺动脉高压（continuous intravenous iloprost to revert treatment failure of first-line inhaled iloprost therapy in patients with idiopathic pulmonary arterial hypertension） 研究是一项单中心、非对照、开放研究。研究对 24 名肺动脉高压心功能Ⅳ级的患者使用静脉伊洛前列素并进行 6 个月随访。研究结果显示，患者由吸入伊洛前列素改为静脉使用伊洛前列素可以改善心功能，降低肺动脉阻力及右心房压力，但连续静脉使用伊洛前列素 6 个月肺动脉阻力增加，并有 4 名患者死亡及 4 名患者进行心肺移植。

5. 吸入伊洛前列素联合波生坦治疗肺动脉高压研究（randomized study of adding inhaled iloprost to existing bosentan in pulmonary arterial hypertension） 是一项多中心、随机、双盲、安慰剂对照研究。研究将 67 例正在使用波生坦的肺动脉患者（包括原发型肺动脉高压及继发型肺动脉高压）随机分为联合使用吸入伊洛前列素组及安慰剂组，并进行 12 周随访。研究结果显示，伊洛前列素可以使平均肺动脉压及肺动脉阻力降低，6min 步行距离增加。吸入伊洛前列素联用波生坦安全且有效。

【药代动力学】

1. 吸收 肺动脉高压患者吸入伊洛前列素（伊洛前列素在口含器内剂量为 5μg），吸入末期观察到血清最高药物浓度为 100～200pg/ml。此血浆浓度消除半衰期为 5～25min。在吸入伊洛前列素 30min～1h 之后，中央室内检测不到伊洛前列素（血浆浓度低于 25pg/ml）。

2. 分布 未进行吸入药物分布方面的研究。健康志愿者在静脉滴注伊洛前列素后，稳态表观分布容积为 0.6～0.8L/kg。血浆浓度在 30～3000pg/ml 时，与血浆蛋白的结合呈浓度依赖性，最高结合率大约为 60%，其中 75% 是与白蛋白结合。

3. 代谢 未进行吸入药物代谢方面的研究。伊洛前列素主要通过羧基氧化酶进行大量代谢。原形药物不能排泄。其主要代谢产物为 4-去甲-伊洛前列素，这一代谢产物在尿中以自由和结合的 4 种非对映异构体形式存在。动物实验表明 4-去甲-伊洛前列素无药理活性。体外研究表明无论静脉给药或吸入给药，伊洛前列素在肺内的代谢产物均相同。

4. 排泄 未进行吸入药物排泄方面的研究。肾功能与肝功能正常的志愿者静脉滴注伊洛前列素后，大多数情况下表现为双相消除的特点，平均半衰期分别为 3～5min 及 15～30min。伊洛前列素的总清除率大约为 20ml/（kg·min），这表明伊洛前列素存在肝外代谢途径。应用 ^{3}H-伊洛前列素在健康志愿者进行质量-平衡研究。静脉滴注后，总放射性的回收率为 81%，尿液与粪便中的回收率分别为 68% 和 12%。代谢产物通过血浆与尿液双相排除，经计算半衰期分别为 2～5h（血浆）和 2～18h（尿液）。

5. 肾功能异常患者体内的特性 一项静脉滴注伊洛前列素的研究表明，终末期肾功能衰竭接受间断血液透析治疗的患者伊洛前列素的清除率[平均 Cl 为 52ml/（kg·min）]与肾功能衰竭无须接受间断血液透析治疗的患者[平均 Cl 为（18±2）ml/（kg·min）]相比明显降低。

6. 肝功能异常患者体内的特性 由于伊洛前列素主要通过肝脏进行代谢，肝功能的变化将影响药物的血浆水平。一项对 8 例肝硬化患者静脉应用伊洛前列素的研究中，伊洛前列素的平均清除率大约为 10ml/（kg·min）。

7. 年龄与性别 与伊洛前列素的药代动力学无临床相关性。

【适应证】 2003 年欧盟批准伊洛前列素用于治疗成人原发性肺动脉高压心功能分级Ⅲ级患者，以改善患者的症状及运动耐量。2004 年美国 FDA 批准伊洛前列素用于肺动脉高压（PAH）的治疗。伊洛前列素还可用于心肺分流术时保护血小板功能；也用于肾透析时代替肝素。

【用法与用量】 注意本品溶液不可接触皮肤及眼睛，并且要避免口服。

1. 成人推荐剂量 每次吸入应从 2.5μg 开始（吸入装置中口含器所提供的剂量）。可根据不同患者的需要和耐受性逐渐增加伊洛前列素剂量至 5.0μg。根据不同患者的需要和耐受性，每日应吸入伊洛前列素 6～9 次。根据口含器与雾化器所需的药物剂量，每次吸入时间应为 5～10min。

在每次吸入药物之前，将打开包装的吸入用伊洛前列素溶液全部移至雾化器内。一次吸入，未用完的伊洛前列素雾化液必须弃去。

2. 雾化器的使用 如果某种雾化器能达到下列标准，则认为它适用于本品溶液的雾化：①液滴的中位空气动力学直径（MMAD）或中位直径（MMD）为 3～4μm；②口含器输出剂量为每次吸入伊洛前列素 2.5μg 或 5μg；③一个剂量为 2.5μg 或 5μg 伊洛前列素的雾化时间为 4～10min（为了避免全身性不良反应，4min 内输出的伊洛前列素不得超过 5μg）。

【不良反应】 除了由于吸入用药的局部不良反应如咳嗽加重外，吸入伊洛前列素的不良反应主要与前列环素药理学特性有关。临床试验中最常见的不良反应包括血管扩张、头疼及咳嗽加重（表 19-3）。

表 19-3 临床试验中最常见的不良反应

系统器官分类	非常常见（≥1/10）	常见（≥1/100 且<1/10）
神经系统异常	□	头痛
血管系统异常	血管扩张	低血压
呼吸系统、胸、纵隔异常	咳嗽增加	□
骨骼和结缔组织异常	□	下颌疼痛、牙关紧闭症

【禁忌证】 ①对伊洛前列素或任何赋形剂过敏。②出血危险性增加的疾病（如活动性消化性溃疡、外伤、颅内出血或其他出血）。由于本品对血小板的作用可能会使出血的危险性增加。③以下心脏病患者禁用，如严重心律失常、严重冠状动脉性心脏病、不稳定

型心绞痛、发病 6 个月内的心肌梗死、未予控制和治疗的或未在严密监测下的非代偿性心力衰竭、先天性或获得性心脏瓣膜疾病伴非肺动脉高压所致的有临床意义的心肌功能异常、明显的肺水肿伴呼吸困难。④主要由于肺静脉阻塞或狭窄，而不是动脉阻塞或狭窄引起的肺动脉高压。⑤近 3 个月发生过脑血管事件（如短暂性脑缺血发作、脑卒中）或其他脑供血障碍。

【注意事项】 ①对于体循环压力较低的患者（收缩压低于 85mmHg），不应当开始伊洛前列素治疗。②应注意监测以避免血压的进一步降低。对于急性肺部感染、慢性阻塞性肺疾病及严重哮喘的患者应做密切监测。③对于能够进行外科手术的栓塞性肺动脉高压患者不应首选伊洛前列素治疗。④有晕厥史的肺动脉高压患者应避免一切额外的负荷和刺激，如运动。如果晕厥发生于直立体位时，每天清醒但未下床时吸入首剂药物是有帮助的。如果晕厥的恶化是由基础疾病所造成，应考虑改变治疗方案。⑤对于肝功能异常患者、肾功能衰竭需要血液透析的患者，伊洛前列素的清除均是降低的，因此应考虑减低剂量。

【孕妇及哺乳期妇女用药】 妊娠期及哺乳期妇女禁用。

【儿童用药】 目前尚无儿童及青少年的用药经验。除非得到足够资料的支持，否则本品不能应用于 18 岁以下的患者。

【老年患者用药】 对老年人应用此药物无特殊要求。

【药物相互作用】 伊洛前列素可增强 β 受体阻滞剂、钙离子通道阻滞剂、血管扩张剂及血管紧张素转化酶抑制剂等药物的抗高血压作用。如果出现明显的低血压，可通过减少伊洛前列素剂量来纠正。

因为伊洛前列素有抑制血小板功能的作用。因此，与抗凝药物（如肝素、香豆素类抗凝药物）或其他抑制血小板聚集的药物（如阿司匹林、非类固醇抗炎药物、磷酸二酯酶抑制剂及硝基血管扩张药如吗多明）合用时可增加出血的危险性。如果发生出血，应停用伊洛前列素。

在应用伊洛前列素前，连续 8d 每日口服剂量高达 300mg 的阿司匹林对伊洛前列素的药物代谢动力学没有影响。在一项动物研究中，发现伊洛前列素可以导致组织型纤溶酶原激活剂（t-PA）的稳态血浆浓度减少，人体研究结果显示，滴注伊洛前列素后并不会影响患者多次口服地高辛后的药代动力学，而且对合并给予的 t-PA 的药物代谢动力学也没有影响。

动物实验表明，预先给予糖皮质激素可减轻伊洛前列素的扩血管作用，但不影响对血小板聚集的抑制作用。这一发现对于本品用于人体的意义尚不清楚。

尽管尚未进行临床研究，但在体外对伊洛前列素对细胞色素 P450 酶活性的潜在抑制作用研究显示，预期伊洛前列素不会通过这些酶对药物代谢产生相关的抑制作用。

【药物过量】 药物过量时易出现低血压反应及头痛、面部潮红、恶心、呕吐和腹泻；也可能出现血压升高、心动过缓或者心动过速，四肢痛或背痛，当出现上述表现时建议停止吸入药物，监测及对症治疗，尚不知其特异性解毒剂。

【制剂与规格】 吸入剂：2ml：20μg。注射剂型：500μg（附甘氨酸缓冲液 50ml）。临用时以 pH10.5 的含甘氨酸的专用缓冲剂溶解。

【贮藏】 遮光、密闭保存。

曲前列环素

曲前列环素是前列环素的一种剂型，在 2002 年获得美国食品药品监督管理局的上市批准，用于治疗肺动脉高压患者（其症状按 NYHA 心功能分级为 Ⅱ～Ⅳ级），以减轻活动时的症状。

【药品名称】

1. 注射剂国际通用名 曲前列环素注射剂。商用名：曲前列尼尔注射液、瑞莫杜林。英文通用名：treprostinil sodium Injection。英文商用名：Remodulin。

2. 吸入剂国际通用名 曲前列环素吸入剂。商用名：曲前列尼尔吸入溶液。英文通用名：treprostinil inhalation solution。英文商用名：Tyvaso。

3. 缓释片国际通用名 曲前列环素缓释片。商用名：曲前列尼尔缓释片。英文通用名：treprostinil extended release tablets，英文商用名：Treprostinil diethanolamine、Orenitram。

【药理作用】 曲前列环素是前列环素的衍生物。直接扩张肺动脉和体循环动脉血管床，并抑制血小板聚集。动物实验表明，曲前列素的扩血管作用可降低左右心室后负荷，并增加心排血量和每搏输出量。许多研究表明，曲前列环素具有剂量依赖性负性肌力作用和松弛作用，对心脏传导系统无明显作用。

【循证医学证据】

1. 一项为期 12 周的国际多中心、随机、双盲、安慰剂对照临床试验研究入选了来自美国、欧洲、澳大利亚和以色列的 NYHA 心功能分级为 Ⅱ～Ⅳ级的 PH 患者 470 例。研究主要终点为 6 min 步行距离的变化值，也评估了 Borg 呼吸困难和疲劳评分。在用药 12 周结束时，得到曲前列环素注射剂治疗患者的 6min 步行距离较安慰剂组更远，平均差距约为 16 米，6 min 步行距离显著改善了 Borg 呼吸困难和疲劳评分，但并无统计学意义。由于曲前列素会引起注射部位疼痛，该实验未能做到完全双盲。基于此临床试验，该药获得批准用于治疗 PH。

2. 另一项治疗门脉高压继发的 PH 患者的临床试验表明，曲前列环素注射剂也可有效治疗门脉高压继发的 PH。

3. FREEDOM-C 试验 是观察曲前列素口服剂型疗效的研究。该研究入选 354 例接受稳定剂量背景用药的 PH 患者，随机分为加用口服曲前列素组和安慰剂组，曲前列素逐渐滴定至最大耐受剂量。治疗 16 周后患者的 6 min 步行距离并无统计学意义上的显著改善。但在 REEEDOM-M 研究中，口服曲前列素单药治疗从未接受过背景用药的 PH 患者却得到阳性结果。

4. TRIUMPH Ⅰ试验 是观察曲前列素吸入型疗效的研究。该研究入选 235 例临床稳定的 PH 患者（WHO group 1），98% 为 NYHA 心功能分级Ⅲ级且在入选前服用波生坦或西地那非至少 3 个月的患者，随机分为吸入曲前列素组和安慰剂组，研究为期 12 周。结果显示，用药 12 周后，6 min 步行距离增加 20m。吸入曲前列素可以改善稳定型 PH 患者的运动耐量。

【药代动力学】 皮下注射后吸收快速、完全，绝对生物利用度接近 100%。稳态浓度持续约 10h。主要通过肝脏代谢，具体代谢酶尚不清楚。主要通过尿液排泄，少量通过粪便排泄。肝功能不全者药物清除减慢。轻中度肝功能不全者应减少用量。尚无重度肝功能不全者用药数据。尚无肾功能不全者用药数据。

【适应证】　本品适用于 WHO 心功能分级 Ⅱ～Ⅲ 级症状的特发性、遗传性或结缔组织病相关性肺动脉高压的治疗。

【用法与用量】

1. 注射剂　持续皮下（首选）或静脉注射。由于通过中心静脉插管持续注射可能引起严重的菌血症和脓毒血症，除非患者无法耐受皮下注射或其他必要情况，应尽量避免通过中心静脉插管持续注射。

（1）初始剂量：1.25ng/（kg·min），若无法耐受，可减至 0.625ng/（kg·min）。

（2）剂量调整：前 4 周，每周增加 1.25ng/（kg·min）；以后，每周增加 2.5ng/（kg·min）。具体调整应根据患者的反应进行。应尽量避免突然停药。若停药数小时，再次用药时可从停药前的剂量开始。若经历了较长时间的停药，则应从初始剂量重新开始滴定。

2. 缓释片剂　可与食物同时服用。勿掰开或碾碎。

（1）初始剂量：0.25mg 每次，每日 2 次；或 0.125mg 每次，每日 3 次。每日给药 2 次，与食物一起服用，但每日总剂量也可以分成 3 次。

（2）维持剂量：对于 0.25mg 每次，每日 2 次者，每 3～4d 单次剂量增加 0.25mg 或 0.5mg。对于 0.125mg 每次，每日 3 次者，每 3～4d 单次剂量增加 0.125mg。最大维持剂量取决于患者的耐受程度。若出现难以耐受的反应，减量 0.25mg。避免突然停药。

轻度肝功能损害（Child Pugh A 级）患者，初始剂量 0.125mg 每次，每日 2 次。滴定过程每 3～4d 增加 0.125mg。

3. 吸入剂　只能借助 Tyvaso 吸入系统进行口腔吸入。

（1）初始剂量：每 4h 吸入 1 次，每次 3 次呼吸。若每次 3 次呼吸无法耐受，则每次 1～2 次呼吸。如果能耐受，则增加到 3 次呼吸。

（2）维持剂量：若能耐受，则每 1～2 周增加 3 次呼吸，靶剂量为每次 9 次呼吸。若无法耐受每次 9 次呼吸，则维持在可耐受的最大剂量。

【不良反应】　主要的不良反应是注射部位疼痛。其他的不良反应与依前列醇基本相同，但是发生得并不快，且通常比较轻。使用 6～18 个月后，30%～50% 的患者会在咀嚼第一下时有腭部疼痛；使用 5 个月后，一些患者会出现轻度腹泻。多数患者会有注射部位的反应。少数曾有面部潮红、头痛、恶心、皮疹、头晕、水肿、瘙痒、低血压、脚痛。其他与前列环素类似药物相关的不良反应随使用时间延长仍可能出现。

【禁忌证】　对本药或辅助成分过敏者。中度肝功能损害者不宜服用曲前列环素。重度肝功能损害者禁止服用曲前列环素。

【注意事项】

1. 注射部位疼痛　85% 的使用者报告当药物注入体内时会有疼痛感，这是有关曲前列环素注射剂的最常见不良事件。尚不知疼痛原因及应对方法。目前所知的是这种疼痛感觉在不同的患者之间，甚至是在同一患者的不同注射部位之间差异极大，且疼痛不呈持续性，许多患者数月后可耐受疼痛。

最有效的缓解疼痛的方法是试着发现一个痛觉较低的注射部位，可在身体任何有脂肪的部位注射，如手臂、腿或胸部（不推荐乳房）。止痛药物经常会有帮助。阿司匹林或其他非甾体抗炎药（NSAIDs）可能会增加出血的风险，且有拮抗前列环素的作用。一些患者需要更强的阿片类（麻醉药）止痛药。阿片类药物可引起便秘、嗜睡、恶心、噩梦和幻觉。

2. 本品在患有严重肺病（如支气管哮喘或 COPD）的患者中的有效性和安全性尚不清楚。急性肺部感染的患者应谨慎监测以早期发现肺部疾患恶化及药效的减弱。

3. 体循环动脉压力偏低的患者，可能诱发症状性的低血压。

4. 肝肾功能不全的患者滴定速度应减慢。

【孕妇及哺乳期妇女用药】 FDA 妊娠分级为 B 级。动物研究表明，曲前列环素不会危害动物胚胎，但尚不清楚是否危害人类胚胎。动物研究未发现曲前列环素对妊娠和分娩有影响，但不清楚对人类是否有影响。尚不清楚曲前列环素是否通过乳汁分泌，也不清楚口服后的吸收情况。

【儿童用药】 尚不清楚儿童用药有效性和安全性。

【老年患者用药】 尚不清楚老年用药有效性和安全性。

【药物相互作用】 ①细胞色素（CYP）P4502C8 酶抑制剂（如吉非贝齐）可增加曲前列环素的血药浓度。CYP4502C8 酶诱导剂（如利福平）可降低曲前列环素的血药浓度。②曲前列环素对地高辛和华法林的血药浓度无显著影响。③对乙酰氨基酚 1000mg/6h，连续服用 7 次，对曲前列环素代谢动力学无显著影响。本品降低血压的作用可能被降压药物增强。尚无本品与依前列醇及波生坦合并用药的研究。

【药物过量】 面部潮红，头痛，低血压，恶心，呕吐及腹泻。多为自限性，在减量或停用后会自行缓解。

【制剂与规格】 注射剂：四种浓度规格 1mg/ml，2.5mg/ml，5mg/ml 和 10mg/ml。缓释片剂：四种剂量规格：0.125mg，0.25mg，1mg 和 2.5mg。吸入剂：2.9ml 低密度聚乙烯安瓿，铝箔袋包装。无色或微黄色液体。含曲前列环素 1.74mg，浓度 0.6mg/ml。

【贮藏】 在室温下贮藏。使用前应被冷藏（可贮存 3 个月）。

贝 前 列 素

【药品名称】 国际通用名：贝前列素。商用名：贝拉司特、苄雷前列德纳、凯那。英文通用名：beraprost sodium tablets。英文商用名：Dorner、Procyclin。

【药理作用】 与前列环素一样，本药通过血小板和血管平滑肌的前列环素受体，激活腺苷酸环化酶、使细胞内 cAMP 浓度升高、抑制 Ca^{2+} 流入及血栓素 A2 生成等，从而发挥抗血小板和扩张血管的作用。

【循证医学证据】

1. ALPHABET 试验（arterial pulmonary hypertension and beraprost european trial） 是一项随机、安慰剂对照研究。该研究纳入 130 例 NYHA 心功能分级Ⅱ～Ⅲ级的 PAH 患者，随机分为贝前列素组和安慰剂对照组，研究为期 12 周。结果显示，贝前列素可改善运动耐量和症状。

2. 另一项为期 12 个月的随机、安慰剂对照试验入选 116 例 WHO 心功能分级Ⅱ～Ⅲ级的 PAH 患者。结果显示，较安慰剂组，贝前列素改善了 3 个月和 6 个月时的 6min 步行距离，但未改善 9 个月和 12 个月时的 6 min 步行距离。提示该药在使用早期具有一定效果，但其效果随着时间的延长而减弱。

【药代动力学】

1. 血浆浓度 8 例健康成年人 1 次口服贝前列素钠 10μg 时，T_{max} 为 1.42h、C_{max} 为 0.44ng/ml、半衰期为 1.11h。另外，连续 10d 口服贝前列素钠 50μg/次，每日 3 次，最高血浆原药浓度为 0.3～0.5ng/ml，未出现因反复给药引起的药物蓄积。

2. 代谢、排泄 12 例健康成年人 1 次口服贝前列素钠 50μg 后，24h 内尿中原形药物的排泄量为 2.8μg，β-氧化物的排泄量为 5.4μg。原形药物和 β-氧化物也可以葡糖醛酸结合物的形式排泄，总排泄量中游离形式的原形物和 β-氧化物的比例分别是 14%和 70%。

【适应证】 在日本、韩国、印度尼西亚被批准用于 WHO 心功能分级 Ⅲ 级的 PAH。在美国和欧洲尚未被批准用于治疗 PAH。

【用法与用量】 第一周 20 微克/次，每日 4 次，以后每周增加 20μg。若有无法耐受的不良反应，剂量减为上一周的剂量，即为最大耐受剂量。最大剂量为 120 微克/次，每日 4 次。

【不良反应】

1. 严重不良反应 ①出血倾向[脑出血（低于 0.1%）、消化道出血（低于 0.1%）、肺出血（发生率不明）、眼底出血（低于 0.1%）]：应密切观察，如出现异常，应停止给药，并给予适当的处置。②休克（低于 0.1%）：有引起休克的报道，应密切观察，如发现血压降低、心率加快、面色苍白、恶心等症状，应停止给药，并给予适当的处置。③间质性肺炎（发生率不明）：曾有出现间质性肺炎的报道，应密切观察，如出现异常，应停止给药，并给予适当的处置。④肝功能低下（发生率不明）：曾有出现黄疸和 GOT、GPT 升高等肝功能异常的报道，应密切观察，如出现异常，应停止给药，并给予适当的处置。⑤心绞痛（发生率不明）：曾有发生心绞痛的报道，如出现异常，应停止给药，并给予适当的处置。⑥心肌梗死（发生率不明）：曾有发生心肌梗死的报道，如出现异常，应停止给药，并给予适当的处置。

2. 其他不良反应 如头痛、面部潮红、下颌痛、腹泻，药物相关不良反应在滴定期间较为常见，应密切观察，并给予适当的处置。

【禁忌证】 ①对本药或辅助成分过敏者；②妊娠或可能妊娠的妇女禁服本品（有关妊娠期间用药的安全性尚未确定）；③出血的患者（如血友病、毛细血管脆弱症、上消化道出血、尿路出血、咯血、眼底出血等患者服用本品，可能导致出血增加）。

【注意事项】 下列患者请慎重服药：①正在使用抗凝血药、抗血小板药、血栓溶解剂的患者；②月经期的妇女；③有出血倾向及其因素的患者。

【孕妇及哺乳期妇女用药】 妊娠或可能妊娠的妇女禁服本品（有关妊娠期间用药的安全性尚未确定）。哺乳期妇女应避免服用本品，必须服用时，应停止哺乳（大鼠的动物实验表明，本药可以在乳汁中分布）。

【儿童用药】 尚不清楚儿童患者用药有效性和安全性。

【老年患者用药】 尚不清楚老年患者用药有效性和安全性。

【药物相互作用】 下列患者请慎重服药：①正在使用抗凝血药、抗血小板药、血栓溶解剂的患者；②月经期的妇女；③有出血倾向及其因素的患者。

【药物过量】 有报道每日剂量超过 180μg 时，出现不良反应增加。

【制剂与规格】 片剂：每片 20μg、40μg。

【贮藏】 密封、常温（10～30℃）保存。

赛 来 西 帕

赛来西帕是一种口服的前列腺环素受体激动剂，可松弛血管壁平滑肌、扩张血管、降低肺动脉压力。2015 年 12 月美国 FDA 批准其为用于治疗 PH 的孤儿药（orphan drug）。本品为 PH 患者提供了另一种新治疗选择。

【药品名称】 国际通用名：赛来西帕。英文通用名：selexipag。英文商用名：Uptravi。

【药理作用及毒性研究】

1. 药理作用

（1）作用机制：本品是一种口服前列环素受体（IP 受体）激动剂，结构上有别于前列环素。本品被羧酸酯酶 1 水解产生活性代谢物，其效能是本品的 37 倍。相比其他类前列腺素受体，赛来西帕和其活性代谢物对 IP 受体具有选择性。

（2）心脏电生理学：在最大耐受剂量为 1600μg 时，每日 2 次给药不延长 QT 间期。

（3）血小板集聚：在体外本品及其活性代谢物有剂量依赖性地抑制血小板集聚的作用。但是，400～1800μg，每日 2 次，多次剂量给予本品后，对健康受试者的血小板集聚测试参数未见影响。

（4）肺血流动力学：在一项 II 期 PAH 患者的 17 周临床研究中，受试者同时接受内皮素受体拮抗剂（ERAs）赛来西帕和（或）5 型磷酸二酯酶抑制剂，评估其血流动力学参数和患者滴定调整本品至人体耐受剂量[200μg 每日 2 次，并增量至 800μg，每日 2 次，（n=33）]，并与安慰剂组（n=10）比较。结果表明，本品使 PVR 显著降低 30.3%，并使心排血指数显著增加（中位治疗效应）41L/（min·m²）（95% 可信区间：0.0～0.71）。

2. 毒性研究

（1）致癌作用：经食物给予大鼠赛来西帕 100mg/（kg·d）和小鼠 500mg/（kg·d），连续 2 年，未见致癌作用。慢性口服本品在大鼠中无潜在致癌证据。

（2）遗传毒性：致突变研究显示无论是在基因还是染色体水平均未见本品及其活性代谢物的致突变作用。

（3）生殖毒性：大鼠给予剂量达 60mg/（kg·d）的赛来西帕（这个剂量相当于 175 倍活性代谢物的人体最大推荐剂量）对生殖力未见影响。

【循证医学证据】 GRIPHON 研究（selexipag for the treatment of pulmonary arterial hypertension，赛来西帕治疗肺动脉高压）是一项国际多中心、双盲、安慰剂平行对照、事件驱动研究。该研究共纳入美国北部和南部、欧洲、亚太地区及非洲 39 个国家 181 个研究中心的 1156 例 PH 患者[WHO 心功能分级 I 级（0.8%）、II 级（46%）、III 级（53%）和 IV 级（1%）]，随机分配进入赛来西帕组（n=574）和安慰剂组（n=582），并随访 26 周。赛来西帕治疗组剂量以每周间隔增加，按增量 200μg，每日 2 次至最高耐受剂量 1600μg，每日 2 次。主要研究终点是：①死亡；②因 PAH 住院；③PAH 恶化导致需要肺移植或球囊房间隔造口术；④开始静脉使用前列腺素治疗或慢性氧疗；⑤其他形式的疾病进展，包括 6 min 步行试验距离较基线减少 15%，心功能恶化或需要对其他 PAH 特异性治疗。患者平均年龄为 48 岁，多数是白色人种（65%）和女性（80%）。几乎所有患者在基线时 WHO 心功能分级类别为Ⅱ级或Ⅲ级。特发性或遗传性 PAH 在研究人群中是最常见病因（58%），其次是结缔组织病相关性 PAH（29%），随后是先天性心脏病与修复分流（10%）、药物和毒素（2%）及 HIV-PAH（1%）。研究纳入的患者多数（80%）正在接受稳定剂量内皮素受体拮抗剂（15%）、5 型磷酸二酯酶抑制剂（32%）或两者联合（33%）治疗。赛来西帕组患者实现以下组内剂量：200～400μg（23%）、600～1000μg（31%）和 1200～1600μg（43%）。研究结果显示，赛来西帕组较安慰剂组全因死亡发生率降低 40%。6min 步行距离作为次要终点，从基线至 26 周时测量的 6 min 步行距离的中位绝对变化量（即给药后约 12h）为赛来西帕组+4m 和安慰剂组-9m。赛来西帕的有益效应主要归因于减低 PAH 住院和其他疾病进展事件减少。

【药代动力学】　赛来西帕及其活性代谢物的药物代谢动力学研究人群主要是健康受试者。单次和多次给药后赛来西帕和活性代谢物的药物代谢动力学参数均与剂量相关。多次剂量给药后母体化合物及活性代谢物血浆未发生蓄积。在健康受试者中，当稳态时赛来西帕和活性代谢物暴露（单次给药的 AUC）受试者组间变异性分别为 43%和 39%。赛来西帕和活性代谢物暴露的受试者组内变异性分别为 24%和 19%。PAH 患者和健康受试者稳态时对赛来西帕和活性代谢物的暴露结果相似。对于 PAH 患者，赛来西帕和活性代谢物的药物代谢动力学不受疾病严重程度影响，也不随时间变化。在健康受试者和 PAH 患者中，稳态时活性代谢物暴露是赛来西帕的 3～4 倍。

1. 吸收　口服给药后赛来西帕及其活性代谢物分别在 1～3h 和 3～4h 观察到 C_{max}。进食可使赛来西帕的吸收延长，导致达峰时间（T_{max}）延迟和 C_{max} 降低 30%，进食对赛来帕格和活性代谢物 AUC 没有显著影响。

2. 分布　赛来西帕及其活性代谢物与血浆蛋白高度结合（达 99%，与白蛋白和 $α_1$-酸性糖蛋白结合程度相同）。

3. 代谢　赛来西帕通过肝羧酸酯酶 1 进行酰基磺酰胺（acylsulfonamide）酶水解，产生活性代谢物。被 CYP3A4 和 CYP2C8 氧化代谢形成羟基化和脱烷基化产物。活性代谢物的葡糖醛酸化涉及 UGT1A3 和 UGT2B7。除活性代谢物外，在人血浆中无循环代谢物超出总体药物相关代谢物的 3%。

4. 消除　本品消除半衰期平均为 0.8～2.5h。末端活性代谢物半衰期为 6.2～13.5h。赛来西帕的表观容积口服清除率平均为 35L/h。

5. 排泄　在健康受试者中进行的一项研究，用放射性标记赛来西帕，约 93%的放射性药物在粪中被消除，在尿中只有 12%，在尿中未发现赛来西帕，也未发现其活性代谢物。

6. 特殊人群　在健康受试者或 PAH 患者中，性别、种族、年龄或体重对赛来西帕及其活性代谢物的药物代谢动力学没有临床相关影响。

7. 年龄　在 18～75 岁的受试者中，药物代谢动力学变量（C_{max} 和 AUC）相似。在 PAH 患者中年龄对赛来西帕和活性代谢物的药物代谢动力学没有影响。

8. 肝受损　在有轻度（Child-Pugh A 级）或中度（Child-Pugh B 级）肝受损受试者中，本品暴露量为健康受试者的 2～4 倍。有轻度肝受损受试者暴露至本品的活性代谢物几乎保持不变，而有中度肝受损受试者加倍。根据一项研究肝受损受试者药物代谢动力学模型分析的数据，在中度肝受损（Child Pugh B 级）患者中给予每日 1 次方案，其活性代谢产物水平与健康受试者每日 2 次的方案相似。

9. 肾受损 有严重肾受损受试者[估算肾小球滤过率＞15ml/（min·1.73m^2）和＜30ml/（min·1.73m^2）] 观察到对本品及其活性代谢物暴露量（C_{max} 和 AUC）增加 40%～70%。

【药物相互作用】 体外研究：本品通过肝脏羧酸酯酶 1 水解为其活性代谢物。本品及其活性代谢物两者被 CYP2C8 和 CYP3A4 进行氧化代谢。活性代谢物的葡糖醛酸化被 UGT1A3 和 UGT2B7 催化。赛来西帕及其活性代谢物是 OATP1B1 和 OATP1B3 的底物。赛来西帕是 P-gp 的底物，而活性代谢物是乳癌耐药蛋白（BCRP）转运蛋白的底物。本品及其活性代谢物在临床上相关浓度不抑制或诱导肝细胞色素 P450 酶。本品及其活性代谢物不抑制肝脏或肾转运蛋白。未曾研究 CYP2C8 的强抑制剂（如吉非贝齐）对赛来西帕或其活性代谢物暴露量的影响。与 CYP2C8 的强抑制剂同时给药可能导致对赛来西帕及其活性代谢物暴露量显著增加。

【适应证】 本品是一种前列环素受体激动剂，适用于延缓 PH（PAH）疾病进展和降低 PAH 住院的风险，也是美国 FDA 已批准用于治疗 PH 的罕用药。

【用法与用量】

1. 推荐剂量 本品的推荐开始剂量是 200μg，每日 2 次。当与食物服用可能改善其耐受性。每周间隔增加剂量 200μg，每日 2 次，至最高耐受剂量达 1600μg，每日 2 次。如患者达到不能耐受剂量，该剂量应被减低至以前的耐受剂量。勿掰碎或咀嚼本品。

2. 中断和终止 如漏服一次药物，患者应尽快补服缺失剂量，在下一个 6h 内服下一次药物剂量。如漏服治疗共 3d 或更长，在较低剂量下重新开始服用本品，然后再调整至耐受剂量。

3. 有肝受损患者的剂量调整 轻度肝受损患者无须调整剂量。

4. 中度肝受损者 开始剂量为 200μg，每日 1 次，再每周间隔增加剂量 200μg，每日 1 次，至最高耐受剂量达 1600μg。对有严重肝受损患者，应避免使用本品。

【不良反应】 用本品与安慰剂比较发生更频（＞5%）的不良反应是头痛、腹泻、下颚痛、恶心、肌痛、呕吐、肢体疼痛和面部潮红。

在 GRIPHON 研究这项长期、安慰剂对照研究中，共纳入 1156 例 PAH 有症状患者来评价本品的安全性。在这项试验中位随访时间 1.4 年（表 19-4）。

表 19-4 赛来西帕组与安慰剂组发生不良反应的比例

不良反应	赛来西帕（n=575）	安慰剂（n=577）
头痛	65%	32%
腹泻	42%	18%
下颚痛	26%	6%
恶心	33%	18%
腹痛	16%	6%
呕吐	18%	9%
肢体疼痛	17%	8%

续表

不良反应	赛来西帕（*n*=575）	安慰剂（*n*=577）
面部潮红	12%	5%
关节痛	11%	8%
贫血	8%	5%
食欲减退	6%	3%
皮疹	11%	8%

在剂量滴定期间，上述不良反应发生更频繁。使用本品期间 1%（*n*=8）的患者发生甲状腺功能亢进症而安慰剂组患者并未发生。

实验室测试异常如下所示。

血红蛋白：在一项 PAH 患者的Ⅲ期安慰剂对照研究中，对血红蛋白与基线值均数绝对变化进行定期随访比较，赛来西帕组范围由 0.34g/dl 减至 0.02g/dl，而安慰剂组由−0.05g/dl 增至 0.25g/dl。

甲状腺功能测试：赛来西帕组促甲状腺激素（TSH）减低（由基线中位数 2.5MU/L 减至−0.3MU/L），而安慰剂组的中位数值无明显变化。两组三碘甲状腺氨酸或甲状腺素均数无明显变化。

【禁忌证】　对于本品任何组分过敏者；哺乳期妇女。

【注意事项】

1. 对于有肺静脉闭塞症如肺水肿的患者，应终止治疗。

2. 肝受损患者　轻度肝受损患者无须调整给药方案。中度肝受损患者由于对本品及其活性代谢物暴露增加，建议每天 1 次给药方案。严重肝受损患者没有使用本品的经验，建议避免使用本品。

3. 肾受损患者　在肾小球滤过率＞15ml/（min·1.73m²）的患者中，无须对给药方案进行调整。在进行透析患者或肾小球滤过率＜15ml/（min·1.73m²）的患者中，无用本品的临床经验。

【孕妇及哺乳期妇女用药】

1. 妊娠期　动物生殖研究显示本品对胚胎发育和生存在临床上无相关影响。在大鼠胚胎器官形成期，给予妊娠期大鼠本品人体最大推荐剂量（约 47 倍）时，观察到母体及胎儿体重略微减低。当妊娠期兔胚胎器官形成期间给予人体最大推荐剂量（50 倍）时，并未观察到不良发育结果。

2. 动物数据　对妊娠期大鼠使用本品，在器官形成期（妊娠第 7~17 天）给予口服剂量 2mg/（kg·d）、6mg/（kg·d）和 20mg/（kg·d），直至人体最大推荐剂量 1600μg（47 倍），每日 2 次，对胎儿无不良发育影响。高剂量给药时观察到胎儿体重略微减低，母体体重平行有略微减低。当妊娠兔在器官形成期间（妊娠第 6~18 天）给予人体最大推荐剂量时，给予口服剂量 3mg/kg、10mg/kg 和 30mg/kg（在 AUC 基础上给予人体最大推荐剂量 1600μg，每日 2 次，活性代谢物暴露至 50 倍）时本品未对胎儿发育造成不良影响。

3. 哺乳　本品或其代谢物存在于大鼠乳汁中。因为许多药物存在于人乳汁，可能对哺乳婴儿造成潜在的严重不良反应，故应终止哺乳或停止服用本品。

【儿童用药】 未确定在儿童患者中的安全性和有效性。

【老年患者用药】 在 UPTRAVI 临床研究的 1368 例受试者中有 248 例 65 岁及以上受试者和 19 例 75 岁以上受试者。这些受试者与年轻受试者间未观察到总体差别，其他报道的临床试验也未确定老年和较年轻患者间存在差别，但不能排除其他风险。

【药物相互作用】 与 CYP2C8 强抑制剂同时给药可能导致本品及其活性代谢产物显著增加。应避免本品与 CYP2C8 强抑制剂（如吉非贝齐）同时给药。一项健康受试者研究表明，本品（400μg，每日 2 次）并不影响华法林对国际标准比值的药效学作用。

【药物过量】 有报道服用过量至 3200μg 的病例，可出现轻度、短暂恶心，这是被报道的唯一不良反应。在过量事件中，如需要，须采用支持措施。因本品及其活性代谢物与蛋白高度结合，透析很可能无效。

【制剂与规格】 片剂：0.2mg、0.4mg、0.6mg、0.8mg、1.0mg、1.2mg、1.4mg、1.6mg。

【贮藏】 适宜在 20～25℃（68～77℉）温度贮存。

二、内皮素受体拮抗剂

波 生 坦

波生坦（bosentan）是一种非选择性的双重内皮素受体拮抗剂，可竞争性地抑制 ET-1 与 ET-A 受体和 ET-B 受体的结合，从而阻断 ET-1 的作用，用于肺动脉高压的治疗。

【药品名称】 国际通用名：波生坦。商用名：全可利。英文通用名：bosentan。英文商用名：Tracleer。

【药理及毒理作用】

1. 药理作用 本品是一种双重内皮素受体拮抗剂，具有对 ET-A 和 ET-B 受体的亲和作用。可降低肺和全身血管阻力，在不增加心率的情况下增加心排血量。神经激素内皮素是一种强力血管收缩素，能够促进纤维化、细胞增生和组织重构。在许多心血管失调疾病中，包括肺动脉高压，血浆和组织的内皮素浓度增加，表明内皮素在这些疾病中起病理作用。在肺动脉高压，血浆内皮素浓度与预后不良紧密相关。波生坦是特异性内皮素受体。波生坦与 ET-A 和 ET-B 受体竞争结合，与 ET-A 受体的亲和力比与 ET-B 受体的亲和力稍高。在动物肺动脉高压模型中，长期口服波生坦能减少肺血管阻力、逆转肺血管纤维化和右心室肥大。在动物肺纤维化模型中，波生坦能减少胶原沉积。

2. 致癌作用、诱变作用和生育力受损 为期长达 2 年口服本品的致癌研究在大鼠[起始剂量为 10mg/（kg·d）、30mg/（kg·d）和 60mg/（kg·d），如以 mg/m² 为基础则是人类推荐剂量（MRHD）的 8～48 倍]和小鼠（起始剂量为 50mg/（kg·d）、150mg/（kg·d）和 250mg/（kg·d），如以 mg/m² 为基础则是 MRHD 的 28～140 倍）中进行。在大鼠研究中，因为其对生存率的影响，高、中剂量的雄性和雌性组在第 51 周时分别将剂量降为 40mg/（kg·d）和 20mg/（kg·d）。高剂量雄性和雌性组分别在第 69 周和第 93 周时停药。在高剂量组雄性中发生乳腺纤维腺瘤。在小鼠研究中，高剂量雄性和雌性组在第 39 周时将它们的剂量降至 150mg/（kg·d），并在第 96 周（雄性）或第 76 周（雌性）时完全停药。在小鼠的任何剂量组中，本品与肿瘤无关联。

【循证医学证据】

1. EARLY 研究（early therapy of pulmonary arterial hypertension，肺动脉高压的早期治疗研究） 是一项前瞻性、国际多中心、随机、双盲、安慰剂对照的临床研究，来自 21 个国家 50 个地区的患者参加了试验，旨在评估波生坦在 WHO 心功能分级Ⅱ级的疾病早期对 PAH 患者的疗效，为其提供早期治疗的重要证据。该研究显示治疗 6 个月后波生坦组的肺血管阻力和至临床恶化时间均显著改善。

2. FUTURE-1 研究（bosentan in children with pulmonary arterial hypertension，波生坦治疗儿童特发性或家族性肺动脉高压研究） 是一项多中心、前瞻性、非随机临床研究，旨在评价应用波生坦儿科制剂对 PAH 患儿的疗效和安全性。研究的有效性指标包括心功能分级及家长和临床总体临床印象量表评分。结果表明，波生坦儿科制剂的接受性和耐受性均较好，且所有患儿均未出现肝酶升高或贫血；有效性指标改善主要在既往未接受波生坦治疗的患儿中出现。

3. BREATHE-1 研究 是一项纳入欧洲、北美、以色列和澳大利亚的 27 个中心 213 例患者的国际多中心、随机、双盲、安慰剂对照研究。BREATHE-1 研究对受试者进行了 36 个月随访治疗，12 个月和 24 个月时的估计生存率分别达 96% 和 89%。研究证实波生坦一线治疗可显著改善晚期 PAH 患者的生存率。

4. BREATHE-3 研究 评价了波生坦对 12 岁以下 PAH 患儿的有效性和安全性。研究表明，患儿对波生坦治疗均良好耐受，并且肺血管阻力指数、平均肺动脉压力显著降低，心指数及右心房压有改善趋势。

5. BREATHE-5 研究（bosentan in patients with pulmonary arterial hypertension related to eisenmenger physiology，波生坦治疗艾森曼格综合征相关的肺动脉高压） 评估了波生坦对世界卫生组织（WHO）心功能分级（FC）Ⅲ级艾森门格综合征患者的疗效。治疗 16 周后，波生坦可显著改善艾森门格综合征患者的运动能力、心功能分级，并降低肺血管阻力和平均肺动脉压。此外，波生坦不降低患者血氧饱和度，连续观察 24 周时波生坦仍显示出良好效果。

6. TRUST 研究 WHO 心功能分级Ⅲ级的结缔组织病相关性 PAH（PAH-CTD）患者接受波生坦治疗 48 周，27% 的患者出现心功能分级改善，无临床恶化的生存率估计值为 68%，总生存率为 92%；在大部分患者中波生坦与临床状况改善或稳定具有相关性。

7. 2009 年欧洲心脏病学会（ESC）/欧洲呼吸学会（ERS）PAH 诊治指南、2009 年美国心脏病学会基金会（ACCF）/美国心脏协会（AHA）专家共识及 2013 年法国尼斯世界 PAH 会议中的 PAH 诊治指南均将波生坦作为疗效确切，且耐受性良好的 PAH 一线治疗药物重点推荐。

8. 2015 年欧洲心脏病学会（ESC）/欧洲呼吸学会（ERS）PAH 诊治指南推荐 WHO 心功能分级Ⅱ～Ⅲ级的肺动脉高压患者使用波生坦治疗（Ⅰ类推荐，证据水平 A）。

【药代动力学】 波生坦的绝对生物利用度大约为 50%，且不受进食影响。最大血浆浓度在口服给药后 3～5h 后达到。表观分布体积约为 18L，清除率约为 8L/h。表面消除半衰期（$t_{1/2}$）为 5.4h。波生坦与血浆蛋白，主要为白蛋白高度结合（98%）。波生坦不会渗入红细胞。

波生坦在肝脏中被细胞色素 P450 同工酶 CYP3A4 和 CYP2C9 代谢。在人血浆中有三种波生坦代谢物。只有一种代谢物 R048-5033 具有药学活性，占化合物活性的 10%～20%。本品代谢物通过胆汁清除。

在严重肾功能受损的患者（肌酐清除率为 15～30ml/min），本品血浆浓度减少约 10%，与肾功能正常的志愿者相比，三种代谢产物的血浆浓度增加约 2 倍。由于只有低于 3%的剂量通过尿排出，对于肾功能受损的患者不需调整剂量。

未在肝脏损伤的患者中进行本品药代动力学影响的评估。由于波生坦被肝脏广泛代谢并通过胆汁排出，肝脏受损预计影响其药代动力学和代谢。因此，有轻度肝脏损伤患者应慎用本品。只有在潜在获益高于风险时才在这些患者中使用波生坦。严重肝损伤的患者禁忌用波生坦。

【适应证】　用于治疗 WHO 心功能分级 Ⅲ 级和 Ⅳ 级原发性肺高压患者的肺动脉高压或硬皮病引起的肺高压。2001 年美国 FDA 批准波生坦用于肺动脉高压的治疗。

【用法与用量】　本品初始剂量为每日 2 次、每次 62.5mg，持续 4 周，随后增加至维持剂量 125mg，每日 2 次。高于每日 2 次、1 次 125mg 的剂量不会带来足以抵消肝脏损伤风险的益处。可在进食前后，早、晚服用本品。

1. 肾功能受损患者　肾功能受损对本品药代动力学的影响很小。不需作剂量调整。

2. 老年人　本品的临床研究没有包括足够的年龄≥65 岁的患者并测定他们的反应是否与年轻患者相同。对于肾和（或）心脏功能不全、有伴随疾病、其他药物治疗，尤其有肝功能降低的老年患者的用药剂量应该慎重选择。

3. 肝脏损害患者　肝脏轻度损害患者应慎用本品。中度和重度肝脏损害患者严禁使用。

4. 治疗中止　在推荐剂量下治疗肺动脉高压患者时，无突然中止使用本品的经验。为了避免临床突然恶化，应严密监视患者，在停药前的 3～7d 应将剂量减至一半。

【不良反应】　在安慰剂对照研究中，165 例 PH 患者每日接受本品 250mg（n=95）及 500mg（n=70）。对 667 例 PH 或者其他症状患者进行安慰剂对照和开放研究，获得本品的安全性数据。剂量高达给予 PH 推荐剂量的 8 倍。治疗期为 1 天到 4.1 年。推荐的维持剂量 125mg，每日 2 次。在 PH 安慰剂对照研究中，本品（125mg，每日 2 次）治疗患者中发生率超过 1%的不良事件，不考虑药物因果。在 PH 和其他疾病的本品安慰剂对照研究中，共 677 例患者接受本品治疗，288 例患者接受安慰剂治疗，剂量范围为每日 100～2000mg，治疗期为 4 周至 6 个月。

在某些安慰剂对照研究中，使用高于推荐治疗 PH 的剂量。本品治疗的患者比安慰剂组患者发生率高的不良事件为头疼、面部潮红、肝功能异常、贫血和下肢水肿。

本品治疗患者中发生率低于 1% 的不良事件：碱性磷酸酶增加、过敏性休克、厌食、腹水、哮喘、完全性房室传导阻滞、血尿素增加、支气管痉挛、心搏停止、中枢神经系统阻抑、脑血管病、胸痛（非心脏）、凝血时间延长、凝血时间缩短、结膜炎、膀胱炎、脱水、皮炎、注意力失调、皮肤干燥、十二指肠溃疡、排尿困难、瘀斑、湿疹、嗜酸性粒细胞计数增加、鼻出血、红斑、眼炎、情绪激动、气胀、胃肠炎、糖耐量受损、痛风、血尿、咯血、轻偏瘫、脑积水、高血糖、感染、失眠、肠梗阻、过敏、乳酸脱氢酶增加、疲劳、性欲增加、易排便、情绪不宁、口溃疡、肌肉痉挛、抽搐、肌肉骨骼疼痛、心肌梗死、鼻充血、梦魇、疼痛、恐慌、感觉异常、外周局部出血、畏光、肺炎、肾衰竭、肾功能不全、呼吸抑制、呼吸衰竭、下肢不宁综合征、负重感、颤抖、皮肤变色、嗜睡、痰液增加、Stevens-Johnson 综合征、蛛网膜下腔出血、出汗增加、心动过速、口渴、血小板减少、耳鸣、震颤、尿频、尿色深、荨麻疹、迷走发射、心室心律失常、心动过速、眩晕、虚弱、体重降低及眼球干燥。

实验室异常：在安慰剂对照研究中，丙氨酸转氨酶（ALT）和谷草转氨酶（AST）高于正常上限值 3 倍的发生率，在本品治疗患者中为 11%（$n=658$），在安慰剂治疗组中为 2%（$n=280$）。95 例 PH 患者接受本品 125mg、每日 2 次治疗，12%的患者 ALT 和 AST 增加 3 倍；70 例 PH 患者接受本品 250mg、每日 2 次治疗，14%的患者 ALT 和 AST 增加 3 倍。在接受 125mg、每日 2 次治疗的患者中，2%的患者 ALT 和 NAST 增加 8 倍；接受 250mg、每日 2 次治疗的患者中，7%的患者 ALT 和 AST 增加 8 倍。胆红素升高至超过正常值上限的 3 倍，与本品治疗的 658 例患者中的 2 例（0.3%）转氨酶升高有关。本品引起的 ALT 和 AST 升高呈剂量相关性，发生于治疗的早期，偶尔晚期发生。通常进展缓慢，无典型症状，当治疗中断或者停止后是可逆的。持续用本品治疗，转氨酶升高也可能自然逆转。在所有使用本品的安慰剂对照试验中，治疗组 6.2%的患者和安慰剂组 2.9%每日出现 2 次显著血红蛋白降低（比基线值降低超过 15%，且＜11g/dl）。在 125mg，每日 2 次和 250mg，每日 2 次剂量治疗的 PH 患者中，3%的患者血红蛋白显著减少，安慰剂对照组为 1%。观察到治疗组 57%的患者和安慰剂组 29%的患者血红蛋白浓度至少下降 1g/dl。在血红蛋白降低至少 1g/dl 的患者中，80%的患者血红蛋白减少出现在本品治疗前的 6 周。治疗组 68%的患者和安慰剂组 76%的患者血红蛋白浓度在治疗期间保持在正常范围。尚不清楚血红蛋白变化的原因，但并没有出血、溶血或者骨髓毒性。建议在治疗后的第 1 个月和第 3 个月及随后每隔 3 个月检查血红蛋白浓度。

体液潴留：在安慰剂对照研究中，1611 例严重慢性心力衰竭患者接受本品治疗，治疗期平均 1.5 年。在研究中发现以前 PH 研究中没有观察到的新的安全性结果。由于慢性心力衰竭恶化而导致早期入院率增加，本品和安慰剂组间的死亡率无差异。在研究末期，本品和安慰剂组患者间的总体入院人数或者死亡率均无差异。本品治疗前的 4～8 周观察到入院率增加可能是由于体液潴留。在试验中，下面这些症状表明体液潴留：早期体重增加、血红蛋白浓度降低和下肢水肿发生率增加。在 PH 患者的安慰剂对照试验中，外周水肿和血红蛋白浓度降低，没有因临床恶化而很早入院的证据。建议监测患者的体液潴留症状（如体重增加）。建议在出现体液潴留时采用利尿药治疗，或者增加正在使用的利尿药剂量。建议在经本品治疗前对有体液潴留症状的患者用利尿药治疗。

【禁忌证】　以下患者禁用本品：对于本品任何组分过敏者；妊娠或可能妊娠者，除非采取了充分的避孕措施；在动物中报道有造成胎儿中度或严重肝功能损害和（或）肝脏转氨酶即 AST 和（或）ALT 的基线值高于正常值上限的 3 倍，尤其是总胆红素增加超过正常值上限的 2 倍者；伴随使用环孢素 A 者；伴随使用格列本脲者。

【注意事项】　如果患者收缩压低于 85mmHg，须慎用本品。

1. 血液学变化　用本品治疗伴随剂量相关的血红蛋白浓度降低（平均 0.9g/dl），可能是由于血液的稀释，多数在本品治疗开始的数周内观察到，治疗 4～12 周后稳定，一般不需要输血。建议在开始治疗前、治疗第 1 个月和第 3 个月时检测血红蛋白浓度，随后每 3 个月检查一次。如果出现血红蛋白显著降低，须进一步评估来确定原因及是否需要特殊治疗。

2. 体液潴留 严重慢性心力衰竭的患者用本品治疗伴随住院率升高，因为在本品治疗的前 4 周～8 周慢性心脏衰竭恶化，可能是体液潴留的结果。建议监测患者体液潴留的症状（如体重增加）。出现症状后，建议开始用利尿药或者增加正在使用利尿药的剂量。建议在开始本品治疗前，对体液潴留症状的患者用利尿药治疗。

【黑框警告】

1. 肝功能 波生坦伴随可逆性、剂量相关的 AST 和 ALT 增加，在某些病例中还伴随有胆红素升高。肝酶升高通常在开始治疗 16 周内出现，然后在数天至 9 周内恢复到治疗前水平，减少剂量或者停药后自动恢复。在治疗前需检测肝脏转氨酶水平，随后最初 12 个月内每个月检测 1 次，以后每 4 个月 1 次。

2. 先前存在肝脏损伤 在中度或严重肝损伤和（或）肝脏转氨酶即 AST 和（或）ALT 的基线值高于正常值上限（ULN）的 3 倍患者中，尤其当总胆红素增加超过正常值上限 2 倍时，禁用本品。

3. 肝脏转氨酶升高患者的处理如下。

（1）ALT/AST 水平＞3ULN 且≤5ULN，治疗和监测的建议如下：复查肝功能，如仍异常，减少剂量或停止治疗，每 2 周复查 1 次肝功能，直至肝功能正常，方可考虑再次服用波生坦。

（2）ALT/AST 水平＞5ULN 且≤8ULN，治疗和监测的建议如下：再做一次肝功能检验证实；如果证实，减少每日剂量或者停止治疗，至少每两周监测 1 次转氨酶水平。一旦转氨酶恢复到治疗前水平，考虑继续或者再次使用波生坦（见【再次治疗】）。

（3）ALT 或 AST 水平高于正常值上限的 8 倍时，治疗和监测的建议如下：必须停止治疗，不考虑再使用波生坦。在转氨酶升高伴随有肝脏损伤的临床症状（如恶心、呕吐、发热、腹痛、黄疸或者罕见嗜睡或疲劳）或者胆红素升高超过正常值上限水平 2 倍时，治疗必须停止，不考虑使用波生坦。

【再次治疗】 仅当本品治疗的潜在益处高于风险，而且转氨酶位于正常值范围内，才考虑再次使用波生坦。本品以开始的剂量再次使用，转氨酶必须在再次使用后 3d 内进行检测，过 2 周后再检测，随后根据以上建议进行。

【孕妇及哺乳期妇女用药】 目前认为波生坦对人体具有潜在致畸性。当给予大鼠≥60mg/（kg·d）（人口服治疗剂量的 2 倍，每次 125mg，每日 2 次，基于 mg/m² 时），波生坦显示有致畸性。在大鼠胚胎毒性研究中，波生坦表现出与剂量相关的致畸性作用，包括头部、脸部和主要血管畸形。剂量高达 1500mg/（kg·d）时，在家兔中没有观察到出生缺陷，但其血浆浓度低于大鼠的血浆浓度。诱导和内皮素-1 基因剔除小鼠的畸形与其他内皮素受体拮抗剂治疗的动物中所观察到的畸形相似，表明这些药物有类似致畸性效应。尚无对孕妇进行研究。在本品治疗前必须排除妊娠，之后必须采用充分的避孕措施防止妊娠（见【药物相互作用】激素避孕药）。

尚不清楚本品是否分泌进入人乳汁。因为大多数药物都分泌到乳汁中，应建议服用波生坦的哺乳期妇女停止哺乳。

【儿童用药】 尚未建立波生坦在儿童中使用的安全性和有效性治疗资料，不建议本品用于儿童。

【老年患者用药】 在年龄 65 岁或以上患者中有限的临床经验表明，老年人和年轻人对药物的反应没有差异，但应考虑老年人肝功能低下的可能性（见【用法与用量】）。

【药物相互作用】

1. 细胞色素 P450 系统 波生坦对细胞色素 P450 同工酶 CYP1A2、CYP3A4、CYP2C9、CYP2C19 和 CYP2D6 没有相关的抑制作用。本品不会增加这些酶所代谢药物的血浆浓度。波生坦是 CYP3A4 和 CYP2C9 的轻微至中度的诱导剂。伴随使用本品时，由这两种酶代谢的药物的血浆浓度可能降低。

2. 华法林 伴随使用本品，500mg，每日 2 次，可使 S-华法林和 R-华法林的血浆浓度降低大约 30%。长期接受华法林治疗的 PH 患者服用本品 125mg，每日 2 次，对凝血时间/INR 没有显著的临床影响。对华法林无须另外调整剂量，但建议进行常规 INR 监测。

3. 辛伐他汀和其他他汀 伴随使用本品时会降低辛伐他汀和它的主要活性 β-氢氧基酸代谢物约 50% 的血浆浓度。本品的血浆浓度不受影响。本品也降低其他主要受 CYP3A4 代谢他汀类的血浆浓度。对于这些他汀类，须考虑他汀功效下降。

4. 格列本脲 在接受格列本脲伴随治疗的患者中观察到转氨酶升高的风险。因此，禁止本品和格列本脲联合使用，应考虑用其他替代的降血糖药物。联用本品可使格列本脲的血浆浓度降低约 40%。本品的血浆浓度也降低 30%。本品也可能降低其他主要由 CYP2C9 和 CYP3A4 代谢的降血糖药物的血浆浓度。使用这些药物的患者，须考虑血糖失控的可能性。

5. 酮康唑 本品和酮康唑伴随使用可使本品的血浆浓度增加大约 2 倍。无须剂量调整，但应考虑本品作用增加。

6. 尼莫地平、地高辛、氯沙坦 本品与地高辛和尼莫地平之间没有药物代谢动力学的相互作用。氯沙坦对本品血浆水平没有影响。

7. 环孢素 A 伴随使用本品可使血液中环孢素 A 的浓度降低大约 50%。联用本品的初始谷浓度比单独使用时高大约 30 倍。但在稳态时，本品的血浆浓度仅仅高出 3～4 倍。禁止本品和环孢素 A 联用。未进行与他克莫司的药物相互作用的研究，但可预计有相似的相互作用。建议避免将本品和他克莫司伴随使用。

8. 激素避孕药 尚未进行与口服、注射或者植入避孕药的特殊相互作用研究。许多这类药物经 CYP3A4 代谢，当与本品联用时有避孕失败的可能性。因此，应采用另外或者替代的避孕方法。

【药物过量】 本品在健康志愿者中单次给药 2400mg，患者持续 2 个月给予剂量 2000mg/d，无任何主要临床症状。最主要的不良反应是轻度到中度的头痛。在环孢素 A 药物相互作用研究中，剂量 500mg 和 1000mg 的本品与环孢素 A 联合使用时，初始血浆谷浓度增加 130 倍，结果导致严重头痛、恶心和呕吐，但未出现严重不良事件。观察到轻微的血压降低和心率增加。无超过上述剂量的药物过量研究。严重过量可能导致低血压，需要给予积极的心血管支持治疗。

【制剂与规格】 片剂：62.5mg/片、1.25mg/片。铝塑包装，56 片/盒。

【贮藏】 室温保存，15～30℃。

安 立 生 坦

【药品名称】 通用名：安立生坦。商用名：凡瑞克。英文通用名：ambrisentan。英文商品名：Letairis。

【药理及毒理作用】

1. 药理作用 内皮素-1（ET-1）是一种有效的自分泌和旁分泌肽。两种受体亚型（内皮素受体 A 和内皮素受体 B）共同调节内皮素-1 在血管平滑肌和内皮细胞中的作用。内皮素受体 A 的主要作用是收缩血管和增殖细胞，而内皮素受体 B 的主要作用是舒张血管、抑制增殖及清除内皮素-1。在患有 PH 的患者中，血浆内皮素-1 的浓度增高了 10 倍，并且与右心房平均压力的增加和疾病的严重程度相关。PH 患者肺组织中内皮素-1 和内皮素-1 mRNA 浓度增加 9 倍，主要集中在肺动脉内皮细胞。这些发现提示内皮素-1 可能在 PH 的发病和发展中发挥着重要的作用。

安立生坦是一种与内皮素受体 A 高度结合（K_i =0.011nM）的受体拮抗剂，与内皮素受体 B 相比，内皮素受体 A 有高选择性（>4000 倍），有关内皮素受体 A 高选择性对临床的影响仍然未知。

2. 药效学-心脏电生理 在一项随机、阳性和安慰剂对照平行组研究中，健康受试者被分为 3 组，第一组先服用本药 10mg，每日 1 次，然后增至每日 1 次服用 40mg；第二组先服用安慰剂，然后改为每日 1 次服用 400mg 莫西沙星；第三组仅服用安慰剂。本药 10mg 每日 1 次对 QTc 间期没有明显影响。本药 40mg 剂量则会延长平均 QTc，T_{max} 为 5ms。对于那些每日服用 5～10mg 本品且未同时使用代谢抑制剂的患者，预计不会出现明显的 QTc 延长。

3. 致癌作用、诱变作用和生育力受损 为期长达 2 年的口服致癌研究在大鼠[起始剂量为 10mg/（kg·d）、30mg/（kg·d）和 60mg/（kg·d），如以 mg/m^2 为基础则是 MRHD 的 8～48 倍] 和小鼠[起始剂量为 50mg/（kg·d）、150mg/（kg·d）和 250mg/（kg·d），如以 mg/m^2 为基础则是 MRHD 的 28 倍～140 倍]中进行。在大鼠研究中，因为其对生存率的影响，高剂量与中剂量的雄性组和雌性组分别在第 51 周时将剂量降为 40mg/（kg·d）和 20mg/（kg·d）。高剂量雄性组和雌性组分别在第 69 周和第 93 周时停药。有证据提示雄性大鼠中安立生坦相关致癌率较高。在小鼠研究中，高剂量雄性和雌性组在第 39 周时将它们的剂量降至 150mg/（kg·d），并在第 96 周（雄性）或第 76 周（雌性）时完全停药。在小鼠的任何剂量组中，均未发现与安立生坦关联的致癌作用。在培养的人淋巴细胞中进行的染色体畸变试验检测到阳性致癌结果。在体外细菌（Ames 实验）或大鼠体内（微核试验、DNA 合成检测法）实验中，没有证据显示存在安立生坦相似的遗传毒性。在啮齿类动物中长期应用内皮素受体拮抗剂可导致睾丸小管萎缩和生育力受损。在使用剂量≥10mg/（kg·d）（MRHD 的 8 倍）的安立生坦喂养 2 年的大鼠中可以观察到睾丸小管变性。在使用剂量≥50mg/（kg·d）（MRHD 的 28 倍）的安立生坦喂养 2 年的小鼠中也可以观察到睾丸小管发病率升高。在生育研究中[给雄性大鼠喂养的安立生坦剂量≥50mg/

（kg·d）（MRHD 的 236 倍）] 可以观察到药物对精子计数、精子形态、交配能力和生育力的影响。但在剂量＞10mg/（kg·d）时，对生育力和精子的组织病理学并无影响。

【循证医学证据】

肺动脉高压的循证医学证据

（1）ARIES-1（ambrisentan in patients with moderate to severe pulmonary arterial hypertension，安立生坦治疗中度至重度肺动脉高压）研究是一项为期 12 周的多中心、随机、双盲、安慰剂对照研究，旨在评估安立生坦对 PH 患者长期预后的影响。共入选 PH（WHO 组 1）患者 393 例。ARIES-1 研究将每日 1 次 5mg 和 10mg 安立生坦与安慰剂进行比较。

（2）ARIES-2 研究是一项随机、双盲、安慰剂对照、多中心研究。该研究将每日 1 次 2.5mg 和 5mg 安立生坦与安慰剂进行比较。在两项研究中，均是在一般治疗（包括抗凝剂、利尿药、钙离子通道阻滞剂或地高辛，但不包括依前列醇、曲罗尼尔、伊洛前列素、波生坦或西地那非）的基础上添加安立生坦或安慰剂。结果表明，接受安立生坦治疗的所有剂量组其 6 min 步行距离均有明显改善，且改善程度随剂量而增加。在接受安立生坦治疗 4 周后可以观察到 6 min 步行距离明显增加，在治疗 12 周后可观察到剂量-反应效应。接受安立生坦治疗后在 6 min 步行距离改善程度方面，老年患者（年龄≥65 岁）小于年轻患者，而继发性 PH 患者则小于 IPAH 患者。与安慰剂相比，接受安立生坦治疗的患者疾病发展至临床恶化（死亡、肺移植、因 PH 住院、房间隔造口术、因增加其他治疗药物而退出研究等）的时间明显延迟。在老年人亚组中的分析结果也相似。

PH 的长期治疗：对上述两项重要研究中接受本药治疗的患者进行的长期随访显示，1 年后有 95%的患者仍存活，而有 94% 的患者仍然接受本药单药治疗。但这些非对照性的观察研究并未设立与本药治疗组进行比较。因此，无法确定本药的长期疗效。

在既往有内皮素受体拮抗剂（ERA）相关性肝功能异常的患者中的应用：在一项非对照、开放标签研究中，共有 36 例既往因转氨酶升高而中断内皮素受体拮抗剂（ERAs：波生坦）治疗的患者接受安立生坦治疗。研究表明，对于既往应用 ERAs 时出现无症状性转氨酶升高而目前转氨酶水平已恢复至正常的患者，可以尝试应用安立生坦。

（3）AMBITION 研究是一项随机、双盲、多中心的安立生坦联合他达拉非治疗 PH 患者的研究，共入选 605 例 WHO 心功能分级Ⅱ级或Ⅲ级的 PH 患者，随机（2∶1∶1）接受了不同方案，分别为每日 1 次安立生坦联合他达拉非（n=302）、只有安立生坦（n=152）或只有他达拉非（n=151）。安立生坦的治疗起始量为 5mg，他达拉非为 20mg。如果发生耐受，则在第 4 周调整他达拉非至 40mg，安立生坦在第 8 周调整至 10mg。研究的主要终点是第一次发生以下事件的时间：死亡，因病情恶化而住院，WHO 心功能分级Ⅲ级或Ⅳ级持续 14d 以上（短期临床恶化）伴 6 min 步行距离下降距基线超过 15%，或 WHO 心功能分级Ⅲ级或Ⅳ级持续 6 个月伴 6 min 步行距离下降超过 14d 以上。在研究中，安立生坦与他达拉非的联合治疗将使以上主要终点的风险比分别降低 49%和 45%。20% 的联合治疗组患者经历了主要终点，而安立生坦及他达拉非单药治疗组分别为 35%和 30%。相较安立生坦组及他达拉非单药治疗组，联合治疗组将恶化的 PH 患者的住院率分别降低了 67%和 56%。总体上，8%的联合治疗组患者因疾病恶化住院，而其他两组分别为 22%及 15%。24 周时，联合用药组血 N 末端 B 型利钠肽原（NT-proBNP）水平较单用安立生坦组降低了 35%。联合用药组 6min 步行距离明显增加（48.98m vs 23.80m）。此外，联合用药组和单用安立生坦组有 36% 的人发生至少一次药物不良反应，而他达拉非组有 41% 的人发生，严重不良事件的发生率和导致停药的患者人数在三组相似。

（4）2015 年 ESC/ERS 肺动脉高压诊断和治疗指南推荐 WHO 心功能分级 Ⅱ～Ⅲ 级的 PH 患者使用安立生坦（Ⅰ 类推荐，证据水平 A），并将安立生坦联合他达拉非的治疗方案作为唯一被推荐用于 PH 的初始联合治疗方案。

【药代动力学】 安立生坦（S-安立生坦）在健康受试者中的药物代谢动力学与剂量成正比。本品生物利用度尚不清楚。安立生坦吸收迅速，在健康受试者和 PH 患者中的 C_{max} 均出现在口服后 2h 左右。进食不会影响本品的生物利用度。体外研究表明，安立生坦是 P-gp 的底物，与血浆蛋白高度结合（99%）。主要通过非肾脏途径清除，但经代谢和胆道清除的比例目前尚不十分明确。在血浆中，4-羟甲基安立生坦的 AUC 约占母体 AUC 的 4%。在体内 S-安立生坦向 R-安立生坦的转化较少。安立生坦在健康受试者和 PH 患者的平均口服清除率分别为 38ml/min 和 19ml/min。虽然安立生坦的终末半衰期为 15h，但稳态时安立生坦的平均谷浓度约为平均 C_{max} 的 15%，而在每日长期给药后的累积因子约为 1.2，提示安立生坦的有效半衰期约为 9h。

本品由 CYP3A、CYP2C19、5-二磷酸葡萄糖基转移酶（UGTs）、CYP1A9S、CYP2B7S 及 CYP1A3S 进行代谢。体外实验提示，安立生坦是器官阴离子转运蛋白（OATP）的底物，同时也是 P-gp 的底物（而非抑制剂）。因为有这些因素存在，可以预计到会出现药物相互作用；然而，目前尚未发现安立生坦和通过这些途径进行代谢的药物之间存在有临床意义的相互作用。

特殊人群如下所示。

肾功能损害：安立生坦对药物代谢动力学的影响已经应用人群药物代谢动力学方法，在肌酐清除率 20～150ml/min 的 PH 患者中进行了验证。轻中度肾功能损害对安立生坦的暴露不会产生明显的影响。因此，在轻中度肾功能受损的患者中无须调整药物剂量。目前尚无安立生坦在中度肾功能受损患者中应用的数据。

肝脏损害：目前尚无关于已存在的肝脏损害对安立生坦药物代谢动力学影响的研究。因为体内和体外证据都表明，安立生坦的清除很大程度上依赖肝脏代谢和胆汁排泄。因此，肝脏损害预计会对安立生坦的药物代谢动力学产生明显的影响。不推荐在中重度肝功能损害的患者中应用安立生坦。目前尚无关于本药在已有轻度肝功能损害的患者中应用的资料。

【适应证】 本品 2007 年 6 月获得美国 FDA 批准上市并获得罕用药地位。适应证为肺动脉高压（PAH）（WHO 1 类），用以提升运动能力并减缓临床恶化。同时联合他达拉非来减少恶化性肺动脉高压的疾病进展及住院的风险，并提高运动能力。支持其有效性的研究主要包括以下患者：有 WHO 心功能分级 Ⅱ～Ⅲ 级症状，特发性或遗传性肺动脉高压（60%）或肺动脉高压伴发结缔组织病（34%）。

【用法与用量】

1. 成人 起始剂量为空腹或进餐后口服 5mg，每日 1 次；如果耐受则可考虑调整为 10mg，每日 1 次。服药不受进食影响（整片吞服）。药片可在空腹或进餐后服用。不能对药片进行掰半、压碎或咀嚼。没有在 PH 患者中进行过高于 10mg 每日 1 次剂量的研究。在开始使用本药治疗前和治疗过程中要进行肝功能的监测。

2. 育龄期女性 女性只有在妊娠测试阴性及使用合适的避孕方法进行避孕的情况下才能接受治疗,但如果患者已行输卵管结扎术或选择使用 T 型铜 380A IUD 或 LNG 20 IUS 进行避孕,则不需要采取另外的避孕措施。接受本药治疗的育龄期女性应该每月进行妊娠测试。

3. 已存在肝脏损害 不推荐在中重度肝功能损害的患者中应用本品。目前尚无在轻度肝功能损害患者中的应用信息。但是,此类患者对安立生坦的暴露可能会有所增加。

【不良反应】 本药的安全性数据来自 2 项在 PH 患者中开展的为期 12 周的安慰剂对照研究(ARIES-1 和 ARIES-2),以及 4 项在 483 例 PH 患者(每日 1 次服用剂量分别为 1mg、2.5mg、5mg 或 10mg)中开展的安慰剂对照研究。在这些研究中,受试者与本药接触的时间为 1 天到 4 年不等(n=418 接触至少 6 个月,n=343 接触至少 1 年)。在 ARIES-1 和 ARIES-2 研究中,总共 261 例患者每日 1 次,服用剂量分别为 2.5mg、5mg 或 10mg,而 132 例患者服用安慰剂。在接受本药治疗的患者中不良事件发生率>3%,明显高于安慰剂组。大多数药物不良反应为轻中度,仅有鼻充血呈剂量依赖性。与安慰剂组相比,本品治疗组中仅有少数患者发生的不良事件与肝功能检测有关。仅有少数几种药物不良反应的发生率在不同年龄和性别的患者中发生率有显著差异。在年轻患者(<65 岁)中,本药治疗组的外周性水肿发生率(14%,29/205)和安慰剂组(13%,13/104)相近;而在老年患者(>65 岁)中,本药治疗组的外周性水肿发生率(29%,16/56)高于安慰剂组(4%,1/28)。此类亚组分析的结果必须进行谨慎的解释。

在 PH 患者参加临床试验的过程中,本药治疗组因为不良事件(与 PH 不相关)而中断治疗的发生率(2%,5/261)与安慰剂组(2%,3/132)相近。在 PH 患者参加临床试验的过程中,本药治疗组中严重不良事件(与 PH 不相关)的发生率(5%,13/261)与安慰剂组(7%,9/132)相近。

本药获得批准上市后在使用过程中发现下述不良反应:液体潴留、心力衰竭(与液体潴留相关)、过敏反应(如血管性水肿、皮疹)及贫血。因为这些报道来自规模大小不一的人群,因此,还无法估算出可靠的发生率或确定出与药物相关的因果关系。

【禁忌证】 妊娠妇女使用本品很有可能会导致严重的出生缺陷,在动物中应用此药物时经常会观察到这种作用。因此,在开始治疗前必须排除妊娠,并且在治疗过程中及治疗后 1 个月内都应该使用合适的避孕方法进行避孕,但如果患者已行输卵管结扎术或选择使用 T 型铜 380A IUD 或 LNG 20 IUS 进行避孕,则不需要采取另外的避孕措施。每月都进行妊娠测试。

在妊娠妇女中应用本药可能会导致胎儿损害。安立生坦口服剂量分别在大鼠≥15mg/(kg·d),以及在兔子≥7mg/(kg·d)时有致畸作用;目前没有关于低剂量的研究。在两个种属动物中都可以观察到下颚、硬腭和软腭及心脏和大血管的畸形,以及胸腺和甲状腺的形成障碍。致畸性是内皮素受体拮抗剂的一类作用。目前没有关于在妊娠妇女中应用本药的数据。

本药禁用于确实或可能已经妊娠的妇女。如果在妊娠期间应用该药,或在应用该药的过程中妊娠，患者应该被告知可能会对胎儿产生的危害。

【黑框警告】 潜在的肝脏损害，并禁用于孕妇。

安立生坦可以导致肝脏转氨酶（ALT 和 AST）较正常值上限（ULN）升高超过 3 倍。在为期 12 周的试验中，有 0.8%接受本品治疗的患者出现转氨酶升高＞3ULN；在超过 1 年的长期开放标签试验中这类患者则占 2.8%。有 1 例转氨酶升高＞3ULN 的病例同时伴有胆红素升高＞2ULN。

肝脏转氨酶和胆红素升高是潜在严重肝脏损害的标志，所以必须在开始治疗前及开始治疗后的每个月进行血清转氨酶水平（如果转氨酶升高，还需同时检测胆红素）监测。如果转氨酶水平升高＞3ULN 并且≤5ULN，则应重复检测，减少每日剂量，或者中断治疗并每 2 周监测 1 次直至转氨酶水平＜3ULN。如果转氨酶水平升高＞5ULN 并且≤8ULN，应立即停用本药并应监测转氨酶水平直至＜3ULN。如果转氨酶水平升高＞8ULN，应立即停止治疗，并且不应该再开始治疗。基线时即有转氨酶升高（3ULN）的患者通常应该避免使用本药，因为在这种情况下很难对肝功能进行监测。如果肝转氨酶升高同时伴有肝脏损害症状（如恶心、呕吐、发热、腹痛、黄疸或不寻常的嗜睡或乏力）或者胆红素升高＞2ULN，应该立即停止治疗。目前尚无在此类患者中再次应用本药的经验。

【注意事项】

1. 血液学改变 在应用其他内皮素受体拮抗剂后会出现血红蛋白浓度及血细胞比容下降，此类现象在本药的临床试验中也有出现。这些指标下降的出现在开始本药治疗后的前几周发生，之后则保持稳定。在为期 12 周的安慰剂对照研究中，接受本药治疗的患者在治疗结束时的血红蛋白与基线时相比平均下降 8g/L。有 7%接受本药治疗的患者（其中 10% 的患者每日剂量为 10mg）出现血红蛋白明显下降（与基线相比降低幅度＞15%，并且低于正常值低限），而与之相比安慰剂组仅有 4%的患者发生此类情况。目前尚不清楚导致血红蛋白下降的原因，如果患者伴有临床意义的贫血，则不推荐使用本药治疗。如果患者在治疗过程中出现有临床意义的贫血，并且排除了其他诱因，则应考虑停止本药治疗。

2. 液体潴留 外周性水肿是内皮素受体拮抗剂类药物的一种已知效应，同时也是 PH 和 PH 恶化的临床结果。在安慰剂对照研究中，与安慰剂组相比，接受 5mg 或 10mg 本药治疗的患者外周性水肿的发生率高。大部分水肿为轻中度，且在老年患者中的发生率和严重程度高。如果有临床意义的液体潴留进一步发展（伴或不伴体重增加），应该开展进一步的评估以明确病因（如本药或潜在心力衰竭），必要时可进行特殊治疗或中断本药治疗。

3. 精子计数下降 为期 5 个月的另一种内皮素受体拮抗剂（波生坦）研究评估了药物对睾丸功能的影响，受试者为 25 例患有 WHO 心功能分级 III 级和 IV 级 PH 且基线精子计数正常的男性患者。使用波生坦治疗 3 或 6 个月后，有 25%的患者精子计数下降至少 50%。停止波生坦治疗 2 个月后，精子计数恢复到基线水平。根据这些关于内皮素受体拮抗剂的发现和临床前数据，不能排除内皮素受体拮抗剂如本药会对精子产生不良效应。

4. 肺静脉闭塞性疾病 如果患者在起始使用血管扩张剂如本药期间出现急性肺水肿，需考虑肺静脉闭塞症的可能性，如果确诊应停用本药。

【孕妇及哺乳期妇女用药】

1. 妊娠患者　禁用于妊娠或可能妊娠的妇女。

2. 哺乳母亲　目前还不清楚安立生坦是否会随着乳汁进行分泌。不推荐在服用安立生坦的时候进行母乳喂养。

【儿童用药】　目前尚无关于本药在儿科患者中应用的安全性和有效性数据。

【老年患者用药】　在两项关于本药的安慰剂对照临床研究中，有 21% 的患者≥65岁，而有 5%的患者≥75 岁。老年患者（≥65 岁）接受本药治疗后在步行距离方面的改善程度要差于较年轻的患者，但对此类亚组分析的结果必须进行谨慎的解释。与较年轻的患者相比，外周性水肿在老年患者中更常见。

【药物相互作用】

1. 体外研究　用人类肝脏组织进行的研究表明，安立生坦由 CYP3A、CYP2C19、5-二磷酸葡萄糖基转移酶（UGTs）、CYP1A9S、CYP2B7S 及 CYP1A3S 进行代谢。体外实验提示，安立生坦是器官阴离子转运蛋白（OATP）的底物，同时也是 P-gp 的底物（而非抑制剂）。

2. 体内研究　安立生坦与酮康唑、奥美拉唑、昔多芬、他达拉非联合应用不会导致有临床意义的安立生坦暴露量改变。联合应用安立生坦不会导致下述药物暴露量的改变：华法林、地高辛、昔多芬、他达拉非、炔雌醇/炔诺酮。

3. 未知　安立生坦潜在的药物相互作用尚没有得到充分的认识。

【药物过量】　目前没有关于本药超量给药的经验。健康志愿者中应用的本药单剂量为 100mg，而 PH 患者中为 10mg，每日 1 次。在健康志愿者中，50mg 和 100mg 单剂量（推荐剂量的 5～10 倍）会伴随出现头痛、面部潮红、眩晕、恶心和鼻充血。严重超剂量使用可能会导致需要治疗干预的低血压。

【制剂与规格】　片剂：5mg 片为粉红色双凸的方形薄膜衣片，一面刻有"GS"，另一面刻有"K2C"；10mg 片为深粉红色双凸的椭圆形薄膜衣片，一面刻有"GS"，另一面刻有"KE3"。

【贮藏】　遮光，密封保存。

马 西 替 坦

马西替坦（macitentan）是一种新型组织型内皮素受体拮抗剂，也是继波生坦、安立生坦上市的第三个内皮素受体拮抗剂，其是在美国 FDA 获批的第三个用于治疗 PAH的药物。

【药品名称】　国际通用名：马西替坦。商用名：欧沙米特。英文通用名：macitentan。英文商用名：Opsumit。

【药理作用】　本品是一种口服非选择性内皮素受体拮抗剂。通过增加分子的非电离态比例，马西替坦能够更好地穿透脂溶性细胞膜，从而改善其组织穿透力。在野百合碱诱导的大鼠 PAH 模型中，马西替坦降低了 PAPm，预防右心室肥厚，显著提高了生存率，且效果优于波生坦。马西替坦作用方式与波生坦相似，但对胆盐转运泵无阻断作用，提高了药物的安全性。它对内皮素受体的阻断作用比波生坦强 10 倍，阻断时间长 2 倍。

【循证医学证据】 SERAPHIN [study of macitentan（ACT- 064992）on morbidity and mortality in patients with symptomatic pulmonary arterial hypertension，内皮缩血管肽受体拮抗剂治疗肺动脉高压改善临床结局] 研究是一项国际多中心、双盲、安慰剂对照、事件驱动的Ⅲ期临床研究，旨在评价马西替坦治疗 PH 对其死亡率和事件发生率的影响。这是一项在 PAH 领域最大规模的前瞻性研究，有近 40 个国家 180 个中心参加，入组患者 742例。742 例 PAH 患者分成安慰剂组、3mg 马西替坦组、10mg 马西替坦组，以死亡或恶性事件（如房间隔造口术、肺移植、6 min 步行距离下降 15%）为主要临床终点，随访进行了 36 个月，安慰剂组与 10mg 马西替坦组分别有 46.4%、31.4% 的患者达到主要临床终点。研究主要终点是初次患病或死亡时间。考虑到 PAH 患者需要终身治疗，所以该研究的整个周期较长。研究结果表明马西替坦使研究的主要终点（首次发生病患或死亡事件的风险）较安慰剂降低 45%。这项国际多中心临床试验研究显示，马西替坦可有效改善患者运动耐量，延长到达临床恶化的时间。

2013 年美国 FDA 批准马西替坦用于治疗 PH，其是继波生坦、安立生坦上市的第三个内皮素受体拮抗剂（ERAs）。

2015 年 ESC/ERS《肺动脉高压诊断与治疗指南》增加了新的 PAH 靶向治疗药物，推荐马西替坦用于治疗 WHO 心功能分级Ⅱ～Ⅲ级的 PAH 患者（Ⅰ类推荐，证据水平 A）。

【药代动力学】 马西替坦在人体内的半衰期约为 16h，并在给药第 3 天后达到稳态。它被缓慢吸收进入等离子体。ACT-132577 是马西替坦的活性代谢物，半衰期约为 48h。虽然 ACT-132577 具有较低的亲和力，但它有更高的血浆浓度。这两种化合物可以通过尿液或粪便排出体外。马西替坦的药物代谢动力学呈剂量相关性，健康受试者和 PH 患者对其都有最好的耐受性。目前对马西替坦的绝对生物利用度尚不清楚。

【适应证】 PH WHO 心功能分级Ⅱ～Ⅲ级的患者。

【用法与用量】 每次 10mg，每日 1 次。暂无在 PH（PAH）患者中使用每日高于 10mg 的用量的研究。

【不良反应】 最常见不良反应是贫血、鼻炎、咽炎、支气管炎、头痛、流感和尿路感染。

【禁忌证】 孕妇禁用；对本品的任何成分（活性或非活性成分）有过敏症状的患者禁用。

【注意事项】 马西替坦能造成肝转氨酶异常、水肿和液体潴留、肺水肿及肺静脉闭塞、精子数量减少、血红蛋白降低和贫血。

【孕妇及哺乳期妇女用药】 有胚胎毒性（孕妇禁用）。

【儿童用药】 马西替坦的剂量和安全性在儿童中尚不明确。

【老年患者用药】 本品的剂量和安全性在 65 岁以上的老年人中与年轻人无异。

【药物相互作用】 利福平等 CYP3A4 强诱导剂能显著减少马西替坦的血药浓度。应避免马西替坦与 CYP3A4 强诱导剂同时使用。同时使用强 CYP3A4 抑制剂如酮康唑能增加马西替坦约一倍的血药浓度。许多 HIV 药物如利托那韦是 CYP3A4 的强抑制剂，应避免与马西替坦合用。与环孢素合用时，只对马西替坦及其活性代谢物的浓度有轻微的影响。

【药物过量】 健康受试者已施用最多至 600mg（60 倍的标准剂量）的单剂量。观察发现有头痛、恶心、呕吐等不良反应。在过量的情况下，应采取标准的支持措施，因为马西替坦可与蛋白高度结合，所以透析无效。

【制剂与规格】　本品为薄膜包衣片，10mg/片。

【贮藏】　室温保存。

西 他 生 坦

西他生坦是一种内皮素受体拮抗剂，由美国 Encysive 制药公司研制开发，经过长期的临床研究，有关肺动脉高压（PH）适应证的四期临床研究已经完成，且于 2006 年获得欧盟许可在英国首次上市。2007 年澳大利亚治疗用品管理局批准西他生坦钠上市。然而，该药上市后报道了多例与其相关的药物性肝病死亡病例，2011 年辉瑞公司决定将西他生坦从全球撤市并终止对其进行临床研究，同时建议 2009 年 ESC/ERS 肺动脉高压诊断与治疗指南修改相关内容。

【药品名称】　国际通用名：西他生坦。英文通用名：sitasentan。英文商用名：Thelin。

【循证医学证据】　西他生坦治疗 PAH 的随机、双盲、安慰剂对照研究（STRIDE-1研究）显示，其可明显改善 PAH 患者的运动耐量和心功能分级。2006 年 Barst 等公布了西他生坦治疗 PAH 的随机、双盲、对照、多中心研究结果（STRIDE-2 研究），该研究进一步证实每日 1 次口服 100mg 西他生坦可改善 PAH 患者的运动耐量和 WHO 心功能分级，且肝脏毒性较小。2012 年 Sandoval 等报道的随机、双盲、安慰剂对照研究结果显示，口服 100mg 西他生坦组患者 6 min 步行距离和 WHO 心功能分级均较安慰剂组改善，但口服 50mg 西他生坦组患者 6 min 步行距离未见明显改善。100mg 组患者中未出现临床恶化现象，但出现头痛、外周水肿、头晕、恶心、四肢疼痛及疲劳等不良反应较多。说明口服 100mg 西他生坦可明显改善患者的心功能，且可耐受。西他生坦最常见的不良反应是头痛（15%）、外周水肿（19%）和鼻充血（9%），其他不良反应有眩晕、失眠、恶心、上腹部疼痛、呕吐、消化不良、腹泻、乏力、肌痉挛和凝血酶原降解时间延长等。

【紧急撤市】　2012 年 Chin 等报道因服用西他生坦引起重度肝炎的病例，考虑可能是由免疫介导或特殊机制引发的一种胆盐转运泵受抑制造成的，所以西他生坦的安全性再次引起争议。最终辉瑞公司撤回了西他生坦在美国的销售申请，并停止对该药开展的所有临床试验，因为这种药可能引起肝损伤，严重时可致患者死亡。在临床试验中，已有两例患者在服用这种药后死亡。西他生坦既未在中国销售，也未进入中国的医学临床试验。辉瑞公司声明建议，服用西他生坦或正在参与这种药物临床试验的患者应尽快咨询医疗专家，在有其他药物可以选择的情况下，最好不要服用西他生坦。

三、磷酸二酯酶抑制剂

西 地 那 非

西地那非属于选择性 cGMP 特异性 5 型磷酸二酯酶抑制剂，起初上市用于勃起功能障碍（ED）的治疗，也可以治疗肺动脉高压（PH）。另外，其他剂量和剂型的西地那非可用于治疗 ED，目前已经在临床广泛应用。2005 年 6 月美国 FDA 已获准西地那非用于 PH（PAH）的治疗。

【药品名称】 国际通用名：西地那非，商用名：万艾可，英文通用名：sildenafil citrate tablets。英文商用名：Viagra，Revatio。

【药理作用】 本品是治疗勃起功能障碍的口服药物。它是西地那非的柠檬酸盐，一种 cGMP 特异的 5 型磷酸二酯酶选择性抑制剂。

作用机制：阴茎勃起的生理机制涉及性刺激过程中阴茎海绵体内一氧化氮（NO）的释放。NO 激活鸟苷酸环化酶，导致 cGMP 水平增高，使得海绵体内平滑肌松弛，血液流入。西地那非对离体人海绵体无直接松弛作用，但能够通过抑制海绵体分解 cGMP 5 型磷酸二酯酶来增强 NO 的作用。当性刺激引起局部 NO 释放时，西地那非抑制 5 型磷酸二酯酶可增加海绵体内 cGMP 水平，松弛平滑肌，血液流入海绵体。在没有性刺激时，推荐剂量的西地那非不起作用。

体外实验显示西地那非对 5 型磷酸二酯酶具有选择性。它对 5 型磷酸二酯酶的作用远较对其他已知的磷酸二酯酶强，西地那非对 5 型磷酸二酯酶的作用是对 1 型磷酸二酯酶作用的 80 倍、对 2 型磷酸二酯酶或 4 型磷酸二酯酶作用的 1000 倍。西地那非对 5 型磷酸二酯酶的选择性大约为对 3 型磷酸二酯酶的 4000 倍，由于后者与心肌收缩力的控制有关，故该特点有重要的意义。西地那非对 5 型磷酸二酯酶的作用约是对 6 型磷酸二酯酶作用的 10 倍。6 型磷酸二酯酶是存在于视网膜中的一种酶，西地那非对 6 型磷酸二酯酶的选择性相对较低是其在高剂量或高血浆浓度时出现色觉异常的原因。除人海绵体平滑肌外，在血小板、血管和内脏平滑肌及骨骼肌内也发现了低浓度的 5 型磷酸二酯酶存在。西地那非对这些组织中 5 型磷酸二酯酶的抑制可能是其增强 NO 抗血小板聚集作用（体外实验）、抑制血小板血栓形成（体内实验）及舒张外周动静脉（体内实验）的基础。

【药效动力学】

1. 西地那非对勃起反应的作用 在对器质性或心理性勃起功能障碍患者进行的 8 个双盲、安慰剂交叉对照试验中，经硬度计测量勃起硬度和持续时间发现，服用西地那非后，性刺激引起的勃起较安慰剂组有改善。大多数试验在服药后约 60min 评估西地那非的药效。经硬度计测量发现，勃起反应一般随西地那非剂量和血浆浓度的增加而增强。一项测定药效持续时间的试验显示，药效可持续至 4h，但反应较 2h 时弱。

2. 西地那非对血压的影响 健康男性志愿者单剂口服西地那非 100mg，导致仰卧位血压下降（平均最大降幅 8.4mmHg/5.5mmHg）。服药后 1～2h 血压下降最明显，服药后 8h 则与安慰剂组无差别。25mg、50mg 或 100mg 西地那非对血压的影响相似，故这一作用与药物剂量和血药浓度无关。西地那非可以起到抑制肺动脉平滑肌中 PDE-5 降解 cGMP 的作用，从而增加细胞内 cGMP 的含量以达到舒张血管的作用。对于肺动脉高压的患者，该药物引起的肺循环血管床扩张程度要远大于体循序血管床的扩张程度。

3. 西地那非对心排血量的影响 在一个小规模的开放性、非对照前期试验中，8 例稳定性缺血性心脏病患者在 Swan-Ganz 导管监测下分 4 次静脉注射了总量为 40mg 的西地那非。试验结果表明，静息状态下，患者的收缩压和舒张压较基线时分别下降了 7% 和 10%。静息右心房压、肺动脉压、PAWP 和心排血量分别平均下降 28%、28%、20% 和 7%。尽管此静脉注射剂量下的血药浓度较健康男性志愿者单剂口服 100mg 西地那非的平均峰值血药浓度高 2～5 倍，但上述患者运动时的血流动力学应答仍存在。

4. 西地那非对视觉的影响　单剂口服 100mg 和 200mg 药物后，经 Farnsworth-Munsell-100 色调检查发现有一过性蓝色或绿色辨别异常，其发生与剂量相关，峰效应时间接近血药浓度峰值时间。这一现象与该药物对 6 型磷酸二酯酶的抑制作用一致。6 型磷酸二酯酶参与视网膜中的光传导。研究表明，服用 2 倍于最大推荐剂量的药物时，本品对视力、视网膜电流图、眼压和视乳头大小无影响。

【循证医学证据】　西地那非在 PAH 中应用的临床研究最早是在 1998～2000 年进行的 Pfizer study 小样本安慰剂对照临床研究，旨在评价静脉注射不同剂量西地那非对 PH 患者的疗效。结果表明，西地那非可以选择性降低肺动脉高压、肺静脉高压或肺缺氧性高压患者的肺动脉压和肺循环阻力。

1. 2000 年 Prasad 等报道了一例重度 PAH 患者长期大剂量给予西地那非（100mg，每日 5 次）可以改善其症状和减轻肺动脉收缩压。同年 Abrams 等报道将西地那非应用于一例儿童 PH 患者后其运动耐量得到明显改善。

2. 2002 年 Ghofrani HA 等开展了一项单中心随机对照、开放试验，旨在评价 NYHA 心功能分级Ⅲ级以上的 PH 患者西地那非与伊洛前列素合用时的有效性及安全性，共纳入 30 例重度 PH 患者（均吸入 NO 和伊洛前列素雾化），随机分为联用 12.5mg、50mg 的西地那非组，结果表明合用西地那非可以明显改善重度 PH 患者症状和血流动力学指标，并且其有效性呈剂量依赖性，而且其扩血管的作用仅仅局限在肺循环中，作用强度也远远大于只吸入 NO 和伊洛前列素组。以上研究为随后的大样本 RCT 研究打下了基础。

3. 2005 年 SUPER-1（sildenafil use in pulmonary hypertension，西地那非在肺动脉高压的应用）　研究是一项前瞻性、大样本、国际多中心、随机、双盲、安慰剂对照临床研究，共纳入 277 例主要为结缔组织病相关性 PH 和外科矫正术后先天性心脏病合并 PH 的患者，绝大多数患者 NYHA 心功能分级Ⅱ～Ⅲ级，随机分为 20mg、40mg 或 80mg 西地那非组或安慰剂组，连续服用 12 周，主要评价指标有 6min 步行距离、肺动脉压力及 WHO 心功能分级，最终结果表明 20mg、40mg、80mg 西地那非治疗组患者 6min 步行距离较安慰剂组分别增加 45m、46m、50m，各剂量组患者心功能分级至少改善 1 级，肺血流动力学较安慰剂组亦有改善，3 年随访显示，60% 的患者心功能状态稳定或改善，46% 的患者6min 步行距离稳定或改善，18% 的患者加用第二种治疗 PH 的药物，3 年生存率为 79%，西地那非组常见的不良反应有头痛、颜面潮红、消化不良。此外，在结束双盲阶段后，259 例患者进入为期一年的无对照额外治疗期（SUPER-2），西地那非也呈现出良好的治疗效果。

4. 不同剂量西地那非治疗 PAH 的有效性研究：2008 年另一项不同剂量西地那非治疗 PAH 的多中心、随机双盲、平行对照临床研究共纳入 219 例 PAH 患者，临床研究于 2010 年 5 月因明确疗效提前结束，该研究随机分为 1mg，每日 3 次、5mg，每日 3 次、20mg，每日 3 次及安慰剂组，研究结果表明，5mg，每日 3 次及 20mg，每日 3 次西地那非组 6min 步行距离较 1mg，每日 3 次组及安慰剂组明显改善。

5. 联合应用其他治疗 PAH 药物的研究：西地那非联用依前列醇治疗肺动脉高压安全性与有效性的研究（the efficacy and safety of sildenafil citrate used in combination with intravenous epoprostenol in PAH）　研究是一项多中心、随机、双盲、平行对照临床研究

（2013 年），旨在评价长期应用静脉依前列醇加用西地那非治疗 PH 的有效性及安全性。该研究共纳入 267 例 PAH 患者，随机分为 20mg、40mg、80mg 西地那非组和安慰剂对照组，16 周的治疗结束后，评价 6min 步行距离、PAPm 及 WHO 心功能分级等指标。研究结果表明，对于长期应用静脉依前列醇的 PAH 患者加用西地那非可以明显改善 6min 步行距离（较安慰剂组增加 26m）和降低 PAPm（较安慰剂组降低 3.9mmHg），并且西地那非组患者临床恶化发生率明显低于安慰剂组且发生时间延长。

6. 西地那非联用波生坦治疗 PH 的临床研究（assess the efficacy and safety ofsildenafil when added to bosentan in the treatment of pulmonary arterial hypertension） 研究是一项多中心、随机双盲、前瞻性临床研究（2014 年），共纳入 103 例服用波生坦至少 3 个月的 PAH 患者，随机分为 20mg 西地那非组与安慰剂组。研究结果表明，联用 20mg 西地那非组患者的 6min 步行距离并不高于单独使用波生坦组。

7. 西地那非治疗儿童 PAH

（1）STARTS-1 研究（study of sildenafil in children withpulmonary arterial hypertension，西地那非在儿童肺动脉高压中的应用研究） 是一项多中心、随机双盲、平行对照的临床研究（2014 年）。该研究共纳入 235 例 1～17 岁的 PH 患者，随机分为低剂量、中等剂量、高剂量西地那非组及安慰剂组，主要指标有峰值摄氧量、PAPm、肺循环阻力及 WHO 心功能分级等。结果显示西地那非可改善儿童 PH 患者的血流动力学和运动耐量。

（2）STARTS-2 研究进一步评价了西地那非单药口服对儿童 PH 患者长期存活率的影响，结果表明不同剂量均可获得良好的存活率，但以上两个研究均发现高剂量的西地那非会增加患儿的死亡率（HR=3.5），同时低、中剂量西地那非的峰值氧摄取量改善并不明显，故 2012 年 8 月及 2016 年 1 月美国食品和药品管理局（FDA）分别发出儿童 PAH 患者慎用西地那非的警告，但同时 FDA 也申明并非绝对禁忌，需临床医师结合患儿病情仔细权衡风险与获益后决定是否使用。

2005 年美国食品和药物管理局 FDA 和欧洲药品评估局（EMEA）分别批准用于治疗 PAH 的西地那非上市，商品名为 revatio，每日口服 3 次，每次 20mg。西地那非上市后，迅速成为治疗轻度 PAH 的首选药物。对中、重度 PAH 患者可联合应用西地那非和内皮素受体拮抗药或西地那非和前列环素类似物。

2009 年欧洲心脏病学会（ESC）/欧洲呼吸学会（ERS）PAH 诊治指南、2009 年美国心脏病学会基金会（ACCF）/美国心脏协会（AHA）专家共识、2013 年法国尼斯世界 PAH 会议中的 PAH 诊治指南及 2014 年欧洲心脏病学会（ESC）/欧洲呼吸学会（ERS）肺动脉高压诊治指南均将西地那非列为重点推荐药物。美国和加拿大均已批准西地那非用于治疗 NYHA 心功能分级 Ⅱ～Ⅳ级的 PH，而欧洲批准用于 NYHA 心功能分级 Ⅱ～Ⅲ级的 PH。西地那非在中国还没有注册治疗 PH 的适应证，但由于其治疗费用相对于波生坦和吸入性伊洛前列素低廉，且耐受性良好，因此在我国 PH 患者中使用较为普遍。目前已发表数个研究评价西地那非治疗中国人 PH 特别是 Eisenmenger 综合征合并 PH 的疗效和安全性。该研究结论和国际临床研究结论一致。

【药代动力学】 西地那非口服后吸收迅速，绝对生物利用度约为 40%。其药物代谢动力学参数在推荐剂量范围内与剂量成比例。消除以肝脏代谢为主（细胞色素 P450 同工酶 3A4 途径），生成一有活性的代谢产物，其性质与西地那非近似，细胞色素 P450 同工酶 3A4（CYP450 3A4）的强效抑制剂（如红霉素、酮康唑、伊曲康唑）及细胞色素 P450（CYP450）的非特异性抑制物，如西咪替丁与西地那非合用时，可能会导致西地那非血浆水平升高。西地那非及其代谢产物的消除半衰期约为 4h。空腹状态给予 25～100mg 时，约 1h 内达最大血浆浓度（C_{max}）127～560ng/ml。西地那非或其主要代谢产物，如 N-去甲基（Ndesmethyl）代谢产物对 5 型磷酸二酯酶选择性强度约为 50%，血浆蛋白结合率为 96%。在西地那非达最大血浆浓度时，游离西地那非 C_{max} 为 22ng/ml。口服或静脉给药后，西地那非主要以代谢产物的形式经粪便排泄（约为口服剂量的 80%），小部分经尿排泄（约为口服剂量的 13%）。

1. 特殊人群的药物代谢动力学 健康老年志愿者（≥65 岁）的西地那非清除率降低，游离血药浓度比年轻健康志愿者（18～45 岁）约高 40%。

2. 肾功能不全 有轻度（肌酐清除率为 50～80ml/min）和中度（肌酐清除率为 30～49ml/min）肾损害的志愿受试者，单剂口服西地那非 50mg 的药物代谢动力学没有改变。重度肾损害（肌酐清除率≤30ml/min）的志愿受试者，西地那非清除率降低，与无肾脏受损的同年龄组志愿者相比，AUC 和 C_{max} 几乎加倍。

3. 肝功能不全 肝硬化（Child-Pugh 分级 A 级和 B 级）志愿受试者的西地那非清除率降低，与同年龄组无肝损害的志愿者相比，AUC 和 C_{max} 分别增高 84%和 47%。因此，年龄 65 岁以上、肝功能损害、重度肾功能损害会导致血浆西地那非水平升高。这类患者的起始剂量以 25mg 为宜。

【适应证】 2005 年 6 月美国 FDA 已获准西地那非用于 PH（PAH）的治疗：①于改善成年 PH（PAH）患者运动耐量和延缓临床恶化；②用于 NYHA 心功能分级Ⅱ～Ⅲ级患者的短期（12～16 周）治疗；③用于主要病因是 IPAH（71%）或与结缔组织病（25%）相关的 PAH 患者；④适用于治疗有 WHO 心功能分级Ⅱ级或Ⅲ级症状的 PH 患者；⑤治疗勃起功能障碍。

【用法与用量】 ①治疗 PH。口服制剂：5mg 或 20mg，每天 3 次，每隔 4～6h 服用 1 次。静脉制剂：2.5mg 或 10mg，每日 3 次静脉注射。②治疗勃起功能障碍。对于大多数患者，推荐剂量为 50mg，在性活动前约 1h 服用，但在性活动前 0.5～4h 内的任何时候服用均可。基于药效和耐受性，剂量可增加至 100mg（最大推荐剂量）或降低至 25mg。每日最多服用 1 次。

下列因素与血浆西地那非水平（AUC）增加有关：年龄 65 岁以上（增加 40%）、肝脏受损（如肝硬化，增加 80%）、重度肾损害（肌酐清除率<30ml/min，增加 100%）、同时服用强效细胞色素 P450 3A4 抑制剂（酮康唑、伊曲康唑增加 200%）、红霉素增加 182%、saquinavir 增加 210%。由于血浆水平较高可能同时增加药效和不良事件的发生率，故这些患者的起始剂量以 25mg 为宜。研究表明，HIV 蛋白酶抑制剂 ritonavir 可使西地那非血药水平显著增高（AUC 增加了 11 倍）。鉴于此，建议服用 ritonavir 的患者，每 48 h 内用药剂量最多不超过 25mg。西地那非的主要适应证为阴茎勃起功能障碍，以及肺高压与高山症等。

实际应用中，一些保健品生产厂商在其产品中加入西地那非成分以期令使用者获得更加明显的效果，由于对在保健品中使用西地那非的用量没有严格的控制，因而可能会对使用者产生不良影响。

【不良反应】 在几乎所有的临床研究报告中，西地那非的不良反应主要为头痛、面部潮红、消化不良。在一组 4274 例试验报告中，不良反应出现率分别为头痛 10%、颜面潮红 9%、消化不良 6%、呼吸道感染 6%。所有报告中无一例异常勃起报道。不良反应的程度又分为轻度、中度、重度三类。在心血管不良反应方面，18 组 4 274 例的临床报告显示 78% 是轻微的、16% 为中度、6% 为重度。Steers MD 等总结了 361 例严重勃起功能障碍患者口服西地那非的双盲、安慰剂对照、固定剂量及可调节剂量研究结果：性生活前 1h 服用西地那非或安慰剂 50～100mg，疗程为 8 周，并用勃起功能国际指标分析其效果，有效率为 46%～73%。Goldstein 等观察了 531 例器质性、功能性、混合型勃起功能障碍使用西地那非的效果和安全性，其中有的患者合并有高血压、高血脂、糖尿病、心肌缺血等疾病，有的患者曾接受根治性前列腺切除术。在 24 周的剂量反应试验中，勃起功能的提高与西地那非剂量相关。在性交次数的变化上：25mg、50mg、100mg 组分别比基础水平增加 60%、84%、100%。勃起时间分别比基础水平增加 121%、133%、130%；在 12 周的可调节剂量试验中，69%的患者能成功完成性交，而安慰剂对照组为 22%。

Giuliano F 等报道了另一组 178 例因脊髓损伤导致勃起功能障碍的患者服用西地那非后，83%的患者勃起功能增强，80%的患者性交能力增强，治疗组性交成功率为 55%，而安慰剂对照组为 0。

Wabger G 等报道 65 岁以上和 65 岁以下勃起功能障碍患者服用相同剂量西地那非的治疗效果一致。

【禁忌证】 服用任何剂型硝酸酯类药物的患者，无论是规律或间断服用，均为禁忌证。对西地那非中任何成分过敏的患者禁用。

【注意事项】 西地那非的不良反应通常轻微且不会持续很久。有些不良反应在服用高剂量西地那非时常发生。

1. 慎用 ①色素视网膜炎或其他视网膜畸形的患者(因少数患者可能有视网膜磷酸二酯酶的遗传性基因异常)；②最近 6 个月内曾发生心肌梗死、脑卒中、休克或致死性心律失常患者；③低血压或高血压、心力衰竭、缺血性心脏病患者；④出血性疾病或处于消化性溃疡活动期的患者；⑤可引起阴茎异常勃起的疾病(如镰形细胞性贫血、多发性骨髓瘤、白血病)患者；⑥阴茎解剖畸形(如阴茎弯曲、阴茎海绵体纤维变性或硬结)者。

2. 药物对儿童的影响 西地那非不适用于儿童(尤其是新生儿)。

3. 药物对老年人的影响 有研究表明，健康老年志愿者(≥65 岁)对西地那非的清除率降低，AUC 增加 40%。鉴于血药浓度较高可能增加不良反应，故西地那非起始剂量应减小。

4. 西地那非不适用于妇女。

5. 给予西地那非治疗勃起功能障碍(ED)的同时，应对其相关病因进行治疗。此外，在没有性刺激时，西地那非的推荐剂量不起作用。西地那非引起的仰卧位血压短暂性降低通常对大多数患者可以忽略，但仍要仔细斟酌这种血管舒张效应是否会给低血压或其他心血管疾病患者带来不良后果，尤其是在性活动时(在已有心血管危险因素存在时，性活动对心脏有潜在的危险）。因此对于已有心血管疾病的患者，不宜使用西地那非治疗 ED。

6. 在性活动开始时，若出现心绞痛、头晕、恶心等症状，须终止性活动。用药后若阴茎持续勃起超过 4h，应给予相应治疗；若异常勃起未得到及时处理，阴茎组织可能受到损害并导致永久性的勃起功能丧失。

7. 其他治疗 ED 的方法与西地那非合用的安全性和有效性尚待研究，故暂不推荐联合用药。患者服用西地那非后，何时可以安全服用硝酸酯类药物，目前尚不清楚。有研究表明，健康志愿者单次剂量增至 800mg，不良反应与低剂量时相似，但不良反应的发生率增加。当用药过量时，应根据需要采取常规支持疗法。由于西地那非与血浆蛋白结合率高，且不从尿中清除，因此血液透析不会增加清除率。

8. 肺静脉闭塞病 目前西地那非治疗肺动脉高压的相关研究并未纳入肺静脉闭塞病（PVOD）病因的 PAH，而且由于西地那非的血管扩张作用，可能引起肺静脉一过性水肿加重 PVOD 的病情，所以不建议 PVOD 患者应用西地那非。

9. 鼻出血 结缔组织病相关的肺动脉高压患者服用西地那非后，鼻出血发生率明显增加为 13%，而原发性肺动脉高压患者并不增加鼻出血风险（西地那非组 3%，安慰剂组 2%）。同时在服用西地那非的 PAH 患者合用维生素 K 拮抗剂，如华法林等药物亦可增加鼻出血风险。所以对于高出血风险的 PAH 患者，西地那非的安全性暂时未知。

10. 视觉损失 既往的研究表明，5 个半衰期的西地那非会增加急性非动脉炎性前部缺血性视神经病变（NAION）的发病率，但目前仍缺乏直接的证据，所以对于 NAION 多危险因素（＞50 岁、糖尿病、高血压、冠心病、高脂血症、吸烟等）的 PAH 患者，需综合考虑利与弊。另对于已有一侧眼睛出现 NAION 的患者，更需讨论另一侧出现 NAION 的概率，以决定西地那非等药物的应用。因视网膜色素变性的 PAH 患者应用西地那非的相关安全性数据暂缺，所以治疗该类型的患者需谨慎，而且对于视网膜磷酸二酯酶遗传疾病的患者，西地那非的应用需更加谨慎。

11. 听力损失 西地那非上市后的临床研究中可见听力损失的报道，但无证据表明听力损失与西地那非直接相关。

12. 与其他 PDE-5 抑制剂合用 目前西地那非暂无与 PDE-5 抑制剂合用的研究，所以不推荐与其他 PDE-5 抑制剂联用。

【孕妇及哺乳期妇女用药】 美国食品药品管理局（FDA）对西地那非的妊娠安全性分级为 B 级。

对妊娠的影响：给予妊娠的小鼠或兔子等动物相当于人类西地那非推荐剂量 32 倍或 68 倍的药物后，未见到致畸和胎儿毒性。暂无分娩期孕妇应用西地那非的研究。

对哺乳的影响：哺乳期乳汁中是否含有西地那非及其活性产物未知，但鉴于大部分药物乳汁中都含有，所以对于哺乳期的患者应用西地那非需谨慎。西地那非是否随乳汁分泌尚不明确。

【儿童用药】 一项儿童 PAH 应用西地那非的研究表明，口服西地那非 16 周并不能达到预期的运动耐量改善，而且随访 4 年后发现，随着剂量的增加，儿童死亡率增加，所以对于儿童 PAH，不建议长期服用。

【老年患者用药】 健康老年志愿者（≥65 岁）的西地那非清除率降低。血药浓度较高，可能同时增加不良事件的发生率，故起始剂量以 25mg 为宜。

【药物相互作用】

1. 其他药物对西地那非的作用

（1）体外实验：本品代谢主要通过细胞色素 P450 3A4（主要途径）和 2C9（次要途径），故这些同工酶的抑制剂会降低西地那非的清除。

（2）体内实验：健康志愿者同时服用本品 50mg 和西咪替丁（一种非特异性细胞色素 P450 抑制剂）800mg，导致血浆内西地那非浓度增高 56%。单剂西地那非 100mg 与细胞色素 P450 3A4 的特异性抑制剂红霉素（500mg，每日 2 次，共 5d 达到稳态）合用时，西地那非的 AUC 升高 182%；单剂西地那非 100mg 与另一种 CYP450 3A4 抑制剂 HIV 蛋白酶抑制剂 saquinavir 合用，达到稳态时（1200mg，每日 3 次），后者的 C_{max} 提高 140%，AUC 增加 210%，西地那非不影响后者的药物代谢动力学；西地那非酮康唑、伊曲康唑等更强效的 CYP450 3A4 抑制剂合用，上述作用可能更大；当西地那非与 CYP450 3A4 抑制剂（如酮康唑、红霉素、西咪替丁）合用时，西地那非的清除率降低。可以预测同时服用 CYP450 3A4 的诱导剂（如利福平）将降低血浆西地那非的水平。

（3）单剂抗酸药（氢氧化铝/氢氧化镁）对本品的生物利用度无影响；CYP4502C9 抑制剂（如甲苯磺丁脲、华法林）、CYP450 2D6 抑制剂（如选择性 5-羟色胺再摄取抑制剂、三环抗抑郁药）、噻嗪类药物及噻嗪类利尿剂、血管紧张素转换酶抑制剂、钙离子通道阻滞剂等对西地那非的药物代谢动力学无影响。袢利尿剂和保钾利尿剂可使西地那非活性代谢产物（N-去甲基西地那非）的 AUC 增加 62%，而非选择性 β 受体拮抗剂使其增加 102%。这些对西地那非代谢产物的影响不会引起临床变化。

2. 西地那非对其他药物的作用

（1）体外实验：本品是一种细胞色素 P450 1A2、2C9、2C19、2D6、2E1 和 3A4（IC50＞150μM）的弱抑制剂。由于服用推荐剂量西地那非后其 C_{max} 约为 1μm，故西地那非不会改变这些同工酶作用底物的清除。

（2）体内试验：高血压患者同时服用西地那非（100mg）和氨氯地平 5mg 或 10mg，仰卧位收缩压平均进一步降低 8mmHg，舒张压平均进一步降低 7mmHg。未发现经 CYP450 2C9 代谢的甲苯磺丁脲（250mg）和华法林（40mg）与西地那非有明显的相互作用。西地那非（50mg）不增加阿司匹林（150mg）所致的出血时间延长。健康志愿者平均最大血浆乙醇浓度为 0.08% 时，西地那非（50mg）不增强乙醇的降压作用。西地那非（100mg）不影响 HIV 蛋白酶抑制剂 saquinavir、ritonavir 稳态时的药物代谢动力学，后两者都是 CYP450 3A4 的底物。

【药物过量】 当发生药物过量时，应根据需要采取常规支持疗法。因西地那非与血浆蛋白结合率高，故肾脏透析不会增加清除率。

【制剂与规格】 蓝色菱形薄膜包衣片剂：25mg/片、50mg/片和 100mg/片。

【储藏】 西地那非片剂、静脉制剂储藏温度为 15～30℃，最佳温度范围为 20～25℃。

伐 地 那 非

伐地那非属于高选择性 5 型磷酸二酯酶抑制剂，起初用于治疗勃起功能障碍（ED）。

目前亦用于治疗肺动脉高压（PH）。2011 年 10 月美国 FDA 已获准伐地那非用于 PH 的治疗。

【药品名称】　国际通用名：伐地那非。商用名：艾力达。英文通用名：vardenafil。

【药理及毒理作用】　阴茎勃起是涉及阴茎海绵体及其相关小动脉血管平滑肌松弛的血流动力学过程。在性刺激过程中，阴茎海绵体内的神经元末梢释放一氧化氮（NO），NO 激活平滑肌细胞的鸟苷酸环化酶，使细胞内 cGMP 水平增加，最终导致平滑肌松弛，增加阴茎内的血流量。cGMP 特异性 5 型磷酸二酯酶是存在于人体阴茎海绵体上最主要的磷酸二酯酶。伐地那非通过抑制人体阴茎海绵体内降解 cGMP 的 5 型磷酸二酯酶，增加性刺激作用下海绵体局部内源性的 NO 释放，从而增强性刺激的自然反应。酶的纯化试验表明，伐地那非是一种高效、高选择性的 5 型磷酸二酯酶抑制剂，其对人 5 型磷酸二酯酶的 IC_{50} 为 0.7nm。伐地那非对 5 型磷酸二酯酶的抑制作用远远高于对其他磷酸二酯酶的作用（伐地那非对 5 型磷酸二酯酶的抑制作用是 6 型磷酸二酯酶的 15 倍，1 型磷酸二酯酶的 130 倍，11 型磷酸二酯酶的 300 倍，2、3、4、7、8、9、10 型磷酸二酯酶的 1000 倍）。在体外实验中，伐地那非通过增加离体人阴茎海绵体的 cGMP 水平来松弛平滑肌。在清醒的兔实验中，伐地那非使阴茎勃起的作用依赖于内源性 NO 合酶的水平，且该作用能被 NO 供体加强。

1. 勃起反应　一项有安慰剂对照的 rigiscan 研究显示，部分受试者在服用伐地那非 20mg 15min 后阴茎就能充分勃起并完成插入（≥60%硬度）。所有服用伐地那非的受试者与安慰剂组相比，阴茎的勃起反应在给药 25min 后具有显著性差异。

2. 毒理研究如下所示

（1）急性毒性：大鼠的 LD_{50} 是 190mg/kg，光镜、电镜及视觉检查等均未发现药物对视觉的影响。

（2）长期毒性：大鼠和犬的最大无毒剂量（NOEL）均为 3mg/kg。此外，动物均表现出与 5 型磷酸二酯酶相关的心血管毒性，大鼠还表现出与磷酸二酯酶相关的胰腺、外分泌腺和甲状腺毒性。

（3）遗传毒性：离体鼠伤寒沙门菌回复突变实验、哺乳动物细胞 HPRT 突变实验、染色体畸变实验及在体小鼠微核实验均未发现伐地那非具有基因毒性和致突变性。

（4）生殖毒性：大鼠和家兔经口给予伐地那非，未见伐地那非对动物生育力和胚胎发育产生影响。

（5）致癌作用：大鼠和小鼠分别连续 24 个月经口给予伐地那非，给药剂量按体表面积折算分别为临床推荐最大用药剂量 20mg 的 225 倍和 450 倍，按 AUC 折算分别为临床推荐最大用药剂量 20mg 的 360 倍和 25 倍，此时未见伐地那非具有致癌性。

【循证医学证据】　一项双盲、安慰剂对照、可调整剂量的外伤性脊髓损伤所引起的勃起功能障碍患者临床试验表明，伐地那非对改善勃起功能具有显著的临床价值和统计学意义。与安慰剂组相比，伐地那非能显著改善勃起功能评分、成功勃起率、成功性交率及阴茎硬度。伐地那非组患者恢复至正常 IIEF 评分（≥26）的人数为 53%，而安慰剂组为 9%。治疗 3 个月后，服用伐地那非的患者成功勃起率和成功性交率分别为 76%和 59%，而安慰剂组分别为 41% 和 22%，具有临床和统计学显著差异（P＜0.001）。在这个对常规治疗疗效欠佳的人群中，完成 3 个月的治疗后，服用伐地那非的患者基于 GAQ 的改善勃起功能有效率为 83%，安慰剂组仅为 26%。

一项随机、对照研究纳入了 66 例初始治疗的 PAH 患者，结果表明，伐地那非 5mg 每日 2 次可显著改善 PAH 患者及运动耐量、血流动力学水平，并延长从治疗到症状恶化的时间。

QT 间期延长：一项对 44 位健康志愿者进行的独立上市后研究表明，当单剂量伐地那非 10mg 或单剂量西地那非 50mg 与能延长 QT 间期的加替沙星 400mg 合用时，与单药相比，伐地那非和西地那非均出现 QTc 间期（fridericia 方法）延长累积的作用（伐地那非 4ms，西地那非 5ms）。QT 变化的临床影响尚不清楚。

对视觉的影响：在另一项双盲、安慰剂对照临床试验中，受试者至少服用 15 次 20mg 伐地那非或安慰剂达 8 周以上，用 ERG 和 FM-100 检查给药后 2h、6h 和 24h 的视网膜功能，与安慰剂相比，在健康男性中伐地那非对视网膜功能并无显著影响。

对精子活动度和形态的影响：在一项安慰剂对照、日服伐地那非 20mg 共 6 个月的临床试验中，未发现伐地那非对精子浓度、数量、活动度或形态有影响。另外，伐地那非对睾酮、黄体生成素或促卵泡激素的血清水平也无影响。

【药物代谢动力学】

1. 吸收　伐地那非口服给药后迅速吸收，禁食状态下最快 15min 达到 C_{max}，T_{max} 90% 为 30~120min（平均为 60min）。由于显著的首过效应，口服伐地那非的平均绝对生物利用度大约是 15%。在推荐剂量 5~20mg 范围内，口服伐地那非后，AUC 和 C_{max} 的增加几乎与剂量增加成正比。伐地那非与高脂饮食（脂含量 57%）同时摄入时，伐地那非的吸收率降低，T_{max} 延长 60min，C_{max} 值平均降低 20%，但 AUC 不受影响。伐地那非与普通饮食（脂含量 30%）同时摄入时，其药物代谢动力学参数（C_{max}、T_{max} 和 AUC）不受影响。因此，伐地那非和食物同服或单独服用均可。

2. 分布　伐地那非达到稳态时平均分布容积为 208L。伐地那非及其主要活性代谢物 M1 与人血浆蛋白高度结合（约为 95%），这种结合和药物总浓度无关且可逆。健康志愿者服用伐地那非 90min 后精液中药物浓度不超过服用剂量的 0.00012%。

3. 代谢　伐地那非主要通过肝脏酶系 CYP3A4 同工酶代谢，小部分通过 CYP3A5 和 CYP2C9 同工酶代谢。伐地那非血浆消除半衰期为 4~5h。体内伐地那非主要的循环代谢物（M1）来自哌嗪柠檬酸盐脱乙基，然后 M1 继续代谢。M1 的血浆消除半衰期与原形药相似，约为 4h。在体循环中，部分 M1 为结合型葡萄糖醛酸苷。血浆中非葡萄糖醛酸苷的 M1 约占原形药成分的 26%。代谢物 M1 具有与伐地那非相似的磷酸二酯酶选择性，在体外试验中，M1 抑制 5 型磷酸二酯酶的作用约为伐地那非的 28%，占药效的 7%。

4. 排泄　伐地那非在体内的总清除率为 56L/h，其终末半衰期为 4~5h。口服用药后，伐地那非以代谢物的形式排泄，大部分通过粪便排泄 91%~95%，小部分通过尿液排泄 2%~6%。

5. 特殊人群药代动力学如下所示：

（1）老年人：老年志愿者的伐地那非肝脏清除率（≥65 岁）和中青年志愿者（≤45 岁）相比显著降低。老年男性的 AUC 高于青年男性 52%，这在临床试验的变异范围内。在安慰剂对照临床试验中，老年人和青年人的伐地那非安全性和有效性无差异。

（2）肾功能不全患者：轻度（肌酐清除率 50～80ml/min）、中度（肌酐清除率 30～50ml/min）肾损害患者伐地那非药物代谢动力学与肾功能正常对照组相似。重度肾损害志愿者（肌酐清除率 30ml/min）和无肾损害志愿者相比平均 AUC 增加 21%，平均 C_{max} 降低 23%。肌酐清除率与伐地那非的血浆暴露（AUC 和 C_{max}）无明显的相关性。对于需要透析治疗的肾损害患者，伐地那非的药物代谢动力学研究尚未进行。

（3）肝功能不全患者：轻度到中度肝损害患者（Child-PughA）伐地那非的清除率降低与肝损害的程度成正比。与健康对照相比，轻度肝损害（Child- PughA）级患者伐地那非的 AUC 增加 17%，C_{max} 增加 22%。中度肝损害（Child-PughB）级患者伐地那非的 AUC 增加 160%，C_{max} 增加 130%。重度肝损害（Child-PughC）级患者伐地那非的药物代谢动力学尚未研究。

【适应证】 男性阴茎勃起功能障碍。2011 年美国 FDA 批准本品可适用于治疗有 WHO 心功能分级Ⅱ级或Ⅲ级症状的 PH 患者。

【用法与用量】

1. 治疗勃起功能障碍 推荐开始剂量为 10mg，在性交之前 25～60min 服用。在临床试验中，性交前 4～5h 服用仍显示药效。最大推荐剂量使用频率为每日 1 次。伐地那非和食物同服或单独服用均可。需要性刺激作为本能的反应进行治疗。

剂量范围：根据药效和耐受性，剂量可以增加到 20mg 或减少到 5mg。最大推荐剂量是每日 20mg。

2. 治疗 PAH 口服。推荐初始剂量 5mg，每日 2 次。

【不良反应】 在全球临床试验中，超过 9500 例患者服用了伐地那非，其耐受性良好。发生不良事件通常是一过性、轻度到中度。

安慰剂对照临床试验：按推荐剂量服用伐地那非时，安慰剂对照临床试验报道了下述不良反应。①伐地那非上市后服用伐地那非进行性活动时，曾报道心肌梗死的发生，但无法确定心肌梗死与伐地那非，或与性活动，或与患者潜在的心血管疾病，或与这些因素综合作用直接相关。②5 型磷酸二酯酶抑制剂（包括伐地那非在内）上市后，曾有报道极少数患者非动脉炎性前部缺血性视神经病变（NAION）。NAION 是一种可导致视力下降甚至永久失明的疾病。这些患者中大多数但非全部，存在易发生 NAION 的解剖或血管危险因素，包括：小杯盘比（小视乳头）、年龄＞50 岁、糖尿病、高血压、冠心病、高脂血症、吸烟。上述事件是否与 5 磷酸二酯酶抑制剂的使用或患者潜在的血管危险因素或解剖缺陷，或是这些因素的联合作用，亦或其他因素直接相关尚不能确定。曾有报道极少数患者发生视觉障碍，包括失明（暂时性或永久性）。这些事件是否与 5 型磷酸二酯酶抑制剂的使用、患者潜在的血管危险因素或解剖缺陷，或是这些因素的联合作用，亦或其他因素直接相关尚不能确定。③本品上市后及临床试验中，曾有报道少数患者可导致突发性耳聋或听力丧失。这些事件是否与伐地那非的使用、患者潜在的听力丧失危险因素，或是这些因素的联合作用，亦或其他因素直接相关尚不能确定。

【禁忌证】 ①对药物的任何成分（活性或非活性成分）有过敏症状的患者禁用。②与磷酸二酯酶抑制剂在 NO/cGMP 通路的作用相同，5 型磷酸二酯酶抑制剂可能增强硝酸盐类药物的降压效果。因此，服用硝酸盐类或 NO 供体治疗的患者避免同时使用伐地那非。③避免与 HIV 蛋白激酶抑制剂，如印地那韦或利托那韦和伐地那非同时使用，因为它们是强效 CYP3A4 抑制剂。

【注意事项】

1. 伐地那非的扩血管特性可能导致血压暂时性的轻度降低。伴左心室流出障碍，如主动脉狭窄和特发性肥厚性主动脉瓣狭窄的患者可对扩血管药物包括 5 型磷酸二酯酶抑制剂敏感。由于具有潜在的心脏危险性，不推荐心脏病患者进行性交，因此他们通常不能使用治疗勃起障碍的药物。

2. 一项 59 例健康男性受试者服用伐地那非对 QT 间期影响的研究表明，治疗剂量（10mg）和超剂量（80mg）的伐地那非导致 QTc 间期延长。一项上市后的研究表明，当伐地那非和另一种影响 QT 间期的药物合用时，与各药单独使用相比，对 QT 间期的影响具有累积作用。因此，对于具有 QT 间期延长病史或服用延长 QT 间期药物的患者，在临床应用伐地那非时须考虑到这一点。先天性 QT 间期延长（如长 QT 综合征）的患者和服用 Ⅰ A 类（如奎尼丁、普鲁卡因胺）或 Ⅲ 类（如胺碘酮、索他洛尔）抗心律失常药物的患者应避免服用伐地那非。对于阴茎具有解剖畸形（如成角、海绵体纤维化、Peyronie's 病），或者阴茎勃起无法消退（如镰状细胞病、多发性骨髓瘤和白血病）的患者，治疗其勃起障碍时需谨慎用药。联合使用其他治疗勃起障碍的方法时，伐地那非的安全性和疗效尚未研究，因此不推荐联合使用。对于具有下列情况的患者，伐地那非的安全性尚未研究，除非有进一步的资料才推荐使用伐地那非：严重肝病、需透析的晚期肾病、低血压（静息收缩压 90mmHg）、近期患有脑卒中或心肌梗死（6 个月内）、不稳定型心绞痛、家族退行性眼部疾病如色素性视网膜炎。曾有报道短暂的失明及非动脉炎性前部缺血性视神经病变与服用伐地那非及其他 5 型磷酸二酯酶抑制剂有关，应建议患者在出现突然失明的情况下停止服用伐地那非，并立即诊治。

3. 伐地那非未应用于患有出血异常或消化性溃疡活动期的患者。因此，只有在进行谨慎的利益-风险评估后才能使用。

4. 伐地那非单独使用或与阿司匹林联合使用对出血时间没有影响。

5. 人血小板体外试验表明，单独使用伐地那非不会抑制多种血小板因子诱导的血小板凝集。超剂量治疗时，观察到伐地那非轻微地增强硝普钠、NO 供体的抗凝作用，呈浓度依赖性。伐地那非合用肝素对大鼠的出血时间无影响，但其相互作用未在人体中进行研究。

6. 驾驶和操作机械设备的能力：驾驶和操作机械之前患者应考虑到自身对伐地那非的反应。

【孕妇及哺乳期妇女用药】　　不适于孕妇及哺乳期妇女用药。

【儿童用药】　　儿童（出生至 16 岁）：伐地那非不适用于儿童。

【老年患者用药】　　老年患者（≥65 岁）伐地那非的清除率减少，起始剂量考虑为 5mg。

【药物相互作用】

1. CYP 抑制剂　　伐地那非主要通过肝脏酶系经由细胞色素（CYP）P450 3A4 同工酶代谢，CYP3A5 和 CYP2C 同工酶在其代谢中起一定的作用。因此，这些酶的抑制剂可以减少伐地那非的清除率。

2. 西咪替丁　在健康志愿者中，联合使用伐地那非（20mg）和非特异性细胞色素 P450 抑制剂西咪替丁（400mg，每日 2 次），不影响伐地那非的 AUC 和 C_{max}。

3. 红霉素　在健康志愿者中，联合使用伐地那非（5mg）和 CYP3A4 抑制剂红霉素（500mg，每日 3 次），可使伐地那非的 AUC 和 C_{max} 分别增加 300%和 200%。

4. 酮康唑　在健康志愿者中，联合使用伐地那非（5mg）和强 CYP3A4 抑制剂酮康唑（200mg），可使伐地那非的 AUC 和 C_{max} 分别增加 900%和 300%。

5. 印地那韦　联合使用伐地那非（10mg）和 HIV 蛋白酶抑制剂印地那韦（800mg，每日 3 次），导致伐地那非 AUC 增加 1500%，C_{max} 增加 600%。联合用药 24h 后，伐地那非的血浆浓度大约是其 C_{max} 的 4%。

6. 利托那韦　利托那韦（600mg，每日 2 次）和伐地那非（5mg）同时使用，导致伐地那非 C_{max} 增至 13 倍，AUC0-24h 增至 49 倍。强 CYP3A4 抑制剂利托那韦（也抑制 CYP2C9 酶）可阻断伐地那非经肝代谢，显著延长伐地那非的半衰期至 25.7h。同时使用 P450（CYP）3A4 抑制剂酮康唑、伊曲康唑、印地那韦和利托那韦可显著增加伐地那非血浆水平。同时使用红霉素时，伐地那非的最大剂量不超过 5mg。服用酮康唑、伊曲康唑时，伐地那非的最大剂量不得超过 5mg。当酮康唑、伊曲康唑的剂量超过 200mg 时，不能服用伐地那非。避免同时服用强效 CYP3A4 抑制剂印地那韦和利托那韦。

7. 硝酸盐类 NO 供体　一项对 18 名健康受试者的研究表明，舌下含服硝酸甘油（0.4mg）前一定时间内（1～24h）合并服用伐地那非（10mg）时，未发现有强力的降血压作用。健康中年受试者服用伐地那非 1～4h，舌下含服硝酸甘油（0.4mg）降血压作用增强。服用硝酸甘油前 24h 使用伐地那非 20mg 未观察到此作用。目前尚无资料证实患者合并应用伐地那非和硝酸盐类药物具有潜在的降压作用，应避免合并用药。

8. 其他相互作用

（1）伐地那非（20mg）与格列苯脲（3.5mg）联合使用时，不影响格列本脲的相对生物利用度（不影响格列本脲的 AUC 和 C_{max}）。无资料显示合并应用格列本脲影响伐地那非的药物代谢动力学。

（2）伐地那非（20mg）与华法林（25mg）联合使用时，未发现药物代谢动力学与药效学（凝血酶原时间和凝血因子Ⅱ、Ⅶ和Ⅹ）的相互作用。联合使用华法林不影响伐地那非的药物代谢动力学。

（3）伐地那非（20mg）与硝苯地平（30mg 或 60mg）联合使用时，未发现其相关的药物代谢动力学相互作用，也不会产生药效学相互作用（与安慰剂相比，伐地那非导致额外的血压降低，仰卧位收缩压和舒张压平均分别降低了 5.9 mmHg 和 5.2 mm Hg）。

（4）α-受体拮抗剂：血压正常的志愿者，短期每日合并服用特拉唑嗪 10mg 或坦洛新 0.4mg 和伐地那非 10mg 及 20mg，两类药物同时达到 C_{max}，会导致某些病例立位收缩压 <85mmHg，或降低 30mmHg 并出现直立性低血压。当 C_{max} 间隔 6h 时，上述情况较少发生。伐地那非和坦洛新合并应用时，立位收缩压和舒张压平均分别降低 8mmHg 和 7mmHg（不论服药间歇长短）。对长期接受 α-拮抗剂（坦洛新 0.4mg 或特拉唑嗪 5mg、10mg）治疗的良性前列腺增生（BPH）患者服用伐地那非 5mg 做了进一步的研究，不论服药间歇长短或何种 α-受体拮抗剂，立位收缩压和舒张压平均分别降低 6mmHg 和 3mmHg。3 例

患者合并应用坦洛新和伐地那非后，至少出现一次短暂的立位收缩压（85mmHg），但无低血压症状；接受特拉唑嗪治疗的患者同时服用伐地那非 5mg，5 例立位收缩压下降 30mmHg（安慰剂组 2 例），1 例立位收缩压（85mmHg）伴眩晕。但伐地那非 5mg 和特拉唑嗪间隔 6h 服用不会出现上述现象。

（5）当地高辛（0.375mg）达到稳态时，联合使用伐地那非（20mg），隔天 1 次，持续使用 14d 以上，尚无资料发现其相关的药物代谢动力学相互作用。单剂量抗酸剂氢氧化镁/氢氧化铝不影响伐地那非的生物利用度（AUC）或 C_{max}。

（6）联合使用 H2- 受体拮抗剂雷尼替丁（150mg，每日 2 次）和西咪替丁（400mg，每日 2 次），不影响伐地那非（20mg）的生物利用度。

（7）单独或联合使用小剂量阿司匹林时，伐地那非（10mg 和 20mg）不影响出血时间。

（8）伐地那非不增强乙醇（按体重，0.5g/kg）的降压效果，其药物代谢动力学未发生改变。Ⅲ期临床试验的药物代谢动力学资料显示，阿司匹林、ACE-抑制剂、β-受体拮抗剂、弱 CYP 3A4-抑制剂、利尿剂和用于糖尿病的治疗药物（磺脲类和二甲双胍）对伐地那非的药物代谢动力学没有显著影响。

【药物过量】　在单剂量受试者研究中，最高试验剂量达到每日 80mg。最高试验剂量（每日 80mg）耐受性良好而未发生任何严重的药物不良反应。同样的结果在另一项应用 40mg 伐地那非（每日 1 次），连续服药 4 周的临床试验中得到证实。

当伐地那非以 40mg 每日 2 次的剂量服用时，观察到几例较严重的背痛，然而并未证实有肌肉或神经毒性作用。服药过量时，应根据需要给予一般的对症治疗措施。由于伐地那非与血浆蛋白结合率很高且不主要由尿液清除，因此肾透析不会提高其体内清除率。

【制剂与规格】　片剂：5mg，1 片/盒，4 片/盒；10mg，1 片/盒，4 片/盒；20mg，1 片/盒，2 片/盒，4 片/盒。铝塑包装。

【储藏】　低于 25℃密闭保存，请将药品放置在儿童触及不到的地方。

他 达 拉 非

他达拉非属于选择性 cGMP 特异性 5 型磷酸二酯酶抑制剂，可用于治疗肺动脉高压（PH）。另外，其他剂量和剂型的他达拉非适用于治疗勃起功能障碍（ED），目前已经在临床广泛应用。

【药品名称】　国际通用名：他达拉非。商用名：希爱力、西力士。英文通用名：tadalafil。英文商用名：Adctrca，Cialis。

【药理作用】　他达拉非是 cGMP 特异性 5 型磷酸二酯酶的选择性、可逆性抑制剂。当性刺激导致局部释放 NO 时，5 型磷酸二酯酶受到他达拉非抑制，使阴茎海绵体内 cGMP 水平升高，导致平滑肌松弛，血液流入阴茎组织，产生勃起。如无性刺激，他达拉非不发生作用。体外研究显示他达拉非是 5 型磷酸二酯酶的选择性抑制剂。5 型磷酸二酯酶是存在于阴茎海绵体平滑肌、血管和内脏平滑肌、骨骼肌、血小板、肾脏、肺和大脑的一种酶。他达拉非对 5 型磷酸二酯酶的作用比对其他磷酸二酯酶的作用强。在心脏、脑、血管、肝和其他脏器肝和其他脏器中，他达拉非对 5 型磷酸二酯酶的作用是对 1 型磷酸二酯酶、2 型磷酸二酯酶、4 型磷酸二酯酶等的 10 000 倍以上。此外，他达拉非对 5 型磷酸二酯酶的作用强度是对 6 型磷酸二酯酶的近 700 倍，后者存于视网膜，参与光传导。他达拉非对 5 型磷酸二酯酶的作用强度比对 7～10 型磷酸二酯酶高 10 000 倍以上。1054 例患者在家参与的 3 项研究确定了患者对他达拉非的反应时间。与安慰剂相比，本品被证实在服药后短至 16min，长达 36h 内对勃起功能、成功进行性交的能力、达到和维持成功性交的勃起能力均有统计学意义上的显著改善。与安慰剂比较，健康受试者服用他达拉非后仰卧位收缩压和舒张压（平均最大降幅分别为 1.6mmHg、0.8mmHg）及站立位收缩压和舒张压（平均最大降幅分别为 0.2mmHg、4.6mmHg）均无显著差异，心率无显著变化。在评价他达拉非对视觉影响的研究中，使用 Farnsworth-Munsell100-hue 颜色试验未发现色觉分辨能力（蓝色/绿色）的损害。这一结果与他达拉非对 6 型磷酸二酯酶的亲和性低于 5 型磷酸二酯酶是一致的。在所有临床试验中，对颜色视觉变化的报道罕见（<0.1%）。在男性中进行了两项试验，每日服用他达拉非 10mg 和 20mg，连续 6 个月研究他达拉非对精子生成的影响。结果表明，他达拉非组与安慰剂组中男性精子浓度减少 50% 以上的发生率并无区别。另外，与安慰剂相比，在精子数量、形态、活力等方面，任何一种剂量的他达拉非都没有明显的不良反应。然而，在一项研究中，每日服用本品 10mg，连续 6 个月，结果显示，与安慰剂组相比，试验组精子浓度有所降低。

【循证医学证据】

1. PPHIRST-1 研究（tadalafil in the treatment of pulmonary arterial hypertension，他达拉非治疗肺动脉高压患者） 是一项前瞻性、大样本、多中心、随机、双盲、安慰剂对照的Ⅲ期临床研究，旨在评价他达拉非治疗 PH 的疗效。共入选 405 例未接受治疗或者已经接受波生坦治疗的患者，随机分为他达拉非不同剂量组（2.5mg、10mg、20mg、40mg）和安慰剂组，16 周的治疗结束后，一部分患者进入 PHIRST 为期 52 周的他达拉非长期研究，主要评价指标有 6min 步行距离、肺动脉压力及 WHO 心功能分级等，研究结果发现他达拉非组较安慰剂组 6min 步行距离增加 33m，且距离的增加为剂量依赖性。其中 40mg 治疗组 6min 步行距离的增加具有显著统计学差异，同时这个剂量能够减缓临床恶化的时间、减少恶化事件，同时还发现他达拉非能够显著降低 PAPm 和 PVR。在已经接受波生坦治疗的患者中，加用他达拉非同样有效，但疗效弱于未曾接受过治疗的患者。

2. SITAR 研究（sildenafil to tadalafil in pulmonary arterial hypertension，PAH 患者他达拉非替代西地那非） 是一项自身对照试验，旨在探讨长期服用西地那非的 PAH 患者用他达拉非替代后的有效性及安全性。该项研究共纳入 35 例 PAH 患者，其中 56% 的患者同时服用两种以上降肺动脉压力的药物，所有患者调整为他达拉非治疗后较前无明显恶化，均可较好地耐受他达拉非，并且因服药简便和不良反应轻微等原因，55% 的患者表示更加满意于他达拉非的治疗。

3. 2009 年 5 月他达拉非被美国食品药品管理局（FDA）批准用于治疗 PAH。

4. 2009 年 10 月他达拉非获准在欧盟用于治疗 WHO 心功能分级为Ⅱ级和Ⅲ级的 PAH，目的在于改善运动耐量。

5. 2014 年欧洲心脏病学会（ESC）/欧洲呼吸学会（ERS）肺动脉高压诊治指南将西地那非列为重点推荐药物。

6. 美国和加拿大批准他达拉非用于治疗 NYHA 心功能分级为Ⅱ～Ⅳ级的 PH，而欧洲批准用于 NYHA 心功能分级为 Ⅱ～Ⅲ 级的 PH。

7. 他达拉非在中国尚未注册治疗 PH 的适应证。

【**药代动力学**】

1. 吸收 他达拉非于口服后快速吸收，服药后中位时间 2h 达到平均 C_{max}。口服本品后的绝对生物利用度尚未明确。他达拉非的吸收率和吸收程度不受食物的影响，所以本品可以与（或不与）食物同服。服药时间（早晨或晚上）对吸收率和吸收程度没有临床意义的影响。

2. 分布 平均分布容积约为 63L，说明他达拉非分布进入组织。在治疗浓度方面，血浆内 94% 的他达拉非与蛋白结合，蛋白结合不受肾功能损害的影响。在健康受试者，仅有不到 0.0005% 服药剂量的药物出现在精液内。生物转化他达拉非主要由细胞色素 P450（CYP）3A4 同工酶代谢。主要的循环代谢产物是葡萄糖醛酸甲基儿茶酚。这一代谢产物对 5 型磷酸二酯酶的作用比他达拉非至少弱 13 000 倍。因此，观察到的代谢产物浓度不具有临床活性。

3. 清除 在健康受试者，口服他达拉非平均清除率为 2.5L/h，平均半衰期为 17.5h。他达拉非主要以无活性的代谢产物形式排泄，主要从粪便（约 61%），少部分从尿中排出（约 36%）。线性/非线性：在健康受试者，他达拉非的药物代谢动力学的时间和剂量呈线性关系。在 2.5～20mg 剂量范围以上，AUC 随剂量成比例地提高。每日用药 1 次，在 5d 内达到稳态血药浓度。勃起功能障碍患者人群测得的药物代谢动力学特性与无勃起功能障碍的受试者相似。

4. 特殊人群健康老年受试者（65 岁或以上） 口服他达拉非清除率较低，使得 AUC 比 19～45 岁的健康受试者高 25%。这一年龄的影响无临床意义，且无须调整剂量。

（1）肾功能不全患者：在单剂他达拉非（5～20mg）的临床药理学研究中，他达拉非的暴露量（AUC）在轻度（肌酐清除率 51～80ml/min）或中度（肌酐清除率 31～50ml/min）肾功能不全患者和肾病晚期使用透析的患者中大约增加一倍。在血液透析的患者中观察到，C_{max} 比健康受试者高 41%。血液透析对他达拉非的清除帮助不大。

（2）肝功能不全患者：在轻度和中度肝功能损害受试者（Child-Pugh A 和 B 级），他达拉非的 AUC 与健康受试者相似，因此无须调整剂量。关于重度肝功能不全（Child-Pugh C 级）患者使用本品的临床安全性信息有限；如果对此类患者开处方，需要处方医生对每位患者进行认真的利益和风险评估。对于肝功能不全的患者每日服用超过 10mg 他达拉非的情况，目前尚无资料可查。糖尿病患者他达拉非的 AUC 比健康受试者约低 19%。尽管存在这一差别，但无须调整。

【**适应证**】 ①男性阴茎勃起功能障碍。②2009 年在美国 FDA 和欧盟被批准用于治疗有 WHO 心功能分级 Ⅱ 级或 Ⅲ 级症状的特发性或结缔组织病的 PH（WHO 组 1），用于改善成年 PH（PAH）患者运动耐量和延缓临床恶化的时间。

【**用法与用量**】

1. 治疗勃起功能障碍 口服。①用于成年男性：推荐剂量为 10mg，在进行性生活之前服用，不受进食的影响。如果服用 10mg 效果不显著，可以服用 20mg。但应在性生活前 30min 服用。最大服药频率为每日 1 次。最好不要连续每日服用他达拉非，因为尚未确定长期服用的安全性。同时，因为他达拉非的作用经常持续超过一天。②用于老年男性：老年人无须调整剂量。③用于肾功能不全的男性：对于轻至中度肾功能不全的患者，无须调整剂量；对于重度肾功能不全的患者，最大推荐剂量为 10mg。④用于肝功能不全的男性：本品的推荐剂量为 10mg。

2. 治疗肺动脉高压 口服，推荐剂量为 10mg、20mg 或 40mg，均为每日 1 次。

【不良反应】 报道最多的不良反应通常为头痛和消化不良，眼睑肿胀或描述为眼痛和结膜充血是少见的不良反应。报道显示由他达拉非所引起的不良反应是短暂的、轻微的或是中度的。他达拉非有扩张血管的作用，会产生一过性轻度的低血压反应，应用之前需要仔细评估是否存在以下情况，如血压调节障碍、左心室流出道梗阻等。目前他达拉非治疗 PH 的相关研究并未纳入 PVOD 病因的 PAH，而且因其血管扩张作用，可能引起肺静脉一过性水肿加重 PVOD 的病情，所以不建议 PVOD 患者应用他达拉非。

【禁忌证】 已知对他达拉非及其处方中的成分过敏的患者不得服用本品。临床研究表明他达拉非可以增强硝酸盐类药物的降压作用。这被认为是硝酸盐类药物和他达拉非共同作用于 NO/cGMP 通路的结果。因此，正在服用任何形式的硝酸盐类药物的患者禁止服用本品。性生活会给心脏病患者带来潜在的心脏风险。因此，勃起功能障碍的治疗药物，包括他达拉非，不应用于建议不宜进行性生活的心脏病患者。对于已患有心脏病的患者，医生应考虑性生活潜在的心脏风险。已进行的临床试验不包括下列心血管疾病患者。因此，这些人群严禁服用他达拉非。

【注意事项】

1. 在考虑给予药物治疗之前，应当先询问病史和对患者进行体检，以诊断是否患有男性勃起功能障碍和确定可能的未知病因。因为心血管病的发病概率与性行为有一定程度的相关性，所以医生在对男性勃起功能障碍患者进行治疗以前，应当考虑患者的心血管健康状况。由于他达拉非具有使血管扩张的特性，所以会导致血压轻度的、短暂的降低，这种特性可能增强硝酸盐的降压效果。严重的心血管疾病，包括心肌梗死、不稳定型心绞痛、室性心律失常、休克、短暂性缺血性发作等曾经在他达拉非的临床试验中观察到。在冠心病患者中，因出现缺血事件，需服用硝酸盐药物时，建议距离末次服用他达拉非至少 48h，如果必须在 48h 之内加用硝酸盐药物，建议密切监测血流动力学，必要时进行有创监测。另外，高血压和低血压（包括直立性低血压）在临床试验中也可偶尔见到。发生上述情况的患者大多都在服药前已有心血管病因素。然而，目前尚不能确定这些事件是否与这些危险因素相关。

2. 视力缺陷和非动脉性前部缺血性视神经病变（NAION）被报道与服用他达拉非和其他 5 型磷酸二酯酶抑制剂相关。应告知患者如果发生突然的视力缺陷，应停止使用他达拉非并立刻咨询医生。

3. 关于重度肝功能不全（Child-Pugh C 级）患者使用本品的临床安全性信息有限。如果对此类患者开处方，需要处方医生对每位患者进行认真的获益和风险评估。

4. α 受体拮抗剂、降压药物、乙醇：正如药物代谢动力学所示，个别 α 受体拮抗剂合用他达拉非时血压明显下降，伴晕厥等症状，所以与其他类药物合用时需要注意可能引起的后果。小剂量他达拉非可以增强乙醇的血管扩张作用，也需警惕低血压的发生。

5. 肾功能受损 轻中度肾功能受损的患者，初始剂量为 20mg，每日 1 次，监测病情，允许范围之内上调为 40mg，每日 1 次。不建议重度肾功能不全的患者应用他达拉非。

6. 肝功能受损 轻中度肝功能受损的患者，初始剂量为 20mg，每日 1 次，监测病情，允许范围之内上调为 40mg，每日 1 次。不建议重度肝功能不全的患者应用他达拉非。

7. 听力损失 他达拉非上市后的临床研究中可见听力损失的报道，但无证据表明听力损失与他达拉非直接相关。一旦出现听力损失，建议及时就诊。

8. 与其他 5 型磷酸二酯酶抑制剂合用 目前他达拉非暂无与 5 型磷酸二酯酶抑制剂合用的研究，所以不推荐与其他 5 型磷酸二酯酶抑制剂联用。

9. 阴茎异常持续勃起 他达拉非上市后，有少量勃起时间延长（超过 4h）和异常勃起（痛性勃起超过 6h）的报道。如持续勃起超过 4h，患者应立即就诊。如异常勃起未得到即刻处理，阴茎组织将可能受到损害并可能导致永久性勃起功能丧失。所以，以下患者慎用他达拉非：阴茎解剖畸形（如阴茎偏曲、海绵体纤维化、硬皮病）。

10. 出血 血小板亦含有磷酸二酯酶，所以 5 型磷酸二酯酶抑制剂会影响血小板的功能。但是目前他达拉非合用阿司匹林的临床研究未发现出血风险的增加。由于该临床研究为凝血功能正常的志愿者，故对于高出血风险的 PAH 患者，他达拉非的安全性暂时未知，应用时需谨慎。

【孕妇及哺乳期妇女用药】 他达拉非为 B 类药物，给予妊娠的小鼠或大鼠等动物后，未见到致畸和胎儿毒性。

哺乳期妇女用药：本品不用于妇女。未在妊娠妇女中进行他达拉非的研究。动物研究没有表明本品对妊娠、胚胎或胎儿发育及分娩和出生后发育有直接或间接的有害影响。

【儿童用药】 缺乏儿童患者使用他达拉非的数据。18 岁以下患者不得服用本品。

【老年患者用药】 健康老年受试者（≥65 岁）口服他达拉非清除率较低，使得 AUC 比 19～45 岁的健康受试者高 25%。这一年龄的影响无临床意义，且无须调整剂量。

【药物相互作用】 在下述的相互作用研究中使用了 10mg 和（或）20mg 他达拉非。由于研究中使用的剂量是 10mg 他达拉非，因此临床上使用较大剂量时，不能完全排除发生有关的药物相互作用。其他药物与他达拉非的相互作用主要通过 CYP3A4 同工酶代谢途径。与单用他达拉非的 AUC 值和 C_{max} 相比，CYP3A4 同工酶的选择性抑制剂酮康唑（每日 200mg）可使他达拉非（10mg）的暴露量（AUC）增加 2 倍、C_{max} 增加 15%。酮康唑（每日 400mg）可使他达拉非（20mg）的暴露量（AUC）增加 4 倍、C_{max} 增加 22%。蛋白酶抑制剂利托那韦是 CYP3A4、CYP2C9、CYP2C19 和 CYP2D6 的同工酶抑制剂，200mg，每日 2 次剂量的利托那韦可使他达拉非（20mg）的暴露量（AUC）增加 2 倍，对 C_{max} 没有影响。尽管尚未进行特殊的相互作用研究，但其他的蛋白酶抑制剂，如沙奎那韦和其他 CYP3A4 同工酶抑制剂，如红霉素、克拉霉素、伊曲康唑及柚子汁等都有可能增加他达拉非在血浆中的浓度，所以无法预测的不良反应的发生率可能会增加。运输因子（如 P-糖蛋白）对他达拉非分布的作用还不清楚，因此有可能发生运输因子的抑制剂所导致的药物相互作用。

【药物过量】 在健康受试者单次剂量高达 500mg，患者每日多次服药总剂量曾达 100mg，其不良事件与较低剂量时类似。如发生药物过量，应采用标准的支持治疗。因他达拉非与血浆蛋白结合率高，故血液透析不会增加对他达拉非的清除率。

【制剂与规格】 片剂：每片 20mg。

【储藏】 储藏温度为 15℃～30℃，最佳温度为 25℃。

四、鸟苷酸环化酶激动剂

利 奥 西 呱

利奥西呱（riociguat）是一种主要针对 CTEPH 和 PH 的治疗药物。2013 年 10 月在美国 FDA 获批用于治疗 PH。

【药品名称】 国际通用名：利奥西呱。商用名：阿德帕司。英文通用名：riociguat。英文商用名：Adempas。

【药理作用】 可溶性鸟苷酸环化酶（soluble guanlyase cyclase，sGC）是一种重要的信号转导酶，能够被 NO 激活而催化 cGMP 的合成，即经典的 NO-sGC-cGMP 信号通路。肺动脉高压（PH）患者 NO 合成不足，NO 供体类药物虽然有效但半衰期短，利奥西呱可以直接激活 sGC，也能稳定 NO-sGC 结合，从而上调第二信使 cGMP。利奥西呱是 sGC 的激活剂。sGC 是重要的信号传导酶，可以被 NO 激活来催化三磷酸鸟苷（GTP）转化为第二信使环磷酸鸟苷（cGMP）。可溶性鸟苷酸环化酶是目前唯一已知的 NO 受体。NO-sGC-cGMP 信号通路的损害被认为是引起心血管、肺、内皮、肾和肝脏疾病的发病原因。利奥西呱是一种 sGC 的刺激剂、心肺系统中的酶和 NO 受体。当 NO 结合至 sGC，酶催化信号分子 cGMP 的合成，cGMP 在影响血管张力、增殖、纤维化和炎症调节过程中起重要作用。PH 伴随内皮功能障碍、NO 的合成受损和 NO-sGC-cGMP 通路的刺激不足的发生。利奥西呱有双重作用模式，即合成 GC 至内源性 NO，通过稳定化 NO-sGC 结合和通过独立于 NO 的不同结合位点直接刺激。利奥西呱刺激 NO-sGC-cGMP 通路和导致 cGMP 生成增加及随后的血管扩张。

【循证医学证据】

1. 利奥西呱用于结缔组织病相关性 PH 研究（riociguat for interstitial lung disease and pulmonary hypertension：a pilot trial） 是一项开放、非对照的探索性试验。研究纳入间质性肺病导致 PH 患者 22 例，并予以利奥西呱 1.0～2.5mg，每日 3 次，随访 12 个月。研究结果显示，利奥西呱可以改善间质性肺病导致 PH 患者的心排血量及肺动脉阻力，使患者的 6 min 步行距离从（325±96）m 增加至（351±111）m，且长期服用耐受性好。

2. LEPHT 研究（riociguat for patients with pulmonary hypertension caused by systolic left ventricular dysfunction：a phase Ⅱb double- blind，randomized，placebocontrolled，dose-ranging hemodynamic study，利奥西呱用于左心疾病导致的肺动脉高压研究） 是一项随机、双盲、安慰剂对照研究。研究纳入 201 名左心疾病所致 PH 患者，并随机分配至利奥西呱组（0.5mg、1.0mg 或 2.0mg，每日 3 次）或安慰剂组，随访 16 周。研究结果显示，利奥西呱 2.0mg 组肺动脉的压力较安慰剂组无明显差异，但心排血指数及每搏指数较安慰剂组提高，肺动脉及外周动脉血管阻力较安慰剂组降低，明尼苏达心力衰竭评分较安慰剂组改善。

3. CHEST-1 研究（riociguat for the treatment of chronic thromboembolic pulmonary hypertension study，利奥西呱用于治疗 CTEPH 研究） 是一项多中心、随机、双盲、安慰剂

对照研究。研究共纳入 261 名不宜行肺动脉内膜剥脱术或术后仍有 PH 的患者，并进行了 16 周随访。结果显示，利奥西呱组 6 min 步行试验距离增加 39m，而安慰剂组减少 6m，同时利奥西呱可以降低肺动脉血管阻力，改善心脏功能，表明利奥西呱长期治疗可使患者持续获益。

4. CHEST-2 研究（riociguat for the treatment of chronic thromboembolic pulmonary hypertension：a long-term extension study，利奥西呱用于治疗 CTEPH 的长期研究） 是一项多中心、开放标签研究，用于评价长期使用利奥西呱的安全性及有效性。研究共纳入 237 例不宜行肺动脉内膜剥脱术或术后仍有 PH 的患者，对其随访 1 年。研究结果显示，利奥西呱组 6 min 步行试验距离增加 46m，而安慰剂组减少 6m，6 min 步行距离有统计学意义的改善。利奥西呱同时可以降低肺动脉血管阻力，改善心脏功能，表明利奥西呱长期治疗可使患者持续获益。延长试验时间至 1 年时，利奥西呱对心功能及活动耐量的改善持续存在，且未出现新的安全性问题。CHEST-1 Ⅲ期临床试验结果表明，长期使用利奥西呱对于 CTEPH 及持续性或术后复发性 PH 患者安全且有效。

5. PATENT-1 研究（riociguat for the treatment of pulmonary arterial hypertension study，利奥西呱用于治疗肺动脉高压研究） 是一项Ⅲ期的随机、双盲、安慰剂对照研究。研究纳入了 263 例未经治疗或以前经内皮素受体拮抗剂（ERAs）或前列腺素（吸入型或皮下注射型）治疗的患者，随机分为安慰剂组或利奥西呱组。利奥西呱起始剂量 1mg，每日 3 次，根据收缩压逐步增加，并进行 12 周的随访。结果显示，与安慰剂相比，利奥西呱使 6 min 步行距离增加了 35.8m。次要结果显示 PVR 基线变化、PH 生活问卷、临床恶化及 Borg 呼吸困难评分，利奥西呱组均较安慰剂组显著改善。

6. PATENT-2 研究（riociguat for the treatment of pulmonary arterial hypertension：a long-term extension study，利奥西呱用于治疗肺动脉高压的长期研究） 是一项开放标签研究。研究纳入了 396 例未经治疗或以前经内皮素受体拮抗剂（ERAs）或前列腺素（吸入型或皮下注射型）治疗的患者，并进行了 1 年随访。研究结果显示，利奥西呱对心脏功能及活动耐量的改善持续且没有出现新的安全性问题，证实长期使用利奥西呱对于 PH 患者安全且有效。

7. PATENT PLUS 研究（a blinded，randomised and extension study of riociguat plus sildenafil in pulmonary arterial hypertension，利奥西呱联合西地那非长期治疗肺动脉高压研究） 是一项随机、双盲、安慰剂对照研究，目的是研究评价利奥西呱联合西地那非治疗 PH 的安全性及有效性。研究入选了 18 例 PH 患者，将接受西地那非治疗的 PH 患者随机分配进入利奥西呱组及安慰剂组，并随访 12 周。结果显示利奥西呱联合西地那非组在血流动力学及活动耐量方面无明显获益，延长随访至 1 年时，因低血压而终止治疗的比例较高，提示利奥西呱联合西地那非不良反应大而获益小。

8. DILATE- 1 研究（acute hemodynamic effects of riociguat in patients with pulmonary hypertension associated with diastolic heart failure study，利奥西呱用于治疗舒张性心力衰竭导致的肺动脉高压的急性血流动力学效应研究） 是一项随机、双盲、安慰剂对照研究。研究纳入了 21 例舒张性心力衰竭导致的 PH 患者，在常规心力衰竭治疗基础上随机分配患者进入利奥西呱组或安慰剂组，药物使用 6h 后评估其血流动力学效果。研究结果显示，利奥西呱对 PAPm 无明显影响，但可显著增加每搏量、降低收缩压、减小右心室舒张末期面积，同时不改变心率、肺毛细血管楔压及肺动脉阻力。

9. 利奥西呱用于治疗先天性心脏病导致的 PH 研究（riociguat for pulmonary arterial hypertension associated with congenital heart disease study） 纳入 PATENT 研究中由先天性心脏病所致 PH 患者共 35 例，并进行随访 2 年。研究结果显示，利奥西呱耐受性好，可以改善先天性心脏病导致 PH 的患者心功能，增加运动耐量，减低肺动脉阻力。

【药代动力学】 利奥西呱生物利用度约为 94%，吸收迅速，使用后 1.5h 内达到最大血药浓度。进入体内后由肝脏细胞色素酶代谢，在健康人体中清除半衰期为 7h，患者体内清除半衰期约为 12h。

【适应证】 2013 年美国 FDA 批准利奥西呱用于治疗：①不能手术或手术后持续性、复发性慢性血栓栓塞性肺动脉高压（CTEPH）的成人患者；②成人 1 型 PH 患者，包括原因不明的 PH、遗传性或结缔组织病相关性 PH。2014 年欧盟 EMA 批准利奥西呱适应证：①不能手术或手术后持续性、复发性 CTEPH 的成人患者；②单独或与内皮素受体拮抗剂联合治疗 PH。

【用法与用量】 每次 10mg，每日 1 次；2.5mg，每日 3 次。

【不良反应】 ①胚胎毒性：动物实验显示其对胚胎具有致畸作用。②低血压：利奥西呱可降低血压，当患者合并低血容量、严重左心室流出道梗阻、静息低血压、自主神经功能异常或正在使用其他降压药时，使用利奥西呱可能导致低血压或缺血。③出血：在安慰剂对照临床试验中，利奥西呱组 2.4% 的患者出现严重出血，包括 2 例阴道出血、2 例导管穿刺部位出血、1 例硬膜下出血、1 例血尿、1 例腹腔内出血，而对照组未出现严重出血。其他常见不良反应有头痛、消化不良、胃炎、头晕、恶心、腹泻、呕吐、贫血、胃食管反流及便秘。利奥西呱组与安慰剂组比较，最常报道的 10 大治疗相关不良事件为头痛（25% vs 14%）、眩晕（23% vs 13%）、外周性水肿（16% vs 21%）、咳嗽（5% vs 18%）、消化不良（18% vs 8%）、鼻咽炎（15% vs 9%）、呼吸困难（5% vs 14%）、恶心（11% vs 8%）、腹泻（10% vs 5%）和呕吐（10% vs 3%）。

【禁忌证】 ①孕妇禁用：孕妇服用利奥西呱可能导致胎儿损伤，动物实验显示其具有致畸作用。若妊娠期间服用此药或服药期间妊娠，患者应知晓此药对胎儿的影响。②硝酸盐及 NO 供体：禁止利奥西呱与硝酸盐或 NO 供体类药物联用，因可能导致低血压。③磷酸二酯酶抑制剂：禁止利奥西呱与 5 型磷酸二酯酶抑制剂（如西地那非、他达拉非或伐地那非）或其他磷酸二酯酶抑制剂（如双嘧达莫或茶碱）合用。

【注意事项】 本品属于妊娠用药分级的 X 级药物，本品说明书中包括有关胚胎-胎儿毒性的黑框警告及只有通过风险评估与减缓策略（REMS）程序才可用于女性患者的内容。鉴于该药物具有低血压风险。因此，禁止与硝酸盐类或 NO 供体（如硝酸戊酯）及磷酸二酯酶抑制剂或非特异性磷酸二酯酶同时应用。

【孕妇及哺乳期妇女用药】 利奥西呱具有胚胎毒性，孕妇禁用。尚无明确证据证实利奥西呱是否经人类乳汁分泌，考虑到多种药物均可能经乳汁分泌且其可能导致严重不良反应，哺乳期女性使用利奥西呱时应停药或停止哺乳。

【儿童用药】 缺乏相关试验数据支持利奥西呱对儿童患者的安全性及有效性。

【老年患者用药】 利奥西呱临床试验中 23% 的患者为 65 岁以上老年人，6%的患者为 75 岁以上老年人，老年人中利奥西呱的安全性及有效性与年轻人并无明显差别，但不排除某些老年患者对利奥西呱敏感性高。

【药物相互作用】 利奥西呱与硝酸酯类或磷酸二酯酶抑制剂共同使用可能增加低血压的发生率。吸烟及肝脏 CYP3A4 同工酶强诱导剂可以降低利奥西呱的血药浓度，细胞色素抑制剂可提高其血药浓度。

【药物过量】 由于利奥西呱可以导致血压下降。因此，药物过量时必须密切监测其血压水平，给予恰当的支持治疗。利奥西呱的血浆蛋白结合率较高，难以通过透析清除。

【制剂与规格】 片剂：本品为薄膜包衣片。有 0.5mg/片、1mg/片、1.5mg/片、2mg/片和 2.5mg/片五个规格。

【贮藏】 遮光，密封保存。

五、钙离子通道阻滞剂

二氢吡啶类钙离子通道阻滞剂

硝 苯 地 平

参见第五章钙离子通道阻滞剂硝苯地辛。

氨 氯 地 平

参见第五章钙离子通道阻滞剂氨氯地平。

硫氮䓬酮类钙离子通道阻滞剂

地 尔 硫 䓬

【药品名称】 国际通用名：地尔硫䓬。商用名：恬尔心，硫氮䓬酮，合心爽，蒂尔丁，合贝爽。英文通用名：diltiazem。英文商用名：Herbesser。

【药理作用】 本品对血管与心脏的选择性比为 3∶1，可延长 PR 间期，对 QRS 无影响，对心房和心室不应期及希氏-浦肯野系统作用小。选择性与维拉帕米相同。由于对心脏的选择性比其他 CCB 较高，在扩张动脉血管、降压的同时，还常应用于冠心病心绞痛和心律失常，如快速房性心动过速或阵发性室上性心动过速的治疗。

【循证医学证据】 一项纳入 557 例原发性肺动脉高压（PH）患者的大样本研究显示，对所有患者行急性血管反应试验，70 例患者（12.6%）呈阳性反应并给予初始剂量的 CCB 单药治疗 1 年（53 例给予地尔硫䓬60mg，每日 3 次；15 例给予硝苯地平 30mg，每日 3 次；2 例给予氨氯地平 2.5mg，每日 1 次），其中 6.8%（$n=38$）的患者临床效果良好（治疗后 3～4 个月血流动力学有显著改善，1 年 NYHA 心功能分级维持在 I 级或 II 级），对于治疗效果良好的这 38 例患者继续给予大剂量 CCB [27 例给予地尔硫䓬（482±151）mg/d，9 例给予硝苯地平（102±27）mg/d，2 例给予氨氯地平 20mg/d]，随访（5.3±3.8）年，CCB 治疗有效组心功能均维持在 NYHA 心功能分级 I 级或 II 级，平均 PAP 及肺血管抵抗显著改善并接近正常水平，显著优于血管试验反应阴性组及 CCB 治疗无效组，平均随访（7.0±4.1）年，生存率为 100%，显著高于 CCB 治疗较差者 5 年生存率（48%）。

【**药物代谢动力学**】　口服吸收迅速而完全,30min～2h 血药浓度达峰值,生物利用度低,为 40%～50%,长期服药生物利用度可明显增加,达 90%左右,与血浆蛋白结合率为 78%左右,消除半衰期为 4～6h,本品主要在肝脏代谢,其代谢产物有活性,主要经肾脏排泄。

【**适应证**】　冠心病心绞痛、高血压、心律失常,包括室上性心律失常(室上性期前收缩)、阵发性室上性心动过速、阵发性心房颤动、心房扑动。转复作用较差,但能减慢心房扑动、心房颤动的心室率。对迟发后除极引起的室性心律失常也有效。2015 年 ESC 推荐本品用于治疗对急性血管反应试验呈阳性的 PH 患者。

【**用法与用量**】

1. 冠心病心绞痛治疗　在使用其他药物的同时,根据患者情况,初始剂量 15～30mg,每日 3 次,或每 8h 或 6h 1 次。

2. 高血压治疗　初始剂量每次 30～60mg,每日 3 次,每日最大剂量 240mg。

3. 高血压急症治疗　①10mg 在 1min 内缓慢静脉注射;②5～15μg/(kg·min)静脉滴注。

4. 快心房颤动或阵发性室上性心动过速治疗　5～10mg 在 3min 内缓慢静脉注射,或 0.1～0.3mg/kg。

5. 根据 2015 ESC 肺动脉高压诊断与治疗指南治疗 PH　地尔硫草每日 240～720mg。一般推荐在初始用药时使用相对较低的剂量,如每次 60mg,每日 3 次。然后逐渐谨慎增加剂量直到最大耐受量。限制药物加量的因素主要包括常出现的低血压及下肢水肿等。

【**注意事项**】　下列情况慎用:肝肾功能不全、心功能不全者,老年患者(应<120mg/d),一度房室传导阻滞。缓释胶囊应整粒吞服,勿掰断或咀嚼。

【**不良反应**】　①心脏方面:心动过缓、传导阻滞、血压轻度降低(静脉注射时)。②其他:头痛、头晕、疲劳、胃肠不适、食欲缺乏、腹泻、便秘等。

【**禁忌证**】　对本品过敏、病态窦房结综合征、高度房室传导阻滞、孕妇禁用。

【**药物相互作用**】　与 β 受体阻滞剂合用,有发生或加重发生房室传导阻滞的可能,应注意监测 ECG。与地高辛合用,可增高后者血药浓度。有心力衰竭时,应避免与 β 受体阻滞剂合用。

【**制剂与规格**】　注射剂:每支 5mg、10mg。普通片剂:每片 30mg。缓释片剂:每片 90mg。

【**贮藏**】　遮光、密封保存。

第三节　肺动脉高压的靶向药物联合治疗推荐

在过去的十年间,肺动脉高压(PAH)的治疗取得了很大的进展,治疗手段多样化,且治疗措施越来越多地来源于循证医学证据。PAH 的治疗不能简单地被理解为给患者开药,而应当是一个先仔细评估患者的病情,继而开展针对性治疗的系统过程。依据 2015 年欧洲心脏病学会肺动脉高压诊断和管理指南,现有的 PAH 治疗策略可分为三个级别。

1. 起始治疗措施　应当包括一般治疗(适当的运动和指导下的康复训练、妊娠和生育管理、绝经后的激素治疗、择期外科手术、预防感染、心理支持治疗、治疗依从性管理、遗传咨询和旅行咨询等)、支持治疗(口服抗凝药物、利尿药、吸氧及适当使用地高辛)、将患者转运到专科中心行急性血管反应试验判断其是否具有长期 CCB 治疗适应证等。

2. 第二级治疗　包括对急性血管反应试验阳性的 PAH 患者行大剂量 CCB 治疗,对试验阴性的患者个体化评估其危险级别、合并疾病等，按照循证医学证据推荐使用相关药物。

3. 第三级治疗 指评估患者起始治疗的效果，如疗效不佳，需考虑联合药物治疗，必要时需行肺移植治疗。

靶向药物联合治疗 PAH 是一个极具吸引力的课题，在 PAH 发病机制中的三个路径均可由特异性的靶向药物予以阻断：前列环素通路（前列腺素类药物）、内皮素通路（内皮素受体拮抗剂）及一氧化氮（NO）通路（5 型磷酸二酯酶抑制剂和鸟苷酸环化酶激动剂）。联合治疗的定义就是同时合用两种或者更多不同类型的药物对患者予以治疗，这种治疗策略已经在系统性高血压和心力衰竭的治疗中获得成功。理论上来讲，联合治疗可通过调控多种发病通路、发挥药物之间的协同作用及减少单药用量等取得比单药治疗更好的疗效，但使用多种药物也需要考虑潜在不良反应增多、药物之间不利的相互作用问题。

一般的联合治疗可考虑以序贯治疗的方式进行，首先是单药治疗，继而加用第二种药物，如疗效不佳或临床症状恶化，再加用第三种药物，也可在治疗开始时就予以联合治疗，即初始联合治疗方案。无论是在临床实践还是随机对照研究中，序贯治疗均是最常用的策略。近年来，有许多联合治疗方案的研究发表，推动了 PAH 治疗的发展

一、序贯联合治疗

（一）西地那非序贯联合马西替坦

2013 年 Pulido 等评估了马西替坦治疗 PAH 的疗效。该研究为国际多中心、大样本、随机、事件驱动型对照研究，共纳入 742 例 PAH 患者（均已接受西地那非治疗），随机分为安慰剂组（$n=250$）、马西替坦 3mg 每日 1 次组和马西替坦 10mg 每日 1 次组。平均服药 100 周。一级终点为开始治疗到首次出现复合终点事件（包括死亡、行房间隔造口术、肺移植术、开始静脉或者皮下使用前列腺素类药物及 PAH 病情恶化）的时间。研究结果表明，马西替坦显著降低 PAH 患者复合终点事件的发病率和死亡率，并改善患者运动功能。本研究中，未发现马西替坦有肝脏毒性作用。在 10mg 马西替坦治疗组中，有 4.3%的患者出现了血红蛋白下降≤8g/dl。

（二）波生坦序贯联合利奥西呱

2013 年 *The New England Journal of Medicine* 发表了一项大样本、多中心、随机、双盲、对照研究，旨在评价利奥西呱治疗 PAH 的疗效。该研究共纳入 443 例症状性 PAH 患者（均已接受波生坦治疗），随机分为安慰剂对照组、利奥西呱调整至 1.5mg 每日 3 次组及利奥西呱调整至 2.5mg 每日 3 次组，共治疗 12 周。研究结果表明，利奥西呱可显著改善患者运动耐量、增加 6MWD、降低肺血管压力、降低 NT-proBNP 水平、改善 WHO 心功能分级、推迟发生症状恶化的时间及改善呼吸困难的症状。出现在安慰剂组和 2.5mg 利奥西呱治疗组的最常见严重不良事件为晕厥（安慰剂组 4%，利奥西呱 2.5mg 组 1%）。

（三）内皮素受体拮抗剂和（或）5 型磷酸二酯酶抑制剂序贯联合赛来帕

2012 年 Simonneau 等报道了在一项在 PAH 患者中进行的前瞻性随机对照 II 期临床研

究。研究旨在评价赛来西帕的有效性和安全性。共入组 43 例成人 PAH 患者[均有稳定的内皮素受体拮抗剂和（或）5 型磷酸二酯酶抑制剂治疗背景]，按 3∶1 随机分为赛来西帕组和安慰剂组，共治疗 17 周，结果表明，赛来西帕在治疗 17 周后可降低肺血管压力，且耐受性和安全性良好。

GRIPHON 研究（selexipag for the treatment of pulmonary arterial hypertension，赛来西帕治疗肺动脉高压）是一项国际多中心、双盲、安慰剂、平行对照、事件驱动研究。研究共纳入来自美国、欧洲、亚太地区及非洲 39 个国家 181 个研究中心的 1 156 例 PAH 患者[WHO 心功能分级 Ⅰ 级（0.8%），Ⅱ 级（46%），Ⅲ 级（53%）和Ⅳ级（1%）]，其中部分患者有内皮素受体拮抗剂和（或）5 型磷酸二酯酶抑制剂治疗背景。随机分为赛来西帕组（n = 574）和安慰剂组（n = 582），共随访 26 周。研究结果表明，赛来西帕治疗可显著降低复合发病率和死亡率终点（包括全因死亡、因 PAH 加重而入院、PAH 显著恶化需要行肺移植或者房间隔造口术、因 PAH 恶化开始非口服前列环素类药物治疗及病情进展），不论是对于赛来西帕单药治疗患者还是在内皮素受体拮抗剂和（或）5 型磷酸二酯酶抑制剂背景下联合使用赛来西帕的患者都是如此。

（四）依前列醇序贯联合西地那非

2008 年发表的一项大样本随机、双盲、安慰剂对照、平行研究探讨了在依前列醇基础上加用西地那非治疗 PAH 的疗效，共纳入来自 11 个国家，41 个中心的 267 例 PAH 患者，患者均有静脉使用依前列醇治疗背景，随机分为安慰剂组、西地那非 20mg 每日 3 次组、40mg 每日 3 次组和 80mg 每日 3 次组，研究结果表明，西地那非可延迟临床症状恶化的发生时间，且治疗 12 周后患者 6min 步行距离显著增加。需要强调的是此研究中，共有 7 例患者死亡，但均为对照组患者。

（五）西地那非和波生坦序贯联合吸入曲前列环素

2010 年 McLaughlin 等发表了一项旨在探讨在波生坦或西地那非基础上加用吸入曲前列环素治疗 PAH 的研究。该研究为随机对照研究，共纳入 235 例 NYHA 心功能分级Ⅲ级或Ⅳ级的症状性 PAH 患者（均接受波生坦或西地那非治疗），随机分为吸入曲前列环素组和吸入安慰剂组，共治疗 12 周。治疗过程中，共有 23 例患者退出研究（曲前列环素组 13 例，安慰剂组 10 例）。研究结果表明，吸入曲前列环素组患者 6min 步行距离增加，NT-proBNP 水平下降，生活质量提高，但两组之间二级终点（如治疗到症状恶化发生时间、呼吸困难评分、NYHA 心功能分级及 PAH 症状和体征改善）无显著差异。

（六）波生坦序贯联合吸入伊洛前列素

McLaughlin 等也在 2006 年发表了另外一项联合治疗研究，旨在探讨在波生坦基础上加用吸入伊洛前列素的疗效。该研究为多中心双盲随机对照研究，共纳入 67 例 PAH 患者，随机分为吸入伊洛前列素组和安慰剂对照组，共治疗 12 周，研究结果表明，相对于安慰剂组，伊洛前列素组患者心功能显著改善，且治疗到症状恶化时间延长，然而，虽然伊洛前列素组患者 6MWD 提升大于安慰剂组，但两组间无统计学差异（P=0.051），研究者分析其可能和样本量较小有关。

（七）波生坦序贯联合他达拉非

2009 年 Galiè 等发表了一项旨在探讨他达拉非治疗 PAH 疗效的大样本多中心随机对照研究，共纳入 405 例 PAH 患者（其中 53%已经接受波生坦治疗）观察了他达拉非治疗 PAH 的效果。该研究将接受他达拉非治疗的患者分为 4 组，分别口服他达拉非 2.5mg 每日 1 次、10mg 每日 1 次、20mg 每日 1 次及 40mg 每日 1 次。结果表明，大剂量他达拉非治疗组患者运动耐量、症状及血流动力学改善程度均优于小剂量他达拉非组，且大剂量治疗组从治疗至出现临床恶化的时间较长。但他达拉非治疗不能改善患者 WHO 心功能分级。研究表明，他达拉非不良反应和西地那非类似。

（八）西地那非序贯联合波生坦

2015 年 McLaughlin 等发表了一项前瞻性、双盲、多中心、随机对照研究，旨在探讨在西地那非治疗基础上加用波生坦的疗效。该研究纳入 334 例 PAH 患者（均已经口服西地那非 3 个月或以上），随机分为波生坦组和安慰剂组，治疗 16 周。结果表明，联合用药组患者 6 min 步行距离改善更加明显，NT-proBNP 水平显著下降，但两组患者之间一级终点（治疗到症状恶化的时间、全因死亡、因 PAH 住院、病情加重被迫静脉使用前列环素药物）发生率无显著差异。

（九）西地那非和其他 5 型磷酸二酯酶抑制剂序贯联合利奥西呱

Galiè 等在 2015 年发表了一项旨在探讨在西地那非和其他 5 型磷酸二酯酶抑制剂基础上加用利奥西呱治疗 PAH 疗效的双盲随机研究。入选的 18 例 PAH 患者均有西地那非治疗背景，随机分为安慰剂组和利奥西呱组，共治疗 12 周。研究结果表明，两者合用既不能改善运动耐量，也不能改善血流动力学水平，相反，低血压的发生率增加。鉴于此，最新的 2015 年 ESC 肺动脉高压诊断和处理指南将 5 型磷酸二酯酶和利奥西呱合用列为绝对禁忌。

二、初始联合治疗

（一）初始联合他达拉非和安立生坦治疗

2015 年 *The New England Journal of Medicine* 发表了一项旨在探讨起始他达拉非联合安立生坦治疗 PAH 疗效的研究。该研究是一项事件驱动双盲研究，共纳入 500 例患者，其中 253 例为联合治疗组，126 例为安立生坦单药治疗组，121 例为他达拉非治疗组，共治疗 24 周。研究结果表明，相对于两个单药治疗组，联合治疗组患者 NT-proBNP 水平显著降低，更多的患者对疗效满意，6 min 步行距离提升更加明显。

（二）初始联用静脉依前列醇、西地那非和波生坦

2014 年 Sitbon 等发表了一项旨在探讨在静脉依前列醇基础上加用西地那非和波生坦治疗 PAH 的探索性研究。该研究的数据来源于一项前瞻性研究数据库，共收集了 19 例

初诊为 PAH 且 NYHA 心功能分级Ⅲ级或Ⅳ级的患者。对数据的分析表明，19 例患者中的 18 例在三联治疗 4 个月后 6 min 步行距离显著增加，17 例患者 NYHA 心功能分级提升为Ⅰ级或Ⅱ级。除去 1 例行急性肺移植的患者，所有 18 例患者在治疗 4 个月后获得了持续的临床状态及血流动力学改善。三联治疗患者的 1 年、2 年和 3 年生存率均为 100%。该研究初步表明此三联治疗有效。

（三）初始联用静脉依前列醇和波生坦

2012 年 Kemp 等发表了一项旨在探讨起始联用依前列醇和波生坦治疗 PAH 的研究。该研究分析了 16 例 WHO 心功能分级Ⅲ级和 7 例 WHO 心功能分级Ⅳ级的患者数据，治疗 4 个月后，患者 6 min 步行距离显著提升，PVR 显著下降，且治疗效果能长期保持，在 1 年、2 年、3 年及 4 年总体预估生存率分别为 100%、94%、94% 及 74%，非移植生存率分别为 96%、85%、77% 及 60%。与依前列醇单药匹配对照组相比，总体生存率有提升的趋势（$P = 0.07$）。

2015 年 ESC 肺动脉高压诊断和治疗指南根据近年来研究的成果，提出了其联合治疗推荐，总的联合治疗原则如下。对 WHO 心功能分级Ⅱ级～Ⅲ级患者，建议起始单药治疗或联合口服药物治疗，对心功能分级Ⅳ级患者应初始联合治疗，且治疗方案中应当包括静脉使用前列环素类似物；若治疗效果不佳，可考虑序贯双联或三联治疗。联合用药的具体推荐见表 19-5 和表 19-6，PAH 具体的治疗流程见图 19-2。

表 19-5　对不同程度世界卫生组织功能分级的 PAH 患者（1 类患者）初始联合用药治疗推荐

治疗措施	分级 [a]—证据水平 [b]					
	WHO 功能分级	Ⅱ级	WHO 功能分级	Ⅲ级	WHO 功能分级	Ⅳ级
安立生坦+他达拉非	Ⅰ	B	Ⅰ	B	Ⅱb	C
其他 ERA+PDE-5i	Ⅱa	C	Ⅱa	C	Ⅱb	C
波生坦+西地那非+静脉注射依前列醇	–	–	Ⅱa	C	Ⅱa	C
波生坦+静脉注射依前列醇	–	–	Ⅱa	C	Ⅱa	C
其他 ERA 或 PDE-5i+皮下注射曲前列环素	–	–	Ⅱb	C	Ⅱb	C
其他 ERA 或 PDE-5i+其他前列环素类似物静脉注射	–	–	Ⅱb	C	Ⅱb	C

注：ERA，内皮素受体拮抗剂；PDE-5i，5 型磷酸二酯酶抑制剂；a. 推荐级别；b. 证据水平。

表 19-6　不同程度世界卫生组织功能分级的 PAH 患者（1 类患者）序贯联合用药治疗推荐

治疗措施	分级 [a]—证据水平 [b]					
	WHO 功能分级	Ⅱ级	WHO 功能分级	Ⅲ级	WHO 功能分级	Ⅳ级
在西地那非基础上加用马西替坦	Ⅰ	B	Ⅰ	B	Ⅱa	C
在波生坦基础上加用利奥西呱	Ⅰ	B	Ⅰ	B	Ⅱa	C
在 ERA 和（或）PDE-5i 基础上加用赛来西帕	Ⅰ	B	Ⅰ	B	Ⅱa	C
在依前列醇基础上加用西地那非	–	–	Ⅰ	B	Ⅱa	B
在西地那非或波生坦基础上加入吸入曲前列环素	Ⅱa	B	Ⅱa	B	Ⅱa	C
在波生坦基础上加用吸入伊洛前列素	Ⅱb	B	Ⅱb	B	Ⅱb	C

续表

治疗措施	分级 a—证据水平 b					
	WHO 功能分级 Ⅱ级		WHO 功能分级 Ⅲ级		WHO 功能分级 Ⅳ级	
在波生坦基础上加用他达拉非	Ⅱa	C	Ⅱa	C	Ⅱa	C
在西地那非基础上加用安立生坦	Ⅱb	C	Ⅱb	C	Ⅱb	C
在依前列醇基础上加用波生坦	–	–	Ⅱb	C	Ⅱb	C
在西地那非基础上加用波生坦	Ⅱb	C	Ⅱb	C	Ⅱb	C
在波生坦基础上加用西地那非	Ⅱb	C	Ⅱb	C	Ⅱb	C
其他双联序贯治疗	Ⅱb	C	Ⅱb	C	Ⅱb	C
其他三联序贯治疗	Ⅱb	C	Ⅱb	C	Ⅱb	C
在西地那非或其他 PDE-5i 基础上加用利奥西呱	Ⅲ	B	Ⅲ	B	Ⅲ	B

注：ERA，内皮素受体拮抗剂；PDE-5i，5 型磷酸二酯酶抑制剂；a. 推荐级别；b. 证据水平。赛来西帕尚未得到欧洲药品管理局的批准。

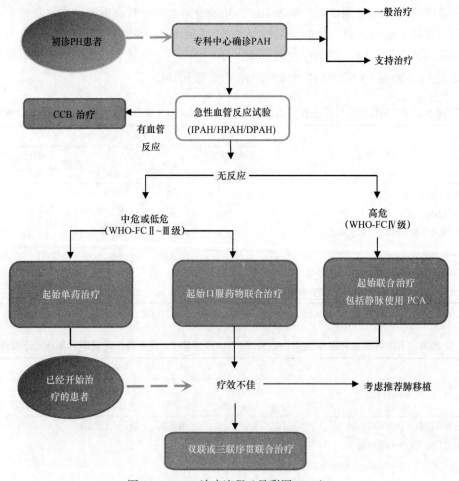

图 19-2 　PAH 治疗流程（见彩图 19-2）

注：本图仅适用于 1 类 PH 患者；CCB，钙离子通道阻滞剂；DPAH，药源性 PAH；HPAH，遗传性 PAH；IPAH，特发性 PAH；PAH，动脉性肺动脉高压；PCA，前列环素类似物；WHO-FC，世界卫生组织功能分级

（四）药物之间的相互作用

需要注意的是 PAH 靶向治疗药物之间可能会产生相互作用，临床工作中需予以关注。

波生坦是一种细胞色素 P450 同工酶 CYP3A4 和 CYP2C9 的诱导剂。当和波生坦一起服用时，由上述酶进行代谢的药物，其血药浓度下降。波生坦本身也是经由上述酶进行代谢，所以，如果这些酶受到抑制，可增加波生坦的血药浓度。如强效 CYP3A4 抑制剂（酮康唑、利托那韦）及 CYP2C9 抑制剂（如胺碘酮、氟康唑）和波生坦合用，可导致波生坦血药浓度升高，故合用为禁忌。理论上讲，波生坦和伊曲康唑、他克莫司、西罗莫司、卡马西平、苯妥英钠、氨苯砜及贯叶连翘合用，也会发生相互作用。

西地那非主要是经细胞色素 P450 同工酶 CYP3A4（主要途径）和 CYP2C9（次要途径）代谢。如果西地那非和 CYP3A4 底物及其抑制剂合用，以及西地那非与 CYP3A4 底物、β 受体阻滞剂三者合用，会导致西地那非生物利用度增加，清除减少。CYP3A4 的诱导剂如卡马西平、苯巴比妥、利福平及贯叶连翘可能会导致西地那非的血药浓度降低。新鲜葡萄柚汁是一种 CYP3A4 的弱抑制剂，故服用新鲜葡萄柚汁会导致西地那非水平轻度增加。

总之，当 PAH 靶向治疗药物和抗高血压药物如 β 受体阻滞剂、血管紧张素转化酶抑制剂等合用时，需密切关注，避免出现血压过度降低。

（樊朝美　华　潞　杭　霏）

参 考 文 献

Arif SA，Poon H，2011. Tadalafil：a long-acting phosphodiesterase-5 inhibitor for the treatment of pulmonary arterial hypertension. Clin Ther，33（8）：993-1004.

Beltrán-Gámez ME，Sandoval-Zárate J，Pulido T. et al，2015. Acute vasodilator response to vardenafil and clinical outcome in patients with pulmonary hypertension. Eur J Clin Pharmacol，71（10）：1165-1173.

Bonderman D，Ghio S，Felix SB，et al，2013. Riociguat for patients with pulmonary hypertension caused by systolic left ventricular dysfunction：a phase IIb double-blind，randomized，placebo-controlled，dose-ranging hemodynamic study. Circulation，128（5）：502-511.

Cartin-Ceba R，Swanson K，Iyer V，et al，2011. Safety and efficacy of ambrisentan for the treatment of portopulmonary hypertension. Chest，139（1）：109-114.

Channick RN，Delcroix M，Ghofrani HA，et al，2015. Effect of macitentan on hospitalizations：results from the SERAPHIN trial. JACC Heart Fail，3（1）：1-8.

Coghlan JG，Galiè N，Barberà JA，et al，2016. Initial combination therapy with ambrisentan and tadalafil in connective tissue disease-associated pulmonary arterial hypertension（CTD-PAH）：subgroup analysis from the AMBITION trial. Ann Rheum Dis，pii：76（7）：1219-1227.

Darland LK，Dinh KL，Kim S，et al，2017. Evaluating the safety of intermittent intravenous sildenafil in infants with pulmonary hypertension. Pediatr Pulmonol，52（2）：232-237.

Day RW，2013. Differences in the acute pulmonary vascular effects of oxygen with nitric oxide and diltiazem：implications for the long-term treatment of pulmonary arterial hypertension.Congenit Heart Dis，8（1）：71-77.

Douwes JM，Humpl T，Bonnet D，et al，2016. Acute vasodilator response in pediatric pulmonary arterial hypertension：current clinical practice from the TOPP registry. J Am Coll Cardiol，67（11）：1312-1323.

Duggan ST，Keam SJ，Burness CB，2017. Selexipag：a review in pulmonary arterial hypertension. Am J Cardiovasc Drugs，17（1）：73-80.

Fan YF，Zhang R，Jiang X，et al，2013.The phosphodiesterase-5 inhibitor vardenafil reduces oxidative stress while reversing pulmonary arterial hypertension. Cardiovasc Res，99（3）：395-403.

Fender RA，Hasselman TE，Wang Y，et al，2016. Evaluation of the Tolerability of Intermittent Intravenous Sildenafil in Pediatric Patients With Pulmonary Hypertension. J Pediatr Pharmacol Ther，21（5）：419-425.

Galie N，Barbera JA，Frost AE，et al，2015. Initial use of ambrisentan plus tadalafil in pulmonary arterial hypertension. N Engl J Med，373（9）：834-844.

Galie N，Brundage BH，Ghofrani HA，et al，2009. Tadalafil therapy for pulmonary arterial hypertension. Circulation，119（22）：2894-2903.

Galié N，Humbert M，Vachiéry JL，et al，2002. Effects of beraprost sodium，an oral prostacyclin analogue，in patients with pulmonary arterial hypertension：a randomized，double-blind，placebo-controlled trial. Arterial Pulmonary Hypertension and Beraprost European（ALPHABET）Study Group.J Am Coll Cardiol，39（9）：1496-1502.

Galie N，Humbert M，Vachiery JL，et al，2016. 2015 ESC/ERS Guidelines for the diagnosis and treatment of pulmonary hypertension：The Joint Task Force for the Diagnosis and Treatment of Pulmonary Hypertension of the European Society of Cardiology（ESC）and the European Respiratory Society（ERS）：Endorsed by：Association for European Paediatric and Congenital Cardiology（AEPC），International Society for Heart and Lung Transplantation（ISHLT）. Eur Heart J，37（1）：67-119.

Galiè N，Müller K，Scalise AV，et al，2015. PATENT PLUS：a blinded，randomised and extension study of riociguat plus sildenafil in pulmonary arterial hypertension. Eur Respir J，45（5）：1314-1322.

Galiè N，Rubin Lj，Hoeper M，et al，2008. Treatment of patients with mildly symptomatic pulmonary arterial hypertension with bosentan(EARLY study)：a double-blind，randomised controlled trial.Lancet，371(9630)：2093-2100.

Ghofrani HA，Galiè N，Grimminger F，et al，2013. Riociguat for the treatment of pulmonary arterial hypertension. N Engl J Med，369（4）：330-340.

Greig SL，Scott LJ，Plosker GL，2014. Epoprostenol：a review of its use in patients with pulmonary arterial hypertension. Am J Cardiovasc Drugs，14（6）：463-470.

Hoeper MM，Halank M，Wilkens H，et al，2013. Riociguat for interstitial lung disease and pulmonary hypertension：a pilot trial.J Eur Respir J，41（4）：853-860.

Hoeper MM，Klinger JR，Benza RL，et al，2016. Rationale and study design of RESPITE：An open-label，phase 3b study of riociguat in patients with pulmonary arterial hypertension who demonstrate an insufficient response to treatment with phosphodiesterase-5 inhibitors. Respir Med，122（1）：S18-S22.

Humpl T，Berger RM，Austin ED，et al，2016. Treatment initiation in paediatric pulmonary hypertension：insights from a multinational registry. Cardiol Young，20：1-10.

Jing ZC，Yu ZX，Shen JY，et al，2011. Vardenafil in pulmonary arterial hypertension：a randomized，double-blind，placebo-controlled study. Am J Respir Crit Care Med，183（12）：1723-1729.

Kaufmann P，Okubo K，Bruderer S，et al，2015. Pharmacokinetics and tolerability of the novel oral prostacyclin IP receptor agonist selexipag. Am J Cardiovasc Drugs，15（3）：195-203.

Kaya MG，Lam YY，Erer B，et al，2012. Long-term effect of bosentan therapy on cardiac function and symptomatic benefits in adult patients with Eisenmenger syndrome.J Card Fail，18（5）：379-384.

Keating GM，2016. Macitentan：A review in pulmonary arterial hypertension. Am J Cardiovase Drugs. 16(6)：453-460.

Kuntz M，Leiva-Juarez MM，Luthra S，2016. Systematic review of randomized controlled trials of endothelin receptor antagonists for pulmonary arterial hypertension. Lung，194（5）：723-732.

McLaughlin V，Channick RN，Ghofrani HA，et al，2015. Bosentan added to sildenafil therapy in patients with pulmonary arterial hypertension. Eur Respir J，46（2）：405-413.

McLaughlin VV，Benza RL，Rubin LJ，et al，2010. Addition of inhaled treprostinil to oral therapy for pulmonary arterial hypertension：a randomized controlled clinical trial. J Am Coll Cardiol，55（18）：1915-1922.

McLaughlin VV，Oudiz RJ，Frost A，et al，2006. Randomized study of adding inhaled iloprost to existing bosentan in pulmonary arterial hypertension. Am J Respir Crit Care Med，174（11）：1257-1263.

Medarov BI，Judson MA，2015. The role of calcium channel blockers for the treatment of pulmonary arterial hypertension：how much do we actually know and how could they be positioned today? Respir Med，109（5）：557-564.

Montani D，Savale L，Natali D，et al，2010 . Long-term response to calcium-channel blockers in non-idiopathic pulmonary arterial hypertension. Eur Heart J，31（15）：1898-1907.

Pesto S，Begic Z，Prevljak S，et al，2016. Pulmonary hypertension - new trends of diagnostic and therapy. Med Arch，70（4）：303-307.

Pulido T，Adzerikho I，Channick RN，et al，2013. Macitentan and morbidity and mortality in pulmonary arterial hypertension. N Engl J Med，369（9）：809-818.

Rich S，Kaufmann E，Levy PS，1992. The effect of high doses of calcium-channel blockers on survival in primary pulmonary hypertension. N Engl J Med，327（2）：76-81.

Rosenkranz S，Ghofrani HA，Beghetti M，et al，2015. Riociguat for pulmonary arterial hypertension associated with congenital heart disease. Heart，101（22）：1792-1799.

Sandoval J，Torbicki A，Souza R，et al，2012. Safety and efficacy of sitaxsentan 50 and 100 mg in patients with pulmonary arterial hypertension. STRIDE-4 investigators.Pulm Pharmacol Ther，25（1）：33-39.

Sato T，Tsujino I，Sugimoto A，et al，2016. The effects of pulmonary vasodilating agents on right ventricular parameters in severe group 3 pulmonary hypertension：a pilot study. Pulm Circ，6（4）：524-531.

Schreiber C，Edlinger C，Eder S，et al，2016. Global research trends in the medical therapy of pulmonary arterial hypertension 2000-2014. Pulm Pharmacol Ther，39：21-27.

Sidharta PN，Krähenbühl S，Dingemanse J，2015 . Pharmacokinetic and pharmacodynamic evaluation of macitentan，a novel endothelin receptor antagonist for the treatment of pulmonary arterial hypertension.Expert Opin Drug Metab Toxicol，11（3）：437-449.

Simonneau G，D'Armini AM，Ghofrani HA，et al，2015. Riociguat for the treatment of chronic thromboembolic pulmonary hypertension：a long-term extension study（CHEST-2）. Eur Respir J，45（5）：1293-1302.

Simonneau G，Galiè N，Jansa P，et al，2014. Long-term results from the EARLY study of bosentan in WHO functional class II pulmonary arterial hypertension patients.Int J Cardiol，172（2）：332-339.

Simonneau G，Rubin LJ，Galie N，et al，2015. Addition of sildenafil to long-term intravenous epoprostenol therapy in patients with pulmonary arterial hypertension：a randomized trial. Ann Intern Med，149（8）：521-530.

Simonneau G，Torbicki A，Hoeper MM，et al，2012. Selexipag：an oral，selective prostacyclin receptor agonist for the treatment of pulmonary arterial hypertension. Eur Respir J，40（4）：874-80.

Sitbon O，Channick R，Chin KM，et al，2015. Selexipag for the treatment of pulmonary arterial hypertension. N Engl J Med，373（26）：2522-2533.

Sitbon O，Humbert M，Jaïs X，et al，2005. Long-term response to calcium channel blockers in idiopathic pulmonary arterial hypertension. Circulation，111（23）：3105-3111.

Sitbon O，Jais X，Savale L，et al，2014. Upfront triple combination therapy in pulmonary arterial hypertension：a pilot study. Eur Respir J，43（6）：1691-1697.

Swisher JW，Elliott D，2016. Combination therapy with riociquat and inhaled treprostinil in inoperable and progressive chronic thromboembolic pulmonary hypertension. Respir Med Case Rep，20：45-47.

Tahara N，Dobashi H，Fukuda K，et al，2016. Efficacy and safety of a novel endothelin receptor antagonist，macitentan，in Japanese patients with pulmonary arterial hypertension. Circ J，80（6）：1478-1483.

Tamura Y，Channick RN，2016. New paradigm for pulmonary arterial hypertension treatment.Curr Opin Pulm Med. 22（5）：429-433.

Velayati A，Valerio MG，Shen M，et al，2016. Update on pulmonary arterial hypertension pharmacotherapy. Postgrad Med，128（5）：460-473.

Ventetuolo CE，Gabler NB，Fritz JS，et al，2014. Are hemodynamics surrogate end points in pulmonary arterial hypertension? Circulation，130（9）：768-775.

Vitulo P，Stanziola A，Confalonieri M，et al，2016. Sildenafil in severe pulmonary hypertension associated with chronic obstructive pulmonary disease：A randomized controlled multicenter clinical trial. J Heart Lung Transplant，36（2）：166-174.

第二十章　新型抗炎心血管保护药物

冠心病的主要病因是动脉粥样硬化引起血流阻塞。血脂代谢异常是动脉粥样硬化发病的经典理论。血管壁形成的斑块，占位正常血管管腔，或斑块破裂，或表面侵蚀导致血栓形成，最终造成血流供应障碍。炎症假说是近年来提出的参与动脉粥样硬化发生发展的另一机制假说，认为动脉粥样硬化是一种慢性炎症疾病，大量研究证实炎症细胞和相关信号通路的激活促进粥样斑块的形成，加重斑块不稳定性。尽管炎症假说有大量的实验研究证据，但目前尚无直接证据证实靶向抑制血管炎症反应可以降低心血管事件的发生，尚无针对炎症的药物被批准用于临床防治冠心病。

2017 年 8 月发表的大样本、随机、对照临床试验（CANTOS）研究最新结果显示，一种叫卡那单抗的生物药可以在标准药物治疗基础上，将心肌梗死后心血管事件的发生风险进一步降低 15%，该研究首次直接证明抗炎药物可以减少心血管疾病的发病，研究结果发表于国际著名学术期刊 *The New England Journal of Medicine*。同时，对 CANTOS 队列的另一项分析发现，最高剂量的卡那单抗可将肺癌的发生和死亡风险分别降低 67% 和 77%，而即使是最低剂量的卡那单抗，也可将肺癌的发生和死亡风险降低 26% 和 33%。

卡那单抗于 2009 年 6 月和 10 月分别被美国 FDA 和欧洲 EMA 首先批准用于治疗热蛋白相关周期综合征（CAPS），并又于 2016 年 9 月被 FDA 批准用于治疗 3 个罕见的严重的自身炎症疾病。此药物用于心血管疾病防治可能具有潜在巨大前景，然而鉴于相关临床证据是新近公布，截至本书撰稿截止时（2017 年 9 月），相关药品管理部门（美国 FDA）的临床应用批文尚未公布。下面就已批准适应证的卡那单抗的药学特征和临床应用加以介绍，循证医学证据主要针对心血管疾病。

卡 那 单 抗

【药品名称】　国际通用名：卡那单抗。商用名：人抗白细胞介素-1β 单克隆抗体。英文通用名：canakinumab。英文商用名：Ilaris。

【药理作用】　卡那单抗是一种 IgG1/κ 同工型人单克隆抗人白细胞介素-1β（IL-1β）抗体。它是表达在一种鼠类 Sp2/0-Ag14 细胞系和由两条 447-（或 448-）残留重链和两条 214-残留轻链组成，去糖基化时分子量 145 157kDa。卡那单抗的两条重链含寡糖链连接至蛋白骨架的天冬酰胺 298（Asn 298）处。

卡那单抗结合至人 IL-1β，通过阻断 IL-1β 与 IL-1 受体相互作用而中和它的活性，抑制下游炎症反应通路。但它不结合 IL-1α 或 IL-1 受体拮抗剂（IL-1ra）。

C-反应蛋白（CRP）和血清淀粉样蛋白 A（SAA）炎性疾病活动性指标在有 CAPS 患者中升高。卡那单抗治疗后，CRP 和 SAA 水平在 8d 内正常化。在全身型幼年特发性关节炎（SJIA）中 CRP 中位百分率减低从基线至 15d 是 91%。药效动力学标志物中改善可能不代表临床反应。

【循证医学证据】　CANTOS 临床研究是一项随机、双盲、安慰剂对照的国际多中心、大样本临床试验，共入选来自 39 个国家的 10 061 例合并超敏 C 反应蛋白（hs-CRP）升高（＞2 mg/L）的心肌梗死患者。患者平均年龄 61 岁，女性占 25.7%，合并糖尿病的比例为 40.0%。大部分患者曾接受血管重建（66.7% 的患者接收 PCI 治疗，14.0% 的患者接收冠脉搭桥治疗）。所有患者在标准药物治疗基础上，随机分为 4 组：安慰剂组、卡那单抗 50mg、150mg 或 300mg 组，卡那单抗经皮下注射，每 3 个月 1 次，中位随访时间 3.7 年。主要终点事件包括非致命性心肌梗死、非致命性脑卒中或由心血管疾病引起的死亡，次要终点事件包括主要终点的任意一个或是需要住院治疗的心绞痛、全因死亡。CANTOS 试验研究结果显示主要终点心血管事件在安慰剂组、卡那单抗 50mg、150mg 和 300mg 组年发生率分别为 4.5%、4.11%、3.86% 和 3.90%。相对于安慰剂组，卡那单抗治疗组主要终点心血管事件的发生风险分别减少了 7%、15% 和 14%。次要终点心血管事件在安慰剂组、卡那单抗 50mg、150mg 和 300mg 组年发生率分别为 5.13%、4.56%、4.29% 和 4.25%。相对于安慰剂组，卡那单抗治疗组次要终点心血管事件的发生风险分别减少了 10%、17% 和 17%。相对于治疗开始前，hs-CRP 水平在卡那单抗三个治疗组分别降低了 26%、37% 和 41%，而 LDL、HDL 的水平无明显变化。

CANTOS 研究证实卡那单抗可以在降脂药物治疗基础上进一步降低心肌梗死患者不良心血管事件的发生，而这种疗效不依赖于血脂代谢途径，这不仅为动脉粥样硬化的炎症假说提供了直接证据，也将开启一种新型防治心血管疾病的策略，为后续更多炎症靶向药物的开发提供了依据。

【药代动力学】

1. 吸收　卡那单抗在成年 CAPS 患者单次 150mg 剂量皮下给药后约 7d，达到血清峰浓度（C_{max}）（16±3.5）μg/ml，半衰期为 26d。皮下给予卡那单抗的生物利用度为 66%。

2. 分布　卡那单抗结合至血清 IL-1β。卡那单抗分布容积（Vss）根据体重变化，儿童为 0.097L/kg，70kg 体重 CAPS 成人患者为 0.086L/kg，体重 33kg 的 SJIA 患者和体重 70 kg 的周期性发热综合征（TRAPS，HIDS/MKD，FMF）患者为 0.09 L/kg。

3. 消除　卡那单抗的清除率根据体重变化。体重 70kg 的 CAPS 患者为 0.174 L/d，体重 33 kg 的 SJIA 患者为 0.11L/d，体重 70kg 周期性发热综合征（TRAPS，HIDS/MKD，FMF）患者为 0.17 L/d。

【适应证】　卡那单抗适用于治疗自身炎症周期性发热综合征：成年和 4 岁及以上儿童隐热蛋白（热蛋白）相关周期综合征（cryopyrin-associated periodic syndromes，CAPS），包括家族性冷自身炎症综合征（familial cold autoinflammatory syndrome，FCAS）和 Muckle-Wells 综合征（MWS），成年和儿童患者肿瘤坏死因子受体相关周期综合征（TNF receptor associated periodic syndrome，TRAPS），成年和儿童患者高免疫球蛋白 D 综合征（hyperimmunoglobulin D syndrome，HIDS）或甲羟戊酸激酶缺陷（mevalonate kinase deficiency，MKD），成年和儿童患者家族性地中海热（familial mediterranean fever，FMF）。卡那单抗适用治疗 2 岁和以上患者中活动全身型幼年特发性关节炎（active systemic juvenile idiopathic arthritis，SJIA）。关于心血管疾病的应用尚待批准。

【用法与用量】　卡那单抗仅为皮下使用。针对不同适应证，用量如下。

1. 隐热蛋白（热蛋白）相关周期综合征（CAPS）对体重大于 40kg 的 CAPS 患者卡那

单抗的推荐剂量为 150mg。对体重大于或等于 15kg 和低于或等于 40kg 的 CAPS 患者，推荐剂量为 2mg/kg。对儿童 15～40kg 与反应不足，剂量可增加至 3mg/kg。卡那单抗是每 8 周给药。

2. 肿瘤坏死因子受体相关周期综合征（TRAPS），高免疫球蛋白 D 综合征（HIDS）或甲羟戊酸激酶缺陷（MKD）和家族性地中海热（FMF）卡那单抗的推荐剂量基于体重。对体重低于或等于 40kg 的患者，推荐剂量为 2mg/kg，每 4 周给药。如临床反应不佳，剂量可增加至 4mg/kg，每 4 周给予。对体重大于 40kg 患者，推荐剂量为 150mg/4 周，如临床反应不佳，剂量可增加至 300mg/4 周。

3. 全身型幼年特发性关节炎（systemic juvenile idiopathic arthritis，SJIA）体重大于或等于 7.5kg，推荐剂量为每 4 周给予 4mg/kg（最大 300mg）。

【不良反应】　CAPS：大于 10% 发生鼻炎，腹泻，流感，鼻炎，恶心，头痛，支气管炎，胃肠炎，咽炎，体重增加，肌肉骨骼痛和眩晕。TRAPS，HIDS/MKD，FMF：大于 10% 有注射部位反应和鼻咽炎。SJIA：大于 10% 发生感染（鼻咽炎和上呼吸道感染）、腹痛和注射部位反应。

【禁忌证】　确证的对活性物质或对赋形剂的任何超敏感性。

【注意事项】　IL-1 阻断可能干扰对感染的免疫反应。卡那单抗治疗增加严重感染发生率，对有复发感染病史或潜伏感染者可能感染，医生应谨慎对有感染患者给予卡那单抗。对活动性感染需要医疗干预期间的患者不要给予卡那单抗。活疫苗不应同时与卡那单抗使用。开始卡那单抗治疗前，患者应接受所有推荐的疫苗接种。

【孕妇及哺乳期妇女用药】　使用卡那单抗的妊娠妇女数据有限，根据上市后的报告，不足以显示药物关联风险。单克隆抗体，如卡那单抗，在妊娠过程中是以一种线性方式通过胎盘；在妊娠的第 4～9 个月期潜在的胎儿暴露风险较大。动物生殖研究显示有不良反应，可以导致骨骼发育延迟。没有证据显示卡那单抗存在于人乳汁中，对哺乳喂养婴儿有影响，或对乳汁产生有影响。

【儿童用药】　应用卡那单抗的 CAPS 试验包括总共 23 例 4～17 岁的儿童患者（11 例青少年皮下 150mg 治疗，12 例儿童根据体重大于或等于 15kg 和低于或等于 40kg 用 2mg/kg 治疗），多数患者在临床症状和炎症的客观标志物（如血清淀粉样蛋白 A 和 C-反应蛋白）改善。总之，卡那单抗在儿童和成年患者的疗效和安全性具有可比性。上呼吸道感染是最频繁报道的不良反应。卡那单抗在 CAPS 患者低于 4 岁的安全性和有效性尚未确定。尚未确定卡那单抗在 2 岁以下 SJIA 患者的安全性和疗效。

【老年患者用药】　卡那单抗的临床研究没有包括足够数量年龄 65 岁和以上受试者以确定他们反应是否不同于较年轻的受试者。

【药物相互作用】　在正式研究中未曾报道卡那单抗和其他药品间相互作用。根据卡那单抗和重组 IL-1ra 间药理学相互作用的潜能，建议卡那单抗和阻断 IL-1 或其受体的其他药物不同时给药。

活疫苗不应与卡那单抗同时给予。如果可能，建议儿童和成年患者开始卡那单抗治疗前应根据用当前免疫接种指导原则完成所有免疫接种。

慢性炎症期间，细胞因子水平的增加（如 IL-1）会抑制 CYP450 酶的形成。因此预期卡那单抗结合 IL-1 后，CYP450 酶的形成可能被正常化。这对 CYP450 有狭窄治疗指数的底物药物，如华法林，其临床剂量可能需要个体化调整。在开始卡那单抗治疗和正在使用这类型药品治疗的患者中，应进行治疗性监测，根据需要调整药品的个体化剂量。

【药物过量】 未曾报告过量的确诊病例。在过量情况中，建议监视受试者任何不良反应的体征和症状或影响，并立即开始适当对症治疗。

【制剂与规格】 注射用卡那单抗是白色、无防腐剂的冻干粉，保存于一个无菌、单剂量玻璃小瓶中。药物皮下注射前需要用 1ml 无菌注射用水重建。重建的卡那单抗为 150mg/ml 溶液，基本上无颗粒，透明至乳白色，可能有略微棕黄色。

【贮藏】 每个 150mg 注射用卡那单抗单剂量小瓶含无菌防腐剂白色冻干粉。用 1ml 的无菌注射用水重建后，得到浓度为 150mg/ml。重建后，卡那单抗应避光保存，如在重建后 60min 内使用，可保持在室温。否则，应保存在 2～8℃条件下，并在重建 4h 内使用。

未打开小瓶必须贮存在 2～8℃条件下，不要冷冻，避光保护。

（王　淼）

参 考 文 献

De Jesus NM，Wang L，Lai J，et al，2017. Antiarrhythmic effects of interleukin 1 inhibition after myocardial infarction. Heart Rhythm，14（5）：727-736.

Hansson GK，2005. Inflammation，atherosclerosis，and coronary artery disease. N Engl J Med，352（16）：1685-1695.

Libby P，Ridker PM，Hansson GK，2009. Inflammation in atherosclerosis：from pathophysiology to practice. J Am Coll Cardiol，54（23）：2129 -2138.

Libby P，Ridker PM，Hansson GK，2011.Progress and challenges intranslating the biology of atherosclerosis.Nature，473（7347）：317-325.

Ridker PM，Everett BM，Thuren T，et al，2017. Antiinflammatory therapy with canakinumab for atherosclerotic disease. N Engl J Med，377（12）：1119.

Ridker PM，MacFadyen JG，Thuren T，et al，2017. Effect of interleukin-1β inhibition with canakinumab on incident lung cancer in patients with atherosclerosis：exploratory results from a randomised，double-blind，placebo-controlled trial. The Lancet，390（10105）：1833-1842.

Wang M，Li S，Zhou X，et al，2017. Increased inflammation promotes ventricular arrhythmia through aggravating left stellate ganglion remodeling in a canine ischemia model. Int J Cardiol，248：286-293.

第三篇

心血管病治疗药物监测及临床意义

第二十一章　心血管病治疗药物监测

第一节　治疗药物监测的必要性

治疗药物监测（therapeutic drug monitoring，TDM）是以临床药理学、药代动力学、临床化学为基础，与现代分析检测技术相结合，通过测定体液（血浆、血清、全血或尿液）中药物的浓度，利用药代动力学的原理和计算机手段，实现临床给药方案个体化，提高临床疗效，避免或减少毒副反应，从而达到最佳治疗效果。

TDM 始于 20 世纪 60 年代，经过半个多世纪的发展，目前 TDM 已经成为广泛被推荐和应用的改善心血管药物有效性、安全性及优化个体化治疗方案的方法和手段。TDM 包括药物效应监测和药物浓度监测。药物效应监测用于监测药物的效应，根据给药后患者的临床表现和生化指标的变化来判断疗效，从而调整给药方案。药物浓度监测则是通过测定药物在体液中的浓度，用于药物治疗的指导与评价。

心血管药物的治疗指数较窄，且因用药不足或过量导致的不良反应与心血管疾病自身的并发症所表现出的症状往往难以区分，加之心血管药物用药过程中常需要根据疗效进行剂量的调整和确认患者的依从性，因此对心血管药物开展 TDM 是十分有益的。

在评价药代动力学个体差异较大的心血管药物的暴露-效应关系时,血药浓度的数据至关重要。同样，在患者复杂的护理过程中，如果能够得到血药浓度的数据，将会为治疗的个体化提供帮助，这在应用群体药代动力学数据预测个体药代动力学特征比较困难时尤为关键。但是，目前群体药代动力学的模型化过程更多的是基于过于简化的房室模型，虽然基于生理的药代动力学模型已经引起重视，但目前还处于起步阶段。只有将以体内药物的病理效应为主要研究内容的病理药理学（patopharmacokinetics）知识有效地应用于血药浓度的预测，群体药代动力学才能真正发挥应有的作用。而在这之前，TDM 将会是改善心血管药物有效性、安全性及优化个体化治疗方案不可或缺的手段。在进行心血管治疗药物监测前，首先应对临床药代动力学的基本概念有所了解。

第二节　药代动力学的基本概念

一、药代动力学的基本常识

药代动力学是定量研究药物（包括外来化学物质）在生物体内吸收、分布、代谢和排泄规律的一门学科。药物要产生药效或毒性，必须先经吸收（absorption）进入血液后，随血流分布（distribution）到组织中，部分药物还在肝脏等组织中发生代谢（metabolism）。药物及其代谢物经胆汁、肾脏等途径排泄（excretion）出体外。药物在体内的吸收、分布、代谢与排泄过程，统称药物体内过程，缩写为 ADME。药物的体内过程自始至终都处于动态变化之中，药物在体内的命运是这些过程的综合结果。

吸收是指药物从给药部位进入血液循环的过程。除了动脉和静脉给药外，其他给药途径均存在吸收过程。药物从给药部位进入血液循环过程通常用吸收速度和吸收程度来描述。药物吸收程度通常指生物利用度（bioavailability），即药物由给药部位到达血液循环中的相对量。口服给药，药物在到达体循环之前，经肠道、肠壁和肝脏的代谢分解，使进入体内的相对药量降低，这种现象称为首过效应（first pass effect）。影响药物吸收的因素有药物制剂因素和生理因素两大类型。药物制剂因素主要包括药物理化性质（如粒径大小、溶解度和药物的晶型等）、处方中赋形剂的性质与种类、制备工艺、药物的剂型及处方中相关药物的性质等。生理病理因素主要包括患者的生理特点，如胃肠 pH、胃肠活动性、肝功能及肝肠血流灌注情况、胃肠结构和肠道菌丛状况、年龄、性别、遗传因素及患者饮食特点等。

无论哪种给药途径，药物进入血液后，随血液分布到机体各组织中。药物首先分布于血流速率快的组织，然后分布到肌肉、皮肤或脂肪等血流速率慢的组织。药物的分布类型取决于生理因素和药物的理化性质，包括组织血流速率、生理性屏障存在、药物与组织的亲和力、药物的脂溶性、药物与血浆蛋白结合情况等。

药物或其代谢物从体内通过排泄排出体外，主要排泄途径为肾脏排泄和胆汁排泄，其他组织器官如肺、皮肤也参与某些物质的排泄。

药物进入机体后主要以两种方式消除：一种是药物不经任何代谢而直接以原形随粪便和尿液排出体外；另一种是部分药物在体内经代谢后，再以原形和代谢物的形式随粪便和尿液排出体外。将药物的代谢和排泄统称为消除（elimination）。药物的代谢（metabolism），也称为生物转化（biotransformation），是药物从体内消除的主要方式之一。

药物在体内的生物转化主要有两个步骤：第一步称为Ⅰ相代谢反应，药物在这一相反应中被氧化、还原或水解；催化Ⅰ相反应的酶主要为肝微粒体中的细胞色素 P450 酶（CYP 450），因此肝脏是药物生物转化的主要部位。第二步称为Ⅱ相代谢反应，药物在这一相反应中与一些内源性的物质（如葡萄糖醛酸、甘氨酸、硫酸等）结合或经甲基化、乙酰化后排出体外，催化Ⅱ相反应的酶有许多，其中主要的有葡萄糖醛酸转移酶、谷胱甘肽-S-转移酶、磺基转移酶和乙酰基转移酶等。在上述的代谢反应中由 CYP 450 酶所催化的Ⅰ相反应是药物在体内代谢转化的关键性步骤，因为这一步反应常常是药物从体内消除的限速步骤，它可以影响到药物的许多重要的药动学特性，如药物的半衰期、清除率和生物利用度等。

药代动力学在临床上已形成一个重要的分支——临床药代动力学（clinical pharmacokinetics）。临床药代动力学在药物临床给药方案的制订、治疗药物监测和药物相互作用研究中得到广泛应用。

二、药代动力学参数计算及其临床意义

1. 峰浓度和达峰时间 药物的峰浓度（C_{max}）和达峰时间（T_{max}）分别指血管外给药后药物在血液中的最高浓度值及其出现的时间，代表药物吸收的程度和速度。一般采用药

时曲线上的实测值。不同的血管外给药途径、不同的药物制剂均可能影响药物的吸收程度和速度。临床应用的控释、缓释、速释和透皮吸收贴剂通过控制药物释放达到控制 C_{max} 和 T_{max}，从而产生理想的治疗效果。

2. 消除速率常数 药物的消除速率常数（K_e）指单位时间内外来药物从体内的消除量与体内总量的比值，是体内各种途径消除药物的总和，意味着任何时刻在单位时间内血浆中药物被消除的分数是常数。单位为时间的倒数。其数值大小反映药物体内消除的快慢，计算方法为将对数血药浓度（$\log C$）对时间（t）作图所得直线的斜率即为 $K_e/2.303$，斜率乘以 2.303 即可求得 K_e。

3. 半衰期（half life，$t_{1/2}$） 指药物在体内消除半量所需要的时间，其计算公式为

$$t_{1/2}=\frac{0.693}{K_e}$$

$t_{1/2}$ 的临床意义：①反映药物自体内消除（生物转化和排泄）的快慢程度，一次用药后经过 4～6 个 $t_{1/2}$，体内药量消除 93.5%～98.4%；②按 $t_{1/2}$ 的长短不同可将药物分为短效（1～4h）、中效（4～8h）、长效（8～24h）和超长效药物（>24h），是临床确定给药次数和时间间隔的重要依据之一；③反映消除器官的功能（肝脏的生物转化和肾的排泄），可通过测定患者的肝肾功能调整临床给药方案。

重复给药与单次给药后测得的药物半衰期可能不同，这是因为多次给药可能诱导肝微粒体酶系统或激发肾转运机制。

4. 血药浓度曲线下面积（area under the curve，AUC） AUC 指血药浓度对时间作图后所得的曲线下面积，可用梯形法计算。该参数是计算生物利用度和其他药代动力学参数的重要基础。

5. 生物利用度（bioavailability，F） 是指药物经血管外给药后，药物被吸收进入血液循环的速度和相对量。它是评价药物吸收程度的重要指标。同一药物静脉给药和血管外给药的 AUC 之比称为绝对生物利用度。相对生物利用度主要用于比较药物制剂之间、厂家之间、批号之间的吸收差异，是新制剂生物等效性评价的重要参数，可分别用下式表示。

$$绝对生物利用度\ F=\left|\frac{\mathrm{AUC}_{(血管外)}}{\mathrm{AUC}_{(静脉)}}\right|\times\left|\frac{\mathrm{Dose}_{(静脉)}}{\mathrm{Dose}_{(血管外)}}\right|\times100\%$$

$$相对生物利用度\ F=\left|\frac{\mathrm{AUC}_{(被试制剂)}}{\mathrm{AUC}_{(参比制剂)}}\right|\times\left|\frac{\mathrm{Dose}_{(参比制剂)}}{\mathrm{Dose}_{(被试制剂)}}\right|\times100\%$$

6. 表观分布容积（apparent volume of distribution，V_d） 是假定药物均匀地分布在各组织和体液中，其浓度与血浆中相同时所占有的体液体积，其单位为 L 或 L/kg。该参数本身不代表真实的容积，因此无直接的生理学意义，主要反映药物在体内分布的广泛程度和与组织的结合程度。公式表示如下。

$$V_d=\frac{\mathrm{Dose}}{\mathrm{AUC}\times K_e}$$

根据药物的表观分布容积可以粗略地推测其在体内的大致分布情况。V_d 为 3～5L 时表示药物可能主要分布于血液并与血浆蛋白大量结合；V_d 为 10～20L 左右，说明药物主要分

布于血浆和细胞外液；V_d 为 40L 左右说明药物可以分布于血浆和细胞内外液，表明其在体内的分布较广；有些药物的 V_d 非常大，可以达到 100L 以上，这一体积已远远地超过了体液的总容积，说明药物在体内往往集中分布至某个器官或深部组织内，如碘大量地浓集于甲状腺。一般而言，V_d 小的药物排泄快，在体内存留时间短；V_d 大的药物排泄慢，在体内存留时间长，如胺碘酮等。

7. 体内总清除率（clearance，CL_{total}） CL_{total} 是反映药物从体内消除的另一个重要参数，指在单位时间内，从体内清除的药物的表观分布容积数，其单位为 L/h 或 L/（h·kg），是肝清除率、肾清除率和其他消除途径清除率的总和。公式表示如下。

$$CL_{total} = \frac{F \times Dose}{AUC}$$

8. 多次给药药代动力学参数 临床常用药物大部分是多次给药，并固定给药间隔和剂量，使得体内药物浓度水平达到稳态，即给药速率与消除速率达到平衡。当给药间隔等于半衰期时，4～6 个半衰期后就可达到稳态。稳态时的血药浓度可以在一定范围内波动，其最高值称为稳态峰浓度（C_{max}），最低值称为稳态谷浓度（C_{min}）。多次给药的主要药代动力学参数有以下几个。

（1）平均稳态浓度（steady state concentration，Css）：为药时曲线下面积除以给药间隔（τ）所得的商。

$$Css = \frac{AUC_{0-\tau}}{\tau}$$

（2）波动度（degree of fluctuation，DF）

$$DF = \frac{C_{max} - C_{min}}{(C_{max} + C_{min})/2} \times 100\%$$

（3）蓄积系数（accumulation index，AI）：表示多次给药后药物在体内的蓄积程度。

$$AI = \frac{1}{1 - \exp(K_e * \tau)}$$

式中，K_e 为单次给药消除速率常数，τ 为给药间隔。

第三节 治疗药物监测目的

心血管药物开展 TDM 的目的是增加疗效，减少不良反应。从 1990 年起，心血管疾病一直为我国居民首位死亡原因，并呈不断上升趋势。据《中国心血管病报告 2016》发布的内容，目前，心血管病死亡在我国农村为 45.01%，城市为 42.61%。我国心血管病危险因素流行趋势明显，导致了心血管病的发病人数增加。今后 10 年心血管病患病人数仍将快速增长，这将导致高额的健康保健花费。因此控制和治疗心血管疾病对提高生活质量、延长平均寿命至关重要。心血管药物有效浓度范围比较窄，药动学、药效学个体差异大，容易出现中毒或引起各种药物不良反应，尤其是强心苷类、β 受体阻滞剂和硝酸盐类药物，因用药不当而致死者远远高于同期死于各种传染病的人数。在因用药不当而死亡的患者中，大多是剂量不当所致。因此，应对治疗指数比较低的心血管药物开展 TDM，以保障其使用的安全性和有效性，最终实现用药个体化。

概括地说，开展治疗药物监测的目的主要有：①提高临床合理用药、提高疗效。②确定合并用药原则。③药物过量程度诊断。④作为临床辅助诊断的手段。⑤作为医疗差错或事故的鉴定依据及评价患者用药依从性手段。

第四节 治疗药物监测的适应证

作用于心血管疾病的药物主要有钙离子通道阻滞剂、治疗慢性心功能不全的药物、抗心律失常药、防治心绞痛药、周围血管扩张药、降血压药、升压药及抗休克药、调血脂药等。需要指出的是，起初 TDM 仅仅是指血药浓度监测。但是血药浓度只是药效的间接指标，当药物本身具有客观而简便的效应指标时就可不必进行血药浓度测定，对标志物的监测同样属于 TDM 的范畴。

下列情况可进行治疗药物监测：①药物的有效血药浓度范围窄的药物，如地高辛。②药动学个体差异大的药物，如华法林。③具非线性动力学特性的药物。④毒性反应与疾病症状类似者。⑤特殊疾病状态，如肝肾功能障碍可能影响药物的吸收和代谢的患者。⑥预防用药。在短期内难以判断能否达到预防效果的药物。⑦长期用药判断患者用药的依从性。⑧遗传因素决定的快慢代谢者。⑨诊断和处理药物中毒，为医疗事故提供法律依据。

以下情况一般不需要治疗药物监测：①治疗窗不明确的药物，即使获得了相关的血药浓度数据，也无从正确解释和指导临床用药。②治疗范围比较宽的药物，在比较大的剂量范围和血药浓度范围内都有较好的疗效和安全性。③应用不可逆的药物或作用于局部的药物，血药浓度不能预测药理作用强度。

有关治疗药物监测的具体药物品种，常随实验室条件和医院性质的不同而异。表 21-1 为目前在临床上进行监测的心血管药物。

表 21-1 心血管疾病常见的 TDM 药物

药物种类	代表药物
抗凝剂	华法林，肝素，达比加群酯，利伐沙班，阿哌沙班
强心苷	地高辛、甲基地高辛、洋地黄毒苷
抗心律失常药	利多卡因、普鲁卡因胺、奎尼丁、胺碘酮、丙吡胺
β受体阻滞剂	普萘洛尔、美托洛尔、阿替洛尔
免疫抑制剂	环孢素，他克莫司，吗替麦考酚酯，西罗莫司

第五节 治疗药物监测采血注意事项

无论是药物效应监测还是药物浓度监测，血液标本的正确采集都是准确测定的前提，因此在采集血液标本时应做到根据药物的特点规范采血。

1. 采血的时间 对于不同的药物，应综合药物的理化性质、药代动力学特点、给药方式、患者的特点及疾病的类型等多种因素来决定采血的时间。如果是安全窗比较窄的口服药物，我们首先应关注的是药物的安全性，对于这类药物在 T_{max} 附近采血更佳。例如，如果药物的 T_{max} 为 2h，则应该在服用药物后 2h 采血为宜。如果是多次给药并且关注的重点是药物的有效性时，则选取谷浓度更加适宜，因此对于这类药在下次服药前采血，效果更佳。另外，患者的采血时间有时也应考虑年龄、性别等生理因素。例如，如果是女性，在经期采血其醛固酮的浓度可能为平时的 2 倍，而胆固醇、铁的含量则降低。

2. 采血的部位　如果是药物效应监测，则应该根据检测的标志物不同，选取适宜的采血部位。如果进行全血细胞分析，使用静脉血更佳。另外，患者的给药方式也可能会影响采血部位的选取。如果患者采用的是静脉给药，则应在给要部位的对侧体位采血。

3. 采血过程　采血的过程应该规范。采血的护士应该按规范洗手消毒。取血管应该事先编号并排好顺序。采完血后的取血管应该根据药物的理化性质进行及时处理。如果药物在常温下不稳定，则应该采取相应的措施（如冰浴）来确保药物的稳定；如果最终使用的基质是血浆，则应该及时地离心、分装、储存。

第六节　心血管药物的特性及测定方法

一、抗 凝 血 药

（一）华法林及其香豆素类衍生物的特点

华法林及其香豆素类衍生物是心血管疾病的常用药，但这些药物能够增加出血风险，且呈剂量依赖性。华法林是外消旋药物，其 S-对映体药效更强，并且是细胞色素 P450（CYP）2C9 的底物，因此 CYP2C9 的基因型多态性能够影响到华法林的药代动力学过程。对于 CYP2C9*3 纯合子携带者，华法林的代谢会减慢。Lindh 等通过回顾性分析发现，对于 CYP2C9*3 纯合子携带者，华法林的使用剂量要较正常剂量减少，80%的患者才能避免抗凝过度或出血风险的增加。在药效学方面，维生素 K 环氧化物还原酶复合体 1（VKORC1）是华法林的作用靶点，华法林通过与 VKORC1 特异性结合，来抑制维生素 K 依赖的凝血因子的活化，进而发挥抗凝作用。Jorgensen 等通过对 117 项研究的回顾性分析发现，亚洲人群由于 VKORC1 基因突变频率较高，故多数人服用华法林的剂量偏低，表现出对该药更敏感；而白种人由于 VKORC1 基因突变频率远低于亚洲人，故比亚洲人需要更高的临床治疗剂量。

（二）华法林及其香豆素类衍生物进行 TDM 的方法

目前国内外指南中，对华法林进行 TDM 的指标不是华法林的血药浓度而是凝血酶原时间（prothrombin time，PT）和国际标准化比值（international normalized ratio，INR）。这是因为华法林的血药浓度与治疗作用的相关性不佳，而 PT 尤其是 INR 能够直接反映华法林的抗凝作用，因此在国内外指南中华法林的剂量调整更多的是依据 INR。目标 INR 值依据疾病的种类而略有不同。例如，心房颤动的 INR 值推荐控制在 2～3。INR 等于 2 是指用药患者的凝血时间是未用药健康人凝血时间的 2 倍；低 INR 值意味着患者倾向于发生血栓，而高 INR 值意味着患者的出血风险增加。在开始进行华法林治疗时，INR 应该在首剂后 15h 或超过 15h（通常 2～3d）进行测量，然后持续数天直到 INR 值达到推荐的范围。在维持治疗期间，推荐 1～2 周测量 1 次 INR 直至确认 INR 值稳定，之后测量的频率可放宽至每 4 周测量 1 次。当然，对于出血风险高，以及有急性并发症或发生药物-药物相互作用的患者，应增加 INR 测量的频率。

（三）新型口服抗凝药的特点

新型口服抗凝药（new oral anticoagulants，NOACs）的典型药物有凝血酶抑制剂达比加群酯，凝血因子Xa抑制剂利伐沙班、阿哌沙班等沙班类药物。与华法林相比，NOACs 具有诸多优点，如药代动力学特征更加稳定，受联合用药、食物等因素的影响小，而且常规不需要检查凝血指标来调整剂量。然而，若不对 NOACs 进行 TDM，可能会有潜在风险。一项研究发现，使用标准剂量达比加群酯的患者，其中 10% 的患者血浆暴露量太低，因此脑卒中风险较高。而另外 10% 的患者血浆暴露量和出血风险较高。同时，研究还发现年龄、性别、特定的药物和肝肾功能也会影响达比加群的血浆浓度。因此，为了掌握 NOACs 的 PK/PD 关系，进而更好地减少这类药物使用的风险，对 NOACs 开展 TDM 将大有裨益。为此，首先需要清楚剂量-血药浓度的关系及其影响因素；然后建立起血药浓度和出血风险之间的 PK/PD 模型；进而根据 PK/PD 模型来调整个体使用剂量，指导医生更加合理地用药。

（四）新型口服抗凝药进行 TDM 的方法

与华法林相类似，对 NOACs 开展 TDM 所观测的指标也不是血药浓度。对达比加群酯而言，TDM 的常见观测指标有 APTT、TT、ECT 等。APTT 能够定量地评估达比加群酯的抗凝作用。一般而言，用药患者的 APTT 值不应超过未用药时凝血时间的 2.5 倍，否则将会导致抗凝过度。TT 这个指标过于敏感，很难定量的反应抗凝作用的强弱，一般可以用来反映抗凝作用是否存在。ECT 在临床上的应用尚不广泛，因为该方法在达比加群血药浓度比较低时能够良好地反映达比加群的抗凝作用，但并不适用于达比加群血药浓度较高时。最近，Hemoclot TM 检测被广泛地使用，当达比加群血药浓度在 100～2 000nmol/L 时，该方法能够定量地反映达比加群血药浓度与抗凝作用之间的关系。对于阿哌沙班，虽然血药浓度和Xa因子的活性在比较宽泛的剂量区间呈现良好的线性关系，但 PT 和 APTT 似乎不能敏感地反映其真实的抗凝作用。对于利伐沙班而言，Xa因子的活性能够特异敏感地反映血药浓度，而 PT 则可用于使用利伐沙班前的出血风险筛查。

二、强心苷类药物

（一）强心苷类药物的特点

地高辛为由毛花洋地黄中提纯制得的中效强心苷，其特点是排泄快而蓄积小。地高辛在 TDM 的历史上具有里程碑式的意义，正是由于 Smith 和 Haber 对地高辛 TDM 的杰出研究，不仅使得 TDM 成为地高辛使用的常规手段，而且还为群体药代动力学的出现和发展奠定了基础。

地高辛治疗范围 0.5～2.0μg/L（心力衰竭患者：0.5～0.8μg/L），半衰期 36h。连续服药后 7～10d 可达到稳态血药浓度，TDM 取样时间一般在谷浓度或服药后 8h。地高辛的不良反应主要表现为电解质紊乱，中枢神经系统的干扰，视觉干扰，心律失常，传导阻滞，胃肠不适，皮疹等。可与地高辛发生相互作用的药物较多，P-gp 抑制剂可能增加地高辛浓度，如胺碘酮、唑类抗真菌药、卡维地洛、环孢素、大环内酯类抗生素、利托那韦、维拉帕米等；P-gp 诱导剂可能降低地高辛的浓度，如利福平、贯叶连翘、考来烯胺、新霉素、柳氮磺胺吡啶等。

地高辛治疗范围很窄，尽管在治疗范围内可能出现毒性，但在血浆浓度低于 0.8 μg/L 时很少出现不良反应。在老年人和肾功能损害（地高辛主要通过肾清除）、电解质紊乱（如低钾血症、低镁血症、高钙血症）、酸中毒、缺氧、甲状腺功能减退或者是同时服用 P-gp 抑制剂的患者中，地高辛毒性发生的风险增加。这就需要减少剂量，并对地高辛浓度和临床反应进行严密的监测。对于老年人和肾功能损害（肌酐清除率<60ml/min）患者，地高辛的负荷剂量应该减半。老年人中地高辛的维持剂量也应该减半，而在同时有几种肾功能损害的患者中，维持剂量在隔天应低于 62.5μg。对于心力衰竭患者，应该考虑降低靶点浓度，因为对于这些患者来说，高浓度可能增加发病率和死亡率。由于地高辛分析的重现性是基于地高辛的治疗过程，因此不同实验室和医疗从业人员对患者样本进行分析的结果可能很不一致。用不同的免疫分析法联合分析地高辛浓度可以同时报告未达到治疗效果浓度、治疗浓度和毒性浓度。产生这种差异的原因可能是由于不同厂家地高辛免疫分析方法中所用的抗体和患者血液中作用的物质不同。这些物质包括地高辛样免疫活性物质（大分子化合物，在一系列的临床疾病如充血性心力衰竭中会增加），也包括螺内酯及其代谢物坎利酮和其他类固醇药及中草药（如人参）。地高辛监测这种广泛的变化具有很重要的意义，因为它使药物浓度的影响难以解释，心率和不良反应的临床监测可能比 TDM 更有帮助。

（二）强心苷类药物进行 TDM 的方法

液相色谱-质谱联用（LC-MS）/质谱（MS）是测量地高辛的主要方法，主要用甲基叔丁基醚或氯仿进行液-液萃取，也可以用固相萃取提取方法，包括可以提高方法产出量的 96 孔板法。在所有的方法中，色谱柱都选择碳-18 和正离子电喷射。LC-MS/MS 法比免疫分析法特异性更高，这是一个优势，因为使用免疫分析法对地高辛定量的时候有很多物质都可以引起正向干扰，包括地高辛类似物、地高辛代谢物和螺内酯。然而，地高辛分析通常都是比较紧急的，用 LC-MS/MS 法在规定的时间内要提供一个结果可能比较困难，所以在很多实验室中仍然保留免疫分析法。为了达到 TDM 的目的，地高辛分析几乎专用酶免疫测定法（EIA）和荧光偏振免疫分析法（FPIA）。但是通常的免疫分析法可能不能将地高辛和其他药物（如螺内酯和地高辛代谢物）分开，并且和地高辛代谢物有大量的交叉反应。当同时服用地高辛抗体（用于治疗地高辛毒性）10d 或者更长时间时，地高辛分析也不可靠，主要是因为检测试剂盒上的地高辛抗体和体循环的 Fab 片段对地高辛的竞争性结合。此外，内源性物质[通常指地高辛类免疫反应性物质或因子（DLIS/DLIF）]也可能引起地高辛样效应。商业试剂盒对 DLIF 显示了不同的特异性。在试图通过超滤减少干扰来改善特异性的肾病患者、肝功能紊乱患者及新生儿中，DLIF 引起的问题就更多，但并不是在所有的样品中都如此。最近的单克隆抗体分析法改善了 DLIF 和地高辛代谢物的干扰，并且在地高辛特异性抗体片段（Digibind）存在的情况下也可给出可靠的游离地高辛浓度。因为存在这些可能的干扰和交叉反应，需要对地高辛浓度进行合理的解释，这也可以在一定程度上解释为什么在地高辛"治疗"浓度范围内患者有不同的反应。

三、胺 碘 酮

（一）胺碘酮的特点

胺碘酮属于常用的第三类抗心律失常药，在抑制心律失常的同时，可能改善心脏功能，长期服用时，可以延长强心剂的作用时间。然而，它在抗心律失常的同时还有致药物性心律失常及其他作用。这包括重要的钠通道阻滞作用，非竞争性抗交感神经作用和一定程度的钙离子通道阻滞作用。从 1960 年开始，胺碘酮就被广泛应用，最初是作为血管平滑肌松弛药用于心绞痛，后来作为抗心律失常药。现在包括澳大利亚在内的许多国家都主要将它作为抗心律失常药使用。因为胺碘酮特殊的药代动力学和非期望的不良反应，使得它的应用非常复杂。由于胺碘酮生物利用度（20%～80%）不同，消除半衰期通常为 35～40d，但也可以延长到 100d，使得胺碘酮的服用也很复杂。其主要代谢物（去乙基胺碘酮）在血液和组织中高浓度聚集，并且拥有与其主药相似的电生理特性。胺碘酮服药方案个体差异很大，但大多数临床医师在 1～8 周使用 600～2000mg/d 的负荷剂量，随后减少到 200～400mg/d 的维持剂量。当满足快速负荷时，胺碘酮可以静脉注射给药，但是抗心律失常作用在开始几个小时甚至用药后几天一般不会出现。

胺碘酮的很多不良反应都呈剂量依赖性，但是不同于依从性监测，血药浓度监测的作用有限，因为胺碘酮及其代谢物在组织中的浓度比血浆中高出许多。有些证据显示要达到疗效，要求胺碘酮血浆浓度在 0.5μg/ml 以上，但是还没有令人信服的数据表明实际的血浆浓度和抗心律失常作用之间的相关性。同样，虽然当浓度高于 2.5μg/ml 时，出现毒性的可能性更大，但其发生率与总用药量之间的关联性更可靠，这表明了药物随着时间在组织中蓄积的重要性。

胺碘酮有一系列潜在的重要的药物相互作用，特别是它可能增加血清地高辛水平和增强华法林的作用。当胺碘酮用于维持地高辛治疗方案时，血清地高辛浓度在一周内呈线性增加，直到达到新的稳态水平，这就可能导致重要的洋地黄毒性。恰当的办法是将地高辛剂量减半并且检测地高辛血浆浓度。服用华法林的患者同时服用胺碘酮时，INR 增大。此外，胺碘酮和 β 受体阻滞剂及钙离子通道阻滞剂合用时，可产生心脏抑制。

（二）胺碘酮的 TDM 方法

胺碘酮浓度的测定常使用高效液相色谱法（HPLC），可以将其和其活性代谢物（去乙基胺碘酮）分开。尽管其代谢物具有活性，但临床上治疗范围的确定也仅仅基于主药浓度的报告。这种做法本质上是有缺陷的，因为忽略了代谢物的浓度，由于去乙基胺碘酮是逐渐发挥作用的，所以单纯从胺碘酮的血药浓度不能准确估计其临床作用程度，其代谢物浓度在治疗范围的确定上可能比主药的作用更大。已经发表的监测方法有使用固相萃取和液-液提取的 LC-MS/MS 法。在固相提取中使用氘代胺碘酮作为内标，hydro-RP 作为分析色谱柱能够提供最好的灵敏度和线性。然而，还没有让人信服的证据说明不良反应的发展和胺碘酮的循环水平直接相关。

四、免疫抑制剂

（一）免疫抑制剂的特点

心脏移植后患者的管理在很大程度上依赖于免疫抑制剂方案的联合使用，包括磷酸酶抑制剂（CNI）[环孢素 A（CsA）、他克莫司（TAC）]和抗增殖剂[吗替麦考酚酯（MMF）、硫唑嘌呤（AZA）]、哺乳动物类西罗莫司靶蛋白（mTOR）抑制剂（西罗莫司，依维莫司）等。然而，这些药物过量使用会引起严重的不良反应，包括肾毒性和心血管疾病，并且治疗范围窄，而剂量不足又没有效果。免疫抑制剂也会增加感染和恶性肿瘤发生率，导致发病率和死亡率增加。除此之外，免疫抑制剂还可能与 T-细胞亚家族发生非特异性的作用。临床上相关的免疫抑制剂药物相互作用需要及时识别，增强药物浓度的监测和充分的剂量响应。

与他克莫司相反，环孢素的药物相互作用抑制霉酚酸（MPA）及其非活性代谢物酚化葡萄糖苷糖（MPAG）的肝肠循环，会导致环孢素治疗患者的 MPA 调整剂量浓度显著降低。当减少或停用环孢素或切换到他克莫司作为替代磷酸酶抑制剂时，会产生相反的作用，临床上需要考虑这一重要的药物相互作用。他克莫司和抗增殖剂（PSI）（西罗莫司和依维莫司）联用时，两种药物都需要减量，如果不调整剂量，药物的协同相互作用会导致肾毒性增加。尽管临床上还缺乏 PSI 和他克莫司之间重要的相互作用的案例，但在肾移植患者中，转换磷酸酶抑制剂时，需要密切监测 PSI 浓度。此外，当基于他克莫司免疫抑制方案中的糖皮质激素大量减少或停用时，需要适量增加他克莫司的浓度。MMF 的药代动力学会随着联合使用的免疫抑制剂（CsA 和 TAC）不同而不同。TAC 在药代动力学和药效动力学上有高度的个体间和个体内差异，如果所有患者都服用统一的剂量，会增加治疗失败的风险。TAC 血药浓度-剂量关系还与 CYP3A5 多态性密切相关。在这个提倡个体化治疗的时代，需更加关注临床上相关的免疫抑制剂相互作用。免疫抑制是排斥率和免疫学及非免疫学不良反应的精细平衡。为了控制用药不足或用药过量，免疫抑制剂的 TDM 是至关重要的。

（二）免疫抑制剂的 TDM 方法

虽然免疫抑制剂常用的定量方法是免疫分析法，但由于免疫分析法会与它们的代谢物发生非特异性的交互作用，其可靠性受到质疑。而相比于其他技术，HPLC-MS/MS 具有高特异性和灵敏度，因此在免疫抑制剂的 TDM 中成为越来越重要的工具。HPLC-MS/MS 在免疫抑制剂的 TDM 中优于免疫分析法，然而，HPLC-MS/MS 也有其局限性。内标的选择和评价，色谱柱的选择和流动相的洗脱对 HPLC-MS/MS 分析方法的可靠性都极为重要。TDM 主要用于监测药物浓度，虽然在不同患者中药物浓度和剂量都是相同的，但却有不同的效果。并且由于多种免疫抑制剂的使用可能会产生相加、协同或拮抗的药理作用，因此，仅仅进行血药浓度监测是不够的，还需要进行药效学监测。

近年来，除了测量浓度之外，测量生物标志物可能有助于预测不同患者的临床疗效。这些生物标志物可以是主要药物靶点（如 IMPDH），也可以是次要调节介质。然而，鉴于 TDM 在常规实验室评价中已经很完善，遗传药理学和药效学指标监测多处于主要临床试验中阶段。在过去几年中，一系列不同的、和免疫抑制剂药效动力学效应直接或间接相关的生物标志物已经被研究出来，或正在被研究作为引入到临床实践中的潜在候选物，如 sCD30 和 CD4+等。但生物标志物方法作为常规临床方法的研究和建立是一个长期的、逐步的过程，需要整个领域科学家的共同合作。

第七节　正确分析 TDM 结果与合理调整给药方案

由于心血管药物的不良反应都与剂量相关，因此 TDM 被认为是改善疗效、降低不良反应的有效方法。如果 TDM 结果与药物的 PK/PD 特征相结合将会对优化治疗方案提供极大的帮助，这种基于 TDM 的定量给药方法即靶浓度策略。图 21-1 列出了靶浓度策略的要点。从图中可知，从初始治疗方案到患者 TDM 和剂量调整，靶浓度策略中的药动学和血药浓度测定是组成一个治疗方案必不可少的部分。

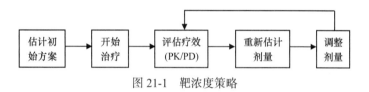

图 21-1　靶浓度策略

上文提到，Smith 和 Haber 对地高辛 TDM 的杰出研究，使得 TDM 成为地高辛使用的常规手段。下面就以 Smith 和 Haber 的研究并结合最新的进展来讨论如何根据 TDM 的结果，合理调整给药方案。

地高辛的临床应用超过 200 多年的历史，用于各种急性和慢性心功能不全及室上性心动过速、心房颤动和心房扑动等。但地高辛治疗窗窄，治疗量与中毒量之间距离小，治疗量已接近 60%的中毒剂量，故易产生毒性作用。Smith 和 Haber 对使用地高辛的 179 例患者进行了分析，这些患者中有 131 例的心电图数据没有出现毒性表现，48 例的心电图数据显示出现了毒性作用表现。首先，研究者分析了这两组患者给药剂量和血药浓度的数据，见表 21-2。

表 21-2　地高辛剂量、血药浓度与毒性反应

	非毒性反应组	毒性反应组	P 值*
n	131	48	
剂量（mg/d）均值±SD			
	0.31±0.19	0.36±0.19	>0.05
范围	0.0625~1.0	0.125~1.0	
血清浓度（ng/ml）均值±SD			
	1.4±0.7	3.7±1.0	<0.001
范围	0.3~3.0	1.6~13.7	

*，t 检验。

从表 21-2 可知，毒性反应组患者的血药浓度明显高于非毒性反应组。研究者对结果进一步分析发现，当地高辛血药浓度低于 1.6ng/ml 时，患者没有出现毒性症状，而当地高辛血药浓度高于 3ng/ml 时，患者均出现了毒性症状。但是，当血药浓度位于 1.6～3.0ng/ml 时，患者可能会出现毒性反应也可能不会出现毒性反应。具体情况见图 21-2。

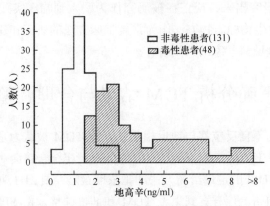

图 21-2　179 例患者地高辛血药浓度的分布

为了解释这种模棱两可的情况，研究者进一步分析临床资料发现，当地高辛的血清浓度低于 2.0ng/ml 时，所有的中毒患者都伴有冠心病。而在地高辛血清浓度高于 2.0ng/ml 的 10 例未出现毒性反应的患者中，有 4 例正在使用抗心律失常药物。抗心律失常药物可能掩盖了地高辛中毒的心电图证据。为此，研究者最终给出了 TDM 的指导方针，即地高辛的安全有效浓度范围是 0.8～1.6ng/ml；可能出现中毒症状的血药浓度范围是 1.6～3.0ng/ml；地高辛很可能出现中毒的血药浓度为大于 3.0ng/ml。尽管对地高辛血药浓度的解释有些模糊，但是对照实验显示，通过检测地高辛血药浓度能够显著降低地高辛毒性反应的发生率。

地高辛血药浓度的推荐值很大程度上是根据地高辛的毒性或测量收缩力终点来确定的，然而理想的地高辛血药浓度范围目前仍然没有被确定。虽然对于心房颤动患者，对心率的检测是地高辛剂量调整的推荐依据，但是该推荐是基于窦性心律的充血性心力衰竭患者。最近的研究已经集中在伴有慢性心力衰竭患者的长期临床效果研究上。例如，地高辛调查组（digitalis investigation group）试验通过对 1000 例患者的临床研究发现，地高辛降低了充血性心力衰竭患者的住院时间及致死率，但相对于对照组并没有降低总死亡率。对这些数据进一步进行回顾性分析发现，地高辛仅降低了血药浓度在 0.5～0.9ng/ml 的患者死亡率，而更高浓度的地高辛血药浓度反而会升高死亡率，提示虽然地高辛血药浓度在 0.8～1.6ng/ml 范围时或许不会出现毒性反应，但将血药浓度维持在 0.5～0.9ng/ml 是最佳的治疗浓度。

第八节　心血管药物 TDM 新进展

由于部分心血管药物的治疗指数低，且没有便于监测的临床观察指标，因此对于这类心血管药物开展 TDM 能够促进合理用药和用药的个体化。目前，在技术环节上，开展 TDM 已经没有障碍；现在最主要的问题是如何更佳充分地使用 TDM 产生的数据，进而指导临床实践。值得一提的是，随着群体药代动力学的发展，使用群体动力学的手段分析 TDM 数据，将会对个体化给药产生极大的推动作用。虽然群体药代动力学在确定药物的负荷剂量与维持剂量中有重要作用，但也有一些缺陷，主要在于没有考虑到临床试验中不同个体对药物响应的异质性。

随着人类基因组整体测序的发展，药物基因组学也越来越重要，特别是在药物的吸收、分布、消除中，基因多态性起着至关重要的作用。在药物吸收和分布过程中，转运蛋白 ABC 家族（如 P-gp、、BCRP 和 MRP）和 SCL 家族（如 OATP1B1、OATP1B3、OAT3 和 OCT2）起着重要的作用。在药物消除方面，多种酶基因表达的多态性（如 CYP 450 家族、HLA*B5701、ADH 和 ALDH、HLA-B* 1502 、BCR-ABL、VEGF、UGT1A1 等）都会影响药物的代谢，而研究的最透彻的是 CYP2D6。CYP2D6 具有多态现象，其等位基因突变可引起酶活性缺失或下降，而基因复制、多重复制及放大会导致 CYP2D6 活性增加。药物基因组检测在肿瘤药物、心血管药物、精神病药物中都有运用。

在运用药物基因组检测时要遵循以下几个原则：药物本身的疗效差异大、有可用的替代疗法、目前技术的预测能力低、有意义的临床结果、经济上可行。在实际使用时，必须严格地验证检测方法的分析敏感性、特异性和阳性预期。从发现编码药理学上重要蛋白的 DNA 突变到研发一个临床有用的药物基因组检测有很多误区，如遗传变异检测不充分、已知的遗传变异分析不足、不明确的生物标志物表型、在错误的人群中进行不恰当的验证尝试、与临床的无效沟通等。因此，只有综合考虑到每一个方面，才能很好地应用药物基因组学的原理进行 TDM。随着人们研发出具有适当敏感性、特异性和可重复性的检测技术，相信每个患者都可以基于自己的基因型或表型，用个体化剂量的药物治疗疾病，或直接针对特异治疗靶点而使用不同的药物。

（田　蕾　樊朝美）

参 考 文 献

陈晓光，2010.新药药理学.2 版. 北京：中国协和医科大学出版社，131-133.

李家泰，1998.临床药理学.2 版. 北京：人民卫生出版社，105-117.

王广基，2005.药物代谢动力学. 北京：化学工业出版社，94-97.

Adams KF Jr，Gheorghiade M，Uretsky BF，et al，2002. Clinical benefits of low serum digoxin concentrations in heart failure. J Am Coll Cardiol，39：946-953.

Adaway JE，Keevil BG，2012. Therapeutic drug monitoring and LC-MS/MS. J Chromatogr，883-884（4）：33.

Al-Khazaali A，Arora R，2014. P-Glycoprotein：a focus on characterizing variability in cardiovascular pharmacotherapeutics.Am J Ther，21：2-9.

Aucella F，Lauriola V，Vecchione G，et al，2013. Liquid chromatography-tandem mass spectrometry method as the Golden standard for therapeutic drug monitoring in renal transplant. J Pharmaceut Biomed. 86：123-126.

Baranowska I，Magieraa S，Baranowskibet J，2013. Clinical applications of fast liquid chromatography：a review on theanalysis of cardiovascular drugs and their metabolites.J Chromatogr B，927：54-79.

Campbell TJ，Williams KM，1998. Therapeutic drug monitoring：antiarrhythmic drugs. Br J Clin Pharmacol，46（4）：307-319.

Carlquist JF, Anderson JL, 2011.Using pharmacogenetics in real time to guide warfarin initiation: a clinician update. Circulation, 124: 2554-2559.

Cuker A, Siegal DM, Crowther MA, et al, 2014. Laboratory measurement of the anticoagulant activity of the non-vitamin K oral anticoagulants. J Am Coll Cardiol, 64: 1128-1139.

Ehle M, Patel C, Giugliano RP, 2011. Digoxin: clinical highlights: a review of digoxin and its use in contemporary medicine.Crit Pathw Cardiol, 10 (2): 93-98.

Eliasson E, Lindh JD, Malmström RE, et al, 2013. Therapeutic drug monitoring for tomorrow.Eur J Clin Pharmacol, 69 (Suppl 1): S25 -32.

Harenberg J, Giese C, Marx S, et al, 2012. Determination of dabigatran in human plasma samples. Semin Thromb Hemost, 38: 16-22.

Jacobs LG, 2008. Warfarin pharmacology, clinical management, and evaluation of hemorrhagic risk for the elderly.Cardiol Clin, 26 (2): 157-167.

Jones KW, Patel SR, 2000. A family physician's guide to monitoring methotrexate. Am Fam Physician, 62(7): 1607-1612.

Jorgensen AL, Fitzgerald RJ, Oyee J, et al, 2006. Influence of CYP2C9 and VKORC1 on patient response to warfarin: a systematic review and meta-analysis. PLoS One, 7 (8): e44064.

Katayama T, 2015.Practice of drug monitoring based on comprehensive pharmaceutical judgment. Yakugaku Zasshi, 135 (2): 169-174.

Koch-Weser J, 1972.Serum drug concentrations as therapeutic guides. N Engl J Med, 287: 227-231.

Kuypers D, 2008. Influence of interactions between immunosuppressive drugs on therapeutic drug monitoring.Ann Transplant, 13 (3): 11-18.

Lindh JD, Holm L, Andersson ML, et al, 2009. Influence of CYP2C9 genotype on warfarin dose requirements—a systematic review and meta-analysis. Eur J Clin Pharmacol, 65: 365-375.

Nwobodo N, 2014. Therapeutic drug monitoring in a developing nation: a clinical guide. JRSM Open, 5 (8): 2054270414531121.

Seger C, 2012. Usage and limitations of liquid chromatography-tandem mass spectrometry (LC-MS/MS) in clinical routine laboratories.Wien Med Wochenschr, 162: 499-504.

Smith TW, Haber E, 1970. Digoxin intoxication: the relationship of clinical presentation to serum digoxin concentration. J Clin Invest, 49: 2377-2386.

Stangier J, Feuring M, 2012. Using the HEMOCLOT direct thrombin inhibitor assay to determine plasma concentrations of dabigatran. Blood Coagul Fibrinolysis, 23: 138-143.

Stemer G, Lemmens-Gruber R, 2010. Clinical pharmacy services and solid organ transplantation: a literature review.Pharm World Sci, 32: 7-18.

The Digitalis Investigation Group, 1997. The effect of digoxin on mortality and morbidity in patients with heart failure. N Engl J Med, 336: 525-533.

Van Cott TE, Yehle KS, DeCrane SK, et al, 2013. Amiodarone-induced pulmonary toxicity: case study with syndrome analysis. Heart Lung, 42 (4): 262-266.

van Ryn J, Stangier J, Haertter S, et al, 2010. Dabigatran etexilate—a novel, reversible, oral direct thrombin inhibitor: interpretation of coagulation assays and reversal of anticoagulant activity. Thromb Haemost, 103: 1116-1127.

Wieland E, Olbricht CJ, Süsal C, et al, 2010. Biomarkers as a tool for management of immunosuppression in transplant patients.Ther Drug Monit, 32: 560-572.

Woodcock J, 2007.The prospects for "personalized medicine" in drug development and drug therapy.Clin Pharmacol Ther, 81 (2): 164-169.

第四篇

心血管病药物基因组学及临床意义

第二十二章　药物基因组学及其在心血管药物中的应用

第一节　药物基因组学的发展史及研究意义

药物基因组学（pharmacogenomics）是在药物遗传学（pharmacogenetics）基础上发展而来的，是研究人类基因组信息和药物反应的关系，利用基因组学信息解答不同个体对同一药物反应存在差异的原因。药物基因组学所研究的内容包括影响药物吸收、转运、代谢、清除、药物靶分子及与药物效应有关的基因的多态性与药物效应及不良反应之间的关系，在分子水平上证明和阐述药物疗效、药物作用的靶位、作用模式和毒副作用。以此为平台指导合理用药、提高药物作用有效性、减少药物不良反应及指导新药开发，从而提高疾病的治疗质量。药物基因组学是以提高药物疗效及安全性为目标，进而指导临床合理用药，开展个性化治疗。

早在 20 世纪 50 年代，人们就发现不同的遗传背景会导致药物反应的差异。例如，遗传性葡萄糖-6-磷酸脱氢酶缺陷患者在接受抗疟药伯氨喹治疗后，会引发严重的溶血。1959年 Vogel 提出的“遗传药理学”是药物基因组学的雏形。但是，当时仅是从单基因的角度研究遗传因素对药物代谢和药物反应的影响，特别是遗传因素引起的异常药物反应。20 世纪 80 年代，机体产生药效方面的遗传差异引入遗传药理学中。20 世纪 90 年代，随着分子生物学和分子遗传学快速发展及人类基因组计划的实施，基因的多态性不断被发现，人们逐步认识到药物在进入人体后的所有过程均与基因有关。1997 年，Abbott 和 Genenset 两大制药公司共同发起了药物基因组计划，随后多家公司加入。同年，美国食品药品监督管理局（food and drug adminstration，FDA）和欧洲药品评价局（European medicines evaluation agency，EMEA）发表了药物基因组学的指导性文件，要求制药企业在药物开发过程中，提供药物代谢及相互作用的药物基因组学数据，为药物使用剂量提供依据。这标志着药物基因组学时代的到来。2005 年，美国 FDA 颁布了《药物基因组学数据报送——新药开发行业指南》，要求新药申报时，须提供药物基因组学资料。同年，“药物基因组学知识库”（PharmGKB）设立。2004 年 12 月 FDA 批准了第一个实验室遗传学检验方法——“Amplichip 细胞色素 P450 基因分型试验”，主要用于对 CYP2D6 的基因变异进行检测。2007 年 FDA 批准修改华法林的药品说明书，在其中增加了药物基因组学信息；同年，FDA 批准了华法林药物基因组学检测方法，用以判断华法林用量。截止到 2015 年，美国 FDA 在已批准的 140 余种药物的药品标签中增加了药物基因组学信息，涉及药物基因组生物标记物 42 个。心血管药物有 10 种。目前美国已有超过 1/4 的患者使用的药物，涉及以药物基因组学为主要技术手段的个体化药学服务。

2015 年 1 月底，美国宣布正式启动“精准医疗计划”（percision medicine initiative）。

精准医疗（precision medicine，PM）是一种基于患者"定制"的医疗模式，根据患者的临床信息，应用现代遗传技术、分子影像技术和生物信息技术，结合患者的生活环境和方式，实现精准的疾病分类和诊断，制订个性化的疾病预防和治疗方案。精准医疗的概念是"个体化医疗"的延伸，是在生物分子基础上的、因人因病而异的、更加精确的个体化医疗。患者个人的遗传信息（基因组）是精准医疗的支撑基础，即对基因组信息的详细注释及临床化使用，才能保证精准医疗的实施。所以，美国"精准医疗计划"拟通过数年甚至几十年的时间，完成一百万人的基因组测序，建立"史无前例的大数据"，包括生物样本、个人的基因组数据、临床、电子健康记录和饮食生活等信息，并将这些数据加以整合分析，以确定预测疾病风险更适合、精准的生物标记物或者目标，寻找到更多疾病发生的科学依据，以改进现有诊断、治疗的策略，打通从基因组数据到临床应用的道路。最终在健康和医疗保健各个方面实现精准医疗。药物的个体化治疗是精准医学中必不可少的一个方面，而药物基因组学在鉴别药物治疗中的有效和无效、避免不良事件和选择最合适的药物剂量等方面起到了重要的作用。所以，要实现这一惠及所有人的目标，其中较为重要的一个环节就是药物基因组学在医学实践中的应用。

我国的药物基因组学研究发展迅速。多家大学、研究机构已经在此方面取得了不少成果。有条件的医院也已开始尝试将药物基因组学用于指导临床用药，如指导华法林的用药剂量。纵观药物基因组学的发展历史，它是随着人类基因组计划的实施而逐渐发展起来的。

第二节　药物基因组学的研究方法

将药物基因组学结果应用于临床，分子诊断技术必不可少，目前临床上常用的检测单核苷酸多态性（SNP）的技术有测序技术、基因芯片技术、实时荧光定量 PCR 技术。这些技术日趋成熟，正朝着高通量、更准确、更灵敏的方向发展，成为保障人类健康最重要的生物技术之一。现简要介绍一下这些技术。

1. 测序技术　是现代分子生物学研究中最常用的技术之一。1977 年第一代测序技术出现，经过近 40 年的发展，现在以高通量为特点的第二代测序技术已成熟并商业化，以单分子测序为特点的第三代测序技术也已问世。

第一代测序技术，现在广泛应用的一代 DNA 自动测序仪是基于荧光标记和 Sanger 的双脱氧链终止法原理：由于双脱氧核苷三磷酸（ddNTP）的 2' 和 3' 都不含羟基，在 DNA 合成过程中不能形成磷酸二酯键，因此中断 DNA 合成反应。在反应体系中分别加入一定比例的不同荧光标记的 4 种 ddNTP（ddATP、ddCTP、ddGTP 和 ddTTP），当 DNA 合成时，若末端掺入单脱氧核苷，链就可以继续延长；若链的末端掺入双脱氧核苷时链就停止延长，由于 ddNTP 掺入位置不同，产生了一系列长度不等的核酸片段，毛细管电泳时，激光检测器就可依次对通过的片段上的荧光分子进行检测，并通过软件自动将这些不同的荧光分子转变为 DNA 序列，从而达到测序的目的。人类基因组计划（human genome project，HGP）就是基于第一代 DNA 测序技术完成的。其主要特点是测序读长可达 1000bp，准确性高达 99%，但有测序成本高、通量低等缺点，严重影响了其真正大规模的应用。因而第一代测序技术并不是最理想的测序方法。

　　第二代测序技术，也叫新一代测序技术（next-generation sequencing，NGS）。基于非 Sanger 测序原理，其主要原理是将片段化的基因组 DNA 两侧连上接头，随后用不同的方法产生几百万个空间固定的 PCR 克隆阵列，每个克隆由单个片段的多个拷贝组成，然后进行引物杂交和酶延伸反应，由于所有的克隆都在同一平面上，这些反应就能够大规模平行进行，每个延伸反应所掺入的荧光标记的成像检测也能同时进行，由于 DNA 序列延伸和成像检测不断重复，最后经过计算机分析就可以获得完整的 DNA 序列信息。目前二代测序代表技术有 Roche 公司的 454 技术（焦磷酸法）、Illumina 公司的 Solexa、Hiseq 技术和 ABI 公司的 Solid 技术。其最显著的特征是高通量，一次能对几十万到几百万条 DNA 分子进行测序，测序成本大幅度降低，测序速度提高，并且保持了高准确性。以前完成一个人基因组的测序需要 3 年时间，而使用二代测序技术则仅仅需要 1 周，但在序列读长方面比第一代测序技术则要短很多。目前二代测序技术已经成为基因组学研究的重要工具，在基因组的 de novo 重测序、转录组、表观遗传学研究中发挥了重要作用，并逐渐应用于个性化医疗和遗传诊断等临床服务。

　　第三代测序技术，由于二代测序技术需要 PCR 扩增，此过程可能引入突变或者改变样品中核酸分子的比例关系；另外，二代测序的读长普遍偏短，在进行数据拼接时会遇到麻烦。为了克服这些缺点，2008 年另一类非 Sanger 原理的 DNA 测序技术诞生，这类基于单个分子信号检测的 DNA 测序被称为单分子测序（single molecule sequencing，SMS）或第三代测序（third generation sequencing，TGS）。与前两代相比，它最大的特点就是单分子测序，测序过程无须进行 PCR 扩增。据预测，TGS 将比 NGS 具有更快的速度和更低的成本，人类基因组测序的成本有望降到 1000 美元以下。第三代测序技术以单分子实时测序和纳米孔为标志技术，主要包括 PacBio 的 SMRT、Oxford 的 Nanopore 及其他一些尚处于实验室阶段的技术，如电镜测序，蛋白质晶体管测序等。目前较为成熟的有两种：①PacBio 单分子实时（single molecule real-time，SMRT）测序技术，也是应用了边合成边测序的思想，并以 SMRT 芯片为测序载体。SMRT 芯片是带有很多零级波导（zero-mode waveguides，ZMW）的纳米结构的厚度为 100nm 的金属片。将 DNA 聚合酶、待测序列和 4 种不同荧光标记的 dNTP 放入 ZMW 孔的底部进行合成反应，在碱基配对阶段，不同碱基的加入，会发出不同的光，根据光的波长与峰值可判断进入的碱基类型。SMRT 的一大优势是超长的读长，平均读长约 8.5kb，是目前商品化三代测序仪中读长最长的。一个 SMRT 孔单次运行产生的数据量约为 400mb，样本制备时间需要 8～10h，测序时间 45～90min，如果同时运行多个 SMRT cell，则一天能够产生最多 6.4gb 的数据。②Oxford Nanopore Technologies 公司所开发的纳米单分子测序技术是基于电信号的。该技术是使用 a 溶血素为材料制作纳米孔，孔内共价结合氨基化环糊精配体。当 DNA 碱基通过纳米孔时，碱基与环糊精相互作用，从而短暂地影响流过纳米孔的电流强度，通过电流变化幅度可分辨出 4 种不同的碱基。该项技术的核心有两点：一是精密可靠的外切酶固定方式，确保被切下来的核苷酸能够严格地、单一地落入并通过纳米孔；二是纳米孔中的电流感应方式。该技术的优点是读长很长，大约在几十 kb，甚至 100kb；通量很高（人类基因组有望在一天内完成）；样品制备简单又便宜。第三代测序技术相比于第二代，在序列读长、测序通量和试剂成本上均有显著优势，但唯一不足的是测序错误发生率高，但是这可以通过多重测序校正和数据分析体系解决。此外，基于纳米技术的三代测序反应还有两个应用是二代测序所不具备的：分别是直接测 RNA 的序列和直接测甲基化的 DNA 序列。虽然单分子测序技术还不够成熟，但潜力无限。目前 DNA 的测序结果仍是分子诊断学的金标准，国外分子诊断检测平台的主流技术仍是测序，包括 Sanger 测序、二代测序、焦磷酸测序等。

2. 基因芯片技术　基因芯片（gene chip），又称 DNA 微阵列（microarray），是将数以万计的靶基因或寡核苷酸片段固化于支持物表面上，产生探针阵列，通过核酸杂交以检测 DNA 序列的技术。常见的技术平台有固态芯片、液态芯片等。该技术主要包括四个基本环节：微阵列芯片制备、样品的准备和标记、生物分子反应（杂交）和信号的检测及数据分析处理。目前微阵列技术集中应用在以下几个方面：基因表达谱分析、比较基因组学、微生物和病毒基因分型检测、单核酸多态性分析、基因分型、药物筛选、产前诊断、司法鉴定等，但是目前只有 8.5% 的芯片用于临床诊断。芯片技术的主要特点是高通量、并行性、高灵敏度、微型化、自动化。该技术也存在以下缺点：①所需的设备昂贵。②样品制备、标记过程复杂，耗时过长。③芯片用于检测缺少统一的标准化，不同的技术平台判定阳性信号的标准不同。④样品制备、基因扩增、核酸标记及检测受制于仪器的研制和开发。⑤不能进行定量分析。所以 DNA 芯片也可能受到新一代测序技术的影响。国外的生物芯片开发较早，许多成熟生物芯片的检测平台已逐渐应用于临床，如 Roche/Affymetrix 的 CYP450 芯片（检测药物代谢相关基因 CYP2D6 和 CYP2C19），Agendia 公司的 Mammaprint 芯片（检测乳腺癌相关基因），已获得美国 FDA 的批准应用于临床实验室。国内的生物芯片检测平台虽然起步较晚，但进步很快，已有获得 CFDA 批准的生物芯片产品，如上海百傲科技股份有限公司的 CYP2C19 基因检测、*ALDH2*（GLu504Lys）检测和 *VKORCI* 基因检测，博奥生物有限公司的遗传性耳聋基因检测、抗核抗体（8 项）等。

3. 实时荧光定量 PCR 技术　该技术是在 PCR 反应体系中加入荧光基团，实时监测整个 PCR 反应过程中的荧光信号的变化，最后通过标准曲线对模板进行分析的方法。实验室常用 TaqMan 探针法对 SNP 进行检测。TaqMan 探针是特异性地针对目的片段设计的带有荧光标记的互补单链序列，是一对分别针对 SNP 2 个等位基因标记的探针。PCR 时，当探针与 DNA 模板完全匹配结合后，Taq 酶利用其 3'到 5'外切核酸酶的活性，切断探针，产生荧光信号，根据荧光信号而判定基因型，由于两种探针分别标记两种荧光染料，就可以在一次 PCR 反应中完成对单个 SNP 位点的基因型判定。荧光 PCR 技术具有特异、敏感、快速、简便、重复性好、易自动化的优点，是我国目前临床分子诊断的主流技术之一。但其也存在一些缺陷，如一次只能检测一个或几个目标基因，无法实现同时对大量目标基因进行高通量的检测。在心血管药物方面，国内针对此方法已经开发并且获得了多个 CFDA 批件的试剂盒，如人类 CYP2C9（*3）、VKORC1（–1639 G＞A）、CYP2C19（*2、*3 和 *17）、SLCO1B1（SLCO1B1*1a（388A-521T）、SLCO1B1*1b（388G-521T）、SLCO1B1*5（388A-521G）、SLCO1B1*15（388G-521G））、ApoE（526C＞T 和 388T＞C）、ALDH2 基因（硝酸甘油）多态性检测。

第三节　药物基因组学在心血管药物中的应用

药物基因组学服务于医学,简单地说就是根据患者的基因型指导用药,秉承两个原则,第一是某些药物只适用于特定的基因型患者,其他基因型的患者则效果不佳;第二是某些药物用于特定基因型的患者时,剂量需要调整。表 22-1 列出了美国 FDA 2015 年公布的药品说明书中增加药物基因组学信息的心血管药物,有关基因组生物标记物的信息包含在药品说明书中的多个环节,如药物暴露和临床反应变异性的关系、不良事件的风险、基因型特异的剂量、药物作用机制等。

表 22-1　FDA 2015 年公布核准修改药品说明书中药物基因组学的生物标记物信息

药物	治疗领域	生物标记物	警示表型	说明书更改部分
卡维地洛	心脏病学	CYP2D6	CYP2D6 弱代谢者	药物相互作用,临床药理学
氯吡格雷	心脏病学	CYP2C19	CYP2C19 中间或弱代谢者	黑框警告,剂量和处置,警告和注意事项,临床药理学
单硝酸异山梨酯和肼屈嗪	心脏病学	NAT1-2	慢乙酰化者	临床药理学
美托洛尔	心脏病学	CYP2D6	CYP2D6 弱代谢者	临床药理学
普拉格雷	心脏病学	CYP2C19 CYP2C9 CYP3A5 CYP2B6	CYP2C19弱代谢者 CYP2C9 变异携带者 CYP3A5 变异携带者 CYP2B6 变异携带者	在特殊人群使用,临床药理学,临床研究
普罗帕酮	心脏病学	CYP2D6	CYP2D6 弱代谢者	剂量和处置,警告和注意事项,临床药理学
普萘洛尔	心脏病学	CYP2D6	CYP2D6 弱代谢者	临床药理学
奎尼丁	心脏病学	CYP2D6	CYP2D6 弱代谢者	注意事项
替格瑞洛	心脏病学	CYP2C19	CYP2C19 弱代谢者	临床研究
华法林	心脏病学 血液学	CYP2C9	CYP2C9 中间或弱代谢者 VKORC1 A 等位基因携带者	剂量和处置,药物相互作用,临床药理学
		VKORC1	Protein S 缺乏者 Protein C 缺乏者	
		PROS PROC		警告和注意事项

1. 华法林　是临床常用的预防血栓栓塞性疾病口服药物,已有 60 年的历史了,但存

在明显个体差异，其日维持剂量个体差异变化从 0.6～15.5mg/d 不等。其中，VKORC1 和 CYP2C9 基因多态性是华法林个体剂量差异的两个主要影响因素，分别解释约 37% 和 7% 的剂量差异。美国 FDA 于 2007 年 8 月修改华法林用药标签，提示基因型检测有助于调整华法林给药剂量。2009 年美国 FDA 再次修改华法林用药标签，并根据患者 VKORC1 和 CYP2C9 基因型确定华法林起始剂量。依据患者基因型并结合患者临床信息进行华法林个体化给药，可明显提高华法林抗凝达标率，降低抗凝并发症，减少患者再住院率。因此，建议在使用华法林前进行 CYP2C9*3 和 VKORC1 基因检测，依据患者基因型指导华法林给药剂量。下面对影响华法林剂量的主要基因做简要阐述。

（1）CYP2C9 基因：华法林是由 S-华法林和 R-华法林对映体组成的消旋体，其中生物活性较高的 S-华法林由 CYP2C9 代谢，生物活性较低的 R-华法林则由 CYP3A4、CYP2C19 和 CYP1A2 代谢。CYP2C9 的 SNP 多态性对华法林的代谢影响较大。现在已经确认 CYP2C9 基因有 30 多个 SNP，CYP2C9*1 为野生型，其余为变异型，CYP2C9*2（rs1799853，c.430C>T）和 CYP2C9*3（rs1057910，c.1075A>C）是影响华法林剂量的主要位点，在白种人中 CYP2C9*2 和 CYP2C9*3 变异频率分别是 11% 和 7%。在中国人，CYP2C9*2 非常罕见，而 CYP2C9*3 的频率为 5%；在非裔美国人，CYP2C9*2 和 CYP2C9*3 位点变异极为罕见。携带一个 CYP2C9*2 或 CYP2C9*3 等位基因变异的患者，华法林在肝脏的清除率只有野生型患者的 32% 或 15%，从而延长华法林半衰期，因此，服用华法林稳定剂量也比野生型患者分别低 17%～19% 或 33%～37%；所以携带 CYP2C9*2 和 CYP2C9*3 变异者所需华法林剂量明显降低，达到稳态所需时间更长；在同等剂量时，INR 值偏高，发生出血事件的风险增大。CYP2C9 基因型可评价 7%～10% 的华法林剂量的变异。

（2）维生素 K 环氧化物还原酶复合物 1（VKORC1）基因：VKORC1 是华法林作用靶点，是维生素 K 循环中的限速酶。华法林通过抑制维生素 K 环氧化物还原酶的作用，使其不能被还原，从而抑制凝血因子 Ⅱ、Ⅶ、Ⅸ、Ⅹ 的活化及其抗凝作用。VKORC1 基因启动子区，存在一个非编码单核苷酸多态性（SNP）-1639 G>A，-1639A 等位基因携带者，维生素 K 环氧化物还原酶表达量低，华法林所需剂量小。这种关系已经在多个人群中观察到，包括黑种人、黄种人和白种人中。但是不同种族该位点的变异频率不同，-1639 A 等位基因频率在白种人、中国人和非洲裔美国人中分别是 40%、90% 和 11%，所以在白种人中使用较低剂量华法林的人仅占 40%，而 90% 的中国人需要使用低剂量的华法林，这是不同种族间华法林剂量差异的重要原因之一。VKORC1 基因可解释白种人和中国人 20%～25% 的剂量变异，但它仅解释非洲裔美国人 6% 的剂量变异。除-1639 SNP 位点外，VKORC1 基因还有多个 SNP 位点与华法林剂量有关，但作用均弱于该位点，1173 位点与-1639 位点强烈连锁不平衡，所以，现在临床通常检测-1639 或 1173 位点 SNP 用以判断华法林剂量。

（3）CYP4F2 基因：CYP4F2 负责维生素 K 到羟基维生素 K 的代谢，消耗维生素 K 循环中有活性的维生素 K。SNP rs2108622（c.1297G>A；p.V433M）等位基因的变异，可导致 CYP4F2 酶活性下降，减少维生素 K 的代谢，使维生素 K 浓度升高。CYP4F2 野生型 GG 的代谢活性最高，纯合突变型 AA 代谢活性最低，杂合子 CT 基因型介于两者之间，所以达到相同的抗凝效果，CYP4F2 A 等位基因变异患者需要提高华法林剂量。很多研究显示：校正了 VKORC1 和 CYP2C9 之后，在白种人和亚洲人中，CYP4F2 仍是独立的预测剂量的因素，然而，它只能解释 1%～2% 的华法林剂量变异，在中国人中 CYP4F2 可解释约 6% 的剂量变异，但是在非洲裔美国人中没有获得该结果。

目前世界各国基于遗传因素已经建立了 20 多种预测华法林剂量的模型。我国也有 10 余种模型报道，模型的参数主要包括两方面：一方面为与华法林剂量有关的基因多态性，有 VKORC1、CYP2C9、CYP4F2、PROC、APOE、CALU、GGCX 等；另一方面，包括人口学特征及临床信息：主要有性别、年龄、身高、体重、种族及合并用药（胺碘酮、地高辛等）等，有的模型还增加了疾病（高血压、糖尿病等）的情况。模型的建立具有地域差异，如仅针对中国南方的患者、北方患者或者中部地区，也有包括全国范围内的。不同模型解释华法林稳定剂量的个体差异为 45%～68% 不等。主要是针对人工瓣膜置换术、心房颤动及肺血栓栓塞的中国汉族患者服用华法林稳定剂量而建立的（表 22-2 为我国已经发表的模型，供医生参考）。国际华法林药物基因组联合会（IWPC）收集了 5700 例来自 4 大洲 9 个国家的 21 个研究机构使用华法林达到稳定临床疗效的患者信息，建立了 IWPC 模型，是目前涉及病例规模最大的模型，该模型可解释华法林个体剂量差异 47%。究竟何种模型更适合中国人？对于我国公布的模型，与 IWPC、日本及多个白种人的模型相比，中国和日本的模型的平均绝对误差（MAE）最小，我国的模型理想预测剂量范围内（在实际华法林剂量的 ±20% 范围之内，ideal estimation value，IEV）百分率最高，且初步验证的准确率在 50%～65%，而 IWPC 预测模型则倾向于低估中国汉族人群华法林的剂量。在日服用剂量≤3mg/d 的患者中，我国的模型有较好的预测效力，在 >3mg/d 和 <7mg/d 剂量范围内，白种人的模型 IEV 较高，在 ≥7mg/d 的患者中，所有模型都会低估剂量。综合这些结果，建议我国的患者应该使用我国自己建立的华法林预测模型。目前绝大多数华法林预测剂量模型都是通过多元线性回归的方法推算出来的，现在应用非线性回归的方法也建立了多种华法林剂量预测模型，如 random forest regression（RFR），boosted regression tree（BRT），support vector regression（SVR），regression tree（RT），multivariate adaptive regression splines（MARS）和 artificial neural network（ANN），但是与这些模型的预测的效力相比，线性回归方程是目前最优的预测模型。

华法林的药物基因组学研究虽然不是最早开展的，但却是获得结果最明确的，也是第一个正在开展向临床转化，用于个体化治疗的药物。一旦华法林的预测模型应用于临床，可以帮助临床医生更加安全、精准、有效地使用华法林，减少不良反应的发生，解决我国每年新增 400 万使用华法林的患者的有效、安全地用药问题，为国家和个人节约医疗成本，有显著的临床意义。

美国 FDA 曾指出，华法林说明书的更新标志着个体化医学领域的一大进展，是现代科技赋予我们将正确的药物以合适的剂量用于患者的能力。因此，基于临床药物基因组学的华法林个体化治疗，将开启心血管领域个体化治疗新时代。

表 22-2　中国人群的华法林稳定剂量预测模型一览表

研究者	年份	目标 INR	样本量	纳入变量	R^2	验证
Miao LY	2007	1.5～3.0	178	VKORC1 和 CYP2C9 基因多态性，年龄，体重	0.63	否
杨剑	2008	1.5～3.0	191	VKORC1 和 CYP2C9 基因多态性，年龄，体重	0.641	否

研究者	年份	目标 INR	样本量	纳入变量	R^2	验证
Huang	2009	1.8~3.0	266	VKORC1 和 CYP2C9 基因多态性，年龄，体表面积	0.541	是
Sandanaraj	2009	2.0~3.0	107	VKORC1 和 CYP2C9 基因多态性，年龄，体重	0.687	否
都丽萍	2010	1.5~3.0	190	VKORC1 和 CYP2C9 基因多态性，年龄，体重	0.58	否
张亚楠	2010	2.0~3.0	101	VKORC1 和 CYP2C9 基因多态性，年龄，体重	0.671	否
杨晶晶	2010	1.5~2.5	111	VKORC1 基因多态性，年龄，身高	0.358	是
张海燕	2010	1.5~2.5	197	VKORC1 和 CYP2C9 基因多态性，年龄，体重	0.452	否
You JH	2011	2.0~3.5	80	VKORC1 和 CYP2C9 基因多态性，年龄，体重，维生素 K 摄入量	0.68	是
黄盛文	2011	1.8~2.5	249	VKORC1 和 CYP2C9、GGCX 基因多态性，年龄，体重	0.578	否
Zhong	2012	1.8~3.0	591	VKORC1 和 CYP2C9、CYP4F2 基因多态性，年龄，BSA，胺碘酮，氟康唑，地尔硫䓬	0.436	是
Wei M	2012	1.5~3.0	325	VKORC1、CYP2C9*3、CYP4F2 基因多态性，年龄，体重，PTE，β 受体阻滞剂，AMIO	0.517	否
Tan SL	2012	1.9~2.8	321	VKORC1、CYP2C9*3，BSA，年龄，增加 INR 药物的数目，吸烟，术前有脑卒中史和高血压	0.564	是
Chen JX	2014	1.6~2.5	551	VKORC1、CYP2C9*3、CYP4F2 基因多态性，年龄，BSA，目标 INR，糖尿病，胺碘酮，地高辛	0.451	是
娄莹	2014	1.5~3.0	323	VKORC1、CYP2C9、CYP4F2 基因多态性，年龄，体重，身高，胺碘酮，地高辛	0.652	是

2. 氯吡格雷　口服药物氯吡格雷是第二代噻吩吡啶类抗血小板药物，是无活性的前体药物，在体内经过 CYP2C19、CYP1A2、CYP2B6、CYP3A4、CYP3A5 和 CYP2C9 氧化代谢为有活性的硫醇类代谢物，并选择性地、不可逆地与血小板表面二磷酸腺苷（ADP）受体 P2Y12 结合，导致血小板上的纤维蛋白原结合位点糖蛋白Ⅱb/Ⅲa 受体不能暴露，从而间接地抑制了纤维蛋白原与糖蛋白Ⅱb/Ⅲa 受体的结合，竞争性地阻断 ADP 诱导的血小板聚集，从而阻止病理性血栓形成。该药在体内 85% 经肠道吸收、代谢，15% 经过肝脏细胞色素 P450 酶代谢成为活性产物。

氯吡格雷是临床常用的抗血小板药物，特别是在急性冠脉综合征（acute coronary syndrome，ACS）患者行 PCI 治疗后，氯吡格雷可减少支架内血栓形成，降低死亡、心肌梗死等主要心血管事件（major adverse cardiac events，MACE）的发生，但是越来越多的证据表明氯吡格雷的治疗反应存在显著的个体差异。4%~30% 的患者服用常规剂量的氯吡格雷后，血小板未能得到充分抑制，即存在氯吡格雷抵抗，导致严重支架内血栓形成等不良心血管事件发生。

通过对其药动学和药效学通路上基因开展药物基因组学研究，如 ABCB1、CYP1A2、CYP2B6、CYP2C9、CYP2C19、CYP3A4、CYP3A5、P2Y12 等，可知基因的多态性可影响氯吡格雷的疗效，比较明确的是 CYP2C19 基因。该基因已发现至少有 25 种变异的等位基因（可从 PharmGKB 网站上查询：http://www.pharmgkb.org/）。在不同遗传背景的种族群体中，其变异频率为 30%~50%。研究较多、常见的等位基因为 CYP2C19*1，CYP2C19*2、

CYP2C19*3～CYP2C19*8 和 CYP2C19*17，其中 CYP2C19*1 为野生型，其余为变异型。CYP2C19 基因多态性主要由两类突变引起，一类突变是增加酶活性，为功能获得型突变（gain of function，GOF），主要表达 CYP2C19*17；另一类突变是降低酶活性，即功能缺失型突变（loss of function，LOF），主要表达 CYP2C19*2～CYP2C19*8，最常见的是 CYP2C19*2 和 CYP2C19*3；野生型编码的酶具有良好的酶活性，此类患者服用氯吡格雷后能够较好地抑制血小板活性。根据 CYP2C19 基因的酶活性和代谢能力可分为以下几种。①超快代谢型（ultrarapid metabolizer，UM）：携带 1 个或 2 个 GOF 等位基因，即 CYP2C19*1/CYP2C19*17、CYP2C19*17/CYP2C19*17，占患者的 5%～30%；②快代谢型（extensive metabolizer，EM）：只有野生型等位基因 CYP2C19*1/CYP2C19*1，占患者的 35%～50%；③中间代谢型（intermediate metabolizer，IM）：携带 1 个 LOF 等位基因，如 CYP2C19*1/CYP2C19*2、CYP2C19*1/CYP2C19*3～CYP2C19*8 或 CYP2C19*2/CYP2C19*17，占患者的 18%～45%；④弱代谢型（poor metabolizer，PM）：携带 2 个 LOF 等位基因，如 CYP2C19*2/CYP2C19*3、CYP2C19*2/CYP2C19*2、CYP2C19*3/CYP2C19*3 或 CYP2C19*4～CYP2C19*8/CYP2C19*4～CYP2C19*8，占患者的 2%～15%，在白种人和非洲人中为 2%～5%；在亚洲人中所占比例较高，约为 15%。CYP2C19*2（rs4244285，c.681 G＞A）和 CYP2C19*3（rs4986893，c.636 G＞A）两位点与氯吡格雷药效关系的研究最多，可以显著降低 CYP2C19 的酶活性（分别是由于 SNP 的变异导致异常剪接和密码子提前终止），导致氯吡格雷活性代谢物生成减少，进而影响氯吡格雷抗血小板作用。CYP2C19*2 等位基因频率在高加索人和非洲人中约为 15%，在亚洲人中为 29%～35%。其他的 LOF 等位基因 CYP2C19*3～CYP2C19*8）的频率通常＜1%。但是 CYP2C19*3 发生在亚洲人的频率为 2%～9%。CYP2C19*17（rs12248560，c.-806C＞T）位点在高加索人和非洲人中为 5%～33%和 10%～17%，中国为 0.5%～3%，明显低于高加索人和非洲人。

迄今为止，国外有多个大型研究及荟萃分析表明，与野生型 CYP2C19*1/CYP2C19*1 携带者相比，功能缺失位点（主要是 CYP2C19*2），与氯吡格雷抗血小板反应性的降低、抗血栓治疗后临床心血管终点事件的增加有关。CYP2C19*2 携带者的血小板聚集率明显升高、经 PCI 治疗后的 MACE 增加，支架内血栓的危险性增加。而且，基因和剂量的趋势关系也是显而易见的。虽然 CYP2C19*2 等位基因比任何临床危险因素有更强的独立影响体外血小板功能，但是它只能评价约 12%的氯吡格雷抗血小板反应。所以，美国食品药品监督管理局（FDA）于 2010 年 3 月在氯吡格雷药品说明书中增加黑框警告，建议增加对氯吡格雷治疗的患者进行 CYP2C19*2 和 CYP2C19*3 等位基因的检测，对于弱代谢型患者，建议改变给药剂量或更换其他抗凝药。该黑框警告同样适用于中国服用氯吡格雷的患者。

但是，目前围绕是否有必要检测 CYP2C19 基因型以调整氯吡格雷治疗，还有很大争议。尽管强烈的证据表明 CYP2C19 功能缺失型等位基因患者更易形成支架内血栓，但是有人认为其不良心血管事件可能程度较轻，美国心脏协会也不推荐进行常规的 CYP2C19 基因分型检测，是因为现在还缺乏氯吡格雷临床治疗的随机数据。例如，少数经 PCI 治疗的冠心病患者、心律失常、脑卒中、无冠心病需要服用氯吡格雷的患者或者是没有心血管终点事件的患者中，均不能支持 CYP2C19 基因多态性影响氯吡格雷治疗。只有当患者在使用氯吡格雷之前有可能存在高风险时，可以考虑 CYP2C19 基因型检测。临床药物基因组学实施联盟（clinical pharmacogenetics implementation consortium，CPIC）于 2013 年更新了《CYP2C19 基因型与氯吡格雷治疗指南》，建议仅限于在经 PCI 治疗的 ACS 患者中实施 CYP2C19 基因型指导氯吡格雷抗血小板治疗，携带 1 个或 2 个 CYP2C19 功能缺失等位基因的患者，可更换抗血小板治疗药物（如普拉格雷或替格瑞洛）。对于其他接受氯吡格雷及其他抗血小板药物的患者，还缺乏使用该指南的证据。表 22-3 是 CPIC 指南中关于 CYP2C19 不同基因型的患者所给予的治疗建议。

表 22-3　基于 CYP2C19 基因型的 ACS 患者经 PCI 治疗后使用氯吡格雷进行抗血小板治疗建议

表型	基因型	双体型	对氯吡格雷的影响	治疗建议	建议分类
超快代谢型（UM）	携带 1 个或 2 个功能获得型等位基因（*17）	*1/*17、*17/*17	增加血小板抑制功能，降低血小板聚集	氯吡格雷——按照说明书推荐剂量和管理	强烈
快代谢型（EM）	携带 2 个功能等位基因（*1）	*1/*1	正常血小板抑制功能，正常血小板聚集	氯吡格雷——按照说明书推荐剂量和管理	强烈
中间代谢型（IM）	携带 1 个功能等位基因（*1）和 1 个功能缺失等位基因（*2-*8）或者 1 个功能缺失等位基因（*2-*8）加 1 个功能获得型等位基因（*17）	*1/*2、*1/*3、*2/*17	降低血小板抑制功能，增加残余血小板聚集，增加心血管不良事件的风险	更换抗血小板治疗药物，如普拉格雷、替格瑞洛	中等
弱代谢型（PM）	携带 2 个功能缺失等位基因（*2-*8）	*2/*2、*2/*3、*3/*3	明显降低血小板抑制功能，增加残余血小板聚集，增加心血管不良事件的风险	更换抗血小板治疗药物，如普拉格雷、替格瑞洛	强烈

其他可能影响氯吡格雷效应的基因。

（1）ABCB1 编码三磷酸腺苷结合盒（ABC）B 亚家族成员 1（ABCB1），也被称为 P-糖蛋白，是分布广泛的外排转运子。ABCB1 具有广泛的外源性底物，在肠、尿和胆汁中有清除底物/基质的作用。ABCB1 常见的 SNP 是 rs1045642（c.3435 C>T），在单次口服后，与 CT 和 CC 携带者相比，TT 纯合子携带者氯吡格雷的吸收减少。荟萃分析结果也说明接受氯吡格雷治疗的冠心病患者 3435C>T 位点仅与临床终点有关系，与血小板高反应性或支架内血栓事件无相关性。另外，该位点与 MACE 的长期风险、支架内血栓发生率、心肌梗死或缺血性脑卒中的发生率也无关。然而，对于接受氯吡格雷负荷剂量 300mg 的患者，该位点则与 MACE 的长期风险有关，与 CC 纯合子相比，TT 纯合子存在较低的出血风险。现在又发现 3435C>T 等位基因结合 CYP2C19*2 等位基因在氯吡格雷治疗经 PCI 的 ACS 患者中与心血管不良事件发生有关。所以，对于这些有矛盾的结果，还需要进一步的临床研究，从中了解其与氯吡格雷治疗的关系。

（2）羧酸酯酶 1（carboxylesterase1，CES1）是氯吡格雷、2-oxo-氯吡格雷和氯吡格雷活性代谢产物硫醇转化为无活性的羧酸化合物主要的酶，CES1 变异可能影响氯吡格雷反应的个体差异。最近的体外研究表明，SNP rs71647871（c.428G>A；G143E）的非同义突变,可使 CES1 基因的 CES1A1 异构体结构改变,催化活性降低,完全损害氯吡格雷和 2-oxo-氯吡格雷的水解,此外,与 143G 纯合子相比,143E 与较高的氯吡格雷活性代谢物水平(在健康人中)和增强 ADP 诱导的血小板聚集率显著降低(健康人和冠心病患者)显著相关。G143E 位点有降低心血管事件的趋势,但是没有统计学意义,因此,在氯吡格雷治疗中尚需要进一步的研究分析 CES1 基因多态性与临床事件的关系。

(3)对氧磷酶 1(paraoxonase 1,PON1)是高密度脂蛋白相关且具有心血管保护作用的酯酶。在肝脏合成后分泌入血,能水解多种底物,包括对氧磷和对硫磷等一些有机磷复合物、沙林等神经毒物。PON1 也是氯吡格雷转化为有活性的硫醇代谢物的限速酶。PON1 有 2 个与酶活性有关的 SNP 位点,rs662(c.575A>G;p.Q192R)和 rs854560(c.163T>A;p.L55M),和 192R 纯合子相比,192Q 纯合子存在较高的支架内血栓的风险,但是随后的大多数临床试验都没有重复出该结果,META 分析也不支持 PON1 基因型与氯吡格雷疗效之间有关联。所以,绝大多数的数据不支持 PON1 作为氯吡格雷反应的独立预测因子的作用,有必要进一步研究以确定其在心血管疾病风险中可能的作用。

(4)血小板表面二磷酸腺苷受体亚基 12(P2Y12)基因是氯吡格雷活性产物在血小板表面的结合靶点。P2Y12 有 2 个功能性的单倍体型 H1 和 H2,基于 4 个变异位点(c.-15+137T>C,c.-15+742C>T,c.-15+799delA,c.36T>G)。虽然该基因是氯吡格雷活性产物的作用靶点,但是也仅在健康受试者中观察到其微弱的作用,H2 单倍体型与增加 ADP 诱导的血小板聚集率有关,降低氯吡格雷对血小板聚集率的抑制,与外周血管疾病风险有关。但是,大多数研究发现,P2Y12 的基因型并不影响血小板的功能及终点事件,如在给予 600mg 或 300mg 氯吡格雷负荷剂量或者是经 PCI 治疗后长期服用氯吡格雷的患者,H2 单倍体型并不影响血小板的功能。所以,基于这些矛盾的证据,现在认为 P2Y12 基因的多态性对氯吡格雷疗效的影响是不大可能的。

3. 他汀类药物(statins) 是羟甲基戊二酰辅酶 A(HMG-CoA)还原酶抑制剂,其主要机制是通过竞争性抑制内源性胆固醇合成限速酶——HMG-CoA 还原酶,阻断细胞内羟甲戊酸代谢途径,从而使细胞内胆固醇合成减少,进而反馈性刺激肝细胞膜表面低密度脂蛋白(low density lipoprotein,LDL)受体数量和活性的增加,促使血浆胆固醇清除率增加、降低低密度脂蛋白胆固醇水平。

虽然总体来说服用他汀类药物是安全的,但是其主要的不良反应也不可忽视,包括肌痛、肌病和横纹肌溶解症。他汀导致的肌痛是最常见的,发生率在 1%~5%,肌病的发生率约为 1/1000,横纹肌溶解症的发生率约为 1/100 000。临床上已知,他汀导致的肌毒性因素与药物剂量、年龄、低体重指数、性别、合并症、种族及药物的相互作用有关。所以在 2011 年,美国 FDA 在辛伐他汀的产品说明书中增加警告标签,直接提出要避免初始给予 80mg 辛伐他汀剂量。随着药物基因组学在他汀类药物中的广泛研究,也发现了与他汀药物疗效和其不良反应的发生有关联的基因。

其中研究比较明确的是,SLCO1B1(the solute carrier organic anion transporter family member 1B1)基因,编码有机阴离子转运多肽 1B1(the organic anion-transporting polypeptide),也叫 OATP1B1,或者 OATP-C 基因,位于第 12 号染色体 p12.2 区域,长 109kb,是一种特异性分布于肝细胞基底膜上的转运蛋白,可促进他汀等外源性及许多内源性化合

物在肝脏的吸收，该转运子功能的改变能显著增加他汀相关的肌肉损伤的严重性。在 *SLCO1B1* 众多的 SNP 位点中，研究最多的是 SNP rs4149056（c.521T＞C；p.V174A）位点，其包含在 *SLCO1B1**5（仅 rs4149056）及 *SLCO1B1**15 和 *SLCO1B1**17 的单倍体型中，在大多数人群中，C 等位基因频率是 5%～20%，中国人为 10%～15%。体外实验显示 C 等位基因可使 *SLCO1B1* 基因定位于肝细胞膜变得困难，与降低转运功能有关。在体内，C 等位基因与降低体内药物的清除率有关，不仅与辛伐他汀降低血浆清除率有关，也明显地影响辛伐他汀的药代动力学，CC 纯合型受试者有活性的辛伐他汀酸体内暴露量高于 TT 纯合型 221%，表明 CC 型受试者体内的辛伐他汀浓度水平高。其他他汀类药物，体内有活性的他汀酸的暴露量百分数仅高于 TT 型的一倍多，即该位点对于其他的他汀类药物的药代动力学影响程度则稍轻。这些结果提示服用相同剂量的药物，携带不同基因型的患者体内的药物剂量也是不同的。

另外，多项大型的临床研究都证实 rs4149056 位点的变异与辛伐他汀不良反应的发生关系密切。2008 年，SEARCH RCT 研究第一次证实 *SLCO1B1* 基因和肌病不良反应具有强烈的相关性。该研究入组 12 000 例患者，分别接受低剂量（20mg/d）和高剂量（80mg/d）辛伐他汀治疗，在高剂量组中有 49 例发展成肌病（CK＞正常上限 10 倍），另有 49 例有先兆肌病症状，而低剂量组只有 2 例发展成肌病，选择其中的 85 例和该研究中未发生肌病的 90 例对照进行全基因组关联分析，rs4149056 的每一个 C 等位基因拷贝对于肌病发生风险的 OR 值为 4.5（95% CI：2.6～7.7），这一结果在 *heart protection study*、STRENGTH 研究中得到证实，而且，该位点对于 3 种他汀类药物诱导的肌病不良反应作用不同，其中，对辛伐他汀的影响最强烈，对阿托伐他汀中等，对普伐他汀没有作用。对于阿托伐他汀，在患者使用 20mg 以上剂量时，该位点与药物不良反应的发生相关。但是也有很多研究并未观察到该位点与阿托伐他汀不良反应发生有关系。而且，到目前为止，此位点与普伐他汀、瑞舒伐他汀导致的不良反应还缺乏支持的证据。

综上所述，rs4149056 位点与肌肉毒性的关系在辛伐他汀中强于其他的他汀类药物，这也影响到患者服用他汀类药物的依从性。2012 年，临床药物基因组学实施联盟（CPIC）发布了 *SLCO1B1* 基因和辛伐他汀诱导肌病共识指南并在 2014 年进行了更新，指南建议，如果患者携带 C 等位基因，建议使用低剂量辛伐他汀或者更换其他他汀药。

对于其他基因的多态性与他汀类药物疗效或者不良反应发生的关系还没有一致性的结果，如 *UGTs* 基因等。我们不能忽视其他的基因多态性的作用，只是还需要大规模的临床研究证实这些结果的准确性。

4. β 肾上腺素受体阻滞剂 （β adrenergic receptor blockers，β-blockers）自问世以来，在抗高血压、心律失常、心力衰竭、肥厚型心肌病等领域广泛应用。而且疗效也存在较大的个体差异，不同的患者从药物的治疗中获益不同。现在已经知道这种差异与个体的遗传因素有关，包括药物代谢酶、药物作用靶点、β-肾上腺素能系统基因等。

（1）CYP2D6 基因：CYP2D6 是 β 受体阻滞剂主要的代谢酶。美托洛尔 70%～80% 通过该酶代谢，卡维地洛、奈必洛尔、普萘洛尔等通过 CYP2D6 代谢要比美托洛尔少一些，阿替洛尔不通过 CYP2D6 代谢，直接由肾小球过滤。

CYP2D6 目前已经发现 80 多个变异位点。其中 CYP2D6*1 为野生型，编码正常的酶活性。CYP2D6*2 是常见的变异位点，所编码的酶活性为正常酶活的 80%。非功能型等位基因包括 CYP2D6*3，CYP2D6*4，CYP2D6*5，CYP2D6*6，CYP2D6*9，CYP2D6*10 和 CYP2D6*17，可引起剪切失败、无义密码子改变或阅读框架移位，而导致酶活性降低。根据 CYP2D6 酶活性和代谢能力可分为超快代谢型（UM）、快代谢或正常代谢型（EM）、中间代谢型（IM）和弱代谢型（PM）。如果个体携带纯合或杂合的 CYP2D6*1 和 CYP2D6*2，则命名为 EM；携带 1 个非功能型等位基因，则命名为 IM；携带 2 个非功能型等位基因，则命名为 PM；携带功能型等位基因（CYP2D6*1，CYP2D6*2）拷贝数大于 2 的可以引起酶活性增加，则命名为 UM。CYP2D6 的基因型频率在不同种族中分布不同，高加索人中，PM 占 5%～10%，IM 占 20%～30%，UM 约占 5%，其余的为 EM。而亚洲人中，PM 要低于高加索人。高加索人种>75%的 PM 携带 CYP2D6*4 位点，而 50%亚洲人中则携带 CYP2D6*10 非功能性等位基因。已有的研究显示 CYP2D6 基因型可以显著地影响美托洛尔的血药浓度，但是 CYP2D6 基因型与美托洛尔的临床效应之间的关系却不明显。最近又发现 CYP2D6 基因型与心率有关，而不是与血压和药物耐受有关。所以，尽管美国 FDA 已经在卡维地洛、美托洛尔、普萘洛尔的药品说明书中添加了药物基因组学的信息，但是基于目前已有的证据，还不足以在临床使用 β 受体阻滞剂之前检测 CYP2D6 基因型。

（2）β 肾上腺素受体：β 受体阻滞剂通过选择性地与 β 肾上腺素受体结合，拮抗神经递质等而发挥其治疗的作用。有三种亚型 β_1、β_2 和 β_3 受体。β_1 肾上腺素受体（ADRB1）在心肌细胞中占主导地位，基因位于第 10 号染色体 p24～26 区域。β_2 肾上腺素受体（ADRB2）主要分布于血管平滑肌中，基因定位于第 5 号染色体的 q3l～32 区域。ADRB1 研究最多的是 rs1801252（c.G145A；p.Ser49Gly）和 rs1801253（c.C1165G；p.Arg389Gly）位点。Ser49Gly 位于受体的胞外部分，可能影响受体与配体的结合能力，其 Gly49 型受体表现出"增强的激动剂"，促进下游调控。Ser49Gly 中 A 等位基因频率在高加索人和亚洲人中分布无明显差别，在 15%左右。Arg389Gly 位于细胞内受体的第八个螺旋上，该位点的突变可影响受体与 G 蛋白的偶联。在亚洲人中 G 等位基因频率是 25%左右。功能性研究表明，Arg389 型受体功能较强。关于 ADRB1 基因多态性在 β 受体阻滞剂抗高血压治疗中的作用目前的结果不完全一致。例如，有研究认为阿替洛尔和比索洛尔的抗高血压的作用与 Arg389Gly 位点无关，而有研究显示携带 Arg389Arg 基因型的患者与 Gly389 携带者相比，服用美托洛尔和阿替洛尔的降压作用明显；还有研究显示 Ser49Gly 位点与芬兰男性服用比索洛尔的降压效果有关。另外，ADRB2 基因的多态性主要集中在 Arg16Gly 和 Gln27Glu 多态性的研究上。目前没有足够的证据表明这 2 个位点与 β 受体阻滞剂降低血压的作用有关。

β 肾上腺素受体基因的多态性不仅与 β 受体阻滞剂降压的作用关系不明确，在心力衰竭治疗中，也呈现出基因多态性与治疗效果不一致的现状。有研究发现在已经接受美托洛尔和卡维地洛治疗的心力衰竭患者中，ADRB1 基因的 Arg389Arg 纯合子与 Gly389Gly 纯合子或者 Gly389 携带者相比，左室射血分数显著改善。中国心力衰竭患者在应用美托洛尔治疗后，除了 ADRB1 389Gly 纯合子外，都有良好的疗效，明显降低心力衰竭的风险，与国外报道一致。但是在另外的卡维地洛和比索洛尔治疗心力衰竭的研究中却没有重复出此结果。关于 ADRB2 基因与卡维地洛治疗心力衰竭的关系研究，也有发现 Glu27 携带者比 Gln27Gln 者的左室射血分数有明显改善，但也有研究发现卡维地洛或者比索洛尔与 ADRB2 基因多态性无关。还有不一致的结果，观察 ADRB1、ADRB2 和 ADRA2C 3 个基因多态性与心力衰竭患者接受 β 受体阻滞剂治疗后的终点事件关系，有研究显示仅携带 ADRB2 2 个拷贝的 Arg16Gln27 单倍体型的患者处于较高的不良结果风险中；也有研究发现美托洛尔和卡维地洛治疗心力衰竭，其疗效与上述 3 个基因的任何基因型都没有关系。所以，由于不同临床研究结论不一致，临床上还不建议在给予 β 受体阻滞剂治疗前进行常规的基因型检测。

（3）G 蛋白偶联受体激酶（G-protein-coupled receptor kinases，GRK）：是调节与 G 蛋白偶联的受体——β 肾上腺素受体活性的蛋白。主要负责 β 肾上腺素信号通路的下游调控。GRK5 存在一个非同义、功能获得型变异位点——SNP rs17098707（c.A122T；p.Gln41Leu），这一位点几乎只存在于非洲人中，最小等位基因频率（T 等位基因）为 23%。中国人未检测到该位点的变异。GRK5 Gln41Leu 位点与阿替洛尔药效个体间的差异无关，也不与高加索人和非洲人之间对阿替洛尔敏感性变异有关。但是在非裔美国人心力衰竭患者临床试验中，GRK5 Leu 41 的变异与降低死亡率有关，然而在 PEAR 研究中，却没有重复出此结果。

针对目前 β 受体阻滞剂的药物基因组学结果的异质性和没有足够大的数据支撑，所以临床上还不建议在服用 β 受体阻滞剂药物之前进行肾上腺素受体的基因分型检测。还需要进行大量的临床研究以阐明遗传标记物在 β 受体阻滞剂治疗中的作用。

5. 肾素-血管紧张素系统抑制剂　血管紧张素转化酶抑制剂（ACEI）在肾素-血管紧张素-醛固酮系统中抑制血管紧张素 I 转换为血管紧张素 II，产生降压效应，是治疗高血压的常用药物，除了降压作用外，在急性冠脉综合征、慢性心力衰竭和糖尿病肾病等疾病中也有治疗作用。血管紧张素 II 受体阻滞剂对不耐受 ACEI 的患者提供了一个替代的药物。

ACE 基因 I/D（rs4646994）插入/缺失变异是一段 287 bp Alu 重复序列在 ACE 基因的第 16 内含子中插入（I）/缺失（D）多态性，D 等位基因与血浆中血管紧张素转化酶活性的升高有关。ACE 基因 I/D 多态性与 ACEI 疗效的关系一直存有争议，已发表很多互相矛盾的结果，最近的大型研究 GenHAT 和 PROGRESS 中，也没有发现 ACE 基因 I/D 多态性与 ACE 抑制剂治疗结果有相关性。

血管紧张素原（angiotensinogen，AGT）、血管紧张素 1 型受体（angiotensinogen receptor type 1，AGTR1）也是 ACEI 药物基因组学研究的候选基因。AGT 常见的 SNP 是 rs699（p.Met235Thr），AGTR1 常见的 SNP 是 rs5182（c.573C＞T）。在少数的大型研究中发现这 2 个位点既不与 ACEI 的安全性有关，也不与其疗效有关。但是在培哚普利的药物基因组学研究中，发现 AGTR1 的 2 个 SNP 位点（rs275651 和 rs5182）及缓激肽 I 型受体（bradykinin type I receptor）的 SNP（rs12050217）与培哚普利的药效有关。

ACEI 的不良反应常见于干咳，发生率为 1%～30%，严重而罕见的不良反应为血管神经性水肿。ACE 基因 I/D 的多态性没有发现与咳嗽的发生有关联。GWAS 研究发现蛋白激酶 Cθ（PRKCθ）的 rs500766 位点和 *ETV6* 基因的 rs2724635 位点与血管神经性水肿适度相关，但是这一结果还需要验证。总之，目前的研究结果还不能明确遗传变异在 ACEI 及血管紧张素 II 受体阻滞剂的疗效和不良反应的发生中有作用。

6. 抗心律失常药物　药物引起的 QT 间期延长和尖端扭转型室性心动过速（drug

induced torsade de points，DITdP）属于获得性长 QT 综合征（LQTS），极易导致晕厥和心室纤颤，引发心搏骤停，尽管罕见，却是致命的不良反应，且不可预测，是停药的主要原因。

　　药物诱导 DITdP 与Ⅰ类、Ⅲ类抗心律失常药物的使用相关，发生率为 1%～3%，如胺碘酮、氟卡尼、索他洛尔等。除此之外，大环内酯类抗生素、抗组胺药及三环类抗抑郁药等也与 QT 间期延长有关，如红霉素、氯丙嗪、多潘立酮。尽管临床因素包括低钾血症、性别和心力衰竭可引起 DITdP 外，遗传因素也有影响，大约 10% DITdP 的发生与先天性长 QT 综合征（congenital long QT syndrome，cLQTS）基因的罕见突变（突变频率＜1%）有关。自 1995 年首次证实先天性 LQTS 与遗传变异有关，目前已知至少有 13 个编码离子通道或者调节离子通道功能的基因突变与 DITdP 的发生有关，较为明确的有分别位于 3、7、11 号染色体上的 *SCAN5A*（rs7626962，S1103Y）、*HERG*、*KVLQT1* 基因，其中，*SCAN5A* 编码钠通道蛋白，*HERG* 编码 Ikr 通道蛋白的 α 亚基，*KVLQT1* 编码 Iks 的 α 亚基，它们的突变能够增加钠离子的内流，减慢钾离子的外流，增加动作电位的时程和 QT 间期。还有些遗传因素可介导顿挫型 DITdP 的发生，即人的染色体上携带有"静止的"靶基因的突变基因，药物的使用可触发静止基因进而诱导缺陷型离子通道的表达，引起 TdP 的临床表现，主要与 *HERG*、*KVLQT1* 和 *KCNE2* 基因有关。例如，钾离子通道亚家族 E2（potassium voltage-gated channel subfamily E member 2，*KCNE2*）基因的 22A＞G 的变异，导致该基因第 8 个氨基酸由丙氨酸（A）替代苏氨酸（T），尽管氨基酸的这一变化并不对 QT 间期有影响，但是它可以改变药物影响 QT 间期的敏感性，使在服用磺胺甲噁唑药后，易于发生 QT 间期延长，导致 DITdP 的发生。最近利用二代测序技术针对候选基因的研究结果显示，23.1%（6/26）发生 DITdP 的高加索患者中携带了 22 个先天性心律失常的基因（其中包括上述的 13 个导致 cLQTS 基因）的罕见变异。

　　最近还发现一氧化氮合酶 1 接头蛋白（nitric oxide synthase 1 adapter protein，*NOS1AP*）可与神经型一氧化氮合酶相互作用，通过抑制 L 型钙离子通道来加速心脏的复极化，是一个新的调节心脏复极化的靶点。在白种人中，*NOS1AP* 基因 rs10919035 位点的突变与 DITdP 和 QTc 间期延长密切相关，特别是在患者服用胺碘酮之后。两个 META 分析也证实这一结果（OR 值为 2.81，95%CI，1.62～4.89）。目前还没有中国人相关的数据，但是中国人中 *NOS1AP* 基因另一位点 rs3751284 C＞T 可能是不明原因猝死的易感基因，携带 T 等位基因（同义突变）的人群相对于 C 等位基因的人群更容易引起猝死。

　　7. 药物基因组学对问题新药的帮助　对于提前终止临床试验的新药，药物基因组学可能是挽救新药的有力武器。新药布新洛尔由于在临床试验中不能降低心力衰竭患者的全因死亡率而被提前终止。因此到目前它还不能在临床使用，然而，基因型指导的布新洛尔在 RCT 试验中已经显示有患者获益。以 ADRB1 Arg389Gly 和 ADRA2C Ins322～325Del（插入/缺失）多态性构成单倍体型，分成不同亚组，与安慰剂比较心力衰竭的 6 项临床终点（包括死亡）事件，最后发现不同单倍体型亚组，布新洛尔的疗效不同：疗效增强型（Arg389Arg 纯合子+任何 Ins322～325Del 等位基因）、中间型（Gly389 携带者+ Ins322～325Ins 野生型纯合子）对布新洛尔无反应（Gly389 携带者+ Del322～325 携带者）。

　　胆固醇酯转运蛋白（cholesterol ester transfer protein，CETP）抑制剂达塞曲匹

（Dalcetrapib），其 dal-OUTCOMES 研究于中期分析后即被提前终止，原因在于该药物未能显著减少心血管不良事件。Dalcetrapib 是第二个中途失败的 CETP 抑制剂。但是通过药物基因组学研究发现：ADCY9 基因 rs1967309 G＞A 的多态性，AA 纯合子患者可以获益，达塞曲匹治疗组和安慰剂相比，AA 纯合子的患者降低了 39% 的心血管终点事件，杂合子 AG 患者是中性的结果，而主要等位基因 GG 纯合子则增加 25% 的心血管事件。所以药物基因组学的数据有可能帮助新药重新进入临床，用于特定人群的治疗。

第四节 结 语

随着精准医疗计划的实施，药物基因组学的研究和临床应用必将迈上新的台阶。目前药物基因组学研究和在临床的应用，还面临着一些问题：①基因型和表型之间的对应关系尚不清晰，临床上有时候很难选择到明确的药物疗效表型指标。虽然药物的靶点基因或者代谢过程中的关键基因的变异已经检测到，但观察不到与药物个体差异之间的关系，这有可能是由于没有找到药物明确的疗效指标，所以实际上有关联的事物就看似无关联了。因此，在进行药物基因组学研究的同时，临床表型的研究也是亟待大力开展的。②临床医生缺乏足够的培训，由于药物基因组学或遗传药理学相关知识的培训缺乏，使得临床医生拿到基因检测结果往往不会解读，不能正确理解和分析基因组信息与临床表型间的关系。所以医生等相关人员的培训和教育是重要的环节，我国急需建立相关学科，特别是在高校中开展临床与药物基因组学相关知识的教育，培养专业人才。③我国尚缺乏大规模的前瞻性的随机临床研究，以验证现有的还不明确的临床试验的结果。④医生、患者、检测公司之间的连接松散，缺乏有效的交流平台。彼此数据库之间没有形成共通。医生只分析临床的数据，而基因检测的结果只能在有限的数据空间内进行分析，经常是与临床脱节，所以要加强资源共享平台建设，在国家层面建立数据互通的基因检测、疾病表型、患者信息共享大数据库，使得需要进行大数据分析时可以在足够大的数据空间内进行，以提高诊断和诊治的准确性、个性化。

我国政府非常重视精准医疗的开展，从经费、政策法规和技术监管各方面给予了较充分的支持。十三五期间，科技部拟投入数百亿资金支持精准医疗研究，国家卫生和计划生育委员会也在讨论将这一计划纳入科技发展规划中。而且，我国法规已有相应要求，2007 年 8 月 1 日卫生部下发的《医疗机构临床检验项目目录》中有可开展的指导药物治疗的基因检测项目，表明在药物相关基因分析的个体化临床药学服务和个体化药物治疗已有了法律依据。2015 年 7 月 31 日国家卫生和计划生育委员会个体化医学检测技术专家委员会，制订了《药物代谢酶和药物作用靶点基因检测技术指南（试行）》，其主要内容包括药物代谢酶和药物作用靶点基因检测分析前、分析中和分析后的质量保证规范，旨在为临床检验实验室进行药物代谢酶和药物靶点基因检测的质量保证提供全过程动态指导，从而实现个体化用药，提高药物治疗的有效性和安全性，防止严重药物不良反应的发生。

有了各方面的保障，必将促进药物基因组学在个体化治疗中进一步开展深入而广泛的研究，同时也促进药物基因组学在个体化治疗中的应用，但是要真正实现这些目标，我们还有很长的路要为之奋斗。

（刘　红）

参 考 文 献

都丽萍，梅丹，刘昌伟，等，2010.CYP2C9 及 VKORC1 基因多态性对华法林剂量和抗凝效果的影响.中国药学杂志，（45）：1628-1633.

黄京璐，郝博，王小广，等，2014. 中国汉族人群不明原因猝死与 NOS1AP 基因多态性的相关性.法医学杂志，30（1）：27-35.

黄盛文，向道康，吴海丽，等，2011.五种基因多态性对华法林用量个体差异影响的研究.中华医学遗传学杂志，28（6）：661-665.

娄莹，华潞，韩璐璐，等，2014. 中国汉族人群华法林稳定剂量预测模型的建立与验证.中华心血管病杂志，42（5）：384-388.

宋莹，袁晋青，2014. CYP2C19 基因检测在氯吡格雷治疗中的临床意义. 中国分子心脏病学杂志，（4）：1039-1042.

孙硕，孙凌，周颖玲，等，2014. CYP2C19*2 基因多态性与经皮冠状动脉介入治疗后氯吡格雷抗血小板临床疗效的相关性. 岭南心血管病杂志，20（3）：275-289.

杨剑，缪丽燕，黄晨蓉，等，2008.细胞色素氧化酶 P4502 C9 以及维生素 K 环氧化物还原酶复合体 1 基因多态性对华法林抗凝疗效的影响.中华心血管病杂志，36（2）：137-140.

杨晶晶，于锋，葛卫红，等，2010.华法林个体化剂量调整模型的建立和应用.药学与临床研究，18（3）：269-273.

张海燕，薛领，戚传平，等，2010. 基因与临床因素对华法林剂量的影响研究.中国药房，21（22）：2049-2052.

张亚楠，崔炜，韩梅，等，2010.河北省汉族人群 CYP450 2C9 和 VKORC1 基因多态性与华法林剂量相关性研究.中华流行病学杂志，31（2）：218-222.

Chen JX，Shao LY，Gong L，et al，2014. A pharmacogenetics-based warfarin maintenance dosing algorithm from northern Chinese patients. PLos One，9（8）：e105250.

Clarke J，Wu H C，Jayasinghe L，et al，2009. Continuous base identification for single-molecule nanopore DNA sequencing. Nature Nanotechnology，（4）：265-270.

de Denus S，Dubé MP，Tardif JC，2015. Will personalized drugs for cardiovascular disease become an option?-defining 'Evidence-based personalized medicine' for its implementation and future use.Expert Opin Pharmacother，16（17）：1-4.

Eid J，Fehr A，Gray J，et al，2009. Real-time DNA sequencing from single polymerase molecules. Science，323：133-138.

Huang SW，Chen HS，Wang XQ，et al，2009.Validation of VKORC1 and CYP2C9 genotypes on interindividual warfarin maintenance dose：a prospective study in Chinese patients. Pharmacogenet Genomics，19（3）：226-234.

Kang S，Hong X，Ruan CW，et al，2015. Effects of GRK5 and ADRB1 polymorphisms influence on systolic heart failure. J Transl Med，13：44.

Li X，Liu R，Luo ZY，et al，2015. Comparison of the predictive abilities of pharmacogenetics-based warfarin dosing algorithms using seven mathematical models in Chinese patients. Pharmacogenomics,16（6）:583-590.

Link E，Parish S，Armitage J，et al，2008. SLCO1B1 variants and statin-inducedmyopathy-a genomewide study. N Engl J Med，359：789-799.

Miao L，Yang J，Huang C，et al，2007. Contribution of age，body weight，and CYP2C9 and VKORC1 genotype to the anticoagulant response to warfarin: proposal for a new dosing regimen in Chinese patients.Eur J Clin Pharmacol, 63: 1135-1141.

Peng Q, Huang SJ, Chen XY, et al, 2015. Validation of warfarin pharmacogenetic algorithms in 586 Han Chinese patients. Pharmacogenomics, 16（13）: 1465-1474.

Ramsey LB, Johnson SG, Caudle KE, et al, 2014. The clinical pharmacogenetics implementation consortium guideline for SLCO1B1 and simvastatin-induced myopathy: 2014 update. Clin pharmacol Ther, 96（4）: 423-428.

Sandanaraj E, Lal S, Cheung YB, et al, 2009.VKORC1 diplotype-derived dosing model to explain variability in warfarin dose requirements in Asian patients. Drug Metab Pharmacokinet, 24（4）: 365-375.

Scott SA, Sangkuhl K, Stein CM, et al, 2013.Clinical Pharmacogenetics Implementation Consortium guidelines for CYP2C19 genotype and clopidogrel therapy: 2013 update.Clin Pharmacol The, 94（3）: 317-323.

Shahabi P, Dubé MP, 2015.Cardiovascular pharmacogenomics: state of current knowledge and implementation in practice.Int J Cardiol, 18: 772-795.

Tan SL, Li Z, Song GB, et al, 2012.Development and comparison of a new personalized warfarin stable dose prediction algorithm in Chinese patients undergoing heart valve replacement. Pharmazie, 67: 930-937.

Turner RM, Pirmohamed M, 2014. Cardiovascular pharmacogenomics: expectations and practical benefits.Clin Pharmacol Ther, 95（3）: 281-293.

Wei M, Ye F, Xie D, et al, 2012.A new algorithm to predict warfarin dose from polymorphisms of CYP4F2, CYP2C9 and VKORC1 and clinical variables: derivation in Han Chinese patients with non valvular atrial fibrillation. Thromb Haemost, 107（6）: 1083-1091.

You JH, Wong RS, Waye MM, et al, 2011. Warfarin dosing algorithm using clinical, demographic and pharmacogenetic data from Chinese patients. Journal of Thrombosis and Thrombolysis, 31（1）: 113-118.

Zhong SL, Yu XY, Liu Y, et al, 2012.Integrating interacting drugs and genetic variations to improve the predictability of warfarin maintenance dose in Chinese patients. Pharmacogenet Genomics, 22（3）: 176-182.

附　录

附录1　急性心力衰竭治疗药物临床试验
技术指导原则简介

急性心力衰竭（acute Heart Failure，AHF）系由于心脏结构或功能异常所致的心力衰竭的症状或体征骤然发生或短期内迅速加重的一组临床综合征。

本指导原则旨在为有关新药的临床试验设计、实施和评价提供一般性的技术指导。本指导原则不适用于 AHF 的其他干预方法，包括心脏起搏、主动脉内球囊反搏、左心室辅助装置等；也不适用于单纯治疗急性右心室衰竭的药物。

申请人在进行急性心力衰竭临床试验时，应结合申报药物的已有研究基础和我国的相关法规应用本指导原则；同时，还应当参照国家食品药品监督管理部门发布的其他相关指导原则进行，包括《药物临床试验的一般考虑指导原则》（国家食品药品监督管理总局通告 2017 年第 11 号）、《化学药物临床药代动力学研究技术指导原则》（国食药监注〔2005〕106 号）、《药物临床试验的生物统计学技术指导原则》（国家食品药品监督管理局通告 2016 年第 93 号）等。

一、研 究 人 群

应根据试验药物的拟定适应证确定目标人群。制定严格的受试者入选、排除标准，使所纳入患者的某些临床特点具有同质性，降低可能的各种干扰因素对试验结果的影响。如果患者的心力衰竭病因、类型、病理生理状态（如收缩压和肾功能）等存在差异，会影响药物疗效及试验结果，可考虑分层随机。确定 AHF 的诊断标准，主要考虑以下内容：①器质性心脏病病史及客观证据。②新发或者急剧加重的心力衰竭症状（如呼吸困难）和（或）体征（如肺部啰音和水肿）。③辅助检查，主要包括心电图、胸部 X 线摄片、生物学标志物及超声心动图，临床存在多种 LVEF 的定量及半定量测定方法，目前多应用双平面法（改进的 Simpson 法）用于左室体积定量及 EF 值计算。心脏磁共振成像在评价心脏结构和功能，尤其是定量纤维化或左室重构和左室质量方面有独特价值。④血流动力学异常有创血流动力学监测（主要通过心脏漂浮导管检查）有助于明确诊断，基线血流动力学指标多在研究早期阶段作为入选标准，也有助于监测病情变化和对治疗的反应。

二、用药时间和试验周期

治疗 AHF 的药物主要用于快速改善患者的血流动力学异常、缓解或减轻症状，和

（或）降低死亡率，用药时间常为数小时至数日。进行静脉注射给药时，疗程一般为 6～48h，但偶尔也可超过 48h（如 72h）。在试验方案中，应阐明用药疗程的制定依据。长期静脉用药需要进行风险效益评估。试验周期取决于用药疗程以及试验目的（改善症状或降低死亡率）。一般要求随访至治疗后 30d，收集死亡、再次住院以及严重不良事件的数据，必要时应继续随访，以获得 1 年内的死亡数据等。

三、疗效终点指标

在 AHF 药物试验中，一般根据短期或长期疗效指标的变化来评估药物疗效。短期（从数小时到数天）疗效指标主要包括症状（呼吸困难）及体征的变化情况。AHF 患者死亡率（全因死亡，心血管死亡及猝死）较高，是最主要的有效性终点，其他有效性指标还包括心力衰竭恶化及因心力衰竭恶化再次入院率、院外生存天数（存活且未住院的天数），以及 NT-pro BNP 等生物学标志物。

（一）主要疗效终点

1. 死亡　全因死亡为首选的主要疗效终点。如选择心血管死亡为主要疗效终点，则应将全因死亡作为次要疗效终点。虽然 AHF 治疗通常为短期用药，但需收集有关死亡的全面信息，包括①院内死亡：住院期间的院内死亡；②30d 内的死亡；③60～90d 的死亡；④6 个月或 1 年死亡。随访周期应根据研究药物的药理作用、作用机制、治疗疗程而定。选择死亡作为主要终点时样本量较大、随访时间较长。无论短期还是长期试验，均鼓励采用确定终点的试验设计。

2. 呼吸困难　短期内使用的药物（≤7d），如果研究药物对死亡无不利影响，可采用短期临床试验设计，以心力衰竭主要症状的改善作为主要疗效终点。

建议结合研究者进行的症状和体征评估综合评价。PCWP 降低、影像学检查（胸部 X 线片）肺淤血或充血体征的减轻均为客观指标，可以作为有效性的支持性证据。

3. 联合主要终点或复合终点　联合主要终点（co-primary endpoints），由症状、体征和死亡率或发病率等多种终点联合而成。在III期临床试验中，通常不选择血流动力学指标作为终点，在关键性研究中也不鼓励使用血流动力学指标作为联合终点。

复合终点（composite endpoints）系由数个客观临床事件构成的终点。例如，死亡和因 AHF 再次入院可组成复合终点。另外，根据 AHF 的病因不同，采用主要心血管不良事件（major Adverse cardiovascular events，MACE）构成的复合终点作为主要终点，但应该保持定义的前后一致。

（二）次要疗效终点

1. 心血管死亡或非心血管死亡　心血管死亡包括心脏性猝死和心肌梗死、心律失常、心力衰竭恶化等导致的死亡。非心血管死亡可以是栓塞和（或）脑血管意外（卒中）等导致的死亡。应提供远期死亡率（尤其是全因死亡）的信息。

2. 因心力衰竭住院　缩短因心力衰竭住院时间、延长患者出院后因心力衰竭再次入院时间均为急性心力衰竭药物治疗的重要目标，可作为次要终点。因心力衰竭住院（heart failure hospitalization，HFH）可定义为患者因心力衰竭而再次住院，并且符合以下条件：住院时间至少为 24h（或在医院的时间超过 1d），患者住院时有新发或加重的心力衰竭症状、体征，辅助检查支持心力衰竭发作或加重，住院后需要纠正或强化心力衰竭治疗。

3. 心力衰竭恶化　心力衰竭恶化（worsening heart failure，WHF）是急性心力衰竭临床试验采用的新型终点指标。WHF 一般定义为经药物治疗（如口服利尿剂剂量增加及调整治疗方案等）后心力衰竭症状和体征仍然持续存在，或接受药物治疗后心力衰竭症状、体征进一步恶化，需要静脉内药物治疗或机械通气、肾脏或循环支持。

4. 心力衰竭体征　肺淤血、肺部啰音、颈静脉压升高、胸腔积液、下肢或足部。

附录 2　欧洲药品管理局慢性心力衰竭治疗药物临床研究指南简介

慢性心力衰竭（CHF）包括伴有广泛的症状和不同诱因的异质性患者组。在该范围内，患者可能伴有射血分数降低的心力衰竭（HFrEF）或射血分数中度降低或基本保留的心力衰竭（HFpEF）。CHF 患者可能会因反复性失代偿发作需要住院。CHF 治疗的主要的治疗目标之一即提高生存率。研究表明，一些药物种类（ACE 抑制剂、β 受体阻滞剂、盐皮质激素受体拮抗剂、I_f 通道阻滞剂、血管肽酶抑制剂）可改善 CHF 患者的预后，但是其他种类（如某些强心剂）虽然对中间的终点具有短期的积极效果，但是对生存率具有不良影响。一般而言，应在批准新型治疗性药物用于治疗 CHF 之前提供死亡率或患病率数据。但是，在某些条件下和存在尚未满足的医疗需求时，如果已充分明确了某种药品的心血管安全性，如果其对一个或多个相关的临床终点具有非常明显且有意义的影响，则即可使该药获得欧洲药品管理局批准。

本指南的范围仅限于包括心力衰竭急性期后的患者在内的 CHF 患者治疗药物的开发。旨在开发阶段中为申请者提供帮助，仅作为指南使用。

一、疗效评估

在 CHF 的治疗中，主要的治疗目标即提高生存率以及预防临床状态恶化和住院，且应反映针对 CHF 治疗所开发的新药的主要目的。心脏功能能力的改善也是所选患者中相关的治疗目标。在 HFrEF 患者和 HFpEF 患者中，治疗目的和终点评估并无差异。如果在 HFrEF 患者中所见的改善预后的疗效未见于 HFpEF 患者，则在 HFpEF 患者的疗效评估中对反复住院和（或）心脏功能能力的影响具有较大的作用，但是，目前经验有限，该观点仍需进一步的科学探讨。对症状和生活质量的治疗作用对 CHF 患者也具有重要意义，但是两者的测定难度更大，且可重复性更低。血流动力学改变[如左心室射血分数（LVEF）、左心室重构]和生物标志物仅可提供支持性数据。

（一）终点的选择

1. 死亡率 在 CHF 的治疗中，主要治疗目标之一即提高生存率。因此，将死亡率单独作为主要终点或与因心力衰竭住院相结合作为复合终点。虽然总死亡率为首选终点，但是，如果将全因死亡率作为次要终点进行评估，则也可考虑将心血管死亡率单独或复合作为主要死亡率终点。

2. 因心力衰竭住院 在临床试验中，可将至首次因心力衰竭住院（HFH）的时间可作为主要终点的一部分或作为次要终点。

3. 心脏功能 可通过运动试验对 CHF 患者的心脏功能能力进行客观的评估，且在某些条件下（如 HFpEF 患者）可作为次要终点。

4. 患者报告的结果 患者报告的结果（PRO）可包括症状改善（NYHA 分类）和生活质量（QoL）。

5. 血流动力学参数 虽然某些血流动力学参数（左心室功能）恶化与不良预后相关，但是目前尚未充分明确血流动力学参数改善与预后和（或）症状之间的相关性。

6. 生物标志物 研究表明，数种生物标志物（神经内分泌、肾脏和心脏）为 CHF 患者结果的独立预测因子，但是均未证明其可作为 HF 患者临床结果的可靠的替代指标。迄今为止，在 CHF 的Ⅲ期临床试验中尚未将生物标志物纳入主要终点。

7. 植入物所致的事件 植入式心律转复器（ICD）可提高 CHF 患者的生存率且可用于记录危及生命的心律失常或心室纤维性颤动的发作。如果心室纤维性颤动或室性心动过速因植入式心律转复器而出院或治疗，则可将该事件作为测定疗效的指标。

8. 复合终点 在 CHF 研究中，如果死亡率（总死亡率或心血管死亡率）和 HFH 分别为前两个层级的终点，则可采用按照层级秩序排列的复合终点。可按照相关性的顺序在这些终点采用功能状态指标[6min 步行试验（6MWT）、最大摄氧量（MVO_2）]和 PRO。

（二）评估疗效的方法

1. 生存率 应尽量明确研究中发生的心源性死亡的具体模式（如心源性猝死、泵功能衰竭、急性冠状动脉事件）。

2. 因心力衰竭住院 CHF 患者可能经常因非心脏诱因或与 CHF 恶化无关的原因住院，从而应提供以心脏失代偿为诱因而住院的客观证据。HFH 需要集中裁定。

3. 功能状态 自行车或跑步机运动过程中的最大摄氧量（MVO_2）和监督式 6MWT 的测定均为评估功能能力的可靠方法。

4. 血流动力学检查和左心室功能检查 多种技术可用于对心血管血流动力学和左心室功能无创和有创测定，包括心室直径、射血分数以及收缩和舒张功能的指标[如左心室终末舒张压（LVEDP）]。在采用旨在研究新型 CHF 药物的血流动力学作用的新技术时，必须事先进行验证和判定。包括超声心动图、多普勒检查、放射性同位素心室造影术和心脏磁共振成像在内的无创技术已被证明具有客观性和定量性。

二、研 究 设 计

对于拟在 CHF 患者中开展的研究，入选之前需要有一个 CHF 药物治疗的稳定期。在 CHF 患者中，应根据现行临床实践指南增加一线治疗的剂量。

（一）药效学

除了耐受性的评估之外，药效学（PD）研究还应包括作用持续时间的评估、药物对血流动力学参数[如每搏输出量、肺毛细血管楔压（PCWP）]和心率的影响以及对心脏激动、传导和复极化（即 QT/QTc 间期）和心律失常、神经激素参数（如交感神经系统）、肾功能的影响。

（二）药代动力学

对于新原料药所需的药代动力学（PK）信息详见相应的《人体药代动力学研究指南》。如果主要代谢产物可能产生显著的治疗或毒性作用，则应对其药理学活性进行量化和研究。但是，必须考虑到 CHF 患者中的药物吸收、分布、代谢和排泄以及不同组织中的投递可能会发生改变。因此，应根据 PK 提供额外的数据。

（三）药物相互作用

应特别关注与可能在 CHF 或其最常见的伴发疾病的治疗中同研究药物联合使用的其他药物之间潜在的有益或有害的 PK 和 PD 相互作用。慢性心力衰竭治疗药物临床研究指南。

（四）探索性治疗研究

此类研究的目的是确定包括研究性新药的剂量-浓度-效应关系在内的适当的治疗范围，以及确定可能受益于该药品的患者。

（五）确认性治疗研究

需要进行双盲随机对照研究。一项具有充分统计效能的优秀的大型对照研究可能足以确认一种新药的疗效。

附录3　欧洲药品管理局急性冠脉综合征治疗新药
临床研究指导原则简介

冠状动脉疾病（CAD）是最为常见的，导致了高死亡率和发病率。急性冠状动脉综合征（ACS）包括 ST 段抬高心肌梗死（STEMI）、非 ST 段抬高心肌梗死（NSTEMI）和不稳定型心绞痛（UA）。NSTE-ACS 比 STE-ACS 更常见。STEMI 患者的住院死亡率高于 NSTEMI 患者。长期随访显示，NSTE-ACS 患者的死亡率高于 STE-ACS，因为 NSTE-ACS

患者往往是患有更多并发症的老年人，尤其是糖尿病和肾衰竭。

一、范　　围

本指导原则的目的是提供关于开发 ACS 治疗药物的临床试验的指导。ACS 患者的主要治疗目标是：①治疗 ACS 的急性、危及生命的并发症。②减少 AMI 患者心肌坏死的发生，从而保护左心室（LV）功能，预防心力衰竭（HF），并减少其他心血管并发症。③预防重大心脏不良事件，如死亡、非致命性心肌梗死（MI），以及对紧急血运重建的需求。本指导原则的重点主要涉及 ACS 的药物治疗（治疗目标②和③）。介入性手术[经皮冠状动脉介入术（PCI）或冠状动脉旁路移植术（CABG）]的选择不在本指导原则的范围之内。

二、有效性标准（终点）的选择

验证性试验中临床终点的定义应符合相关临床指导原则，终点应由一个盲态委员会进行集中评判。以下终点与 ACS 患者中的有效性评估相关。

①全因死亡率和 CV 死亡率；②新发心肌梗死；③血运重建；④需要住院治疗的不稳定性心绞痛；⑤支架内血栓形成；⑥脑卒中；⑦左心室功能和心力衰竭；⑧复合终点；⑨纤溶研究中的终点。

三、评估有效性的方法

1. 死亡率　应当按照可接受的标准对 CV 死亡的定义进行清楚地界定。当生存是研究的一个终点时，报告和集中评判所有死亡率数据是强制性的。

2. 新发心肌梗死　MI 的诊断基于心脏生物标志物值[首选心肌肌钙蛋白（cTn）]升高和（或）降低的检测，其中至少一个值高于第 99 百分位参考上限（URL）。所有 MI 都应收集，并根据其不同的亚型（即自发性的、继发于缺血性失调与 PCI 相关，与 ST 或 CABG 相关）进行分类。考虑到每种类型 MI 的不同预后价值，这是尤为重要的。

3. 血运重建　血运重建的潜在原因是再狭窄、ST 或疾病进展。在后一种情况下，可以包括靶血管血运重建（TVR）。血运重建后的早期靶病变事件（30d 前）更可能由血管造影并发症引起，最好应被作为安全性终点。

4. 需要住院治疗的不稳定型心绞痛　当进行评估时，应使用可靠的定义。由于预防死亡和（或）新 MI 的药物可能会导致更多的患者发生 UA，因此对该终点的分析也应考虑到截尾问题。

5. 支架内血栓形成　应收集 ST 并按照可接受的定义将其分类为肯定、很可能和可能。此外，应记录 ST 的时间（急性、亚急性、晚期和极晚期），因为风险因素和临床后遗症随时间而不同。

6. 心室功能和心力衰竭　心脏功能的评估应遵循最先进的方法。这可以包括通过同位素方法和（或）通过心脏磁共振成像和（或）超声心动图来评估心室功能。HF 的评估应遵循相关的指导原则。

7. 血管造影终点　血管造影应进行中心盲态判读。对通畅模式的早期评价（即 30min 和 60min）可以提供关于再通速度的重要信息。无论被选择作为主要结局的时间点是哪一个，它必须在临床试验中被适当地证明和预先指定。

四、患者的选择

1. 研究人群　不同 ACS 亚型的定义应基于当前指导原则或 MI 的通用定义，包括 STEMI 和 NSTEMI 以及 UA。

2. 治疗性研究的入选标准　应该基于所研究产品的作用机制和所拟定的干预时间，证明在同一项临床试验中 STEMI 和 NSTEMI 和（或）NSTE-ACS 患者的纳入（或不纳入）是合理的。

3. 治疗性研究的排除标准　如果患者不符合上述 ACS 标准，应将其从 ACS 研究中排除。其他有胸痛症状的危及生命的病症，如壁间动脉瘤、心肌心包炎或肺栓塞，也可能会导致肌钙蛋白升高，应该始终被认为是鉴别诊断。当考虑纤溶时，应严格遵守纤溶的排除标准。

4. 风险分层　在临床试验中，治疗显示治疗效果的能力可能取决于潜在的风险和预期事件发生率。有时在试验中使用富集策略以在特定亚组中获得具有合理时间的所需数量的事件，这些亚组可能表现出比总体目标人群更高的事件发生率和潜在的更大的治疗效果。在这种情况下，必须证明该富集研究人群的结果可以外推到一般人群。

5. 临床试验的策略和设计

（1）临床药理学：与临床药理学相关的研究的目的是评估药物在健康志愿者、非急重症患者（两种性别）以及具有不同程度的肾和肝损害的患者中的 PD 和 PK 性质。此外，应该评估新药尤其是与常规用于 ACS 治疗的强制性或很可能的伴随药物（例如血小板抑制剂、抗凝剂以及其他 CV 药物）的相互作用。

（2）治疗探索性研究

1）目的：该开发阶段的目的是鉴定出那些可能从药物中获益并且建立合适的治疗剂量范围的 ACS 患者 - 通常作为现有标准治疗的辅助治疗。应该获得关于安全性的初步信息，并且应该为老年患者和具有风险因素的患者制定剂量方案。

2）研究设计：剂量范围研究应使用随机、对照、双盲设计进行。对于治疗期的预计持续时间，应该评估不同的剂量。

（3）验证性治疗研究

1）目的：这些研究的目的是提供强有力的有效性证据来确立在通过作用机制和给药持续时间证明的预定时间的临床相关心血管事件。这些研究还应确定新药在拟上市的剂量方面的安全性。当在 ACS 之后给予长期治疗时，需要更长的随访，目的是减少心血管复发。大多数主要治疗性研究将使用复合终点作为主要有效性变量。旨在证明有效性的研究必须有确证性的统计方法。这些研究必须是对照和随机的，并应尽一切努力维持双盲。必须在方案中预先规定统计方法，如优效性、等效性或非劣效性的证明。

2）背景治疗：背景治疗应反映当前临床指导原则推荐的标准治疗。然而，指导原则推荐的治疗的实际可用性可取决于外部因素。另外，欧盟注册数据可有助于确定实践标准，并可提示关键研究的设计。

3）对照药的选择：根据所研究的药物的类别及其作用机制，安慰剂和（或）阳性对照试验可能足以用于晚期开发阶段。只要合理和适当，除了标准治疗之外，应当给予研究药物或安慰剂。

4）临床研究的持续时间：对于拟用于短期给药的药物（如数小时至 7 天），主要终点最好应在验证性研究中治疗开始后 30d 进行评估。根据所研究的药物的作用机制，如果随访数据证明疗效的持久性，则评估主要终点时更短的时间跨度是可接受的。在任何情况下，应在更长持续时间（如 180d）之后以及更短持续时间（如在研究药物停药时）之后进行进一步的评估以作为次要有效性评估。

5）分析和亚组分析：用于主要分析的数据库（研究者或-首选地-事件判定委员会判定的终点）必须在方案中预先指定。

6. 安全性方面　在临床试验过程中，应仔细记录所有不良事件。对于大规模试验的结果，可以考虑安全性报告的分层，最重要的分层应是出血和全因死亡。尤其是下面列出的安全性问题：①出血：出血是抗血栓和抗血小板治疗的主要并发症。与有效性评估相似，在关键性试验中，推荐的主要安全性终点是大出血，但也应分析大出血和临床相关非大出血的总和（次要终点）。②全因死亡率：全因死亡率通常是有效性评估的一部分，但也应作为安全性评估的一部分纳入，以报告整个研究期间的死亡率。③血小板减少症。④反弹效应。⑤对实验室变量的影响。⑥对伴随疾病的影响研究应包括评价新药对病变器官功能的影响（例如肾损害时对肾功能的影响）。

附录4　欧洲药品管理局血脂异常治疗药物临床研究
指导原则简介

儿童的动脉粥样硬化过程始于儿童期，进展由已确定的风险因素介导。这些异常包括因纯合子（HoFH）和杂合子家族性高胆固醇血症（HeFH）导致的单基因血脂异常和家族性载脂蛋白 β 缺陷症。血管损伤始于出生，最早在 8 岁就已显示出形态和功能血管改变。理想情况下，儿童治疗目标是在早期完全逆转血管损伤具有完全顺应性并不存在不良反应。早期介入对于预防或延迟发病率和死亡率是必要的。大多数血脂障碍儿童会出现原发性性血脂障碍（多基因遗传性、伴随风险因素或多因素）。在这类患者中，肥胖可能主要致病因素。大多数情况后期生活中会发生并发症，而且仍需确定是否必须在 18 岁之前开始治疗以及何时开始。将强调健康的生活方式和行为改变。但是，在某些高风险患者群体中，可能会在较年轻时发生心血管事件，建议开始药物治疗，以在早期纠正血脂异常。

在儿童被纳入血脂异常研究之前，应该在成人中确定有效性和安全性。然而，从成人到儿童的推断不是一个简单的过程，有几个原因：①血脂异常类型的不同导致治疗效果也不同。②目标血脂水平和其他替代终点（如血管成像和功能）是不一样的。③需要考虑特殊的安全性问题。本欧洲药品管理局（EMA）血脂异常治疗药物临床研究指导原则的重点在于高胆固醇血症，特别是在儿童原发血脂异常。

一、疗 效 标 准

（一）发病率和死亡率

主要目的是预防因血脂异常相关的心血管疾病发病率和死亡率。目前没有也不太可能有比较开始于儿童期的风险降低对心血管疾病后续发展影响的对照试验。因此，不得不根据成人研究（如可用）推断出对心血管结局的有益作用。但是，如果基于血脂水平和血管损伤的替代终点指标批准了儿科使用，上市后的观察性研究可提供额外信息，并应成为随访计划的一部分。

（二）血脂水平

在年幼儿童中，LDL-胆固醇降低到≤3.5mmol/L 可能足以逆转血管损伤。目前尚不清楚进一步降低 LDL-胆固醇水平是否可进一步降低发病率和死亡率，而不破坏生长发育儿童的胆固醇合成及其产物。可能纳入其他血脂参数（特别是 HDL-胆固醇）作为基本次要终点。也可预测血管变化，但其与心血管结局的相关性仍需要进一步验证。

（三）血管损伤评价

血管损伤评价具有价值，并已用于儿童的临床试验中。可在年幼儿童中通过颈动脉内膜中层厚度（cIMT）评价动脉粥样硬化的进展。内皮组织[血流介导的血管扩张（FMD）]或血管超微结构其他可能的功能评价可能有助于短期观察。如磁共振成像（MRI）和正电子放射断层扫描（PET）的新技术可在血管损伤的影响方面提供有价值的额外信息，但需要进一步验证。

二、患 者 人 群

在 18 岁以下，由于动脉血管壁内巨噬细胞的脂质卸载，可完全逆转血管畸形。血管损害和 LDL 胆固醇水平之间的关系在一定程度上是可变的，完整脂蛋白特征的加入可进一步提供信息。应根据 LDL-胆固醇水平、家族史确定儿童 原发性血脂异常诊断和分类的标准，特别是对于纯合子和杂合子家族性高胆固醇血症（HeFH）和家族性缺陷的载脂蛋白 B（FDB）的儿童，而且如有指征（如纯合子高胆固醇血症）通过基因分析支持 6、7、8、9。此外，遗传高胆固醇血症儿童的诊断应基于高密度脂蛋白的水平。LDL-胆固醇水平的升高与 HDL-胆固醇水平的降低与遗传变异相关，在 3.5～12.0mmol/L 范围内。在纳入儿童之前应首先在成人中考察对遗传性高密度脂蛋白降低疾病的治疗获益。一些遗传变异也会导致甘油三酯升高。在青少年时期进行研究时，应考虑到年龄、种族背景和性别差异。在生长突增期间胆固醇水平较低。

三、策略与设计

应在药物干预研究前开始对饮食和生活方式的干预。继发性血脂异常的诊断和分类标准将取决于血脂异常的类型及其伴随的心血管风险，治疗建议没有像原发性血脂异常一样明确定义，并应根据目前了解情况。这些标准也应考虑到基础病因、伴随治疗、种族背景和性别差异。应在药物干预研究前开始饮食和生活方式干预。

四、人体药理学研究

鼓励开发特殊儿科制剂。在这一方面片剂或胶囊的大小也是重要因素。标示的年龄组需要提供药代动力学数据。

五、探索性治疗研究

这些研究应确定验证性试验的适当剂量。在成人指导原则中建议的安慰剂对照研究对于儿童并一直被接受或可行，例如高胆固醇血症的患者。这应由申办方讨论。

六、验证性治疗研究

大部分为持续 3～6 个月的对照研究，通常后续为期 1 年的开放性扩展期。申请人应该提供样本量计算的原理。血脂水平是主要终点，而血管损伤的考察应为支持性次要终点。可进一步进行研究扩展以评估血管变化或出于安全性原因。6 岁以下的 HoFH 患者将仅需要进行 PK/PD 研究。已批准用于儿童并可用于参比治疗的降脂药物数量有限，包括一些他汀类药物和胆固醇吸附抑制剂。如果儿童当前的治疗疗效欠佳（尤其是他汀类药物），则符合新类别药物作为附加治疗的研究入选条件。当充分证明附加治疗的疗效时，可以开始他汀类药物的停药设计和（或）单药治疗的对照试验。当其他治疗失败或不耐受时，可以考虑加入单药治疗试验。对于同类药物，在单药治疗或附加治疗情况下一种阳性对照研究可能足够，这与适应证相关。如果没有对照治疗可用，特别是在多药治疗的情况下，可能需要短期的安慰剂对照试验以评估血脂水平的影响。同样，健康的兄弟姐妹可作为对照组以研究长期作用，包括血管的影响。

七、安全性评价与研究

为了获得最佳的药物疗效，应尽可能地限制不良反应，以防止依从性降低的负面影响。当发生不良事件时，研究应纳入药物剂量下调的指导。关于生长、认知发育以及性成熟的长期问题与肌肉和肝脏酶水平的变化一样，特别重要。认可的参数为临床疗效，包括肌肉痉挛、生长参数、性发育、生化、肝毒性、激素水平（类固醇激素、促卵泡激素、黄体生成素、雌二醇、睾酮、硫酸脱氢表雄酮、促肾上腺皮质激素、皮质醇）、肌酶。建议新类别药物的随访期至少需要 2 年。上市后的随访将提供额外信息，包括心血管结局的数据。应跟进 HDL 胆固醇升高药物治疗后类固醇类激素的变化及其生物作用。

彩　　图

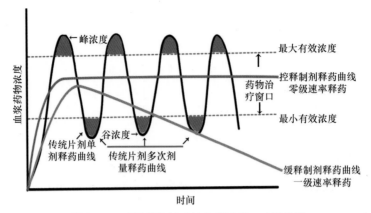

彩图 3-1　不同药物剂型的血药浓度 - 时间曲线

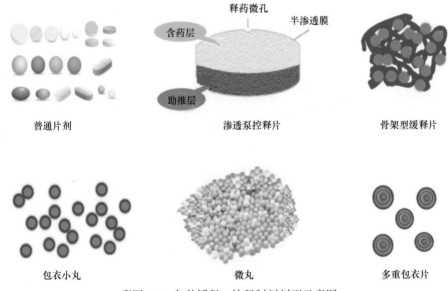

彩图 3-2　各种缓释、控释制剂剂型示意图

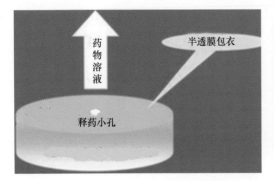

彩图 3-3　初级渗透泵控释片释药模式图

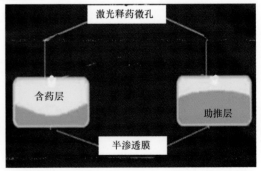

彩图 3-4　双层渗透泵控释片释药模式图

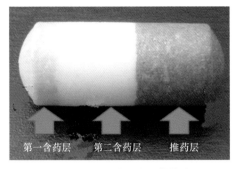

彩图 3-5　多层缓释片释药模式图

第一含药层　　第二含药层　　推药层

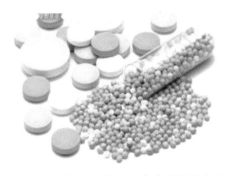

彩图 3-6　微丸、颗粒、迷你药片的模式图

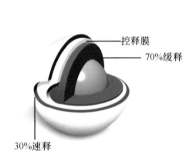

控释膜

70%缓释

30%速释

彩图 3-7　微囊的结构模式图

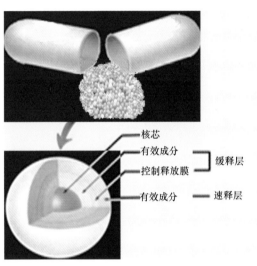

核芯

有效成分

控制释放膜　　缓释层

有效成分　　速释层

彩图 3-8　缓释微丸组成的缓释胶囊示意图

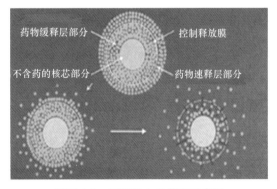

药物缓释层部分　　控制释放膜

不含药的核芯部分　　药物速释层部分

彩图 3-9　缓释微丸的截面示意图

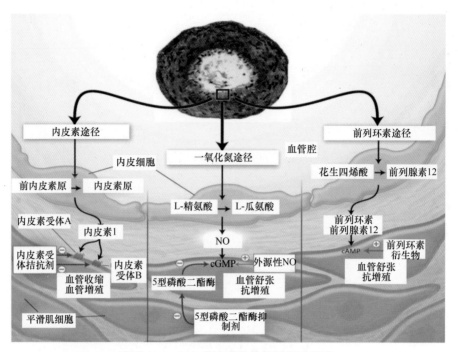

彩图 19-1　PAH 靶向药物作用机制示意图

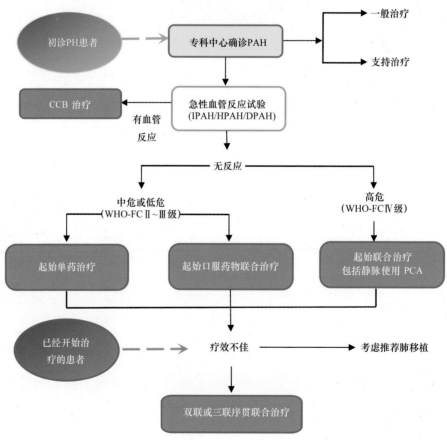

彩图 19-2　PAH 治疗流程

注：本图仅适用于 1 类 PH 患者；CCB，钙离子通道阻滞剂；DPAH，药源性 PAH；HPAH，遗传性 PAH；IPAH，特发性 PAH；PAH，动脉性肺动脉高压；PCA，前列环素类似物；WHO-FC，世界卫生组织功能分级